U0386118

桂本草

（第二卷）

下

邓家刚　主编

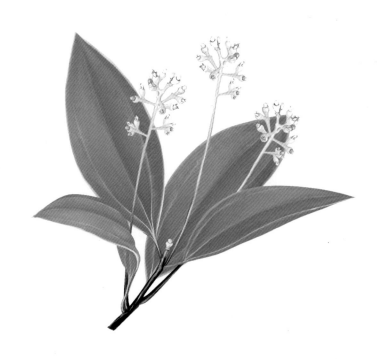

北京科学技术出版社

目 录

下

八画

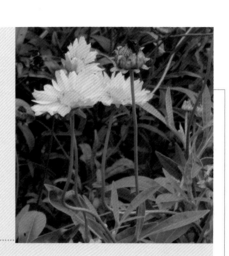

Qing teng zai
青藤仔

Jasmini Nervosi Caulis et Folium
[英] Nervose Jasminum Stem and Leaf

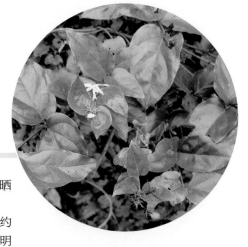

【别名】侧鱼胆、蟹角胆藤、金丝藤、香花藤。

【来源】为木犀科植物青藤仔 *Jasminum nervosum* Lour. 的茎、叶。

【植物形态】攀缘灌木。小枝圆柱形，光滑无毛或微被短柔毛。叶对生，单叶，叶片纸质，卵形、窄卵形、椭圆形或卵状披针形，长 2.5 ~ 13cm，宽 0.7 ~ 6cm，先端急尖、钝、短，基部宽楔形、圆形或截形，稀微心形，基出脉 3 或 5 条，两面无毛或在下面脉上疏被短柔毛；叶柄具关节。聚伞花序顶生或腋生，有花 1 ~ 5 朵，通常花单生于叶腋；苞片线形；花芳香；花萼常呈白色，无毛或微被短柔毛，裂片 7 ~ 8 枚，线形，果时常增大；花冠白色，高脚碟状，花冠裂片披针形，先端锐尖至渐尖。果球形或长圆形，成熟时由红变黑。

【分布】广西主要分布于宁明、防城、马山、宾阳、德保、那坡、隆林、南丹、鹿寨、河池、龙州、大新。

【采集加工】全年均可采收。切段，晒干。

【药材性状】茎略呈圆柱形，直径约 5cm，表面光滑无毛，质硬，断面有明显的髓；叶卷曲皱缩，叶柄有节。气香，味苦，性凉。

【品质评价】以干燥、色黄绿、无杂质者为佳。

【化学成分】本品茎叶含挥发油，其主要成分有苯甲醛（benzaldehyde）、苯甲醇（benzyl alcohol）、苯乙醛（hyacinthin）、Z- 芳樟醇氧化物（Z- linaloloxide）、β- 芳樟醇（β -linalool）、苯乙醇（phenylethyl alcohol）、丁香乙醛（lilac aldehyde B）、芳樟醇氧化物（linalool oxide）、4- 松油醇（4-terpineol）、α- 松油醇（α- terpineol）、Z- 香叶醇（Z-geraniol）、（2E） -3,7- 二甲基 -2,6- 辛二烯 -1- 醇 [（2E） -3,7-dimethyl-2,6-octadien-1-ol]、牻牛儿醛（geranial）、2- 甲氧基 -3-（2- 丙烯基)苯酚 [2-methoxy-3-（2-propenyl)-phenol]、9- 甲基十九烷（9-methylnona-decane）、β- 大马酮（β -damascenone）、正十四烷（n-tetradecane）、α- 紫罗兰酮（α -lonone）、E- 香叶酮 [E-geranyl acetone]、3- 甲基十四烷（3-methyltetra-decane）、β- 紫罗兰酮 [（E） -β -lonone]、二氢猕猴桃（醇酸）内酯（dihydroactini-diolide）、橙花叔醇（nerolidol）、Z-3- 癸烯 [（Z） -3-hexadecene]、6,10- 二甲基 -3-（1- 甲基亚乙基)-1- 环癸烯 [6,10-dimethyl-3-（1-methylethylidene)-1-cyclodecene]、13- 十四碳烯醛（13-tetradecenal）、5- 甲基 -9- 亚甲基 -2- 异丙基双环 [4.4.0] 癸烷 -1- 烯 {5-methyl-

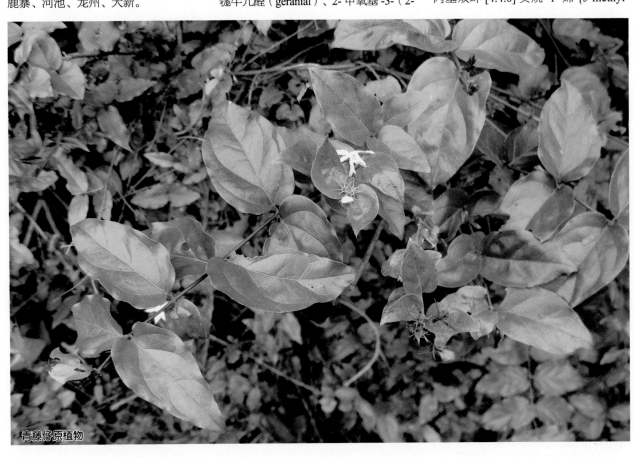

青藤仔原植物

9-methylene-bicyclo[4.4.0]dec-1-ene}、8- 十二碳烯醇（8-dodecenol）、环十四烷（cyclote-tradecane）、Z-11- 十五碳烯醛 [（Z）-11-pentadecenal]、桃醛（n-tetradecanal）、1,12-十三碳二烯（1,12-tridecadiene）、2-十二碳烯醛(2-dodecenal）、Z-7- 十六碳烯 [（Z）-7-hexadecenal]、E-2- 十四碳烯 -1- 醇 [（E）-2-tetradecen-1-ol]、6,10,14- 三甲基 -2- 十五烷酮（perhydrofarnesyl acetone）、Z-1,6- 十三碳二烯 [（Z）-1,6-tridecadiene]、正十五烷酸(n-pentadecanoic acid）、二环 [4.3.1] 癸烷 -10- 酮 {bicyclo[4.3.1]decan-10-one}、（Z,E）-9,12- 乙酸十六烷二烯 -1- 酯 [（Z,E）-9,12-tetradecadien-1-ol acetate]、棕榈酸甲酯（n-hexadecanoic acid methyl ester）、十六烷酸（n-hexadecanoic acid）、Z-7- 十六烷烯酸 [（Z）-7-hexadecenoic acid]、R-14- 甲基 -8- 十六烷炔 -1- 醇 [（R）-14-methyl-8-hexadecyn-1-ol]、Z-9- 十八烷醛 [（Z）-9-octadecenal]、11-十八烯酸甲酯(11-methyl octadecenoate）、叶绿醇（phytol）、正十五烷（n-pentadecane）、正二十四烷（n-tetracosane）、正二十六烷（n-hexacosane）、正二十七烷（n-heptacosane）、正二十八烷（n-octacosane）、正二十烷（n-eicosane）、6-甲基 -2-（2- 环氧丙基）-2- 羟基 -5- 正庚烯醛 [6-methyl-2-（oxiran-2-yl）hept-5-en-2-ol]、3,7- 二甲基 -2,6- 辛二烯 -1-醇（3,7-dimethyl-2,6-octadien-1-ol）、邻苯二甲酸二乙酯（diethyl phthalate）、十四烷酸（tetradecanoic acid）、2-羟基环十五烷酮（2-hydroxycyclopentadecanone）、6- 乙基 -3-辛基邻苯二甲酸异丁酯（6-ethyl-3-octyl phthalic acid-iso-butyl ester）、亚油酸乙酯（ethyl linoleate）、邻苯二甲酸二辛酯丁酯（butyl octyl phthalate）、E-9- 棕榈油酸（E-9-hexadecenoic acid）、正十三烷酸（n-tridecanoic acid）、三氯乙酸十五酯（pentadecyl trichloroacetate）、正十七烷酸（n-heptadecanoic acid）、油酸（oleic acid）、硬脂酸（octadecanoic acid）、（Z,Z）-2- 甲基 -3,13- 十八碳二烯醇 [（Z,Z）-2-methyl-3,13-octadecadienol][1]。

【临床研究】

菌痢 新鲜的青藤仔叶捣烂加盐少许，用开水调匀过滤内服，或新鲜的藤切碎加水用文火煎制成 1∶1 溶液，加防腐剂备用。生药 30g 为成人一次量，药液 50ml 为成人一次量。轻症日服 1 次，重症日服 3 次。结果：治疗 27 例，痊愈 23 例，占 85%；好转 3 例，占 11%，有效率达 96%；无效 1 例，占 4%[2]。

【性味归经】味微苦，性凉。归肝、大肠经。

【功效主治】清利湿热，拔脓生肌。主治湿热黄疸，湿热痢疾，阴部瘙肿疼痛，带下，劳伤腰痛，疮疡脓肿，溃疡，疥疮，跌打损伤。

【用法用量】内服：煎汤，5 ~ 10g。外用：适量，捣敷患处。

【使用注意】阴疽溃疡不宜用。

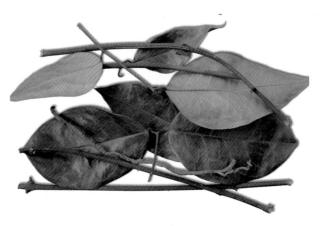

青藤仔药材

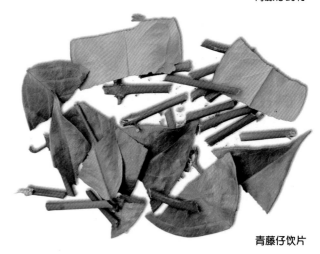

青藤仔饮片

【经验方】

1. 疮疡脓肿 青藤仔鲜叶捣烂外敷。（《全国中草药汇编》）

2. 疮疡溃烂 青藤仔茎叶或花适量，水煎外洗，并用茎叶研粉，撒患处。（《全国中草药汇编》）

3. 痢疾 青藤仔花 9 ~ 15g，水煎冲蜜糖 30g 服。（《全国中草药汇编》）

4. 劳伤腰痛 青藤仔茎 30g，水煎冲米酒 30g 服。（《全国中草药汇编》）

【参考文献】

[1] 霍丽妮, 李培源, 陈睿, 等 . 青藤仔叶和茎挥发油化学成分研究 . 时珍国医国药, 2011, 22(11): 2616.

[2] 定安县人民医院 . 青藤仔治疗菌痢 . 海南医学, 1977, (1): 56.

苦 木

Ku mu

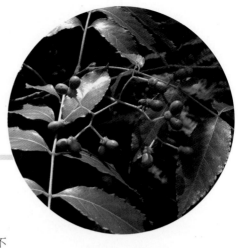

Picrasmae Ramulus et Folium
[英] Indian Quassiawood Branch and Leaf

【别名】苦皮树、苦树、苦皮子、苦胆木、赶狗木、熊胆树、土樗子。

【来源】为苦木科植物苦木 *Picrasma quassioides*（D.Don）Benn.的枝及叶。

【植物形态】落叶灌木或小乔木。树皮灰黑色，幼枝灰绿色，无毛，具明显的黄色皮孔。奇数羽状复叶互生，常集生于枝端，长 20～30cm；小叶 9～15，卵状披针形至阔卵形，长 4～10cm，宽 2～4cm，先端渐尖，基部阔楔形，两侧不对称，边缘具不整齐锯齿，二歧聚伞花序腋生，密被柔毛；花杂性，黄绿色；萼片 4～5，卵形，被毛；花瓣 4～5，倒卵形，比萼片长约 2 倍；雄蕊 4～5，着生于 4～5 裂的花盘基部；雌花较雄花小，子房卵形，4～5 室，花柱 4～5，彼此相拥扭转，基部连合。核果倒卵形，肉质，蓝至红色，3～4 个并生，基部具宿存花萼。

【分布】广西主要分布于桂西南。

【采集加工】夏、秋季采收。干燥。

【药材性状】本品枝呈圆柱形，长短不一，直径 0.5～2cm；表面灰绿色或棕绿色，有细密的纵纹及多数点状皮孔；质脆，易折断，断面不平整，淡黄色，嫩枝色较浅且髓部较大。叶为单数羽状复叶，易脱落；小叶卵状长椭圆形或卵状披针形，近无柄，长 4～16cm，宽 1.5～6cm；先端锐尖，基部偏斜或稍圆，边缘具钝齿；两面通常绿色，有的下表面淡紫红色，沿中脉有柔毛。气微，味极苦。

【品质评价】以干燥、色绿、无杂质者为佳。

【化学成分】本品茎含有苦木碱(kumujian) A 即 1-乙氧甲酰基-β-咔啉（1-carboethoxy-β-carboline）、苦木碱 B 即 1-甲氧甲酰基-β-咔啉（1-carbomethoxy-β-carboline）、苦木碱 C 即 1-甲酰基-β-咔啉（1-formyl-β-carboline）、苦木碱 D 即 4,5-二甲氧基-铁屎米-6-酮（4,5-dimethoxy-canthin-6-one）、苦木碱 E 即铁屎米-6-酮（canthin-6-one）、苦木碱 F 即 4-甲氧基-铁屎米-6-酮（4-methoxy-canthin-6-one）、苦木碱 G 即 1-乙烯基-4,8-二甲氧基-β-咔啉（1-vinyl-4,8-dimethoxy-β-carboline）[1,2]、苦木西碱 C（picrasidine C）、苦木西碱 D

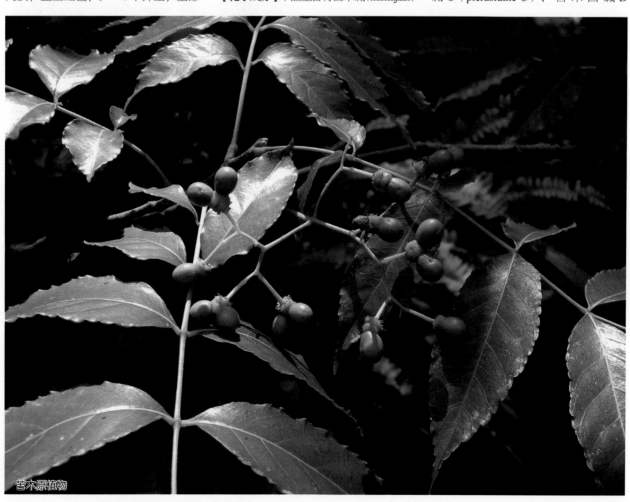

苦木原植物

（picrasidin D）、苦木西碱 E（picrasidine E）[3]、4,8- 二甲氧基 -1-（2- 甲氧乙基）-β- 咔巴啉、β- 咔巴啉 -1- 丙酸 [4]。

本品树干含有苦木素（quassin）、异苦木素（picrasmin）、苦树素 A（picrasin A）、苦树素 B（picrasin B）、苦树素 C（picrasin C）、苦树素 D（picrasin D）、苦树素 E（picrasin E）、苦树素 F（picrasin F）、苦树素 G（picrasin G）[5,6]、苦木半缩醛 A（nigakihemiacetal A）、苦木半缩醛 B（nigakihemiacetal B）、苦木半缩醛 C（nigakihemiacetal C）、苦木内酯 A（nigakilactone A）、苦木内酯 B（nigakilactone B）、苦木内酯 C（nigakilactone C）、苦木内酯 D（nigakilactone D）、苦木内酯 E（nigakilactone E）、苦木内酯 F（nigakilactone F）、苦木内酯 G（nigakilactone G）、苦木内酯 H（nigakilactone H）、苦木内酯 I（nigakilactone I）、苦木内酯 J（nigakilactone J）、苦木内酯 K（nigakilactone K）、苦木内酯 L（nigakilactone L）、苦木内酯 M（nigakilactone M）、苦木内酯 N（nigakilactone N）[7-10]。

本品嫩枝含有（24Z）-27- 羟基 -3- 氧代 -7,24- 甘遂二烯 -21- 醛 [（24Z）-27-hydroxy-3-oxo-7,24-tirucalladien-21-al]、（24Z）-27- 羟基 -7,24- 甘遂二烯 -3- 酮 [（24Z）-27-hydroxy-7,24-tirucalladien-3-one]、（24Z）-3α- 氧代 -3α- 高 -27- 羟基 -7,24- 甘遂二烯 -3- 酮 -[（24Z）-3α-oxo-3α-homo-27-hydroxy-7,24-tirucalladien-3-one]、（24Z）-27- 羟基 -3- 氧代 -7,24- 甘遂二烯 -21- 酸甲酯 [methyl-（24Z）-27-hydroxy-3-oxo-7,24-tirucalladien-21-oate]、（24Z）-7,24- 甘遂二烯 -3β,27- 二醇 [（24Z）-7,24-tirucalladien-3β,27-diol]、（24Z）-3β,27- 二羟基 -7,24- 甘遂二烯 -21- 醛 [（24Z）-3β,27-dihydroxy-7,24-tirucalladien-21-al][11]、1- 乙烯基 -4,9- 二甲氧基 -β- 咔啉（1-vinyl-4,9-dimethoxy-β-carboline）、β- 咔啉基 -[3-（4,8- 二甲氧基 -β- 咔啉基）-1- 甲氧基丙基] 甲酮 [β-carboline-1-yl-3-（4,8-dimethoxy-β-carboline-1-yl）-1-methoxypropylketone]、1- 乙基 -4- 甲氧基 -β- 咔啉（1-ethyl-4-methoxy-β-carboline）、5- 甲氧基铁屎 -6- 酮（5-methoxy-canthin-6-one）、铁屎米 -6- 酮（canthin-6-one）、1- 乙烯基 -4- 甲氧基咔啉、1- 乙烯基 -4,8- 二甲氧基 -β- 咔啉 [12]、1- 甲酰基 -β- 咔巴啉、1- 羟甲基 -β- 咔啉（1-hydroxymethyl-β-carboline）[13]、1- 甲氧酰基 -β- 咔啉、苦木酮碱（nigakinone）[6]、甲基苦木酮碱（methylnigakinone）、3- 甲基铁屎米 -5,6- 二酮（3-methyl-canthin-5,6-dione）[14]、苦木碱（kumujiancine）H 即 1- 甲酰基 -4- 甲氧基 -β- 咔啉（1-formyl-4-methoxy-β-carboline）、苦木碱（kumujianvine）I 即 3-β- 咔啉基丙酸甲酯 [methyl-3-（β-carbolin-1-yl）propioneate]、1- 乙烯基 -4- 甲氧基 -β- 咔啉和 3- 甲基 - 铁屎米 -2,6- 二酮（3-methyl-canthin-2,6-dione）[15]、1- 甲基 -4- 甲氧基 -β- 咔巴啉、11- 羟基 - 铁屎米酮、1- 甲氧基 -β- 咔啉、1- 乙基 -4- 甲氧基 -β- 咔巴啉 [16]、1- 甲酸 -7- 羟基 -β- 咔巴啉 [17]。此外，还含有苦木素苷 A（picrasinoside A）、苦木素苷 B（picrasinoside B）[18]。

本品茎皮含有苦木西碱 I（picrasidine I）、苦木西碱 J（picrasidine J）、苦木西碱 K（picrasidine K）[19]、苦木西碱 T（picrasidine T）[20]、picraqualides A、picraqualides B、picraqualides C、picraqualides D、picraqualides E[21]。

本品根含有 1- 乙酰 -β- 咔啉（1-acetyl-β-carboline）、4,8- 二甲氧基 -1- 乙基 -β- 咔啉（4,8-dimethoxy-1-ethyl-β-carboline）、3- 甲基铁屎米 -2,6- 二酮（3-methylcanthin-2,6-dione）[22]、苦木西碱 A（picrasidine A）、苦木西碱 B（picrasidine B）[23]。根木（rootwood）含苦木西碱 M（picrasidine M）、苦木西碱 P（picrasidine P）、苦木西碱 N（picrasidine N）、苦木西碱 O（picrasidine O）、苦木西碱 Q（picrasidine Q）、苦木西碱 V（picrasidine V）[13,24]、1,2,3,4- 四氢 -1,3,4- 三氧 -β- 咔啉（1,2,3,4-tetrahydro-1,3,4-trioxo-β-carboline）[25]、5- 羟基 -4- 甲氧基铁屎米 -6- 酮、picrasidine L、picrasidine W[26]、picrasidine A、picrasidine C、picrasidine H、picrasidine R、picrasidine F、picrasidine G、picrasidine S、picrasidine T、picrasidine U[27]。

本品的新鲜果实含苷类成分：picraquassiosides A、picraquassiosides B、picraquassiosides C、picraquassiosides D、arbutin、phlorin、roaburaside、synringin、citrusin B、cnidioside B、二氢黄酮苷 flavaprenin-7,4-diglucoside 以及苯丙素类、酚酸类等成分 [28]。挥发油类：香芹酚、麝香草酚、反式 - 丁香烯、α- 佛手柑油烯 [29] 等。其他成分：nigakialcohol[30]、kusulactone[31]、高丽槐素 -3-O-β-D- 葡萄糖苷（trifolirhizin）、高丽槐素（maackiain）、3',7- 二羟基 -4'- 甲氧基异黄酮（3',7-dihydroxy-4'-methoxy-iso-flavone）、7- 羟基香豆素（umbelliferone）、大黄素（emodin）[32]、4,10- 二羟基 -5- 甲氧基铁屎米酮、quassidine A、quassidine B、quassidine C、quassidine D[33]。还含有环己酮类化合物 [30]。

【药理作用】

1. 对血流的影响 苦木中的铁屎米酮给兔静注 0.3mg/kg，能增加兔肠和胃的血流率，增加率各为 15%、10%。而苦木碱 D、5- 羟基 -4 甲氧基铁屎米酮（5- 羟基 - 苦木碱）F 和苦木碱 B 仅增加兔肠的血流率 [34]。对苦木增加血流的机制的研究发现，苦木中的生物碱对 cAMP- 磷酸二酯酶有抑制作用 [35]。从苦木分离到的 1- 甲氧羰基 -β- 咔啉对牛心 cAMP- 磷酸二酯酶有抑制作用 [36]。苦木单体生物碱 4- 甲氧基 -5- 羟基铁屎米酮、4,5- 二甲氧基铁屎米酮、3- 甲基铁屎米酮 -2,6- 二酮体外对猪嗜中性粒细胞提取的磷酸二酯酶 4 有显著的抑制作用，可能是其具有较强抗炎活性的原因 [37]。苦木溶于硫酸的碱性部分具有很强 cAMP- 磷酸二酯酶抑制活性，并通过比较 β- 咔巴啉和铁屎米酮类衍生物的活性发现，β- 咔巴啉类生物碱在有甲酰基取代时抑制 cAMP- 磷酸二酯酶活性较强，而甲氧基则是铁屎米酮类 cAMP- 磷酸二酯酶活性抑制剂的必需基团 [38]。苦木其所含二聚体生物碱有很强的抑制活性 [39]。

2. 抗肿瘤 从苦木中分离得到的苦树素苷 B 在体外对淋巴细胞白血病 P388 细胞株的生长有抑制作用，但其作用强度弱于 5- 氟尿嘧啶 [40,41]。MTT 法检测不同浓度的苦木提取物及不同时间对人肝癌细胞 HepG2 的抑制作用，发现抑制作用随着药物浓度的增高和时间的延长而增强，且提取物对肝癌细胞有显著的凋亡作用 [42]。苦木中的部分 β- 咔巴啉生物碱对烟草花叶病毒有中等强度的抑制作用，当与苦木内酯 B 联合应用时则抑制效果显著 [43]。

3. 抑菌、消炎　脂溶性苦木生物碱在体外对大肠杆菌有较强的抑制作用，对大肠杆菌 C249、WM、YL 株的抑菌圈直径分别为（19.07±0.23）mm、（20.77±0.59）mm、（23.00±0.21）mm，属高度敏感，最小抑菌浓度分别为3.2mg/ml、1.6mg/ml 和 1.6mg/ml；水溶性苦木生物碱对上述菌株几乎无抑菌作用，其抑菌圈直径均小于 13mm，属低度敏感[44]。苦木生物碱体外抗菌实验发现苦木总碱对溶血性乙型链球菌 816、金黄色葡萄球菌 209P、宋内痢疾杆菌51334、枯草杆菌 6633 和八叠球菌有抑菌作用[45]。苦木的成分在体外具有抑制结核杆菌的活性[46]。

4. 降压　苦味素化合物中的苦木内酯甲具有较强的降压作用，在 3μg/kg 体重时降压作用非常明显[47,48]。对麻醉犬、家兔静脉注射苦木总生物碱和对正常大鼠、肾型高血压大鼠灌胃总生物碱均有明显降压作用，降压强度随剂量增大而增大，未发现快速耐受现象。苦木总生物碱能抑制家兔颈交感神经放电[49]。

5. 保肝　苦木总生物碱对正常家兔血清谷 - 丙转氨酶没有明显影响，但对四氯化碳严重中毒性肝炎家兔血清谷 - 丙转氨酶却有明显的降低作用，而且能减少四氯化碳中毒家兔的死亡率，表明其具有解毒能力[50]。

6. 抗蛇毒　苦木枝叶制成的注射液 2g（生药）/ml 给小白鼠（每只 0.2 ~ 0.5ml）及犬（每只 8ml）皮下注射，对银环蛇毒中毒的小白鼠和狗有非常显著的保护作用，小白鼠保护率为 75.6%，狗保护率为 100%[51]。

7. 毒性反应　苦木总生物碱对大鼠生长、发育、肝肾功能、血象及实质性器官心、肝、脾、肺、肾未见明显影响[52]。

8. 其他　苦木中的 β - 咔巴啉生物碱在体外有抗单纯性疱疹病毒的活性[53]。苦木中的成分能够保护胃黏膜，治疗胃黏膜损伤和胃溃疡[54]。此外，苦木和非洲苦木树汁中的苦木内酯还具有抗疟作用[55]。苦木注射液治疗带状疱疹，其止疱、止痛、结痂、痊愈时间（天）较病毒唑注射液明显缩短[56]。

【临床研究】

1. 高血压　①苦木组 43 例，每日口服苦木片（每片含生药1.5g）3 次，每次 1 ~ 2 片，个别患者每次服到 3 片，每日 3 次。降压灵组 34 例，口服降压灵片，每日服药 3 次，每次 4 ~ 8mg。两组均连续服用 4 周。结果：苦木组有效率为 79.06%；降压灵组为 73.53%。二组有效率无显著差别，说明苦木片的降压效果与降压灵相似[57]。②将 249 例患者分为苦木组（口服苦木片）及复降片组（口服复降片）。苦木片（每片含总生物碱 3mg）、复降片按省医院协定处方配制。第 1 个疗程 10 天，每日测血压及送药 1 次，第 2 个疗程 20 天，第 3 个疗程 30 天，均每 3 日测血压及送药 1 次。均以每日3 次，每次 1 片开始，第 2 个疗程开始对疗效不佳者增加剂量至 2 ~ 3 片 / 次。结果：城市病例搜集点两药 10 天疗效基本相似（$P>0.05$），但 60 天时复降片组疗效明显高于苦木组（$P<0.05$）；农村病例搜集点 10 天、60 天复降片组疗效均略高于苦木组，但统计学无差异（$P>0.05$）[58]。

2. 带状疱疹　治疗组 13 例，采用苦木注射液 40mg 肌注，每日 2 次，并在皮损区外用苦木注射液涂擦。对照组 10 例，

用病毒唑注射液 0.3g，加入 5% 葡萄糖注射液 250ml 静滴，每日 2 次，皮损区外擦阿昔洛韦软膏或甲紫溶液。全部患者 3 ~ 5 天复诊 1 次，直至痊愈。每次复诊时记录有无新疱发生及止痛结痂等情况。结果：治疗组痊愈的平均天数与对照组相比有统计学意义（$P<0.01$），提示治疗组的临床效果较好。治疗组 13 例中有 1 例肌注局部疼痛、有硬结，停药后用热水敷，渐渐消退。所有病例无肝肾功能损害及其他不良反应[55]。

3. 毒蛇咬伤　苦木注射液每支 2ml 内含生药 8g。肌注，每日 3 次，每次 1 ~ 2 支。早期应用效果显著，后期应用效果稍差，特别是对于溶血毒所致的组织坏死、急性肾衰竭效果较差，前者需伍用三黄散等生肌药，后者需配合功能合剂、利尿合剂等中西医结合方法治疗，才能收到满意效果[59]。

4. 小儿肺炎　肌注组 70 例，3 岁以下每次肌注 2ml，每日 2 次，3 岁以上每次 4ml，每日 2 次；重症者每日肌注 3 次。静滴组 12 例，按 2 岁以每日 4ml，3 ~ 5 岁每日 6 ~ 8ml，5 岁以上每日 8 ~ 12ml 计算，加入 10% 葡萄糖液 100 ~ 250ml 中，以每分钟 5 ~ 10 滴速度滴入，每日 1 次。结果：82 例小儿肺炎在不用抗生素的情况下，应用单味苦木注射液肌注或静滴为主，辅以对症治疗，获得比较满意的效果，且无不良反应。其中有 1 例血培养有金黄色葡萄球菌患儿也已治愈[60]。

5. 小儿腹泻　观察组 28 例，给予穴位注射苦木注射液治疗。首先使患儿适当休息，减食至平时量一半，给予常规补液。在常规治疗基础上，于患儿足外踝向足底作一垂线，与足跖底皮肤相交处（赤白肉相交处即为腹泻特效穴），皮肤常规消毒，与足底平行垂直进针，深约 1.0cm，并轻轻上下提插，有手感后，回抽若无回血，注入苦木注射液每穴 0.5ml，4 穴共 2ml，每日 1 次。对照组 18 例，给予黄芪注射液进行治疗。黄芪注射液 1 ~ 2ml/kg，使用 3 ~ 5 天，观察两组的临床效果。结果：观察组总有效率为 100%，对照组为 87.5%，两组疗效比较有显著差异（$P<0.05$）[61]。

【性味归经】味苦，性寒；有小毒。归肺、大肠经。

【功效主治】清热解毒，燥湿杀虫。主治感冒，咽喉肿痛，泄泻，痢疾，湿疹，疮疖，虫蛇咬伤。

【用法用量】内服：枝 3 ~ 5g；叶 1 ~ 3g。外用：鲜品适量，捣烂外敷。

【使用注意】本品有小毒，体虚者慎服，孕妇忌用。

【参考文献】

[1] 杨俊山，等 . 药学学报，1979，14(3): 1676.

[2] 中国医学科学院药物研究所韶关科研小分队，等 . 中草药通讯，1977，(8): 343.

[3] Ohmoto T, et al. Chem Pharm Bull, 1984, (32): 3579.

[4] Koike K, Ohmoto T. Keiji I β-Carboline alkaloids from Picrasma quassioides Part 12. Phytochemistry, 1990, 29(9): 3060.

[5] Hikmo H, et al.Chem Pharm Bull, 1970, (18): 219.

[6] Hikmo H, et al.Chem Pharm Bull, 1971, (19): 212, 2203, 2211.

[7] Murae T, et al.Tetrahcdron, 1971, (27): 1545.

[8] Murae T, et al.Tetrahcdron, 1973, (29): 1515.

[9] Murae T, et al.Chem Pharm Bull, 1975, (23): 2188.

[10] Hikmo H, et al.Phytochetnistry, 1975, (14): 2473.

[11] Niimi Y, et al.Chem Pharm Bull, 1989, 37(1): 57.

[12] Ohmoto T, et al.Chem Pharm Bull, 1983, 31(9): 3198.

[13] Ohmoto T, et al.Chem Pharm Bull, 1985, 33(9): 3847.

[14] 甲田邦子，等.生药学杂志（日），1990, 44(4): 298.

[15] 杨俊山，等.化学学报，1984, 42(7): 679-683.

[16] 陈猛，范华英，戴胜军，等.苦木生物碱的化学成分.中草药，2007, 38(6): 807-810.

[17] 赖正权.苦木化学成分及质量研究.广州：广州中医药大学，2011.

[18] Nadamitsu S, et al. CA, 1986, (105): 72199.

[19] Ohmoto T, et al. Chem Pharm Bull, 1985, 33(8): 3356.

[20] Koike K, et al. Phytochetnistry, 1987, 26(12): 3375.

[21] Yang SP, Yue JM. Five new quassinoids from the bark of Picrasma quassioides. Helv Chin Acta, 2004, 87(6): 1591.

[22] Ohmoto T, et al. Chem Pharm Bull, 1982, 30(4): 1204.

[23] Ohmoto T, et al. Chem Pharm Bull, 1984, 32(9): 3579.

[24] Ohmoto T, et al. Chem Pharm Bull, 1985, 33(11): 4901.

[25] Koike K, et al. Phytochemistry, 1990, 29(9): 3060.

[26] Li HY, Koike K, Ohmoto T. Studies on the alkaloids of Picrasma quassioides Bennet Part 11 new alkaloids picrasidines W, X, and Y from Picrasma quassioides and X-raycrytallographic analysis of picrasidine Q. Chem Pharm Bull, 1993, 41(10): 1807.

[27] Koike K, Ohmoto T. The alkaloids of Picrasma quassioides Part 11 picrasidine U, dineric alkaloid from Picrasma quassioides. Phytochemistry, 1988, 27(9): 3029.

[28] Yoshikawa K, Sugawara S. Phenylpropanoids and other secondary metabolisma from fresh fruits of Picrasma quassioides. Phytochemistry, 1995, 40(1): 253.

[29] Yayoi S, Takaaki S, Toru I, et al. Structure of a new ionone derivative, nigakialcohol from Picrasma quassioides Planchon. Bull Chem Soc Jap, 1997, 52(10): 3027.

[30] 杨再波，郭治友，龙成梅，等.苦木不同部位挥发性成分研究.中国实验方剂杂志，2011, 17(5): 90.

[31] Yang JS, Gong D. A new bitter principle, kusulactone from Indian quassiawood(Picrasma quassioides). Chin Tradit Herb Drugs, 1984, 15(12): 531.

[32] 祝晨蔯，邓贵华，林朝展.苦木化学成分研究.天然产物研究与开发，2012, 24: 476.

[33] Jiao WH, Haog, Chen YL, et al. Quassidines A D, Bis-β-carboline Alkaloids from the Stems of Picrasma quassioid es. J Nat Prod, 2010, (73): 167.

[34] Ohmoto T, et al. 生药学杂志（日），1985, 39(1): 28.

[35] Ohmoto T, et al.C A, 1989, 110: 169068d.

[36] Sung Y I, et al.Chem Pharm Bull, 1984, 32(5): 1872.

[37] 刘军峰，邵萌，李景源，等.RP-HPLC测定苦木生物碱体外对磷酸二酯酶4的抑制活性.中国现代中药，2009, 11(3): 30-33.

[38] Sung Y I, Koike K. Inhibitors of cyclic AMP phosphordiesterase in Picrasma quassioides Bennet, and inhibitory activity of related alkaloids. Chem Pharm Bull, 1984, 32(51): 1872-1877.

[39]Ohmoto T , Niksido T. Inhibition of adenosine 3′,5′-cyclicmonopho sphate phosphodiesterase by alkaloids I. Chem Pharm Bull, 1988, 36(11): 4588-4592.

[40] Nadamitsu S, et al. C A, 1986, (105): 72199f.

[41] Shinsaku N, Michiharu S, Masayoshi O, et al. Effects of four chemicals isolated from Picrasma quassioides and Petasites japonicus on P-388 lymphocytiic leukemia cells in vitro. Senshokkutai, 1986, 38: 1179-1188.

[42] 刘岩，张虹，戴玮，等.苦木对HepG2细胞增殖抑制作用及机制的研究.中药材，2010, 33(7): 1143-1146.

[43] Jia Chen, Xiao-Hui Yan, Jia-Hong Dong, et al. Tabacco Mosaic Virus(TMV) Inhibitors from Picrasma quassioides Benn. Agric Food Chem, 2009, (57): 6590-6595.

[44] 何颖，刘伟，陈忠伟，等.苦木生物碱体外抑制大肠杆菌效果的研究.安徽农业科学，2008, 36(7): 2777-2778.

[45] 宋振玉，周同，方起程.中草药现代研究.北京：北京医科大学、中国协和医科大学联合出版社，1996: 468-469.

[46] Rahman S, Fukamiya N, Okano M, et al. Anti-tuberculosis activity of quassinoids. Chem Pharm Bull, 1997, 45(9): 1527-1529.

[47] 张振杰，李遂英，郭立，等.苦木降压成分的分离与鉴定.西北植物学报，1986, 6(2): 138-140.

[48] 程准权，王素侠，王宗和，等.苦木内酯甲治疗高血压病136例.新药与临床，1987, 6(5): 275-278.

[49] 马树德，谢人明，苗爱蓉，等.苦木总生物碱对心血管系统的作用.药学学报，1982, 17(5): 327-330.

[50] 杜志德，张爱武.苦木生物碱的药理研究.医药工业，1982, (6): 21-26.

[51] 梁文法.苦木的抗蛇毒研究.中药通报，1987, 12(4): 54.

[52] 郭晓庄，喇万英，张树峰.有毒中草药大辞典.天津：天津科技翻译出版公司，1992: 290.

[53] Ohmoto T, et al.C A, 1989, 110: 111567z.

[54] Yujiro N, Koike K, Katsugoshi M, et al.Gastric aniulcer components from the woods of Picrasma quassioides(Sima-roubaceae). Nat Med, 1994, 48(2): 116-121.

[55] 国家医药管理局中草药情报中心站.植物药有效成分手册.北京：人民卫生出版社，1986: 875, 961, 876.

[56] 谢伟宣.苦木注射液治疗带状疱疹效果观察.右江民族医学院学报，2000, 22(6): 1.

[57] 程准权，殷传秀，王素侠.苦木治疗高血压病52例临床疗效观察.陕西新医药，1980, 9(7): 9-11.

[58] 梁希仁，高岩，魏克如，等.苦木治疗高血压病126例疗效观察.中药通报，1983, 8(1): 40.

[59] 梁文法.苦木注射液治疗毒蛇咬伤63例.中国中药杂志，1991, 16(1): 55-56.

[60] 廖万清.苦木注射液治疗小儿肺炎82例临床观察.新医学，1979, 5(31): 239-240.

[61] 胡小平.穴位注射苦木注射液治疗小儿腹泻80例临床观察.医学信息，2011, (7): 3099-3100.

Ku zhi

苦蕺

Physalis Angulatae Herba
[英] Angulate Physalis Herb

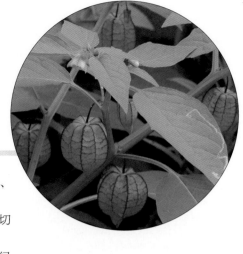

【别名】小苦耽、灯笼草、鬼灯笼、天泡草、爆竹草。

【来源】为茄科植物苦蕺 *Physalis angulata* L. 的全草。

【植物形态】草本。被疏短柔毛或近无毛，茎多分枝，分枝纤细。叶片卵形至卵状椭圆形，顶端渐尖或急尖，基部阔楔形或楔形，全缘或有不等大的牙齿，两面近无毛，长 3 ~ 6cm，宽 2 ~ 4cm。花梗纤细，和花萼一样生短柔毛，5 中裂，裂片披针形，生缘毛；花冠淡黄色，喉部常有紫色斑纹；花药蓝紫色或有时黄色。果萼卵球状，薄纸质，浆果。种子圆盘状。

【分布】广西主要分布于资源、昭平、岑溪、凤山、靖西。

【采集加工】全年均可采收。洗净，切段，晒干。

【药材性状】茎稍皱缩，多分枝，灰绿色，被毛。叶皱缩，灰绿色，展平呈卵形至卵状椭圆形，顶端渐尖或急尖，基部阔楔形或楔形，全缘或有不等大的牙齿，两面近无毛。有时可见花果，果萼卵球状，薄纸质，浆果。质脆，易碎。味淡，味苦。

【品质评价】以身干、无杂质、叶多、色黄绿者为佳。

【化学成分】本品全草含魏察苦蕺素（withangulatin）A[1]、14α - 羟基粘果酸浆内酯（14α-hydroxyixocarpanolide）、24,25- 环氧维他内酯 D（24,25-epoxy-vitanolide D）[2]、酸浆双古豆碱（bishygrine）[3]。

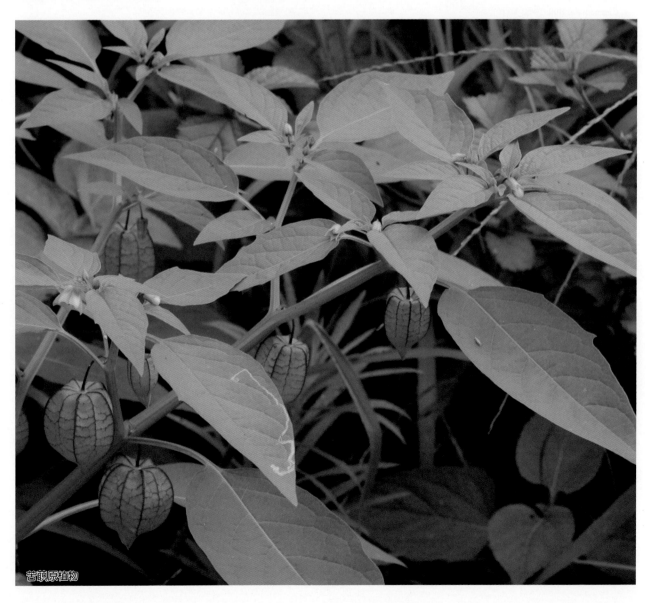

苦蕺原植物

茎、叶含酸浆苦味素 B（physalin B）[4]、酸浆苦味素 D（physalin D）[5]、酸浆苦味素 E（physalin E）[6]、酸浆苦味素 F（physalin F）[5-7]、酸浆苦味素 G（physalin G）、酸浆苦味素 H（physalin H）[6]、酸浆苦味素 I（physalin I）[6,8]、酸浆苦味素 J（physalin J）[7,8]、酸浆苦味素 K（physalin K）[8]、5,6- 二羟基二氢酸浆苦味素 B（5,6-dihydroxydihydrophysalin B）[4]、苦蘵内酯 A（physagulin A）、苦蘵内酯 B（physagulin B）[9]、苦蘵内酯 C（physagulin C）[10]、苦蘵内酯 D（physagulin D）[11]、苦蘵内酯 E（physagulin E）、苦蘵内酯 F（physagulin F）、苦蘵内酯 G（physagulin G）[12]。还含有 14α- 羟基 -20- 去羟基粘果酸浆内酯（vamonolide）[13]。

【药理作用】

1. 抗肿瘤　从苦蘵中提取到的酸浆苦味素 F 体外对人肿瘤细胞株（肝癌 HAZ2T、宫颈癌 HeLa、直肠癌 Colo205、肺癌 Calu-1、肾癌 A498）和动物肿瘤细胞株（黑素瘤 H1477、喉表皮癌 Hep-2、神经胶质瘤 GBM8401）均具有抑制作用，其中抗肝癌作用最强；在体内，对小鼠淋巴细胞白血病 P388 也具有抗癌活性 [14,15]。酸浆苦味素 F 通过 ROS 介导线粒体途径和抑制 NFκB 活性诱导人肾癌 A498 细胞凋亡 [2]。酸浆苦味素 B 对人黑色素瘤细胞 A375、A2058 也具有细胞毒性作用，半数抑制率（IC$_{50}$）低于 4.6μg/ml，可使 A375 细胞的 NOXA 蛋白及 Bax and caspase-3 的表达增加，其可通过 NOXA、caspase-3 线粒体介导的途径诱导黑色素瘤癌细胞凋亡 [16]；其对人类结直肠癌（HCT-116）和人类非小细胞肺癌（NCI-H460）细胞也有抑制作用 [17]。另外，从苦蘵全株提取的炮仔草内酯 A、炮仔草内酯 B 和炮仔草内酯 C 均具有抗人前列腺癌细胞 DU145 的作用。

2. 镇痛　苦蘵水提取物灌胃或腹腔注射 10 ~ 30mg/kg 对醋酸所引起的疼痛及福尔马林所引起的炎性疼痛具有缓解作用 [18]。

3. 免疫调节　灯笼草属提取物对胚胎生殖反应具有不同程度的刺激作用，并与低剂量的植物凝集素和脂多糖有协同效应，对 B 淋巴细胞及对 T 淋巴细胞具有弱的刺激作用 [19]，可调节机体免疫功能及对异体移植免疫排斥反应有抑制作用 [20]。其中，提取物 withangulatin A 可改善 MRL/lpr 小鼠蛋白尿症状，降低抗双链 DNA 抗体水平，还能改善 MRL/lpr 小鼠肾脏病理功能，其作用可能与降低 BAFF、BAFF-R 及肾脏相关基因的表达有关 [21]。

4. 抗炎　酸浆苦味素 E 可抑制苯二甲酸及恶唑酮所致的耳郭肿胀，降低肿瘤坏死因子、干扰素及髓过氧化物酶（MPO）的活性 [22]。

5. 抗病原微生物　苦蘵果对绿脓假单孢菌、金黄色葡萄球菌、淋球菌、大肠杆菌、白色念珠菌均具有不同程度的抑制作用 [23]。苦蘵地上部分提取物对锥虫成虫期具有弱的杀灭作用 [24]。

【性味归经】味苦、酸，性寒。归肺、肝、大肠、膀胱经。

【功效主治】清热，利尿，解毒，消肿。主治风热感冒，肺热咳嗽，咽喉肿痛，牙龈肿痛，湿热黄疸，痢疾，水肿，热淋，疔疮。

【用法用量】内服：煎汤，15 ~ 30g；或捣汁。外用：适量，捣敷；煎水含漱或熏洗。

【使用注意】孕妇禁服。

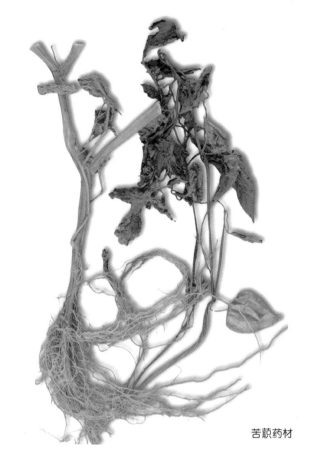

苦蘵药材

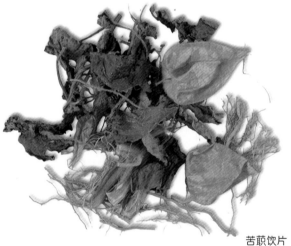

苦蘵饮片

【经验方】

1. 牙龈肿痛　苦蘵24g。煎水含漱。（《江西民间草药验方》）

2. 百日咳　苦蘵15g。水煎，加适量白糖调服。（《江西民间草药验方》）

3. 咽喉红肿疼痛　新鲜苦蘵洗净，切碎，捣烂，绞取自然汁 1 匙，用天水冲服。（《江西民间草药》）

4. 湿热黄疸，咽喉红肿疼痛，肺热咳嗽，热淋　苦蘵 15 ~ 24g。水煎服。（《江西民间草药》）

5. 小儿菌痢　鲜苦蘵15g，车前草 6g，狗肝菜、马齿苋、海金沙各 9g。水煎服。（《福建药物志》）

【参考文献】

[1] Chen ZT, Hsieh CH, et al. Constituents of formosan antitumor folk medicine.Ⅲ. withangulatin A, a new withanolide from Physalis angulata. Heterocycles, 1990, 31(7): 1371.

[2] Vasina OE, Maslennikova VA, Abdullaev ND, et al. Vitasteroids from Physalis. Ⅶ. 14 α -Hydroxyixocarpanolide and 24, 25-epoxyvitanolide D. Khimiya Prirodnykh Soedinenii, 1986, (5): 596.

[3] Basey K, Mc Gaw BA, Woolley JG. Phygrine, an alkaloid from Physalis species. Phytochemistry, 1992, 31(12): 4173.

[4] Sankara SS, Sethi PD. Physalin B from Physalis angulata. Indian J Pharm, 1970, 32(6): 163.

[5] Chiang HC, Jaw SM, Chen CF, et al.Antitumor agent, physalin F from Physalis angulata L. Anticancer Research, 1992, 12(3): 837.

[6] Row LR, Sarma NS, Matsuura T, et al.Physalins E and H, new physalins from Physalis angulata and P. Lancifolia. Phytochemstry, 1978, 17(9): 1641.

[7] Row LR, Sarma NS, Reddy KS, et al. The structure of physalins F and J from Physalis angulata and P. Lancifolia. Phytochemistry, 1978, 17(9): 1647.

[8] Row LR, Reddy KS, Sarma NS, et al. New physalins from Physalis angulata and Physalis lancifolia. structure and reactions of physalins D, I,g and K. Phytochemistry, 1980, 19(6): 1175.

[9] Shingu K, Yahara S, Nohara T, et al.Three new withanolides, physagulins A, B and D from Physalis angulata L. Chem Pharm Bull, 1992, 40(8): 2088.

[10] Shingu K, Marubayashi N, Ueda I, et al. Physagulin C, a new withanolide from Physalis angulata L. Chem Pharm Bull, 1991, 39(6): 1591.

[11] Shingu K, Yahara S, Okabe H, et al. Three new withanolides, physagulins E, F andg from Physalis angulate L. Chem Pharm Bull, 1992, 40(9): 2448.

[12] Vasina OE, Abdullaev ND, Abubakirov NK. Vitasteroids from Physalis. VIII. vamonolide. Khimiya Prirodnykh Soedinenii, 1987(6): 856.

[13] 贺庆平 . 苦蘵中 withanolide 型化合物的化学成分研究 . 长沙 : 湖南中医药大学 , 2011.

[14] Chiang HC, Jaw SM, Chen PM , et al. Inhibitory effects of physalin B and physalin F on various human leukemia cells in vitro. Anticaneer Res, 1992, 12(3): 837.

[15] Wu SY, Leu YL, Chang YL, et al. Physalin F induces cell apoptosis in human renal carcinoma cells by targeting NF-kappaB and generating reactive oxygen species. PLoS One, 2012, 7(7): e40727.

[16] Hsu CC, Wu YC, Farh L, et al. Physalin B from Physalis angulata triggers the NOXA-related apoptosis pathway of human melanoma A375 cells. Food Chem Toxicol, 2012, 50(3-4): 619.

[17] He QP, Ma L, Luo JY, et al. Cytotoxic withanolides from Physalis angulata L. Chem Biodivers, 2007, 4(3): 443.

[18] Bastosg N, Santos AR, Ferreira VM, et al. Antinociceptive effect of the aqueous extract obtained from roots of Physalis angulata L. on mice. J Ethnopharmacol, 2006, 103(2): 241.

[19] Lin YS, Chiang HC, Kan WS, et al. Immunomodulatory activity of various fractions derived from Physalis angulata L extract. Am J Chin Med, 1992, 20(3-4): 233.

[20] Soares MB, Brustolim D, Santos LA, et al. Physalins B, F and G, seco-steroids purified from Physalis angulata L. , inhibit lymphocyte function and allogeneic transplant rejection. Int Immunopharmacol, 2006, 6(3): 408.

[21] Sun L, Zhou L, Chen M, et al.Amelioration of systemic lupus erythematosus by Withangulatin A in MRL/lpr mice. J Cell Biochem,2011, 112(9): 2376.

[22] Pinto NB, Morais TC, Carvalho KM, et al.Topical anti-inflammatory potential of Physalin E from Physalis angulata on experimental dermatitis in mice. Phytomedicine, 2010, 17(10): 740.

[23] Silva MT, Simas SM, Batista TG, et al. Studies on antimicrobial activity, in vitro, of Physalis angulata L. (Solanaceae) fraction and physalin B bringing out the importance of assay determination. Mem Inst Oswaldo Cruz, 2005, 100(7): 779.

[24] Abe F, Nagafuji S, Okawa M, et al.Trypanocidal constituents in plants 6.minor withanolides from the aerial parts of Physalis angulata. Chem Pharm Bull(Tokyo), 2006, 54(8): 1226.

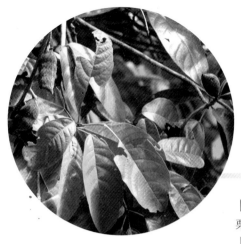

Ping po

苹 婆

Sterculiae Nobilis Semen
[英] Common Sterculia Seed

【别名】罗晃子、苹婆果、九层皮、潘安果、七姐果、富贵子、假九层皮、红皮果。

【来源】为梧桐科植物苹婆 *Setrculia nobilis* Smith 的种子。

【植物形态】乔木。树皮黑褐色，小枝幼时略被星状毛。叶互生，叶片薄革质，长圆形或椭圆形，长 8～25cm，宽 5～15cm，先端急尖或钝，基部圆或钝，两面均无毛。圆锥花序顶生或腋生，披散，有短柔毛；花单性，无花冠，花萼淡红色，钟状，外面被短柔毛，5 裂，裂片条状披针形，先端渐尖且向内曲，在先端互相黏合，与钟状萼筒等长；雄花较多，雌雄蕊柄弯曲，无毛，花药黄色；雌花较少，略大，子房圆球形，有 5 条沟纹，密被毛，花柱弯曲，柱头 5 浅裂。蓇葖果鲜红色，厚革质，长圆状卵形，先端有喙，每果内有种子 1～4。种子椭圆形或长圆形，黑褐色。

【分布】广西主要分布于天峨、凌云、那坡、龙州、宁明、邕宁、马山、容县。

【采集加工】秋季采收成熟果实，晒至果实裂开，取出种子晒干。

【药材性状】种子椭圆形，黑褐色或暗栗色，直径约 1.5cm。气微，味淡。

【品质评价】以颗粒饱满、无果皮等杂质为佳。

【性味归经】味甘，性平。归胃、肝经。

【功效主治】和胃止呕，清热解毒，杀虫止痛。主治反胃吐食，虫积腹痛，疝痛，小儿烂头疡。

【用法用量】内服：煎汤，6～8 枚；或研末为散。外用：适量，煅，研末调搽。

【使用注意】脾虚便泄者慎服。

【经验方】

1. 翻胃吐食，食下即出，或朝食暮吐，暮食朝吐 罗晃子七枚，煅存性。每日酒调下方寸匕，服完为度。(姚可成《食物本草》)
2. 腹中蛔虫上攻，心下大痛欲死，面有白斑 罗晃子、牵牛子各七枚。水煎服。(姚可成《食物本草》)
3. 疝痛 罗晃子七枚。酒煎服。(姚可成《食物本草》)

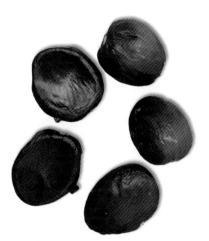

苹婆饮片

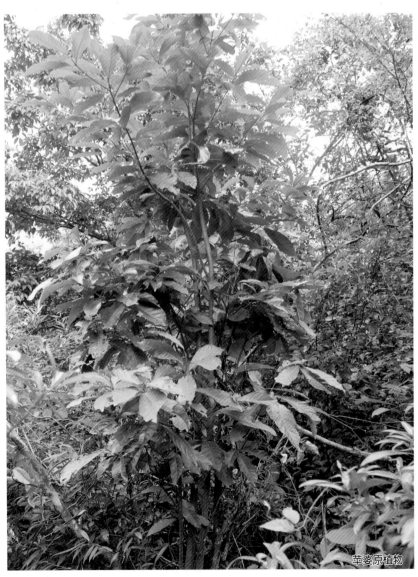

苹婆原植物

苘 麻

Qing ma

Abutili Theophrasti Herba
[英] Common Poacynum Herb

【别名】白麻、青麻、磨盘单、车轮草、野火麻、野苘、野麻、鬼馒头草。

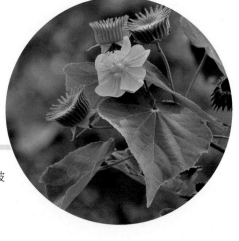

【来源】为锦葵科植物苘麻 Abutilion theophrasti Medic. 的全草。

【植物形态】亚灌木状草本。茎枝被柔毛。叶互生；叶柄被星状细柔毛；托叶早落；叶片圆心形，长 5 ~ 10cm，先端长渐尖，基部心形，两面均被星状柔毛，边缘具细圆锯齿。花单生于叶腋，花梗被柔毛，近顶端具节；花萼杯状，密被短绒毛，裂片 5，卵形；花黄色，花瓣倒卵形；雄蕊柱平滑无毛；心皮 15 ~ 20，先端平截，具扩展、被毛的长芒 2，排列成轮状，密被软毛。蒴果半球形，被粗毛，顶端具长芒。种子肾形，褐色，被星状柔毛。

【分布】广西主要分布于柳州、桂林、阳朔。

【采集加工】全年均可采收。切段，晒干。

【药材性状】茎枝圆柱形，被柔毛。叶互生，常皱缩，破碎，展平呈圆心形，先端长渐尖，两面均被星状柔毛，边缘具细圆锯齿；叶柄被星状细柔毛；蒴果半球形，分果爿 15 ~ 20，被粗毛，顶端具长芒尖。

【品质评价】以干燥、色黄绿、无杂质者为佳。

【化学成分】本品种子含脂肪酸（fatty acids），主要成分有十七碳酸（heptadecanoic acid）、二十四烯酸（tetracosenoic acid）[1]、8,11-十八碳二烯酸（8,11-octadecadienoic acid）、十二烷二酸（dodecanedioic acid）、（Z）-十八碳-9-烯酸 [（Z）-9-octadecenoic acid]、（Z,Z）-9,12-十八碳酸 [（Z,Z）-9,12-octadecadienoic acid] 和（Z）-十八碳-6-烯酸 [（Z）-6-octadecenoic acid][2]。此外，本品还含有胆甾醇（cholesterol）[3]。

【药理作用】

1. 改善胰岛素抵抗　由苘麻子、丹参 2 味药物组成的丹苘软胶囊能改善非酒精性脂肪肝病（NAFLD）模型大鼠胰岛素抵抗指数（IR）及瘦素抵抗[4]，下调肝脏 SOCS-3 mRNA 表达是其改善 NAFLD 模型大鼠 IR 及瘦素抵抗的重要机制[5]。

2. 降血脂　丹苘软胶囊能降低 NAFLD 模型大鼠肝脏和血清甘油三酯（TG）、血清总胆固醇（TC）、低密度脂蛋白（LDL）水平，增加 ABCA1 蛋白表达[6]，改善肝组织病理形态[7]。

【性味归经】味苦，性平。归脾、肾经。

【功效主治】清热利湿，解毒通窍。主治痢疾，耳鸣，耳聋，咽喉肿痛，痈疽肿毒。

【用法用量】内服：煎汤，10 ~ 30g。外用：适量，捣敷。

【使用注意】泻痢日久者慎用。

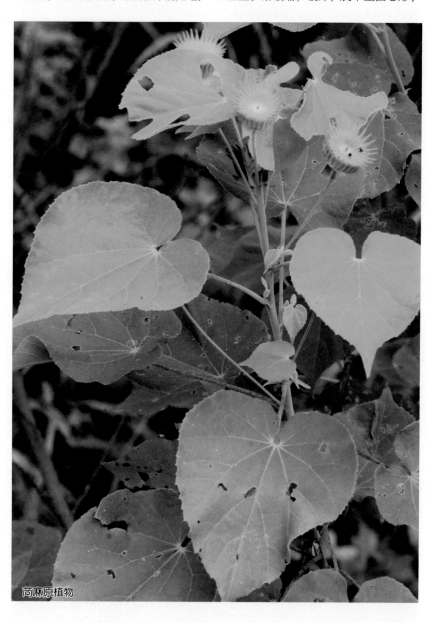

苘麻原植物

【经验方】

1. 慢性中耳炎　苘麻鲜全草60g，猪耳适量，水煎服；或苘麻15g，糯米30g，毛蚶20粒，水煎服。（《福建药物志》）

2. 化脓性扁桃体炎　苘麻、一枝花各15g，天胡荽9g。水煎服或捣烂绞汁服。（《福建药物志》）

3. 小便不通　苘麻烧炭，黄酒调服。（《鲁府禁方》）

【参考文献】

[1] 马爱华，张俊慧，赵仲坤. 冬葵子与苘麻子中脂肪酸的对比分析. 时珍国医国药，1996, 7(3): 153.

[2] 倪士峰，姚默，贾旭，等. 苘麻油脂甲酯化产物的气相色谱-质谱研究. 辽宁中医药大学学报，2012, 14(12): 97.

[3] 孙燕燕，袁毓湘. 苘麻子脂溶性成分的研究. 中草药，1996, 27(6): 334.

[4] 刘锐，李劲平，伍娟娟，等. 丹苘软胶囊对非酒精性脂肪肝模型大鼠胰岛素抵抗及瘦素抵抗的影响. 中国实验方剂学杂志，2012, 18(1): 189.

[5] 刘锐，李劲平，伍娟娟，等. 丹苘软胶囊对非酒精性脂肪肝模型大鼠肝脏 SOCS-3 mRNA 表达的影响. 中华中医药学刊，2012, 30(1): 191.

[6] 刘锐，李劲平，伍娟娟，等. 丹苘软胶囊对 NAFLD 模型大鼠肝脏 ABCA1 蛋白表达的影响. 中医学报，2011, 26(9): 1062.

[7] 刘锐，李劲平，范娟娟，等. 丹苘软胶囊对非酒精性脂肪肝模型大鼠的药效学研究. 中国实验方剂学杂志，2011, 17(11): 175.

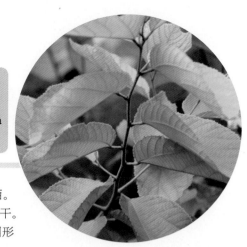

Qing ma ye bian dan gan
苘麻叶扁担杆

Grewiae Abutilifoliae Folium
[英] Abutilileaf Grewia Leaf

【别名】麻叶扁担杠。

【来源】为椴树科植物苘麻叶扁担杆 Grewia abutilifolia Vent. 的茎叶。

【植物形态】灌木。嫩枝被黄褐色星状粗毛。叶纸质,阔卵圆形或近圆形,长7~11cm,宽5~9cm,先端急短尖,基部圆形或微心形,上面有分散的星状粗毛,下面密被黄褐色而略粗糙的星状茸毛,基出脉3条,两条侧生基出脉上行过半,并各有第二次支脉7~9条,先端常有浅裂;叶柄被星状粗茸毛。聚伞花序簇生于叶腋;苞片线形,早落;萼片狭长圆形,外面被毛,内面秃净;花瓣长2~3mm;雌雄蕊柄无毛;雄蕊长4~5mm;子房被长毛,花柱与萼片平齐,柱头2裂。核果被毛,有2~4颗分核。

【分布】广西主要分布于桂南、桂西。

【采集加工】全年均可采收。切段,晒干。

【药材性状】叶皱缩,展平呈阔卵圆形或近圆形,长7~11cm,宽5~9cm,先端急短尖,基部圆形或微心形,上面有分散的星状粗毛,下面密被黄褐色而略粗糙的星状茸毛,边缘有细锯齿,先端常有浅裂;叶柄长1~2cm,被毛。气微,味淡。

【品质评价】以干燥、色黄绿、无杂质者为佳。

【性味归经】味苦,性平。归大肠经。

【功效主治】止泻痢。主治湿热泻痢。

【用法用量】内服:煎汤,5~10g。

【使用注意】久泻久痢者不宜服。

【经验方】

胃脘痛 苘麻叶扁担杆9~15g。水煎服。(《广西药用植物名录》)

附:苘麻叶扁担杆根

味苦,性平。归肝经。清热利湿,主治肝炎。内服:煎汤,6~30g,或代茶饮。

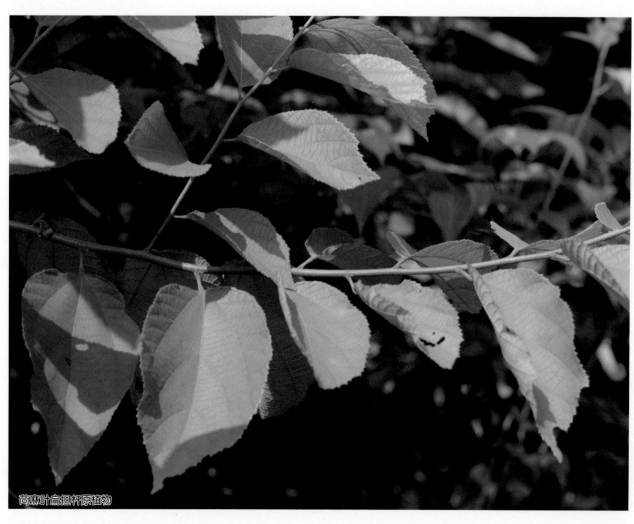

苘麻叶扁担杆原植物

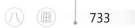
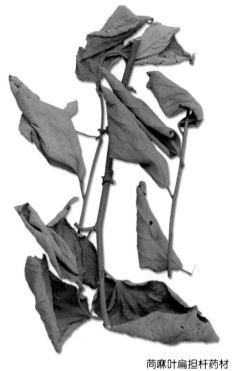

苘麻叶扁担杆药材

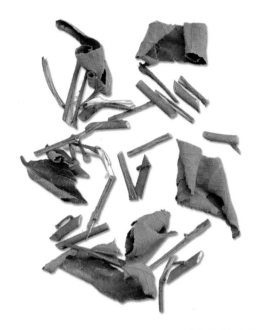

苘麻叶扁担杆饮片

Niao　luo

茑 萝

Quamoclit Pennatae Herba
[英]Cypress Vine Herb

【别名】翠翎草、金凤毛、女罗、锦屏封、金丝线。

【来源】为旋花科植物茑萝 Quamoclit pennata（Desr.）Boj. 的全草。

【植物形态】柔弱缠绕草本。全株无毛。叶互生；叶柄基部常具假托叶；叶片卵形或长圆形，羽状深裂至中脉，具 10 ~ 18 对线形至丝状的细裂片，裂片平展，长 2 ~ 10cm，宽 1 ~ 6cm，先端锐尖。由少数花组成聚伞花序，腋生；总花梗大多超过叶，花直立，花柄在果时增粗成棒状；萼片绿色，5 枚，稍不等长，椭圆形至长圆状匙形；花冠高脚碟状，深红色，花冠管上部稍膨大，冠檐开展，5 浅裂；雄蕊 5，伸出花冠外，柱头头状。蒴果卵圆形，4 室，4 瓣裂，隔膜宿存，透明。种子 4 颗，卵状长圆形，黑褐色。

【分布】广西全区均有栽培。

【采集加工】全年均可采收。洗净，切段，晒干。

【药材性状】全草多缠绕成团。茎纤细，黄绿色，光滑无毛。叶枯绿色，互生，多皱缩，完整者展平后，长 3 ~ 6cm，羽状细裂，裂片条状，有的基部再 2 裂，枯绿色，质脆易碎。

【品质评价】以干燥、色绿、无杂质、叶多者为佳。

【性味归经】味甘，性寒。归肝、大肠经。

【功效主治】清热解毒，凉血止血。主治耳疔，痔漏，虫蛇咬伤。

【用法用量】内服：煎汤，6 ~ 9g。外用：适量，捣敷；或煎水洗。

【使用注意】脾胃虚寒者慎服。

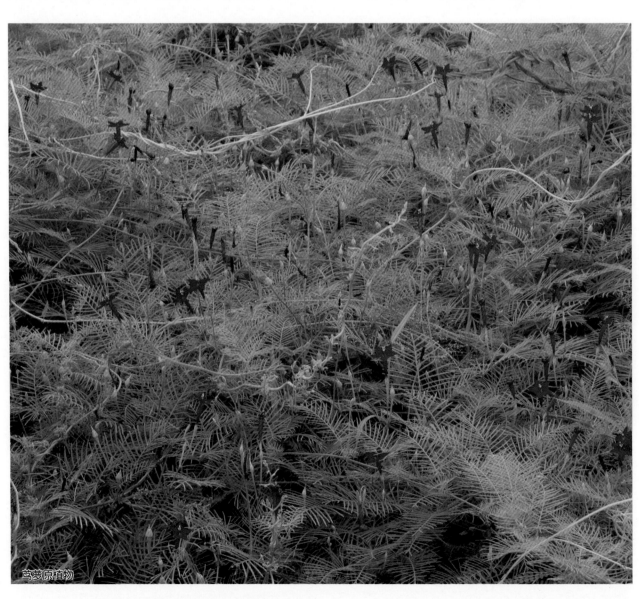

茑萝原植物

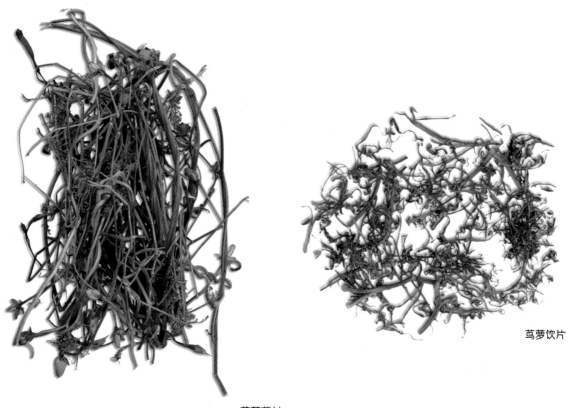

茑萝饮片

茑萝药材

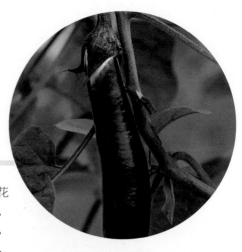

茄 根

Qie gen

Solani Melongenae Radix
[英]Garden Eggplant Root

【别名】茄母、茄子根。

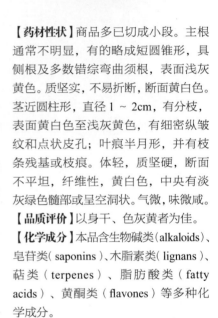

【来源】为茄科植物茄 Solanum melongena L. 的根。

【植物形态】草本至亚灌木。茎直立，粗壮，上部分枝，绿色或紫色，无刺或有疏刺，全体被星状柔毛。单叶互生；叶片卵状椭圆形，先端钝尖，基部不相等，叶缘常波状浅裂，表面暗绿色，两面具星状柔毛。能孕花单生，不孕花蝎尾状与能孕花并出；花萼钟形，顶端5裂，裂片披针形，具星状柔毛；花冠紫蓝色，裂片三角形；雄蕊5，花丝短，着生于花冠喉部，花药黄色，分离，先端孔裂；雌蕊1，子房2室，花柱圆球形，柱头小。浆果长椭圆形、球形或长柱形，深紫色、淡绿色或黄白色，光滑，基部有宿存萼。

【分布】广西全区均有栽培。

【采集加工】9～10月间，全植物枯萎时连根拔起。除去干叶，洗净泥土，晒干。

【药材性状】商品多已切成小段。主根通常不明显，有的略成短圆锥形，具侧根及多数错综弯曲须根，表面浅灰黄色。质坚实，不易折断，断面黄白色。茎近圆柱形，直径1～2cm，有分枝，表面黄白色至浅灰黄色，有细密纵皱纹和点状皮孔；叶痕半月形，并有枝条残基或枝痕。体轻，质坚硬，断面不平坦，纤维性，黄白色，中央有淡灰绿色髓部或呈空洞状。气微，味微咸。

【品质评价】以身干、色灰黄者为佳。

【化学成分】本品含生物碱类(alkaloids)、皂苷类(saponins)、木脂素类(lignans)、萜类（terpenes）、脂肪酸类（fatty acids）、黄酮类（flavones）等多种化学成分。

根中含生物碱类成分有 N- 反 - 阿魏酰酪胺（N-trans-feruloyltyramine）、N- 反 - 阿魏酰章胺（N-trans-feruloyloctopamine）、N- 反 - 香豆酰章胺（N-trans-p-coumaroyloctopamine）、N- 反 - 香豆酰酪胺（N-trans-p-coumaroyltyramine）[1]、N- 顺 - 香豆酰酪胺（N-cis-p-coumaroyltyramine）[2]、N- 顺 - 阿魏酰 -3- 甲氧基酪胺（N-cis-feruloyl-3-methoxytyramine）、N- 顺 - 芥子酰酪胺（N-cis-sinapoyltyramine）、N- 顺 - 阿魏酰酪胺（N-cis-feruloyltyramine）、N- 反 - 阿魏酰 -3- 甲氧基酪胺（N-trans-feruloyl-3-methoxytyramine）、N- 反 - 芥子酰酪胺（N-trans-sinapoyltyramine）、N- 反 - 阿魏酰 -4-O- 甲基多巴胺（N-trans-feroloyl-4-O-methyldopamine）、7'-（3',4'- 二羟苯基)-N-[（4- 甲氧基苯基）乙基] 丙烯酰胺 {7'-（3',4'-dihydroxyphenyl）-N-[（4-methoxyphenyl）ethyl] propenamide}[3]、N- 咖啡酰腐胺（N-caffeoylputrescine）、N,N'- 二咖啡酰亚精胺（N,N'-dicaffeoylspermidine）[4]、

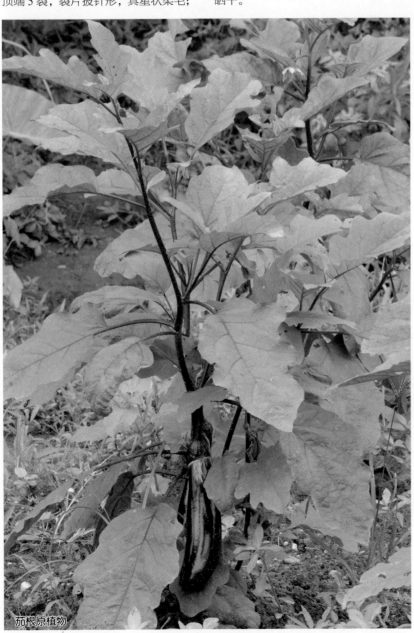

茄根原植物

α-卡茄碱（α-chaconine）、茄解碱（solasonine）、澳洲茄边碱（solamargine）及其苷元茄啶（solanidine）和澳洲茄胺（solasodine）[5-7]等。还含甾体皂苷类成分有原薯蓣皂苷（protodioscin）及其甲基取代物（methylprotodioscin）、薯蓣皂苷（dioscin）[8]、薯蓣皂苷元（diosgenin）[9,10]。尚含木脂素类化合物：松脂素（pinoresinol）、丁香脂素（syringaresinol）和ficusal[2,11]。香豆素类化合物：isoscopoletin[1]、6,7-dimethoxycoumarin[2]。另含倍半萜类化合物：solavetivone、lubimin及其异构体epi-lubimin[12]。此外，还含香草醛（vanillin）、异东莨菪素（iso-scopoletin）、对-氨基苯甲醛（p-aminobenzaldehyde）、咖啡酸乙酯（ethylcaffeate）、N-氢基苄-甲醛（N-aminobenzaldehyde）、N-反式阿魏酰基酪胺（N-trans-feruloyltyramine）、N-反式阿魏酰基去甲辛弗林（N-trans-feruloyloctopamine）、N-反式-对-香豆酰基酪胺（N-trans-p-coumaroyltyramine）、N-反式-对-香豆酰基去甲辛弗林（N-trans-p-coumaroyloctopamine）、反式-阿魏酸（trans-ferulic acid）[1]、ethyl-p-coumarate、ethyl ferulate、ethyl caffeate、ferul aldehyde、3-hydroxy-1-（4-hydroxy-3-methoxyphenyl）-1-propanone[1,2]和芦丁（rutin）[3]。

　　地上部分含有三萜类化合物β-amyrin[6]、棕榈酸（hexadecanoic acid）和9,10,13-三羟基-11-反式-十八碳烯酸（9,10,13-trihydroxy-11-trans-octadecenoic acid）[3]以及小分子醛类香草醛[1,12]。

【药理作用】
1. 抗炎　茄根水提液能显著抑制角叉菜胶诱导的大鼠足肿胀[13]；茄根水煎剂对于二甲苯所致的小鼠耳郭肿胀具有一定的抑制作用[14]；茄根酸性组分对大鼠牙周炎模型的抗炎机制可能为抑制大鼠牙龈组织中肿瘤坏死因子-α（TNF-α）和白细胞介素-6（IL-6）、白细胞介素-8（IL-8）水平的升高，使炎症介质前列腺素E_2（PGE_2）量减少[15,16]。茄根酸性组分可以降低胸膜炎模型大鼠血清中白三烯B_4（LTB_4）的量[17]；能抑制环氧酶-2（COX-2）水平[18]和显著抑制小鼠腹腔巨噬细胞核因子（NF-κB）的表达[19]。
2. 对中枢神经系统的影响　茄根可加强戊巴比妥钠对中枢神经系统的抑制作用，可对抗尼可刹米的致惊厥作用。茄根对扭体法、热板法引起的疼痛，均有提高痛阈的作用，并且可延长脑缺血小鼠存活时间[20]。
3. 降血脂　茄根酸性组分能显著降低实验型高血脂动物甘油三酯、低密度脂蛋白含量；提高高密度脂蛋白与低密度脂蛋白比例，降低高脂血症小鼠的血脂。其中，脂肪酸是其有效成分之一[21]。

【临床研究】
1. 冻疮　将84例冻疮患者随机分为两组。对照组采用温水濕渍并外用冻疮膏治疗；治疗组采用茄棵（茄根）、麇草水濕渍加外涂山莨菪碱治疗，先将患处用温开水洗净，用熬好的茄棵、麇草水（一大把剁成小段加水2000~3000ml，加热至煮沸10~20min）倒入干净盆内，待冷却至38~43℃，浸泡冻疮局部30~60min，然后用无菌棉签蘸取山莨菪碱注射液局部外涂，每日1次或2次，5~7天为1个疗程。结果：治疗组总有效率为97.62%，

治愈率为85.71%；对照组总有效率为76.19%，治愈率为71.43%，两组疗效比较差异有统计学意义（$P<0.01$）[22]。
2. 胫腓骨疲劳性骨膜炎　取白茄根（干、鲜均可）250g切碎，用纱布包裹，加适量水煮开至浓缩后，盛于瓷盆或其他器皿，趁热将患肢置于器皿口上熏蒸，上盖毛巾使热气集中。待药汤温热时，可用药汤浸湿毛巾热敷患部，或将患肢浸于药汤中泡洗，每日1次，每次30min，3~4次为1个疗程，熏洗后休息。每250g白茄根可依上法重复使用2次。结果：治疗胫腓骨疲劳性骨膜炎60例，痊愈39例，占65%，显效16例，占26.7%，好转5例，占8.3%，无效0例。痊愈显效率达到92%。根据临床观察，中轻度患者经3~4次治疗即可达痊愈或显效[23]。

【性味归经】味辛、甘，性寒。归肝、脾经。
【功效主治】祛风利湿，清热止血。主治风湿热痹，脚气，血痢，便血，痔血，血淋，妇女阴痒，皮肤瘙痒，冻疮。
【用法用量】内服：煎汤，9~18g；或入散剂。外用：适量，煎水洗；捣汁或烧存性研末调敷。
【使用注意】脾胃虚弱者慎用。

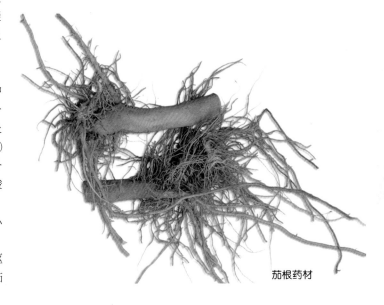
茄根药材

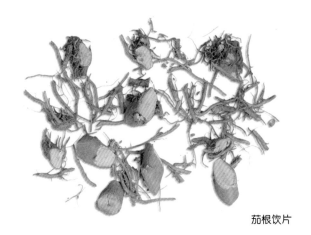
茄根饮片

【经验方】

1. 口中生蕈 用醋漱口，以茄母（烧灰）、飞盐等份，末，醋调稀，时时擦之。（《本草纲目》引《摘元方》）

2. 牙齿龋痛 ①茄根捣汁，频涂之。②陈茄根烧灰敷之，先以露蜂房煎汤漱过。（《海上名方》）

3. 女阴挺出 茄根烧存性，为末，油调在纸上，卷筒安入内，一日一上。（《本草纲目》引《乾坤秘祖》）

4. 痔肿肛垂 茄根60g，苦参15g。煎水熏洗，并温淹托上，纳入之。（《食物中药与便方》）

5. 冻伤 茄子根120g。煎汤熏洗患部，每日1～2次。（《全国中草药汇编》）

6. 慢性风湿性关节炎 茄子根15g，水煎服；或用茄子根90g，浸白酒500ml，浸泡，7天后取服，每服药酒15ml，每日2次。（《全国中草药汇编》）

7. 久痢不止 茄根（烧灰）、石榴皮等份，为末，以砂糖水服之。（《本草纲目》引《简便单方》）

【参考文献】

[1] Yoshihara T, Takamatsu S, Sakamura S. Three new phenolic amides from the roots of eggplant(Solanum melongena L.). Agric Biol Chem, 1978, 42(3):623.

[2] Liu XC, Luo JG, Kong LY. Phenylethyl cinnamides as potential α-glucosidase inhibitors from the roots of Solanum melongena. Nat Prod Commun, 2011, 6(6):851.

[3] 惠春, 林大专, 孙莹, 等. 茄根茎中有效成分芦丁的再利用研究. 时珍国医国药, 2009, 20(9): 2385.

[4] Whitaker BD, Stommel JR. Distribution of hydroxycinnamic acid conjugates in fruit of commercial eggplant(Solanum melongena L.) cultivars. J AgricFood Chem, 2003, (51): 3448.

[5] El-Khrisy EAM, Abdel-Hafez OM, Mahmood K, et al. Constituents of Solanum melongena var. esculentum fruits. Fitoterapia, 1986, 57(6): 440.

[6] Ahmed KM. Constituents of the aerial parts and roots of some Solanum melongena varieties. Egypt J Pharm Sci, 1996, 37(1/6): 37.

[7] Eanes CR, Tek N, Kirsoy O, et al. Development of practical HPLC methods of the separation and determination of eggplant steroidal glycoalkaloids and their aglycones. J Liq Chromatogr Relat Technol, 2008, (31): 984.

[8] Chiang HC, Chen YY. Xanthine oxidase inhibitors from the roots of eggplant(Solanum melongena L.). J Enzyme Inhib, 1993, 7(3): 225.

[9] Shvets SA, Kintya PK. Purification of diosgenin from eggplant root. Russia, SU1736500 A1 [P], 1992-05-30.

[10] Shabana M M, Nour Mg. Sapogenins from Agave sisalana Perr. and Solanum melongena L.growing in Egypt. Egypt J Pharm Sci, 1976, 16(3): 359.

[11] 赵莹. 两种茄属植物化学成分分离、微生物转化及生物活性研究. 济南: 山东大学, 2010.

[12] Yoshihara T, Hagihara Y, Nagaoka T, et al. Fungitoxic compounds from the roots of the eggplant stock. Ann Phytopath Soc Japan, 1988, 54(4): 453.

[13] 郑锦, 白建平, 于肯明. 茄根药理作用的研究. 大同医学专科学校学报, 2005, (3): 10.

[14] 朱曲波, 杨琼, 石米阳, 等. 茄根的镇痛、抗炎作用研究. 中药药理与临床, 2003, 19(4): 26.

[15] 汪鋆植, 沈映君, 崔帮平. 茄根酸性组分对牙周炎炎症相关细胞因子含量的影响. 时珍国医国药, 2005, 16(9): 860.

[16] 汪鋆植, 沈映君, 叶红, 等. 茄根酸性组分对大鼠牙周炎的影响. 中国民族医药杂志, 2007, 2(3): 59.

[17] 汪鋆植, 沈映君, 叶红, 等. 茄根酸性组分对胸膜炎大鼠血清中白三烯B4含量的影响. 中国民族医药杂志, 2007, 2(4): 49.

[18] 汪鋆植, 沈映君, 叶红, 等. 茄根酸性组分对环氧化酶-2的影响. 时珍国医国药, 2005, 16(12): 1254.

[19] 汪鋆植, 沈映君, 叶红, 等. 茄根酸性组分对脂多糖诱导的小鼠腹腔巨噬细胞核因子κB表达的影响. 时珍国医国药, 2005, 16(11): 1088.

[20] 白建平, 于肯明, 李月英, 等. 茄根对中枢神经系统的影响. 大同医学专科学校学报, 2000, 20(3): 8.

[21] 汪鋆植, 容辉, 翟文海. 茄根酸性组分降血脂作用研究. 中国民族医药杂志, 2007, 13(2): 53.

[22] 亢世荣, 贺秀丽. 茄稞、藶草水联合山莨菪碱治疗冻疮的临床观察. 护理研究, 2009, 23(7) 上旬版: 1752-1754.

[23] 杨明, 孙全洪. 白茄根熏洗治疗胫腓骨疲劳性骨膜炎60例效果观察. 中国运动医学杂志, 2005, 24(2): 221-223.

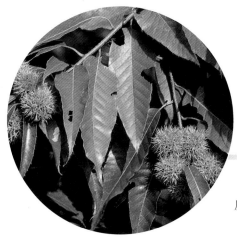

Mao li

茅 栗

Castaneae Seguinii Fructus
[英] Seguin Chinkapin Cup Fruit

【别名】野栗子、毛栗、毛板栗。

【来源】为壳斗科植物茅栗 *Castanea seguinii* Dode 的果实。

【植物形态】小乔木或灌木。小枝暗褐色，托叶细长，开花仍未脱落。叶倒卵状椭圆形或兼有长圆形的叶，长 6 ~ 14cm，宽 4 ~ 5cm，顶部渐尖，基部楔尖（嫩叶）至圆或耳垂状（长成叶），基部对称至一侧偏斜，叶背有黄或灰白色鳞腺，幼嫩时沿叶背脉两侧有疏单毛。雄花序长 5 ~ 12cm，雄花簇有花 3 ~ 5 朵；雌花单生或生于混合花序的花序轴下部，每壳斗有雌花 3 ~ 5 朵，通常 1 ~ 3 朵发育结实，花柱 9 或 6 枚，无毛；壳斗外壁密生锐刺，成熟壳斗连刺径 3 ~ 5cm，宽略过于高，刺长 6 ~ 10mm；坚果无毛或顶部有疏伏毛。

【分布】广西主要分布于全州、梧州、藤县、防城、武鸣、上林。

【采集加工】秋季采收成熟果实。晒干至果实裂开，取出种子晒干。

【药材性状】坚果球形，长、宽约 2cm，表面黑褐色，从顶部至基部有多条黄棕色纹理，顶部具尖突起，有疏状毛。气微，味甘。

【品质评价】以干燥、粒大饱满、无杂质者为佳。

【性味归经】味甘，性平。归心经。

【功效主治】安神。主治失眠。

【用法用量】内服：煎汤，15 ~ 50g。外用：适量，打烂外敷。

【使用注意】湿阻中满者慎服。

【经验方】

恶刺、铁片入肉　茅栗生果实打烂外敷。（江西《草药手册》）

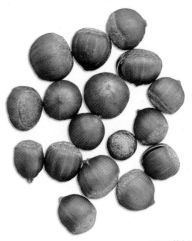

茅栗药材

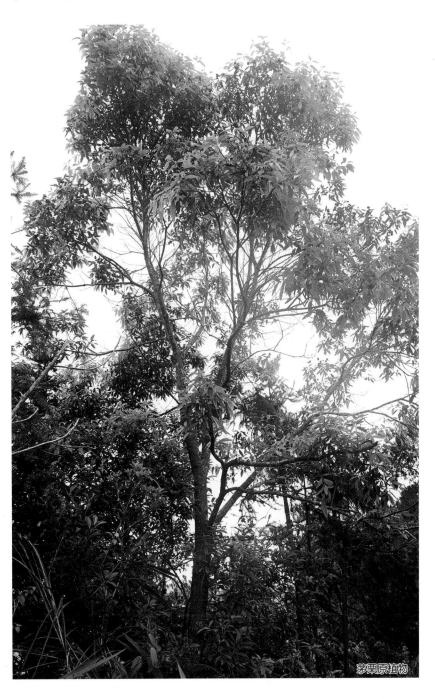

茅栗原植物

拔毒散

Ba du san

Sidae Szechuensis Herba
[英] Szechwan Sida Herb

【别名】小黄药、小迷马桩、迷马桩棵、小克麻、巴掌叶、肯麻尖。

【来源】为锦葵科植物拔毒散 *Sida szechuensis* Matsud 的全草。

【植物形态】直立亚灌木。全株有星状柔毛或毡毛，叶互生，下部生的宽棱形或扇形，长、宽约 2.5～5cm，顶端短尖或圆，基部楔形，边缘具二齿；上部生的矩圆形或矩圆状椭圆形，长 2～3cm；托叶钻形，短于叶柄。花单生或簇生于枝端和叶腋，花梗长约 1cm，中部以上有节；无小苞片；萼杯状，裂片三角形；花黄色，花瓣倒卵形；雄蕊柱有长硬毛。蒴果近圆球形，心皮 8 或 9，疏被星状毛，具短芒。

【分布】广西主要分布于隆林。

【采集加工】全年可采。洗净，切段晒干。

【品质评价】全草以干燥、无杂质、色黄绿者为佳。

【化学成分】本品主要含有 β-谷甾醇（β-sitosterol）、胡萝卜甾醇（daucosterol）、蜕皮甾酮（polypodine A）、水龙骨素 B（polypodine B）、α-蜕皮激素（2β,3β,14α,22R,25-pentahydroxy-5β-cholest-7-en-6-one）、β-蜕皮激素（2β,3β,14α,20R,22R,25-hexahydroxy-5β-cholest-7-en-6-one）[1,2]、2β,3β,14α,20R,21,22R,24-heptahydroxycholest-7-en-6-one,3-O-β-D-glucopyranoside-α-ecdysone、黑麦草内酯（loliolide）[3]、六羟基胆甾烯酮（2β,3β,14α,20R,22R,24-hexahydroxycholest-7-en-6-one）、3-O-β-D-galactopyranoside-β-ecdysone、椴树苷[astragalin 6″-O-(4-hydroxycinnamoyl)]、3,4,5,6-四氢化-3-甲基-5-羧基-β-咔啉（3,4,5,6-tetrahydro-3-methyl-β-carboline-5-carboxylic acid）[3,4]。

【性味归经】味苦，性微寒。归肝、膀胱、大肠经。

【功效主治】活血下乳，解毒利湿。主治产后乳汁不下，乳痈，痈疮肿毒，小便淋涩，泄泻，痢疾，闭经，跌打损伤。

【用法用量】内服：煎汤，9～15g。外用：适量，捣敷。

【使用注意】脾胃虚寒者及孕妇慎用。

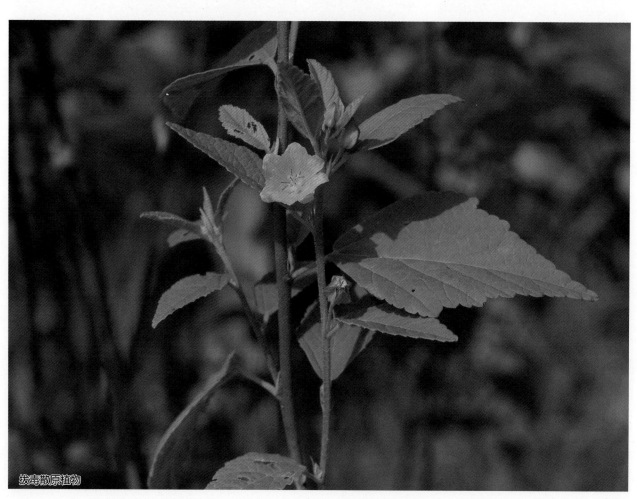

拔毒散原植物

【经验方】

1. 疔疮 拔毒散鲜叶捣烂敷患处。(《云南中草药》)

2. 跌打损伤 拔毒散鲜叶捣烂,加红糖或酒调敷患处。(《云南中草药》)

3. 乳汁不通 拔毒散9~15g,炖猪脚服。(《云南中草药》)

4. 乳汁不下,闭经 拔毒散(小迷马桩)15~30g,配猪蹄壳2个,当归18g,黄芪30g。煎服。(《红河中草药》)

5. 肠炎,菌痢,扁桃体炎,急性乳腺炎 拔毒散干品15~30g。煎服。(《红河中草药》)

6. 泌尿系统感染 拔毒散干根15~30g,煎服。(《红河中草药》)

【参考文献】

[1]Chen X, Du DJ, Fang NN, et al. Antiplatelet aggregation constituents from Sida szechuensis. Chin Tradit Herb Drugs, 1996, 27: 63.

[2]Yao CS, Xu YL. Phytoecdysones from Sida szechuensis Matsuda. Acta Botanica Yunnanica, 2000, 22(4): 503.

[3] 孙璐璐, 王集会, 闫滨, 等. 黄花稔属化学成分与药理作用研究进展. 现代药物与临床, 2010, 25(1): 22.

[4] 李维峰. 拔毒散和广州蛇根草化学成分及抗菌活性研究. 云南: 中国科学院西双版纳热带植物园, 2006.

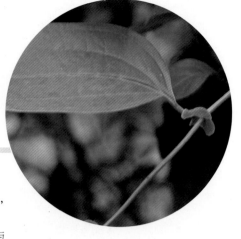

抱茎菝葜

Bao jing ba qia

Smilacis Ocreatae Rhizoma
[英]Largeperfoliata Smilax Rhizome

【别名】九牛力、穿鞘菝葜、翅柄菝葜。

【来源】为百合科植物抱茎菝葜 *Smilax ocreata* A.DC. 的根茎。

【植物形态】攀缘灌木。茎通常疏生刺。叶互生；叶柄基部两侧具耳状的鞘，有卷须，脱落点位于近中部，鞘外折或近直立，抱茎；叶片革质，卵形或椭圆形，长9～20cm，宽4.5～15cm，先端短渐尖，基部宽楔形至浅心形，下面淡绿色。伞形花序10～30个排成圆锥花序，伞形花序每2～7个簇生或近轮生轴上；花单性，雌雄异株；花被片6，黄绿色；雄花外花被片条形，内花被片披针形，基部比上部宽得多，雄蕊6，完全离生，花药条形，雌花与雄花近等大，退化雄蕊3，子房3室，柱头3裂。浆果球形。

【分布】广西主要分布于马山、武鸣、南宁、上思、灵山、平南、岑溪、富川、阳朔、资源、天峨、南丹、都安、田林、隆林。

【采集加工】秋冬季采挖。洗净，切片，晒干备用。

【药材性状】根状茎呈不规则结节状圆柱形，扭曲，直径0.8～1.7cm，表面黄棕色，粗糙，可见明显的须根痕，质较硬，不易折断，断面类白色，纤维状。气微，味淡。

【品质评价】以身干、条粗、无须根、无杂质者为佳。

【性味归经】味苦，性寒。归心经。

【功效主治】清热利湿。主治风湿痹痛，尤宜于湿热证者。

【用法用量】内服：煎汤，15～18g。

【使用注意】脾胃虚弱者慎用。

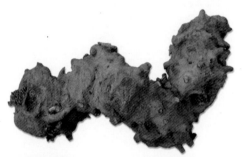

抱茎菝葜药材

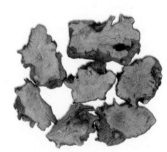

抱茎菝葜饮片

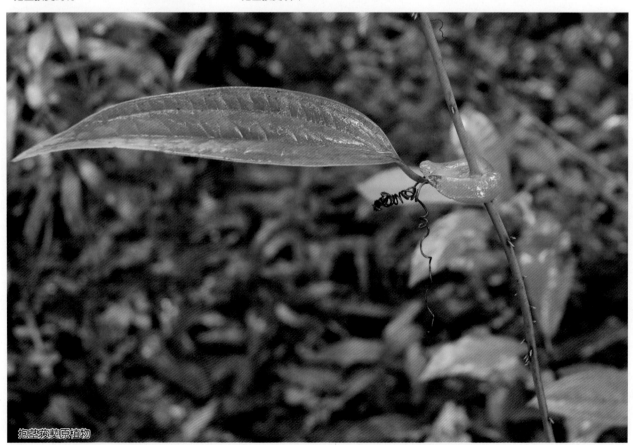

抱茎菝葜原植物

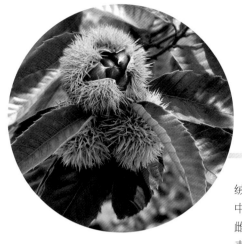

板 栗

Castaneae Mollissimae Semen
[英]Hariy Chestnant Seed

【别名】栗实、栗子、大栗。

【来源】为壳斗科植物板栗 Castanea mollissima Bl. 的种仁。

【植物形态】乔木。树皮深灰色，不规则深纵裂。枝条灰褐色，有纵沟，皮上有许多黄灰色的圆形皮孔，幼枝被灰褐色绒毛。冬芽短，阔卵形，被绒毛。单叶互生；叶柄被细绒毛或近无毛；叶长椭圆形或长椭圆状披针形，长 8 ~ 18cm，宽 5.5 ~ 7cm，先端渐尖或短尖，基部圆形或宽楔形，两侧不相等，叶缘有锯齿，齿端具芒状尖头，上面深绿色，有光泽，羽状侧脉 10 ~ 17 对，中脉上有毛，下面淡绿色，有白色绒毛。花单性，雌雄同株；雄花序穗状，生于新枝下部的叶腋，被绒毛，淡黄褐色，雄花着生于花序上、中部，每簇具花 3 ~ 5，雄蕊 8 ~ 10；雌花无梗，常生于雄花序下部，外有壳斗状总苞，子房下位，花柱 5 ~ 9，花柱下部被毛。壳斗刺密生，每壳斗有 2 ~ 3 坚果，成熟时裂为 4 瓣；坚果深褐色，顶端被绒毛。

【分布】广西全区均有栽培。

【采集加工】总苞由青色转黄色，微裂时采收。放冷凉处散热，带棚遮阴，棚四周夹墙，地面铺河沙，堆栗高 30cm，覆盖湿沙，经常洒水保湿。10月下旬至 11 月入窖贮藏，或剥出种子晒干。

【药材性状】种仁呈半球形或扁圆形，先端短尖，直径 2 ~ 3cm。外表面黄白色，光滑，有时具浅纵沟纹。质实稍重，碎后内部富粉质。气微，味微甜。

【品质评价】以个大、粉性足、味甜者为佳。

【化学成分】本品壳中主要含三萜（triterpenes）和甾体（steroids）类等化学成分。三萜和甾体类成分主要有 β-谷甾醇（β-sitosterol）、β-胡萝卜苷（β-daucosterol）、豆甾-5-烯-3β,7α-醇（stigmast-5-en-3β,7α-diol）、麦角甾-6,22-二烯-3β,5α,8α-三醇（ergost-6,22-dien-3β,5α,8α-striol）、齐墩果酸（oleanolic acid）、豆甾-4-烯-6α-醇-3-酮（6α-hydroxy-stigmast-4-en-3-one）、豆甾-4-烯-6β-醇-3-酮（6β-hydroxy-stigmast-4-en-3-one）[1]、豆甾-5-烯-3β-羟基-7-酮（3β-hydroxy-stigmast-5-en-7-one）[2]。其他类成分有原儿茶酸（protocatechuic acid）、水杨酸（salicylic acid）、对羟基桂皮酸甲酯（methyl-4-hydroxy cinamate）、没食子酸（gallic acid）、绿原酸（chlorogenic acid）、香草醛

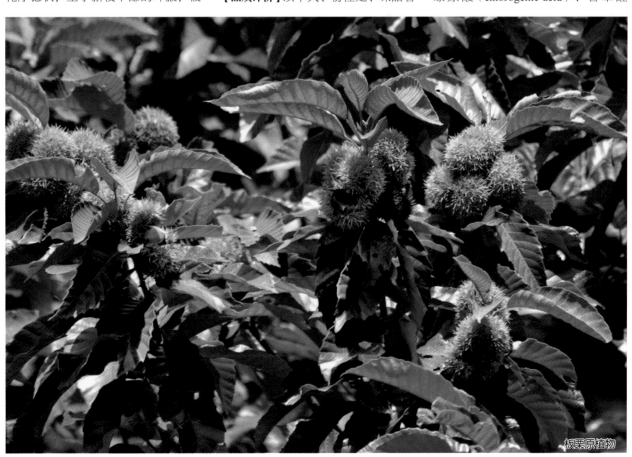

板栗原植物

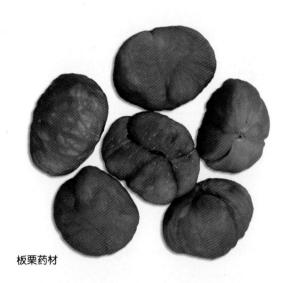

板栗药材

（vanillin）、乳糖（lactose）和芦丁（rutin）[2]。还含 4- 羟基 -3-甲氧基苯甲酸（4-hydroxy-3-methoxy benzoic acid）、没食子酸乙酯（ethylgallate）[3]。生板栗囊衣中含鞣质（tannins）[4]。

　　板栗仁含有正丁基 - 吡喃果糖苷（n-butyl-β-D-fructo-pyranoside）、壬二酸（azelaic acid）、异庚酸（isoheptanoic acid）、蔗糖（sucrose）、β- 谷甾醇（β-sitosterol）、胡萝卜苷（daucosterol）[5]、豆蔻酸（myristic acid）、硬脂酸（stearic acid）、亚麻酸（linolenic acid）、棕榈酸（palmitic acid）、油酸（oleic acid）、亚油酸（linoleic acid）、棕榈油酸（9-hexadecenoic acid）[6]、辛酸（octanic acid）、4- 氧代辛酸（4-oxo-octanoic acid）、9- 氧代壬酸（9-oxo-nonanoic acid）、6- 壬烯酸（6-nonenoic acid）、十三烷酸（tridecanoic acid）、十九烷酸（nonadecanoic acid）[7]。尚含有软脂酸 -1-甘油单酯（hexadecanoic acid 2,3-dihydroxypropyl ester）、麦芽糖（maltose）、D- 葡萄糖（D-glucose）、D- 果糖（D-fructose）、5- 羟甲基糠醛（5-hydroxymethyl furfural）、山奈酚（kaempferol）[8]、胡萝卜素（carotene）、核黄素（riboflavin）、尼克酸（nicotinicacid）[9]。还含有淀粉、可溶性糖、蛋白质、脂肪、维生素 C、尿嘧啶（uracil）[5]、甲硫氨酸（methionine）[9]、天冬氨酸（sapartic acid）、谷氨酸（glutamic acid）、亮氨酸（leucine）、赖氨酸（lysine）[10]。

【药理作用】

1. 抗炎　板栗壳浸膏能抑制巴豆油所致小鼠耳郭肿胀及醋酸所致小鼠腹膜炎症渗出[11]。

2. 降血糖　板栗壳甲醇浸泡提取物，给小鼠连续灌胃 28 天，对链脲佐菌素高血糖小鼠模型有降低血糖作用[12,13]。

3. 抑菌　板栗壳色素有抑菌作用，其中对酵母菌的抑制作用较强，其次是霉菌和细菌，其最低抑菌浓度依次为 0.75%、1.5% 和 3%[14]。板栗壳水煎液、醇溶物、乙酸乙酯提取物均有抗菌作用[3]。

4. 毒性反应　大鼠每日灌胃给予板栗壳浸膏 0.45g/ kg、0.90g/kg 与 4.5g/ kg，连续 6 个月，结果大鼠一般体征、外观、行为、粪便等均正常，各组大鼠的肝、肾功能和血象均未见异常变化[15]。

【性味归经】味甘、微咸，性平。归脾、肾经。

【功效主治】益气健脾，补肾强筋，活血消肿，止血。主治脾虚泄泻，反胃呕吐，腰膝酸软，筋骨折伤肿痛，瘰疬，吐血，衄血，便血。

【用法用量】内服：适量，生食或煮食；或炒存性，研末服，30 ~ 60g。外用：适量，捣敷。

【使用注意】食积停滞、脘腹胀满痞闷者禁服。

【经验方】

1. 脾肾虚寒暴注　栗子煨熟食之。（《本经逢原》）
2. 幼儿腹泻　栗子磨粉，煮如糊，加白糖适量喂服。（《食物中药与便方》）
3. 小儿脚弱无力，三四岁尚不能行步　日以生栗与食。（姚可成《食物本草》）
4. 肾虚腰脚无力　生栗袋盛悬干，每日平明吃十余颗，次吃猪肾粥。（《经验后方》）

【参考文献】

[1] 赵德义，高文海，花成文，等. 板栗壳化学成分的初步研究. 陕西林业科技，2003，(2): 1.
[2] 贾陆，席芳，王娜，等. 板栗壳化学成分研究. 中国医药工业杂志，2010，41(2): 98.
[3] 吴龙云，凌桂生，许学健，等. 板栗毛壳的抗菌活性成分. 中草药，1991，22(8): 370.
[4] 王向红，桑建新，张子德，等. 不同品种板栗的营养价值和品质分析. 食品科技，2004，(3): 95.
[5] 刘敏，张冬松，黄顺旺，等. 板栗种仁的化学成分. 沈阳药科大学学报，2008，25(3): 191.
[6] 于修烛，李志西，杜双奎. 板栗油脂肪酸组成的分析. 中国油脂，2003，28(7): 54.
[7] 赵国强，高慧媛，王晓毅，等. 板栗种仁化学成分的初步研究. 中国现代中药，2006，8(9): 14.
[8] 张冬松，黄顺旺，高慧媛，等. 板栗种仁化学成分的分离与鉴定. 沈阳药科大学学报，2008，25(6): 454.
[9] 徐志祥，高绘菊. 板栗营养价值及其养生保健功能. 食品研究与开发，2004，25(5): 118.
[10] 张袖丽，胡颖蕙，檀华榕. 板栗品质的化学成分分析和评价. 安徽农业科学，1996，24(4): 330.
[11] 吴龙云，凌桂生，许振朝. 板栗壳浸膏的抗菌抗炎作用及对胃肠平滑肌运动的影响. 广西中医药，2002，25(4): 54.
[12] 刘海鑫，蒋卫国，宋成武，等. 板栗对糖尿病小鼠降血糖作用的研究. 数理医药学杂志，2012，25(1): 57.
[13] Jung-Ran Noh, Yong-Hoon Kim, Gil-Taegang, et al. Hepatoprotective effects of chestnut(Castanea crenata) inner shell extract against chronic ethanol-induced oxidative stress in C57BL/6 mice. Food Chem Toxicol, 2011, 49(7): 1537.
[14] 李云雁，宋光森. 板栗壳色素抑菌性的研究. 湖北农业科学，2004，(5): 63.
[15] 李爱媛，贝伟剑，赵一，等. 板栗毛壳长期毒性的实验研究. 湖南中医药导报，1996，2(4): 31.

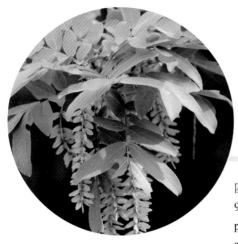

Feng yang

枫 杨

Pterocaryae Cortex seu Folium
[英] Chinese Wingnut Bark or Leaf

【别名】臭杨柳、臭柳、枫杨皮、麻柳。

【来源】为胡桃科植物枫杨 Pterocarya stenoptera C.DC. 的叶、树皮。

【植物形态】大乔木。树皮深纵裂；小枝灰色至暗褐色，具灰黄色皮孔。芽具柄，密被锈褐色盾状着生的腺体。叶多为偶数或稀奇数羽状复叶，叶轴具翅，小叶 10 ~ 16 枚，对生，长椭圆形至长椭圆状披针形，顶端常钝圆，基部歪斜，上方一侧楔形至阔楔形，下方一侧圆形，边缘有向内弯的细锯齿，上面被有细小的浅色疣状突。雄性荑黄花序生于去年生枝条上叶腋内，花序轴常有稀疏的星芒状毛；雄花常具 1 枚发育的花被片，雄蕊 5 ~ 12 枚。雌性花序轴密被星芒状毛及单毛，具 2 枚不孕性苞片；雌花几乎无梗，苞片及小苞片基部密被腺体。果实长椭圆形，基部常有宿存的星芒状毛，果翅狭，条形或阔条形。

【分布】广西全区均有分布。

【采集加工】夏、秋季剥取树皮。鲜用或晒干。

【药材性状】叶长椭圆形至长椭圆状披针形，长约 8 ~ 12cm，宽 2 ~ 3cm，先端尖或钝，基部偏斜，边缘有细齿，上面绿色、平滑，下面主脉及叶腋有毛。叶柄披有疏或密的短毛。质脆，易碎。

树皮呈板片状。外表面浅灰色或灰黑色，粗糙，有纵裂，内表面较平坦，黄棕色，质轻。折断面呈片状，纤维性。气微，味辛。

【品质评价】叶以色绿、无杂质者为佳。树皮以皮厚、色灰黑者为佳。

【化学成分】本品含 5- 羟基 -2- 乙氧基 -1,4- 萘醌（5-hydroxy-2-ethoxy-naphthalene-1,4 -dione）[1]。

挥发油中含有橙花叔醇（nerolidol）、吉马烯 A（germacrene A）、反式子丁香烯（trans-caryophyllene）、7,8,9,10-四氢化 -S- 三氮唑（3,4-A）- 呔嗪 [7,8, 9,10-tetrahydro-S-diazole（3,4-A）- phthalazine]、十六酸（hexadecanoic acid）等 [2]。

【临床研究】

1. 对雷公藤中毒的解毒作用 以枫杨嫩枝汁为主，配合常规洗胃、导泻，抢救雷公藤中毒。结果：治疗 28 例，痊愈 22 例，6 例重度中毒者死亡 [3]。

2. 旋耳疮 按皮损的大小，选取适量的枫杨叶及果实（重量按 1∶1比例）洗净，加两倍的水煮 10 ~ 15min 后滤出外洗。皮损处渗液多者可酌情加入少许食盐或明矾。伴有全身泛发性湿疹者，可将药液用于浸泡洗澡。每天 1 次，连用 5 天为 1 个疗程。结果：治疗 85 例，痊愈 60 例，好转 24 例，未愈 1 例，总有效率为 98.82%[4]。

3. 阴痒症 枫杨叶 50g（鲜叶为佳）加水 1000ml 煎汤煮 10min，先熏后洗。每日 1 次，7 次为 1 个疗程。结果：治疗 50 例，治愈 16 例，显效 22 例，好转 12 例，无效 0 例，总有效率为 100%[5]。

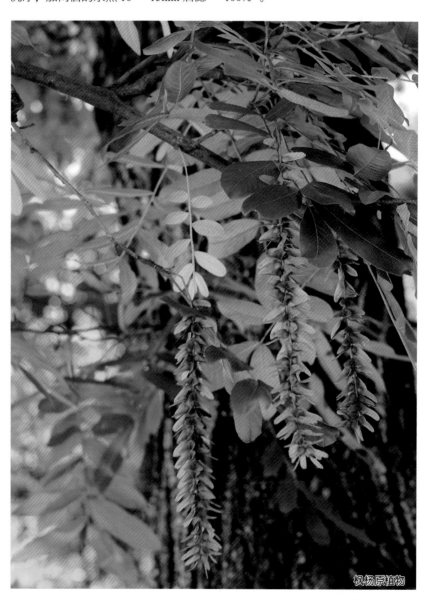

枫杨原植物

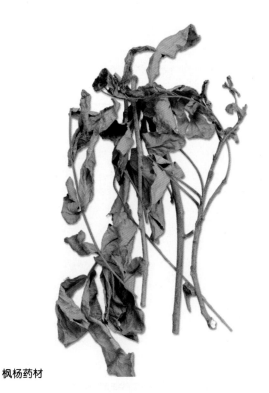

枫杨药材

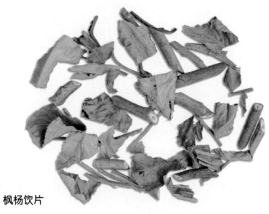

枫杨饮片

枫杨叶

【**性味归经**】味辛、苦，性温；有毒。归肺、肝经。

【**功效主治**】祛风止痛，杀虫止痒，解毒敛疮。主治风湿痹痛，牙痛，膝关节痛，疥癣，湿疹，阴道滴虫病，烫伤，创伤，溃疡不敛，血吸虫病，咳嗽气喘。

【**用法用量**】内服：煎汤，6～15g。外用：适量，煎汤洗；乙醇浸搽；或捣敷。

【**使用注意**】孕妇忌服。

枫杨树皮

【**性味归经**】味辛、苦，性温；有小毒。归肝、大肠经。

【**功效主治**】祛风湿，止痛，杀虫，敛疮。主治风湿麻木，寒湿骨痛，头颅伤痛，齿痛，疥癣，痔疮，烫伤，溃疡日久不敛。

【**用法用量**】外用：适量，煎水含漱或熏洗；或乙醇浸搽。

【**使用注意**】本品有毒，只供外用，不宜内服。

【经验方】

1. 牙痛　麻柳叶捣绒，塞患处或嚼用。(《四川中药志》)

2. 皮肤癣　鲜麻柳叶60g。切碎，酒精500ml，将麻柳叶投入酒中浸一星期后取用。用时，取一些棉花蘸该酒擦患处，日擦一二次。或取叶煎水洗。(《闽南民间草药》)

3. 痒疹　麻柳叶、毛秀才、千里光、柳枝。煎水洗。(《四川中药志》)

4. 膝关节痛　枫杨叶、虎耳草。捣烂，敷患处。(《湖南药物志》)

5. 脚趾湿烂(香港脚)　枫杨叶捣烂，搽患处。(《湖南药物志》)

6. 血吸虫病　用叶90～120g。水煎，加少许红糖冲服。(《广西本草选编》)

7. 疥癣　枫杨皮、黎辣根、羊蹄根，用乙醇浸搽。(《湖南药物志》)

8. 灼伤　枫杨树二层皮1kg，乌桕叶、地榆根各250g。水煎浓缩成500ml，pH 7.0，加适量防腐剂，装瓶供喷雾用。每日喷雾数次，每次15min。(《福建药物志》枫榆雾剂)

【参考文献】

[1] 潘为高，李汉浠，罗彭，等.枫杨的抗菌活性成分.中国实验方剂学杂志，2010, 16(18): 82.

[2] 张振飞，吴伟坚，高泽正.联用SPME与GC-MS技术分析新鲜、萎蔫、干枯枫杨挥发性成分.天然产物研究与开发，2006, 18(5): 778.

[3] 李大馨，崔承彬，蔡兵，等.枫杨属植物研究进展.解放军药学学报，2007, 23(5): 365.

[4] 徐志荣，张斌，王秋发，等.枫杨洗剂治疗旋耳疮.新中医，2007, 39(7): 105.

[5] 赵斌妹，徐志荣，彭冬梅.枫杨叶煎水熏洗治疗阴痒症.山东中医杂志，2009, 28(8): 591.

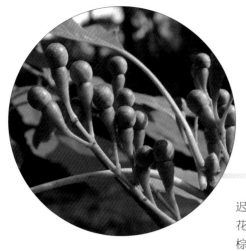

Feng he gui

枫荷桂

Sassafratis Tzumu Radix seu Laulis
[英] Common Sassafras Root or Bark

【别名】山檫、青檫、檫树、桐梓树、黄楸树、刷木、花楸树、鹅脚板、半风樟。

【来源】为樟科植物枫荷桂 Sassafras tzumu（Hemsl.）Hemsl. 的根和树皮。

【植物形态】落叶乔木。树皮幼时黄绿色，平滑，老时变灰褐色，呈不规则纵裂。顶芽大，椭圆形，芽鳞近圆形，外面密被黄色绢毛。枝条粗壮，近圆柱形，初时带红色，干后变黑色。叶互生，聚集于枝顶，卵形或倒卵形，长 9～18cm，宽 6～10cm，先端渐尖，基部楔形，全缘或 2～3 浅裂，裂片先端略钝，坚纸质；叶柄纤细，鲜时常带红色。花序顶生，先叶开放，梗与序轴密被棕褐色柔毛，基部承有迟落互生的总苞片；苞片线形至丝状；花黄色，雌雄异株；花梗纤细，密被棕褐色柔毛。雄花：花被筒极短，花被裂片 6，披针形，近相等；能育雄蕊 9，成 3 轮排列，近相等，退化雄蕊 3，三角状钻形，具柄；退化雌蕊明显。雌花：退化雄蕊 12，排成 4 轮，体态上类似雄花的能育雄蕊及退化雄蕊；子房卵珠形。果近球形，成熟时呈蓝黑色而带有白蜡粉，着生于浅杯状的果托上，果梗与果托呈红色。

【分布】广西主要分布于靖西、田阳。

【采集加工】根、树皮全年可采。切片晒干备用。

【药材性状】根呈圆柱形，长 4～16cm，直径 0.5～6cm，表面黄褐色，木部浅黄色，质硬，断面不平坦。气微香，味微苦。

树皮呈板片状或浅槽状，长宽不一，厚 4～6mm，外表面灰褐色，呈不规则纵裂，内面黄褐色。体轻，质硬，断面不平坦。气芳香，味微苦。

【品质评价】根以干燥、粗大、无杂质、色黄褐者为佳。树皮以干燥、片厚、色灰褐者为佳。

【化学成分】根中含右旋 D- 芝麻素（D-sesamin）、β- 谷甾醇（β-sitosterol）、3,4- 亚甲二氧基苄基丙烯醛（piperonylacrolein）、右旋 2,3- 二羟基 -1-（3,4-亚甲二氧基苯基）丙烷 [2,3-dihydroxy-1-（3,4-methylenedioxyphenyl）propane]、去甲氧基刚果荜澄茄脂素（demethox-

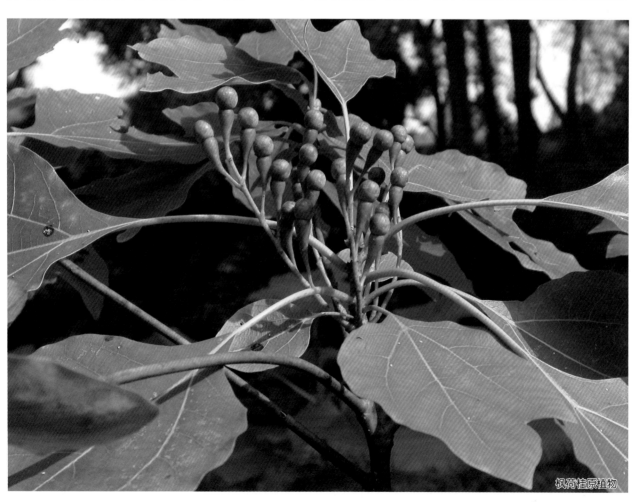

枫荷桂原植物

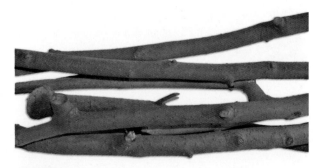

枫荷桂药材

yaschantine)[1]。

【性味归经】味辛、甘，性温。归肝、肾经。

【功效主治】祛风除湿，活血散瘀，止血。主治风湿痹痛，跌打损伤，腰肌劳损，半身不遂，外伤出血。

【用法用量】内服：煎汤或浸酒，15～30g。外用：适量，捣敷。

【使用注意】孕妇禁用。

【经验方】

1.扭挫伤筋　檫树皮或根或叶，加山天萝（蛇葡萄科蛇葡萄）根捣烂，拌和酒糟，做饼块，敷患处。（《天目山药用植物志》）

2.半身不遂　檫树根皮（去栓皮），加酒炒热用30g。水煎服，每日早晚2次。（《天目山药用植物志》）

3.风湿性关节炎　檫树根、南五味子根、土牛膝各9g，大血藤6g。水煎服。（《福建药物志》）

4.腰肌劳损，腰腿痛，风湿性关节炎　檫树根、树皮15～30g。水煎服或浸酒服。（《浙江药用植物志》）

【参考文献】

[1]Hocke M, Haensel R. A new investigation on Sassafras root. Archiv der Pharmazie, 1972, 305(1): 33.

Ci gua

刺 瓜

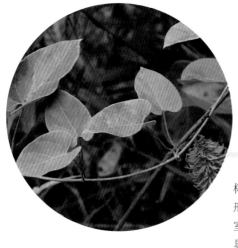

Cynanchi Corymbosi Herba
[英] Corymbous Cynanchum Herb

【别名】小刺瓜、野苦瓜。

【来源】为萝藦科植物刺瓜 *Cynanchum corymbosum* Wight 的全株。

【植物形态】草质藤本。块根粗壮；茎的幼嫩部分被两列柔毛。叶薄纸质，除脉上被毛外无毛，卵形或卵状长圆形，长 4.5 ~ 8cm，宽 3.5 ~ 6cm，顶端短尖，基部心形，叶面深绿色，叶背苍白色；侧脉约 5 对。伞房状或总状聚伞花序腋外生；花萼被柔毛，5 深裂；花冠绿白色，近辐状；副花冠大形，杯状或高钟状，顶端具 10 齿，5 个圆形齿和 5 个锐尖的齿互生；花粉块每室 1 个，下垂。蓇葖大形，纺锤状，具弯刺，向端部渐尖，中部膨胀。种子卵形，种毛白色绢质。

【分布】广西主要分布于宾阳、临桂、永福、容县、北流、乐业、隆林、富川、天峨、金秀、宁明。

【采集加工】全年均可采收。洗净，切段，晒干。

【药材性状】茎圆柱形，幼嫩部分被柔毛。叶皱缩，展平呈卵形或卵状长圆形，顶端短尖，基部心形，叶面灰绿色，叶背灰白色；侧脉约 5 对。质脆，易碎。

【品质评价】以身干、无杂质、叶多、色黄绿者为佳。

【性味归经】味甘、淡，性平。归胃、心、肾经。

【功效主治】催乳，益气，解毒。主治产后乳少，神经衰弱，慢性肾炎。

【用法用量】内服：煎汤，15 ~ 30g。

【使用注意】气滞者慎用。

【经验方】

乳汁不足 刺瓜果 2 枚，炖猪脚，服汤食肉。（《香港中草药》）

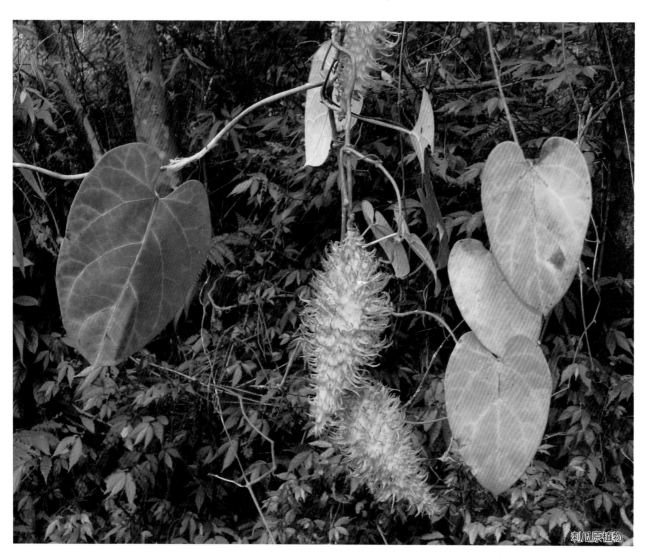

刺瓜原植物

刺芋
Ci yu

Lasiae Spinosae Rhizoma
[英]Spiny Lasia Rhizome

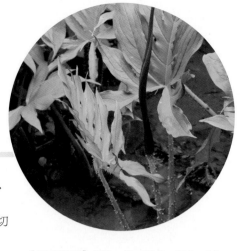

【别名】天河芋、水笋钩、勒蒙、笋芋、笋藕、簕芋。

【来源】为天南星科植物刺芋 Lasia spinosa（L.）Thwait. 的根茎。

【植物形态】草本。根茎横走，圆柱形，灰白色，多少具皮刺，须根纤维状，多分枝，节部环状，稍膨大。叶柄长于叶片；叶片形状多变，幼株上的戟形，长6~10cm，宽9~10cm，至成年植株过渡为鸟足羽状深裂，长、宽20~60cm，表面绿色，背面淡绿色且脉上疏生皮刺；基部弯缺宽短，稀截平；侧裂片2~3，线状披针形或长圆状披针形，最下部的裂片再3裂，上部螺状旋转；肉穗花序圆柱形，钝，黄绿色。浆果倒卵圆状，顶部四角形，先端通常密生小疣状突起。

【分布】广西主要分布于南宁、武鸣、邕宁、靖西、隆林。

【采集加工】全年均可采收。洗净，切片，晒干。

【药材性状】干燥根茎圆柱状，表皮棕褐色，有隆起结节及锐利的硬刺，节间长约6~7cm；有残留侧根痕及向里卷曲的叶柄基部。药材多切成斜片状，断面灰白色或粉红色，粉性，有许多棕色小点。味麻辣。

【品质评价】以粗大、表面黄白色、去尽须根者为佳。

【化学成分】本品含水麦冬苷（triglochinin）[1]，并含糖、酚类、有机酸和氨基酸[2]。

【性味归经】味苦、辛，性凉。归心、肺、肾、胃经。

【功效主治】清热利湿，解毒消肿，健胃消食。主治热病口渴，发热咳嗽，小便黄赤，肾炎水肿，白带过多，风湿痹痛，跌打肿痛，慢性胃炎，消化不良，小儿头疮，胎毒，痄腮，瘰疬，痈肿疮疖，毒蛇咬伤。

【用法用量】内服：煎汤，9~15g。外用：适量，煎水洗；或研末调敷。

【使用注意】脾胃虚寒者慎服。

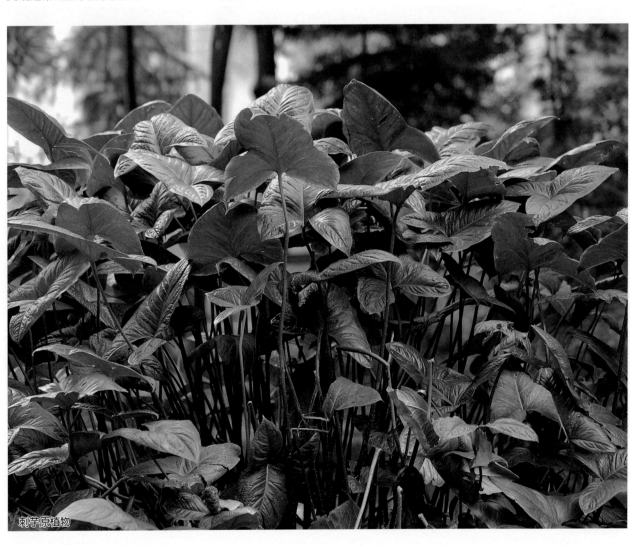

刺芋原植物

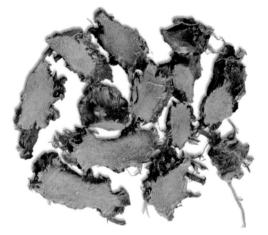

刺芋饮片

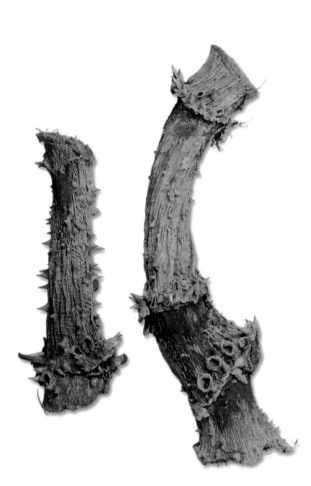

刺芋药材

【经验方】

1.烂头，烂脚，小儿胎毒，烂肉　煎水洗及为末掺之。（《岭南采药录》）

2.芒果疮　刺芋、闹洋花子、大红花、尖尾芋、水龙、南蛇藤芯、鸭蛋清各适量。共捣烂，敷患处，每日换药1次。（《广西民族医药验方汇编》）

3.慢性肾炎　粪箕笃、穿破石、阴阳莲、百部、铁包金各9g，刺芋6g，石菖蒲3g，甘草5g。水煎服，每日1剂。（《广西民族医药验方汇编》）

【参考文献】

[1]Nahrstedt A. Triglochinin in Araceen. Phytochemistry, 1975, 14(12): 2627.

[2] 广州市药检所 . 农村中草药制剂技术 .1971: 244..

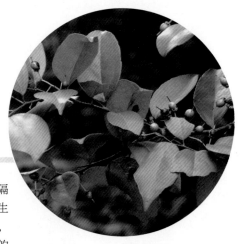

Ci zhong
刺柊

Scolopiae Chinensis Herba
[英]Chinese Scolopia Herb

【别名】红猪桑刺、红狗牙、有勒鸡刺、天打镇。

【来源】为大风子科植物刺柊 *Scolopia chinensis*（Lour.）Clos 的全株。

【植物形态】灌木至小乔木。常有刺。叶互生；叶片革质，椭圆形至长圆状椭圆形，长 3 ~ 9cm，宽 2 ~ 5cm，先端圆形或渐尖，基部近圆形，两侧各有腺体 1 枚；基出脉 3 条。总状花序腋生或顶生，花淡黄白色；萼片 4 ~ 5；花瓣 4 ~ 5；雄蕊多数，药隔先端附属体有毛；花盘由肉质的离生腺体组成，位于雄蕊外围；子房 1 室，有 3 个侧膜胎座，每胎座上有悬垂的胚珠 2 个。浆果球形，成熟时紫黑色，留有 1 长尖的宿存花柱。种子 2 ~ 6 颗。

【分布】广西主要分布于上林、横县、上思、防城、钦州、灵山、浦北、北流、平南。

【采集加工】全年均可采收。洗净，切段，晒干。

【药材性状】根圆柱形，直径 0.5 ~ 2cm，具多数侧根痕及横向皱纹。质硬，不易折断，断面褐黄色，皮部薄，木部厚。茎表面黑褐色，常有刺。叶片革质，椭圆形至长圆状椭圆形，长 3 ~ 9cm，宽 2 ~ 5cm，先端圆形或渐尖。气微，味苦。

【品质评价】根、茎以身干、表面黑褐色者为佳；叶以色绿、叶多者为佳。

【化学成分】本品茎含木栓酮（friedelin）、正三十一烷（hentriacontane）、阿魏酸二十八酯（noctacostyl ferulate）、香草酸（vanillic acid）、对羟基苯甲酸（*p*-hydroxybenzoic acid）、二十八烷醇（octacosanol）、β-谷甾醇（β-sitosterol）、胡萝卜苷（daucosterol）[1]。根及叶含芳苷类成分 scolochinenosides C-E、2′-benzoylpoliothrysoside、xylosmin、2-（4,6-dibenzoyl-β-glucopyranosyloxy）-5-hydroxybenzyl alcohol、poliothrysoside；三萜类成分 scolopianate A、methyl scolopianate A、ganodermadiol、ganoderiol F、lucidumol B、ganodermanontriol、ganoderiol A[2,3]。叶中含酚苷类成分 scolo-chinenoside A、scolochinenoside B 和黄酮苷类成分 scoloside A。

【性味归经】味苦、涩，性凉。归肝经。

【功效主治】活血化瘀，消肿止痛。主治跌打损伤，产后乳汁不通，骨折疼痛，痈肿疼痛以及风湿骨痛。

【用法用量】内服：煎汤，9 ~ 15g。外用：适量，鲜叶捣敷；或研末调酒敷。

【使用注意】孕妇慎用。

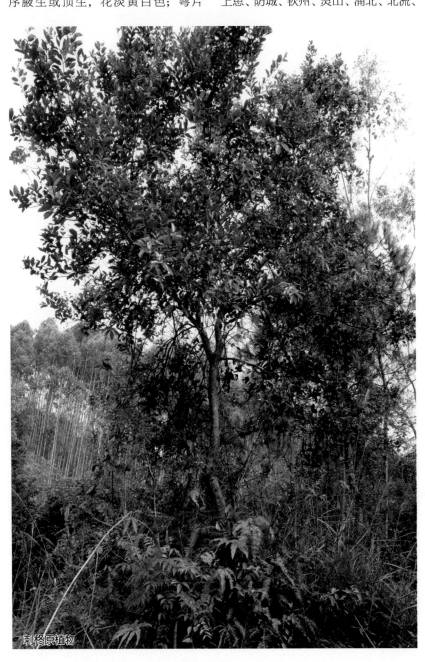

刺柊原植物

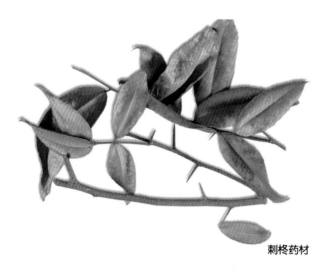

刺柊药材

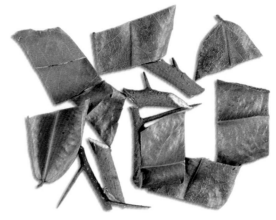

刺柊饮片

【经验方】

1. 跌打肿痛，骨折　叶研粉调酒外敷。(《广西本草选编》)
2. 痈疮肿毒　鲜叶捣烂外敷。(《广西本草选编》)
3. 黄疸　根 15～30g。水煎服。(《广西本草选编》)
4. 乳汁不通　刺 9～12g，水煎服。(《广西本草选编》)

【参考文献】

[1] 陆亚男，徐正仁，柴兴云，等. 刺柊的化学成分研究. 中草药，2008，39(11): 1624.

[2] Lu YN, Chai XY,Xu ZR,et al. Three New Phenolicglycosides and a New Triterpenoid from the Stems of Scolopia chinensis. Planta Med, 2010, 76(4): 358.

[3] Lu YN, XiegB, Bi D, et al. Constituents from leaves of Scolopia chinensis. Helvetica Chimica Acta, 2008, 91(5):825.

Ci shou feng

刺手风

Laporteae Bulbiferae Herba
[英] Bulbiferous Laportea Herb

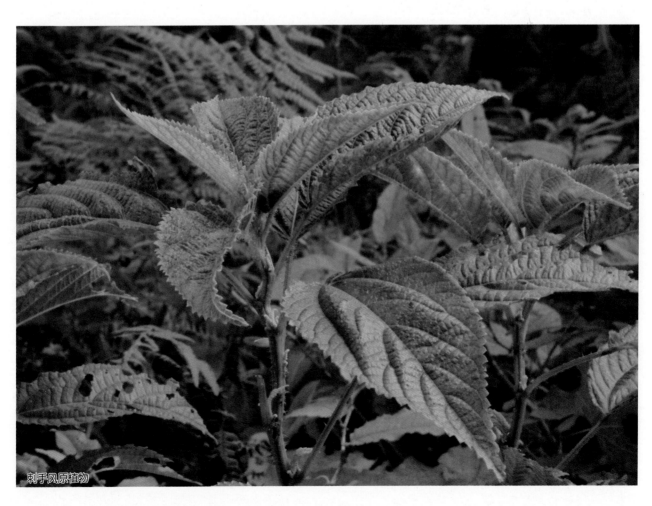

【别名】野绿麻、红禾麻、华中艾麻、零余子荨麻、铁秤铊、红火麻、珠芽艾麻、顶花艾麻。

【来源】为荨麻科植物珠芽艾麻 *Laportea bulbifera* (Sieb.et Zucc.) Wedd. 的全草。

【植物形态】多年生草本。根数条，丛生，纺锤状，红褐色。茎下部木质化，不分枝或少分枝，在上部常呈"之"字形弯曲，具5条纵棱，有短柔毛和稀疏的刺毛，以后渐脱落；珠芽1~3，常生于不生长花序的叶腋，木质化，球形，多数植株无珠芽。叶卵形至披针形，有时宽卵形，长8~16cm，宽3~8cm，先端渐尖，基部宽楔形或圆形，稀浅心形，边缘自基部以上有牙齿或锯齿，上面生糙伏毛和稀疏的刺毛，下面脉上生短柔毛和稀疏的刺毛，钟乳体细点状，上面明显，基出脉3，侧脉4~6对，伸向齿尖；叶柄长1.5~10cm，毛被同茎上部；托叶长圆状披针形，先端2浅裂。花序雌雄同株，稀异株，圆锥状，花序轴上生短柔毛和稀疏的刺毛；雄花序生茎顶部以下的叶腋，具短梗，开展；雌花序生茎顶部或近顶部叶腋，分枝较短，常着生于序轴的一侧；雄花具短梗或无梗，在芽时扁圆球形，花被片5；雄蕊5；退化雌蕊倒梨形；小苞片三角状卵形；雌花具梗，花被片4，不等大，紧包被着子房，长圆状卵形或狭倒卵形，外面多少被短糙毛；子房具雌蕊柄，直立，后弯曲；柱头丝形，周围密生短毛。瘦果圆状倒卵形或近半圆形，偏斜，扁平，光滑，有紫褐色细斑点。

【分布】广西主要分布于融水、龙胜、德保、靖西、那坡、隆林、钟山、富川、金秀、龙州。

【采集加工】全年可采。晒干备用。

【药材性状】本品根呈纺锤状，数条丛生，表面红褐色；质脆，易折断，断面淡红色。茎呈长条状，类圆形或不规则形，不分枝或少分枝，具5条纵棱，直径2~5cm，表面黄白色至黄棕色；质轻，易折断，断面黄白色至浅棕色。全株有稀疏短柔毛和刺毛。气微香，味淡。

【品质评价】以干燥、叶多、无杂质者为佳。

刺手风原植物

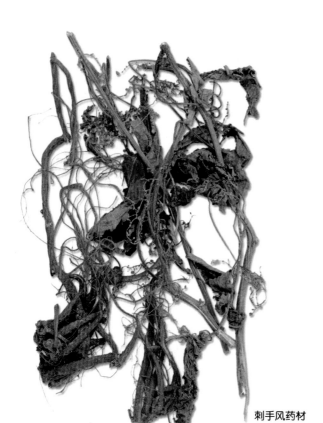

刺手风药材

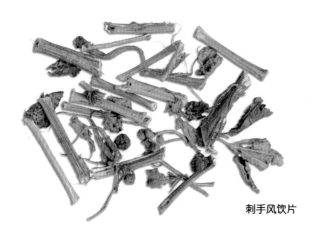

刺手风饮片

【化学成分】本品含 β- 谷甾醇（β-sitosterol）、β- 胡萝卜苷（β-daucosterol）、2,2′-oxy-bis（1-phenylethanol）、1-（2-phenylcarbonyloxyacetyl）benzene、亚油酸甲酯（methyl linoleate）和 1,4- 二苯基 -1,4- 丁二酮（1,4-diphenyl-1,4-butanedi-one）[1] 等化合物。

【性味归经】味辛，性温。归肝、膀胱经。

【功效主治】祛风除湿，活血止痛。主治风湿痹痛，肢体麻木，跌打损伤，骨折疼痛，月经不调，劳伤乏力，肾炎水肿。

【用法用量】内服：煎汤，9 ~ 15g，鲜品 30g；或泡酒。外用：适量，煎水洗。

【使用注意】孕妇慎服。

【经验方】

1. 风湿麻木　红禾麻根15g，煨水服；另用红禾麻煎水洗。（《贵州草药》）
2. 皮肤瘙痒　华中艾麻根、地肤子各9g，苍术、秦艽、茯苓各6g。水煎服。（《浙江药用植物志》）
3. 荨麻疹　红火麻6 ~ 9g，水煎服；小儿酌减。（《湖北中草药志》）
4. 风湿关节痛　红禾麻根30g，红五加皮9g。泡酒服。（《贵州草药》）
5. 跌打损伤　珠芽艾麻干根研粉，睡前酒送服6g。（《湖南药物志》）
6. 肾炎　红火麻、小夜关门各45g，饭藤藤（茄科植物打碗花）、山胡椒根各24g。乌骨鸡1只，去毛及内脏，将上药放入鸡腹内蒸熟，去药渣吃鸡。（《湖北中草药志》）
7. 体虚浮肿　红火麻根9 ~ 15g，猪肉250g。炖熟，汤肉同服，每日1次，连服2 ~ 3天。（《湖北中草药志》）
8. 劳伤乏力　华中艾麻根研粉，每次6g，睡前黄酒送服，每日1次。（《浙江药用植物志》）

【参考文献】

[1] 朱珠，马琳，朱海燕，等. 民族药珠芽艾麻化学成分研究. 中药材，2011, 34(2): 223

刺果藤

Ci guo teng

Byttneriae Asperae Caulis
[英] Asperate Byttneria Stem

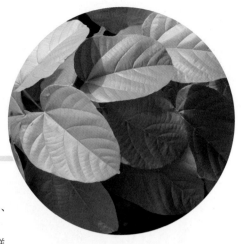

【别名】大胶藤。

【来源】为梧桐科植物刺果藤 Byttneria aspera Colebr. 的茎。

【植物形态】木质大藤本。小枝的幼嫩部分略被短柔毛。叶互生；叶柄被毛；叶宽卵形、心形或近圆形，长 7 ~ 23cm，宽 5.5 ~ 16cm，先端钝或急尖，基部心形，上面几乎无毛，下面被白色星状短柔毛；基生脉 5。聚伞花序顶生或腋生；花小，淡黄白色，内面略带紫红色；萼片卵形，被短柔毛，先端急尖；花瓣 5，与萼片互生，先端 2 裂，并有长条形的附属体，约与萼片等长；雄蕊合生成筒，发育雄蕊和退化雄蕊各 5；子房 5 室，每室有 2 胚珠。蒴果圆球形或卵状圆球形，生多数短粗刺和短柔毛。种子长圆形，成熟时黑色。

【分布】广西主要分布于邕宁、巴马、凌云、田阳、平果、上林、防城、博白、北流、岑溪。

【采集加工】夏、秋季采收。洗净、鲜用或晒干。

【药材性状】藤茎圆柱形，直径约 1cm。表面黄褐色，皮常皱缩成棱或掉落。叶痕大而圆，中间稍凹。质脆，易折断，断面皮部可见呈毛状纤维，中央髓部常空。气微，味微苦。

【品质评价】以干燥、条粗、色黄棕者为佳。

【性味归经】味微苦、辛，性微温。归肝、肾经。

【功效主治】祛风湿，强筋骨。主治风湿痹痛，腰肌劳损，跌打骨折。

【用法用量】内服：煎汤，9 ~ 15g，鲜品 30g。外用：适量捣敷。

【使用注意】孕妇慎用。

【经验方】
跌打骨折 刺果藤鲜根捣烂，酒炒外敷。（《全国中草药汇编》）

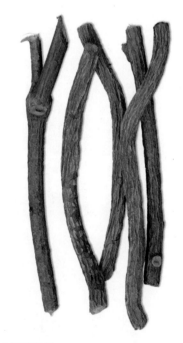

刺果藤药材

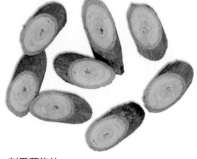

刺果藤饮片

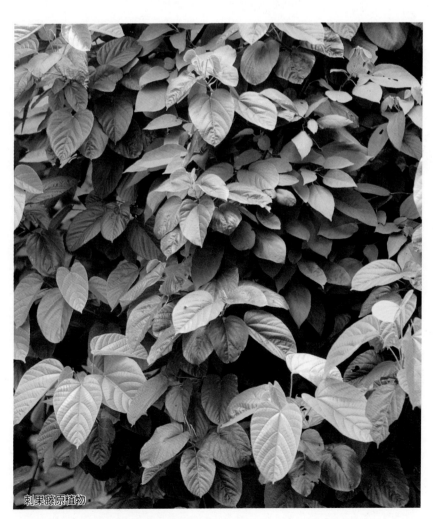

刺果藤原植物

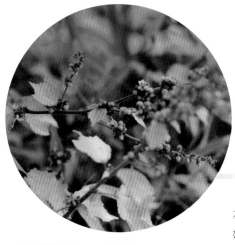

Ci shuo ma

刺蒴麻

Triumfettae Rhomboideae Herba seu Radix
[英]Common Triumfetta Herb or Root

【别名】黄花虱麻头、千打槌、黄花、地桃花、玉如意、火蒴麻、生毛栏路虎、黄花虱母子。

【来源】为椴树科植物刺蒴麻 *Triumfetta rhomboidea* Jacq. 的根或全草。

【植物形态】亚灌木。嫩枝被灰褐色短茸毛。叶互生；叶片纸质；生于茎下部的阔卵圆形，长3～8cm，宽2～6cm，先端常3裂，基部圆形；生于茎上部的长圆形；上面有疏毛，下面有星状柔毛，边缘有不规则的粗锯齿；基出脉3～5，两侧脉直达裂片尖端。聚伞花序数枝腋生，花序柄及花柄均极短；萼片狭长圆形，顶端有角，被长毛；花瓣比萼片略短，黄色，边缘有毛；雄蕊10；子房有刺毛。果球形，不开裂，被灰黄色柔毛，具钩针刺，有种子2～6颗。

【分布】广西主要分布于天峨、南宁、武鸣、龙州、上思、博白。

【采集加工】夏、秋季采收。除去杂质，洗净，切段，晒干。

【药材性状】多呈圆柱形，不规则弯曲，分枝较多，有须根，长8～40cm，直径1.2～1.8cm，外皮红棕色至土黄色，除去外皮呈黄白色，射线明显，辐射状，髓部中空。气微，味微苦。

【品质评价】以身干无杂质、叶多、色黄绿者为佳。

【性味归经】味甘、淡，性凉。归肺、膀胱经。

【功效主治】解表清热，利水通淋。主治风热感冒，石淋砂淋。

【用法用量】内服：煎汤，15～30g。外用：适量，鲜叶捣敷。

【使用注意】小便清长者慎服。

【经验方】

1. 石淋（泌尿系结石） 黄花地桃花50～90g。水煎2次分服；服1～4剂后，可加车前草、透骨消同煎服。（《中医方药学》）

2. 感冒风热表证 黄花地桃花、鬼针草、金丝草。同煎服。（《中医方药学》）

3. 痢疾 用刺蒴麻根50～100g，水煎服。（《广西本草选编》）

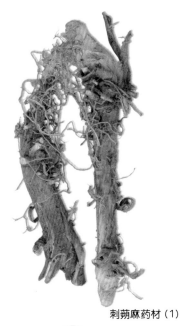

刺蒴麻药材（1）

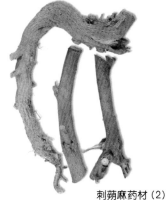

刺蒴麻药材（2）

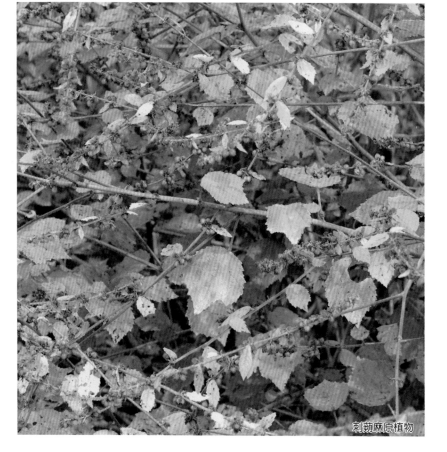

刺蒴麻原植物

虎 刺

Hu ci

Damnacanthi Indici Radix

[英] Indian Damnacanthus Root

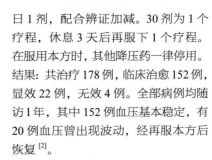

【别名】绣花针、伏牛花、千口针、针上叶、老鼠刺、鸟不踏、黄鸡脚、虎刺楤木。

【来源】为茜草科植物虎刺 *Damnacanthus indicus* Gaertn.f. 的根。

【植物形态】常绿小灌木。根粗大分枝，或缢缩呈念珠状，根皮淡黄色。枝条细，灰白色，分枝多，有直刺，常对生于叶柄间，黄绿色，小枝有灰黑色细毛。叶对生，卵形或阔椭圆形，常一对较大而邻接的一对较小，长 1.2cm，宽 1cm 左右，先端突尖，基部圆形，表面有光泽，革质，全缘；几无柄。花小，白色，1～2 朵生于叶腋；萼筒倒卵形，宿存；花冠漏斗状，裂片 4；雄蕊 4；雌蕊 1。核果球形，熟时红色。

【分布】广西主要分布于柳州、柳城、桂林、阳朔、临桂、全州、资源、钦州。

【采集加工】全年可采。洗净，切碎，鲜用或晒干。

【药材性状】根圆柱形，多分枝，表面淡黄色或灰黄色，具皱缩纵纹。质硬，不易折断，切断面皮薄，木部黄白色。气微，味淡。

【品质评价】以干燥、色黄绿、无杂质者为佳。

【化学成分】本品主要含 5- 羟基 -1,2- 亚甲二氧基蒽醌（5-hydroxy-1,2-methylenedioxyanthraquinone）、虎刺醛（damnacanthal）、虎刺醇（damnacanthol）、juzunol[1]。

【临床研究】

1. 高血压　方药组成：虎刺 12g，大叶紫珠 12g，黄芩 10g，生杜仲 15g，酢浆草 10g，红花 10g，金橘饼 10g，生山楂 10g，决明子 10g。水煎服，每日 1 剂，配合辨证加减。30 剂为 1 个疗程，休息 3 天后再服下 1 个疗程。在服用本方时，其他降压药一律停用。结果：共治疗 178 例，临床治愈 152 例，显效 22 例，无效 4 例。全部病例均随访 1 年，其中 152 例血压基本稳定，有 20 例血压曾出现波动，经再服本方后恢复[2]。

2. 急性黄疸性肝炎　虎刺鲜根 50～100g，水煎，待药沸时加入黄酒一小杯，每天分 2 次服，3～6 剂为 1 个疗程（个别用至 10 剂）。结果：25 例患者均临床治愈，一般服药 3 剂后即可见临床症状改善，1 个月后复查黄疸消失，肝功能（包括谷 - 丙转氨酶和黄疸指数等）均恢复正常[3]。

3. 肝硬化腹水　方药组成：鲜虎刺，鲜紫金牛全草，蝼蛄（去头足后置新瓦上炭火焙干研细末，装瓶密封备用），鸡内金生品（研细末，装瓶密封备用），穿山甲片（用油茶炸黄酥，取出晒干研细末，装瓶备用）。用法：虎刺、紫金牛各 150g，水煎 2 次取汁，混匀分 2 次冲服蝼蛄粉 6g，名虎牛汤 1 号，每日 1 剂。待腹水消退后去蝼蛄，改冲服鸡内金粉 6g、穿山甲粉 3g，名虎牛汤 2 号，连服 1 个月以上巩固。病情危急时配合其他中西医治法抢救。共治疗 17 例，其中肝炎引起肝硬化 8 例，血吸虫病性肝硬化 6 例，慢性痢疾史 2 例，原因不明 1 例，出现腹水时间 1 个月以内 3 例，1～2 个月 10 例，2 个月以上 4 例；轻度腹水 5 例，中度腹水 9 例，重度腹水 3 例。结果：显效 9 例，好转 5 例，无效 1 例，死亡 2 例（分别死于肝性脑病和上消化道大出血）。一般服药后 4～6h 即见小便增多，每日 1～3 次稀软便。腹水消退者最短 10 天，最长 50 天。停药时

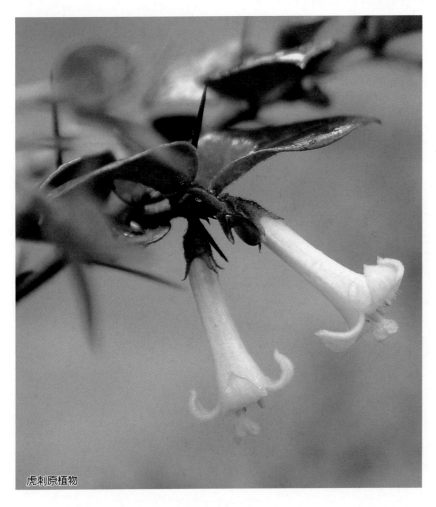

虎刺原植物

复查肝功能各项主要指标基本正常，唯个别患者服药期间，出现皮肤黏膜及爪甲发黄，但黄疸指数正常，停药后自行消退，尚未发现其他不良反应[4]。

【**性味归经**】味苦、甘，性平。归肺、肝、肾经。

【**功效主治**】祛风利湿，散瘀消肿。主治风湿痹痛，痰饮咳嗽，肺痈，水肿，黄疸，经闭，小儿疳积，荨麻疹，跌打损伤。

【**用法用量**】内服：煎汤，10～15g；或入散剂。外用：适量，捣敷、捣汁涂或研末撒。

【**使用注意**】孕妇慎用。

【经验方】

1.手脚烂痒　虎刺全草，研末，搽患处。（《湖南药物志》）

2.跌打损伤　虎刺根15～30g，用黄酒适量煎服，连服1星期。（《浙江民间常用草药》）

3.荨麻疹　虎刺鲜根30～60g。水煎，冲黄酒服。（《浙江民间常用草药》）

4.小儿疳积　绣花针鲜根、茅莓干根、醉鱼草干根各6～9g。水煎或加瘦猪肉同煎服。（《福建中草药》）

5.脾虚浮肿　绣花针干根30g，毛天仙果根60g，陈皮9g。水煎服。（《福建中草药》）

6.水肿　虎刺根9～15g。水煎服。（《浙江民间草药》）

7.痛风　虎刺鲜根或花30g（干根9～15g）。煎汁用酒冲服。（《浙江民间草药》）

8.风湿关节、肌肉痛　绣花针全草30～90g。酒、水各半煎2次，分服。（《江西民间草药》）

9.痰饮咳嗽　虎刺鲜根60～90g。水煎服。（《福建中草药》）

10.肺痈　虎刺90g，猪胃炖汤，以汤煎药服。每日1剂。（《江西民间草药》）

11.黄疸　虎刺根30g，茵陈9g。水煎服。（《江西民间草药验方》）

12.急性肝炎　鲜虎刺根30g，阴行草9g，车前15g，冰糖少许。水煎服，每日1剂。（《江西草药》）

13.月经不调，闭经　虎刺根9g，天青地白、长梗南五味子藤各6g，梵天花根15g。水煎服。（《浙江民间常用草药》）

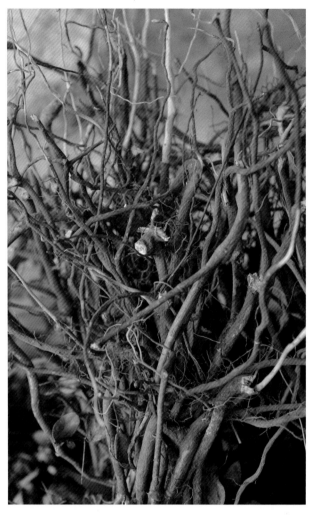

虎刺药材

【参考文献】

[1]Junko K, Teruyo O, Kiyoshi T, et al. Anthraquinones of Damnacanthus indicus. Phytochemistry, 1992, 31(2): 709.

[2] 金学仁，王学德，陈开地 . 复元降压饮治疗高血压病及其甲皱微循环观察 . 蚌埠医学院学报 , 1999, 18(1): 66.

[3] 浙江定海县洋番公社胜利大队医疗站 . 虎刺鲜根等治疗急性黄疸型传染性肝炎 . 新医学 , 1973, 29(8): 422.

[4] 胡同斌 . 自拟虎牛汤治疗肝硬化腹水 17 例 . 国医论坛 , 1989, (10): 23.

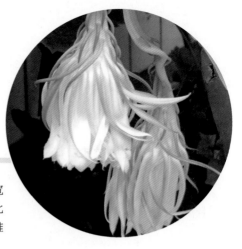

Tan hua
昙花

Epiphylli Oxypetali Flos
[英] Broadleaf Epiphyllum Flower

【别名】琼花、凤花。

【来源】为仙人掌科植物昙花 *Epiphyllum oxypetalum*（DC.）Haw. 的花。

【植物形态】灌木状肉质植物。主枝直立，圆柱形，茎不规则分枝，茎节叶状扁平，长15～60cm，宽约6cm，绿色，边缘波状或缺凹，无刺，中肋粗厚，无叶片。花自茎片边缘的小窦发出，两侧对称，长25～30cm，宽约10cm，白色，干时黄色；花被管比裂片长，花被片白色，干时黄色，雄蕊细长，多数；花柱白色，长于雄蕊，柱头线状，16～18裂。浆果长圆形，红色，具纵棱有汁。种子多数，黑色。

【分布】广西全区均有分布。

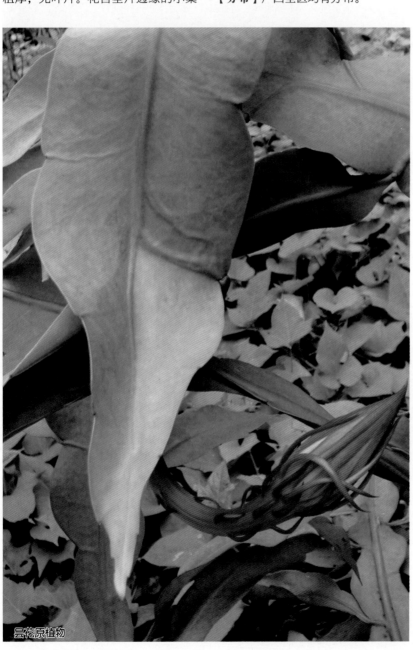

昙花原植物

【采集加工】6～10月花开后采收。置通风处晾干。

【药材性状】花托筒细长，皱缩，表面土黄色或褐色，多少弯曲，长13～18cm，基部直径4～8mm，疏生长3～10mm的披针形鳞片。花漏斗状，皱缩，黄白色。气微，味微甘。

【品质评价】以干燥、色黄绿、无杂质者为佳。

【化学成分】本品含黄酮类（flavonoids）化学成分，主要有苄基 -β-D- 吡喃葡萄糖苷（benzyl-β-D-glucopyranoside）、异鼠李素 -3-*O*-α-L- 吡喃鼠李糖（1→6）-[α-L- 吡喃鼠李糖（1→2）]-β-D- 吡喃半乳糖苷 {*iso*-rhamnetin-3-*O*-α-L-rhamnopyranosyl（1→6）-[α-L-rhamnopyranosyl（1→2）]-β-D-galactopyranoside}，还有山柰酚 -3-*O*- 新橙皮糖苷（kaempferol-3-*O*-neohesperidoside）、金丝桃苷（hyperoside）、山柰酚 -3- 洋槐糖苷（kaempferol-3-*O*-β-D-galactopyranoside）、异鼠李素 -3-*O*-β-D- 吡喃半乳糖苷（*iso*-rhamnetin-3-*O*-β-D-galactopyranoside）和异鼠李素 -3-*O*- 洋槐糖苷(*iso*-rhamnetin-3-*O*-robinobioside)[1]。此外，本品还含有腺苷（adenosine）、2′- 脱氧腺苷（2′-deoxyadenosine）[1]。

【性味归经】味甘，性平。归肺、心经。

【功效主治】清肺止咳，凉血止血，养心安神。主治肺热咳嗽，肺痨，咯血，崩漏，心悸，失眠。

【用法用量】内服：煎汤，9～18g。

【使用注意】虚寒出血者不宜服。

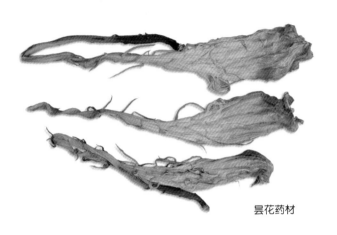

昙花药材

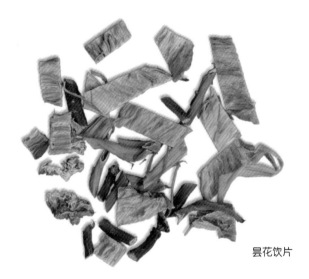

昙花饮片

【经验方】

喘证　取昙花煮开水，加冰糖或蜂蜜当饮料喝，连服 2 个月。（《小儿常见病单验方》）

【参考文献】

[1] 吴斌，林文辉.昙花化学成分的研究.中国药学杂志，2010, 45(7)：496.

Ang tian lian
昂天莲

Ambromae Augustae Radix
[英] Auguste Ambroma Root

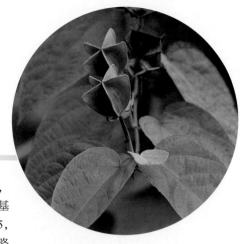

【别名】鬼棉花、仰天盅、水麻、假芙蓉。

【来源】为梧桐科植物昂天莲 Ambroma augusta (L.) L.f. 的根。

【植物形态】灌木。幼枝密被星状茸毛。叶互生；托叶条形，脱落；叶片心形或卵状心形，有时为 3 ~ 5 浅裂，长 10 ~ 22cm，宽 9 ~ 10cm，先端急尖或渐尖，基部心形或斜心形，上面无毛或被稀疏的星状柔毛，下面密被短茸毛；基生脉 3 ~ 7 条，叶脉在两面均突起。聚伞花序具 1 ~ 3 朵花，萼片 5，披针形，近基部连合，两面均密被柔毛；花瓣 5 片，红紫色，匙形，先端急尖或钝，基部凹陷且有毛，与退化雄蕊的基部连合；发育雄蕊 15，每 3 枚集合成 1 束，在退化雄蕊的基部连合并与退化雄蕊互生，退化雄蕊 5，近匙形，两面均被毛；子房长圆形略被毛，子房 5 室，有 5 条沟纹，花柱三角状舌形，长约为子房的 1/2。蒴果膜质，倒圆锥形，被星状毛，具 5 纵翅，边缘有长绒毛，先端截形。种子多数，长圆形，黑色。

【分布】广西主要分布于藤县、上思、桂平、百色、那坡、凌云、乐业、田林、南丹、天峨、东兰、都安、龙州。

【采集加工】秋、冬季挖取根部。洗去泥沙，切片，鲜用或晒干。

【药材性状】根椭圆形、长圆柱形或连珠形，长 1 ~ 5cm，直径 0.5 ~ 2.5cm。除去栓皮者，表面类白色或黄白色，凹陷处有棕色栓皮残留；未除去栓皮者，有明显纵槽纹和少数横长皮孔。质脆，易折断，断面粉性，皮部类白色，木部淡黄色，有放射状纹理；根长圆形状者纤维性较强。气微，味微甘、辛，有刺激性。

【品质评价】以身干、肥大、类白色、粉性足者为佳。

【药理作用】

1. 降血糖、降血脂　昂天莲水提物通过降低四氧嘧啶性糖尿病大鼠的血糖和血脂含量，增强红细胞中超氧化物歧化酶、过氧化氢酶、谷胱甘肽过氧化物酶和谷胱甘肽转移酶等抗氧化酶活性，发挥降糖作用[1]。昂天莲新鲜叶水提物可减少禁食大鼠对葡萄糖的吸收，但同时还可以减少四氧嘧啶诱导糖尿病大鼠对盐酸二甲双胍的吸收[2]。给予链脲佐菌素诱导糖尿病大鼠 300mg 昂天莲干燥根粉末水提物，每天 1 次，连续给药 8 周，空腹血糖接近正常值，并改善葡萄糖耐量和血清血脂谱[3]。昂天莲水提物 4ml（4g 干重）给予四氧嘧啶诱导的糖尿病大鼠 16 周可降低空腹血糖浓度，并改善葡萄糖耐量，改善糖尿病大鼠血清总胆固醇、LDL- 胆固醇和 triacylglycerol 的升高情况[4]。

2. 抗氧化　以昂天莲水提物为主的复方，降低链脲佐菌素诱导的糖尿病大鼠的血糖，并升高总血红素，减少肝、肺、肾、脑等组织的自由基产生，减少硫代巴比妥酸反应底物，并升高减少的谷胱甘肽（GSH）、超氧化物歧化酶（SOD）和过氧化氢酶（CAT）[5]。

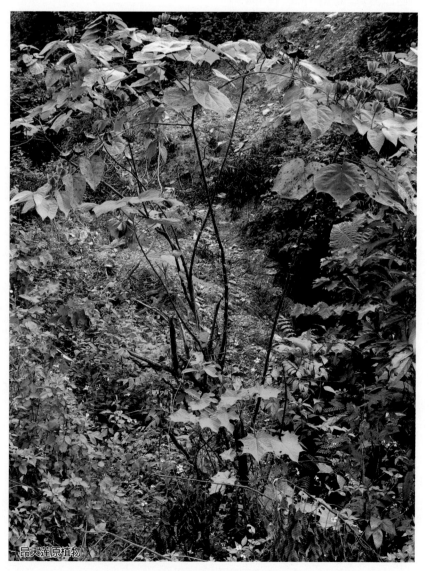

昂天莲原植物

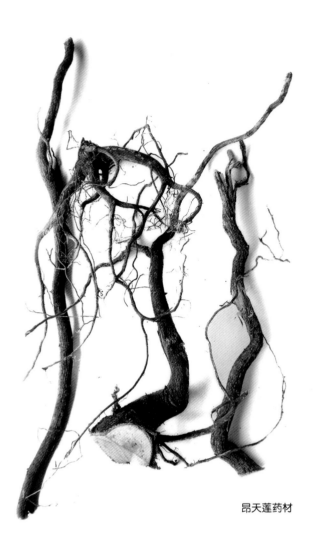

昂天莲药材

【性味归经】味微苦、辛，性平。归心、肝经。

【功效主治】活血通经，消肿止痛。主治月经不调，疮疡疔肿，跌打损伤。

【用法用量】内服：煎汤，9～15g。外用：适量，捣敷，或浸酒搽。

【使用注意】孕妇禁用。

【经验方】

1. 跌打肿痛　昂天莲鲜根捣烂，酒炒热外敷。或用根30～60g，加酒3倍量，浸7天后，用药酒擦。（《全国中草药汇编》）

2. 疔疮疖红肿　昂天莲鲜根皮或鲜叶捣烂调红糖外敷。（《全国中草药汇编》）

【参考文献】

[1]Halim EM.Lowering of blood sugar by water extract of Azadirachta indica and Abroma augusta in diabetes rats.Indian J Exp Biol, 2003, 41(6): 636.

[2]Islam T, Rahman A, Islam AU. Effects of Aqueous Extract of Fresh Leaves of Abroma augusta L. on Oral Absorption of glucose and Metformin Hydrochloride in Experimental Rats. ISRN Pharmaceutics. 2012-05-07. http://dx.doi.org/10.5402/2012/472586.

[3]Eshrat MH. Effect of Coccinia indica(L.) and Abroma augusta(L.) onglycemia, lipid profile and on indicators of end-organ damage in streptozotocin induced diabetic rats. Indian J Clin Biochem, 2003, 18(2):54.

[4]Eshrat MH, Hussain MA, Jamil K, et al.Preliminary studies on the hypoglycaemic effect of Abroma augusta in alloxan diabetic rats. Indian J Clin Biochem, 2001, 16(1):77.

[5]Ali Hussain HE. Hypoglycemic, hypolipidemic and antioxidant properties of combination of Curcumin from Curcuma longa, Linn, and partially purified product from Abroma augusta, Linn. in streptozotocin induced diabetes. Indian J Clin Biochem, 2002, 17(2):33.

Yan xue qian li guang

岩穴千里光

【别名】糯米风、大风菊。

Senecicis Spelaeicolae
Caulis et Folium
[英] Spelaeicola Senecio
Stem and Leaf

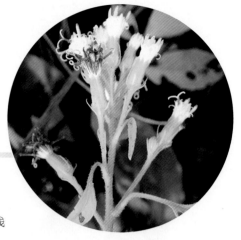

【来源】为菊科植物岩穴藤菊 *Cissampelopsis spelaeicola*（Vant.）Gagnep. 的茎、叶。

【植物形态】大藤状草本或亚灌木。茎老时变木质，初时被白色蛛丝状绒毛，后或多或少脱毛。叶卵形或宽卵形，长4～11cm，宽4～8cm，顶端尖或渐尖，具小尖，基部心形，边缘具波状细齿，纸质，上面绿色，初时疏生蛛丝状毛，后脱落，下面被黄白色蛛丝状绒毛，基生掌状3～5出脉；叶柄粗，被密绒毛，基部明显增粗，旋卷。

头状花序盘状，多数，复伞房花序；花序分枝杈状，被密绒毛；花序梗短，密生绒毛，通常具基生苞片，苞片线形或卵形；总苞圆柱形，具外层苞片，苞片线形，不等长，被密绒毛；总苞片8，线状长圆形，顶端尖三角形，被短柔毛，草质，具宽干膜质边缘，外面被密绒毛。小花全部管状，花冠白色；裂片长圆状披针形，顶端尖；附片长圆状披针形，颈部向基部略扩大；花柱分枝，具流苏状较长的乳头状毛。瘦果圆柱形；冠毛白色或污白色。

【分布】广西主要分布于那坡、环江、阳朔、防城、金秀、昭平、苍梧。

【采集加工】全年均可采收。洗净，切段，晒干。

【药材性状】茎圆柱形，老茎木质，皮粗糙，嫩茎被白色蛛丝状绒毛。叶皱缩，展平呈卵形或宽卵形，长4～11cm，宽4～8cm，顶端尖或渐尖，具小尖，基部心形，边缘具波状细齿，上面墨绿色，初时疏生蛛丝状毛，后脱落，下面色浅，被黄白色蛛丝状绒毛。叶柄长3～6cm，被密绒毛，基部明显增粗，旋卷；上部及在花序上叶较小。气微，味淡。

【品质评价】以干燥、色黄绿、无杂质者为佳。

【性味归经】味辛，性温。归肝经。

【功效主治】祛风除湿，活血止痛。主治风湿骨痛，跌打损伤。

【用法用量】内服：煎汤，10～15g。

【使用注意】孕妇禁用。

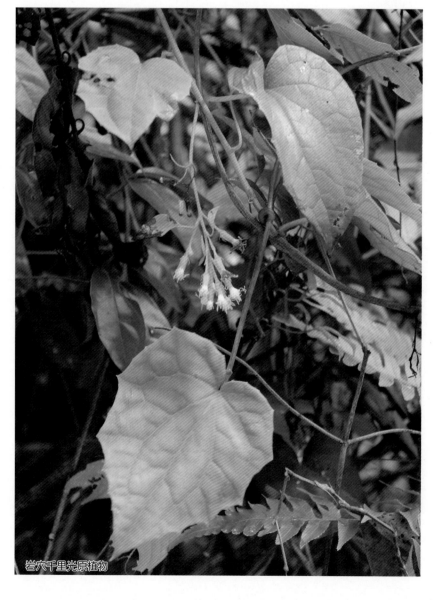

岩穴千里光原植物

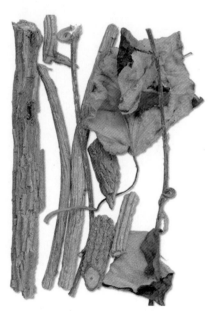

岩穴千里光药材

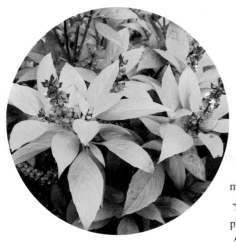

Luo　　le

罗　勒

Ocimi Basilici Herba
[英] Sweet Basil Herb

【别名】一串兰、千层塔、兰香。

【来源】为唇形科植物罗勒 *Ocimum basilicum* L. 的全草。

【植物形态】草本。全株芳香。茎直立，四棱形，上部微柔毛，紫色，常染有红色。叶对生；叶柄明显，被微柔毛；叶片卵状披针形，下面具腺点。轮伞花序，各部均被微柔毛；苞片倒披针形，早落；花萼钟形，萼齿5，上唇3齿，中齿最大，近圆形，具短尖头，下唇2齿，三角形，具刺尖，果时花萼增大、宿存；花冠淡紫色或白色，上唇4裂，裂片近圆形，下唇长圆形；雄蕊4，二强，后对雄蕊花丝基部具齿状附属物，且被微柔毛；子房4裂，柱头2裂；花盘具4浅齿。小坚果长圆状卵形，褐色。

【分布】广西主要分布于金秀、桂平、玉林、武鸣。

【采集加工】开花后割取地上部分。鲜用或阴干。

【药材性状】茎方形，长短不等，直径1～4mm，表面紫色或黄紫色，有纵沟纹，具柔毛；质坚硬，折断面纤维性，黄白色，内中有白色的髓。叶多脱落或破碎；叶柄长约1.5cm，被微柔毛。轮伞花序微被毛，花冠脱落；苞片倒针形，宿萼钟状，黄棕色，膜质，有网纹，外被柔毛，内面喉部被柔毛。宿萼内含小坚果。搓碎后有强烈香气，味辛，有清凉感。

【品质评价】以茎细、无根者为佳。

【化学成分】本品含挥发油（volatile oil）、黄酮类（flavonoids）和香豆精类（coumarins）等多种化学成分。

挥发油中的主要成分有丁香油酚（eugenol）、牻牛儿醇（geraniol）、芳樟醇（linalool）、α-萜品油烯（α-terpinene）、香榧烯醇（torreyol）、α-萜品油（α-terpinol）、β-月桂烯（β-myrcene）、δ-愈创水烯（δ-guaiene）、γ-杜松烯（γ-cadinene）、α-蒎烯（α-pinene）[1]。又有柠檬烯（limonene）、Δ^3-蒈烯（Δ^3-carene）、1-表二环倍半水芹烯（1-epibicyclo-sesquiphellandrene）、丁香油酚甲醚（eugenol methyl ether）、肉桂酸甲酯（methyl cinnamate）、3-己烯-1-醇（3-hexen-1-ol）、3-辛酮（3-octanone）、(*E*)-β-罗勒烯 [(*E*)-β-ocimene]、1,8-桉叶素（1,8-cineole）、草蒿脑（pallylanisole）、甲基丁香酚（methyl eugenol）、(*E*)-细辛脑 [(*E*)-asarone]、糠醛（furfural）[2]。尚有对烯丙基茴香醚（*p*-allyl-anisole）、(＋)表-双环倍半水芹烯 [(＋)-*epi*-bicyclosesquiphellandrene]、3,7,11-三甲基-(*Z,E*)-1,3,6,10-十二碳四烯 [3,7,11-trimethyl-(*Z,E*)-1,3,6,10-dodecatetraene] [3]。

黄酮类主要成分有槲皮素（quercetin）、异槲皮素（*iso*-quercetin）、槲皮素-3-

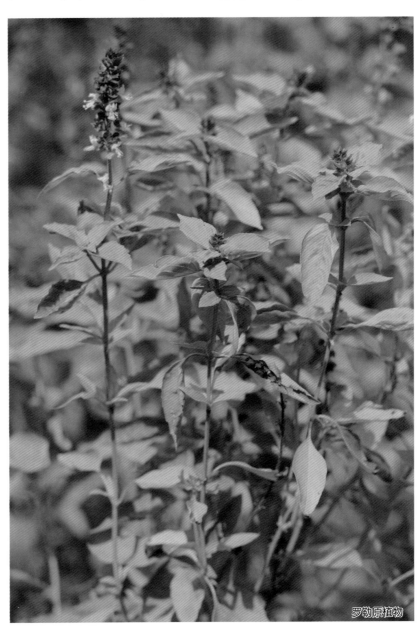

罗勒原植物

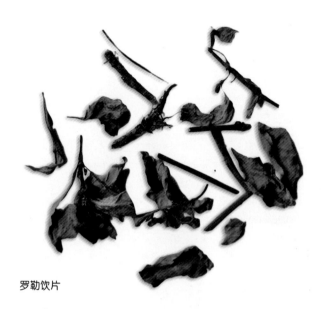

罗勒饮片

O-二葡萄糖苷（quercetin-3-O-diglucoside）、芦丁（rutin）、山奈酚（kaempferol）、山奈酚 -3-O- 芸香糖苷（kaempferol-3-O-rutinoside）、异槲皮苷（iso-quercitrin）[4,5,6]。尚有圣草素（eriodictyol）、圣草素 -7- 葡萄糖苷（eriodictyol-7-glucoside）和 6,8- 二 -C- 葡萄糖基芹菜素（vicenin-2）[7]。又有槲皮素 -3-O-β-D- 半乳糖苷（quercetin-3-O-β-D-galactoside）、槲皮素 -3-O-β-D- 葡萄糖苷 - 2″- 没食子酸酯（quercetin-3-O-β-D-glucoside-2″-gallate）、异杨梅树皮苷（iso-myricitrin）、槲皮素 -3-O-β-D- 葡萄糖苷（quercetin-3-O-β-D-glucoside）、山奈酚 -3-O-β-D- 葡萄糖苷（kaempferol-3-O-β-D-glucoside）、槲皮素 -3-O-（2″- 没食子酰基）- 芸香苷 [quercetin-3-O-（2″-O-galloyl）- rutinoside]、槲皮素 -3-O-α-L-鼠李糖苷（quercetin-3-O-α-L-rhamnoside）[8,9] 和石吊兰素（nevadensin）[10]。

香豆素类主要成分有马栗树皮苷（esculin）[6]、马栗树皮素（esculin）[7] 和 7- 羟基 -6- 甲氧基香豆素（7-hydroxy-6-methoxy-coumarin）[9]。

此外，本品尚含咖啡酸（caffeic acid）[4]、迷迭香酸（rosmarinic acid）[5]、对香豆酸（p-coumaric acid）[7]、熊果酸（ursolic acid）、齐墩果酸（oleanolic acid）、绿原酸（chlorogenic acid）、β - 谷甾醇（β-sitosterol）、胡萝卜苷（daucosterol）、丁香苷（syringin）、（6S,9S）- 长寿花糖苷 [（6S,9S）-roseoside]、软脂酸 -1- 甘油单酯（exadecanoic acid -1-dihydroxypropyl ester）、（17R）-3β- 羟基 -22,23,24,25,26,27-六去甲达玛烷 -20- 酮 [（17R）-3β-hydroxyhexanordammaran-20-one] 和多糖 [8-11]。

【药理作用】

1. 抗补体　罗勒水粗提取物有抗补体活性 [12]。

2. 抑制肿瘤转移　罗勒多糖具有抗肿瘤转移作用 [13]。罗勒多糖 100mg/L 剂量组在常氧和缺氧环境下都能够降低人卵巢癌 SKOV3 细胞的侵袭能力，抑制细胞中 MMP-2 的分泌，抑制 SKOV3 细胞中 OPN 的表达（转录水平、蛋白水平），且缺氧环境下罗勒多糖的上述作用更显著，有抗卵巢癌侵袭转移作用 [14]。

3. 抗溃疡　罗勒叶水提物、甲醇提取物、水 / 甲醇提取物、黄酮苷分别以相当于 4g（生药）/kg 剂量灌胃，可降低阿司匹林诱导的溃疡大鼠的溃疡指数；水提取物、水 / 甲醇提取物对醋酸诱导的大鼠的溃疡指数也有降低作用；甲醇提取物、黄酮苷可降低阿司匹林模型大鼠胃酸度和胃蛋白酶含量；水 / 甲醇提取物、水提物和黄酮苷均可增加阿司匹林模型大鼠的己糖胺含量。各种提取物和黄酮苷均可增加束缚应激溃疡大鼠己糖胺含量 [15]。

4. 保护内皮细胞　罗勒水提物（300mg/kg、150mg/kg、75mg/kg）对受损血管内皮细胞具有良好的保护作用 [16]。

5. 降血糖、降血脂　罗勒多糖具有较弱的降血糖作用，罗勒水提物（0.105g/kg、0.201g/kg）可降血脂 [17]。

6. 抗氧化　95% 乙醇罗勒提取物（0.4g/kg、0.2g/kg、0.1g/kg）、75% 乙醇罗勒提取物（0.4g/kg、0.2g/kg）、蒸馏水罗勒提取物（0.4g/kg、0.2g/kg）有体内抗氧化功能 [18]。

7. 抑菌　罗勒挥发油对大肠杆菌和金黄色葡萄球菌的生长均有抑制作用，当挥发油的浓度低于 1.0% 或者高于 30.0% 时不再有抑菌作用，其中 15.0% 浓度的挥发油的抑菌圈最大。罗勒粗多糖溶液对两种供试菌的生长也有抑制作用，当溶液的浓度低于 18mg/ml 时对大肠杆菌不再有抑菌作用，低于 20mg/ml 时对金黄色葡萄球菌不再有抑菌作用 [19]。

8. 抗炎、镇痛　罗勒精油可以抑制大鼠角叉菜胶诱导的足跖肿胀，还可以抑制花生四烯酸和白三烯引起的水肿 [20,21]。罗勒乙酸乙酯提取物抗炎作用与抑制局部血管扩张、降低毛细血管通透性、减少血浆渗出及抑制炎症后期肉芽组织的增生有关 [22]。

9. 保护心肌　对腹腔注射阿霉素造成的大鼠心肌损害，罗勒水提物（75mg/kg、150mg/kg、300mg/kg）能增加心肌超氧化物歧化酶（SOD）及谷胱甘肽过氧化物酶（GSH-PX）活性，降低丙二醛（MDA）水平，减轻心肌超微结构的损伤 [23]。

10. 抗血栓形成　新疆罗勒水提物可抑制大鼠体内 ADP 和凝血酶诱导的血小板聚集 [24]。罗勒有效成分对血小板数影响较小，但纤维蛋白原明显下降，其可选择性抑制 TXA_2 合成酶，使 TXA_2 减少，有防治大鼠实验性血栓形成及小鼠脑血栓形成的作用。而罗勒有效成分对家兔实验性肠系膜动脉栓塞和肺动脉栓塞不仅有较强的溶栓作用，而且对纤维蛋白和全血凝块也有较强的溶解作用 [25,26]。罗勒（全草）提取物能降低血瘀证大鼠血浆 TXB_2、维持 TXA_2-PGI_2 平衡、降低 TXA_2/PGI_2 比值，从而对抗血小板的聚集，减少血栓形成 [27]。

11. 降压　罗勒提取物可调节肾性高血压大鼠内皮细胞的分泌功能，抑制缩血管物质的释放，从而达到保护内皮细胞、降低血压的作用 [28]。罗勒种子油含亚油酸（55.23%）和亚麻酸（16.63%），其降压作用归因于内源性或由亚油酸衍生的 PGI_2 和由亚麻酸衍生的 PGI_3，PGI_2 和 PGI_3 均为较强的外周血管舒张剂 [29]。

【性味归经】味辛、甘，性温。归肺、脾、胃、肝经。

【功效主治】疏风解表，化湿和中，行气活血，解毒消肿。主治感冒头痛，发热咳嗽，中暑，食积不化，脘腹胀满疼痛，呕吐泻痢，风湿痹痛，遗精，月经不调，牙痛口臭，脅肉遮睛，皮肤湿疮，瘾疹瘙痒，跌打损伤，蛇虫咬伤。

【用法用量】内服：煎汤，5～15g，大剂量可用至30g；或捣汁；或入丸、散。外用：适量，捣敷；或烧存性研末调敷；亦可煎汤洗或含漱。

【使用注意】气虚血燥者慎服。

【经验方】

1. 毒蛇咬伤　千层塔、毛麝香、血见愁、七星剑捣烂敷。（《岭南采药录》）

2. 疳气鼻下赤烂　兰香叶（烧灰）二钱，铜青五分，轻粉二字。上为细末令匀，看疮大小干贴之。（《小儿药证直诀》兰香散）

3. 咳噎　生姜四两（捣烂），入兰香叶二两，椒末一钱匕，盐和面四两，裹作烧饼，煨熟，空心吃。（《外台秘要》）

【参考文献】

[1] 胡西旦·格拉吉丁. 气相色谱-质谱法分析罗勒中挥发油的化学成分. 光谱实验室, 2008, 25(2): 127.

[2] 任竹君, 罗亚男, 王道平, 等. 罗勒挥发性成分的气相色谱-质谱分析. 安徽农业科学, 2011, 39(31): 19100.

[3] 卢汝梅, 李耀华. 桂产罗勒挥发油化学成分的分析. 广西植物, 2006, 26(4): 456.

[4] Hodisan V. Polyphenols of Ocimum basilicum L. Clujul Medical, 1987, 60(4): 340.

[5] Nguyen H, Lemberkovics E, Tarr K, et al. Detection and determination of flavonoid, tannin, polyphenol content in Ocimum basilicum. Part I. Acta Agronomica Hungarica, 1993, 42(1-2): 31.

[6] Skaltsa H, Philianos S. Chemical study of Ocimum basilicum L. Part 1. Plantes Medicinales et Phytotherapie, 1986, 20(4): 291.

[7] Skaltsa H, Philianos S. Chemical study of Ocimum basilicum L. Part 2. Plantes Medicinales et Phytotherapie, 1990, 24(3): 193.

[8] Nicholas H J. Determination of sterol and triterpene content of Ocimum basilicum and Salvia officinalis at various stages of growth. J Pharm Sci, 1961, 50(8): 645.

[9] 尹锋, 胡立宏, 楼凤昌. 罗勒化学成分的研究. 中国天然药物, 2004, 2(1): 20.

[10] 王绍云, 曹晖, 唐文华, 等. RP-HPLC测定罗勒中石吊兰素的含量. 光谱实验室, 2010, 27(2): 780.

[11] 杨建, 何倩, 付玲, 等. 罗勒中多糖的超声提取工艺研究. 新疆医科大学学报, 2012, 35(3): 323.

[12] Gancevicigg, et al. C A, 1988, 109: 222117b.

[13] 曲迅, 杨美香, 郑广娟, 等. 罗勒多糖对肿瘤转移行为的影响. 中国肿瘤生物治疗杂志, 2004, 11(1): 31.

[14] 王婷, 郑广娟, 闫实, 等. 罗勒多糖抗卵巢癌侵袭转移的体外实验研究. 中国病理生理杂志, 2009, 25(4): 661.

[15] Akhtar M S, et al. Int J Phartncognosy, 1992, 30(2): 97.

[16] 蒋进, 依巴代提·托合提, 艾尼瓦尔·吾买尔. 罗勒水提物对内皮细胞损伤大鼠模型的保护作用. 新疆医科大学学报, 2008, 31(9): 1148.

[17] 陈峰, 谭银丰, 任守忠, 等. 罗勒水提物及其多糖在大鼠体内降血糖和降脂作用的研究. 海南医学院学报, 2011, 17(11): 1441.

[18] 王婷婷, 文志萍, 王新春. 罗勒提取物体内抗氧化活性的研究. 农垦医学, 2011, 33(6): 496.

[19] 方茹, 盛猛, 洪伟. 罗勒药用成分的抑菌作用. 阜阳师范学院学报(自然科学版), 2007, 24(1): 53.

[20] SINGH S, MAJUMDAR D K. Evaluation of anti-inflammatory activity of fatty acids of Ocimum sanctum fixed oil. Indian J Exp Biol, 1997, 35(4): 380-383.

[21] SINGH S. Mechanism of action of anti-inflammatory effect of fixed oil of ocimum badilicum Linn. Indian J Exp Biol, 1999, 37(3): 248-252.

[22] 古兰·托来西. 维吾尔药罗勒乙酸乙酯提取物抗炎作用的研究. 海峡药学, 2011, 23(2): 23-24.

[23] 依巴代提·托合提, 苏巴提·吐尔地, 艾尼瓦尔·吾买尔, 等. 罗勒水提物对阿霉素引起的大鼠心肌毒性的影响. 第三军医大学学报, 2006, 28(22): 2216-2218.

[24] 依巴代提·托合提, 玛依努尔·吐尔逊, 毛新民, 等. 罗勒水提取物对ADP、凝血酶诱导的大鼠血小板聚集的影响. 新疆医科大学学报, 2005, 28(6): 526-527.

[25] 郑广娟, 夏丽英, 高苏堤. 罗勒有效成分抗栓作用的实验研究. 98年全国中药研究暨中药房管理学术研讨会论文汇编, 2008: 37-40.

[26] 郑广娟, 夏丽英, 高苏堤. 罗勒有效成分溶栓作用的研究. 98年全国中药研究暨中药房管理学术研讨会论文汇编, 2008: 40-43.

[27] 蒋进. 罗勒水提取物对血栓闭塞性脉管炎大鼠模型影响的研究. 乌鲁木齐: 新疆医科大学, 2007: 18.

[28] 古孜力努尔·依马木, 邬利娅·伊明, 依巴代提·托合提. 罗勒提取物对肾性高血压大鼠的影响. 新疆医科大学学报, 2009, 32(3): 259-264.

[29] Singhs. 圣罗勒固定油对血压、凝血时间和戊巴比妥诱导的睡眠时间的影响. 国外医药·植物药分册, 2002, 17(6): 265.

岭南杜鹃
Ling nan du juan

Rhododendri Mariaes Folium et Radix
[英] Mariae Rhododendron Leaf or Root

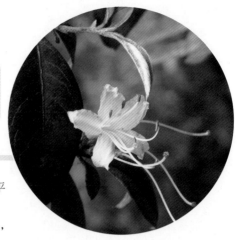

【别名】土牡丹花、紫杜鹃、紫花杜鹃。

【来源】为杜鹃花科植物广东紫花杜鹃 *Rhododendron mariae* Hance 的叶或根。

【植物形态】常绿灌木。分枝密，小枝密生扁平红褐色伏毛。叶二形，簇生枝顶；春叶椭圆状披针形，长3～8.2cm，宽1.8～3.2cm，两头尖，下面稍生伏毛；夏叶椭圆形至倒卵形，长1.2～3.2cm，宽5～15mm，先端钝或圆，有短尖头；叶柄密生糙伏毛。伞形花序顶生，花7～12朵；花梗密生红棕色伏毛；萼极小，密生黄褐色细毛；花冠漏斗形，丁香紫色，花冠筒长约1cm；雄蕊5，露出，花丝无毛；子房密生细毛。蒴果圆柱形，密被红棕色扁毛。

【分布】广西主要分布于凌云、罗城、融水、来宾、金秀、桂平、阳朔、贺州。

【采集加工】4～5月间采收花、叶鲜用或阴干；夏、秋季挖根，洗净，切片，鲜用或晒干。

【药材性状】叶片多卷曲，完整者展平后呈椭圆状披针形、椭圆形或倒卵形，长1～9cm，宽1～3.5cm，先端渐尖，基部楔形，全缘。上面深绿色至灰绿色，有稀疏毛茸，下面淡绿色，散有多数红棕色毛茸。主脉于下面突起，侧脉4～6对，于近叶缘处互相连接。叶柄长4～10mm，密被黄棕色毛茸。近革质。气微，味微涩。

【品质评价】叶以干燥、无杂质、色黄棕者为佳。

【化学成分】本品主要含有 quercetin[1]、东莨菪苷（scopolin）、3, 4, 5- 三甲氧基苯基葡萄糖苷（3,4,5-trimethoxyphenyl-D-glucopyranoside）、3β, 3′,4′,5,7- 五羟基黄烷醇（3β,3′,4′,5,7- pentahydroxyflavanonol）、3α,3′,4′,5,7- 五羟基黄烷醇（3α, 3′,4′,5,7-pentahydroxyflavanonol）、（－)-lyoniresinol-3α-*O*-β-D-glucopyranoside、（＋)-lyoniresinol-2α-*O*-α-D-glucopy-ranoside、9-*O*-D-glucotanegol 和 cinnam-tannin B$_1$[2]。

【药理作用】

1. 止咳、祛痰　紫杜鹃煎剂中紫杜鹃黄酮与甲素在氨水喷雾引咳法实验中对小鼠有较好的止咳作用，而所含挥发油的止咳作用较弱，乙素的止咳作用则不明显。采用电刺激猫喉上神经法观察到甲素的止咳作用是中枢性的，其作用部位在大脑以下，黄酮能使小鼠呼吸道酚红的分泌量增加，给家兔腹腔注射相当于成人1日量，可抑制其呼吸频率，并能对抗尼可刹米的呼吸兴奋作用[3,4]。

2. 抗炎　紫杜鹃注射液肌内注射，可使二氧化硫诱导的大鼠慢性气管炎气

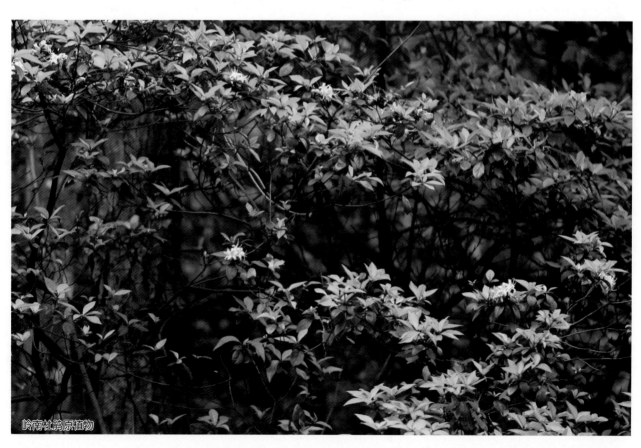

岭南杜鹃原植物

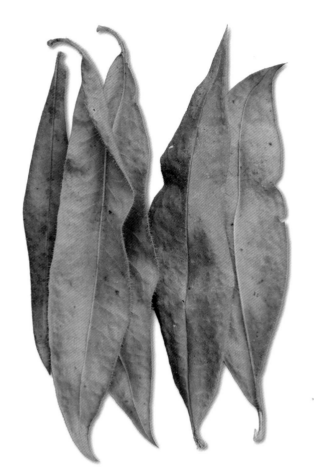

岭南杜鹃药材

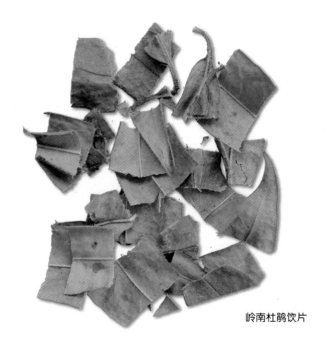

岭南杜鹃饮片

管纤毛 - 黏液流运行速度加快，恢复到接近正常水平，病理切片上可见炎症细胞浸润明显减少，杯状细胞数变化不明显[4,5]。

3. 对循环系统的作用　给麻醉猫腹腔注射黄酮 0.09g/kg，可使其血压缓慢轻度下降，呼吸稍快，少数动物心肌收缩增强，多数无影响；腹腔注射黄酮 0.08g/kg，对在体猫心无显著影响，对正常兔心电图亦无影响[4]。

4. 抑菌　岭南杜鹃煎剂和浸膏对肺炎链球菌、乙型溶血性链球菌、金黄色葡萄球菌、白色葡萄球菌及卡他球菌稍有抑制作用，可能与其中所含鞣质有关[5]。

5. 解痉　岭南杜鹃煎剂、浸膏和挥发油部分对组胺引起的离体豚鼠回肠痉挛性收缩有对抗作用，煎剂及黄酮对离体兔与豚鼠肠管均有抗乙酰胆碱作用[3-5]。

6. 毒性反应　岭南杜鹃毒性低，其水煎剂给小鼠灌胃的半数致死量 LD_{50} > 800g（生药）/kg[5]。给小鼠腹腔注射 100% 紫杜鹃水煎剂、抽提物或结晶 200mg/kg，对动物稍有抑制作用，使其活动减少，但无其他急性中毒反应[3]。小鼠腹腔注射黄酮的 LD_{50} 为 1.97g/kg（相当于生药 739g/kg）。动物死亡前均呈抑制状态，呼吸停止不久仍可摸及心跳。给猫灌服黄酮 0.5g/kg，除趋向安静、活动减少外，48h 内未见其他异常；每天给狗灌胃 0.12g/kg 或 0.06g/kg，连续 20 天，活动减少，比较驯服，体重普遍减轻，肝肾功能及血象等未见异常[5]。

【性味归经】味微苦、辛，性微温。归肺、肝经。

【功效主治】祛痰止咳，消肿止痛。主治气喘，咳嗽痰多，跌打损伤，对口疮等。

【用法用量】内服：煎汤，6 ~ 30g，鲜品 60g。外用：适量，鲜品捣敷。

【使用注意】肺热咳喘慎用。

【经验方】

1. 对口疮　紫花杜鹃鲜叶适量。捣烂敷。（《广西本草选编》）

2. 跌打肿痛　（紫花杜鹃）根 3 ~ 6g。水煎，冲酒服。（《广西本草选编》）

3. 慢性气管炎　（紫花杜鹃）鲜花或枝叶 60g。水煎，每日分 2 次，饭后服。（《全国中草药汇编》）

【参考文献】

[1] 潘馨 .RP-HPLC 测定几种闽产杜鹃中槲皮素的含量 . 药物分析杂志，2002,22(6): 436.

[2] 郭强，牛长山，李勇，等 . 岭南杜鹃茎中化学成分的研究 . 海口：第九届全国天然有机化学学术会议论文集，2012.

[3] 广州市卫生管理局 . 新医药通讯 ,1971, (6): 59.

[4] 广东省攻克老年慢性气管炎资料选编，1972: 18.

[5] 广东省肇庆地区、广州地区慢性支气管炎研究小组 . 新医学，1971, (8): 19.

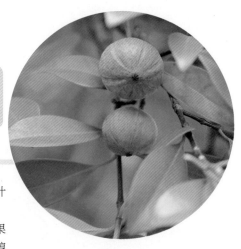

Ling nan shan zhu zi

岭南山竹子

Garciniae Oblongifoliae Cortex
[英] Oblongleaf Garcinia Bark

【别名】竹节果、海南山竹子、岭南倒捻子、罗蒙树、黄牙树。

【来源】为藤黄科植物岭南山竹子 *Garcinia oblongifolia* Champ. 的树皮。

【植物形态】常绿乔木。树皮深灰色，小枝具节，有黄色汁液；老枝通常具断环纹。单叶对生，近革质，长圆形或倒披针形，长 5 ~ 10cm，宽 2 ~ 4cm，先端钝或急尖，基部楔形，全缘，两面无毛。花单性异株，单生或聚伞花序；雄花萼片等大，近圆形；花瓣橙黄色；雄蕊多数，合生成一束；雌花的萼片、花瓣与雄花相似，退化雄蕊合生成 4 束；子房卵球形，柱头盾状。浆果圆球形，萼片和柱头宿存。

【分布】广西主要分布于龙州、防城。

【采集加工】树皮全年可采。

【药材性状】树皮稍弯曲，厚 2 ~ 5mm。外皮灰褐色，具龟裂，呈小块状脱落，残留浅凹坑；内皮橙红色至黄褐色，较平滑，有明显纵细的纹理。体轻，质硬而脆，易折断，断面不平坦。气微，味涩。

【品质评价】以皮厚而光滑、色红和叶厚、色褐绿者为佳。

【化学成分】本品树皮中含乙酰齐墩果酸（acetyl oleanolic acid）、β-谷甾醇（β-sitosterol）、豆甾醇（stigmasterol）、presqualene alcohol、δ-生育三烯酚（δ-tocotrienols）、cambogin[1]。

【药理作用】

抗炎、镇痛　岭南山竹子对小鼠热板致痛、辐射热甩尾反应和化学致痛有抑制作用，可减少小鼠自主活动；对二甲苯所致小鼠耳郭肿胀以及对大鼠蛋清性足肿胀和棉球肉芽肿亦有抑制作用[2]。

【性味归经】味酸、涩、微苦，性凉；有小毒。归肺、胃经。

【功效主治】消肿止痛，收敛生肌。主治痈疮溃烂，烧伤，湿疹，牙周炎。

【用法用量】内服：研粉冲服，2.5 ~ 5g。外用：适量，研末调敷患处。

【使用注意】孕妇慎用。

【经验方】

1. 烧伤　树皮研粉，以茶油、花生油或液状石蜡调成糊状涂患处。（《广西本草选编》）

2. 湿疹，口腔炎，牙周炎，痈疮溃烂　用树皮研粉撒患处。（《广西本草选编》）

【参考文献】

[1] 李慧，杨先会，王宁，等 . 岭南山竹子化学成分的研究 . 时珍国医国药，2012, 23(6): 1353.

[2] 郑作文，林启运，方虹 . 岭南山竹子的镇痛抗炎作用 . 广西中医药，1994, 17(5): 45.

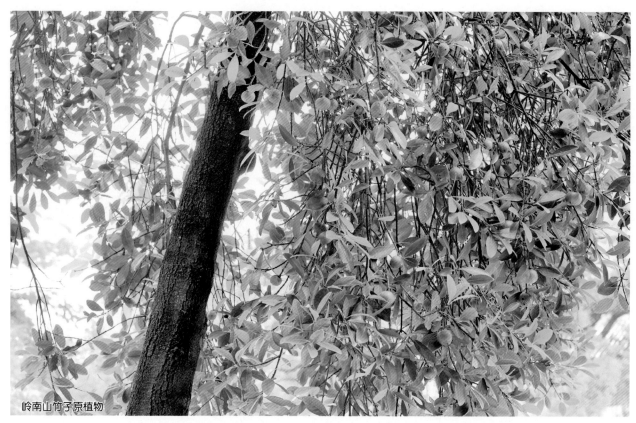

岭南山竹子原植物

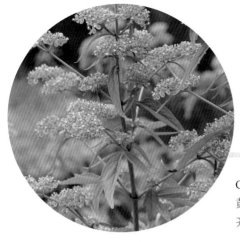

Bai jiang cao

败酱草

Patriniae Herba
[英] Dahurian Patrinia Herb

【别名】黄花败酱、龙芽败酱、黄花龙牙。

【来源】为败酱科植物黄花败酱 *Patrinia scabiosaefolia* Fisch.ex Trev. 的全草。

【植物形态】草本。地下根茎细长，横卧生，有特殊臭气。基生叶丛生，有长柄，开花时叶枯落；茎生叶对生；叶片 2 ~ 3 对羽状深裂，长 5 ~ 15cm，中央裂片最大，椭圆形或卵形，两侧裂片窄椭圆形至线形，先端渐尖，叶缘有粗锯齿，两面疏被粗毛或无毛。聚伞状圆锥花序集成疏而大的伞房状花序，腋生或顶生；总花梗常仅相对两侧或仅一侧被粗毛，花序基部有线形总苞片 1 对，甚小；花萼短，萼齿 5，不明显；花冠黄色，上部 5 裂，冠筒短，内侧具白色长毛；雄蕊 4，边缘稍扁，由背部向两侧延展成窄翅状。

【分布】广西全区均有分布。

【采集加工】野生者夏、秋季采挖，栽培者可在当年开花前采收。洗净，晒干。

【药材性状】根长圆锥形或长圆柱形，长达 10cm，直径 1 ~ 4mm；表面有纵纹，断面黄白色。茎圆柱形，直径 2 ~ 8mm；表面黄绿色或棕色，具纵棱及细纹理，有倒生粗毛。茎生叶多卷缩或破碎，两面疏被白毛，呈多羽状深裂或全裂，裂片 5 ~ 11，边缘有锯齿；茎上部叶较小，常 3 裂。枝端有花序或果序；小花黄色。瘦果长椭圆形，无膜质翅状苞片。气特异，味微苦。

【品质评价】以干燥、色黄绿、无杂质者为佳。

【化学成分】本品全草含败酱皂苷（patrinoside）[1,2]、败酱皂苷 A_1、败酱皂苷 B_1、败酱皂苷 C_1、败酱皂苷 D_1、败酱皂苷 E、败酱皂苷 F、败酱皂苷 G、败酱皂苷 H、败酱皂苷 J、败酱皂苷 K、败酱皂苷 L[3]。根含黄花败酱皂苷（scabioside）A、黄花败酱皂苷 B、黄花败酱皂苷

C[4]、黄花败酱皂苷 D、黄花败酱皂苷 E、黄花败酱皂苷 F、黄花败酱皂苷 G[5]、齐墩果酸 -3-*O*- α -L- 吡喃阿拉伯糖苷（3-*O*- α -L-arabinopyranosyloleanolic acid）、常春藤皂苷元 -3-*O*- α -L- 吡喃阿拉伯糖苷（3-*O*- α -L-arabinopyranosyl hederagenin）、常春藤皂苷元 -2'-*O*- 乙酰基 -3-*O*- α -L- 吡喃阿拉伯糖苷（2'-*O*-acetyl-3-*O*- α -L-arabinopyranosyl hederagenin）[6]。又含有常春藤皂苷元 -3-*O*- α -L- 吡喃阿拉伯糖基 -28-*O*- β -D- 吡喃葡萄糖基 -（1 → 6）- β -D- 吡喃葡萄糖苷

[3-*O*- α -L-arabinopyranosylhederagenin-28-*O*- β -D-glucopyranosyl-（1 → 6）- β -D-glucopyranoside]、常春藤皂苷元 -（2'-*O*- 乙酰基 -3-*O*- α -L- 吡喃阿拉伯糖基)-28-*O*- β -D- 吡喃葡萄糖基 -(1→6)- β -D- 吡喃葡萄糖苷 [2'-*O*-acetyl-3-*O*- α -L-arabinopyranosyl hederagenin-28-*O*- β -D-glucopyranosyl-（1 → 6）- β -D-glucopyranoside]、齐墩果酸 -3-*O*- β -D- 吡喃葡萄糖基 -（1 → 3）- α -L- 吡喃鼠李糖 -（1 → 2）- α -L- 吡喃阿拉伯糖苷 [3-*O*- β -D-glucopyranosyl-（1 → 3）-

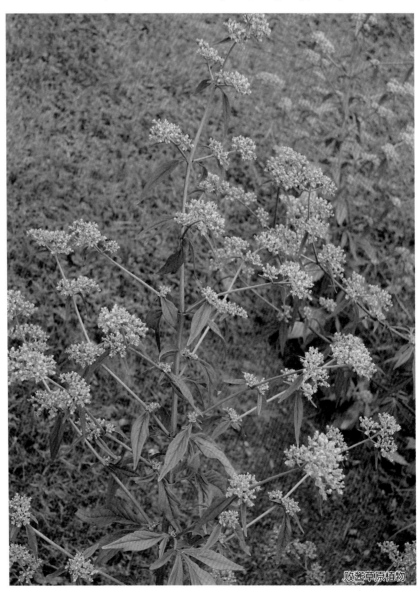

败酱草原植物

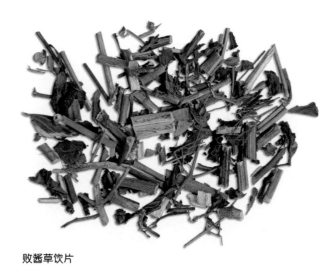

败酱草饮片

α-L-rhamnopyranosyl-（1→2）-α-L-arabinopyranosyl oleanolic acid]、齐墩果酸-3-O-β-D-吡喃葡萄糖基-(1→2)-α-L-吡喃阿拉伯糖苷[3-O-β-D-glucopyranosyl-（1→2）-α-L-arabinopyranosyl oleanolic acid]、齐墩果酸-3-O-β-D-吡喃葡萄糖基-(1→3)-α-L-吡喃鼠李糖-（1→2)-α-L-吡喃阿拉伯糖基-28-O-β-D-吡喃葡萄糖基-（1→6)-β-D-吡喃葡萄糖苷[3-O-β-D-glucopyranosyl-（1→3）-α-L-rhamnopyranosyl-（1→2）-α-L-arabinopyranosyl oleanolic acid-28-O-β-D-glucopyranosyl-（1→6)-β-D-glucopyranoside][7]。尚含有齐墩果酸-3-O-α-L-吡喃鼠李糖-（1→2）-α-L-吡喃阿拉伯糖苷[3-O-α-L-rhamnopyranosyl-（1→2）-α-L-arabinopyranosyl oleanolic acid]、常春藤皂苷元-3-O-α-L-吡喃鼠李糖-(1→2)-α-L-吡喃阿拉伯糖苷[3-O-α-L-rhamnopyranosyl-（1→2）-α-D-arabinopyranosyl hederagenin][8]、齐墩果酸（oleanolic acid）、常春藤皂苷元（hederagenin）、β-谷甾醇-β-D-吡喃葡萄糖苷（β-sitosterol-β-D-glucopyranoside）[4]、菜油甾醇-D-葡萄糖苷（campesterol-D-glucoside）[6]、2α-羟基齐墩果酸（2α-hydroxyoleanolic acid）、2α-羟基乌苏酸（2α-hydroxyursolic acid）、齐墩果酸-3-O-β-D-吡喃木糖苷（oleanolic acid-3-O-β-D-xylopyranosid）和3,4-二羟基苯甲酸（3,4-dihydroxybenzoic acid）[9]。尚有3-羟基-11-氧代齐墩果酸（3-hydroxy-11-oxo-oleanolic acid）、3,11-二氧代齐墩果酸（3,11-dioxo-oleanolic acid）、3-O-木糖-齐墩果酸-28-葡萄糖酯苷（3-O-xylopyranosyl oleanolic acid-28-glucopyranosyl ester）、3-氧代-29-羟基齐墩果酸（29-hydroxy-3-oxo-oleanolic acid）、3β,12α-二羟基-13β,28-内酯齐墩果酸（3β,12α-dihydroxy-13β,28-olide-oleanolic acid）、3-鼠李糖-（1→2)-木糖-齐墩果酸-28-葡萄糖酯苷［3-O-rhamnopanosyl-（1→2）-xylopyanosyl-oleanolic acid-28-O-glucopyanosyl ester］、愈创木-6-烯-4,10-二醇（guaia-6-en-4,10-diol）、3α-乌苏酸（3α-ursoloic acid）[10]。还含有常春藤皂苷元-3-O-β-（2'-乙酰基)-吡喃阿拉伯糖苷（2'-acetyl-3-O-β-arabinopyranosyl-hederagenin）、齐墩果酸-28-O-β-D-吡喃葡萄糖苷（28-O-β-D-glucopyranosyl-oleanolic acid）、常春藤皂苷元-3-O-α-L-吡喃阿拉伯糖-（1→3)-β-D-吡喃木糖苷[3-O-α-L-arabinopyranosyl-（1→3）-β-D-xylopyranosyl-hederagenin]、齐墩果酸-3-O-α-L-吡喃鼠李糖-（1→2)-β-D-吡喃木糖苷[3-O-α-L-rhamnopyranosyl-（1→2）-β-D-xylopyranosyl-oleanolic acid][11]、齐墩果酸-3-O-β-D-吡喃葡萄糖基-（1→3)-α-L-阿拉伯吡喃糖苷[3-O-β-D-glucopyranosyl-（1→3）-α-L-arabinopyranosyl oleanolic acid][12]、giganteaside D[13]、常春藤皂苷元-3-O-β-D-吡喃葡萄糖基-（1→3'）-（2'-O-乙酰基)-α-L-阿拉伯吡喃糖苷[14]。另含有3-O-β-D-吡喃木糖-（1→3）-α-L-吡喃鼠李糖-（1→2)-α-L-吡喃阿拉伯糖-常春藤皂苷元-28-O-β-D-吡喃葡萄糖-（6→1）-β-D-吡喃葡萄糖-（4→1)-α-L-吡喃鼠李糖酯苷（prosapogenin CP3）、3-O-β-D-α-L-吡喃鼠李糖-（1→2)-α-L-吡喃阿拉伯糖-常春藤皂苷元-28-O-β-D-吡喃葡萄糖-（6→1）-β-D-吡喃葡萄糖-（4→1)-α-L-吡喃鼠李糖酯苷、齐墩果酸-3-O-β-D-吡喃木糖-（2→1)-α-L-吡喃鼠李糖苷、常春藤皂苷元-3-O-α-L-吡喃阿拉伯糖-（2→1)-α-L-吡喃鼠李糖苷、齐墩果酸-3-α-L-吡喃阿拉伯糖-(2→1)-α-L-吡喃鼠李糖-（3→1）-O-β-D-吡喃木糖苷（hederasaponin C）、3-O-β-D-吡喃木糖-（1→3）-α-L-吡喃鼠李糖-（1→2)-α-L-吡喃阿拉伯糖-齐墩果酸-28-O-β-D-吡喃葡萄糖酯苷[3-O-β-D-xylopyranosyl-（1→3）-α-L-rhamnopyranosyl-（1→2）-α-L-arabinopyranosyl-oleanolic acid-28-O-β-D-glucopyranosyl ester][15]、2α,3β-23-trihydroxyolean-12-en-28-oic acid、2α,3β,19α,23-tetrahydroxyolean-12-en-28-oic acid和咖啡酸（caffeic acid）[16]。此外，本品还含有一些非三萜类化合物，如东莨菪素（scopoletin）[8]；挥发油类成分主要有败酱烯（α-patrinene）、异败酱烯（isopatrinene）[17]、α-萜品醇（α-terpineol）、β-榄香烯（β-elemene）、马兜铃烯（aristolene）、β-古芸烯（β-gurjunene）、十六酸（hexadecnonic acid）、亚油酸（linoleic acid）[18]。

本品种子含硫酸败酱皂苷Ⅰ（sulfapatrinoside Ⅰ）、硫酸败酱皂苷Ⅱ（sulfapatrinoside Ⅱ）[19]、熊果酸-3-O-α-L-吡喃鼠李糖-（1→2)-α-L-吡喃阿拉伯糖苷即败酱糖苷A-Ⅰ[3-O-α-L-rhamnopyranosyl-（1→2）-α-L-arabinopyranosylursolic acid, patrinia-glycoside A-Ⅰ]、齐墩果酸-3-O-α-L-吡喃鼠李糖-（1→2)-α-L-吡喃阿拉伯糖苷、熊果酸-3-O-β-D-吡喃葡萄糖基-（1→3）-α-L-吡喃阿拉伯糖苷[3-O-β-D-glucopyranosyl-（1→3）-α-L-arabinopyranosylursolic acid]、齐墩果酸-3-O-β-D-吡喃葡萄糖基-（1→3）-α-L-吡喃阿拉伯糖苷[3-O-β-D-glucopyranosyl-（1→3）-α-L-arabinopyranosyloleanolic acid]、熊果酸-3-O-α-L-吡喃鼠李糖-（1→2)-[β-D-吡喃葡萄糖基-（1→3）]-α-L-吡喃阿拉伯糖苷即败酱糖苷B-Ⅰ{3-O-α-L-rhamnopyranosyl-（1→2）-[β-D-glucopyranosyl-（1→3）]-α-L-arabinopyranosylursolic acid, patrinia-glycoside B-Ⅰ}及齐墩果酸3-O-α-L-吡喃鼠李糖-（1→2)-[β-D-吡喃葡萄糖基-（1→3）]-α-L-吡喃阿拉伯糖苷即

败酱糖苷 B-Ⅱ {3-*O*-α-L-rhamnopyranosyl-（1→2）-[β-D-glucopyranosyl-（1→3）]-α-L-arabinopyranosylolenolic acid，patrinia-glycoside B-Ⅱ}[20]。

【药理作用】

1. 镇静　败酱草正丁醇提取物对戊巴比妥诱导的镇静催眠作用显示较强的协同作用[21]。黄花败酱酊剂、黄花败酱醇浸膏片和黄花败酱精具有镇静作用，其中黄花败酱精的镇静效果好于酊剂和浸膏片[22]。黄花败酱水蒸馏液也有镇静作用，但持续时间短，镇静作用弱[23]。黄花败酱 95% 乙醇提取液的正丁醇萃取部分是镇静作用的有效部位[24]。

2. 抗病原微生物　黄花败酱醇提物和水提物对金黄色葡萄球菌、福氏痢疾杆菌、宋氏痢疾杆菌、伤寒杆菌、绿脓杆菌、大肠杆菌、炭疽杆菌、白喉杆菌、乙型溶血性链球菌有抑制作用[25]。黄花败酱水蒸馏液对金黄色葡萄球菌和链球菌抑菌作用强，对大肠杆菌抑菌作用较强，对巴氏杆菌、沙门菌的抑菌作用弱[23]。败酱草体外对产生 AmpC β- 内酰胺酶的细菌有不同程度的抑菌作用[26]。从黄花败酱种子中分离得到的三萜类化合物可抑制 HIV 病毒[27]。败酱草有效成分 AP4（败酱草多糖）能明显抑制呼吸道合胞病毒（RSV）增殖[28]。败酱草全草的水提浓缩液（AP1）经乙醇沉淀法提取后，得到的沉淀物经大孔吸附树脂柱分离提纯后，得到 AP3。AP3 对呼吸道合胞病毒有明显的抑制作用，而且 AP3 经 Molish 反应检测呈阳性，可以确定 AP3 为败酱草抗呼吸道合胞病毒的有效部位[29]。

3. 抗肿瘤　黄花败酱根质量浓度在 50～100mg/ml 时抑制肝癌细胞生长，其高浓度提取液（500μg/ml）对人体宫颈癌 JTC-26 细胞的抑制率为 98.2%，而对正常细胞的促进增殖率为 100%[30]。用黄花败酱根、茎、全草的提取物进行体内抑瘤实验，根提取物有抑瘤作用，而茎和全草提取物无抑瘤作用[31]。从黄花败酱根、茎的总提取物中分离得到的黄花败酱总皂苷可延长荷艾腹水癌小鼠的生命，具有体内抗肿瘤活性[32]。

4. 对血液系统的影响　将混合菌液注入划伤的子宫内造成大鼠慢性盆腔炎，造模 2 天后开始分组给药，连续 21 天后，发现败酱复方可不同程度改善全血黏度、血浆黏度和红细胞压积、脾淋巴细胞转化指数、血清 IL-2、血清 IL-6 等指标，可减轻大鼠慢性盆腔炎病理改变。败酱草能增强网状细胞和白细胞的吞噬能力，促进抗体形成及提高血清溶菌酶的水平，从而进一步达到抗菌消炎的目的[33]。

5. 保肝　败酱草有促进肝细胞再生、防止肝细胞变性、改善肝功能、抗肝炎病毒的作用，使肝细胞炎症消退和毛细胆管疏通。黄花败酱根的煎液有促进胆汁分泌作用[34]。

6. 毒性反应　黄花败酱几乎无毒性，大剂量使用时伴有轻度不良反应。其干浸膏 24g（生药）/kg 给小鼠灌胃无不良反应，醇浸膏 30g/kg 给小鼠灌胃，对小白鼠有轻度呼吸抑制和轻度致泻作用。其挥发油按相当于人用量的 400、700、1500 倍给小鼠灌胃时，观察 7 天未见异常表现[35]。黄花败酱精 200mg/kg 口服有多尿现象。黄花败酱根甲醇提取物使小鼠血清转氨酶升高，并有组织病理改变[30]。

【临床研究】

1. 急性单纯性阑尾炎　①内服。败酱忍冬汤：败酱草 20g，忍冬藤 30g，白花蛇舌草 20g，大黄 10g，桃仁 15g，白芍 10g，甘草 8g，红花 12g。服法：每日 1 剂，水煎服。②外用。食盐 30g，大蒜 20g，混合捣碎，平涂于腹部压痛点上，用塑料薄膜覆盖，上敷热毛巾 20min，每日 1 次。62 例患者均为门诊病人，5 天为 1 个疗程，治疗期间不使用任何抗生素，同时保持心情舒畅。结果：治疗 1 个疗程，痊愈 15 例，显效 38 例；治疗 2 个疗程，痊愈 43 例，显效 17 例，无效 2 例，其中无效 2 例均为服药 2 个疗程后无效而放弃中医治疗，改为西医保守治疗[36]。

2. 慢性溃疡性结肠炎　败酱草 30g，党参 15g，炒白术 15g，干姜 6g，炙甘草 6g，炮附子 9g（先煎），炒薏苡仁 24g，赤石脂 15g（布包），地榆 15g，炒山药 18g，乳香 9g，没药 9g。若腹痛甚者加炒白芍 24g，脓血便甚加地榆 30g，马齿苋 18g，疲乏倦怠加黄芪 24g。每日全部病例均用上方加减煎服，每日 1 剂。服药期间不用任何西药，忌食用油腻、荤性食物。结果：治疗 62 例，临床治愈 27 例，基本治愈 17 例，好转 13 例，无效 5 例，总有效率 91.5%[37]。

3. 慢性盆腔炎　败酱草 20g，薏苡仁 50g，附子 5g。如带下量多色黄者加连翘 20g，黄柏 20g，红藤 20g；小腹冷痛，手足冰凉者加吴茱萸 15g，艾叶 15g，小茴香 15g；月经量少，色暗有块，小腹胀痛或刺痛者加三棱 10g，莪术 10g；经量多者加血余炭 20g，海螵蛸 20g；腰酸者加续断 20g，杜仲 20g，桑寄生 20g。加冷水适量，浸泡 30min，煎 30min，取汁 200ml，每日 1 剂，早晚分服，10 天为 1 个疗程。结果：治疗 50 例，短者服药 2 个疗程，多者服药 5 个疗程，痊愈 42 例，好转 5 例，无效 3 例[38]。

4. 尿道综合征　采用薏苡附子败酱散合当归贝母苦参丸治疗。方药：败酱草 20～30g，薏苡仁 15～30g，附子、川贝母、苦参、香附、甘草各 10～15g，当归 15～20g，桂枝 10～20g，加水 1000ml 浸泡半小时后煎取药汁 200ml，再加水 800ml，煎取 200ml，混合后分 2 次温服，20 天为 1 个疗程。结果：25 例中，显效 12 例，占 48%；有效 11 例，占 44%；无效 2 例，占 8%[39]。

5. 亚急性湿疹　采用薏苡附子败酱散加连翘、丹皮、生地、当归治疗。方剂组成：败酱草 30g，薏苡仁 30g，附子 3g，连翘 15g，牡丹皮 12g，生地 15g，当归 15g。每日 1 剂，水煎分 2 次服。同时嘱患者忌食辛辣刺激、腥发动风的海产品和牛奶、鸡蛋等食物，同时避免食用一些刺激性食物，如葱、姜、蒜、浓茶、咖啡、酒类等。结果：治疗 56 例，痊愈 37 例，显效 10 例，有效 5 例，无效 4 例，总有效率为 92.9%[40]。

【性味归经】味辛、苦，性微寒。归大肠、肺、肝经。

【功效主治】清热解毒，活血排脓。主治肠痈，肺痈，痈肿，痢疾，产后瘀滞腹痛。

【用法用量】内服：煎汤，10～15g。外用：适量，鲜品捣敷。

【使用注意】脾胃虚弱者及孕妇慎服。

【经验方】

1. 蛇咬　败酱草250g。煎汤炖服。另用败酱草杵细外敷。（《闽东本草》）

2. 肋间神经痛　败酱草60g。水煎服。（《浙江药用植物志》）

3. 产后腹痛如锥刺　败酱五两。水四升，煮二升，每服二合，日三服。（《卫生易简方》）

【参考文献】

[1]Taguchi H,Endo Tohru. Patrinoside, a new iridoidglycoside from Patrinia scabiosaefolia. Chem Pharm Bull, 1974, 22(8): 1935.

[2]Taguchi H,Endo T,Yosioka I,et al. The revised stereostructure of patrinoside X-ray crystallographic analysis. Chem Pharm Bull,1979,27(5): 1275.

[3]Sidorovich TN. Saponins of Patrinia scabiosaefolia. Aptechnoe Delo, 1966,15(6): 38.

[4]Bukharov VG,Karlin VV,Sidorovich TN. Triterpeneglycosides of Patrinia scabiosofolia Ⅰ. Khim Prir Soedin,1970,6(1): 69.

[5]Bukharov VG,Karlin VV. Triterpenicglycosides from Patrinia scabiosofolia Ⅱ. Khim Prir Soedin ,1970,6(2): 211.

[6]Won SW,Jae SC,Otto S,et al. Sterol and triterpenoidglycosides from the roots of Patrinia scabiosaefolia. Phytochemistry,1983,22(4): 1045.

[7]Jae SC,Won SW.Triterpenoidglycosides from the roots of Patrinia scabiosaefolia. Planta Med,1987,53(1): 62.

[8]Choi JS,Woo WS.Coumarins and triterpenoidglycosides from the roots of Patrinia scabiosaefolia. Arch Pharm Res,1984,7(2): 121.

[9] 李延芳，李明慧，楼凤昌，等．黄花败酱的化学成分研究．中国药科大学学报，2002, 33(2): 101.

[10] 高亮，张琳，刘江云，等．黄花败酱的化学成分研究．中草药，2011, 42(8): 1477.

[11] 杨东辉，魏璐雪，蔡少青，等．黄花败酱根及根茎化学成分的研究．中国中药杂志，2000, 25(1): 39.

[12] 姜泓，初正云，王虹霞，等．黄花败酱化学成分．中草药，2003, 34(11): 978.

[13] 杨波，丁立新，沈德凤，等．黄花败酱中一个皂苷的分离鉴定．中药材，1999, 22(4): 189.

[14] 杨波，沈德凤，丁立新，等．黄花败酱中酰化新皂苷的分离与鉴定．中草药，2002, 33(8): 685.

[15] 李延芳，楼凤昌．黄花败酱中三萜皂苷类成分的分离鉴定．华西药学杂志，2007, 22(5): 483.

[16] 夏明文，谭菁菁，杨琳，等．黄花败酱化学成分研究．中草药，2010, 41(10): 1612.

[17] 马越美，田珍，楼之岑．黄花败酱挥发油成分的分离与鉴定．药学通报，1987, 22(2): 69.

[18] 田智勇，曹继华．黄花败酱和异叶败酱挥发油的研究．河南大学学报（医学版），2004, 23(1): 35.

[19]Inade A,Yamada M,Murata H,et al.Phytochemical studies of seeds of medicinal plants.Ⅰ two sulfated triterpenoidglycosides, sulfapatrinosides Ⅰ and Ⅱ , from seeds of Patrinia scabiosaefolia fischer. Chem Pharm Bull, 1988, 36(11): 4269.

[20]Nakanishi T, Tanaka K, Murata H, et al. Phytochemical studies of seeds of medicinal plants. Ⅲ. ursolic acid and oleanolic acid glycosides from seeds of Patrinia scabiosaefolia fischer. Chem Pharm Bull, 1993, 41(1): 183.

[21] 肖珍，彭向东．黄花败酱草提取物镇静活性部位的研究．广州医药，2010, 41(6): 53.

[22] 罗和春，崔玉华，楼之岑．中药黄花败酱镇静安眠作用的临床观察与药理药化研究．北京中医杂志，1982, (3): 30.

[23] 谭超，孙志良，周可炎，等．黄花败酱化学成分及镇静、抑菌作用研究．中兽医医药杂志，2003, (4): 3.

[24] 徐泽民，黄朝辉，朱波，等．黄花败酱镇静作用活性部位的研究．浙江中西医结合杂志，2007, 17(6): 347.

[25] 胡庭俊，秦坤莲，赵灵颖，等．中草药败酱草提取物的制备及其体外抑菌试验．纪念中国畜牧兽医学会中兽医学分会成立30周年中国畜牧兽医学会中兽医学分会2009年学术年会、华东区第19次中兽医科研协作与学术研讨会论文集，2009.

[26] 刘东梅，毕建成，郄会卿，等．黄芩、黄连、乌梅、金银花、败酱草对产 AmpCβ - 内酰胺酶细菌的体外抑菌作用．河北中医，2008, 30(6): 654.

[27]Nakanishi T, Inada A, Kato T. Antiviral cyclic trierpenoids from Patrinia, JP 01207262,1989-08-21.

[28] 张凤梅，李洪源，李霞，等．败酱草多糖体外抗呼吸道合胞病毒作用的研究．黑龙江医药科学，2006, 29(1): 48-49.

[29] 李珊珊，李洪源，朴英爱，等．败酱草抗病毒有效部位体外抑制呼吸道合胞病毒作用研究．中华流行病学杂志，2004, 25(2): 150-153.

[30] 万新，石晋丽，刘勇，等．败酱属植物化学成分与药理作用．国外医药·植物药分册，2006, 21(2): 53.

[31] 毛金军，王丽敏，张明远，等．黄花败酱提取物抗肿瘤作用的实验观察．黑龙江医药科学，2004, 27(5): 35.

[32] 沈德凤，杨波，李进京．黄花败酱总皂苷提取物抗肿瘤作用的实验研究．黑龙江医药科学，2007, 30(3): 35.

[33] 史凯凯，段徐华，杨静．败酱复方对混合菌液所致大鼠慢性盆腔炎的治疗作用．数理医药学杂志，2006, 19(2): 191.

[34] 蒋惠娣，黄夏琴．九种护肝中药抗脂质过氧化作用的研究．中药材，1997, 20(12): 624-627.

[35] 王瑞俭，孙宝民．黄花败酱的药理研究与临床应用．长春中医学院学报，1997, 13(62): 46.

[36] 邢卫光．自拟败酱忍冬汤治疗急性单纯性阑尾炎．光明中医，2011, 26(5): 1026.

[37] 孙新云，闻乐，徐风毅．理中汤合薏苡败酱散加减治疗慢性溃疡性结肠炎62例．四川中医，2011, 29(12): 78.

[38] 秦福山，董玲．薏苡附子败酱散加味治疗慢性盆腔炎50例．中国民间疗法，2007, 15(8): 31-32.

[39] 杨桂芳．经方薏苡附子败酱散合当归贝母苦参丸加味治疗尿道综合征25例．中医药信息，2002, 19(3): 39-40.

[40] 刘宏伟，贾浩．薏苡附子败酱散加减治疗亚急性湿疹56例．中医药导报，2011, 17(9): 109.

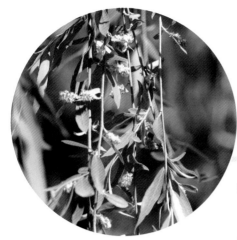

Chui liu

垂 柳

Salicis Babylonicae Caulis et Folium
[英] Weeping Willow Stem and Leaf

【别名】柳树、清明柳、吊杨柳、线柳、倒垂柳。

【来源】为杨柳科植物垂柳 Salix babylonica L. 的枝、叶。

【植物形态】乔木。树冠开展疏散。树皮灰黑色，不规则开裂；枝细，下垂，无毛。芽线形，先端急尖。叶狭披针形，长 9 ~ 16cm，宽 0.5 ~ 1.5cm，先端长渐尖，基部楔形，边缘具锯齿；叶柄有短柔毛；托叶仅生在萌发枝上。花序先叶或与叶同时开放；雄花序有短梗，轴有毛；雄蕊 2，花药红黄色；苞片披针形，外面有毛；腺体 2；雌花序有梗，基部有 3 ~ 4 小叶，轴有毛；子房椭圆形，无柄或近无柄，花柱短，柱头 2 ~ 4 深裂；苞片披针形，外面有毛；腺体 1。蒴果。

【分布】广西全区均有分布。

【采集加工】夏季采收。

【药材性状】枝条圆柱形，表皮灰棕色，有细纹，质硬。叶片狭披针形，先端长渐尖，基部楔形，边缘具细齿，上面绿色，下面色稍淡。气微，味淡。

【品质评价】以干燥、色黄绿、无杂质者为佳。

【化学成分】本品含黄酮类（flavones）、挥发油（volatile oils）等化学成分。

叶含木犀草素 -7-O-β-D- 吡喃葡萄糖苷（luteolin-7-O-β-D-glucopyranoside）、木犀草素（luteolin）、柯伊利素（chrysoefiol）[1]。尚含水杨苷（salicin）、熊果苷（arbutin）[2]、邻苯二酚（oxophenic acid）[3]、芫花叶苷（yuanhuanin）[4]。

叶中还含挥发油，主要有 1,3- 二甲基苯（1,3-methyl benzene）、苯甲醛（benzaldehyde）、环己二酮（cyclohexanedione）、苯甲醇（benzyl alcohol）、2- 羟基苯甲醛（2-hydroxybenzaldehyde）、苯乙醇（phenethyl alcohol）、冰片（borneol）、3- 丙烯基 -6- 甲氧基苯酚（3-propenyl-6-methoxyphenol）、二十

烷（eicosane）等成分 [5]。

【临床研究】

1. 急性肝炎 取鲜垂柳、枫柳的枝和叶（以下简称杨柳枝和杨柳叶），分别制成杨柳枝和杨柳叶两种注射液。急性黄疸型肝炎：同时用杨柳枝、叶注射液，前者 2ml，后者 3ml，每日肌注 2 次（小儿 1 次），至血清胆红素、肝功能恢复正常，再巩固治疗 1 ~ 2 周。

急性无黄疸型肝炎：仅用杨柳叶注射液（用法同上）。结果：治疗 500 例，临床治愈者 472 人，治愈率 94.4%；疗效不佳者 28 例，占 5.6%。对出院 1 年半以上的 78 例患者进行了随访，其中半年内复发者仅 4 人，复发率占 5.13%，证明远期疗效较好，随访中也未发现迁延、慢性肝炎的病例 [6]。

2. 牙痛 先将垂柳白皮切碎放入砂锅

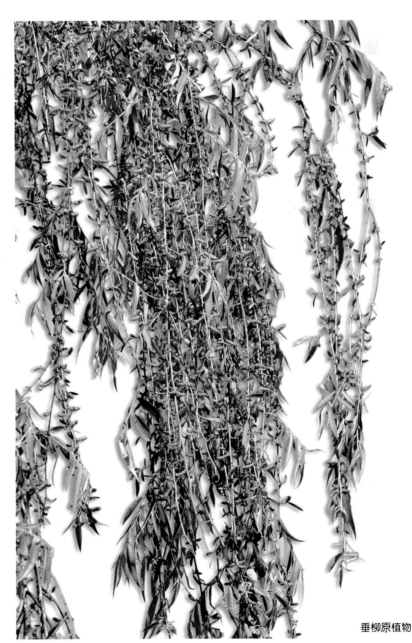

垂柳原植物

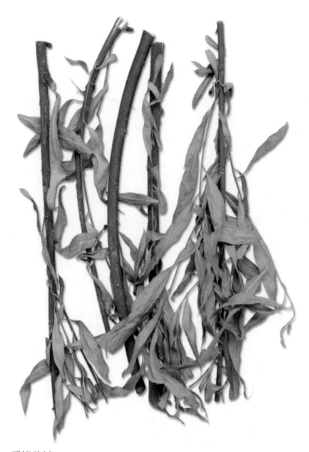

垂柳药材

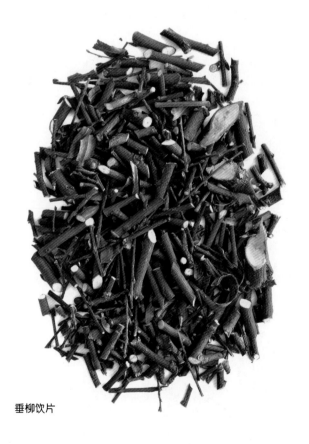

垂柳饮片

内，加水 1000 ~ 1500ml，煎至 500ml，去渣取汁回入锅内，再加入细辛、苦参、水豆腐煎沸，取下备用。用法：先用牙膏刷牙，使牙面和牙缝保持清洁，再以上药含漱 2 ~ 5min 后吐出，连续含漱 3 次，每日 9 次。一般用上法治疗 1 天，牙痛即止，多者需治疗 5 天即见效。结果：治疗蛀牙作痛（龋齿）或伴有齿龈红肿者 174 例，有效者 172 例，无效者 2 例[7]。

垂柳枝

【**性味归经**】味苦，性寒。归肝、胃、小肠经。

【**功效主治**】祛风利湿，解毒消肿。主治风湿痹痛，小便淋浊，黄疸，风疹瘙痒，疔疮，丹毒，龋齿，牙龈肿痛。

【**用法用量**】内服：煎汤，15 ~ 30g。外用：适量，煎水含漱；或熏洗。

【**使用注意**】脾胃虚寒者慎用。

垂柳叶

【**性味归经**】味苦，性寒。归肺、膀胱、肝、心经。

【**功效主治**】清热解毒，利尿通淋，平肝，止痛，透疹。主治慢性气管炎，尿道炎，膀胱炎，膀胱结石，白浊，高血压病，痈疽肿毒，烫火伤，关节肿痛，牙痛，痧疹，皮肤瘙痒。

【**用法用量**】内服：煎汤，15 ~ 30g；鲜品 30 ~ 60g。外用：适量，煎水洗；或捣敷；或研末调敷；或熬膏涂。

【**使用注意**】脾胃虚寒者慎用。

【经验方】

1. 牙齿风龋 柳枝（锉）一升，大豆一升。合炒，豆（炮尽），于瓷器盛之，清酒三升渍之，经三日。含之频吐。（《古今录验方》）

2. 齿龂肿，连耳脑肿痛 垂柳枝、槐白皮、桑白皮、白杨皮各一握。上药细锉，每用半两，以水一大盏，煎至七分，去滓，入盐一钱，搅令匀，热含冷吐。（《太平圣惠方》柳枝汤）

3. 疔毒及反花疮 煎柳枝叶作膏涂之。（《独行方》）

4. 天灶丹毒，赤从背起 柳木灰水调涂之。（《外台秘要》）

5. 阴卒肿痛 柳枝（三尺长）二十枚。细锉，水煮极热，以故帛裹包肿处，仍以热汤洗之。（《姚僧垣集验方》）

6. 黄疸 柳枝三大升。以水一斗，煮取浓汁，搦半升，一服令尽。（《外台秘要》引崔氏方）

7. 急慢性肝炎 一寸以内嫩柳枝 60g。加水 1000ml，煎至 200ml，每日 1 剂，分 2 次服。（《新疆中草药单方验方选编》）

8. 小便淋浊不清 柳枝一握，甘草三钱。煎汤饮之。（《肘后方》）

9. 小儿胎火不尿 柳枝，干者一握。煎汤服之。（《济急方》）

10. 眉毛痒落 垂柳叶，阴干，捣罗为末。每以生姜汁，于生铁器中调。夜间涂之，渐以手摩令热为妙。（《圣惠方》）

11. 疖肿，乳腺炎 柳树叶切碎煮烂，过滤，浓缩至糖浆状，外敷。（《全国中草药新医疗法展览会资料选编》柳叶膏）

12. 背痈　垂柳鲜叶、鲜丝瓜（如有八棱丝瓜，即粤丝瓜更佳）各适量，捣烂敷患处。（《福建药物志》）

13. 老年慢性气管炎　鲜垂柳叶、鲜栗叶、鲜侧柏叶各60g，水煎服（煎1h以上），10天为1个疗程，间隔2～3天，再服1个疗程。（《全国中草药汇编》）

14. 膀胱结石　垂柳叶、赤小豆、玉米须（或根叶）各30g，滑石粉、黄柏各15g。水煎服，每日1剂。（《全国中草药汇编》）

15. 高血压病　新鲜柳树叶250g，水煎浓缩成100ml，分2次服，6天为1个疗程。（《全国中草药汇编》）

16. 急性风湿性关节炎　柳芽15g。水煎服。（《浙江药用植物志》）

【参考文献】

[1] 刘可越，刘海军，周斌，等. 垂柳叶化学成分及其促进脂肪分解的活性研究. 药学学报, 2008, 47(4): 520.

[2] Riitta JT. Phenolic constituents in the leaves of northern willows: methods for the analysis of certain phenolics. J Agr Food Chem, 1985, 33(2): 213.

[3] 王景祥，贡瑞生，朱丽青，等. 柳叶抗滴虫成分的研究. 中草药, 1985, 16(12): 7.

[4] 袁坷，刘延泽，冀春茄. 柳叶中黄酮苷的分离鉴定及丹宁成分的初步分析. 河南科学, 1993, (11): 183.

[5] 王东来，孙晓萍. GC/MS法分析柳叶中挥发性成分. 中国化学会第十三届有机分析与生物分析学术会议论文集, 2005, 24(增刊): 35.

[6] 370医院传染科. 杨柳枝叶注射液治疗急性肝炎500例. 人民军医, 1977, (8): 39.

[7] 程爵棠. 定痛饮治疗牙痛. 云南中医杂志, 1983, (5): 51.

Pa shu long

爬树龙

Rhaphidophorae Hongkongensis Herba
[英] Climbing Rhaphidophora Herb

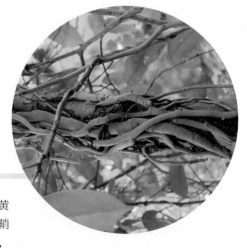

【别名】过山龙、大青蛇、大青龙、青竹标、崖角藤、大蛇翁、石风、上木蜈蚣、百足草。

【来源】为天南星科植物狮子尾 *Rhaphidophora hongkongensis* Schott. 的全草。

【植物形态】附生藤本。匍匐于地面、石上或攀缘于树上。茎稍肉质，粗壮，圆柱形，生气生根。分枝常披散。幼株茎纤细，肉质，绿色，匍匐面扁平，背面圆形，气生根与叶柄对生，污黄色，肉质。叶柄腹面具槽，两侧叶鞘达关节；叶片纸质，通常镰状椭圆形，有时为长圆状披针形或倒披针形，由中部向叶基渐狭，先端锐尖至长渐尖，长 20～35cm，宽 5～14cm，表面绿色，背面淡绿色，中肋表面平坦，背面隆起。幼株叶片斜椭圆形，先端锐尖，基部一侧狭楔形，另一侧圆形。花序顶生和腋生。花序柄圆柱形。佛焰苞绿色至淡黄色，卵形，渐尖，蕾时席卷，花时脱落。肉穗花序圆柱形，向上略狭，顶钝，粉绿色或淡黄色。子房顶部近六边形，截平。浆果黄绿色。

【分布】广西主要分布于武鸣、鹿寨、陆川、防城、上林。

【采集加工】全年均可采收。切段，晒干，亦可鲜用。

【药材性状】茎圆柱形或略扁稍弯曲。表面黑褐色，有多数扭曲的纵细沟纹，节环状。质硬，不易折断，切断面可见纤维。气微，味微苦。

【品质评价】以干燥、色黄绿、无杂质者为佳。

【化学成分】本品含有羽扇豆醇乙酸酯（lupeol acetate）、羽扇豆醇（lupeol）、β-谷甾醇（β-sitosterol）、桦木醇（betulin）、桦木酸（betulinic acid）、硬脂酸（stearic acid）、β-胡萝卜苷（β-daucosterol）、ficubee A、ficubee B、artelastin[1]。

【药理作用】

毒性反应 过量爬树龙灌胃可致中毒[2]。

【性味归经】味辛，性凉；有小毒。归肝、胃、肺经。

【功效主治】活血止痛，清热止咳，凉血解毒。主治跌打损伤，骨折，风湿痹痛，胃痛，腹痛，脾大，咳嗽，百日咳，疮痈肿毒，带状疱疹，淋巴结炎，水火烫伤，虫蛇咬伤。

【用法用量】内服：煎汤，9～15g；或浸酒。外用：适量，捣敷或酒炒热敷。

【使用注意】本品有小毒，用量不宜过大。孕妇慎用。

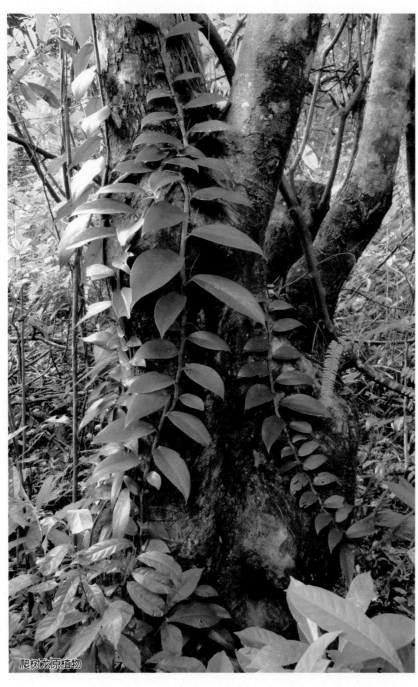

爬树龙原植物

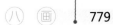
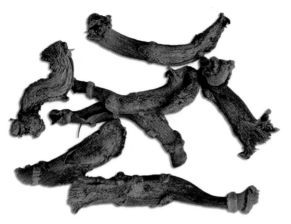

爬树龙药材

【经验方】

跌打瘀肿，风湿关节痛，疮痈肿毒　用鲜茎、叶捣烂，
调酒炒热外敷。（《广西本草选编》）

【参考文献】

[1] 吴晓青，陈睿，方冬梅，等.崖角藤的化学成分.应用与环境生物学报，
2011, 17(1): 24.

[2] 杨仓良.毒药本草.北京：中国中医药出版社，1993: 1071.

Jin ju

金 橘

Fortunellae Margaritae Radix
[英] Oval Kumquat Root

【别名】长寿金柑、牛奶柑、公孙橘。

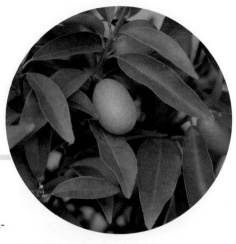

【来源】为芸香科植物金橘 *Fortunella margarita*（Lour.）Swingle 的根。

【植物形态】灌木。树枝有刺。叶质厚，浓绿，卵状披针形或长椭圆形，长 5 ~ 11cm，宽 2 ~ 4cm，顶端略尖或钝，基部宽楔形或近于圆形；叶柄翼叶甚窄。单花或 2 ~ 3 花簇生；花萼 4 ~ 5 裂；花瓣 5 片；雄蕊 20 ~ 25 枚；子房椭圆形，花柱细长，通常为子房长的 1.5 倍，柱头稍增大。果椭圆形或卵状椭圆形，橙黄色至橙红色，果皮味甜，油胞常稍突起，瓤囊 5 或 4 瓣，果肉味酸。种子卵形，端尖。

【分布】广西全区均有栽培。

【采集加工】全年均可采收。洗净，切段，晒干。

【药材性状】根圆柱形，表面黄褐色，具纵皱纹。质硬，不易折断，切断面黄白色。气香，味微辛。

【品质评价】以干燥、块大、无杂质、色黄棕者为佳。

【化学成分】本品果实含金柑苷（fortunellin）[1]，还含有枸橼酸（citric acid）、异枸橼酸（*iso*-citric acid）、苹果酸（malic acid）、类胡萝卜素（carotenoid）、维生素B（vitamin B）、脯氨酸（prolino）、天冬氨酸（aspartic acid）、精氨酸（arginine）[2]。

【性味归经】味辛、甘，性温。归脾、肺经。

【功效主治】理气解郁，消食化痰，醒酒。主治胸闷郁结，脘腹痞胀，食滞纳呆，咳嗽痰多，伤酒口渴。

【用法用量】内服：煎汤，干品 3 ~ 9g，鲜品 15 ~ 30g，或捣汁饮，或泡茶，或嚼服。

【使用注意】气虚者慎用。

【参考文献】

[1] Matsuno T. Isolation of a new flavoneglycoside, fortunellin. Yakugaku Zasshi, 1958, (78): 1311.

[2] Cappello C, Calvarano I, Tonarelli de Rossing, Retamar JA, et al. Composition of Argentinian kumquats,genus Fortunella margarita.1. The essential oil.Essenze, Derivati Agrumari, 1982, 52(1): 67.

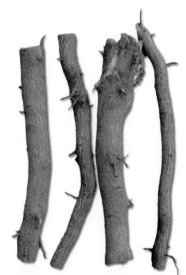

金橘药材

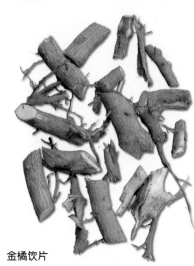

金橘饮片

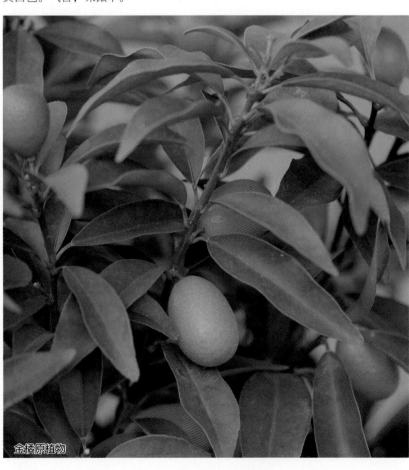

金橘原植物

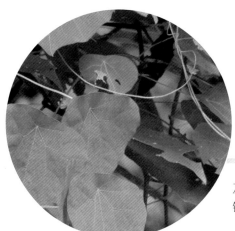

Jin bu huan

金不换

Stephaniae Sinicae Radix
[英] Chinese Stephania Root Tuber

【别名】山乌龟、地不容、吊金龟、金线吊乌龟、地不容。

【来源】为防己科植物金不换 *Stephania sinica* Diels 的块根。

【植物形态】落叶藤本。全株无毛，块根团块状。茎枝粗壮，常中空，有粗直纹。叶互生；叶柄盾状着生；叶片三角形或三角状近圆形，长 15～15cm，宽度常大于长度或近相等，先端钝，有小突尖，基部近平截或微圆，边缘浅波状或全缘；掌状脉 5 条，下面微突，近纸质。花小，单性，雌雄异株；网脉明显，复伞形聚伞花序腋生，总花序梗和伞梗均肉质，苞片和小苞片均无；雄花萼片 6，排成 2 轮，稍肉质，近倒卵状长圆形，内轮稍阔；花瓣 3 或 4，倒卵形，短而阔，内面有 2 个大腺体；雌花序为复伞形聚伞花序；雌花萼片 1，小；花瓣 2，内面腺体有时不甚明显。果梗肉质，核果背部有小横肋状雕纹。

【分布】广西主要分布于龙州、德保、靖西、那坡。

【采集加工】全年均可采挖。洗净，切片，晒干。

【药材性状】块根类球形或不规则块状。表面褐色或黑褐色，有不规则的龟裂纹，散生众多小突点。商品多为横切或纵切片，厚 0.5～1cm；新鲜切面淡黄色至黄色，或放置后黄色变深。断面常可见筋脉纹环状排列呈同心环状，干后略呈点状突起。气微，味苦。

【品质评价】以干燥、洁净者为佳。

【化学成分】本品块根含四氢掌叶防己碱（tetrahydropalmatine）[1]、小檗胺（berbamine）[2]、轮环藤宁碱（cyclanine）、头花千金藤碱（cepharanthine）[3]、汝兰宁碱（runanine）、β-谷甾醇（β-sitosterol）[4] 等成分。

【药理作用】

镇痛 金不换乙醇提取物、总生物碱

及非酚性生物碱对热板致小鼠疼痛有镇痛作用，酚性生物碱则无此作用 [5]。

【临床研究】

1. 急性上消化道出血 治疗组 170 例以金不换注射液 20～60ml 加入 5%～10% 葡萄糖液 300～500ml 中静滴（每分钟 30～50 滴），每日 1 次，对重度出血患者静滴前可先以 50% 葡萄糖液 40ml 加金不换注射液 10ml 静脉推注。疗程 7 天。结果：治疗组治愈率为 89.42%，大便潜血阴转平均时间 3.85 天，与

53 例西药组对照，其治愈率差异显著（$P<0.05$），大便潜血阴转平均时间差异非常显著（$P<0.01$）[6]。

2. 消化性溃疡 治疗组 216 例口服金不换冲剂，每次 10g，每日 4 次；对照组 108 例口服泰胃美片 800mg，每晚 1 次。十二指肠球部溃疡疗程为 4 周，胃溃疡及复合性溃疡疗程 6 周。两组均在服药 4 周后复查胃镜，详细记录症状、溃疡、炎症及 HP 变化情况。结果：治疗组总有效率为 92.13%，

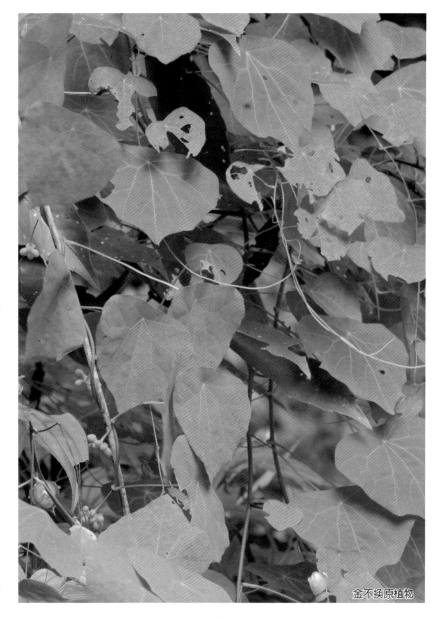

金不换原植物

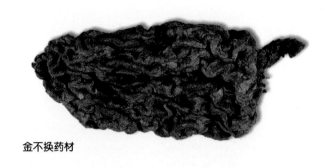

金不换药材

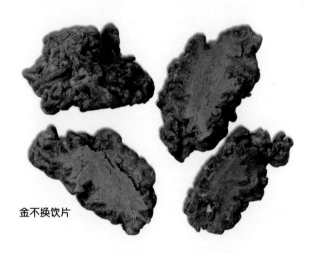

金不换饮片

【性味归经】味苦，性寒；有小毒。归肺、胃、肝经。

【功效主治】清热解毒，健胃止痛，散瘀消肿。主治外感咳嗽，咽痛，口舌生疮，呕吐腹泻，痢疾，胃痛，腹胀，痈疽肿毒，跌打损伤。

【用法用量】内服：煎汤，3~6g；或研末、磨汁或浸酒。外用：适量，捣敷、研末撒；或磨汁涂；或研粉调蜂蜜或鸡蛋清敷患处；或煎水外洗。

【使用注意】用量不宜过大，过大会引起呕吐。孕妇及体弱者忌服。

【经验方】

1. 痈疽疔毒发背、无名肿毒、不出头者　地不容，用鸡蛋清调搽，留顶，一夜即出头。出头后，切勿妄敷。（《滇南本草图说》）

2. 神经衰弱　地不容根4g。煎服。（《云南中草药选》）

3. 催吐　地不容根，生用5~15g。水煎服。（《云南中草药》）

4. 胃痛，气胀腹痛　地不容根研末，每用2g。姜汤送下。（《云南中草药》）

5. 急性肠胃炎　地不容根干粉0.5~1g。吞服。（《云南中草药选》）

6. 疟疾　地不容末2g。开水送服，或水煎服。（《昆明民间常用草药》）

对照组为90.14%，两组疗效相当（$P>0.05$）；治疗组胃痛消失时间为（8.98 ± 3.25）min，对照组胃痛消失时间为（6.23 ± 2.28）min，对照组优于治疗组。治疗组HP阳性患者为176例（阳性率81.5%），经金不换冲剂治疗后清除率为75.0%，根除率为67.1%。对照组HP阳性患者为86例（阳性率79.6%），经泰胃美治疗后清除率为18.6%，根除率为13.9%。两组的清除率和根除率经统计学处理，有显著性差异（$P<0.01$），说明治疗组能显著抑制HP的生长。金不换冲剂治疗十二指肠球部溃疡所属各种中医证型（其中虚寒型80例），其治愈率、好转率经χ^2检验均无显著性差异（$P>0.05$），说明金不换冲剂对各型疗效确切[7]。

【参考文献】

[1] 李均裕. 山乌龟中提取颅痛定工艺的改进. 中草药, 1985, 16(3): 139.

[2] 朱兆仪, 冯毓秀, 何丽一, 等. 中国防己科千金藤属药用植物资源利用研究. 药学学报, 1983, 18(6): 460.

[3] 杨鹤鸣, 罗献瑞. "山乌龟"的研究. 药学学报, 1980, 15(11): 674.

[4] Min ZD, et al. Alkaloids of Stephania sinica. Phytochemistry, 1985, 24(12): 3084.

[5] 广西医药研究所. 医药科技资料, 1972, (2): 22.

[6] 周晓. 170例上消化道出血用"金不换注射液"治疗并临床观察. 上海中医药杂志, 1989, (4): 4.

[7] 严光俊, 李远蓉, 俞悦慈. 金不换冲剂治疗消化性溃疡的临床与实验研究. 中国医药学报, 2003, 18(2): 90.

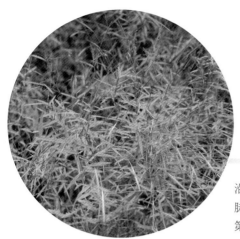

Jin si cao

金丝草

Pogonatheri Criniti Herba
[英] Rough Melic Herb

【别名】黄毛草、猫毛草、金丝茅、毛毛草。

【来源】为禾本科植物金丝草 *Pogonatherum crinitum*（Thunb.）Kunth 的全草。

【植物形态】草本。秆丛生，具纵条纹，粗糙，节上被白色髯毛，少分枝。叶片线形，扁平，稀内卷或对折，长 1.5 ～ 5cm，宽 1 ～ 4mm，顶端渐尖，基部为叶鞘顶宽的 1/3，两面均被微毛而粗糙。穗形总状花序单生于秆顶，乳黄色；总状花序轴节间与小穗柄均压扁；小穗无柄，含 1 两性花；第一颖背腹扁平，先端截平，具流苏状纤毛，具 2 脉；第二颖与小穗等长，稍长于第一颖，舟形，具 1 脉而呈脊，沿脊粗糙，先端 2 裂，裂缘有纤毛，脉延伸成弯曲的芒，芒金黄色，粗糙；第一小花完全退化或仅存一外稃；第二小花外稃稍短于第一颖，先端 2 裂，裂片为稃体长的 1/3，裂齿间伸出细弱而弯曲的芒；内稃宽卵形，短于外稃，具 2 脉；雄蕊 1 枚，花药细小；花柱自基部分离为 2 枚；柱头帚刷状。颖果卵状长圆形。

【分布】广西主要分布于上思、防城、东兰、金秀、灌阳。

【采集加工】栽后第 1 年冬季收 1 次，以后每年的 6 月和 10 月各收获 1 次。割取地上部分，捆成小把，晒干或鲜用。

【药材性状】干燥叶多呈细长卷筒状。展开后叶片为线形，长 2 ～ 5cm，宽 1 ～ 4mm。质脆而有弹性。

【品质评价】以叶嫩、色绿、卷成筒状者为佳。

【化学成分】本品含苷蓿素（tricin）、3′,4′,5,5′,7- 五甲氧基黄酮（3′,4′,5,5′, 7-pentamethoxy flavone）、β - 谷甾醇（β-sitosterol）、β - 胡萝卜苷（β-daucosterol）[1]。尚含有山柰酚 -7-*O*-α -L- 吡喃鼠李糖苷（kaempferol-7-*O*-α -L-rhamnopyranoside）、山柰酚 -3-*O*-β -D- 芸香糖苷（kaempferol -3-*O*-β-D- rutinoside）、山柰酚 -3,7- 二 -*O*-β -D- 吡喃葡萄糖苷（kaempferol-3,7-di-*O*-β-D-glucopyranoside）、槲皮素 -3-*O*-β -D- 吡喃葡萄糖苷（quercetin-3-*O*-β -D-glucopyranoside）、异鼠李素 -7-*O*-β -D- 龙胆双糖苷（*iso*-rhamnetin-7-*O*-β -D-gentiobioside）、异鼠李素 -3,7- 二 -*O*-β -D- 吡喃葡萄糖苷（*iso*-

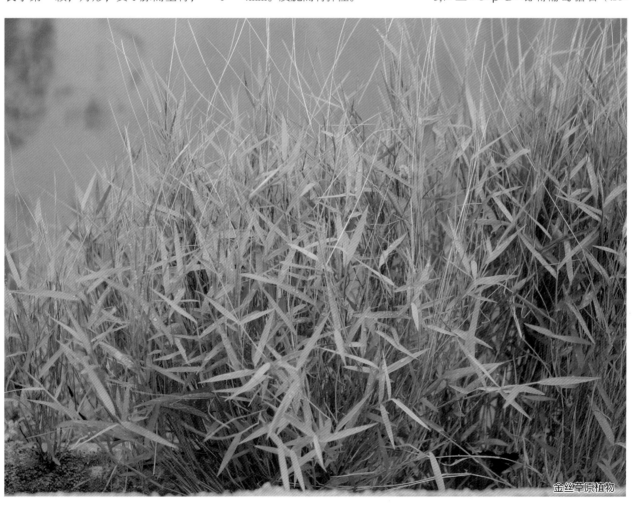

金丝草原植物

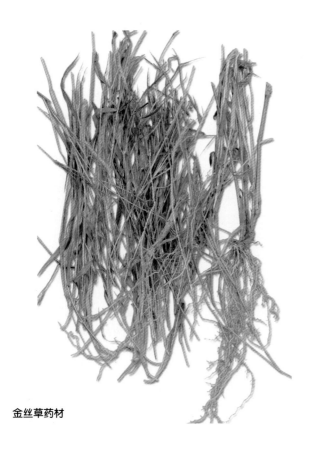

金丝草药材

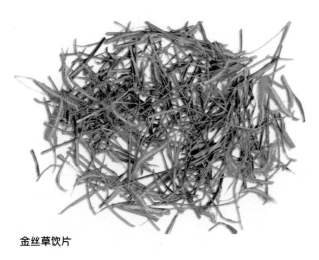

金丝草饮片

rhamnetin-3,7-di-*O*-β-D-glucopyranoside）[2]。还含有咖啡酸（caffeic acid）、β-豆甾醇（β-stigmasterol）、间羟基苯甲醇（3-hydroxybenzyl alcohol）、木犀草素（luteolin）、芹菜素（apigenin）、木犀草素-6-C-β-波依文糖苷（luteolin-6-C-β-boivinopyranoside）、木犀草素-6-C-β-葡萄糖苷（luteolin-6-C-β-glucopyranoside）、木犀草素-6-C-β-波依文糖-7-*O*-β-葡萄糖苷（luteolin-6-C-β-boivinopyranoside-7-*O*-β-glucopyranoside）[3]。

【药理作用】

抑菌　金丝草对福氏痢疾杆菌、甲型链球菌、枯草杆菌均有抑制作用[4]。

【性味归经】味苦，性寒。归心、肝、膀胱经。

【功效主治】清热解毒，利湿，凉血止血。主治疔疮痈肿，小儿疮热，黄疸，热病烦渴，水肿，淋浊带下，泻痢，吐血，衄血，咯血，尿血，血崩。

【用法用量】内服：煎汤，9～15g，鲜品30～50g。外用：适量，煎汤熏洗，或研末调敷。

【使用注意】脾胃虚寒者慎服。

【经验方】

1. 痈疽疔肿，一切恶疮　金丝草、忍冬藤、五叶藤、天荞麦等份，煎汤温洗，黑色者，加醋。又铁箍散：用金丝草灰二两，醋拌晒干，贝母五两，去心，白芷二两，为末，以凉水调贴疮上。香油亦可。或加龙骨少许。（《本草纲目》）

2. 天蛇头（蛇头疔）　落苏（即金丝草）、金银花藤、五叶紫葛、天荞麦等份。切碎，用醋浓煎，先熏后洗。（《本草纲目》引《救急方》）

3. 发热口渴，泄泻，热淋，血淋　鲜金丝草60～120g。煎汤内服。（《闽东本草》）

4. 小儿烦热不解　金丝草30g。酌加开水炖服。（《福建药物志》）

5. 糖尿病　金丝草30g，白果12枚。酌加水炖服。（《福建药物志》）

6. 小儿疳热　金丝草、海金沙各15g，竹茹9g，钩藤3g。水煎服。（《福建药物志》）

7. 黄疸型肝炎　金丝草30g，龙胆草、栀子各15g。水煎服。（《福建药物志》）

8. 尿路感染　金丝草、海金沙各15g。水煎服。（《福建药物志》）

9. 急性肾炎浮肿　金丝草、车前草、地锦草、爵床（鲜品）各30g。水煎服。（《全国中草药汇编》）

10. 梦遗泄精，白浊　鲜金丝草30～60g，鲜海金沙草21g。水煎服。（《福建中草药》）

11. 白带　金丝草30g，银杏14枚。水酌量煎服。（《闽东本草》）

【参考文献】

[1] 陈国伟，李鑫，史志龙，等.金丝草脂溶性化学成分研究.承德医学院学报，2010, 27(2): 216.

[2] 赵桂琴，刘丽艳，毛晓霞，等.金丝草黄酮醇苷类化学成分研究.中国新药杂志，2011, 20(5): 467.

[3] 徐瑞.中草药回回蒜子和金丝草抗HBV活性成分研究.北京：中国人民解放军军事医学科学院，2011.

[4] 福建省医药研究所.福建药物志（第一册）.福州：福建科学技术出版社，1977: 484.

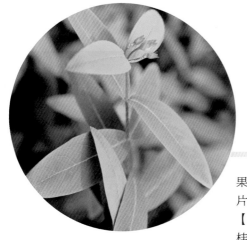

Jin si tao

金丝桃

Hyperici Monogyni Herba
[英] Chinese St.Johnwort Herb

【别名】土连翘、五心花、金丝海棠、金丝蝴蝶、小狗木、狗胡花、金丝莲。

【来源】为藤黄科植物金丝桃 *Hypericum monogynum* L. 的全株。

【植物形态】半常绿小灌木。全株光滑无毛，多分枝；小枝圆柱形，红褐色。单叶对生；无叶柄；叶片长椭圆状披针形，长 3 ~ 8cm，宽 1 ~ 2.5cm，先端钝尖，基部楔形或渐狭而稍抱茎，全缘，上面绿色，下面粉绿色，中脉稍突起，密生透明小点。花两性或单性，单生或成聚伞花序生于枝顶；小苞片披针形；萼片 5，卵形至椭圆状卵形；花瓣 5，鲜黄色，宽倒卵形；雄蕊多数，花丝合生成 5 束，与花瓣等长或稍长；子房上位，花柱纤细，柱头 5 裂。蒴果卵圆形，先端室间开裂，花柱和萼片宿存。种子多数，无翅。

【分布】广西主要分布于柳州、柳江、桂林、凌云、南丹、天峨、罗城、都安。

【采集加工】四季均可采收。洗净，晒干。

【药材性状】全草长约 80cm，光滑无毛。根呈圆柱形，表面棕褐色，栓皮易成片状剥落，断面不整齐，中心可见极小的空洞。老茎较粗，圆柱形，直径 4 ~ 6mm，表面浅棕褐色，可见对生叶痕，栓皮易成片状脱落。质脆，易折断，断面不整齐，中空明显。幼茎较细，表面较光滑，节间呈浅棕绿色，节部呈深棕绿色，断面中空。叶对生，略皱缩易破碎；完整叶片展平呈长椭圆形，全缘，上面绿色，下面灰绿色，中脉明显突起，叶片可见透明腺点。

气微香，味微苦。

【品质评价】以干燥、色黄绿、无杂质者为佳。

【化学成分】本品叶中含挥发油成分，主要有 2-甲基-辛烷（2-methyl-octane）、1*R*-α-蒎烯（1*R*-α-pinene）、3-甲基-壬烷（3-methyl-nonane）、β-蒎烯（β-pinene）、（*E*）-β-罗勒烯 [（*E*）-β-ocimene]、*p*-罗勒烯（*p*-ocimene）、2-甲基-癸烷（2-methyl-decane）、十三烷（tridecane）、α-荜澄茄油萜（α-cubebene）、十一烷（undecane）、2-甲基-十二烷（2-methyl-dodecane）、衣兰烯（ylangene）、荜澄茄-1,4-二烯（cadine-1,4-diene）、β-雪松烯（β-cedrene）、石竹烯（caryophyllene）、α-雪松烯（α-himachalene）、（*Z*）-β-金合欢烯 [（*Z*）-β-farnesene]、α-雪

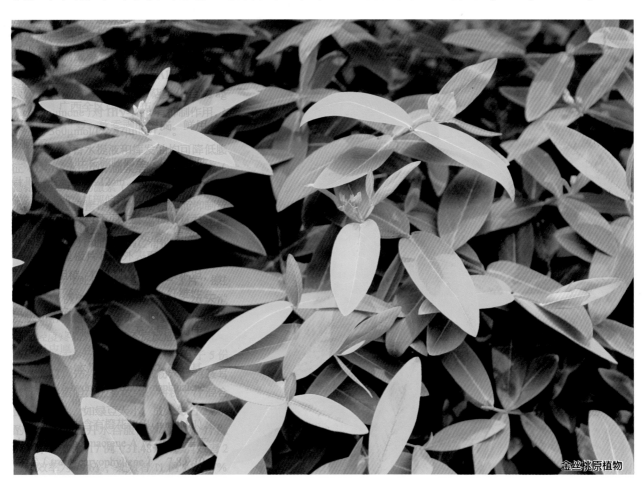

金丝桃原植物

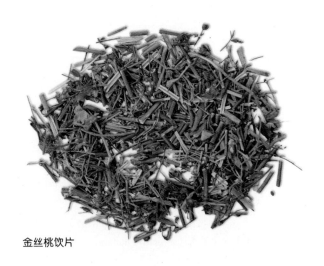

金丝桃饮片

松烯（α-cedrene）、γ-蛇床烯（γ-selinene）、α-衣兰油烯（α-muurolene）、10s,11s-雪松-3（12）,4-二烯 [10s,11s-himachala-3（12）,4-diene]、β-蛇床烯（β-selinene）、α-蛇床烯（α-selinene）、α-佛手柑油烯（α-bergamotene）、γ-衣兰油烯（γ-muurolene）、δ-荜澄茄烯（δ-cadinene）、橙花叔醇（nerolidol）、（Z）-苯甲酸盐-3-己烯-1-醇 [（Z）-benzoate-3-hexen-1-ol]、石竹烯氧化物（caryophyllene oxide）、β-桉叶油醇（β-eudesmol）、2-甲基-十六烷（2-methyl-hexadecane）、α-红没药醇（α-bisabolol）、1-十六烯（1-hexadecene）、十九烷（nonadecane）[1]。

地上部分含槲皮素（quercetin）、槲皮苷（quercitrin）[2,3]、金丝桃苷（hyperoside）、芦丁（rutin）、（−）-表儿茶素 [（−）-epi-catechin]、3,5-二羟基-1-甲氧基氧杂蒽酮（3,5-dihydroxy-1-methoxy-xanthone）、3,4-O-二氧异丙基莽草酸（3,4-O-isopropyl-shikimic acid）、莽草酸（shikimic acid）、胡萝卜苷（daucosterol）、齐墩果酸（oleanoic acid）[2]、β-谷甾醇（β-sitosterol）、金丝桃内酯丙（hyperolactone C）[3]。

【临床研究】

1. 围绝经期综合征　将病例随机分为治疗组 35 例，对照组 10 例，两组患者于服药前 2 个月及服药期间均未服用雌激素、镇静安神药等。治疗组服用贯叶金丝桃胶囊，每次 3 粒，每日 3 次，连服 2 个月；对照组服用更年安片，每次 6 片，每日 3 次，连服 2 个月。结果：治疗组烦躁易怒、潮热出汗症状的缓解率达 92%，完全缓解 19 例，无效 4 例，和对照组比较差异有显著性意义（P<0.05），治疗组血清激素测定及子宫内膜厚度在治疗前后均无明显改变[4]。

2. 肠易激综合征　对照组 28 例给予口服解痉止痛剂治疗，腹泻型给予洛哌丁胺（每次 2mg，每日 3 次），便秘型给予西沙必利（每次 10mg，每日 3 次）；治疗组 32 例在对照组治疗的基础上，口服贯叶金丝桃散，每次 1g，每日 3 次。结果：治疗组症状消失 6 例，症状改善 22 例，症状无改善 4 例，总有效率为 87.5%；对照组症状消失 2 例，症状改善

8 例，症状无改善 18 例，总有效率为 35.7%[5]。

3. 膝关节骨性关节炎　治疗组 90 例口服贯叶金丝桃制剂（每片含贯叶金丝桃 500mg），每次 1 片，每日 3 次；对照组 90 例口服盐酸氨基葡萄糖片（每片 240mg），每次 1 片，每日 3 次。两组均以 4 周为 1 个疗程。结果：治疗组和对照组的临床症状均有明显改善，治疗组总有效率达 92.2%，对照组总有效率为 91.1%，两组疗效比较差异无统计学意义（P>0.05）[6]。

【性味归经】味苦，性凉。归肝、肺、心经。

【功效主治】清热解毒，散瘀止痛，祛风除湿。主治肝炎，肝脾肿大，咽喉肿痛，疮疖肿毒，蛇咬及蜂蜇伤，跌打损伤，风湿性腰腿痛。

【用法用量】内服：煎汤，15 ~ 30g。外用：鲜根或鲜叶适量，捣敷。

【使用注意】脾胃虚寒者慎服。

【经验方】

1. 跌打损伤肿痛　金丝桃根、土牛膝、香附子、接骨木、栀子各适量，捣烂外敷。（《四川中药志》1979 年）
2. 热疮肿痛　金丝桃花、叶适量，捣烂外敷。（《四川中药志》1979 年）
3. 疖肿　鲜金丝桃叶加食盐适量，捣烂外敷患处。（《浙江民间常用草药》）
4. 蝮蛇、银环蛇咬伤　鲜金丝桃根加食盐适量，捣烂外敷伤处，1 天换 1 次。（《浙江民间常用草药》）
5. 漆疮，蜂蜇伤　金丝桃根磨粉，用麻油或烧酒调敷局部。（《浙江民间常用草药》）
6. 肝炎　鲜金丝桃根 30 ~ 60g。煎水煮鸡蛋服；另与红枣煮饭吃 2 ~ 3 次。（江西《草药手册》）
7. 黄疸型肝炎、肝脾肿大　金丝桃根 30g，地耳草 15g，虎杖 15g。水煎服。（《四川中药志》1979 年）
8. 风湿性腰痛　金丝桃根 30g，鸡蛋 2 只。水煎 2h，吃蛋喝汤。（《浙江民间常用草药》）

【参考文献】

[1] 孙建勋，王金梅，杨飞，等.贵州金丝桃挥发性成分的分析.中国实验方剂学杂志，2011,17(14): 115.
[2] 王静，彭树林，王明奎，等.金丝桃的化学成分.中国中药杂志，2002, 27(2): 120.
[3] 项光亚，杨瑜，阮金兰，等.金丝桃化学成分研究.同济医科大学学报，2001, 30(5): 431.
[4] 吕彩霞，刘永珉.贯叶金丝桃胶囊治疗绝经期精神神经症状临床观察.新疆中医药，2006, (1): 19.
[5] 宋光瑞.贯叶金丝桃在肠易激综合征治疗中的应用 // 中国肛肠病研究心得集.中华中医药学会，2011: 544.
[6] 徐阳平，陈筱旻，夏文清，等.贯叶金丝桃治疗膝关节骨性关节炎的临床研究.中国中医骨伤科杂志，2010,18(9): 35.

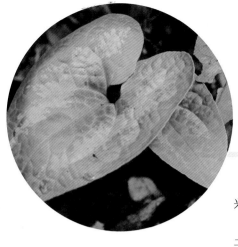

Jin er huan

金耳环

Asari Insignes Herba

[英] Small Coleus Herb

【别名】马蹄细辛、一块瓦、土细辛、大叶细辛、纤梗细辛、龙须草、小犁头。

【来源】为马兜铃科植物金耳环 *Asarum insigne* Diels 的全草。

【植物形态】多年生草本。根茎粗短。叶柄长 10～20cm，有柔毛；芽苞叶窄卵形，先端渐尖，边缘有睫毛；叶片长卵形，长 10～15cm，宽 6～11cm，先端急尖或渐尖，基部耳状深裂，通常外展，叶面中脉两旁有白色云斑，偶无，具疏生短毛，脉上和叶缘有柔毛。花紫色，花梗常弯曲；花被管钟状，中部以上扩展成一环突，然后缢缩，喉孔窄三角形，无膜环，花被裂片宽卵形至肾状卵形，中部至基部有一半圆形垫状斑块，斑块直径约 1cm，白色；药隔伸出，锥状或宽舌状，或中央稍下凹；子房下位，外有 6 棱，花柱 6，先端 2 裂；柱头侧生。

【分布】广西主要分布于桂林、临桂、兴安、永福、灌阳。

【采集加工】夏、秋季连根采挖。去泥土，阴干。

【药材性状】根茎粗短。根丛生，直径 2～3mm，灰黄色。叶片展平后呈长卵形、卵形或三角状卵形，长 10～15cm，宽 6～11cm，先端急尖或渐尖，上面中脉两侧有白色斑，脉上及边缘有柔毛，下面放大镜下可见颗粒状油点；叶柄有柔毛。可见花，紫褐色，较大，花被管钟状，喉部无膜环。气辛香，有浓烈麻辣味。

【品质评价】以干燥、叶多、无杂质者为佳。

【药理作用】

止咳、祛痰　金耳环口服，能明显延长浓氨水、二氧化硫所致小鼠的咳嗽潜伏期、减少咳嗽次数，增加小鼠酚红排出量，有明显的止咳祛痰作用[1]。

【性味归经】味辛、苦，性温；有小毒。

归肺、肝、脾、胃经。

【功效主治】祛风散寒，祛痰止咳，散瘀消肿，行气止痛。主治风寒咳嗽，风寒感冒，慢性支气管炎，哮喘，慢性胃炎，风寒痹痛，牙痛，跌打损伤，毒蛇咬伤。

【用法用量】内服：煎汤，1.5～3g，或入丸、散剂。外用：适量，鲜草捣敷，干全草研末吹鼻，或撒，酒调搽。

【使用注意】本品有小毒，用量不宜太大。

【经验方】

龋齿痛　金耳环根研末，填塞龋齿内。（《广西中草药》）

【参考文献】

[1] 夏亚兰，魏学军，林先燕，等．水药骂广瓦提取液对小鼠止咳祛痰作用的实验研究．重庆医学，2012，41(10): 966.

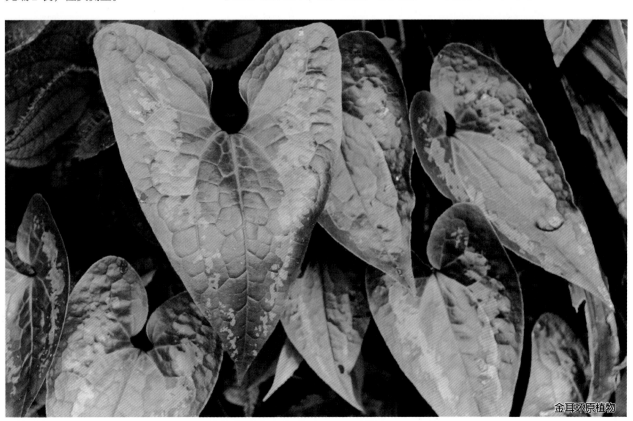

金耳环原植物

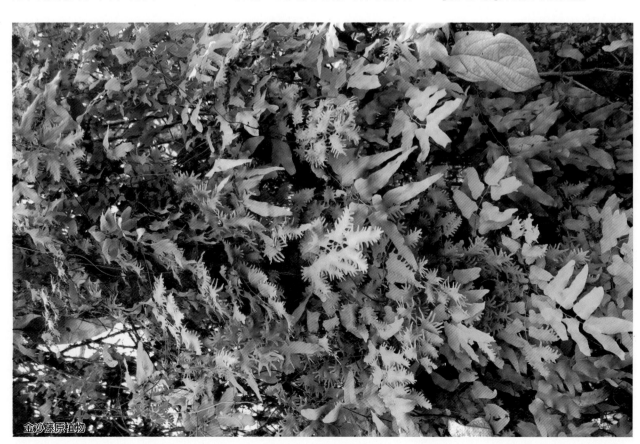

金沙藤
Jin sha teng

Lygodii Herba
[英] Climbing Fern Lygodium Herb

【别名】海金沙藤、金砂蕨。

【来源】为海金沙科植物小叶海金沙 *Lygodium microphyllu*（Cav.）R.Br.、曲轴海金沙 *Lygodium flexuosum*（L.）Sw.、海金沙 *Lygodium japonicum*（Thunb.）Sw. 的全草。

【植物形态】草本。植株蔓攀。叶轴纤细如铜丝，二回羽状；羽片多数，羽片对生于叶轴上的短距两侧，顶端密生红棕色毛；不育羽片生于叶轴下部，长圆形，奇数羽状，或顶生小羽片，有时两叉，小羽片4对，互生，有小柄，柄端有关节，小羽片卵状三角形、阔披针形或长圆形，先端钝，基部较阔，心脏形，近平截或圆形；边缘有矮钝齿，或锯齿不甚明显；叶脉清晰，三出。叶薄草质，两面光滑；能育羽片长圆形，长8～10cm，宽4～6cm，通常奇数羽状，小羽片9～11片，柄端有关节，互生，三角形或卵状三角形，钝头。孢子囊穗排列于叶缘，线形。

【分布】广西全区均有分布。

【采集加工】全年均可采收。洗净，切段，晒干备用。

【药材性状】全草多为把状。叶轴纤细，不育羽片生于叶轴下部，长圆形，长7～8cm，宽4～7cm，奇数羽状，小羽片4对，互生，有2～4mm长的小柄，柄端有关节，卵状三角形、阔披针形或长圆形，先端钝，基部较阔，心脏形，近平截或圆形，边缘有矮钝齿，暗黄绿色，两面光滑。能育羽片长圆形，长8～10cm，宽4～6cm，通常奇数羽状，小羽片的柄长2～4mm，柄端有关节，三角形或卵状三角形。孢子囊穗排列于叶缘，到达先端，线形，黄褐色。体轻，质脆，易折断。气微，味淡。

【品质评价】以色褐绿、叶多者为佳。

【药理作用】

1.抑菌 金沙藤水煎液对伤寒杆菌、变形杆菌有一定的抑制作用[1]。

2.抗炎 金沙藤水煎液对小鼠耳郭二甲苯致炎症有抗炎作用[1]。

3.镇痛 金沙藤水煎液可提高小鼠热板法痛阈和小鼠扭体法痛阈[1]。

【性味归经】味甘、微苦，性寒。归膀胱、肝、肾经。

【功效主治】清热解毒，利水通淋，止血，舒筋活络。主治淋证，小便不利，痢疾，水肿，黄疸，乳痈，骨折，烧烫伤，外伤出血。

【用法用量】内服：煎汤，10～15g。外用：适量。

【使用注意】脾胃虚寒者慎服。

金沙藤原植物

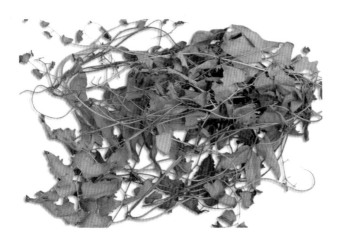

金沙藤药材

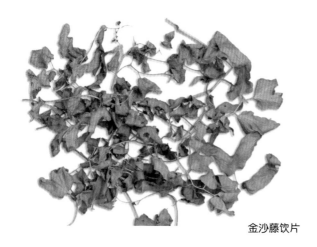

金沙藤饮片

【经验方】

1. 缠腰火丹　鲜海金沙叶切碎捣烂。酌加麻油及米泔水，同捣成糊状，涂搽患处。（《江西民间草药验方》）

2. 火烫伤　海金沙鲜叶捣烂。调人乳外敷火伤处。（《福建民间草药》）

3. 赘疣　海金沙全草一握，水煎洗；在洗时用其藤擦赘疣处，日洗二至三次。（《福建民间草药》）

4. 黄蜂蜇伤　金砂蕨叶30g。捣烂；取汁擦患处。（《广西中草药》）

5. 湿热黄疸　金砂蕨叶、田基黄，鸡骨草各30g。水煎服。（《广西中草药》）

6. 热淋急痛　海金沙草阴干为末，煎生甘草汤，调服二钱；或加滑石。（《夷坚志》）

7. 妇女白带　海金沙茎30g，猪精肉120g。加水同炖，去渣，取肉及汤服。（《江西民间草药验方》）

8. 小便不利　海金沙全草60～90g。和冰糖，酌加水煎服；或代茶常饮。（《福建民间草药》）

9. 赤痢　海金沙全草60～90g。水煎，日服一至三次。（《福建民间草药》）

10. 腹泻　海金沙全草，水煎服。（《闽南民间草药》）

【参考文献】

[1] 何胜旭, 孟杰, 吕高荣, 等. 金沙藤与海金沙药理作用的比较研究. 中国中药杂志, 2011, 3(15): 2149-2152.

Jin ji jiao

金鸡脚

Phymatopsis Hastatae Herba
[英] Hastate Phymatopsis Herb

【别名】辟瘟草、鸭脚金星草、独脚金鸡、鸭脚掌、三叉剑、鸭脚伸筋、鸡脚七。

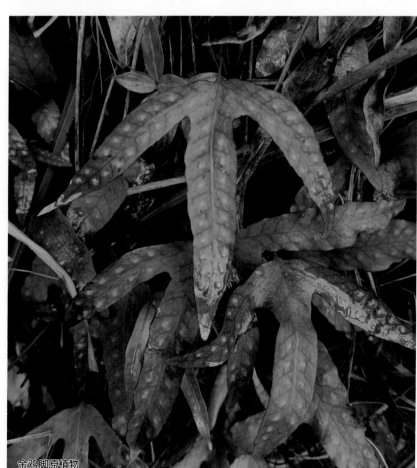

【来源】为水龙骨科植物金鸡脚 *Phymatopsis hastate*（Thunb.）Kitag. 的全草。

【植物形态】草本。根茎细长，横生，与叶柄基部密被红棕色、狭披针形鳞片。叶疏生；叶柄禾秆色，基部有关节，向上光滑；叶片厚纸质，通常3裂，偶有5裂或2裂，长5～15cm，宽4～10cm，基部圆楔形或圆形；裂片披针形，中间1片最长，先端渐尖，全缘或略呈波状，有软骨质狭边，两面光滑；中脉与侧脉两面均明显，小脉网状，有内藏小脉。孢子囊群圆形，沿中脉两侧各成1行，位于中脉与叶缘之间。

【分布】广西全区均有分布。

【采集加工】全年均可采收。采收后，除去杂质，洗净，鲜用或晒干。

【药材性状】根茎圆柱形，细长，多折断，长短不一，密生鳞片，棕红色或棕褐色。叶片多皱缩，润湿展平后，多呈掌状3裂，也有1～5裂的，裂片或叶片披针形，长5～10cm。上表面棕绿色，下表面灰绿色，叶缘内卷，叶片厚纸质，易破碎；叶柄长2～18cm。孢子囊群圆形，红棕色，稍近主脉，或有的已脱落。气微，味淡。

【品质评价】以干燥、无杂质者为佳。

【化学成分】本品叶含香豆精（coumarin）[1]。

【药理作用】

1. 抗氧化　从金鸡脚分离的多种化合物均具有清除二苯代苦味酰（DPPH•）自由基的作用[2]。

2. 抗炎　金鸡脚可使非细菌性前列腺炎大鼠的前列腺重量及前列腺液白细胞水平降低、卵磷脂小体密度升高[3]。

【性味归经】味甘、微苦、微辛，性凉。归肺、肝、大肠、膀胱经。

【功效主治】清热解毒，息风止痉，利水通淋。主治外感热病，肺热咳嗽，咽喉肿痛，小儿惊风，痈肿疮毒，蛇虫咬伤，水火烫伤，痢疾，泄泻，小便淋浊。

【用法用量】内服：煎汤，15～30g，大剂量可用至60g，鲜量加倍。外用：适量，研末撒，或鲜品捣敷。

【使用注意】脾胃虚弱者慎服。

【经验方】

1. 小儿高热，抽搐　金鸡脚15g，水灯心10g，青蒿15g，排风藤12g，钩藤12g。水煎服。（《四川中药志》1979年）

2. 小儿风热咳嗽　金鸡脚10g，枇杷叶10g，鼠曲草15g。水煎服。（《四川中药志》1979年）

3. 流行性感冒　金鸡脚、百蕊草各30g，桑叶9g，薄荷45g（后下）。煎服。（《安徽中草药》）

4. 白喉，急性扁桃体炎　金鸡脚30g，鲜土牛膝60g，玄参15g。煎服。（《安徽中草药》）

5. 肿毒疮疡　鲜金鸡脚草全草30～60g（干品减半）。酌加水煎成半碗，温服，日服2次。（《福建民间草药》）

【参考文献】

[1]浙江省卫生厅.天目山药用植物志(上集).杭州：浙江人民出版社，1965：106.

[2]段世廉，唐生安，秦楠，等.金鸡脚化学成分及其抗氧化活性.中国中药杂志，2012，37(10)：1402.

[3]江爱达.金鸡脚对大鼠非细菌性前列腺炎的影响.中国保健营养，2013，01(下)：311.

金鸡脚原植物

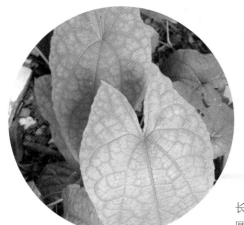

Jin guo lan

金果榄

Tinosporae Radix
[英] Tinospora Root

【别名】金牛胆、地苦胆、金狮藤、九牛胆、九莲子、青牛胆、千金藤、金线吊葫芦。

【来源】为防己科植物青牛胆 *Tinospora sagittata*（Oliv.）Gagnep. 的块根。

【植物形态】缠绕藤本。根深长，块根黄色，形状不一。小枝细长，粗糙有槽纹，节上被短硬毛。叶互生；叶片卵状披针形，长 7 ~ 13cm，宽 2.5 ~ 5cm，先端渐尖或钝，基部通常尖锐箭形或戟状箭形，全缘；两面被短硬毛，脉上尤多。花单性，雌雄异株，总状花序；雄花多数，萼片椭圆形，外轮 3 片细小；花瓣倒卵形，基部楔形，较萼片短；雄蕊 6，分离，直立或外曲，长于花瓣，花药卵圆形，退化雄蕊长圆形，比花瓣短；雌花 4 ~ 10 朵，小花梗较长；心皮 3 或 4 枚，柱头裂片乳头状。核果红色，背部隆起。

【分布】广西全区均有分布。

【采集加工】秋、冬二季采挖。除去须根，洗净，晒干。

【药材性状】本品呈不规则圆块状，长 5 ~ 10cm，直径 3 ~ 6cm。表面棕黄色或淡褐色，粗糙不平，有深皱纹。质坚硬，不易击碎，破开，横断面淡黄白色，导管束略呈放射状排列，色较深。无臭，味苦。

【品质评价】以干燥、块大、色黄白、无杂质者为佳。

【化学成分】本品含有生物碱类、萜类、甾醇类等化学成分。

块根中生物碱类有巴马亭即掌叶防己碱（palmatine）[1-4]、四氢巴马亭（tetro-hydropalmatine）、巴马士宾（palmaturbine）[1]、非洲防己碱（columbamine）[2,4]、异非洲防己碱（*iso*-columbamine）、千金藤碱（cepharanthine）、去氢分离木瓣树胺（dehydrodiscretamine）、蝙蝠葛任碱（menisperine）、木兰花碱（magnoflorine）[2]、非洲防己苦素（columbin）[4-6]、异非洲防己苦素-4-β-D-葡萄糖苷（tinoside，即金果榄苷）、异非洲防己苦素（*iso*-columbin[2,5]）、药根碱（jatrorrhizine）[2,4,5]。

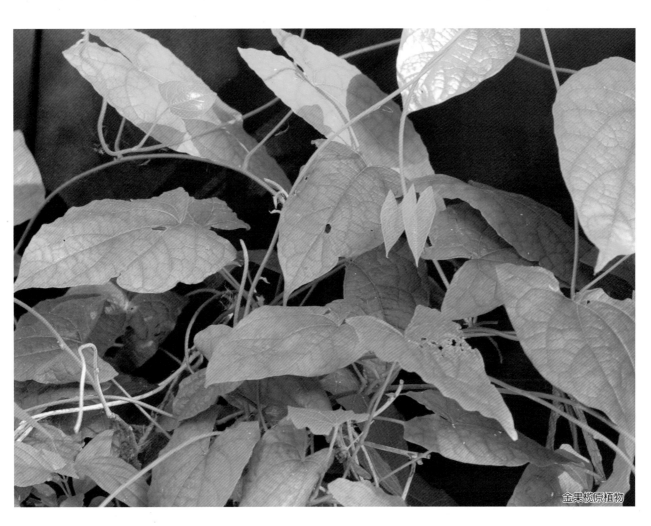

金果榄原植物

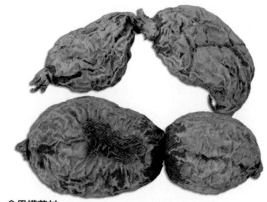

金果榄药材

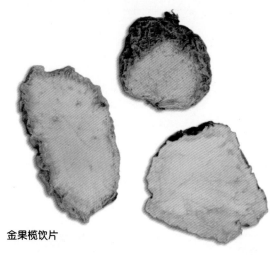

金果榄饮片

萜类及甾体类有胡萝卜苷、谷甾醇[1]、2-去氧-甲壳甾酮（2-deoxycrustecdysone）[7,8]、2-去氧-3-表甲壳甾酮（2-deoxy-3-epicrustecdysone）、2-去氧-甲壳甾酮-3-O-β-D-吡喃葡萄糖苷（2-deoxycrustecdysone-3-β-D-glucopyranoside）[7]、水龙骨素（polypodine）、（+）-5′-methoxyisolariciresinol-3α-O-β-D-glucopyranoside[8]。

块根中还含 tinophylloloside、epitinophylloloside、京尼平苷（geniposide）、腺嘌呤（adenine）[8]、去氧黄藤苦素（绿白黄藤素，fibleucin）、20-羟基蜕皮激素（20-hydroxyecdysone）、非洲防己苷 C（palmatoside C）、abutasterone、2-去氧-20-羟基蜕皮激素（2-deoxy-20-hydroxyecdysone-3-O-β-D-glicopyranoside）、（+）-lyoniresinol-2α-O-β-D-glucopyranoside、α-D-glucopyranosyl-（2→1）-α-D-glucopyranoside[4]。

【药理作用】

1. 抗炎、镇痛　金果榄乙醇提取物对小鼠二甲苯致耳郭肿胀、醋酸致小鼠腹腔毛细管通透性增加、鸡蛋清致大鼠足趾肿胀及棉球肉芽增生均有抑制作用，并能减少醋酸引起的小鼠扭体反应次数[9]。金果榄水提物对急性炎症、免疫性炎症均有抗炎作用[10]。金果榄含有的季铵生物碱、萜类、甾醇类等成分是其抗炎镇痛作用的物质基础[11-13]。

2. 抗溃疡　金果榄水煎剂在治疗应激性胃溃疡大鼠模型时，可降低溃疡指数，升高溃疡抑制率、血清前列腺素 E_2（PGE_2）和一氧化氮（NO）水平[14]。金果榄能提高应激性胃溃疡大鼠模型组织及血清中超氧化物歧化酶（SOD）活性，降低

丙二醛（MDA）含量，提高胃黏膜 PGE_2 水平，升高血清表皮生长因子（EGF）水平，并促进胃溃疡周边组织 EGF 表达，降低溃疡指数[15]。

3. 抑菌　金果榄对金黄色葡萄球菌、幽门螺旋杆菌、洛菲不动杆菌、表皮葡萄球菌有很强的抑制作用[16,17]。

【临床研究】

输液后静脉炎　将金果榄切成薄片浸泡于 75% 的酒精中，7 天后去渣即成金果榄酒，将纱布敷料浸泡于酒精中密封备用。用法：取金果榄酒纱布敷料（4 层）敷于病变部位，每次 15～30min，每日敷 2～3 次即可。共局部湿敷 30 例输液后静脉炎患者，结果：2 天内治愈 5 例，3～5 天内治愈 20 例，有 3 例湿敷 4 天症状减轻，又改用其他方法治疗[18]。

【性味归经】味苦、酸，性寒。归肺、胃、肝经。

【功效主治】滋阴降火，解毒利咽，消肿止痛。主治咽喉肿痛，扁桃体炎，口舌糜烂，白喉，痄腮，热咳失音，脘腹疼痛，泻痢，肾炎，痈疽肿毒，瘰疬，毒蛇咬伤。

【用法用量】内服：煎汤，3～9g；研末，每次 1～2g。外用：适量，捣敷或研末吹喉。

【使用注意】脾胃虚寒及无热毒壅滞者慎服。

【经验方】

1. 痈疖　金果榄磨水，加冰片少量。调匀搽患处。（《中国民族药志》）

2. 水火烫伤　青牛胆、土大黄、生地榆各等量。研细末，麻油调，涂患处。（《安徽中草药》）

3. 无名肿毒，下疳疔毒　地苦胆（金果榄）、苦金盆等份。研末，调醋搽患处。（《贵州草药》）

4. 接触性皮炎　鲜金果榄，煎水，外洗。（《云南中草药选》）

5. 白喉，急性咽喉炎，扁桃体炎　地苦胆（金果榄）、八爪金龙各15g，硼砂6g，冰片3g。共研为末，每用适量，吹入患处，每日2～3次。用药前先用盐开水漱口。（《贵州中草药资料》）

6. 毒蛇咬伤，蜂蜇伤　金果榄10g，积雪草、半边莲各15g。水煎服，并捣敷局部。（《四川中药志》1979年）

7. 急性扁桃体炎　①鲜青牛胆6g，连翘、牛蒡子各9g。煎服。另取青牛胆研极细末，吹喉，每日2次。（《安徽中草药》）②百两金根15g，青牛胆9g。每日1剂，水煎服。（江西《草药手册》）

8. 喉痹　地苦胆（金果榄）、八爪金龙、山乌龟各3g。煨水服。（《湖南药物志》）

9. 小儿喘息型支气管炎　金果榄9g。水煎分2～3次服。（《台湾药用植物志》）

10. 肾炎　金果榄10g，金钱草、车前草各30g。水煎服。（《中国民族药志》）

11. 盆腔炎　金果榄10g，六月雪（路边荆）、羊耳菊（白面风）各30g。水煎服。（《中国民族药志》）

12. 急性痢疾　青牛胆研细粉。每次服1g，每日3次，连服5～7天。（江西《草药手册》）

【参考文献】

[1] 王世平，吴艳俊，李玲，等.金果榄化学成分的研究.贵州医药，2011, 35(1): 17.

[2] Chang HM, EI-Fishawy AM, Slatkin DJ, et al. Quanternary alkaloids of Tinospora caplillipes. Planta Medica, 1984, 50(1): 88.

[3] 黄维垣，陈群，朱任宏.金果榄碱的鉴定.化学学报，1957, 23(3): 230.

[4] 程春梅，戴云，黄相中，等.云南青牛胆块根的化学成分研究.中草药，2010, 41(5): 689.

[5] 宋纯清，徐任生，任亚明.金果榄化学成分的研究（新呋喃三萜苷——金果榄苷的结构）.化学学报，1988, 46(10): 1049.

[6] 黄维垣，朱任宏.金果榄中性物的研究.化学学报，1957, 23(3): 210.

[7] Song CQ, RS Xu. Phytoecdysones from the roots of Tinospora capillipes. Chin Chem Lett, 1991, 2(1): 13.

[8] 黄相中，程春梅，尹燕，等.云南青牛胆块根的化学成分研究（Ⅱ）.中药材，2010, 33(10): 1574.

[9] 钟鸣，朱红梅，余胜民，等.金果榄醇提物的抗炎镇痛作用.中国中药杂志，1999, 24(增刊): 105.

[10] 王刚，涂自良，陈黎，等.金果榄抗炎作用的实验研究.时珍国医国药，2009, 20(5): 1232.

[11] 郭幼莹，林连波，申静.海南青牛胆化学成分的研究.药学学报，1998, 33(5): 31.

[12] 郭幼莹，林连波，符小文，等.海南青牛胆生物碱的研究.药学学报，1999, 34(9): 690.

[13] Kweifio-Okaig, De Munk F, Rumble BA, et al. Antiarthritic mechanisms of amyrin tirterpense. Res Commum Mol Pathol Pharmacol, 1994, 85(1): 45.

[14] 王刚，涂自良，陈黎，等.金果榄对实验性应激性胃溃疡的保护作用及其机制.中国医院药学杂志，2008, 28(23): 2009.

[15] 王刚，涂自良，陈黎，等.金果榄防治胃溃疡作用机制的研究.医药导报，2009, 28(1): 42.

[16] 华娟，周明康，周琼珍，等.50种传统清热解毒药的抑菌实验.中药材，1995, 18(5): 255.

[17] 张煜，王彦峰.广西常用中草药、壮药抗幽门螺杆菌作用的筛选研究.中国民族民间医药，2008, 17(10): 19.

[18] 张青云.金果榄酒湿敷治疗输液后静脉炎.河南中医，2001, 21(4): 13.

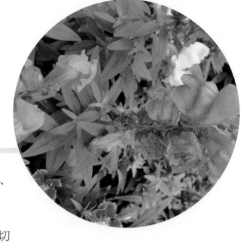

Jin yu cao

金鱼草

Antirrhini Maji Herba
[英] Major Antirrhinum Herb

【别名】龙头花、狮子花、龙口花、洋彩雀。

【来源】为玄参科植物金鱼草 *Antirrhinum majus* L. 的全草。

【植物形态】直立草本。茎基部有时木质化，高30～80cm。茎中、上部具腺毛，单生或有分枝。下部叶对生，上部常互生，叶片长圆状披针形。总状花序，花冠筒状唇形，基部膨大成囊状，上唇直立，2裂，下唇3裂，开展外曲，花有白、淡红、深红、肉色、深黄、浅黄、黄橙等色。

【分布】广西全区均有栽培。

【采集加工】全年均可采收。洗净，切段，晒干。

【药材性状】须根细长，淡黄色。茎圆柱形，多由基部分枝，嫩枝灰绿色。茎生叶较小，皱缩，展平后呈倒卵形至长圆形，缘有锯齿，羽状浅裂或深裂，被毛。质脆，易碎。气微，味淡。

【品质评价】以干燥、色黄绿、无杂质者为佳。

【化学成分】全草含环烯醚萜类成分龙头花苷（antirrhinoside）、antirrhide、5-glucosyl-antirrhinoside、柳穿鱼苷（linarioside）[1]、4-methyl-2,6-naphthyridine[2]、矢车菊素-3-葡萄糖苷（cyanidin-3-glucoside）[3]、天竺葵素-3-葡萄糖苷（pelargonidin-3-glucoside）[4]、柑橘酮-4′-葡萄糖苷（chalcononaringenin-4′-glucoside）、3,4,2′,4′,6′-pentahydroxychalcone-4′-glucoside[5]。

叶含长链及侧链脂肪烷烃，有正二十七烷（*n*-heptacosane）、正二十九烷（*n*-nonacosane）、正三十一烷（*n*-hentriacontane）、正三十三烷（*n*-triatriacontane）[6]。还有去氧核糖核酸（deoxynucleic acid）、核糖核酸（ribonucleic acid）[7]。

花含侧链脂肪酸（fatty acid）、花色苷（anthocyanin）、黄酮（flavonoid）及葡萄糖脂（glucose esters）[8]。

种子含亚麻酸（linoleic acid）、β-谷甾醇（β-sitosterol）、γ-生育酚（γ-tocopherol）[9]，尚含12-甲基十三烷酸（12-methyl tridecanoic acid）、14-甲基十六烷酸（14-methyl hexadecanoic acid）、16-甲基十七烷酸（16-methyl heptadecanoic acid）[10,11]。

【性味归经】味苦，性凉。归心、肝经。

【功效主治】清热解毒，活血消肿。主治疮疡肿毒，跌打损伤。

【用法用量】内服：煎汤，15～30g。外用：鲜品适量，捣敷。

【使用注意】孕妇慎用。

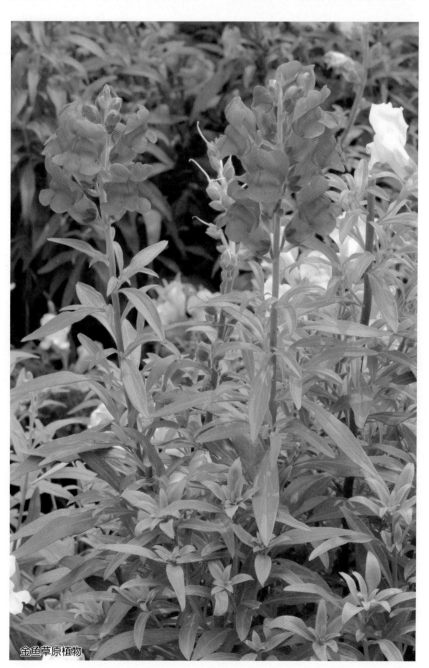

金鱼草原植物

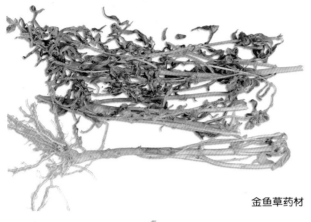

金鱼草药材

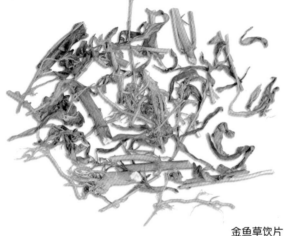

金鱼草饮片

【参考文献】

[1]Hogedal BD, Molgaard P. HPLC analysis of the seasonal and diurnal variation of iridoids in cultivars of Antirrhinum majus. Biochem Syst Ecol, 2000, 28(10): 949.

[2]Harkiss KJ, Swift D. 4-Methyl-2, 6-Naphthyridine, a new plant constituent from Antirrhinum majus. Tetrahedron Lett, 1970, 11(55): 4773.

[3]Gilbert RI. An unusual anthocyanin in Antirrhinum majus. Phytochemistry, 1971, 10(11): 2848.

[4]Gilbert RI. Pelargonidin-3-glucoside in Antirrhinum majus. Phytochemistry, 1972, 11(7): 2360.

[5]Gilbert RI. Chalconeglycosides of Antirrhinum majus. Phytochemistry, 1973, 12(4): 809.

[6]Gülz PG. Normale Und Verzweigte Alkane in Chloroplastenpräparaten Und Blättern Von Antirrhinum Majus. Phytochemistry, 1968, 7(6): 1009.

[7]Ruppel HG. Nucleic acids in chloroplasts. I. Characterization of DNA and RNA from Antirrhinum majus. Zeitschrift fur Naturforschung. Teil B: Chemie, Biochemie, Biophysik, Biologie, 1967, 22(10): 1068.

[8]Schmidt H. The biosynthetic formation of flower pigments in mutants of Antirrhinum majus. Biologisches Zentralblatt, 1962, 81: 213.

[9]Ramadan, Mohamed F, El-Shamy, et al. Snapdragon(Antirrhinum majus) seed oil: Characterization of fatty acids, bioactive lipids and radical scavenging potential. Ind Crops Prod, 2013, 42: 373.

[10]Radunz A. Fatty acid content of leaves and chloroplasts of Antirrhinum majus during five stages of development. Flora(Jena), Abteilung A: Physiologie und Biochemie, 1966, 157(2): 131.

[11]Kariyone T, et al. Annual index of the reports on plant chemistry in 1965. Hirokawa Publishing Company Inc, Tokyo, 1972: 169.

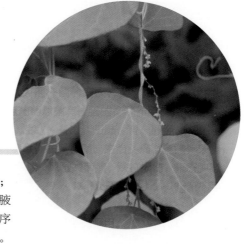

金线风

Jin xian feng

Cycleae Barbatae Herba
[英] Barbate Cyclea Herb

【别名】毛篸箕藤、金锁匙、九条牛、猪肠换、有毛粪箕笃、银锁匙。

【来源】为防己科植物毛叶轮环藤 *Cyclea barbata*（Wall.）Miers 的全草。

【植物形态】草质藤本。主根稍肉质，条状；嫩枝被扩展或倒向的糙硬毛。叶纸质或近膜质，三角状卵形或三角状阔卵形，长 4 ~ 10cm，宽 2.5 ~ 8cm，顶端短渐尖或钝而具小突尖，基部微凹或近截平，两面被伸展长毛；掌状脉；叶柄被硬毛，明显盾状着生。花序腋生或生于老茎上，雄花序为圆锥花序式，阔大，被长柔毛，花密集成头状。雄花：有明显的梗，萼杯状，被硬毛，裂达中部；花冠合瓣，杯状；聚药雄蕊稍伸出。雌花序下垂，总状圆锥花

序。雌花：无花梗；萼片 2，倒卵形至菱形；花瓣 2，与萼片对生；子房密被硬毛，柱头裂片锐尖。核果斜倒卵圆形至近圆球形，红色，被柔毛；果核背部两侧各有 3 列乳头状小瘤体。

【分布】广西主要分布于德保、那坡、靖西、宁明、龙州、隆安、龙州、防城、武鸣。

【采集加工】全年均可采收。洗净，切段，晒干。

【药材性状】本品为干缩卷曲的全草。藤茎细长，灰褐色，可见叶痕。叶皱缩，展平后三角状卵形或三角状阔卵形，顶端短渐尖或钝而具小突尖，基部微凹或近截平，两面被伸展长毛，上面较稀疏或有时近无毛。叶柄被毛，长 1 ~ 5cm，明显盾状着生。质脆，易碎。气微，味淡。

【品质评价】以干燥、色黄绿、无杂质者为佳。

【化学成分】本品含生物碱类（alkaloids）成分，主要有左旋箭毒碱 [（−）-curine] [1,2]、汉防己甲素（tetrandrine）[1,3]、高阿洛莫林碱（homoaromoline）、异谷树碱（*iso*-chondrodendrine）[1]、（−）- 2′-norlimacine、（+）-cycleabarbatine、（+）- 汉防己甲素 -2′-β -*N*-氧化物 [（+）-tetrandrine- 2′-β -*N*-oxide]、（+）- 小檗胺 [（+）-berbamine]、（−）- 瑞潘定 [（−）-repandine]、轮环藤诺任 [（+）-cycleanorine]、（+）- 瑞香楠君 [（+）-daphnandrine]、（+）- 乌药碱 [（+）-coclaurine]、（−）-*N*-甲基乌药碱 [（−）-*N*-methylcoclaurine] [2]、（−）-limacine、（+）- 皱唐松草碱 [（+）-thalrugosine]、（+）-高阿莫灵碱 [（+）-homoaromoline]、（−）-cycleapeltine [3]。

【性味归经】味苦，性寒；有小毒。归脾、肾、肺经。

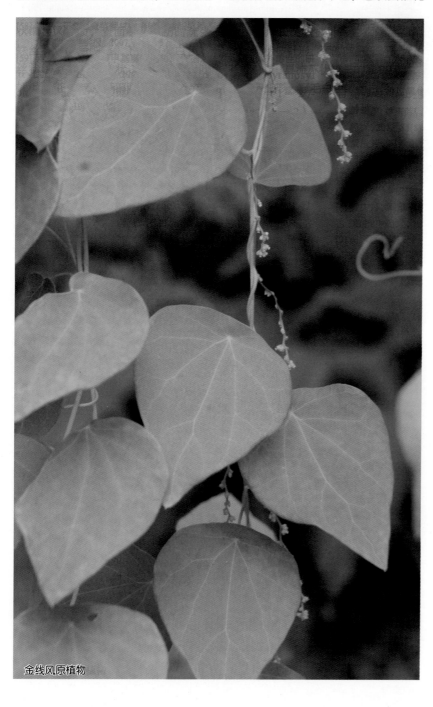

金线风原植物

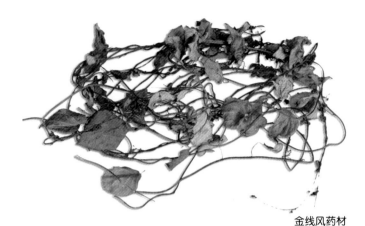

金线风药材

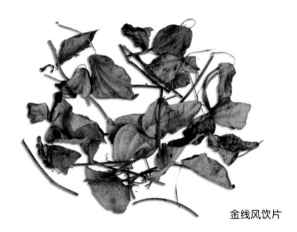

金线风饮片

【功效主治】祛风止痛，清热解毒，利尿通淋。主治风湿痹痛，风热感冒，咽喉肿痛，牙痛，肠炎，痢疾，毒蛇咬伤，疮疡肿毒，淋证。

【用法用量】内服：煎汤，3～15g。外用：适量，捣敷。

【使用注意】脾胃虚寒者慎服。

【经验方】

1. 虫牙痛　金线风30g。水煎含漱。(《广西民间常用中草药》)

2. 外感风热　金线风根15g，干薄荷3g，干山芝麻9g。水煎，分2次服。(《广西中草药》)

3. 胃痛　金线风根3g，咀嚼咽汁，或研细粉吞服。(广西《中草药新医疗法处方集》)

4. 痢疾　金线风、刺苋菜根各30g。水煎，分3次服。(《广西中草药》)

【参考文献】

[1] 唐宗俭，劳爱娜，陈嬿，等. 毛叶轮环藤肌松有效成分的研究. 药学学报，1980，15(8): 506.

[2] Guinaudeau H, Lin LZ, Ruangrungsi N,et al. Bisbenzylisoquinoline alkaloids from Cyclea barbata. J Nat Prod, 1993, 56(11): 1989.

[3] Lin LZ, Shieh HL, Angerhofer CK, et al.Cytotoxic and antimalarial bisbenzylisoquinoline alkaloids from Cyclea barbata. J Nat Prod, 1993, 56(1): 22.

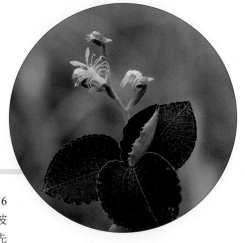

Jin xian lian

金线莲

Anoectochili Roxburghii Herba
[英] Roxburgh Anoectochilus Herb

【别名】金线兰、金丝线、金耳环、金线虎头蕉、金线石松、金石蚕、鸟人参、金线入骨消。

【来源】为兰科植物金线兰 *Anoectochilus roxburghii*（Wall.）Lindl. 的全草。

【植物形态】草本。根茎匍匐，伸长。叶互生，茎下部具 2 ~ 4 叶；叶柄基部扩展抱茎；基部呈鞘状；叶片卵状椭圆形，长 1.5 ~ 3.5cm，宽 1 ~ 3cm，先端急尖，基部圆形，上面黑紫色，有金黄色脉网，下面带淡紫红色，弧形脉 5 ~ 7 条。总状花序，疏生 2 ~ 6 朵花，花序轴被柔毛；花苞片卵状披针形，淡紫色，约为子房长的 2/3，先端尾尖；花淡紫色，外面被短柔毛；中萼片卵形，向内凹陷，先端钝；侧萼片长圆状椭圆形，稍偏斜，较长而稍狭，先端稍尖，花瓣近镰刀形，短于萼片并和中萼片靠合成兜；唇瓣 2 裂，呈 "丫" 字形，裂片舌状条形，先端钝，爪长 5mm，两侧各具 6 条流苏状细条，基部具距，距长 6 ~ 7mm，末端指向唇瓣，中部生有胼胝体。

【分布】广西主要分布于南宁、武鸣、隆安、鹿寨、融水、阳朔、苍梧、蒙山、防城、上思、平南、桂平、那坡、贺州、凤山、象州、金秀、龙州。

【采集加工】夏、秋季采收。鲜用或晒干。

【药材性状】根茎较细，节明显，棕褐色。叶上面黑紫色，有金黄色网状脉，下面暗红色，主脉 3 ~ 7 条。总状花序顶生，花序轴被柔毛，萼片淡紫色。气微，味淡。

【品质评价】以干燥、色黄绿、无杂质者为佳。

【化学成分】本品全草含有游离氨基酸、多糖[1]、琥珀酸[2,3]、香豆酸、8-对羟基苄基槲皮素、槲皮素 -3-*O*-葡萄糖苷、槲皮素 -3'-*O*-葡萄糖苷、异鼠李素[2]、胡萝卜苷[3-5]、5,4'-二羟基 6,7,3'-三甲氧基黄酮[4]、槲皮素[4,6]、对羟基苯甲醛[3-5]、阿魏酸[4,5,7]、sorghumol、木栓酮、24-异丙烯基胆甾醇、开唇兰甾醇、豆甾醇、菜油甾醇[8]、棕榈酸[8-10]、β-谷甾醇[3,5,8]，尚含有山奈素、异鼠李素[6]、金线莲苷[11]、3（*R*）-β-D-吡喃葡萄糖氧基-丁酸内酯、硬脂酸、软脂酸、4-β-D-吡喃葡萄糖氧基-丁酸甲酯、对羟基桂皮酸、邻苯二酚[3]。还含有齐墩果酸、羊毛甾醇、3-甲氧基-对羟基苯甲醛、3',4',7-三甲氧基 -3,5-二羟基黄酮、异鼠李素 -3-*O*-β-D-芸香糖苷、芦丁[5]、肉桂酸[7]。挥发油中含有 2-甲氧基 -3-烯丙基苯酚、亚麻酸甲酯[9]、亚油酸[9,10]、正十六烷酸、（*Z,Z*）-9,12-十八碳二烯酸甲酯、

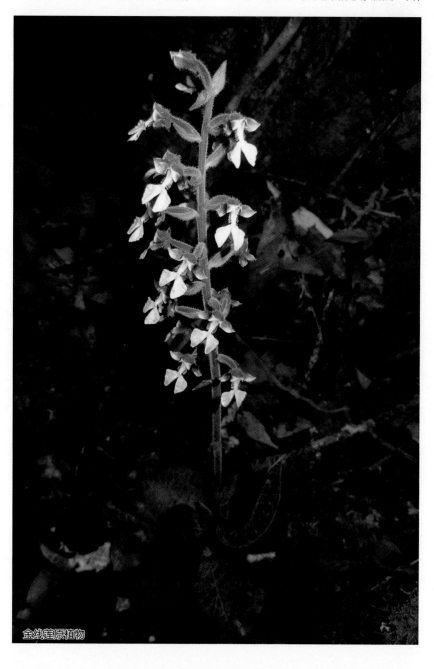

金线莲原植物

11,14,17- 二十碳三烯酸甲酯、（Z,Z）-9,12- 十八碳二烯酸、（Z,Z,Z）-9,12,15- 十八碳三烯酸甲酯[12]、1- 辛烯 -3- 醇、亚麻酸[10]。此外，还含有钾（K）、钙（Ca）[13]、铅（Pb）、铬（Cr）[13,14]、锌（Zn）、铁（Fe）、锰（Mn）、铜（Cu）、镍（Ni）、镉（Cd）、钴（Co）[14] 等矿质元素。

本品根茎、叶中含有多糖成分[15]。

【药理作用】

1. 抗炎　大鼠腹腔注射金线莲水提物，在给予角叉菜胶后 4h 开始显示迟延性抗炎活性[16]。对野生、人工栽培及组织培养的三种来源的金线莲进行抗炎作用比较，结果显示，这三种不同来源的金线莲水煎液都有一定的抗炎作用[17]。

2. 镇静、镇痛　金线莲的水提物能减少小鼠自主活动，并能延长小鼠的痛阈时间，降低小鼠醋酸扭体反应的发生率[17]。

3. 保肝　金线莲水提物大鼠腹腔注射可明显降低由四氯化碳（CCl₄）引起的血清丙氨酸转氨酶和天冬氨酸转氨酶的急性升高，同时能改善肝脏组织学改变，例如，坏死、脂肪变性、气球样变性、淋巴细胞在中心脉周围的炎性渗出[16,18]。

4. 抗乙肝病毒　当金线莲提取物浓度小于 150mg/ml 时，对 2215 细胞分泌 HBsAg 和 HBeAg 无影响，但在同一浓度（大于 150mg/ml）和同一作用的时间下，都表现为对 HBsAg 的抑制高于对 HBeAg 的抑制[19]。

5. 降压　金线莲提取物对肾血管性高血压大鼠模型（RHR）具有良好的降压作用，其降压机制可能与降低 ET-1、Ang Ⅱ，升高 NO 有关[20]。进一步研究发现，股静脉注射金线莲提取物单体有急性降压作用，随着给药剂量的增加，降压强度增强，呈现良好的量效关系，在降压过程中伴随着心率的同步减慢[21]。

6. 降血糖　金线莲水提物的降血糖作用与金线莲全方水煎剂相似，能显著降低正常小鼠、四氧嘧啶及葡萄糖诱发糖尿病小鼠的血糖[22]，能明显对抗肾上腺素、外源葡萄糖引起的小鼠血糖升高，且对四氧嘧啶引起的小鼠血糖升高具有显著的防治作用，提示其可能具有减弱四氧嘧啶对胰岛 β 细胞的损伤或改善受损伤的胰岛 β 细胞的功能。有关金线莲的石油醚提取物及丙酮提取物无明显降糖作用[23]。

7. 抑制低密度脂蛋白（LDL）氧化　金线莲可以使 LDL 的氧化延滞时间逐渐延长，并可降低 LDL 的 TBARS 值，呈剂量依赖性，同时减慢 LDL 的电泳迁移率，降低 LDL 的脂质过氧化程度，具有一定的抗脂质氧化功能[24]。

8. 抗氧化　金线莲全草水提液对 •NO²⁻ 具有清除作用，在各营养器官中，叶水提液的清除作用最强；在各提取部位中，水提取部位的清除能力明显高于石油醚提取部位（AP）、氯仿提取部位（AC）、乙醇提取部位（AE），说明金线莲清除 •NO²⁻ 的活性物质主要是水溶性的极性分子[25]。金线莲各器官水提液均能清除 •OH 和 •O²⁻，清除 •OH 能力的顺序为：叶 > 根状茎 > 花序 > 根 > 地上茎；清除 •O²⁻ 能力的顺序为：叶、地上茎 > 花序 > 根状茎、根[26]；体外实验表明，金线莲多糖是良好的氧自由基清除剂[27]。

9. 减肥　金线莲水提取物可明显抑制肥胖小鼠的体重、子宫旁脂肪组织重量以及肝脏中中性脂肪量的增加[28]。

10. 免疫调节　金线莲多糖能促进免疫抑制小鼠免疫器官的生长，脾淋巴细胞的增殖，促进 TNF-α、IFN-γ 细胞因子的分泌；金线莲多糖能促进健康小鼠免疫器官增重和免疫器官指数的提高，对部分免疫因子的分泌具有促进作用[29]。

11. 抗肿瘤　台湾金线莲的提取物对 HeLa 宫颈癌细胞、spc2A1 肺腺癌细胞和 Bcap37 人乳癌细胞具有细胞杀伤活性[30]。研究发现，金线莲具有抗结肠癌的作用，每天灌胃给予金线莲提取物 50mg、10mg，荷瘤小鼠的抑瘤率可达到 58.9%、55.4%[31]。金线莲提取物能通过诱导乳腺癌细胞 MCF -7 凋亡抑制乳腺癌细胞生长[32]。金线莲的抗菌体具有抗菌和抗癌的作用，尤其是对肺部细胞的效果更为显著[33]。

12. 毒性反应　野生、人工栽培及组织培养的三种来源的金线莲对小鼠口服的最大耐受量分别为 100g（生药）/kg、85g（生药）/kg、42g（生药）/kg。三种不同来源的金线莲水煎液对小鼠口服的最大耐受量的研究结果表明，均属于基本无毒。但组织培养金线莲毒性略大于人工栽培金线莲，人工栽培金线莲毒性略大于野生金线莲[17]。

【临床研究】

1. 消化性溃疡　金线莲鲜品每日 20g，用水 300ml，煎药 2 次，每次 30min，共得药液 200ml，分 2 次服用。结果：治疗患者 60 例，根治 47 例，有效 7 例，无效 6 例，根治率 78%[34]。

2. 小儿抽动 - 秽语综合征　金线莲口服液（由人工栽培金线莲鲜草加工制成，10ml/ 支），3～6 岁每次口服 1 支，每日 2～3 次；6～14 岁每次 1 支，每日 3～4 次。1 个月为 1 个疗程，服药过程注意心理调节。结果：治疗 49 例，显效 30 例（占 61.2%），有效 15 例（占 30.6%），无效 4 例（占 8.2%）；总有效率为 91.8%[35]。

3. 老年高尿酸血症　金线莲胶囊（中药金线莲提取物，每粒含生药 3g），每次 3 粒，每天 2 次，饭后口服，连续 30 天为 1 个疗程。结果：总有效率为 91.43%，治疗组治疗后血尿酸值较治疗前明显降低，较对照组同期明显降低，差异有统计学意义（t=2.802，P ＜ 0.01；t=2.218，P ＜ 0.05）[36]。

4. 手足口病，口腔疱疹　治疗组 33 例，用金线莲喷雾剂，外用喷口腔，每天 3～4 次；对照组 32 例，用重组人干扰素 α-2b 喷雾剂，外用喷口腔，每天 3～4 次。结果：两组疗效比较有统计学意义（P ＜ 0.05），表明金线莲喷雾剂能更好地改善患儿口腔疼痛及缩短口腔疱疹溃疡消退时间[37]。

【性味归经】味甘，性凉。归肺、心、肾经。

【功效主治】清肺止咳，清热凉血，除湿解毒，扶正固本。主治肺热咳嗽，肺结核咯血，尿血，小儿惊风，破伤风，淋证水肿，风湿痹痛，跌打损伤，毒蛇咬伤，消渴，粉刺，癌肿。

【用法用量】内服：煎汤，15～30g，与肉或骨一起炖、蒸均可。也可用清水煎服。

【使用注意】脾胃虚寒者慎服。

【参考文献】

[1] 龚秀会，许敏，董鸿竹，等.不同基原金线莲植物的化学成分比较研究.安徽农业科学，2012，40(36): 17530.

[2] 何春年，王春兰，郭顺星，等.福建金线莲的化学成分研究.中国药学杂志，2005，40(8): 581.

[3] 蔡金艳，宫立孟，张勇慧，等.金线莲化学成分的研究.中药材，2008，31(3): 370.

[4] 何春年，王春兰，郭顺星，等.福建金线莲的化学成分研究Ⅱ.中国中药杂志，2005，30(10): 761.

[5] 杨秀伟，韩美华，靳彦平.金线莲化学成分的研究.中药材，2007，30(7): 797.

[6] 关璟，王春兰，郭顺星，等.高效液相色谱法测定金线莲中黄酮含量.药物分析杂志，2008，28(1): 9.

[7] 李春艳，阮冠宇，倪碧莲，等.金线莲中阿魏酸和肉桂酸的提取及HPLC测定.福建中医学院学报，2009，19(5): 13.

[8] 何春年，王春兰，郭顺星，等.福建金线莲的化学成分研究Ⅲ.天然产物研究与开发，2005，17(3): 259.

[9] 柯伙钊，陈文娟，吴水华，等.GC-MS 法分析台湾组培金线莲挥发油化学成分.中成药，2010，32(11): 2014.

[10] 陈文娟，吴水华，缪存信，等.不同溶剂萃取野生金线莲挥发油的GC-MS 分析.辽宁中医药大学学报，2010，12(10): 42.

[11] 张锦文，唐菲，张小琼，等.高效液相色谱法测定金线莲中金线莲苷的含量.中国医院药学杂志，2011，31(4): 261.

[12] 韩美华，杨秀伟，靳彦平.金线莲挥发油化学成分的研究.天然产物研究与开发，2006，18(1): 65.

[13] 柯伙钊，陈文娟.原子吸收光谱法测定不同产地金线莲中的微量元素.海峡药学，2009，21(12): 81.

[14] 李洪潮，胡国海，解成骏.云南文山野生金线莲中微量元素研究.食品工业科技，2010，31(10): 386.

[15] 陈晓兰，黄丽英，黄丽萍，等.不同产地金线莲根茎和叶中多糖含量对比.分析测试技术与仪器，2012，18(3): 135.

[16] Lim J M, et al.Am J Chin Med , 1993, 21(1): 59.

[17] 李鸣，邹丹.3 种不同来源金线莲的药理研究.海峡药学，1995，7(4): 12-14.

[18] 黄立峰，卢若艳，等.金线莲提取物对 CCl_4 所致小鼠急性肝损伤的保护作用.福州总医院学报，2005，12(4): 277.

[19] 郑玲，张荔荔，孙埔.金线莲体外抗HBV 表达的初步研究.海峡药学，2003，15(5): 65 -67.

[20] 李葆华，陈以旺.金线莲提取物 ARL 对肾血管性高血压大鼠血、血浆血管紧张素Ò、一氧化氮和内皮素的影响.中国分子心脏病学杂

志，2006，6(3): 132 -135.

[21] 李葆华，陈以旺.金线莲提取物 RM 对肾血管性高血压大鼠血压、血浆血管紧张素Ò 的影响.心血管康复医学杂志，2006，15(6): 552-554.

[22] 陈卓，黄自强.金线莲及其提取物降血糖实验研究.福建医科大学学报，2000，34(4): 350 -352.

[23] 陈卓，黄自强.金线莲降血糖作用的初步研究.福建医药杂志，2000，22(1): 207 -208.

[24] 张春妮，许国平.金线莲体外抑制 LDL 氧化的实验研究.医学研究生学报，2006，19(2): 1171.

[25] 龚宁，蔡宜伶，莫稳方，等.金线兰水提液清除 NO^{2-}• 作用的实验研究.食品工业科技，2007，28(6): 57-58.

[26] 龚宁，邓琳琼，曾坤.金线兰各器官水提液清除 •OH 和 •O^{2-} 的比较研究.食品与生物技术学报，2010，29(6): 821-824.

[27] 林丽清.金线莲多糖对活性氧自由基的清除作用.福建中医学院学报，2006，16(5): 37- 38.

[28] 杜晓鸣.金线莲的研究.国外医学•中医中药分册，2000，24(4): 246.

[29] 许丹妮.金线莲多糖对小鼠免疫调节作用的研究.福建农林大学，2011.

[30] 王常青，严成其，王勇，蓝杰，等.台湾金线莲多糖的分离纯化及其体外抑瘤活性研究.中国生化药物杂志，2008，29(20): 93-96.

[31] Tseng CC, Shang HF, Wang LF. Antitumor and immunostimulating effects of Anoectochilus formosanus Hayata. Phytomedicine, 2006, 13(5) : 66-70.

[32] Shyur LF, Chen CH, Lo CP. Induction of apoptosis in MCF-7 human breast cancer cells by phytochemicals from Anoectochilus formosanus. Biomed Sci, 2004, 11(6) : 28-39.

[33] Shih CC , Wu YW , Lin WC. Ameliorative effect of Anoectochilus formosanus extract on ostepeuia in ovariectomized rates. J Ethnopharmacol, 2001(77): 233.

[34] 颜耀斌.奥美拉唑联合金线莲治疗 Hp 感染 60 例临床观察.福建中医药，2008，39(2): 11.

[35] 肖诏玮.金线莲口服液治疗小儿抽动 - 秽语综合征 49 例.西北药学杂志，2005，20(2): 82-83.

[36] 陈学香，夏向南.金线莲治疗高龄老年高尿酸血症疗效观察.中华保健医学杂志，2010，12(4): 308-309.

[37] 李芹，周文，刘路.金线莲喷雾剂治疗手足口病口腔疱疹临床观察.福建中医药，2012，43(3): 9-10.

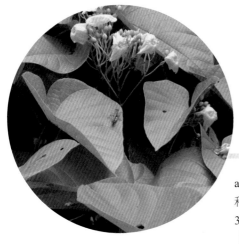

金钟藤

Merremiae Boisianae Caolis
[英] Boisiane Merremia Stem

【别名】多花山猪菜。

【来源】为旋花科植物金钟藤 *Merremia boisiana*（Gagn.）v. Ooststr. 的茎。

【植物形态】大型缠绕草本。茎圆柱形，具不明显的细棱，幼枝中空。叶近于圆形，偶为卵形，长 9.5～15.5cm，宽 7～14cm，顶端渐尖或骤尖，基部心形，全缘。花序腋生；苞片小，狭三角形，外面密被锈黄色短柔毛，早落；花梗结果时伸长增粗；外萼片宽卵形，内萼片近圆形；花冠黄色，宽漏斗状或钟状，中部以上于瓣中带密被锈黄色绢毛，冠檐浅圆裂；雄蕊内藏，花药稍扭曲，花冠内面基部自花丝着生点向下延成两纵列的乳突状毛；子房圆锥状，无毛。蒴果圆锥状球形，4 瓣裂，外面褐色，无毛，内面银白色。种子三棱状宽卵形沿棱密被褐色糠秕状毛。

【分布】广西主要分布于龙州、宁明、南宁、武鸣。

【采集加工】全年均可采收。切段，晒干。

【药材性状】茎圆柱形，节处膨大，表面灰褐色或黑褐色，具不明显的细棱。叶皱缩，较大，多少有些破碎，展平后近于圆形，长 9～15cm，宽 7～14cm，顶端渐尖或骤尖，基部心形，全缘。叶柄长 4～12cm。质脆，易碎。气微，味淡。

【品质评价】以干燥、色黄绿、无杂质者为佳。

【化学成分】本品含有东莨菪内酯（scopoletin）、七叶内酯（aesculetin）、*N*-*p*- 香豆酰酪胺（paprazine）、3,5- 二咖啡酰基奎尼酸甲酯（3,5-di-*O*-caffeoylquinic acid methyl ester）、3,4- 二咖啡酰基奎尼酸甲酯（3,4-di-*O*-caffeoylquinic acid methyl ester）、3,4,5- 三咖啡酰基奎尼酸甲酯（3,4,5-tri-*O*-caffeoylquinic acid methyl ester）、槲皮素（quercetin）和山柰酚 -3-β-D- 半乳糖苷（kaempferol-3-β -D-galactopyranoside）[1]。

【药理作用】

抑制生长和抑菌作用　金钟藤中的东莨菪内酯具有抑制种子萌发和幼苗生长的作用[2]，还有较强的抗真菌活性[3]；此外，所含槲皮素亦有抑制植物生长和抗细菌活性的作用[4]。

【性味归经】味甘、辛，性温。归心、肝经。

【功效主治】补血活血，舒筋活络。主治血虚萎黄，眩晕，心悸，风湿骨痛，筋脉拘挛，腰膝酸胀。

【用法用量】内服：煎汤，5～10g。

【使用注意】孕妇慎用。

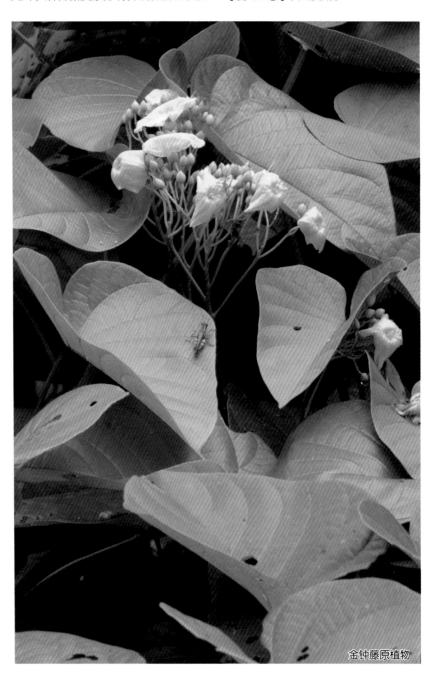

金钟藤原植物

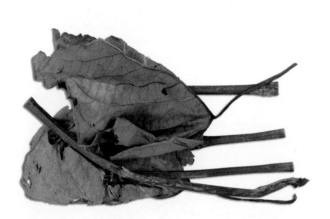

金钟藤药材

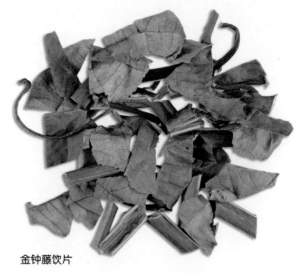

金钟藤饮片

【参考文献】

[1] 高广春，吴萍，曹洪麟，等.金钟藤中酚类化合物的研究.热带亚热带植物学报, 2006, 14(3): 233.

[2]Vyvyan J R.Allelochemicals as leads for new herbicides andagrochemicals. Tetrahedron, 2002, 58(9):1631.

[3]Shukla Y N, Srivastava A, Kumar S, et al.Phytotoxic and antimicrobial constituents of Argyreia speciosa and Oenotherabiennis.Ethnopharm, 1999, 67(3):241.

[4]Jordon-Thaden I E, Louda S M.Chemistry of Cirsium and Carduus: a role in ecological risk assessment for biological control of weeds.Biochem Syst Ecol, 2003, 31(12):1353.

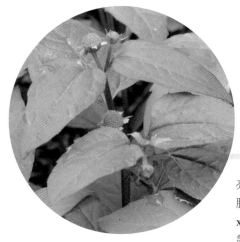

Jin niu kou

金钮扣

Spilanthis Paniculatae Herba
[英] Paniculate Spotflower Herb

【别名】天文草、蛇头黄。

【来源】为菊科植物金钮扣 *Spilanthes paniculata* Wall.ex DC. 的全草。

【植物形态】草本。茎多分枝，紫红色，有明显的纵条纹。叶卵形、宽卵圆形或椭圆形，全缘，波状或具波状钝锯齿。头状花序单生，或圆锥状排列，卵圆形，有或无舌状花；花序梗较短，顶端有疏短毛；总苞片约8个，2层，绿色，卵形或卵状长圆形，顶端钝或稍尖，无毛或边缘有缘毛，花托锥形，托片膜质，倒卵形；花黄色，雌花舌状，舌片宽卵形或近圆形，顶端3浅裂；两性花花冠管状，4～5个裂片。瘦果长圆形，稍扁压，暗褐色，基部缩小，有白色的软骨质边缘，上端稍厚，有疣状腺体及疏微毛，边缘有缘毛，顶端有1～2个不等长的细芒。

【分布】广西主要分布于凤山、桂林、百色、靖西、龙州、马山、贵港、藤县、荔浦、防城、隆林。

【采集加工】春、夏季采收。鲜用或切段晒干。

【药材性状】干燥茎多分枝，紫红色，有纵条纹，被短柔毛或近无毛。完整叶展平后呈卵形、宽卵圆形或椭圆形，顶端短尖或稍钝，基部宽楔形至圆形，全缘，具钝锯齿，两面无毛或近无毛，叶柄被短毛或近无毛。头状花序黄色。味辛、苦。

【品质评价】以叶多、色绿者为佳。

【化学成分】本品地上部分含有棕榈酸（palmitic acid）、硬脂酸（stearic acid）[1]、三十四烷酸（tetratriacontanoic acid）、谷甾醇（sitosterol）、豆甾醇（stigmasterol）、谷甾醇 -*O*-β-D- 葡萄糖苷（sitosterol-*O*-β-D-glucoside）[2]。另外还含苏氨酸（threonine）、丙氨酸（alanine）、赖氨酸（lysine）、蛋氨酸（methionine）、亮氨酸（leucine）、缬氨酸（valine）、脯氨酸（proline）、羟基脯氨酸（hydroxyproline）、酪氨酸（tyrosine）、组氨酸（histidine）、谷氨酸（glutamic acid）等[3]。

【药理作用】

1. 止咳祛痰　金钮扣水、乙醇提取物可延长咳嗽潜伏期、减少咳嗽次数、增加酚红分泌量，有效成分主要集中在乙酸乙酯和正丁醇萃取部位[4,5]。

2. 解热镇痛　金钮扣水提物、醇提物及醇提物石油醚、氯仿、乙酸乙酯、正丁醇萃取部位、水层均对干酵母引起的大鼠发热有一定的解热作用，没有中枢性镇痛作用，有一定的外周性镇痛作用。其中醇提物的解热、镇痛作用较水提物强[6,7]。

3. 抗炎　金钮扣醇提物抗急性炎症和慢性炎症效果优于水提物；醇提物石油醚、氯仿、乙酸乙酯、正丁醇萃取物对急性炎症均有抑制作用，氯仿组和水层组能较好地抑制慢性炎症组织

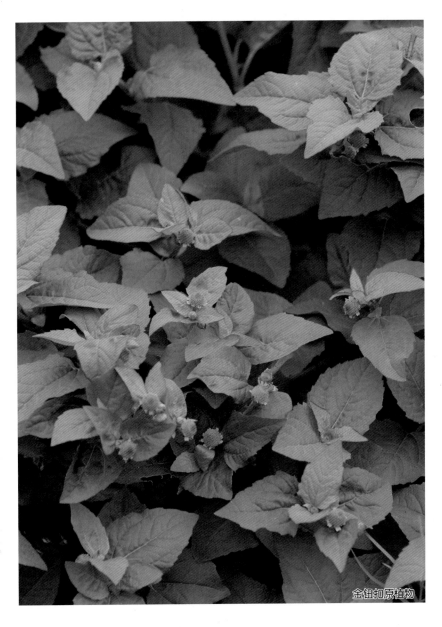

金钮扣原植物

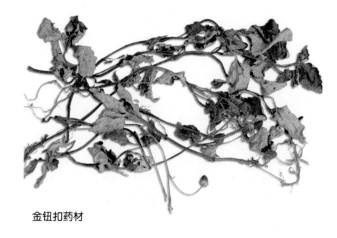

金钮扣药材

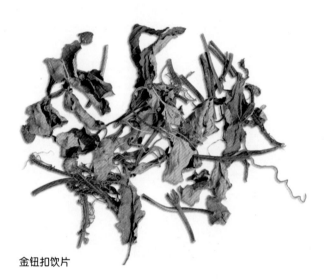

金钮扣饮片

细胞增生和组织液渗出[8]。

4. 抑菌　金钮扣提取物对金黄色葡萄球菌、柠檬色葡萄球菌、微球菌、枯草芽孢杆菌、痢疾杆菌、白色葡萄球菌、耐甲氧西林金黄色葡萄球菌有较强的抑制作用[9]。

【性味归经】味苦，性凉；有毒。归肺、胃、肝经。

【功效主治】清热解毒，祛风止痛。主治头痛，鼻渊，牙痛，咽喉肿痛，瘰疬，胃痛，风湿关节痛，跌打损伤，痈疮肿毒。

【用法用量】内服：煎汤，9～15g；或研末，1.5～3g。外用：适量，捣敷。

【使用注意】本品有毒，不宜过量服用。

【参考文献】

[1]Dinda B,guha S. Fatty acid composition of Spilanthes paniculata. Journal of the Indian Chemical Society, 1988, 65(2): 146.

[2]Dinda B,guha S. Chemical constituents of Spilanthes paniculata. Journal of the Indian Chemical Society, 1988, 65(7): 525.

[3]Dinda B,guha S. Amino acids from Spilanthes paniculata. Journal of the Indian Chemical Society, 1987, 64(6): 376.

[4] 冯承恩，黄庆芳，房志坚，等 . 金钮扣不同提取物止咳化痰作用研究 . 中国药房，2011, 22(39): 36568.

[5] 冯承恩，黄庆芳，房志坚，等 . 金钮扣止咳、化痰及平喘作用的研究 . 中药材，2012, 35(5): 783.

[6] 黄庆芳，冯承恩，房志坚，等 . 金钮扣提取物的解热、镇痛作用 . 中国医院药学杂志，2012, 32(13): 1066.

[7] 黄庆芳，冯承恩，房志坚，等 . 金钮扣醇提物中解热、镇痛有效部位的研究 . 今日药学，2012, 22(8): 474.

[8] 黄庆芳，冯承恩，房志坚，等 . 金钮扣提取物的抗炎作用及有效部位探讨 . 中药材，2012, 35(3): 462.

[9] 冯承恩，黄庆芳，房志坚，等 . 金钮扣提取物体外抑菌活性的初步研究 . 安徽农业科学，2012, 40(2): 723.

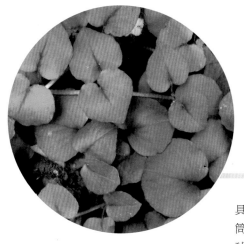

Jin qian cao

金钱草

Lysimachiae Herba
[英] Lysimacha Herb

【别名】神仙对坐草、铜钱草、大金钱草、一串钱、黄疸草、大连钱草、遍地黄、过路黄。

【来源】为报春花科植物过路黄 *Lysimachia christinae* Hance 的全草。

【植物形态】蔓生草本。茎柔弱，平卧延伸，表面灰绿色或带红紫色，茎幼嫩部分密被褐色无柄腺体，下部常发出不定根。叶对生；叶片卵圆形、近圆形以至肾圆形，长 2 ~ 6cm，宽 1 ~ 6cm，先端锐尖或圆钝以至圆形，基部截形至浅心形，稍肉质，密布透明腺条，两面无毛，有腺毛。花单生于叶腋，花萼 5 深裂，分裂近达基部，裂片披针形、椭圆状披针形以至线形，或上部稍扩大而近匙形，先端锐尖或稍钝。花冠黄色，辐状钟形，5 深裂，具黑色长腺条；雄蕊 5，下半部合生成筒，花药卵圆形；子房卵球形。蒴果球形，无毛，有稀疏黑色腺条，瓣裂。

【分布】广西主要分布于罗城、河池、东兰、天峨。

【采集加工】栽种当年 9 ~ 10 月收获。以后每年收获 2 次，第 1 次在 6 月，第 2 次在 9 月。用镰刀割取，留茬 10cm 左右，以利萌发。割下的全株，除去杂草，用水洗净，晒干或烘干即成。

【药材性状】全草多皱缩成团，下部茎节上有时着生纤细须根。茎扭曲，直径约 1mm；表面红棕色，具纵直纹理；断面实心，灰白色。叶对生，多皱缩破碎，完整叶宽卵形或心形，全缘，上面暗绿色至棕绿色，下面色较浅，用水浸后，透光可见黑色短条纹；叶柄细长，叶腋有时可见花或果实。气微，味淡。

【品质评价】以叶大、色绿者为佳。

【化学成分】本品全草含黄酮类成分，主要有槲皮素（quercetin）、槲皮素 -3-*O*- 葡萄糖（quercetin-3-*O*-glucoside）、山柰酚（kaempferol）、山柰酚 -3-*O*- 半乳糖（kaempferol-3-*O*-galactoside）、3,2',4',6'- 四羟基 -4,3'- 二甲氧基查耳酮（3,2',4',6'-tetrahydroxy-4,3'-dimethoxy chalcone）、山柰酚 -3-*O*- 珍珠菜三糖苷（kaempferol-3-*O*-lysimachia trioside）[1,2]、山柰酚 -3-*O*- 葡萄糖苷（kaempferol-3-*O*-glucoside）、鼠李柠檬素 -3,4- 二葡萄糖（rhamnocitrin-3,4-diglucoside）、山柰酚 -3-*O*- 芸香糖苷（kaempferol-3-*O*-rutinoside）、山 柰 酚 -3-*O*- 鼠 李 糖

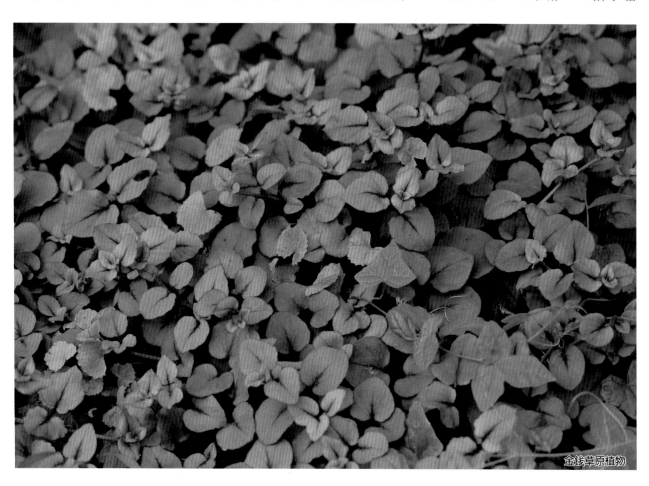

金钱草原植物

苷 -7-O- 鼠李糖基 -（1 → 3）- 鼠李糖苷 [kaempferol-3-O-rhamnoside-7-O-rhamnosyl-（1 → 3）-rhamnoside] [3]。此外，还有对 - 羟基苯甲酸（p-hydroxybenzoic acid）、尿嘧啶（uridine）[3]。

【药理作用】

1. 排石　金钱草可加快肾组织中草酸的排泄，减少肾结石模型大鼠肾集合系统内草酸钙结晶的形成和堆积，使结晶松散，易从尿中排出 [4]。金钱草煎液可使菠菜所致的草酸钙肾结石模型蝌蚪肾脏含钙量下降，钙沉着率降低，抑制肾脏远曲小管和近曲小管扩张 [5]。金钱草多糖成分抑制水中草酸钙的结晶生长 [6]，在不加晶种时，延缓结晶成核，延长结晶诱导期 [7]。金钱草提取液抑制六边形晶体的生长，且使四方锥形的晶体尺寸变小 [8]。从放射示踪大鼠实验性肾结石模型和模拟人体玻璃肾盂尿结石生长模型中发现防石排石合剂组肾脏的平均放射性低于对照组，玻璃肾盂钙盐沉积减少，能有效防止肾内结晶形成 [9]。金钱草还有抗炎利胆的作用，促进胆汁分泌及降低胆汁中游离胆红素和钙离子的含量，提高总胆汁酸的含量，从而抑制胆红素结石的形成，并降低血清中总胆固醇和甘油三酯的含量，提高高密度脂蛋白的含量，通过调节脂质代谢达到防治结石的作用 [10]。

2. 抗氧化　金钱草醇提取物对黄嘌呤 - 黄嘌呤氧化酶系统、过氧化氢（H_2O_2）及紫外（UV）照射引起的细胞膜脂质过氧化均有抑制作用 [11]，具有清除羟自由基、超氧自由基及抗脂质过氧化作用，抑制羟自由基对脱氧核苷酸（DNA）氧化损伤作用 [12]。金钱草总黄酮可提高心肌组织超氧化物歧化酶活性 [13]。金钱草乙酸乙酯成分具有很高的清除自由基活性，清除自由基活性与其含酚羟基化合物的结构密切相关，酚羟基的数目决定活性大小 [14]。

3. 保护脑缺血损伤　聚花过路黄（金钱草）醇提物对局灶性脑缺血大鼠具有较好的神经保护作用，其作用机制与抑制细胞内钙超载有关 [15]。聚花过路黄提取物能抑制原代大鼠脑微血管内皮细胞（BMECs）糖 - 氧剥夺诱导下 NF-κ Bp65 蛋白的活化及其下游靶基因 ICAM-1 的异常表达，对糖 - 氧剥夺诱导下的脑微血管内皮细胞损伤具有保护作用 [16]。

4. 促进体内铅的排出　在体外，金钱草可和钙、铅等离子发生配位，使钙、铅离子在体外形成可溶性络合物，因此，金钱草可降低血液和尿液 pH 值，促进铅离子的排出 [17]。

5. 抗炎　金钱草50g/kg、总黄酮及酚酸物3.75g/kg腹腔注射，对组胺引起的小鼠血管通透性增加有抑制作用，可抑制巴豆油所致的小鼠耳部炎症，对注射蛋清引起的大鼠踝关节肿胀和大鼠棉球肉芽肿均有抑制作用 [18]。

6. 抗移植排斥　金钱草提取物对小鼠的细胞免疫和体液免疫，尤其是细胞免疫有一定的抑制作用 [19]。在兔甲状腺颈前肌肉移植试验中，金钱草组可见大部分滤泡完整，间质有少量淋巴细胞浸润、水肿，纤维组织不多，炎性细胞浸润少，与地塞米松组对照，二者皆可对抗兔甲状腺移植的排斥反应，以金钱草效果最佳 [20]。

7. 降低尿酸　金钱草水提物能降低高尿酸血症小鼠血清尿酸水平 [21]。

8. 毒性反应　金钱草可引起接触性皮炎和过敏反应 [22]。

【临床研究】

1. 慢性活动性肝炎　过路黄（金钱草）28g，茵陈 15g，白花蛇舌草 20g，平地木 15g，全当归 15g，云茯苓 15g，山栀子 15g，煎服，每日 1 剂。结果：治疗 40 例，显效 21 例，占 52.5%，有效 17 例，占 42.5%，总有效率 95%，无效 2 例，占 5%[23]。

2. 新生儿肝炎综合征　金钱草 30 ~ 60g，水煎 100ml，每日分 2 次口服；肝泰乐 0.1g，维生素 C 0.1g，维生素 B_1 0.01g，口服，每天 3 次，2 周为 1 个疗程，直至痊愈，1 个疗程后无效者另拟治疗方案。结果：共治疗婴儿肝炎综合征 41 例，治愈 38 例（92.7%），无效 3 例，均为消黄汤和茵陈蒿汤治疗者，其中 2 例合并先天性心脏病、肺炎，1 例伴凝血功能障碍。本法无效后加用尼可刹米等，亦未奏效，后转院，未随访 [24]。

3. 原发性高尿酸血症　将 60 例患者随机分为 2 组，观察组 30 例，在饮食控制的基础上给予口服金钱草加味汤（金钱草 50g，车前子 30g，金毛狗脊 30g，北芪 30g，甘草 5g）；对照组 30 例，在饮食控制的基础上给予口服别嘌醇片。观察两组疗效及患者治疗前后血尿酸（UA）、血尿素氮（BUN）、血肌酐（Cr）、总胆固醇（CHOL）、甘油三酯（TG）、谷丙转氨酶（ALT）等指标变化。结果：观察组总有效率为 93.67%，对照组为 80.00%，观察组在疗效及降低 UA 方面明显优于对照组（$P < 0.05$）；两组患者治疗前后 BUN、Cr、ALT 等指标无明显变化（$P > 0.05$）；观察组治疗前后 CHOL、TG 明显降低（$P < 0.05$）；对照组治疗前后 CHOL、TG 无明显变化（$P > 0.05$）[25]。

4. 急性下尿路感染　将下尿路感染患者 100 例按就诊时间随机分为 2 组，治疗组 49 例予金钱草颗粒（主要成分为金钱草）10g 口服，3 次 / 天，疗程 7 天；对照组 48 例给予阿莫西林胶囊 0.5g（2 粒）口服，每 6 ~ 8h/ 次，疗程 7 天。2 周后随访观察 2 组症状及实验室指标变化。结果：治疗组痊愈率、总有效率分别为 71%、92%，对照组分别为 50%、62%，治疗组痊愈率和总有效率均明显优于对照组（$P<0.01$）[26]。

5. 泌尿系结石　金钱草 300g 加水 3500 ~ 4000ml 浸泡 20min，用武火煮开后改文火煮 30min，余药液约 2500 ~ 3000ml 于当天饮完，适当跳跃运动，4 周为 1 个疗程，根据病情治疗 1 ~ 4 个疗程后观察疗效。结果：共治疗泌尿系结石 38 例，治愈 16 例，有效 21 例，无效 1 例，总有效率为 97.4%[27]。

6. 蝮蛇咬伤　用鲜金钱草 200g（干品 100g 亦可），早晚各煎服 1 次。随症加减：如大便不畅加生大黄 10g（后下）；复视眼花加决明子 30g；咽干而痛、吞咽受阻加射干 10g；心率每分 60 次左右加熟附片（先煎）10g。同时配合放液疗法：局部清创后上肢伤者从肩髃穴、下肢伤者从髀关穴向下逐日依次每天放液 1 ~ 3 个点（用手指推按伤者肿胀的皮肤，其凹陷感最明显处为放液点），方法是用消毒 9 号注射针斜刺，进针深度 2 ~ 3 分，不留针，拔针后即可见淡红或淡黄色液体由针孔流出，淋漓不绝，长达数小时（用干棉球擦之）。服药与放液疗法 7 天为 1 个疗程，治疗 1 ~ 2 个疗程。结果：治疗蝮蛇咬伤 66 例全部痊愈 [28]。

7. 疤痕疙瘩　金钱草300g，紫草2g，加水至1000ml。按处方量称取金钱草及紫草，用水洗净泥沙及杂物，加适量水浸泡30min后煎煮3遍。第1遍和第2遍各煎煮1h，第3遍煎煮30min。过滤并合并3次滤液，浓缩至处方量，保存在冰箱内备用。使用方法：采用直流电阴极导入法，选择适当大小的电极，将电极绒布浸入药液中，取出放在患者患处。治疗电流，成人0.05～0.2mA/cm²，儿童0.02～0.05 mA/cm²。每日1次，每次20min，30次为1个疗程。治疗疤痕疙瘩46例，其中男24例，女22例；发病年龄为2～63岁，疤痕面积最大为20cm×19cm，超出皮肤最高为1.2cm；病程2个月～30年。结果：总有效率达93.5%，未发现不良反应[29]。

8. 前列腺增生　采用行血通利方（过路黄、桃仁、红花、赤芍、川芎、三棱、莪术、乌药、木香、路路通、大腹皮、萹蓄各20g）保留灌肠为主，结合辨证配以中药口服。结果：26例中痊愈4例，显效16例，有效6例，总有效率为100%[30]。

【性味归经】味甘、微苦，性凉。归肝、胆、肾、膀胱经。

【功效主治】利水通淋，清热解毒，散瘀消肿。主治肝、胆及泌尿系结石，热淋，肾炎水肿，湿热黄疸，疮毒痈肿，毒蛇咬伤，跌打损伤。

【用法用量】内服：煎汤，15～60g，鲜品加倍；或捣汁饮。外用：适量，鲜品捣敷。

【使用注意】脾胃虚寒者慎用；曾有用本品熏洗引起接触性皮炎的报道，对本品过敏者忌用。

【经验方】

1. 汤火伤　过路黄花、叶捣汁，加石灰和桐油搅匀，搽伤处。（《湖南药物志》）

2. 肿毒　过路黄、苦参。捣烂敷。（《湖南药物志》）

3. 乳腺炎　鲜过路黄适量，红糟、红糖各少许。同捣烂外敷患处。（《福建药物志》）

4. 腹水肿胀　过路黄鲜草适量，捣烂敷脐部。（《上海常用中草药》）

5. 疟疾　鲜过路黄适量，搓成2小丸，于发作前1～2h，塞入鼻腔内。（《福建药物志》）

6. 毒蛇咬伤　捣神仙对坐草汁饮，以渣覆伤口立愈。（《本草纲目拾遗》引《祝穆试效方》）

7. 疔疮　过路黄捣汁，兑淘米水或火酒服。（《湖南药物志》）

8. 胆石症　过路黄60g，鸡内金18g。共研细粉，分3次开水冲服。（《福建药物志》）

9. 胆囊炎　金钱草45g，虎杖根15g。水煎服。如有疼痛加郁金15g。（《全国中草药汇编》）

10. 急性黄疸型肝炎　过路黄90g，茵陈45g，板蓝根15g。水煎加糖适量，每日分3次服，连服10～15剂。（《浙江本草新编》）

11. 石淋　①大金钱草、车前草各9～15g。煎水服。（《贵州草药》）②过路黄60g，海金沙、郁金各9g，滑石、炒鸡内金各15g，甘草6g。水煎服。（《陕西中草药》）

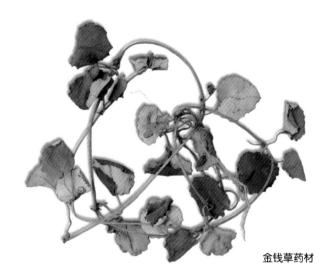

金钱草药材

12. 肾盂肾炎　金钱草60g，海金沙30g，青鱼胆草15g。每日1剂。水煎分3次服。（贵州《中草药资料》）

13. 痢疾　鲜过路黄60g，鲜马齿苋30g，枳壳9g。水煎服。（《陕甘宁青中草药选》）

14. 跌打损伤　鲜过路黄冷开水洗净，捣汁1小杯（约50ml），分2次服。（《四川中药志》1982年）

15. 疝气　过路黄15g，青木香6g。捣汁冲酒服。（《湖南药物志》）

16. 痔疮　过路黄鲜者100g，干品减半。水煎服，日1剂。一般服药1～3剂后肿消痛止。[《中国肛肠病杂志》1986,(2):48.]

【参考文献】

[1] 沈联德，姚福润．金钱草化学成分的研究．中药通报，1988, 13(11): 671.

[2] 沈联德，姚福润．金钱草化学成分的研究．华西药学杂志，1988, 3(2): 71.

[3] 赵世萍，林平，薛智．大金钱草化学成分的研究．中草药，1988, 19(6): 245.

[4] 邵绍丰，翁志梁，李澄棣，等．单味中药金钱草、石韦、车前子对肾结石模型大鼠的预防作用．中国中西医结合肾病杂志，2009, 10(10): 874.

[5] 金德明，沈启华．实验性肾结石的形成以及用金钱草预防和治疗的研究．上海中医药杂志，1982, (4): 47.

[6] 李惠芝，袁志豪，魏永煜．广金钱草与川金钱草抑制草酸钙结晶的有效部分研究．沈阳药学院学报，1988, 5(3): 208.

[7] 王萍，沈玉华，谢安健，等．金钱草提取液对尿液中草酸钙结晶生长的影响．安徽大学学报（自然科学版），2006, 30(1): 80.

[8] Mauricio Carvalho, Marcos A. Changes in calcium oxalate crystal morphology as a function of supersaturation. Clin ural, 2004, 30(3): 205.

[9] 叶章群，陈志强，邓荣进，等．防石排石合剂对草酸钙结晶和结石生长的抑制作用．中华泌尿外科杂志，1995, 16(4): 195.

[10] 张雅媛，马世．金钱草对食饵性胆色素结石的防治作用．中药药理与临床，2004, 20(2): 80-84.

[11] 雷嘉川，廖志雄，余建清．金钱草提取物对红细胞氧化损伤的保护作用．云南中医学院学报，2007，30(1)：33.

[12] 董良飞，高云涛，杨益林，等．金钱草提取物体外活性氧化作用研究．云南中医中药杂志，2006，27(3)：47.

[13] 薄锋．金钱草总黄酮抗心肌缺血药理作用研究．长春：长春中医药大学，2007.

[14] 黄海兰，徐波，段春生．金钱草清除自由基活性及其成分研究．食品科学，2006，27(l0)：183.

[15] 冯新民，何世银，邓来送，等．聚花过路黄对局灶性脑缺血大鼠神经保护作用的实验研究．中西医结合研究，2009，1(4)：182.

[16] 冯新民，何世银，樊红，等．聚花过路黄对原代大鼠脑微血管内皮细胞糖 - 氧剥夺诱导下 NF-κBp65 蛋白及下游靶基因 ICAM-1 表达的影响．华中科技大学学报 (医学版)，2010，39(1)：73.

[17] 黄瑞雪，熊敏如．铅性肾病的生物标志物研究．中国工业医学杂志，2003，16(4)：225.

[18] 顾丽贞，张百舜，南继红，等．四川金钱草与金钱草抗炎作用的研究．中药通报，1988，13(7)：424.

[19] 韩克慧．中药免疫实验研究和临床应用．北京：学术期刊出版社，1988：168.

[20] 王学，沈文律，谭建三，等．中药对兔移植甲状腺组织结构的保护作用．中国修复重建外科杂志，1995，9(4)：233.

[21] 王海东，葛飞，玉松，等．金钱草提取物对高尿酸血症小鼠的影响．中国中药杂志，2002，27(12)：939.

[22] 童代玲．金钱草过敏．四川中医，1991，9(1)：52.

[23] 蒋明星．过路黄治疗慢性活动性肝炎 40 例分析．安庆医学，1997，18(4)：32.

[24] 李炳照．单味金钱草为主综合治疗婴儿肝炎综合征 41 例临床观察．临床儿科杂志，1987，6(5)：300-301.

[25] 尹德铭，莫国友，关长德．金钱草加味汤治疗原发性高尿酸血症 30 例．江西中医药，2012，43(4)：49-50.

[26] 杨宁宁，管敏昌，彭苍骄．金钱草颗粒治疗急性下尿路感染疗效观察．现代中西医结合杂志，2011，20(21)：2629-2630.

[27] 张亚娟．金钱草治疗泌尿系结石 38 例．中国城乡企业卫生，2009，(2)：108.

[28] 姚华．金钱草治疗蝮蛇咬伤．浙江中医杂志，1995，(6)：283.

[29] 万日义，陈榕宁．复方金钱草治疗疤痕疙瘩 46 例．人民军医，1990，(3)：60.

[30] 陈晓峰．中医药治疗前列腺增生 26 例．中医研究，1992，5(4)：29.

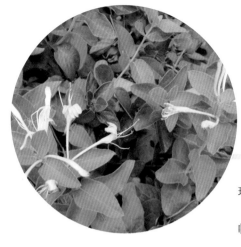

Jin yin hua

金银花

Lonicera Japonicae Flos
[英] Honeysuckle Flower

【别名】银花、忍冬花、二宝花、双花、小山花、二花、二苞花、通灵草。

【来源】为忍冬科植物忍冬 *Lonicera japonica* Thunb. 的花蕾。

【植物形态】半常绿藤本。幼枝暗红色，密被柔毛和腺毛。叶对生，纸质，卵形或卵状椭圆形，长 3 ~ 8cm，顶端渐尖或钝，基部圆形或近心形，幼时两面密被短糙毛，老时上面无毛。总花梗单生于小枝上部叶腋；苞片大，叶状；萼筒无毛，萼齿卵状三角形；花冠初时白色，后变黄色，唇形，冠筒外被糙毛和长腺毛，上唇直立，下唇反转；雄蕊 5，和花柱伸出冠外。果球形，黑色。

【分布】广西主要分布于全州、龙胜、临桂、桂林。

【采集加工】5 ~ 6 月在日出前及时采收其含苞未放的花蕾，置于石板或芦苇席上摊开，当日晒干或晾干，亦可用微火烘干（不宜翻动，不可沾水）。

【药材性状】花呈棒状，略弯曲，上粗下细，长 2 ~ 3cm，上部直径约 3mm，下部直径约 1.5mm，表面黄白色或绿白色，密被短柔毛。花萼绿色，先端 5 裂，裂片被毛。开放者花冠筒状，先端二唇形，雄蕊 5，黄色。气清香，味淡、微苦。茎枝呈长圆柱形，直径 1.5 ~ 6mm，表面棕红色至暗棕色，外皮易剥落。枝上多节，节间长 6 ~ 9cm。

质脆，易折断，断面黄白色，中空。气微，味微苦。

【品质评价】花以蕾多、色淡、气清香者为佳。茎枝以枝条均匀、外皮红色、质嫩带叶者为佳。

【化学成分】本品花蕾中含木犀草素（luteolin）、5- 羟基 -7,3′,4′,5′- 四甲氧基黄酮（5-hydroxyl-7,3′,4′,5′-tetramethoxy flavone）、5- 羟基 -7,3′,4′- 三甲氧基黄酮（5-hydroxyl-7,3′,4′-triethoxy flavone）、5- 羟基 -7,4′- 二甲氧基黄酮（5- hydroxyl-7,4′-dimethoxy flavone）、槲皮素（quercetin）、忍冬苷（lonicerin）、槲皮素 -3-*O*- β -D- 葡萄糖苷（quercetin-3-*O*-β-D-glucoside）、3-*O*-[α -L- 吡喃鼠李糖基 -（1→2）- α - L- 吡喃阿拉伯糖基]-28-*O*-[β -D- 吡喃

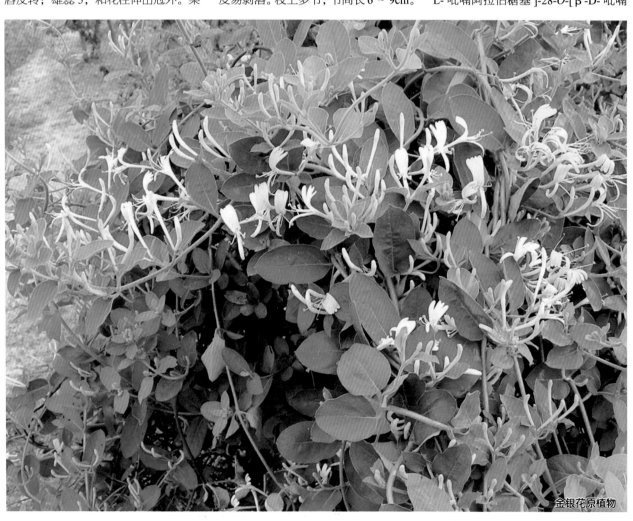

金银花原植物

葡萄糖基 -（1→6）-β-D-吡喃葡萄糖基] 齐墩果酸 {3-O-[α-L-rhamnopyranosyl-（1→2）-α-L-arabinopyranosyl]-28-O-[β-D-glucopyranosyl-（1→6）-β-D-glucopyranosyl] oleanolic acid}、绿原酸(chlorogenic acid)、胡萝卜苷（daucosterol）、蔗糖（sucrose）[1]、马钱子苷（loganin）、獐牙菜苷（sweroside）、7-epi-vogeloside、7-epi-loganin、secoxyloganin、咖啡酸(caffeic acid)、对 - 羟基苯甲酸（p-hydroxy benzoic acid ）[2] 等。

【药理作用】

1. 抑菌　金银花提取物对金黄色葡萄球菌和大肠埃希菌有较强的抑菌作用[3]。金银花水煎液对大肠埃希菌和溶血性葡萄球菌具有良好的抑菌作用[4]。金银花水提物及 25%、50%、75%、90% 醇提物均对金黄色葡萄球菌有较明显抑菌及杀菌作用，对痢疾杆菌、铜绿假单胞菌、大肠埃希菌的抑菌和杀菌效果一般，醇提物抑菌效果随着乙醇提取浓度的升高而相应增强[5]。

2. 抗病毒　应用分子对接的方法将金银花中主要有效成分绿原酸与 H_2N_1 神经酰胺酶的作用进行了模拟研究，研究结果显示，绿原酸与神经酰胺酶的结合作用力值低于奥司他韦而高于扎那米韦。绿原酸与神经酰胺酶的 2 个活性腔都有作用力的发生，更进一步证明了绿原酸有作为流感病毒神经酰胺酶抑制剂的可能性[6]。金银花提取物在体内外均对 HSV- Ⅰ病毒性角膜炎有良好的治疗活性，能减轻角膜病变程度、缩短平均治愈时间[7]。金银花提取物对甲型流感病毒感染小鼠具有保护作用，能明显降低甲型流感病毒感染小鼠的肺指数值，明显减轻肺部病变[8]。绿原酸可体外抑制合胞病毒、柯萨奇 B3、腺病毒 7 型、腺病毒 3 型和柯萨奇 B5 型[9]。

3. 免疫调节　金银花提取物能抑制小鼠单核巨噬细胞的吞噬功能，抑制机体的非特异性免疫功能[10]。金银花水煎液在体内用量达到 2.5g/kg 和 5g/kg 体质量时，均可提高正常大鼠腹腔巨噬细胞的吞噬功能，促进正常大鼠 T 淋巴细胞的转化，也可促进 Thl 细胞分泌 IFN-γ、IL-2、TNF-α，增强机体的免疫功能[11]。金银花 0.5kg/L 和 1kg/L 的煎液均具有增强小鼠腹腔巨噬细胞的吞噬功能，促进正常小鼠提高脾细胞溶血空斑（PFC）数目和 T 细胞转化率，并具有剂量依赖关系，有增强非特异性免疫、体液免疫和细胞免疫的作用[12]。

4. 保肝　金银花提取物能降低四氯化碳诱导急性肝损伤的小鼠血清中谷丙转氨酶（ALT）、谷草转氨酶（AST）水平，提高肝组织匀浆超氧化物歧化酶（SOD）、谷胱甘肽过氧化物酶（GSH-PX）水平，减少丙二醛（MDA）、肿瘤坏死因子（TNF-α）含量[13]。金银花能通过抑制脂质过氧化反应增高 SOD、GSH-PX 活性，同时明显降低肝组织MDA、一氧化氮（NO）、TNF-α 含量，有降低肝指数的趋势，可减轻对乙酰氨基酚对肝脏的损伤[14]。金银花总黄酮（LJTF）能提高免疫性肝损伤小鼠肝、脾脏器指数，改善肝脏组织学改变，降低肝匀浆中NO、一氧化氮合酶（NOS）的水平，抑制 TNF-α 在肝脏中的强烈表达[15]。

5. 解热、抗炎　金银花对发热模型大鼠及炎性模型小鼠有解热、抗炎作用，作用强度与剂量呈正相关[16]。金银花对内毒素、酵母所致大鼠和 2,4- 二硝基酚所致大鼠、小鼠发热均有明显解热作用，但绿原酸、木犀草素未见对发热有明显影响[17]。

6. 降血脂、降血糖　金银花提取物可使高脂血症小鼠、大鼠血清及肝组织甘油三酯（TG）水平降低，还可降低蔗糖性高血糖小鼠和四氧嘧啶糖尿病模型小鼠血糖[18]。超声波处理和直接水煮制备的金银花水提液在体外对 α - 淀粉酶的活性具有抑制作用，且抑制效果随提取液浓度呈正相关；两者对 α - 葡萄糖苷酶的活性也有抑制作用，但超声波处理的金银花水提液的作用较强[19]。金银花提取物还可以降低血糖，改善胰岛素抵抗[20]。

7. 抗氧化　金银花灌胃后大鼠血清中总抗氧化能力(T-AOC)、GSH-PX、GSH、SOD 增高，MDA 含量降低，故金银花可提高体内抗氧化能力[21]。金银花提取液在体外对 H_2O_2 的清除作用较弱，对 OH^-、O^{2-} 都具有较强的清除作用[22]。

8. 抗肿瘤　金银花多糖能抑制小鼠 5180 肉瘤生长，并对荷瘤小鼠的生长和免疫功能没有明显的不良反应[23]。

9. 抗血小板聚集　金银花及其所含的有机酸类化合物绿原酸的同分异构体、咖啡酸、异绿原酸类均可抑制二磷酸腺苷（ADP）诱导的家兔血小板聚集，其作用与剂量呈正相关[24]。

10. 调整肠道菌群、抗内毒素　金银花可以作为益生元，提高双歧杆菌和乳酸杆菌的含量，抑制大肠埃希菌过度生长。金银花可以作为微生态调节剂调整肠道菌群，减少内毒素的产生和吸收，明显降低了内毒素水平，对防治内毒素血症具有良好效果[25]。

【临床研究】

1. 西妥昔单抗致痤疮样皮疹　给予金银花煎液外敷治疗，将金银花 50g 加水 1000ml，文火煎沸 20min，冷却后过滤装瓶备用。用市售压缩面膜纸浸入金银花煎液中 5min 至面膜纸浸透后膨胀，药液温度在 38℃左右，将浸透面膜纸贴敷于面部，每次 20min，每天 4～6 次。面部以外皮肤将 3～4 层医用纱布全部浸湿药液，轻轻拧干至不滴液为宜，直接贴敷于皮疹处，3～5min 更换 1 次或加药液。纱布外覆盖一层毛巾，以保持药液温湿度，持续 20min，每天 2～3 次。从应用西妥昔单抗后出现皮疹即开始使用，1 周为 1 个疗程。结果：治疗 1 个疗程后，患者皮疹及疼痛、瘙痒症状缓解，未发生过敏等不良反应，均顺利完成治疗[26]。

2. 新生儿湿疹　将 100 例湿疹婴儿分为试验组和对照组各 50 例。试验组给予金银花煎液外洗治疗，将金银花 50g 加水 1500ml 煮沸 20min，冷却后外洗皮疹处，每日 2 次。对照组给予外涂葡萄糖酸氯己定软膏，每日 2 次。所有患儿近 1 周未进行过任何治疗。试验组和对照组均连用 7 天。结果：两组婴儿疗效比较，总有效率试验组为 94%，对照组为 78%。2 组治疗过程中均未见明显不良反应发生。两种治疗方法效果差异有统计学意义（$P<0.05$）[27]。

3. 新生儿红斑　将出生后 1～3 天内出现新生儿红斑的 103 例患儿作为观察组，采用金银花农本方颗粒 10g（10g 金银花农本方颗粒 =50g 金银花饮片）治疗，先将金银花颗粒用开水 50ml 溶解，再用 3 000ml、38～40℃温水稀释后进行沐浴。沐浴前先给婴儿贴上防水脐贴，放于金银花液中盆浴 10min，沐浴后用消毒浴巾抹干，穿全棉衣服，保持皮肤清洁干燥。对照组 107 例用炉甘石洗剂外涂，每天 3 次。

经上述 2 种方法治疗，患儿皮疹未能消退，并且发展成脓疱疮者，按医嘱外用莫匹罗星软膏加全身抗感染治疗。结果：观察组新生儿红斑消退时间较对照组新生儿缩短（$P<0.01$），发展成小脓疱的例数较对照组新生儿减少（$P<0.05$）[28]。

4. 小儿口疮　全部病例均用金银花散内服治疗。药用金银花 10 ~ 30g，当归 5 ~ 15g，黄芪 5 ~ 15g，甘草 3 ~ 10g。依年龄大小，酌定用量。用法：加凉水适量浸泡 30min，文火煮沸 15min，取汁 150 ~ 300ml，少量温服，或分 3 ~ 4 次温服，每日 1 剂。结果：治疗小儿口疮 66 例，全部治愈。平均治疗 3.86 天[29]。

5. 新生儿痤疮　将 60 例重度痤疮的新生儿，随机分为观察组、对照组各 30 例，观察组用金银花药浴（金银花药浴制作方法：取金银花 50g，马齿苋 30g，苦参、地肤子、生地龙、麸苍术、白鲜皮、蛇床子、苍耳子、黄柏各 20g，装入白棉布袋内封紧口，放入电煮锅内，用清水浸没药面 3 ~ 5cm，浸泡 30min，用电煮锅煎煮，先用武火煮沸后用文火煮 30min，每日 1 包，每包煎 2 次，煎好备用）浸浴全身，每天 2 次，每次 15 ~ 20min，温度 38 ~ 40℃，浸浴后用洁净柔软干毛巾吸干身上的水，患处加涂炉甘石。对照组单纯用炉甘石外涂患处，每天 2 次。结果：观察组治愈率为 70.0%，对照组为 30.0%，两组比较差异有统计学意义（$P<0.01$）；观察组总有效率为 100.0%，对照组为 73.3%，两组比较差异有统计学意义（$P<0.01$）[30]。

6. 急性肾盂肾炎　中药组 60 例以金银花每天 90g，水煎分早、中、晚口服，疗程 14 天。西药对照组 42 例予阿莫西林 0.5g，每天 3 次口服，环丙沙星 0.25g，每天 2 次口服，碳酸氢钠 1.0g，每天 3 次口服，疗程 14 天。结果：中药组有效率为 86.66%，西药组有效率为 90.47%，两组比较无明显差异（$P>0.05$）[31]。

【性味归经】味甘，性寒。归肺、胃、心、大肠经。

【功效主治】清热解毒，除痧毒，凉血止痢。主治热毒痢疾，感冒发热，气喘，咽喉肿痛，腹痛，痈疮肿毒，丹毒，瘰疬，痧症，外伤感染，子宫糜烂。

【用法用量】内服：煎汤，10 ~ 30g。外用：适量。

【使用注意】脾胃虚寒及气虚疮疡脓清者慎用。

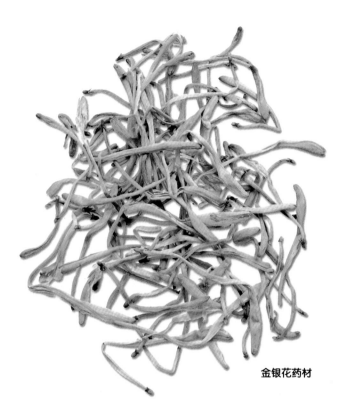

金银花药材

【经验方】

1. 气性坏疽，骨髓炎　金银花 30g，积雪草 30g，一点红 30g，野菊花 30g，白茅根 30g，白花蛇舌草 60g，地胆草 30g。水煎服。另用女贞子、佛甲草（均鲜者）各适量，捣烂外敷。（《江西草药》）

2. 乙脑，流脑　金银花、连翘、大青根、芦根、甘草各 9g。水煎代茶饮，每日 1 剂，连服 3 ~ 5 天。（《江西草药》）

3. 太阴风湿，温热，冬温初起　连翘一两，银花一两，苦桔梗六钱，薄荷六钱，竹叶四钱，生甘草五钱，荆芥穗四钱，淡豆豉五钱，牛蒡子六钱。上杵为散，每服六钱，鲜苇根汤煎服。（《温病条辨》银翘散）

4. 痢疾　金银花（入铜锅内，焙枯存性）五钱。红痢以白蜜水调服，白痢以砂糖水调服。（《惠直堂经验方》忍冬散）

5. 热痢　金银花、海金沙藤、天胡荽、金樱子根、白茅根各 30g。水煎服，每日 1 剂，5 ~ 7 为 1 个疗程。（《江西草药》）

6. 痈疽发背初起　金银花半斤，水十碗煎至二碗，入当归二两，同煎至一碗，一气服之。（《洞天奥旨》归花汤）

7. 一切内外痈肿　金银花四两，甘草三两。水煎顿服，能饮者用酒煎服。（《医学心悟》忍冬汤）

8. 大肠生痈，手不可按，右足屈而不伸　金银花三两，当归二两，地榆一两，麦冬一两，玄参一两，生甘草三钱，薏仁五钱，黄芩二钱。水煎服。（《洞天奥旨》清肠饮）

9. 深部脓肿　金银花、野菊花、海金沙、马兰、甘草各 9g，大青叶 30g。水煎服。（《江西草药》）

10. 乳岩积久渐大，色赤出水，内溃深洞　金银花、黄芪（生）各五钱，当归八钱，甘草一钱八分，枸橘叶（即臭橘叶）五十片。水酒各半煎服。（《竹林女科》银花汤）

11. 杨梅结毒　金银花一两，甘草二钱，黑料豆二两，土茯苓四两。水煎，每日一剂，须尽饮。（《外科十法》忍冬汤）

12. 胆道感染，创口感染　金银花 30g，连翘、大青根、黄芩、野菊花各 15g。水煎服，每日 1 剂。（《江西草药》）

【参考文献】

[1] 邢俊波，李会军，李萍，等.忍冬花蕾化学成分研究.中国新药杂志，2002, 11(11): 856.

[2] 李会军，李萍.忍冬花蕾的化学成分研究.林产化学与工业，2005, 25(3): 2932.

[3] 石远苹.连翘和金钱草与金银花提取物或浸膏对几种常见耐药菌的体外作用研究.临床合理用药杂志，2012, 5(15): 82.

[4] 陈美玲，王剑，周红霞，等.中药饮片对多重抗生素耐药细菌的抑菌作用.中医药学报，2012, 40(2): 10-13.

[5] 李平，赵成.金银花水提物及醇提物体外抗菌实验.中国当代医药，2010, 17(17): 48-50.

[6] 沈霞，罗旋，李娜.金银花抗流感病毒 H_5N_1 的分子机制研究.陕西中医，2012, 33(9): 1247-1248.

[7] 刘莹，王国丽.金银花提取物对单纯疱疹病毒性角膜炎的作用.医药导报，2011, 30(11): 1421-1424.

[8] 季志平，朱董董，倪文澎，等.金银花提取物抗病毒的作用研究.中国医药导刊，2009, 11(1): 92-93.

[9] 胡克杰，王跃红，王栋.金银花中绿原酸在体外抗病毒作用的实验研究.中医药信息，2010, 7(3): 27-28.

[10] 崔晓燕.金银花提取物的抗炎免疫作用研究.中国药业，2011, 20(23): 8-9.

[11] 周秀萍，李争鸣，刘志杰，等.金银花对大鼠免疫功能影响的研究.实用预防医学，2011, 18(2): 214-216.

[12] 王妍，石学魁，宋宝辉，等.金银花增强小鼠免疫功能的研究.牡丹江医学院学报，2010, 30(2): 49-50.

[13] 陈红莲.金银花对四氯化碳所致小鼠急性肝损伤的影响.中国老年学杂志，2011, 31(16): 3086-3087.

[14] 王东升.金银花提取物对肝损伤小鼠的保护作用研究.医药导报，2011, 30(8): 1010-1013.

[15] 胡成穆，姜辉，刘洪峰，等.金银花总黄酮对免疫性肝损伤小鼠的影响.安徽医药，2008, 12(4): 295-297.

[16] 宋建华.金银花解热抗炎作用的实验研究.重庆医学，2011, 440(25): 2552-2553.

[17] 李兴平，白筱璐，雷玲，等.金银花的解热作用.中药药理与临床，2012, 28(2): 36-39.

[18] 王强，陈东辉，邓文龙.金银花提取物对血脂与血糖的影响.中药药理与临床，2007, 23(3): 40-42.

[19] 陈晓麟.金银花水提取液对糖代谢影响的体外实验研究.时珍国医国药，2010, 21(3): 628-629.

[20] 梁湘樱，张红杰，朱凌云.金银花提取物对小鼠肝脏和人肝细胞 PGC-1α 表达及胰岛素抵抗的影响.中国糖尿病杂志，2011, 19(3): 197-200.

[21] 宫璀璀，郑玉霞，郑乃刚，等.金银花在体内抗氧化作用的实验研究.实用医药杂志，2006, 23(5): 584-585.

[22] 陈晓麟，汪彦荣.金银花水提取液抗氧化作用研究.时珍国医国药，2010, 21(7): 1652-1653.

[23] 刘玉国，刘红红，蒋海强.金银花多糖对小鼠 S180 肉瘤的抑制作用与机制研究.肿瘤学杂志，2012, 18(8): 584-587.

[24] 樊宏伟，肖大伟，余黎，等.金银花及其有机酸类化合物的体外抗血小板聚集作用.中国医院药学杂志，2006, 26(2): 145-147.

[25] 杨春佳，苏德望，王跃生，等.金银花对梗阻性黄疸大鼠菌群失调及内毒素血症的调整作用.中国微生态杂志，2012, 24(8): 703-706.

[26] 龙小丽，黄艳，庞凡.金银花煎液外敷治疗西妥昔单抗致痤疮样皮疹.2011, 26(9): 34-35.

[27] 雒春香，余静珠，周红宝.金银花煎液外洗治疗婴儿湿疹 50 例疗效观察.中国药物与临床，2013, 13(6): 83-84.

[28] 雷艳爱，张君红，冯小芸.金银花颗粒治疗新生儿红斑的疗效观察.当代护士 (学术版)，2010, (7): 51.

[29] 周素云，陈玫，赵寿康.金银花散治疗小儿口疮 66 例.中医函授通讯，1996, (5): 48.

[30] 陈红.金银花药浴治疗新生儿痤疮 30 例.浙江中医杂志，2010, 45(10): 752-753.

[31] 郁晓群.金银花治疗急性肾盂肾炎 60 例疗效观察.河北中西医结合杂志，1999, 8(1): 67-68.

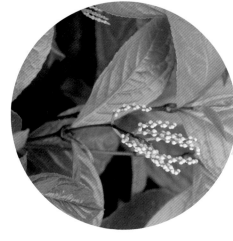

Jin su lan

金粟兰

Chloranthi Spicati Herba
[英] Spicate Chloranthus Herb

【别名】真珠兰、鱼子兰、珍珠兰、鸡爪兰、小疙瘩、米兰、珠兰、大骨兰。

【来源】为金粟兰科植物金粟兰 *Chloranthus spicatus*（Thunb.）Makino 的全株。

【植物形态】半灌木。茎圆形，无毛。叶对生；叶柄基部多少合生；托叶微小；叶片厚纸质，椭圆形或倒卵状椭圆形，长 5 ~ 11cm，宽 2.5 ~ 5.5cm，先端急尖或钝，基部楔形，边缘具锯齿，齿端有 1 腺体，腹面深绿色，光亮，背面淡黄绿色，侧脉 6 ~ 8 对，两面稍突起。穗状花序排列成圆锥花序状，通常顶生；苞片三角形；花小，黄绿色，芳香；雄蕊 3，药隔合生成一卵状体，上部不整齐 3 裂，中央裂片较大，有 1 个 2 室的花药，两侧裂片较小，各有 1 个 1 室的花药；子房倒卵形。

【分布】广西主要分布于桂林、龙州。

【采集加工】夏季采集。洗净，切片，晒干。

【药材性状】全株长 30 ~ 60cm。茎圆柱形，表面棕褐色；质脆，易折断，断面淡棕色，纤维性。叶棕黄色，椭圆形或倒卵状椭圆形，长 4 ~ 10cm，宽 2 ~ 5cm；先端稍钝，边缘具锯齿，齿端有 1 腺体；叶柄长约 1cm。花穗芳香。气微，味微苦涩。

【品质评价】以干燥、色黄绿、无杂质者为佳。

【化学成分】本品全草含有 1β,4β-dihydroxy-5α,8β（H）-eudesm-7（11）Z-en-8,12-olide、1β,4α-dihydroxy-5α,8β（H）-eudesm-7（11）Z-en-8,12-olide、千年健醇 A（homalomenol A）、oplodiol、5α,7α(H)-6,8-cycloeudesma-1β,4β-diol、右旋日本刺参萜酮（oplopanone）、4β,10α-二羟基香橙烷（4β,10α-dihydroxyaromadendrane）、匙叶桉油烯醇（spathulenol）[1]。

本品花中含有挥发油（volatile oils），主要成分有金粟兰内酯 A(chloranthalactone A)、异牻牛儿呋内酯（isogermafurenolide）、eudesma- 4（15）,7（11）,9-trien-12-olide、（Z）-β-罗勒烯 [（Z）-β-ocimene]、7α-hydroxyeudesm-4-en-6-one、香树烯（alloaromadendrene）、sarisane、selina-4（15）,7（11）-diene 等 [2]。

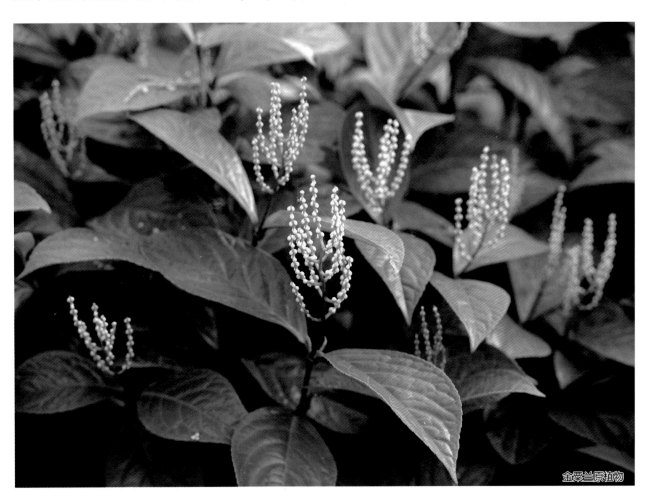

金粟兰原植物

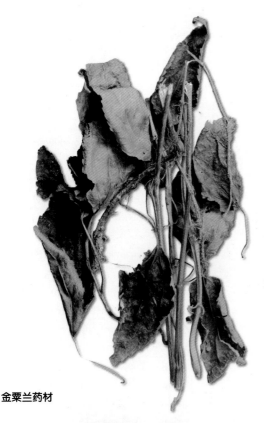

金粟兰药材

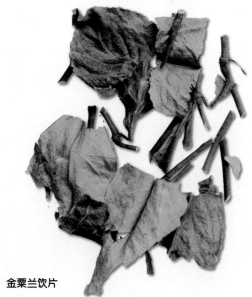

金粟兰饮片

本品根中含有 spicachlorantins A、spicachlorantins B、chloramultilide A[3]、spicachlorantins C-F[4]。

【临床研究】

痤疮　治疗组 60 例外搽金粟兰酊，每日 2 次，脓疮者每 100ml 的金粟兰酊加入氯霉素针剂 0.5g。对照组 60 例外搽维生素 B₆ 软膏，每日 2 次。两组均配合全身治疗，予口服四环素片、维生素 B₆ 片、维生素 C、维生素 A、葡萄糖酸锌片，中药方用枇杷清肺饮合二至丸加减，每周 3 剂。两组均以 4 周为 1 个疗程。结果：治疗组痊愈 44 例，显效 12 例，有效 4 例，无效 0 例，总有效率为 100%；对照组痊愈 20 例，显效 6 例，有效 24 例，无效 10 例，总有效率为 83.3%。两组疗效比较差异有统计学意义（$P<0.05$）[5]。

【性味归经】味辛、甘，性温。归脾、肝经。

【功效主治】祛风湿，活血止痛，杀虫。主治风湿痹痛，跌打损伤，偏头痛，顽癣。

【用法用量】内服：煎汤，15～30g，或入丸、散。外用：适量，捣敷；或研末敷。

【使用注意】孕妇忌服。

【经验方】

1. 皮炎顽癣　用珠兰鲜叶揉烂，外敷患处。（《昆明民间常用草药》）

2. 风湿疼痛，跌打损伤，癫痫　珠兰全株 30～60g，水煎或泡酒服。（《云南中草药》）

【参考文献】

[1]Yang SP, Zhang CR, Chen HD, et al. Sesquiterpenoids from Chloranthus spicatus(Thunb.) Makino. Chin J Chem, 2007, 25(12): 1892.

[2]Hailemichael T, Wilfried A.König, Phan Tong Son, et al.Composition of the essential oil of flowers of Chloranthus spicatus(Thunb.)Makino. Flavour Frag J, 2006, 21(4): 592.

[3]Kima SY, Yoshiki K, Kazuyoshi K, et al. Spicachlorantins A and B, new dimeric sesquiterpenes from the roots of Chloranthus spicatus. Phyto Chem Lett, 2009, 2(3): 110.

[4]KimaSY, Yoshiki K, Kazuyoshi K, et al.Spicachlorantins C-F, hydroperoxy dimeric sesquiterpenes from the roots of Chloranthus spicatus. Tetrahedron Lett, 2009, 50(44): 6032.

[5]关文秋，邬裕琼.金粟兰酊外搽治疗痤疮疗效探讨.江西中医药，2005,(5): 44.

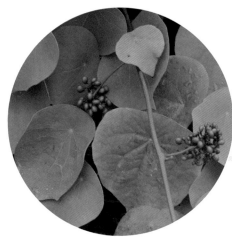

金线吊乌龟

Stephaniae Cepharanthae Radix
[英] Oriental Stephania Root

【别名】千金藤、白药、白药根、山乌龟、白药子、金线吊蛤蟆、盘带花地不容。

【来源】为防己科植物头花千金藤 *Stephania cepharantha* Hayata 的块根。

【植物形态】落叶藤本。块根肥厚，椭圆形或呈不规则块状。老茎基部稍木质化，有细沟纹，略带紫色。叶互生；叶柄盾状着生；叶片圆三角形，或扁圆形，长 5 ~ 9cm，宽与长近相等或大于长度；先端钝圆，常具小突尖，基部微凹或平截，全缘或微呈波状，上面绿色，下面粉白色，纸质。花小，单性，雌雄异株；雄株为复头状聚伞花序，腋生，花序梗顶端有盘状花托。雄花：萼片 6 ~ 8，排成 2 轮；花瓣 3，淡绿色，内面有 2 个大腺体；雄蕊 6。雌株为单头状聚伞花序，腋生，总花梗较短，顶端有盘状花托。雌花：花被左右对称；花萼 1，生于花的一侧；花瓣 2 ~ 3；子房球形。核果紫红色，球形，果梗短，肉质，内果皮背部有 4 行小横肋状雕纹。

【分布】广西主要分布于桂北。

【采集加工】秋、冬两季采挖。除去次根，洗净，切片，干燥。

【药材性状】块根呈不规则团块或短圆柱形，直径 2 ~ 9cm，其下常有几个略短圆柱形的根相连，稍弯曲，有缢缩的横沟，根的远端有时纤细，其后膨大成椭圆形，并常数个相连成念珠状；根的顶端有根茎残基。市售品多为横切或纵切的不规则块片，直径约 7cm，厚 0.2 ~ 1.5cm，表面棕色或暗褐色，有皱纹及须根痕，切面粉性足，类白色或灰白色，可见筋脉纹（三生维管束），呈点状或条纹状排列。质硬脆，易折断，断面粉性。气微，味苦。

【品质评价】以片大、断面色白、粉性足者为佳。

【化学成分】本品块根含左旋异紫堇定（*iso*-corydine）[1]、头花千金藤碱（cepharanthine）、异粉防己碱（*iso*-tetrandrine）、小檗胺（berbamine）、轮环藤宁碱（cycleanine）、头花千金藤醇灵碱（cepharanoline）、头花千金藤胺（cepharamine）、高阿罗莫灵碱（homoaromoline）[2-5]、木防己碱（cocculine）、粉防己碱（tetrandrine）、奎宁（quinine）、罂粟碱（papaverine）、

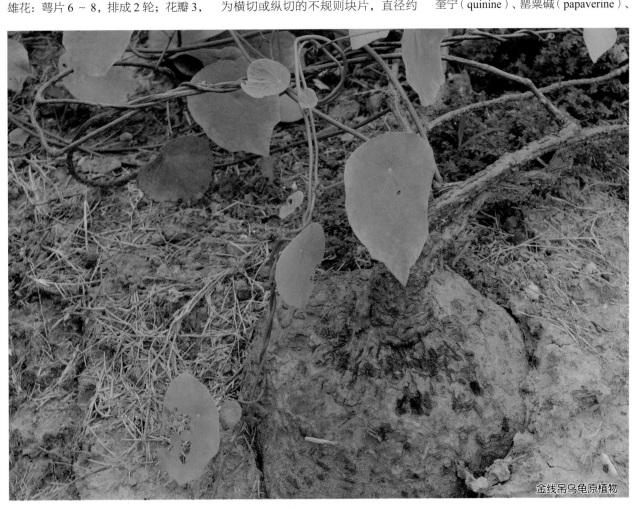

金线吊乌龟原植物

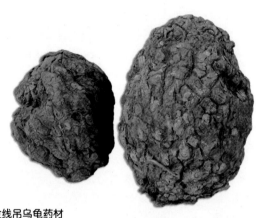

金线吊乌龟药材

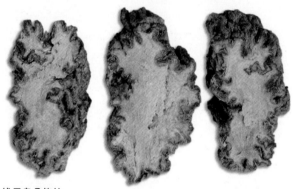

金线吊乌龟饮片

可待因（codeine）、吗啡（morphine）、小檗碱（berberine）。

种子含去氢千金藤碱（dehydrostephanine）、去氢克列班宁（dehydrocrebanine）、千金藤碱（stephanine）、克列班宁（crebanine）、异粉防己碱（isotetrandrine）、原荷叶碱（nornuciferine）、佐木千金藤碱（stesakine）、小檗胺（berbamine）[6]。

茎叶中含有观音莲明（lysicamine）、四氢巴马亭（tetrahydropalmatine）、巴马亭（palmatine）、紫堇单酚碱（corydalmine）、紫堇根碱（corypalmine）、青风藤碱（sinoacutine）、顶花防己胺（cep-haramine）、异紫堇定（isocorydine）、紫堇定（corydine）[7]、stephasunoline、aknadinine、离木胺（discretamine）、尖防己碱（acutumine）和青藤碱（sinomenine）[8]。

【药理作用】

1. 抗病毒　100μg/ml 金线吊乌龟甲醇提取物可完全抑制单纯疱疹病毒（HSV-1），水提物也有抗 HSV-1 的作用。从甲醇提取物中分离得到的 13 种二苄基异喹啉生物碱、1 种原小檗碱型生物碱、2 种吗啡烷型生物碱和 1 种 proaporphine 生物碱，皆有抗 HSV-1 活性，而苄基异喹啉型和莲花烷型生物碱则无此活性[9]。

2. 其他　金线吊乌龟根中的阿罗马灵具舒张血管和抗过敏作用[10]。

【性味归经】味苦、辛，性寒。归肺、胃、肾经。

【功效主治】清热解毒，利水消肿，祛风止痛。主治咽喉肿痛，牙痛，胃痛，脚气水肿，小便不利，痈肿疮疖，毒蛇咬伤，风湿痹痛。

【用法用量】内服：煎汤，9 ~ 15g；研末，1 ~ 1.5g。外用：适量，研末撒或鲜品捣敷。

【使用注意】过量服用可致呕吐，故用量不宜过大。

【经验方】

1. 鹤膝风　千金藤120g，韭菜根60g，葱3根，大蒜头1个。先将千金藤研末，加后3味捣烂，用蜂蜜调匀敷患处，逐渐发泡流水，再用消毒纱布覆盖，让其自愈。（《湖北中草药志》）

2. 风湿性关节炎　千金藤根15g，研末，每次1 ~ 1.5g。水煎服，每日1剂，连服7天；然后取根30g，加白酒500ml，浸7天，每晚睡前服1小杯。（《浙江民间常用草药》）

3. 咽喉肿痛，痢疾　千金藤根15g，水煎服。（《浙江民间常用草药》）

4. 胃痛　千金藤15 ~ 30g。研为细末，开水吞服。（《湖北中草药志》）

5. 瘴疟　千金藤根15 ~ 30g。水煎服。（《湖南药物志》）

【参考文献】

[1] 郭义，徐大明，杨梅，等 . 盘带花地不容中右旋异紫堇定的分离与鉴定 . 中草药，1984, 15(6): 258.

[2] Tomita M, Sawada T, Kozuka M, et al. Studies on the alkaloids of menispermaceous plants. CCLI. alkaloids of Stephania cepharantha Hayata. the alkaloids of Stephania cepharantha Hayata cultivated in Japan. Yakugaku Zasshi, 1969, 89(12): 1678.

[3] Tomita M, Kozuka M. Studies on the alkaloids of menispermaceous plants. CCXLV. alkaloids of Stephania cepharantha Hayata. structure of cepharamine. Yakugaku Zasshi, 1967, 87(10): 1203.

[4] 朱兆仪，冯毓秀，何丽一，等 . 中国防己科千金藤属药用植物资源利用研究 . 药学学报，1983, 18(6): 460.

[5] 杨鹤鸣，罗献瑞 . "山乌龟"的研究 . 药学学报，1980, 15(11): 674.

[6] Kunitomo JI, Oshikata M, Akasu M. The alkaloids of Stephania cepharantha Hayata cultivated in Japan. Yakugaku Zasshi, 1981, 101(10): 951.

[7] 何丽，张援虎，唐丽佳，等 . 金线吊乌龟茎叶中生物碱的研究 . 中国中药杂志，2010, 35(10): 1272.

[8] 何丽，张援虎，唐丽佳，等 . 金线吊乌龟茎叶中生物碱的研究（Ⅱ）. 中药材，2010, 33(10): 1568.

[9] NawawiA. 金线吊乌龟中生物碱的抗单纯疱疹病毒作用的研究 . 国外医学 • 中医中药分册，2000, 22(4): 239.

[10] NawawiA. 从金线吊乌龟根中提取分离的舒张血管和抗过敏的阿罗马灵 . 国外医药 • 植物药分册，1992, 7(3): 139.

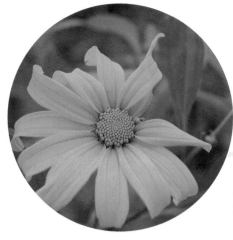

Zhong bing ju

肿柄菊

Tithoniae Diversifoliae Folium
[英]Diversileaf Tithoniae Leaf

【别名】假向日葵、王爷葵、提汤菊、异叶肿柄菊、臭菊。

【来源】为菊科植物肿柄菊 Tithonia diversifolia（Hemsl.）A.Gray 的叶。

【植物形态】草本。茎粗壮，有分枝，有稠密的短柔毛。叶互生，有长叶柄；叶片卵形、卵状三角形或近圆形，长 7 ~ 20cm，3 ~ 5 深裂，上部叶有时不分裂，裂片卵形或披针形，边缘有细锯齿，下面被尖状短柔毛，基出三脉，头状花序大，顶生于假轴分枝的长梗上。总苞片 4 层，外层苞片椭圆形或椭圆状披针形，基部坚硬，革质；内层苞片长披针形，上部叶草质或膜质，先端钝。舌状花 1 层，黄色，舌片长卵形，先端有不明显的 3 齿；筒状花黄色。瘦果长圆形，被短柔毛。

【分布】广西主要分布于那坡、南宁、扶绥、邕宁、武鸣、龙州。

【采集加工】夏、秋季采集。鲜用或晒干。

【药材性状】叶皱缩，灰棕色，展平呈卵形或卵状三角形或近圆形，长 7 ~ 20cm，3 ~ 5 深裂，裂片卵形或披针形，边缘有细锯齿，下面被短柔毛。叶柄长，皱缩而具沟槽。质脆，易碎。气微，味淡。

【品质评价】以身干、色绿者为佳。

【化学成分】本品含有 Tagitinin A、Tagitinin C、3,5-di-O-caffeoylquinic acid[1]、ispidulin、贝壳杉烷二萜 ent-kaurenoic acid[2]、蒽醌 tithoniquinone A、神经酰胺 tithoni-amide B[3,4] 等化学成分。

花含有 α - 蒎烯（α -pinene）、（Z）- β - 罗勒烯 [（Z）- β -ocimene]、柠檬烯（limonene）、对 -（孟）烯 -1,5- 二烯 -8- 醇（p-mentha-1,5-dien-8-ol）等 [5] 化学成分。

根含有 6- 乙酰 -7- 羟基 -2,3- 甲基色酮（6-acetyl-7-hydroxy-2,3-dimethylchromone）、2- 甲基色酮（2-dimethylchromene）、6- 乙酰 -7- 羟基 -2,2- 甲基色酮（6-acetyl-7-hydroxy-2,2-dimethylchromene）、6- 乙酰 -7- 甲氧基 -2,2- 甲基色酮（6-acetyl-7-methoxy-2,2-dimethylchromene）、6- 乙 酸 -2,2- 二 甲 基 -7- 羟基色原烯（6-acetyl-2,2-dimethyl-7-hydroxychromene）等 [6] 化学成分。

地上部分含有香草醛、麦角甾醇、

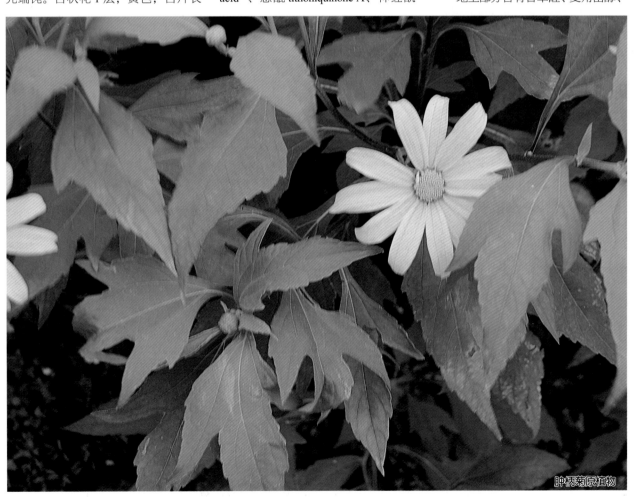

肿柄菊原植物

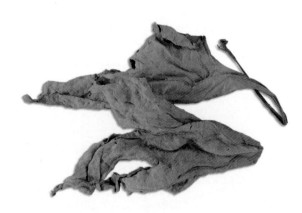

肿柄菊药材

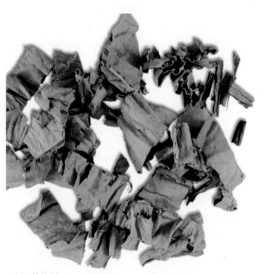

肿柄菊饮片

过氧化麦角甾醇、3-甲氧基-4-羟基肉桂醛、对羟基甲醛、异东莨菪内酯、5-羟基甲基糠醛、尼泊尔黄酮、二十二烷酸单甘油酯、13-羟基泽兰烯[7]、豆甾醇、穿见海绵甾醇、十六酸乙酯、7-tert-butyl-1-tetralone、2-单棕榈酸甘油、新植二烯[8]。挥发油中含有 α-蒎烯、柠檬烯、β-石竹烯、双环大香烯、香桧烯、斯巴醇等[9]化学成分。还含有氮（N）、磷（P）、钾（K）等常量元素和丰富的铁（Fe）、锰（Mn）、铜（Cu）、钼（Mo）、锌（Zn）、硼（B）等微量元素[10]。

【药理作用】

1. 抗炎、镇痛　肿柄菊醇提物可抑制角叉菜胶致大鼠足肿、电热板所致疼痛[11]。肿柄菊中的 3 种倍半萜对核因子κB（NF-κB）因子有作用。除了 α-亚甲基-γ-丁内酯环是此类化合物的具有重要活性的关键结构片段外，十元环的基本骨架、三元环氧官能团等也是吉玛烷倍半萜活性的重要因素[12]。肿柄菊中的 3 个倍半萜 diversifolin（15）、diversifolin methyl ether（16）、tundin（1）对花生四烯酸途径中的环加氧酶-1、磷酸酯酶 A2 无影响，对转录因子 NF-κB 的激活具有抑制作用。这 3 种倍半萜可能是通过烷基化调控 NF-κB DNA 上的半胱氨酸起作用的[13]。

2. 降血糖　肿柄菊水提物 1500mg/kg 喂饲 2 型糖尿病的 KK-Ay 小鼠，可使小鼠血糖和血浆中胰岛素水平下降[14]。肿柄菊粗提物能有效地降低血糖水平，并对糖耐量有改善作用；其二氯甲烷和乙酸乙酯部位能降低化学性糖尿病小鼠的空腹血糖，二氯甲烷和石油醚部位有增加胰岛素敏感性作用。肿柄菊降血糖活性主要集中在二氯甲烷萃取部位，石油醚和乙酸乙酯部位有一定活性，正丁醇和水部位基本上无降血糖活性[15]。80% 的肿柄菊乙醇提取物喂饲 2 型糖尿病 KK-Ay 小鼠 500mg/kg，可使血糖水平和血浆中胰岛素水平都下降[16]。

3. 抗疟　肿柄菊醇提物、倍半萜化合物具有抗疟原虫活性[17,18]。肿柄菊地上部分醇提物每天 50 ~ 400mg/kg 喂饲感染疟疾的瑞士白化变种小鼠，对早期感染的治疗效果较好，每天 200mg/kg 长期服用，有一定效果，但可引起慢性中毒致小鼠存活时间不长[19]。

4. 抗肿瘤　肿柄菊醋酸乙酯部位中的倍半萜具有抗癌细胞增殖作用，可诱导白血病细胞株 HL-60 分裂，有抑制小鼠乳房肿瘤细胞群形成的作用，抑制率达 63%[20]。肿柄菊 80% 醇提物中多种倍半萜具有抗白血病细胞株 HL-60 细胞活性的作用，通过对 39 种肿瘤细胞的筛选，确定化合物 10 对癌细胞的增殖具有抑制作用[21]。

【性味归经】味苦，性凉。归胃、肺经。

【功效主治】清热解毒。主治急性胃肠炎，疮疡肿毒。

【用法用量】内服：煎汤，6 ~ 9g。外用：适量，捣敷。

【使用注意】脾胃虚寒者慎服。

【参考文献】

[1] 周鸿，彭丽艳，姜北，等.肿柄菊的化学成分研究.云南植物研究，2000, 22(3): 361.

[2] Ambrosio SR, Oki Y, Heleno VC, et al. Constituents of glandular trichomes of Tithonia diversifolia: Relationships to herbivory and antifeedant activity. Phytochemistry, 2008, 69(10): 2052.

[3] Baruah NC, Sarma JC.Germination and growth inhibitory sesquiterpene lactones and a flavone from Tithonia diversifolia. Phytochemistry, 1994, 36(1): 29.

[4] Bouberte MY, Krohn K, Hussain H, et al. Tithoniaquinone A and tithoniamide B: a new anthraquinone and a new ceramide from leaves of Tithonia diversifolia. Z Naturforsch B, 2006, 61(1): 78.

[5] Chantal M, Lamaty G, Amvam Z, et al. Aromatic plants of tropical Central Africa. IX. Chemical composition of flower essential oils of Tithonia diversifolia(Hemsl.) A.Gray from Cameroon. Essential Oil Research, 1992, 4(6): 651.

[6] Kuo YH, Lin BY. A new dinorxanthane and chromone from the root of Tithonia diversifolia. Chem Pharm Bull, 1999, 47(3): 428.

[7] 赵贵钧，张崇禧，吴志军，等.肿柄菊乙酸乙酯部位的化学成分.第二军医大学学报，2010, 31(2): 189.

[8] 李晓霞，范志伟，沈奕德，等.肿柄菊氯仿萃取相化学成分分析及其植物毒性.热带作物学报，2012, 33(8): 1500.

[9] 李晓霞，沈奕德，范志伟，等.肿柄菊挥发油的化学成分分析及其化感作用.广西植物，2013, 33(6): 878.

[10] 罗瑛，刘壮，赵君华，等.肿柄菊的矿质营养元素分析及评价.热带农业工程，2009, 33(3): 36.

[11]Owoyele VB, Wuraola CO, Soladoye AO, et al. Studies on the anti-inflammatory and analgesic properties of Tithonia diversifolia leaf extract. J Ethnopharmacol, 2004, 90(2-3): 317.

[12] 师彦平 . 单萜和倍半萜化学 . 北京 : 化学工业出版社 , 2007: 228.

[13]Rungeler P, Lyssg, Castro V, et al. Study of three sesquiterpene lactones from Tithonia diversifolia on their anti-inflammatory activity using the transcription factor NF-kappa B and enzymes of the arachidonic acid pathways as targets. Planta Med, 1998, 64(7): 588.

[14]Miura T, Furuta K, Yasuda A, et al. Antidiabetic effect of nitobegiku in KK-Ay diabetic mice. Am J Chin Med, 2002, 30(1): 81.

[15] 翟红莉 . 肿柄菊降血糖活性成分研究及质量控制体系的建立 . 上海 : 第二军医大学 , 2007.

[16]Miura T, Nosaka K, Ishii H, et al. Antidiabetic effect of Nitobegiku, the herb Tithonia diversifolia, in KK-Ay diabetic mice. Biol Pharm Bull, 2005, 28(11): 2152.

[17] Do Céu de Madureira M, Paula Martins A,gomes M, et al. Antimalarial activity of medicinal plants used in traditional medicine in S.Tomé and Principe islands. J Ethnopharmacol, 2002, 81(1): 23.

[18] Goffin E, Ziemons E, De Mol P, et al. In vitro antiplasmoidal activity of Tithonia diviersfolia and identification of its main active constituents: tagitinin C. Planta Med, 2002, 68(6): 543.

[19]Elufioye TO, Agbedahunsi JM. Antimalarial activities of Tithonia diversifolia(Asteraceae) and Crossopteryx febrifuga(Rubiaceae) on mice in vivo. J Ethnopharmacol, 2004, 93(2-3): 167.

[20] Gu JQ,Gills JJ, Park EJ, et al. Sesquiterpenoids from Tithonia diversifolia with potential cancer chemopreventive activity. J Nat Prod, 2002, 65(4): 532.

[21]Kuroda M, Yokosuka A, Kobayashi R, et al. Sesquiterpenoids and flavonoids from the aerial parts of Tithonia diversifolia and their cytotoxic activity. Chem Pharm Bull(Tokyo), 2007, 55(8): 1240.

肥荚红豆

Fei jia hong dou

Ormosiae Fordianae Cortex et Radix seu Folium
[英] Fordiane Ormosia Bark or Root or Leaf

【别名】鸭公青、鸡胆豆、鸡冠果、鸡冠豆、圆子红豆、三椿、青竹蛇。

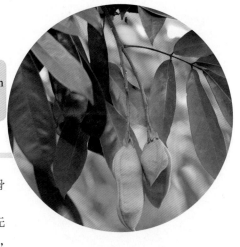

【来源】为豆科植物肥荚红豆 *Ormosia fordiana* Oliv. 的茎皮、根和叶。

【植物形态】乔木。幼枝密生棕色短柔毛。奇数羽状复叶；小叶 5 ~ 9 枚，薄革质，叶片倒卵状椭圆形至长椭圆形，顶生小叶较大，长 6 ~ 20cm，宽 1.5 ~ 7cm，先端急尖，基部楔形或钝，近无毛或背面略被丝毛；小叶柄上面有沟槽及锈色柔毛。圆锥花序顶生，被锈色柔毛；小苞片 2 枚，披针形，密被锈褐色毛；萼漏斗状，5 深裂，裂片长圆状披针形；花大，花冠淡紫红色，蝶形，旗瓣圆形具短爪，翼瓣与龙骨瓣分离；雄蕊 10，完全分离，不等长，内弯，开花时伸出花冠外；子房近无柄，有 4 胚珠，花柱长线形，先端内卷，柱头偏斜。荚果木质，椭圆形，扁平，先端有歪斜的喙，有种子 1 ~ 4 颗。种子大，长椭圆形，种皮鲜红色。

【分布】广西主要分布于武鸣、平南、百色、靖西、那坡、田林、昭平、南丹、宁明、龙州。

【采集加工】全年均可采收。鲜用或晒干。

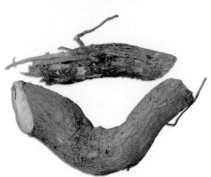

肥荚红豆药材

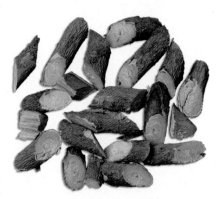

肥荚红豆饮片

【药材性状】枝条圆柱形，嫩枝可见棕色短柔毛，质较硬，断面木部占大部分，中央有髓。平整小叶狭长椭圆形，长 6 ~ 20cm，宽 1.5 ~ 6cm，先端急尖，基部楔形，全缘，羽状网脉，绿色或黄绿色，纸质。气微。

【品质评价】茎皮、叶以干燥、色黄绿、无杂质者为佳。

【性味归经】味苦、涩，性凉；有小毒。归肝、心、胃经。

【功效主治】清热解毒，消肿止痛。主治急性肝炎，急性热病，跌打损伤，痈疮肿痛，风火牙痛，烧烫伤。

【用法用量】内服：煎汤，6 ~ 9g。外用：适量，鲜叶捣敷；或根熬膏涂。

【使用注意】脾胃虚寒者慎服。

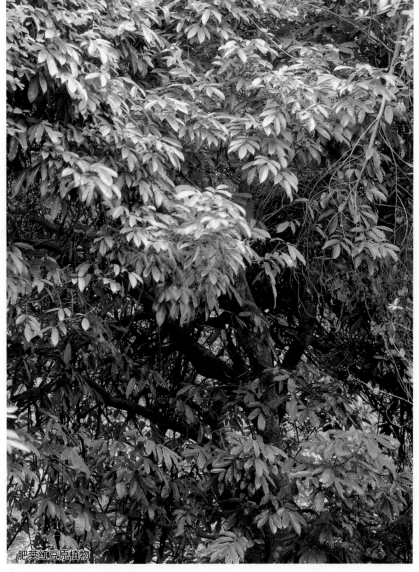

肥荚红豆原植物

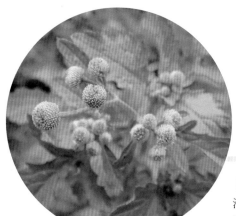

【来源】 为菊科植物鱼眼草 *Dichroce-phala auriculata*(Thunb.)Druce 的全草。

【植物形态】 草本。茎通常粗壮；茎枝被白色长或短绒毛。叶卵形、椭圆形或披针形；叶长 3 ~ 12cm，宽 2 ~ 4.5cm，大头羽裂，顶裂片宽大，侧裂片 1 ~ 2 对，基部叶通常不裂，常卵形。全部叶边缘重粗锯齿或缺刻状，少有规则圆锯齿的，叶两面被稀疏的短柔毛。头状花序小，球形，生枝端，列成伞房状花序或伞房状圆锥花序；总苞片膜质，长圆形或长圆状披针形，稍不等长；外围雌花多层，紫色，花冠极细，线形；中央两性花黄绿色，少数，管部短，狭细，檐部长钟状，顶端 4 ~ 5 齿。瘦果压扁，倒披针形，边缘脉状加厚。无冠毛，或两性花瘦果顶端有细毛状冠毛。

【分布】 广西主要分布于灌阳、龙胜、大新、马山、都安、南丹、田林。

【采集加工】 全年均可采收。洗净，切段，晒干。

【药材性状】 茎圆柱形，自基部分枝，下部带根。茎被白色绒毛，具细棱。叶皱缩，灰绿色，展平呈卵形、椭圆形或披针形；中部茎叶长 3 ~ 12cm，宽 2 ~ 4.5cm，羽裂，顶裂片宽大，基部渐狭成具翅的长或短柄。自中部向上或向下的叶渐小同形；基部叶通常不裂，常卵形。全部叶边缘重粗锯齿或缺刻状，叶两面被稀疏的短柔毛。头状花序小，球形。质脆，易碎。气微，味淡。

【品质评价】 以干燥、色黄绿、无杂质者为佳。

【性味归经】 味苦，性寒。归肺、肝、大肠经。

Yu　yan　ju

鱼眼菊

Dichrocephalae Auriculatae Herba
[英] Bentham Dichrocephala Herb

【别名】 茯苓菜、口疮叶、馒头草、地苋菜、胡椒草。

【功效主治】 清热解毒，祛风明目。主治肺炎，疮疡，肝炎，夜盲，带下，痢疾，消化不良，疟疾。

【用法用量】 内服：煎汤，9 ~ 12g。外用：适量，捣敷，或煎水洗。

【使用注意】 脾胃虚寒者慎用。

【经验方】

1. 痈肿疮疖　用鲜全草捣烂外敷。（《广西本草选编》）

2. 跌打肿痛，月经不调　用全草（15 ~ 30g），水煎调酒服。（《广西本草选编》）

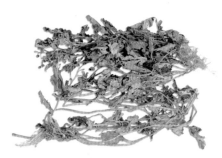

鱼眼菊药材

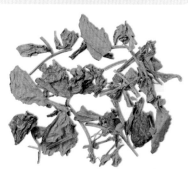

鱼眼菊饮片

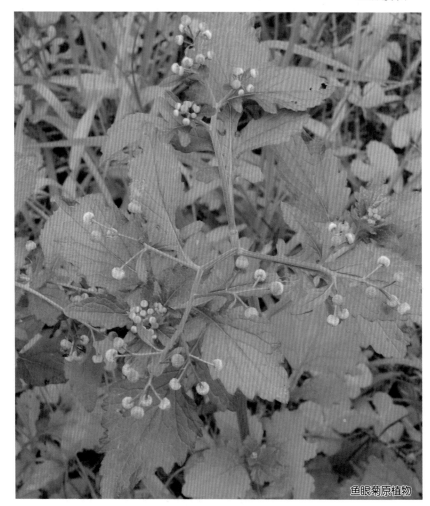

鱼眼菊原植物

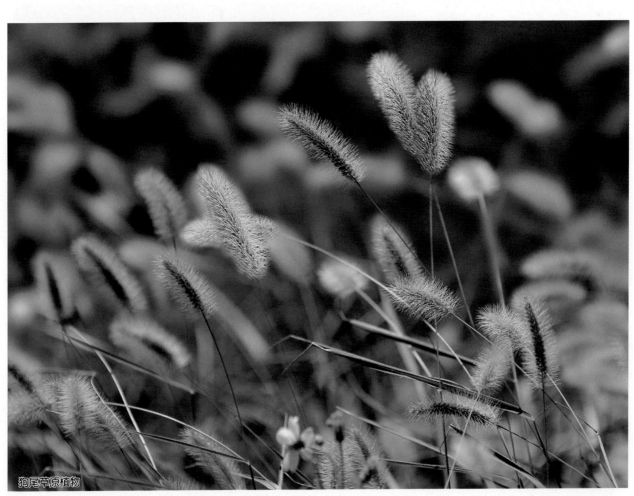

Gou wei cao

狗尾草

Setariae Uiriditis Herba
[英] Viridis Setaria Herb

【别名】狼尾草、狗尾巴草、芮草、老鼠狼、狗仔尾。

【来源】为禾本科植物狗尾草 *Setaria viridis*（L.）Beaur. 的全草或根。

【植物形态】草本。根为须状。秆直立或基部膝曲。叶鞘无毛或疏具柔毛或疣毛，边缘具较长的密绵毛状纤毛；叶舌极短；叶片扁平，长三角状狭披针形或线状披针形，长 4 ~ 30cm，宽 2 ~ 18mm，先端长渐尖或渐尖，基部钝圆形，边缘粗糙。圆锥花序紧密呈圆柱状或基部稍疏离，直立稍弯垂，通常绿色或褐黄至紫红色；小穗 2 ~ 5 个簇生于主轴上或更多的小穗着生在短小枝上，椭圆形，先端钝；第一颖卵形、宽卵形，长约为小穗的 1/3；先端钝或稍尖，具 3 脉；第二颖与小穗等长，椭圆形；第一外稃与小穗等长，其内稃短小狭窄；第二外稃椭圆形，边缘内卷，狭窄；鳞被楔形，顶端微凹；花柱基分离。颖果灰白色。

【分布】广西主要分布于苍梧、北流、博白、上林、龙州、金秀。

【采集加工】全年均可采收。切段，晒干。

【药材性状】本品呈丛，茎呈圆柱形，有的略扁，节处较硬，节间有纵皱纹，表面黄白色，有光泽，节呈环状，有不定根。须根细长，黄白色。体轻，质韧，不易折断。气微，味淡。

【品质评价】以干燥、色黄绿、无杂质者为佳。

【药理作用】

1. 抗过敏 狗尾草穗禾胺能通过抑制肥大细胞组胺释放而具有抗过敏活性[1]。

2. 对心血管系统的影响 狗尾草穗含有的单甘油酯、双甘油酯对皮肤、微血管以及中枢神经系统有保护作用，并可防治动脉硬化和肝硬化[1]。

3. 止痒 狗尾草的花穗尤其是其非浸出成分糖蛋白，对特发性皮炎小鼠型被动、主动致敏的皮肤反应，包括速发型与迟发型的痒疹、红肿引起风团等症状，均有与西药同等或更好的作用，且可抑制炎症细胞浸润，能够迅速止痒[2]。

4. 抑菌 茎部含白瑞香苷，可抑制金黄色葡萄球菌、大肠杆菌和铜绿假单胞菌[3]。

狗尾草原植物

【临床研究】

1. 寻常疣 取新鲜狗尾草草茎约 1.5cm，用捻转平利法从疣目的基底部贯穿疣体。操作时，必须贯穿于疣目基底部正中线，并将草茎两端暴露在疣目外部，各 1mm 左右；需将草茎保留在疣的基底部 6 ~ 7 天，直至疣目自行脱落。穿利前需将穿刺部位用净水清洗，穿刺后在疣目未脱落前不能沾水浸渍，以防感染。共治疗 30 例，结果：痊愈（穿刺 1 ~ 3 次，疣体脱落）共 27 例，其中穿刺 1 次者 18 例；2 次者 7 例；3 次者 2 例，无效（穿刺 3 次以上者）3 例[4]。

2. 急性湿疹 取狗尾草鲜草 500 ~ 6000g，干草减半，洗净放于大锅内，加水，煮沸 10min 取药水，用狗尾草沾药水搽洗患处，或全洗后不用清水清洗，自然干后穿衣；另用干品 6 ~ 12g 或鲜品 50 ~ 60g 煎汤内服。每日内服 3 次，外洗 3 次。内服和外洗均可。1 次煎过的草加水重煎，取汁而用。以 1 ~ 5 天为 1 个疗程。治疗 163 例，痊愈 49 人，占 30.03%；显效 111 人，占 68.10%；无效 3 人，占 1.84%。总有效率为 98.16%[5]。

3. 寻常疣与鸡眼 采用狗尾草新鲜茎汁治疗寻常疣，并与鸦胆子进行比较；采用鲜品狗尾草治疗鸡眼。结果：狗尾草与鸭胆子治疗寻常疣有效率都比较高，疗效基本相当；狗尾草治疗鸡眼有很好疗效[6]。

【性味归经】味甘、淡，性凉。归肺、肝、脾经。

【功效主治】清热利湿，祛风明目，解毒，杀虫。主治风热感冒，黄疸，小儿疳积，痢疾，小便涩痛，目赤肿痛，痈肿，寻常疣，疮癣。

【用法用量】内服：煎汤，6 ~ 12g，鲜品可用至 30 ~ 60g。外用：适量，鲜品捣敷或煎水洗。

【使用注意】脾胃虚寒者慎用。

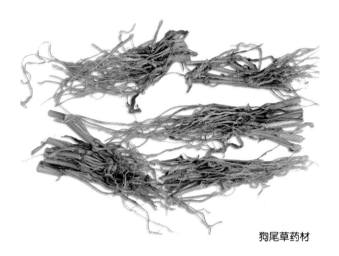

狗尾草药材

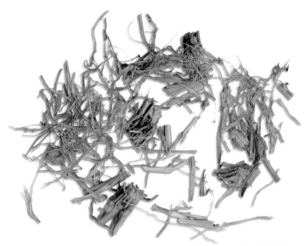

狗尾草饮片

【经验方】

1. 颈淋巴结结核(已溃破者) 狗尾草数斤，将全草洗净，放锅内加水至浸没草为度，煮约 1h 后，用二三层纱布过滤，取其滤液再熬成膏（呈黑褐色），将膏涂纱布上贴患处，隔日换 1 次。（《全国中草药汇编》）

2. 目赤肿痛，畏光 狗尾草 31g，天胡荽 31g。水煎服。（南药《中草药学》）

3. 牙痛 狗尾草根 30g。水煎去渣，加入鸡蛋 2 只煮熟，食蛋服汤。（《浙江药用植物志》）

4. 热淋 狗尾草全草 30g。米泔水煎服。（《浙江药用植物志》）

【参考文献】

[1] 罗素琴，聂耀，刘乐乐，等. 蒙药材狗尾草的实验研究. 内蒙古医学院学报，2007, 29(3): 190.

[2] 唐建成. 止痒良药狗尾草. 植物杂志，1999, (4): 15.

[3] 王鹏，刘丹丽，高仲元，等. 含水量和乳酸菌制剂对狗尾草发酵品质的影响. 草地学报，2006, 14(3): 269.

[4] 徐永华. 狗尾草穿刺法治疗单纯性寻常疣 30 例. 湖北中医杂志，1991, 13(85):32.

[5] 陈旭涛. 狗尾草治疗急性湿疹. 中国中医急症，2000,9(1):15.

[6] 吴耕农，易延逵，毛朝曙. 狗尾草治疗寻常疣与鸡眼的临床观察. 中国民族民间医药，2008,(4): 48.

Gou li er

狗笠耳

Gymnothecae Chinensis Herba
[英]Chinese Gymnotheca Herb

【别名】还魂草、白折耳根、水折耳、摘耳荷、裸蕊、百部还魂。

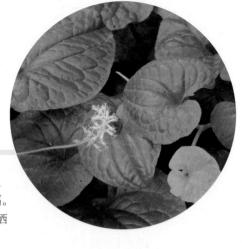

【来源】为三白草科植物裸蒴 *Gymnotheca chinensis* Decne. 的全草。

【植物形态】蔓生草本。无毛，具腥味。茎纤细，圆柱形，具节，节上生根。叶互生，纸质，无腺点；叶柄与叶片近等长，扁圆形，腹面具纵槽；叶片肾状心形，长 3 ~ 6cm，宽 4 ~ 7cm，先端阔短尖或圆，基部耳状心形，全缘或呈不明显的圆齿状；托叶膜质，与叶柄边缘合生，基部扩大抱茎，长为叶柄之半。穗状花序与叶对生，花序轴压扁，两侧具棱或几成翅状；苞片倒披针形；花小，白色，两性；雄蕊 6，花药长圆形，花丝粗短；心皮 4，合生为 1 室，花柱 4，线形，外卷。果实含多数种子。

【分布】广西主要分布于龙州、大新、隆安、那坡、隆林、天峨、凤山、永福。

【采集加工】夏、秋季采收。洗净，晒干或鲜用。

【药材性状】根圆柱形，直径 1 ~ 3cm，常切成 2 ~ 5mm 厚的斜片；外表面灰棕色，较粗糙，具裂纹及皮孔；切断面黄色，木部有细密小孔，形成层环波状弯曲，髓部疏松，淡棕色。茎类圆柱形，灰褐色，具皮孔，被微毛。叶对生，多皱缩，完整者展平后呈倒卵形或卵状长圆形，长 3 ~ 8cm，宽 1.5 ~ 4cm，仅叶脉被微毛，嫩、枯叶均具乳汁；叶柄长 3 ~ 10mm，被短毛。气微，味苦。

【品质评价】以枝嫩、叶多、根粗壮、切面黄色、无杂质者为佳。

【化学成分】本品全草中含有（7*R*）-苯甲酸 -7- 对羟苯基 - 乙二醇 -8- 单酯｛7*R*-7-[（*p*-hydroxyl）-phenyl]-ethyleneglycol-8-monoethyl-benzoic acid ester｝[1]。根中含 5- 癸酰基 -2- 壬基吡啶（5-decanoyl-2-nonyl pyridine）、豆甾烷 -3,6- 二酮（stigmastan-3,6-dione）、豆甾 -4- 烯 -3,6 二 酮（stigmast-4-en-3,6-dione）和胡萝卜苷（daucosterol）[2]。

【性味归经】味辛，性平。归脾、肝、心经。

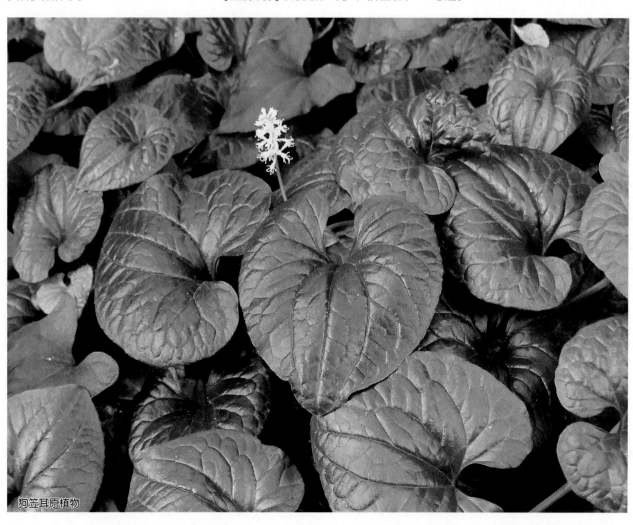

狗笠耳原植物

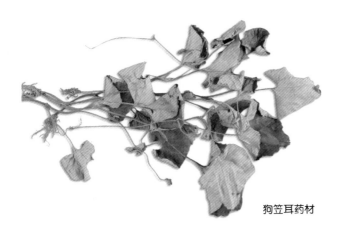

狗笠耳药材

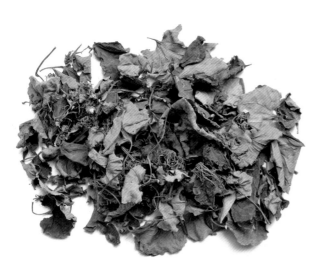

狗笠耳饮片

【功效主治】消食止泻，利水消肿，活血化瘀，清热解毒。主治食积腹胀，痢疾，泄泻，水肿，小便不利，带下，跌打损伤，疮疡肿毒，蜈蚣咬伤。

【用法用量】内服：煎汤，6～30g；或代茶饮。外用：适量，鲜品捣敷。

【使用注意】孕妇慎用。

【经验方】

1.蜈蚣咬伤，乳疮　用还魂草鲜叶捣烂外敷。（《广西药植名录》）

2.疮毒脓疡　裸蒴叶30g，湿纸包，煨热，捣烂敷。（《湖南药物志》）

3.小儿食积　裸蒴15g，地枇杷嫩尖15g，山胡椒根30g。共捣烂，淘米水冲服。（《湖南药物志》）

4.小儿蛔虫　裸蒴9g，使君子6g，韭菜子3g。水煎服。（《湖南药物志》）

5.腹胀水肿　水折耳90g，炖肉吃；或煎米水服。（《贵州民间药物》）

6.白带，白浊　水折耳30g，煮甜酒服。（《贵州民间药物》）

7.跌打损伤，风湿骨痛，慢性痢疾　用还魂草6～15g。水煎服。（《广西本草选编》）

【参考文献】

[1] 何达海，肖世基，李金蓉，等.裸蒴中的一个新苯酚衍生物.中草药，2013, 44(3): 257.

[2] 张晓喻，梁健，李宇飞，等.裸蒴根的化学成分.应用与环境生物学报，2012, 18(6): 1014.

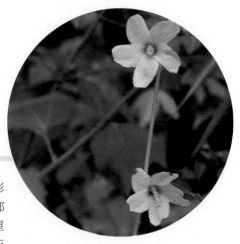

Gou jiao ji

狗脚迹

Urenae Procumbentis Herba
[英] Procumbent Indian Mallow Herb

【别名】乌云盖雪、小痴头婆、铁包金、梵天花。

【来源】为锦葵科植物梵天花 *Urena procumbens* Linn. 的全草。

【植物形态】小灌木。小枝被星状绒毛。叶互生；托叶钻形，早落；下部的叶轮廓为掌状 3 ~ 5 深裂，圆形而狭，长 1.5 ~ 6cm，宽 1 ~ 4cm，裂片菱形或倒卵形，呈葫芦状，先端钝，基部圆形至近心形，具锯齿，两面均被星状短硬毛，上部的叶通常 3 深裂。花单生或近簇生，小苞片基部合生，疏被星状毛；萼较短于小苞片或近等长，卵形，尖头，被星状毛；花冠淡红色；雄蕊柱与花瓣等长。果扁球形，具刺和长硬毛，刺端有倒钩。种子平滑无毛。

【分布】广西主要分布于南宁、邕宁、武鸣、博白、陆川、平南、富川。

【采集加工】秋、冬季采收。洗净，切段晒干。

【药材性状】茎圆柱形，棕黑色，幼枝暗绿色至灰青色；质坚硬，纤维性，木部白色，中心有髓。叶通常 3 ~ 5 深裂，裂片倒卵形或菱形，灰褐色至暗绿色，微被毛；幼叶卵圆形。蒴果腋生，扁球形，副萼宿存，被茸毛和倒钩刺，果皮干燥厚膜质。

【品质评价】茎以棕黑色、幼枝暗绿色至灰青色、质坚硬、难折断、叶多叶片完整者为佳。

【性味归经】味甘、苦，性平。归脾、肝经。

【功效主治】健脾利湿，行气活血，消肿解毒。主治劳倦乏力，肝炎，痢疾，体虚浮肿，风湿痹痛，月经不调，跌打损伤，疮疡肿毒，毒蛇咬伤。

【用法用量】内服：煎汤，9 ~ 15g，鲜品 30 ~ 60g；或炖肉。外用：适量，捣敷。

【使用注意】孕妇慎用。

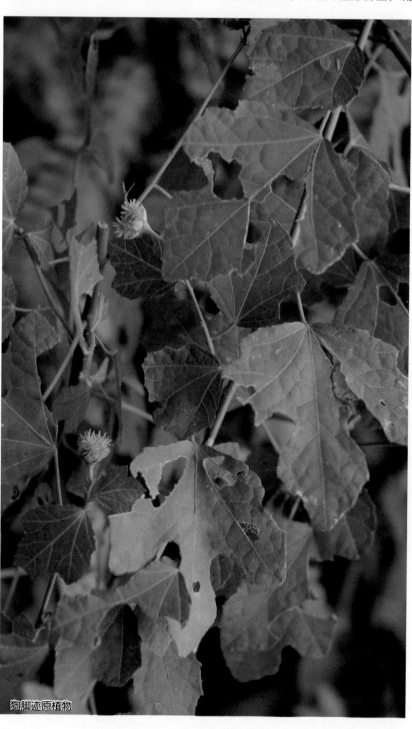

狗脚迹原植物

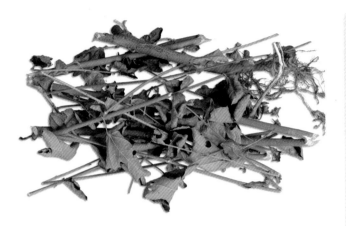

狗脚迹药材

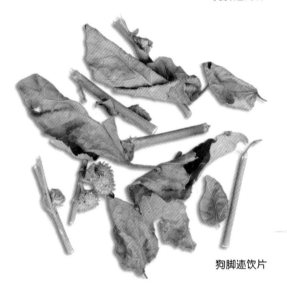

狗脚迹饮片

【经验方】

1.跌打损伤（胃部因跌打损伤，呕吐不能食，或食入即吐）　鲜梵天花根 60 ~ 90g。加红糖 15g，冲开水炖服；渣同红糖捣敷伤处。（《闽东本草》）

2.跌打损伤，腰肌劳损　梵天花根 30g，南岭荛花根白皮 3g。水煎服。（《浙江民间常用中草药》）

3.风湿性关节炎，劳力过伤　梵天花根 90g，猪胶 250g，黄酒 1 碗。冲炖服。（《闽南本草》）

4.气瘿（甲状腺肿大）　梵天花根 60g。切，晒干，微炒，水煎去渣，用瘦猪肉汤兑服，每日 2 剂。（《江西民间草药验方》）

5.疟疾　梵天花根、米酒各 30 ~ 60g，同炒，水煎 2 次，于疟发前 2h 及 4h 各服 1 次。（《江西草药》）

6.肝炎　梵天花根、柘树根、老鼠耳根各 30g，黄疸草 15g。水煎服，每日 1 剂，连服 5 天。（《福建药物志》）

7.心性水肿　梵天花根 30g，水煎服；或同猪瘦肉炖服，每日 1 剂。（《江西草药》）

8.营养性水肿　梵天花（根）、苡仁、赤小豆各 15g。水煎服。（《浙南本草选编》）

9.产后足膝无力，不能行走　鲜梵天花根，每次 60g，合鸡炖服。（《泉州本草》）

10.蛇咬伤　梵天花根干根二重皮 30g，五灵脂 9g，雄黄末 3g。酒水煎服。（《福建中草药》）

11.痛经　梵天花干根 15 ~ 60g，益母草干全草 15g。水煎服。（《福建中草药》）

12.妇女白带　梵天花根 30 ~ 60g。水煎去渣，用瘦猪肉汤兑服。（《江西民间草药验方》）

夜合花

Ye he hua

Magnoliae Cocinis Flos
[英] Chinese Magnolia Flower

【别名】合欢花、夜香木兰。

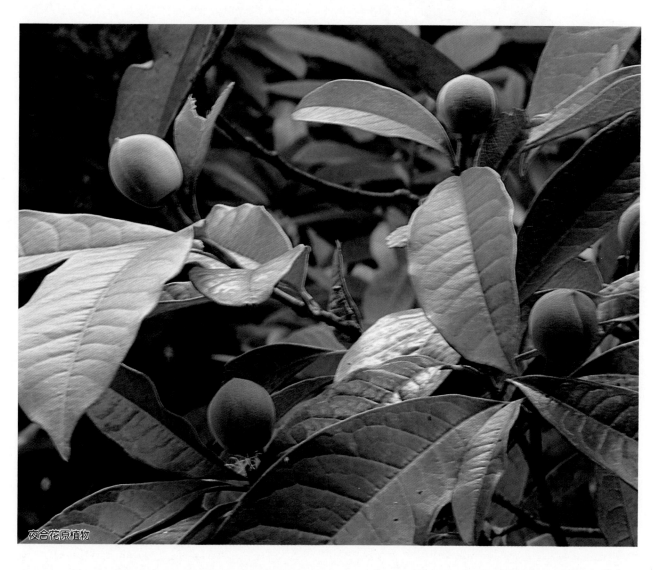

【来源】为木兰科植物夜合花 *Magnolia coco*（Lour.）DC. 的花。

【植物形态】常绿灌木。叶互生，椭圆形至长圆形，长7~18cm，宽3~6.5cm，全缘，先端尾状渐尖，基部长楔形，背卷，网脉两面均极明显突起，革质。花单一，顶生，白色，极香；花梗粗壮，无毛，常下弯；萼片3，淡绿色，倒卵形，无毛；花瓣6，2列，倒卵形，外轮的较大，基部收缩，易落；雄蕊多数，白色，花丝扁平，花药内向开裂；心皮少数，聚生于花托上，密生小乳突体；聚合果；蓇葖近木质。

【分布】广西主要分布于南宁、柳州、桂林、恭城、梧州、合浦、东兴、桂平、容县、龙州。

【采集加工】5~6月采摘。晒干。

【药材性状】干燥花朵，略呈伞形、倒挂钟形或不规则的球形，长2~3cm，径1~2cm，外面暗红色至棕紫色。花萼3片，长倒卵形，两面有颗粒状突起。花瓣6片，倒卵形，卷缩，外列3片较大，长约2cm，宽约1.2cm，外表面基部显颗粒状突起，内表面光滑，质厚，坚脆。雄蕊螺旋状排列，呈莲座状，每1雄蕊呈狭长倒三角形。雌蕊长约7~8mm，由7~8个心皮组成，心皮狭长棱状，紫褐色或棕褐色，有小瘤状体。留存的花柄黑褐色。气极芳香，味淡。

【品质评价】以花朵完整、芳香气浓者为佳。

【化学成分】本品花中含有挥发油（volatile oil），其主要成分有 α-蒎烯（α-pinene）、橙花叔醇（nerolidol）、石竹烯（caryophyllene）、吉玛烯 D（germacrene D）、双环吉玛烯（bicyclo-germacrene）等[1]。

夜合花原植物

本品茎含氧化黄心树宁碱（oxoushinsunine）、柳叶木兰碱（salicifoline）、木兰花碱（magnoflorine）[2]、千金藤碱（stephanine）、夜合花碱（magnococline）[3,4]、光千金藤碱（stepharine）、10-羟基番荔枝碱（anolobine）[4,5]。

本品叶中含挥发油，主要成分有 β- 松油烯（β-terpinene）、松油醇（terpineol）、α - 蒎烯（α -pinene）等[6]。

【性味归经】味辛，性温。归肝、心、肺经。

【功效主治】行气活血，安神，止咳，止带。主治胁肋胀痛，乳房肿痛，疝气痛，癥瘕，跌打损伤，失眠，咳嗽气喘，白带过多。

【用法用量】内服：煎汤，3 ~ 9g。

【使用注意】孕妇慎服。

【参考文献】

[1] 朱小勇，邵敏敏，张宏建，等 . 夜合花挥发油化学成分的 GC-MS 分析 . 中国实验方剂学杂志，2011, 17(8): 125.

[2]Yang TH, Lu ST, Hsiao CY. Studies on the alkaloids of magnoliaceous plants.XXXⅡ.alkaloids of Magnolia coco(Lour.)DC.and Magnolia Kachirachirai Dandy. Yakugaku Zasshi, 1962, (82): 816.

[3]Yang TH, Liu SC. Alkaloids of Magnolia coco. Taiwan Kexue, 1970, 24(3): 94.

[4]Yang TH, Liu SC. The Structure of magnococline, a novel benzylisoquinoline alkaloid from Magnolia Coco. J Chin Chem.Soc, 1971, 18(1): 91.

[5]Yang TH, Liu SC. Alkaloids of Magnolia coco. Beiyi Xuebao, 1973, (3): 121.

[6] 芮和恺，季伟良，张茂钦，等 . 夜合花叶的精油成分研究 . 天然产物研究与开发，1991, 3(2): 39.

夜来香

Ye lai xiang

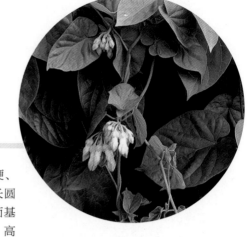

Telosmatis Cordatae Radix seu Flos
[英] Cordate Telosma Root or Flower

【别名】夜香花。

【来源】为萝藦科植物夜来香 Telosma cordata（Burm.f）Merr. 的根、花。

【植物形态】柔弱藤状灌木。小枝被柔毛，黄绿色，老枝灰褐色，渐无毛。叶膜质，卵状长圆形至宽卵形，长6.5～9.5cm，宽4～8cm，顶端短渐尖，基部心形；叶柄被微毛或脱落，顶端具丛生3～5个小腺体。伞形状聚伞花序腋生，着花多达30朵；花序梗、花梗被微毛；花芳香；花萼裂片长圆状披针形，外面被微毛，花萼内面基部具有5个小腺体；花冠黄绿色，高脚碟状，花冠筒圆筒形，喉部被长柔毛，裂片长圆形，具缘毛，干时不折皱，向右覆盖；副花冠5片，膜质，着生于合蕊冠上；花药顶端具内弯的膜片；子房无毛，心皮离生。蓇葖披针形，渐尖。种子宽卵形，顶端具白色绢质种毛。

【分布】广西主要分布于南宁、柳州、桂林、梧州、合浦、博白。

【采集加工】根全年可采。洗净晒干。花期采摘花，晒干。

【药材性状】根圆柱形，表面土灰色或灰黑色，具不规则纵皱纹，可见侧根或侧根痕。质硬，不易折断。花单朵或几朵聚生，皱缩，花萼裂片绿色，长圆状披针形，外面被微毛。花冠高脚碟状，花冠裂片长圆形，具缘毛；副花冠5片，顶端舌状渐尖。味浓，气香。

【品质评价】根以干燥、无泥沙者为佳。花以干燥、色鲜者为佳。

【性味归经】味甘、淡，性凉。归肝经。

【功效主治】清肝明目，去翳，拔毒生肌。主治目赤肿痛，急、慢性结膜炎，角膜炎，翳膜遮睛，痈疮溃烂。

【用法用量】内服：煎汤，3～6g。外用：适量，鲜叶开水烫后贴患处。

【使用注意】脾胃虚寒慎服。

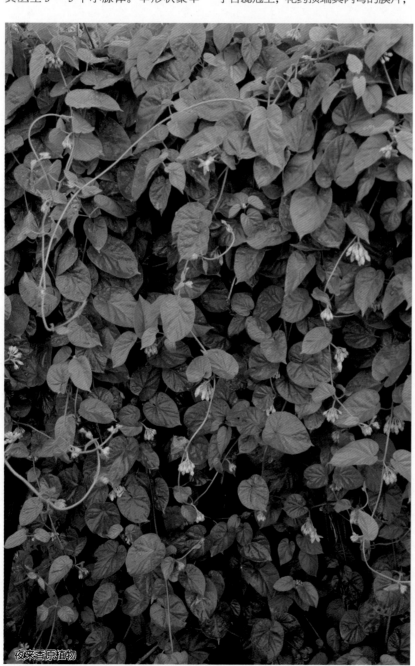

夜来香原植物

【经验方】

脚膁外伤糜烂 用鲜叶（适量）锤猪肥肉敷患处。（《全国中草药汇编》）

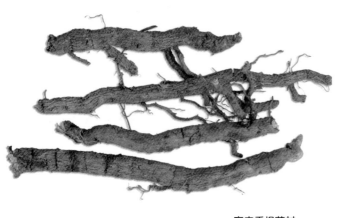

夜来香根药材

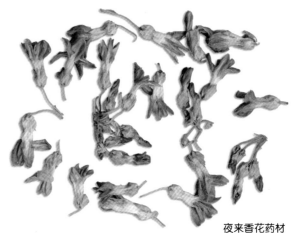

夜来香花药材

Ye xiang niu

夜香牛

Vernoniae Cinereae Herba
[英] Ashycoloured Ironweed Herb

【别名】小气菜、伤寒草。

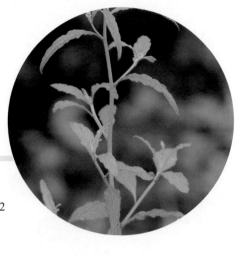

【来源】为菊科植物夜香牛 Vernonia cinerea（L.）Less. 的全草或根。

【植物形态】草本。茎直立，柔弱，少分枝，有纵条纹，被贴伏短微毛。叶互生，具短柄；叶片条形、披针形或菱形，先端钝或短渐尖，基部渐狭成楔形，边缘有浅齿，少有近全缘，两面有贴伏短毛；近枝端的叶较狭而小。头状花序 15 ~ 20 个，排列成伞房状圆锥花序；总苞钟状，总苞片 4 层，条状披针形，锐尖，常带紫色，外面有贴伏短微毛；花托平，有边缘具细齿的窝孔；花冠管状，淡红紫色，被疏短微毛，具腺，先端 5 裂，裂片线状披针形，小花两性。瘦果，圆柱形，有线条，被微毛和腺点；冠毛白色，2 层，外层极短。

【分布】广西全区均有栽培。

【采集加工】夏、秋季采收全草，洗净，晒干切段或鲜用。秋冬挖根，洗净，切片，晒干。

【药材性状】干燥全草，茎长约 15 ~ 60cm，粗约 3 ~ 5mm，绿褐色，有纵皱纹，被淡黄色茸毛，质硬。叶多皱缩，或脱落，披针形至卵形或倒卵形，质脆。茎顶带有头状花序，花冠淡红紫色，或结有瘦果，呈圆柱形，灰褐色，冠毛多数，白色。气微。

【品质评价】以叶多、无杂质者为佳。

【化学成分】全草含（+）- 里立脂素 B [（+）-lirioresinol B]、豆甾醇（stigmasterol）、豆甾醇 -3-O-β-D- 葡萄糖苷（stigmasterol-3-O-β-D-glucoside）、4- 磺基 - 苯并环丁烯（4-sulfo-benzocyclobutene）[1]，又含钠（Na）、镁（Mg）、铁（Fe）、钾（K）、钙（Ca）、铜（Cu）、锌（Zn）、钴（Co）、磷（P）和锰（Mn）等矿质元素，维生素及 β - 胡萝卜素（β-carotin）、谷氨酸（glutamic acid）和 17 种氨基酸[2]。还含香叶木素（diosmetin）、木犀草素 -7-O- 葡萄糖醛酸苷（luteolin-7-O-glucuronide）、木犀草素（luteolin）、木犀草素 -7-O- 葡萄糖苷（luteolin-7-O-glucoside）[3,4]。

地上部分含 8α- 巴豆酰氧基 - 硬毛钩藤内酯 -13-O- 乙酸酯（8α-tigloyloxyhirsutinolide-13-O-acetate）、8α-（羟异丁烯酰氧基）- 硬毛钩藤内酯 -13-O- 乙酸酯 [8α-（hydroxymethacryloyloxy）-hirsutinolide-13-O-acetate]、斯梯诺妥曼内酯 -8-O- 巴豆酸酯（stilpnoto-mentolide-8-O-tiglate）、8α-（4- 羟异丁烯酰氧基）-10α- 羟基硬毛钩藤内酯 -13-O- 乙酸酯 [8α-（4-hydroxymethacryloyloxy）-10α-hydroxyhirsutinolide-13-O-acetate]、8α-（4- 羟基巴豆酰氧基）-10α- 羟基硬毛钩藤内酯 -13-O- 乙酸酯 [8α-（4-hydroxytigloyloxy）-10α-hydroxyhirsutinolide-13-O-acetate]、8α-（4- 羟基巴豆酰氧基）硬毛钩藤内酯 -13-O- 乙酸酯 [8α-（4-hydroxytigloyloxy）-hirsutinolide-13-O-acetate]、白前内酯（glaucolide）、19- 羟基白前内酯 E（19-hydroxyglaucolide E）、夜香牛内酯 -8-O-（4- 羟异丁烯酸酯）[vernocinerolide-8-O-（4-hydroxy-methacrylate）][4]。

花含异荭草素（isoorientin）和金

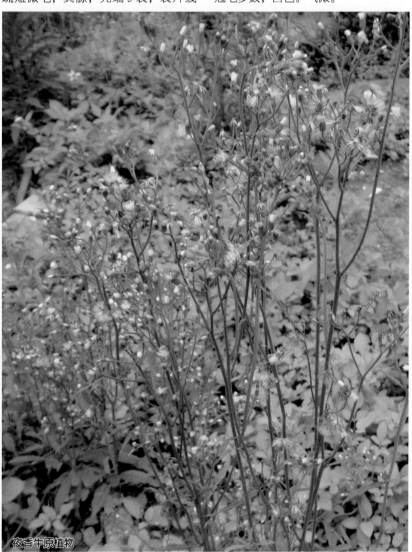

夜香牛原植物

圣草素（chrysoeriol）[5]。根含 5,17（20）- 豆甾二烯 [5,17（20）-stigmastadienes]、26- 甲基二十七碳酸（26-methylheptacosanoic acid）、豆甾醇（stigmasterol）、谷甾醇（sitosterol）[6]、α,β - 香树脂醇（α,β -amyrin）、ξ - 香树脂乙酸酯（ξ-amyrin acetate）、α,β - 香树脂醇乙酸酯（α,β -amyrin acetate）、3β - 乙酰氧基 -13（18）- 乌苏烯 [3β -acetoxyurs-13（18）-ene][7]、24- 羟基 -14- 蒲公英赛烯（24-hydroxy-taraxer-14-ene）[8]。

【药理作用】

1. 对消化系统的影响　夜香牛浸膏灌胃对正常小鼠小肠推进功能有促进作用，对硫酸镁所致小鼠小肠推进功能亢进有抑制作用，对幽门结扎大鼠胃液分泌量、胃液 pH、酸度及酸排出量无影响，对硫酸阿托品所致小鼠胃排空缓慢有拮抗作用，对阿司匹林及盐酸 - 乙醇所致大鼠急性胃炎有抑制作用，对离体家兔小肠振幅及频率有轻度抑制作用，能拮抗氯化钡所致离体家兔小肠痉挛[9,10]。

2. 抑菌　夜香牛浸膏 58mg/ml、116mg/ml、232mg/ml 三种浓度对乙型链球菌均有抑制作用；116mg/ml、232mg/ml 两种浓度对致泻性大肠杆菌、变形杆菌、金黄色葡萄球菌及乙型链球菌均有抑制作用[1,2]。

【性味归经】味苦、辛，性凉。归肺、肝、心经。

【功效主治】疏风清热，消肿解毒，宁心安神。主治外感发热，咳嗽，鼻炎，急性黄疸型肝炎，湿热泄泻，带下，疔疮肿毒，乳痈，疟疾，毒蛇咬伤，失眠。

【用法用量】内服：煎汤，15 ～ 30g，鲜品 30 ～ 60g。外用：适量，研末调敷；或鲜品捣敷。

【使用注意】脾胃虚寒者慎服。

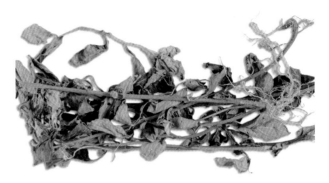

夜香牛药材

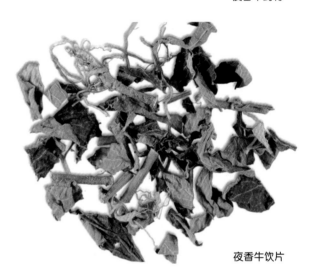

夜香牛饮片

【经验方】

1. 鼻炎　①夜香牛晒干研末，吹入鼻腔内，或调茶油抹。②夜香牛烧炭，调茶油涂。（《福建药物志》）

2. 乳疮　夜香牛全草 30g。水煎服，或捣烂取汁冲酒服，渣贴患处。（《草药手册》）

3. 高热，咳嗽，喉头炎，支气管炎　伤寒草、甜珠草各 60g，水煎服。（《台湾青草药》）

4. 甲状腺肿　夜香牛 30g，鸭蛋 2 个（蛋壳打裂痕），水煎服。（《福建中草药处方》）

5. 肺癌　白花蛇舌草、胜红蓟、夜香牛、半边莲各 30g。水煎服。（《福建中草药处方》）

6. 神经衰弱失眠　夜香牛 18g，豨莶草 15g，白千层 9g。水煎服。（《福建药物志》）

7. 腹胀　夜香牛根 15g，鸡蛋 1 个。水煎，服汤食蛋。

8. 肋间神经痛　夜香牛、六棱菊各 15g，两面针 10g。水煎服。（《福建药物志》）

9. 跌打损伤，胸部积痛　夜香牛全草 30g。捣烂炖酒服。（《草药手册》）

10. 带下，附件炎，宫颈糜烂，阴道炎　夜香牛 30g，一点红、白绒草、野木瓜、金樱子各 15g。水煎服。（《福建药物志》）

【参考文献】

[1] 朱华旭，唐于平，潘林梅，等 . 夜香牛全草的生物活性成分研究 . 中国中药杂志，2008, 33(16): 1986.

[2] 袁瑾，钟华，姚宗仁，等 . 野生植物夜香牛营养成分的研究及应用 . 浙江化工，2008, 37(6): 1.

[3] Nair AGR, Guanasegaran R, Joshi BS. Chemical investigation of certain South Indian plants. Indian J. Chem, Sect B, 1982, 21B(10): 979.

[4] Jakupovic J. Poskeanolide, a seco-germacranolide and other sesquiterpene lactones from Vernonia species. Phytochemistry, 1986, 25(6): 1359.

[5] Gunasingh CBG, Nagarjan S. Flavonoids of the flowers of Vemonia cinerea. Indian J Pharm Sci, 1981, 43(3): 114.

[6] Misra TN, Singh RS, Upadhyay J, et al. Isolation of a natural sterol and an aliphatic acid from Vernonia cinerea. Phytochemistry, 1984, 23(2): 415.

[7] Misra TN, Singh RS, Upadhyay J, et al. Chemical constituents of Vernonia cinerea, Part Ⅰ: Isolation and spectral studies of trierpenes. J Nat Prod, 1984, 47(2): 368.

[8] Misra TN, Singh RS, Upadhyay J, et al. Chemical constituents of Vernonia cinerea, Isolation and structure elucidation of a new pentacyclic triterpenoid. J Nat Prod, 1984, 47(5): 865.

[9] 李育浩，吴清和，李茹柳，等 . 伤寒草药理研究 . 中药材，1993, 16(5): 31.

[10] 赵文昌，李育浩，吴清和，等 . 伤寒草的药理研究 . 中成药，2001, 23(6): 42.

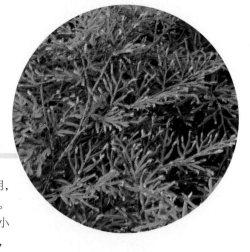

兖州卷柏

Selaginellae Involvenis Herba
[英] Involute Spikemoss Herb

【别名】海南卷柏、金不换、金扁柏、金扁桃、石养草、田鸡爪、金花草。

【来源】为卷柏科植物兖州卷柏 *Selaginella involvens*（Sw.）Spring 的全草。

【植物形态】草本。具一横走的地下根状茎和游走茎，其上生鳞片状淡黄色的叶。主茎自中部向上羽状分枝，禾秆色，茎圆柱状，主茎在分枝部分中部连叶宽 4～6mm，末回分枝连叶宽 2～3mm。叶交互排列，二型，纸质或多少较厚，表面光滑，边缘有细齿，先端具芒或尖头，基部平截或斜或一侧有耳，分枝上的中叶卵状三角形或卵状椭圆形，覆瓦状排列，背部略呈龙骨状，先端与轴平行，具长尖头或短芒，基部楔形，边缘具细齿。侧叶不对称，分枝上的侧叶卵圆形至三角形，略斜升，排列紧密或相互覆盖，先端稍尖或具短尖头，边缘具细齿，

基部上侧扩大，加宽，覆盖小枝，透明，具细齿，下侧基部圆形，边缘全缘。孢子叶穗紧密，四棱柱形，单生于小枝末端；孢子叶一形，卵状三角形，边缘具细齿，先端渐尖，锐龙骨状；大、小孢子叶相间排列，或大孢子叶位于中部的下侧。大孢子白色或褐色，小孢子橘黄色。

【分布】广西主要分布于防城、贺州。

【采集加工】全年均可采收。洗净，切段，晒干。

【药材性状】本品常为把状。主茎自中部向上羽状分枝，叶二型，主茎叶长圆状卵形或卵形，鞘状，背部不呈龙骨状或略呈龙骨状，边缘有细齿；主茎上的腋叶三角形，边缘有细齿；孢子叶一型，卵状三角形，边缘具细齿，

灰绿色或黄棕色。质脆，易折断。气微，味淡。

【品质评价】以干燥、色黄绿、无杂质者为佳。

【化学成分】本品全草含氨基酸、鞣质、淀粉、苷类。甾体糖苷生物碱（steroidal xylosalkaloid）、正十六烷酸（hexadecanoic acid）、正十八烷酸（stearic acid）、β-谷甾醇（β-sitosterol）、豆甾醇（stigmasterol）、穗花杉双黄酮（amentoflavone）、β-D-glucopyranoside、（3β）-cholest-5-en-3-yl、β-香树脂醇（β-amyrin）[1]、罗伯茨双黄酮（robustaflavone）、ginkgetin[2]、6-

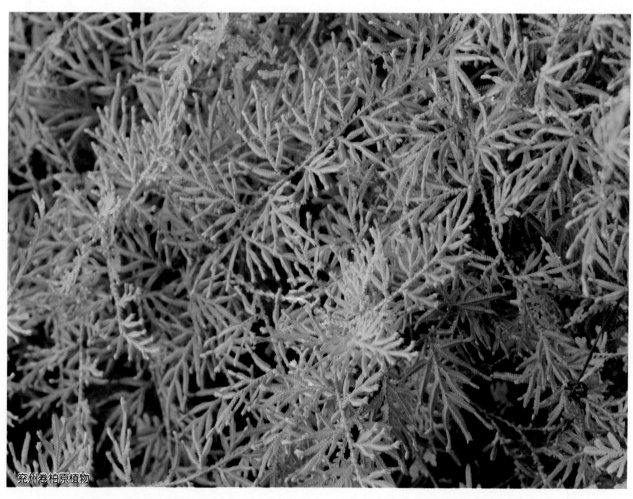

兖州卷柏原植物

羟基 -2- 对羟基苯基 - 苯并吡喃酮 -8- 乙酸（6-hydroxyl radical-2-hydroxyphenyl-8-acetic acid）、4′-甲氧基罗伯斯特双黄酮（4′-methoxy robustaflavone）、穗花杉双黄酮（amentoflavone）、正二十四烷酸（lignoceric acid）、十九烷酸（n-nonadecylic acid）[3]。挥发油主要含高级烷烃、烯烃、醇、酮、酚及有机酸，主要成分为 n-decane[4]。

【药理作用】

1. 抗肿瘤　兖州卷柏中的 6- 羟基 -2- 对羟基苯基 - 苯并吡喃酮 -8- 乙酸、4′- 甲氧基罗伯斯特双黄酮、罗伯斯特双黄酮、穗花杉双黄酮对体外人肝癌细胞 HepG2 均有一定抑制作用[3]。

2. 抗氧化、免疫调节　兖州卷柏提取物可抑制一氧化氮（NO）的产生及清除作用，还可抑制诱导型一氧化氮合酶（NOS）、白细胞介素 -1β（IL-1β）的表达，能抑制羟基自由基产生，具有抗氧化作用。兖州卷柏提取物可能是通过减少非特异性的炎症反应，而不是通过抗菌治疗痤疮[5]。

3. 抑菌、抗凝血　兖州卷柏中的穗花杉双黄酮对肺炎链球菌和铜绿假单胞菌、β -cholest-5-en-3-yl 对肺炎链球菌和金黄色葡萄球菌及 β - 香树脂醇对肺炎链球菌和大肠埃希菌均具有强抑菌活性[1]。兖州卷柏水、醇提物对变形杆菌、金黄色葡萄球菌、大肠埃希菌、痢疾杆菌都有较强抑制作用[6]。兖州卷柏水提取液在体内和体外给药均可缩短动物的凝血时间[7]。

【性味归经】味苦、淡，性凉。归肝、肺、脾经。

【功效主治】清热利湿，解毒，止咳，止血。主治湿热黄疸，痢疾，水肿，腹水，淋证，咳嗽咳痰，咯血，吐血，便血，崩漏，外伤出血，乳痈，瘰疬，痔疮，水火烫伤。

【用法用量】内服：煎汤，15 ～ 30g，鲜品 30 ～ 60g。外用：适量，研末调敷；或鲜品捣敷。

【使用注意】无湿热者慎用。

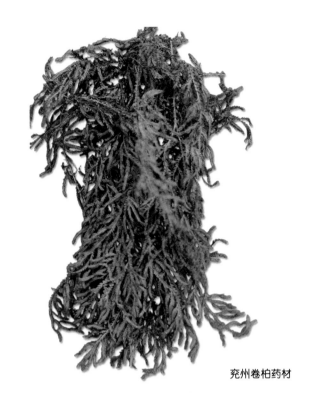

兖州卷柏药材

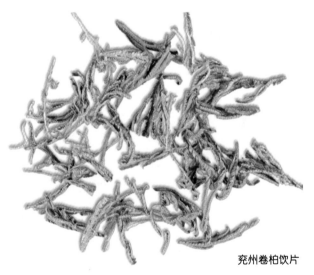

兖州卷柏饮片

【经验方】

1. 创伤出血　鲜金花草捣烂敷伤口。（《江西民间草药》）

2. 烫伤　兖州卷柏研末，茶油调涂。（《湖南药物志》）

3. 狂犬咬伤　兖州卷柏水煎服。（《湖南药物志》）

4. 咯血，崩漏　兖州卷柏 21 ～ 30g。水煎服。（《泉州本草》）

5. 劳力过度，咳嗽吐血　兖州卷柏 45g。合青皮鸭蛋煮熟，去渣取汤，配鸭蛋服。（《泉州本草》）

6. 哮喘　兖州卷柏 30 ～ 60g。冲开水炖冰糖服，日 2 次。（《福建民间草药》）

7. 黄疸　鲜兖州卷柏 60 ～ 120g，或干的 30g，黄酒两茶匙。酌加开水炖 1h，温服，日 2 次。（《福建民间草药》）

8. 痰嗽哮喘　金花草 45g，马鞭草 15g，冰糖 30g，水煎服。（《江西民间草药》）

9. 瘰疬　①金花草 30g。酒煎 2 次。每饭后各服 1 次。②金花草 30g，野南瓜根 120g，猪瘦肉 120g，同煎服。每日 1 剂，孕妇忌服。（《江西民间草药》）

10. 妇女黄、白带　金花草 45g，猪瘦肉 60g，同炖服。（《江西民间草药》）

11. 羊痫风　金花草 60g，冰糖 60g。水煎服。（《江西民间草药》）

【参考文献】

[1] 鲁曼霞，黄可龙，施树云，等 . 兖州卷柏化学成分及体外抗菌活性研究 . 天然产物研究与开发，2009, 21(6): 973.

[2] 鲁曼霞 . 兖州卷柏化学成分分离及双黄酮电化学性能初步研究 . 长沙：中南大学，2009.

[3] 张昊 . 兖州卷柏成分及抗肿瘤活性成分研究 . 长沙：中南大学，2009.

[4] 鲁曼霞，黄可龙，施树云，等 .3 种卷柏属植物挥发性化学成分的气相色谱 - 质谱联用分析与比较 . 时珍国医国药，2009, 20(9): 2119.

[5]Joo SS, Jang SK, Kim SG, et al. Anti-acne activity of Selaginella involves extract and its non-antibiotic antimicrobial potential on Propionibacterium acnes. Phytother Res, 2008, 22(3): 335.

[6] 周仁超，李淑彬 . 蕨类植物抗菌作用的初步研究 . 湖南中医药导报，1999, 11(1): 13.

[7] 郑爱光，李斌，黄暐，等 . 肝血平注射液的止血作用和毒性研究 . 福建医药杂志，1989, 11(1): 28.

Juan bai

卷 柏

Selaginellae tamariscina Herba
[英] Spikemoss

【别名】一把抓、老虎爪、长生草、万年松。

【来源】为卷柏科植物卷柏 Selaginella tamariscina（P.Beauv.）Spring 或垫状卷柏 Selaginella pulvinata（Hook.et Grew.）Maxim 的全草。

【植物形态】草本。主茎短或长，直立，下着须根。各枝丛生，直立，干后拳卷，密被覆瓦状叶，各枝扇状分枝至 2～3 回羽状分枝。叶小，异型，交互排列；侧叶披针状钻形，长约 3mm，基部龙骨状，先端有长芒，远轴的一边全缘，宽膜质，近轴的一边膜质缘极狭，有微锯齿；中叶两行，卵状矩圆形，长 2mm，先端有长芒，斜向，左右两侧不等，边缘有微锯齿，中脉在叶上面下陷。孢子囊穗生于枝顶，四棱形；孢子叶三角形，先端有长芒，边缘有宽的膜质；孢子囊肾形，大小孢子的

排列不规则。

【分布】广西主要分布于阳朔、临桂、全州、龙胜、资源、藤县、蒙山、贵港、平南、桂平、玉林、容县、北流、贺州、钟山、富川。

【采集加工】全年均可采收。除去须根及泥沙，晒干。炮制：除去残留须根及杂质，洗净，切段，晒干。

【药材性状】本品卷缩似拳状，长 3～10cm。枝丛生，扁而有分枝，绿色或棕黄色，向内卷曲，枝上密生鳞片状小叶，叶先端具长芒，中叶（腹叶）两行，卵状矩圆形，斜向上排列，叶缘膜质，有不整齐的细锯齿。背叶（侧叶）背面的膜质边缘常呈棕黑色。基部残留棕色至棕褐色须根，散生或聚生成短干状。质脆，易折断。无臭，

味淡。

【品质评价】以干燥、色黄绿、无杂质者为佳。

【化学成分】本品全草含（2R,3S）-二氧 -2-（3′,5′-二甲氧基 -4′-羟基苯基）-3-羟甲基 -7-甲氧基 -5-乙酰基苯并呋喃,3-羟基 -苯丙酸 -（2′-甲氧基 -4′-羧基苯酚）酯、1-（4′-羟基 -3′-甲氧基苯基）丙三醇[1]、1-羟基 -[2-羟基 -3-甲氧基 -5-（1-羟基乙基）-苯基]-3-（4-羟基 -3,5-二甲氧基苯基）-丙烷 -1-O-β-D-葡萄糖苷、腺苷（adenosine）、熊果苷（arbutin）[2]、苏铁双黄酮（sotetsuflavone）、穗花杉

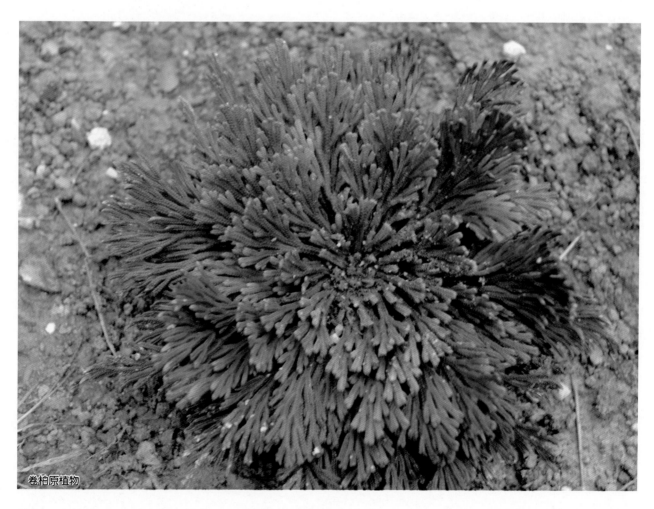

卷柏原植物

双黄酮（amentoflavone）、扁柏双黄酮（hinokiflavone）、异柳杉双黄酮（isocryptomerin）、柳杉双黄酮B（cryptomerin B）[3]、3β-羟基-7α-甲氧基-24β-乙基-胆甾-5-烯（3β-hydroxy-7α-methoxy-24β-ethyl-cholest-5-ene）、胆甾醇（cholesterol）、β-谷甾醇（β-sitosterol）、海棠果酸（canophyllic acid）、白桦脂酸（betulinic acid）、5,4′-二羟基-7-甲氧基黄酮、3-methoxychrysazin、香草酸（vanillic acid）、对甲氧基苯甲醛（p-anisal-dehyde）、对羟基苯甲酸（p-hydroxybenzoic acid）、胡萝卜苷（daucosterol）[4]、尿苷（uridine）、垫状卷柏双黄酮（pulvinatabiflavone）、卷柏素（selaginellin）、卷柏苷C（selaginellin C）[5]、巴西棕榈酸（carnaubic acid）、5,7,4′,5″,7″,4‴-六羟基-3′,8″-双黄酮（5,7,4′,5″,7″,4‴-hexahydroxy-3′,8″-biflavone）、β-D-呋喃果糖-(2-1)-α-D-吡喃葡萄糖苷[β-D-fructofuranose-(2-1)-α-D-glucopyranoside]、α-D-吡喃甘露糖-(1-1)-α-D-吡喃甘露糖苷[α-D-mannopyranose-(1-1)-α-D-mannopyranoside][6]、selaginellin A、selaginellin B、sequoiaflavone、去甲银杏双黄酮（bilobetin）、银杏双黄酮（ginkgetin）、异银杏双黄酮（isoginkgetin）[7]、橡胶树双黄酮（heveaflavone）、6-(2-羟基-5-乙酰基苯基)-芹菜素[6-(2-hydroxy-5-acetylphenyl)-apigeni]、selaginellin D、selaginellin E、selaginellin F、selaginellin G、6-(2-羟基-5-羧基苯基)-芹菜素[6-(2-hydroxy-5-carboyphenyl)-apigenin]、3-（4-hydroxyphenyl)-6,7-dihydroxycoumarin、十七烷酸（heptadecanoic acid）、1-甲氧基-3-甲基-9,10-蒽醌（l-methoxy-3-methylanthraquinone）[8]、罗汉松双黄酮A（podocarpusflavone A）、2,3-去氢阿曼托双黄酮（2,3-dihydroamentoflavone）、槲皮素（quercetin）、阿曼托双黄酮（amentoflavone）、十六烷酸（palmitic acid）、新柳杉双黄酮（neocryptomerin）、木犀草素（luteolin）[9]、1-（4-羟基-3-甲氧基苯基)-2-O-香草酰基-丙烷-1,3-二醇[1-（4-hydroxy-3-methoxyphenyl)-2-O-vanilloyl-propane-1,3-glycol]、阿魏酸（ferulic acid）、咖啡酸（caffeic acid）、鸟苷（guanosine）、3-羟基-苯丙酸（3-hydroxy-phenylpropionic acid）、2-甲氧基-4-羧基苯酯（2-methoxy-4-hydroxybenzeneester）、3-(3-羟基苯基)-丙酸[3-（3-hydroxyphenyl)propanoic acid]、丁香酸（syringate）、D-甘露醇（D-mannitol）、7-羟基香豆素（7-umbelliferone）、L-酪氨酸（L-tyrosine）、D-丙氨酸、(2S,3R)-二氢-2-(3,5-二甲氧基-4-羟基苯基)-3-羟甲基-7-甲氧基-5-乙酰基苯并呋喃[（2S,3R)-dihydro-2-（3,5-methylal-4-hydroxyphenyl)-3-hydroxymethyl-7-methoxy-5-acetylbenzofuran]、丁香脂素（sygringaresinol）、莽草酸（shikimica acid）[10]、(7S,8R)-7,8-二氢-7-(4-羟基-3,5-二甲氧基苯基)-8-羟甲基-[1′-（7′-羟基)乙基-5′-甲氧基]苯并呋喃-4-O-β-D-葡萄糖苷{（7S,8R)-7,8-dihydro-7-（4-hydroxy-3,5-dimethoxyphenyl)-8-hydroxymethyl-[1′-（7′-hydroxy)ethyl-5′-methoxyl]benzofuran-4-O-β-D-glucoside}[11]、selaginellin M、葡萄糖（glucose）[12]、4-O-[2-羟基-3-（4-羟基苯基)-6-羟甲基苯基]-苯丙炔酸{4-O-[2-hydroxy-3-（4-hydroxy pheny)-6-hydroxy methyl phenyl]-phenylpropiolic acid}、2,3-二氢-5,7,4′,5″,7″,3‴,4‴-七羟基-8,8″-双黄酮（2,3-dihydro-5,7,4′,5″,7″,3‴,4‴-hepthydroyl-8,8″-amentoflavone）、

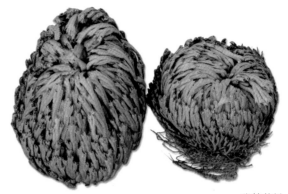

卷柏药材

芫花素（genkwanin）、1-O-β-D-2-[2-羟基-3-甲氧基-5-（1-乙醇基）苯基）-3-（4-羟基-3,5-二甲氧基苯基）-丙醇-葡萄糖苷{1-O-β-D-2-[2-hydroxy-3-methoxy-5-（1-ethanol）benzol]-3-（4-hydroxyl-3,5-dimethoxyphenyl)-propylalcohol-glucoside}、7,8-二氢-7-（4-羟基-3,5-二甲氧基苯基）-8-羟甲基-[1′-（7′-羟基）乙基-5′-甲氧基]苯并呋喃-4-β-葡萄糖苷{7,8-dihydro-7-（4-hydroxyl-3,5-dimethoxyphenyl)-8-hydroxymethyl-[1′-（7′-hydroxyl)ethyl-5′-methoxy]benzofuran-4-β-glucoside}、1-（4-羟基-3-甲氧基苯基）丙三醇[1-（4-hydroxyl-3-methoxypheny)propanetriol]、腺苷（adenosine）[13]、selaginellin J、selaginellin K、selaginellin L[14]。

【药理作用】

1. 对消化系统的作用　卷柏注射液对离体兔小肠收缩有抑制作用，并可拮抗氯化钡和乙酰胆碱对离体小肠的兴奋作用[15]。卷柏中芹菜素-7-葡萄糖苷对离体豚鼠回肠平滑肌有松弛作用，相当于罂粟碱强度的46%[16]。每日灌胃卷柏芹菜素10mg/kg，连续5天，对组胺诱发的豚鼠胃溃疡有对抗作用；如连服10天则对幽门结扎引起的大鼠胃溃疡也有效，但对这两种溃疡的效果均较弱[17]。

2. 抗肿瘤　卷柏水提取物对小鼠肉瘤S180抑制率为61.2%，其乙醇提取物的抑制率为18.6%；卷柏对小鼠艾氏腹水癌有一定抑制作用，并能延长移植肿瘤动物的寿命[18]。

3. 保肝　卷柏可降低四氯化碳所致肝损伤小鼠血清中的谷丙转氨酶（ALT）、谷草转氨酶（AST）、一氧化氮（NO）、前列腺素 E₂ 和肝组织中丙二醛含量，并可升高肝组织中超氧化物歧化酶活性，改善肝脏组织的病理损伤[19]。卷柏中穗花杉双黄酮能降低实验动物血清中的 ALT 和 AST 水平，对损伤的肝细胞有保护作用[20]。

4. 降血糖　卷柏提取物能促进小鼠 3T3-L1 前脂肪细胞及脂肪细胞的葡萄糖消耗，并能降低链脲佐菌素诱导的糖尿病大鼠的空腹血糖。此外，卷柏提取物还能增加糖尿病大鼠骨骼肌组织葡萄糖转运蛋白-4 的蛋白表达量，从而加强机体对胰岛素的敏感性[21]。

5. 抑菌　100% 卷柏煎剂在体外对金黄色葡萄球菌有抑制作用[22]。从卷柏分离得到的异柳杉黄酮有良好的抗菌和协同增效的作用，并对一些耐药菌，如耐甲氧西林金黄色葡萄球菌亦有效[23]。

6.其他　穗花杉双黄酮有舒张血管作用，且该作用存在内皮依赖性，且有 NO 参与[24]。卷柏提取物可使小鼠子宫重量增加，卷柏正丁醇部位和水部位具有雌激素样作用[25]。

【临床研究】

引产　卷柏 60g，加水 300ml，煎至 100ml，每日早晚分服，饭后 2h 口服，连用 3 天。本法适用于经 B 超检查证明胎儿已成熟，胎头位置已衔接、胎盘成熟而无妊娠高血压综合征者。结果：共收治 19 例，妊娠均满 40 周，其中 30 岁以下者 14 例，31 岁以上者 5 例。经治疗，13 例服药后 3 ~ 5 天顺娩；3 例服药后 5 ~ 7 天顺娩，2 例服药后 8 天顺娩，1 例服药后 9 天未娩而行剖宫术。总有效率为 95%[26]。

【性味归经】味辛，性平。归肝、胃经。

【功效主治】活血通经，化瘀止血。主治经闭，癥瘕，跌打损伤，吐血，衄血，便血，尿血。

【用法用量】内服：煎汤，5 ~ 10g。外用：适量，研末敷。

【使用注意】孕妇禁用。

【经验方】

1.肺出血　卷柏 25g，茜草 15g，水煎服。（《中国民族药志》）

2.小儿惊风　卷柏 6g。水煎服。（《青岛中草药手册》）

3.湿热、黄疸型肝炎　卷柏 30g（研末），猪肝 250g。将卷柏同猪肝切碎蒸熟吃，一日量分 3 次吃。（《青岛中草药手册》）

4.打伤　卷柏、山枇杷、白薇、青草、红牛膝各 6g。水煎服。（《湖南药物志》）

5.妇人血闭成瘕，寒热往来，子嗣不育　卷柏四两，当归二两（俱酒浸炒），白术、牡丹皮各二两，白芍药一两，川芎五钱，分做十剂，水煎服；或炼蜜为丸。每早服四钱，白汤送。（《本草汇言》）

6.下血远年不瘥　卷柏、地榆（洗，焙干，锉）等份。（《是斋百一选方》地榆汤）

7.脏毒下血　卷柏、黄芪等份，为末，每服二钱，米饮调下。（《世医得效方》卷柏散）

8.大便下血　卷柏、侧柏、棕榈各等份。上烧存性为末，每服三钱，用酒调下，空心服。一法，研饭丸，梧桐子大，每服一百粒，米饮下。（《普济方》引《仁存堂集验方》三神乌金散）

9.尿血　卷柏 9g，茅根 30g，小蓟 12g，灯心 3g。水煎服。（《山东中草药手册》）

10.子宫出血　卷柏 9g，艾叶炭 6g，阿胶 9g（烊化）。水煎服。（《山东中草药手册》）

【参考文献】

[1] 毕跃峰，郑晓珂，冯卫生，等.卷柏中化学成分的分离与结构鉴定.药学学报，2004, 39(1): 41.

[2] 郑晓珂，毕跃峰，冯卫生，等.卷柏中化学成分研究.药学学报，2004, 39(4): 266.

[3] Lin LC, Kou YC, Chou CJ. Cytotoxic biflavonoids from Selaginella deliatula. J Nat Prod, 2000, 63(5): 627.

[4] 王雪，李占林，高亮亮，等.卷柏的化学成分.沈阳药科大学学报，2009, 26(8): 623.

[5] 景颖，张红梅，张国刚，等.卷柏化学成分的分离与鉴定.沈阳药科大学学报，2011, 28(9): 700.

[6] 郭静.卷柏化学成分的研究.哈尔滨：哈尔滨工业大学，2009.

[7] 曹园，吴永平，温晓舟，等.卷柏化学成分及细胞毒活性研究.天然产物研究与开发，2012, 24(2): 150.

[8] 刘建锋.卷柏化学成分研究.长沙：中南大学，2009.

[9] 赵献敏，冯卫生，郑晓珂，等.卷柏有效部位化学成分研究.2008 年中国药学会学术年会暨第八届中国药师周论文集，2008: 344.

[10] 毕跃峰.石胆草、卷柏化学成分及卷柏药理作用的研究.北京：北京中医药大学，2002.

[11] 郑晓珂，史社坡，毕跃峰，等.卷柏中一个新木脂素的分离与鉴定.药学学报，2004, 39(9): 719.

[12] 邵玉田，杨超，夏吾炯.卷柏化学成分分离与鉴定.农业科学与技术，2012, 13(7): 1447.

[13] 史社坡.卷柏化学成分研究.郑州：河南中医学院，2003.

[14] 何雄，喻凯，赵兰芳，等.垫状卷柏炔酚类化学成分研究.中南药学，2012, 10(10): 725.

[15] 毛金军，李严，路雅珍，等.卷柏、木贼及其复方对离体兔肠平滑肌的作用.佳木斯医学院学报，1988, 11(3): 194.

[16] Achterrath-Tuckermann U, Kunde R, Flaskamp E, et al. Pharmacological investigations with compounds of chamomile.V.Investigations on the spasmolytic effect of compounds of chamomile and Kamillosan on the isolatedguinea pig ileum. Planta Med, 1980, 39(1): 38.

[17] Gacerig, et al. C A, 1972(77): 96754n.

[18] 常敏毅.抗癌本草.长沙：湖南科学技术出版社，1987: 174.

[19] 林久茂，王瑞国.卷柏对实验性肝损伤小鼠保护作用的实验研究.福建中医学院学报，2006, 16(2): 28.

[20] 贺光东.卷柏活性成分研究.郑州：河南大学，2009.

[21] 李玉洁，郑晓珂，汤红芹，等.卷柏对 3T3-L1 前脂肪细胞、脂肪细胞及糖尿病大鼠葡萄糖代谢的影响.第十届全国中药和天然药物学术研讨会论文集，2009.

[22] 中国人民解放军 175 医院.新医药资料（江西药科学校），1970(3): 35.

[23] Lee J, Choi Y, Woo ER, et al. Antibacterial and synergistic activity of isocryptomerin isolated from Selaginella tamariscina. J Microbiol Biotechnol, 2009, 19(2): 204.

[24] 许兰，尹明浩.卷柏穗花杉双黄酮的舒张血管作用实验研究.延边大学医学学报，2009, 32(4): 246.

[25] 万定荣，陈科力，詹亚华.湖北省卷柏科药用植物调查与研究.中国中药杂志，2005, 30(19): 1507.

[26] 洪秀英，毕永奎.卷柏引产.山东中医杂志，1996, 15(1): 36.

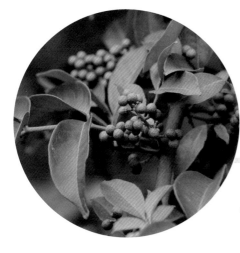

Dan mian zhen

单面针

Zanthoxyli Dissiti Radix
[英] Dissite Zanthoxylum Root

【别名】山枇杷、大叶花椒、山椒根、黄椒根、钻山虎、单面虎、公麒麟。

【来源】为芸香科植物蚬壳花椒 *Zanthoxylum dissitum* Hemsl. 的根。

【植物形态】攀缘木质藤本。具皮刺，刺下弯或稍呈水平直出。奇数羽状复叶，坚纸质至革质；叶轴被下弯的刺及短毛；小叶柄被短毛；小叶长圆形、卵状长圆形或长椭圆形，长 6 ~ 13cm，宽 2.5 ~ 5cm，先端短渐尖或尾状渐尖，钝头或圆而微凹，基部圆而钝斜或宽楔形，全缘，中脉被极短的疏柔毛，下面中脉常具弯曲的皮刺。聚伞状圆锥花序，腋生，花轴被短柔毛；雄花的萼片 4，卵形，先端尖或钝；花瓣 4，卵形或卵状长圆形，先端钝或尖；雄蕊 4，较花瓣长，退化心皮无毛，花柱尖长，先端短的二叉裂；雌花的萼片和花瓣与雄花相同，但无退化雄蕊，心皮 4，花柱甚短，柱头头状，均无毛。成熟的心皮 1 ~ 4，通常 2 ~ 3 数，灰色；分果爿圆珠形，表面着生坚硬、伸长、有时为分叉的针刺。种子圆球形，黑色，光亮。

【分布】广西主要分布于西林、隆林、乐业、凤山、天峨、南丹、灵川、桂林、阳朔。

【采集加工】全年可采。洗净切片，晒干。

【药材性状】根圆柱形，长短不一，直径 0.5 ~ 3cm，表面黄棕色，具较密粗纵纹或浅纵沟。质坚硬，不易折断，折断面栓皮厚，易断裂，外侧黄棕色，内侧红棕色，横断面皮部灰色，木部淡棕色。气特异，味极苦。

【品质评价】以干燥、色黄褐、无杂质者为佳。

【化学成分】本品根中含 α - 别隐品碱（α-allocryptopine）、光叶花椒碱（nitidine）和木兰花碱（magnoflorine）[1]。茎中含有 5,8- 二甲氧基 -3,4- 环氧呋喃香豆素（5,8-dimethoxyethane-3,4-epoxy-furano-coumarin）、异茴芹素（*iso*-impinellin）、β - 谷甾醇（β -sitosterol）、羽扇豆醇（lupeol）、新橙皮苷（neohesperidin）、胡萝卜苷（β -daucosterol）、熊果酸（ursolic acid）[2]。

【性味归经】味苦、辛，性温。归肝、胃经。

【功效主治】散寒止痛，理气活血。主治风湿骨痛，气滞胃痛，寒疝腹痛，牙痛，跌打损伤，骨折扭伤。

【用法用量】内服：煎汤，9 ~ 15g；或浸酒。外用：适量，研末，酒调敷；或煎水洗。

【使用注意】阴虚内热及实热盛者忌服；孕妇禁用。

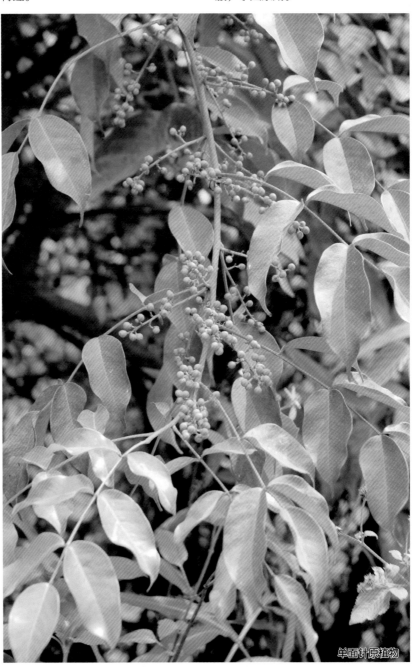

单面针原植物

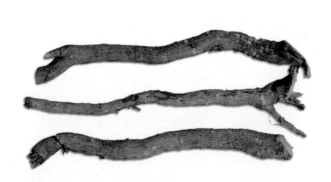

单面针药材

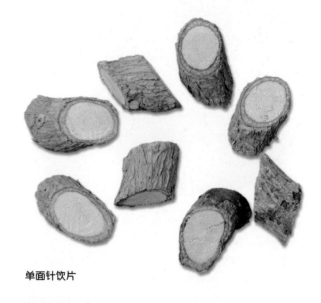

单面针饮片

【经验方】

1.牙痛　公麒麟根,煎水含漱。(《广西本草选编》)

2.烧烫伤　公麒麟根。水煎外洗,并用药粉撒布患处。(《广西本草选编》)

3.风湿骨痛,跌打肿痛,骨痛,寒疝腹痛　公麒麟根 3～9g。水煎服。治跌打肿痛,并用公麒麟根研粉,调酒外敷。(《广西本草选编》)

【参考文献】

[1] 陈世文,赖茂祥.14种花椒属药用植物根的生药鉴定.药学学报,1985, 20(8): 598.

[2] 刘韶,章伟,何桂霞,等.单面针茎化学成分的研究.中国中药杂志,2009, 34(5): 571.

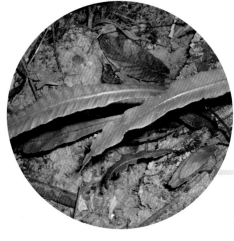

Dan　ye　shuang　gai　jue

单叶双盖蕨

Diplazii Subsinuati Herba
[英] Subsinuate Diplazium Herb

【别名】矛叶蹄盖蕨、舌子风、小石剑、剑叶卷莲、分金草、叶下青、小金刀、天蜈蚣。

【来源】为蹄盖蕨科植物单叶双盖蕨 *Diplazium subsinuatum*（Wall.ex Hook. etgrev.）Tagawa 的全草。

【植物形态】草本。根状茎细长，横走，被棕色披针形鳞片。叶远生；叶柄基部被棕色鳞片；叶片长披针形，长 10 ~ 25cm，宽 2 ~ 3cm，两端渐狭，全缘或呈波状，亚革质至草质，侧脉明显，分离，叉分，或 2 ~ 3 次叉分。孢子囊群线形，平行而直，着生在叉分细脉上，常两侧均有，多数生在叶的上半部，囊群盖同形，膜质。

【分布】广西主要分布于南宁、三江、临桂、灵川、兴安、灵山、桂平、靖西、那坡、凌云、乐业、金秀、龙州。

【采集加工】全年或夏、秋季采收。洗净，鲜用或晒干。

【药材性状】根状茎圆柱形，细长，被棕色披针形鳞片。叶卷缩，叶柄长，基部被棕色鳞片；叶片展开呈长披针形，两端渐狭，全缘或呈波状，亚革质至草质，侧脉明显。孢子囊群线形，平行而直，着生在叉分细脉上。

【品质评价】以干燥、色黄绿、无杂质者为佳。

【性味归经】味甘、辛、微苦，性寒。归肺、膀胱经。

【功效主治】止血通淋，清热解毒。主治咯血，淋证，尿血，小儿疳积，脚癣。

【用法用量】内服：煎汤，15 ~ 30g。外用：适量，捣敷。

【使用注意】脾胃虚寒者慎用。

【经验方】

1. 脚癣　单叶双盖蕨叶捣烂，擦患处，擦后忌下水。（《湖南药物志》）
2. 白喉　单叶双盖蕨15g，水煎服。（《湖南药物志》）
3. 吐血　单叶双盖蕨9g，杉木尖15g，乌泡尖6g。水煎服。（《湖南药物志》）
4. 小儿疳积　单叶双盖蕨30g，煮鸡蛋吃。（《湖南药物志》）
5. 鸡爪风　单叶双盖蕨9 ~ 15g，水煎服。（《湖南药物志》）
6. 腰痛　单叶双盖蕨根30g，浸酒3日，内服；或用根30g，炖猪蹄食。（《湖南药物志》）

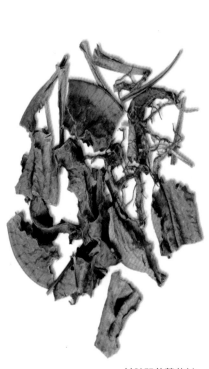

单叶双盖蕨药材

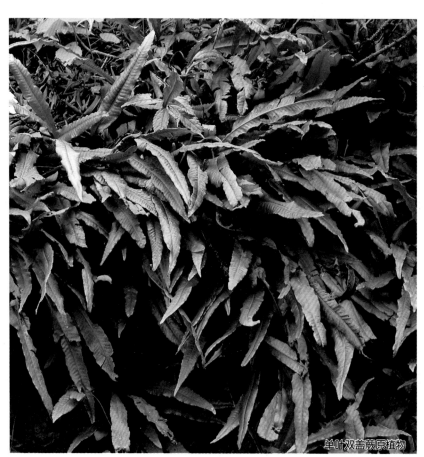

单叶双盖蕨原植物

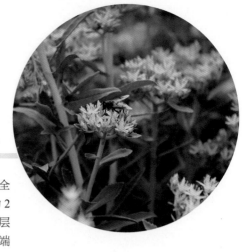

油菜

You cai

Brassicae Campestridis Semen seu Folium
[英] Brassica Seed or Leaf

【别名】芸苔、油菜花、胡菜、寒菜、台菜、芸薹菜、薹芥、青菜、红油菜。

【来源】为十字花科芸薹属植物油菜 Brassica campestris L. 的种子或嫩茎叶。

【植物形态】草本。茎粗壮，无毛或稍被微毛。基生叶及下部茎生叶呈琴状分裂，长 18 ~ 25cm，宽 4 ~ 8cm，先端裂片长卵圆形或长方状圆形；茎中部及上部的叶倒卵状椭圆形或长方形，先端锐尖，基部心形，半抱茎。花序成疏散的总状花序；萼片 4，绿色，微向外伸展，排列为 2 轮，内轮萼片基部稍膨大；花瓣 4，鲜黄色，呈倒卵形，上具明显的网脉，排列成十字形，全缘，具长爪；雄蕊 6，4 强，排列为 2 轮；雌蕊 1，子房上位，1 室，由 1 层膜质隔膜隔成假 2 室。长角果，先端具 1 长喙。种子多数，黑色或暗红褐色，有时亦有黄色，近圆球形。

【分布】广西全区均有栽培。

【采集加工】嫩茎叶鲜用。种子成熟时，将地上部分割下，晒干，打落种子，除去杂质，晒干。

【药材性状】种子类圆球形，直径约 1 ~ 2mm，种皮黑色或暗红棕色，少数呈黄色。在扩大镜下检视，表面有微细网状的纹理，种脐点状；浸在水中膨胀。除去种皮，见有 2 片黄白色肥厚的子叶，沿主脉相重对折，胚根位在二对折的子叶之间。气无，味淡，微有油样感。

【品质评价】以饱满、表面光滑、无杂质者为佳。

【化学成分】本品含有葡萄糖异硫氰酸酯类成分: 葡萄糖芜菁芥素 (gluconapin)、glucobrassicanapin、progoitrin[1]。尚含有氨基酸成分：丙氨酸（alanine）、缬氨酸（valine）、天冬氨酸（aspartic acid）[2]、赖氨酸（lysine）、蛋氨酸（methionine）[3]。又含脂肪油（fatty oil）、蛋白质（protein）、芸香苷（rutin）[4]、菜子甾醇（brassicasterol）、22- 去氢菜油甾醇（22-dehydro-campesterol）[5]。还含有磷脂酰肌醇（phosphatidyl inositol）、磷脂酰胆碱（phosphatidyl choline）、磷脂酰乙醇胺（phosphatidyl ethanolamine）、芥酸（erucic acid）[6]、阿糖配半乳聚糖（arabinogalactan）[7]、2- 羟基 -3- 丁烯基硫苷 (2-hydroxy-3-butenylglucosinolates)[8]。

【药理作用】

1. 心脏损伤　喂食油菜种子油可致雄性大鼠心脏损伤，经部分氢化后再喂食则可降低其心脏损伤率[9]，其原因与三酰甘油的含量有关[10,11]。

2. 降眼压　芸苔滴眼剂给正常家兔和高眼压模型兔点眼，具有降眼压作用，最大降眼压幅度分别为 42.3% 和 28.8%，持续 12h 以上，对瞳孔直径无明显影响，其作用机制为抑制房水生成[12]。

3. 造血和降血脂　油菜花粉具有提高人体血液中的红细胞数量和血红蛋白浓度、降低血浆总胆固醇含量的作用[13]。

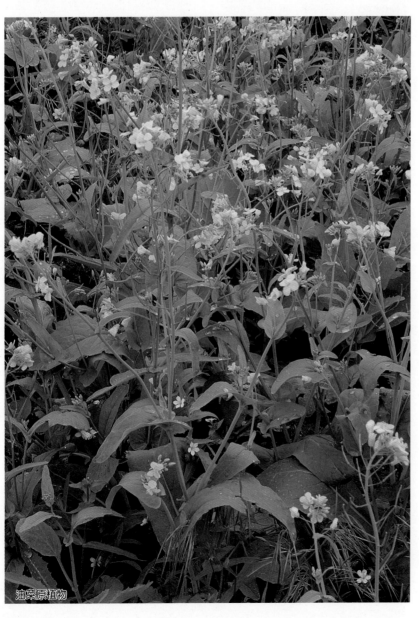

油菜原植物

【性味归经】味辛、甘，性平。归肝、大肠经。

【功效主治】活血散瘀，散结消肿，润肠通便。主治产后恶露不尽，瘀血腹痛，痛经，血痢，肠风下血，关节肿痛，痈肿丹毒，乳痈，便秘，黏连性肠梗阻。

【用法用量】内服：煎汤，5～10g；或入丸、散。外用：适量，研末调敷。

【使用注意】便溏者禁服。

【经验方】

1. 夹脑风及偏头痛 芸薹子一分，川大黄三分，捣细罗为散，每取少许吹鼻中，后有黄水出。如有顽麻，以酽醋调涂之。（《太平圣惠方》）

2. 小儿天钓 川乌头末一钱，芸薹子三钱。新汲水调涂顶上。（《太平圣惠方》备急涂顶膏）

3. 伤损，接骨 芸薹子一两，小黄米（炒）二合，龙骨少许。为末，醋调成膏，摊纸上贴之。（《本草纲目》引《乾坤生意秘韫》）

4. 热疮肿毒 芸薹子、狗子骨等份。为末，醋和敷之。（《备急千金要方》）

5. 血晕极效及孕妇九窍出血 芸薹子、当归各钱半，白芍、官桂各五分，共为末，每服三钱，以酒、童便各半盏调，灌下立止。（《胎产辑萃》）

6. 肾黄，患者手足拘急，眠卧艰难 芸薹子、蒿苣子各一两，上二味，同研如泥。入新汲水一盏，搅和后，以生绢滤取汁，顿服之。（《圣济总录》）

7. 风湿毒气，攻注腰脚，及遍身疼痛 甘遂（炒黄色）、木鳖子（去壳）、芸薹子（炒）各半两。上件为细末，每服二钱，热汤调下，不拘时候，忌甘草一日，虚人、老人不宜服。（《普济方》芸薹散）

8. 一切丹毒遍身 芸薹子一两，上以酒一大盏和研去滓，煎五七沸，无时温服一合。（《证治准绳》）

9. 痔漏肠风 用芸薹子四两为末，用好酒面糊丸，梧桐子每服三十丸至五十丸。温酒送下，日进一服。（《普济方》）

10. 大便秘结 芸薹子9～12g（小儿6g），厚朴9g，当归6g，枳壳6g。水煎服。（《湖南药物志》）

11. 黏连性肠梗阻 芸薹子150g，小茴香60g。水煎。分数次服。（《青岛中草药手册》）

12. 避孕 油菜子12g，生地9g，白芍9g，当归9g，川芎3g。以水煎之，于月经净后，每日服1剂，连服3天，可避孕1个月，连服3个月（丸剂），可长期避孕。（《食物中药与便方》）

【参考文献】

[1] Kondra ZP, Downey RK.Glucosinolate content of rapeseed(Brassica napus and B.campestris) meal as influenced by pod position on the plant. Crop Science, 1970, 10(1): 54.

[2] Appelavist LA, Nair BM, et al.Amino acid composition of some Swedish cultivars of Brassica species determined bygas liquid chromatography. Qualitas Plantarum-Plant Foods Hum Nutr, 1977, 27(3-4): 255.

[3] Gupta S, Sekhon KS, Ahuja KL.Chemical composition of Brassica seeds. Int J Food Sci Tech, 1982, 19(2): 84.

[4] Witzmann H, Buhrow J.Characterization of the temperature extinction of inorganic crystal phosphors by aid of experimentally accessible parameters.Zeitschrift fuer Physikalische Chemie(Leipzig), 1959, 212: 279.

[5] Matsumoto T, Shimizu N, Asano S, et al.Co-occurrence of C-24 epimeric 24-methyl-$\Delta^{5,22}$-sterols in the seeds of some Brassica and Raphanus species of Cruciferae.Phytochemistry, 1983, 22(8): 1830.

[6] Mcjillican ME, Larose JAG.Free and bound lipids of Brassica campestris, var yellow sarson.Lipids, 1974, 9(7): 455.

[7] Siddiqui IR, Wood PJ.Structural investigation of water-soluble rapeseed(Brassica campestris) polysaccharides II.Acidic arabinogalactan. Carbohyd Res, 1972, 24(1): 1.

[8] 冯新港，易健民，施天益.油菜籽成分2-羟基-3-丁烯基硫苷的分离、鉴定及杀钉螺试验.中国寄生虫学和寄生虫杂志, 2001, 19(5): 318.

[9] Beare Rogers J L, et al.Lipids, 1977,12(10):769.

[10] Krarner J K, et al.Lipids, 1975,10(9):511.

[11] Hulan H W, et al.Lipids, 1976,11(1):9.

[12] 朱进，戴苏林，王良，等.芸苔滴眼剂降眼压.中药药理与临床, 1990, 6(5):37.

[13] 吕耀奎，刘玮，卢松，等.油菜花粉成分及其营养生理效应.江西科学, 1989, 7(1):50.

Pao tong

泡 桐

Paulowniae Fortunei Folium
[英] Fortunei Paulownia Leaf

【别名】白花泡桐、白花桐、大果泡桐、华桐、火筒木、通心条。

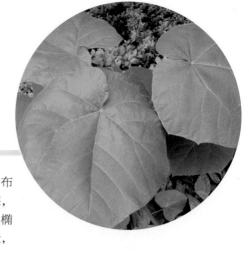

【来源】为玄参科植物白花泡桐 *Paulownia fortunei*（Seem.）Hemsl. 的叶。

【植物形态】乔木。树皮灰褐色；幼枝、叶、花序各部和幼果均被黄褐色星状绒毛，但叶柄、叶片上面和花梗渐变无毛。叶片长卵状心脏形，有时为卵状心脏形，长达20cm，顶端长渐尖或锐尖头，新枝上的叶有时2裂，下面有星毛及腺毛，成熟叶片下面密被绒毛，有时毛很稀疏至近无毛。花序枝几无或仅有短侧枝，小聚伞花序有花3～8朵；萼倒圆锥形，花后逐渐脱毛，萼齿卵圆形至三角状卵圆形，至果期变为狭三角形；花冠管状漏斗形，白色仅背面稍带紫色或浅紫色，管部逐渐向上扩大，稍稍向前曲，外面有

星状毛，腹部无明显纵褶，内部密布紫色细斑块；雄蕊有疏腺；子房有腺，有时具星毛。蒴果长圆形或长圆状椭圆形，顶端具喙，宿萼开展或漏斗状，果皮木质。

【分布】广西主要分布于融水、宁明、天等、容县。

【采集加工】5～6月采摘。晒干。

【药材性状】叶片皱缩，展平呈长卵状心脏形，有时为卵状心脏形，长达20cm，顶端长渐尖或锐尖头，下面密被绒毛。叶柄长达12cm，被毛。质脆，易碎。气微，味稍苦。

【品质评价】以干燥、色黄绿、无杂质者为佳。

【化学成分】本品叶中含有 minulone、

洋芹素（apigenin）、木犀草素（luteolin）、$2\alpha,3\beta,19\beta$-三羟基-乌苏酸-28-O-β-D-吡喃半乳糖苷（anserinoside）、3α-羟基-熊果酸（3α-hydroxyl-ursolic acid）、熊果酸（ursolic acid）、胡萝卜苷（daucosterol）、β-谷甾醇（β-sitosterol）[1]。还有坡模酸（pomolic acid）、23-羟基-乌苏酸（23-hydroxy-ursolic acid）、$2\alpha,3\alpha$-二羟基-12-烯-28-乌苏酸（$2\alpha,3\alpha$-dihydroxyurs-12-en-28-oic acid）、$3\beta,28$-二羟基-乌苏烷（3β,28-dihydroxyursane）、

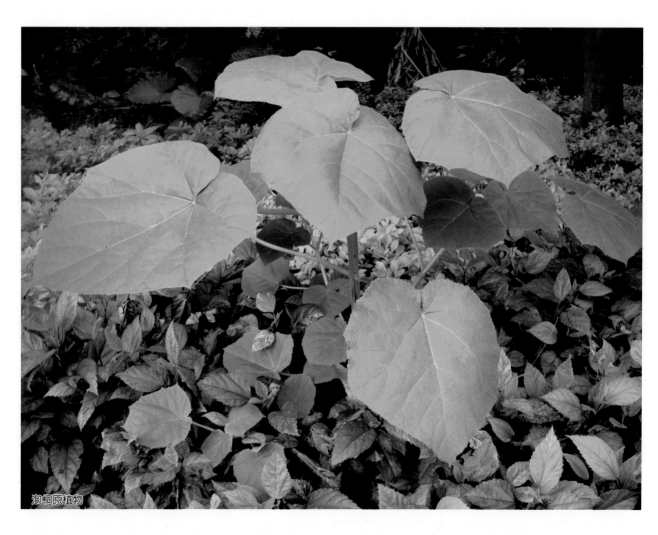

泡桐原植物

2α,3α,23-三羟基-12-烯-28-乌苏酸（2α,3α,23-trihydroxy-urs-12-en-28-oic acid）、2α,3β,19,23-四羟基-12-烯-28-乌苏酸（2α,3β,19,23-tetrahydroxy-urs-12-en-28-oic acid）、山楂酸（maslinic acid）、arjunic acid[2]。

本品花含有芹黄素（apigenin）[3]、diplacone、3′-O-methyldiplacone、mimulone、熊果酸（ursolic acid）、β-谷甾醇（β-sitosterol）、胡萝卜苷（daucosterol）[4]、木犀草素（luteolin）、橙皮素（hesperetin）、柚皮素-7-O-β-D-葡萄糖苷（naringenin-7-O-β-D-glucoside）、熊果苷（arbutin）、4-羟苄基-β-D-葡萄糖苷（4-hydroxybenzy-β-D-glucoside）、落叶酸（abscisic acid）、1-乙酰基-2-（3′-羟基）十八烷酸甘油酯[1-acetyl-2-（3′-hydroxy-octadecanoic acid）glyceride][5]。

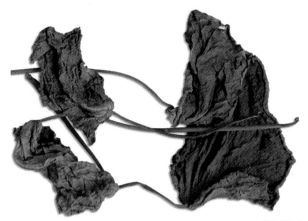
泡桐药材

【药理作用】

1.祛痰　泡桐叶提取物增加小鼠呼吸道酚红排出量,具有祛痰作用[5]。

2.抑制中枢神经系统　泡桐中的熊果酸有安定和降温的作用,能降低大鼠的正常体温,减少小鼠自发活动,并能增强戊巴比妥的催眠作用和抗戊唑的抗惊厥作用[6]。

3.抗肿瘤　熊果酸对肝癌细胞有抑制作用,并能延长艾氏腹水癌小鼠的生命[6]。

4.杀虫　泡桐含泡桐素和芝麻素[7],对除虫菊酯和烯丙除虫菊酯的杀昆虫（蝇、蚊等）作用有增效作用[8]。

5.抑菌、抗病毒　泡桐叶中分离出的几种结晶,对8种常见菌和流感病毒均有一定的抑制作用[8],而泡桐木部所含右旋芝麻素对流感病毒、仙台病毒和结核杆菌有抑制作用。泡桐叶中所含熊果酸在体外对 G^+、G^- 和酵母菌的 MIC 分别为 50～400μg/ml、200～800μg/ml 和 100～700μg/ml[7,8]。

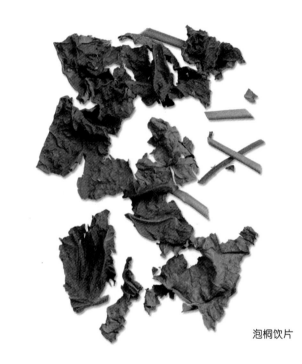
泡桐饮片

6.其他　熊果酸有抗炎作用,增强肝糖原,降低心肌和横纹肌肌糖原作用和糖皮质激素样作用。熊果酸 100mg/kg 有降低血清转氨酶的作用[8]。泡桐柄木质部含有梓醇,有利尿和泻下作用[9]。

7.毒性反应　小鼠腹腔注射熊果酸的 LD_{50} 为 680mg/kg[10]。

附:泡桐花药理作用

1.抗肿瘤　泡桐的花叶含有丰富的木犀草素和熊果酸等化合物,而熊果酸有明显的抗始发突变和抗促癌作用[11,12],木犀草素则可通过抗增殖和诱导凋亡抑制恶性肿瘤细胞的生长,在体外对人肝癌细胞（HepG2、J5）、结直肠癌细胞（COLO205、HCTI16 和 HCT15）、宫颈癌 HeLa 细胞、黑色素瘤细胞（SK-EL-1 和 K-MEL-2）、卵囊腺癌细胞 SK-OV-3、人中枢神经肿瘤细胞 XF-498、胃癌细胞 HGC-27、腹水癌细胞 NK/LY、白血病细胞（P388、CEM-CT、CEM-27）、平滑肌瘤细胞、上皮细胞癌细胞 A431 等 10 多种癌细胞有抑制增殖作用,还可诱导一些癌细胞发生凋亡[13,14]。

2.抗菌　泡桐花和果实用乙醇提取后用醋酸铅沉淀去杂质制成的注射液,在体外对金黄色葡萄球菌及伤寒杆菌、大肠杆菌、铜绿假单胞菌、布氏杆菌、酵母菌、革兰菌、痢疾杆菌等均有一定的抑制作用[15]。泡桐花提取物体外对金黄色葡萄球菌作用最强,而对黑曲霉、啤酒酵母、产黄青霉无明显的抑制作用;对泡桐花索氏提取后的部分进一步水提,其脂溶性成分对金黄色葡萄球菌抑制作用较强,而水溶性成分则对大肠杆菌抑制作用较强[16,17]。

3.消炎　泡桐花浸膏能明显延长豚鼠诱喘潜伏期,对肺组织炎性细胞浸润有明显的抑制作用,能减轻炎症反应对哮喘豚鼠肺组织结构的破坏。泡桐花总黄酮及挥发油可通过抑制支气管肺泡灌洗液（BALF）中的血嗜酸粒细胞（EOS）聚集而具有一定的抗哮喘气道变应性炎症的作用,通过以卵蛋白致敏和引喘 C57BL/6 小鼠为模型,观察泡桐花总黄酮及精油大、小剂量对小鼠哮喘发作程度、小鼠支气管肺泡灌洗液（BALF）中白细胞总数和嗜酸性粒细胞（EOS）数、支气管黏膜 EOS 计数以及哮喘小鼠肺组织病理学改变的影响的实验,发现具有抑制哮喘鼠气道过敏性炎症反应的作用[18-21]。

【性味归经】味苦，性寒。归肝经。

【功效主治】清热解毒，止血消肿。主治痈疽肿痛，创伤出血。

【用法用量】内服：煎汤，15～30g。外用：适量，以醋蒸贴、捣敷或捣汁涂。

【使用注意】脾胃虚寒者慎服。

【经验方】

1. 痈疽发背大如盘，臭腐不可近　桐叶醋蒸贴上，退热止痛，渐渐生肉收口。（《医林正宗》）

2. 手脚肿痛　泡桐叶、赤小豆、冬瓜瓤（或皮）各适量，煎水浸浴患部；另用泡桐叶15g，赤小豆30g，煎服。（《安徽中草药》）

3. 人须鬓秃落不生长　麻子仁三升，白桐叶一把。米柑煮五六沸，去滓，洗之。（《肘后方》）

附：泡桐树皮

味苦，性寒。归肝、大肠经。功效祛风除湿，消肿解毒。主治风湿热痹，淋病，丹毒，痔疮肿毒，肠风下血，外伤肿痛，骨折。内服：煎汤，15～30g。外用：适量，鲜品捣敷。

经验方　①跌扑伤损：泡桐树皮（去青留白），醋炒捣敷。（《濒湖集简方》）②痈疽，疽，痔瘘，恶疮：用桐皮水煎敷之。（《普济方》）

泡桐根皮

味苦，性寒。归肝、肾经。功效祛风止痛，解毒活血。主治风湿痹痛，筋骨疼痛，疮疡肿毒，跌打损伤。内服：煎汤，15～30g。外用：适量，鲜品捣敷。使用注意：脾胃虚寒者及孕妇慎用。

经验方　①跌打损伤，骨折：泡桐树根皮、韭菜各适量。共捣烂，敷患处，包扎固定。（《河南中草药手册》）②风湿痹痛：泡桐树根皮18g，老鹤草30g，八角枫根3g。水煎服。（《四川中药志》1982年）③便血、痔疮出血：泡桐树根皮15g，仙鹤草15g，陈艾15g。水煎服。（《四川中药志》1982年）

【参考文献】

[1] 李晓强，武静莲，曹斐华，等．白花泡桐叶化学成分的研究．中药材，2008, 31(6): 850.

[2] 张德莉，李晓强，李冲，等．白花泡桐叶三萜类化学成分研究．中国中药杂志，2011, 46(7): 504.

[3] 湖北医学院基础部化学教研室．泡桐花中黄酮成分的研究．湖北医学院学报，1980, 1(4): 48.

[4] 段文达，张坚，谢刚，等．白花泡桐花的化学成分研究．中药材，2007, 30(2): 168.

[5] 李晓强，张培芬，段文达，等．白花泡桐花的化学成分研究．中药材，2009, 32(8): 1227.

[6]《全国中草药汇编》编写组．全国中草药汇编．北京：人民卫生出版社，1975: 466.

[7] 国家医药管理局中草药情报中心站．植物药有效成分手册．北京：人民卫生出版社，1986: 185, 954, 1013, 1101.

[8] 山东省革命委员会卫生局防治慢性气管炎办公室．中草药通讯，1974, (2): 75.

[9] Inouye H, etal.Planta Med, 1974, 25(3): 28.

[10] Matsubara H, C A, 1973, 78: 60859K.

[11] Niikawa M, Hayash I H, Sato T, et al. Isolation of substances fromglossyprivet(Ligustrum lucidum Ait)inhibiting the mutagenicity of benzo(α)pyrene in bacteria. Mutat Res, 1993, 319(1): 1-9.

[12] Young HS, Chung HY, Lee CK, et al. Ursolic acid inhibits aflatoxin Blainduced mutagenicity in a Salmonella assay system. Biiol Pharm Bull, 1994, 17(7): 990-992.

[13] Kotanidou A, Xagorari A, Bagili E, et al.Luteofin reduces lipopoly saccharide induced lethal toxicity and expression of proinflammatory molecules in mice. Am J Respir Crit Care Med, 2002, 165(6): 818-823.

[14] Li YC, Hung CF, Yeh Fr, et al. Luteolin-inhibited arylamine N-acetytransfersea ctivity and DNA-2. aminofuorene adduct in human and mouse lcukemia cells. Food Chem Toxicol, 2001, 39(7): 641-647.

[15] 魏希颖，张延妮．泡桐花油的 GC-MS 分析及抑菌作用研究．天然产物研究与开发，2008, (20): 87-89.

[16] 魏希颖，何悦，蒋立锋，等．泡桐花体外抑菌作用及黄酮含量的测定．天然产物研究与开发，2006, (18): 401-404.

[17] 李寅超，赵宜红，李东丽，等．泡桐花总黄酮抗 BALB/c 小鼠哮喘气道炎症的实验研究．中原医刊，2006, 33(19): 16-17.

[18] 李寅超，赵宜红．泡桐花总黄酮抗 C57BL/6 小鼠哮喘气道炎症的实验研究．世界中西医结合杂志，2007, 2(8): 451-453.

[19] 李寅超，赵宜红．泡桐花挥发油抗支气管哮喘变应性炎症的实验研究．医学论坛杂志，2006, 27(16): 71-72.

[20] 陈保红，李寅超．泡桐花总黄酮抗哮喘豚鼠气道炎症的作用机制探讨．时珍国医国药，2007, 18(2): 357-358.

[21] 陈保红，李寅超．泡桐花精油抗哮喘气道炎症的实验研究．中医研究，2007, 20(10): 16-18.

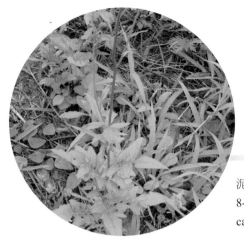

Ni hu cai

泥胡菜

Hemisteptae Lyratae Herba
[英] Lyrate Hemistepta Herb

【别名】石灰菜、艾草、猪兜菜、糯米菜。

泥胡三萜醚（hemistriterpene ether）[3]、8-羧甲基-对羟基肉桂酸乙酯（8-carboxymethyl-*p*-hydroxycinnamic acid ethyl ester）、8-羧甲基-对羟基肉桂酸甲酯（8-carboxymethyl-*p*-hydroxycinnamic acid methyl ester）[4]。又有芹菜素（apigenin）、

【来源】为菊科植物泥胡菜 *Hemistepta lyrata* Bunge 的全草。

【植物形态】草本。茎直立，无毛或被白色蛛丝状毛。基生叶莲座状，具柄，倒披针形，长 7 ~ 20cm，琴状分裂，下面被白色蛛丝状毛；中部叶无柄，椭圆形，羽状分裂；上部叶条状披针形，近全缘。头状花序；总苞球形，苞片 5 ~ 8 层，外层较短，卵形，中层椭圆形，内层条状披针形；花管状，紫色，顶端 5 裂。瘦果圆柱状，具纵肋；冠毛羽状，白色，2 层。

【分布】广西主要分布于马山、上林、宾阳、武鸣、那坡、乐业、天峨、东兰、环江、灵川。

【采集加工】四季可采。洗净，鲜用或晒干扎捆，用时切段。

【药材性状】茎呈黄绿色至褐绿色，稍扁，具多条纵棱，直径 3 ~ 5mm，质稍软，易折，断面白色。单叶互生，褐绿色，皱缩，两面粗糙，稍被白色丝状毛，展开后基生叶呈琴状分裂，长 7 ~ 18cm。头状花序顶生，瘦果圆柱状，具纵肋，冠毛白色。叶质稍柔软，不脆。气微香，味微辛。

【品质评价】以色褐绿、叶多者为佳。

【化学成分】本品含紫丁香苷（syringoside）、水杨苷（salicin）、尿囊素（allantoin）、绿原酸（caffeotannic acid）[1]、金合欢素（acacetin）、β-谷甾醇（β-sitosterol）、山柰素（kaempferide）、胡萝卜苷（daucosterol）、金合欢素-7-*O*-β-D-葡萄糖苷（acacetin-7-*O*-β-D-glucoside）、水杨酸（salylic acid）、山柰素-3-*O*-β-D-葡萄糖苷（kaempferide-3-*O*-β-D-glucoside）、金合欢素-7-*O*-β-D-芦丁糖苷（acacetin-7-*O*-β-D-lutinoside）、琥珀酸（succinic acid）[2]、泥胡鞘胺醇（hemisceramide）、

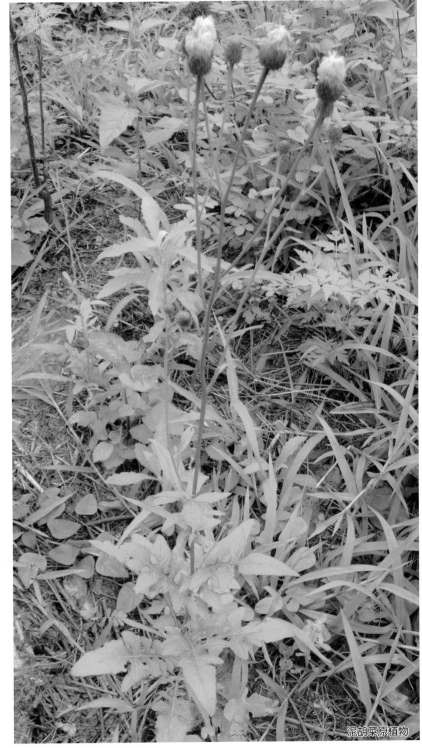

泥胡菜原植物

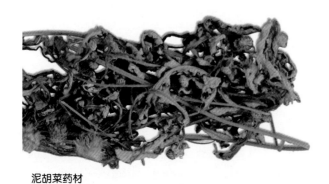

泥胡菜药材

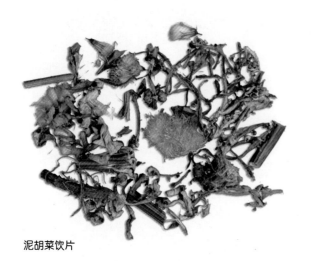

泥胡菜饮片

芹菜素 -7-*O*-β-D- 芦丁糖苷（apigenin-7-*O*-β-D-lutinoside）、紫云英苷（astragalin）、泥胡木烯苷（hemislienoside）[5]、三十一烷烃（hentriacontane）、蒲公英甾醇乙酸酯（taraxasteryl acetate）、蒲公英甾醇（taraxasterol）、β- 谷甾醇（β-stigmasterol）[6]、粗毛豚草素（dinatin）、芹菜素 -7-*O*-β-D-吡喃葡萄糖醛酸乙酯（apigenin-7-*O*-β-D-pyranglycuronate ethyl ester）、芹菜素 -7-*O*-β-D- 吡喃葡萄糖醛酸甲酯（apigenin-7-*O*-β-D-pyranglycuronate methyl ester）、原儿茶酸（proto-catechuic acid）[7]。还有山柰酚 -3-*O*-β-D- 葡萄糖 -（1→6）α-L- 鼠李糖苷 [kaempferol-3-*O*-β-D-glucose-（1→6）α-L-rhamnoside]、芸香苷（globulariacitrin）、蒲公英赛醇乙酸酯（taraxerol acetate）、异蒲公英赛醇乙酸酯（*iso*-taraxerol acetate）[8]、咖啡酸（caffeic acid）、络石藤苷（tracheloside）、尿嘧啶（uracil）、8- 羧甲基 - 对羟基肉桂酸（8-carboxymethyl-*p*-hydroxycinnamic acid）、3-*O*-*p*- 香豆酰奎尼酸（3-*O*-*p*-coumaroylquinic acid）[9,10]、α- 香树脂醇（α-amyrin）[10]。

此外，本品还含挥发油（essential oil），主要成分有 α-丁香烯（α-caryopterone）、β- 愈创木烯（β-guaiene）、2,6,10- 三甲基 - 碳十二烯 -6、碳十七 - 三烯 -5- 炔、百里香烯、3- 甲基 - 辛烯 -3- 醇 -1,9- 二十碳烯 [11]、匙叶桉油烯醇（spainulenol）、丁香烯氧化物（caryophyllene oxide）、十六酸（hexadecoic acid）、2- 异丙基 -5- 亚甲基 -9- 甲基 - 双环 [4,4,0] 十二碳 -1- 烯、1- 甲基 -6- 亚甲基 - 二环 [3,2,0] 庚烷、6,10,14- 三甲基 -2- 十五烷酮、α- 杜松醇（α-cadinol）、

叶绿醇（phytol）、（*Z,Z*）-9,12- 亚油酸、（*Z*）6,（*Z*）9-十五碳二烯 -1- 醇、十八酸（stearic acid）[12]。

本品含矿质元素有钾（K）、钙（Ca）、钠（Na）、镁（Mg）、铜（Cu）、锌（Zn）、铁（Fe）、锰（Mn）等[13]。

【药理作用】

1. 抗炎　泥胡菜醇提取物能抑制二甲苯所致的小鼠耳郭肿胀，减少大鼠棉球肉芽肿的形成，对微晶型尿酸钠致大鼠踝关节肿胀有抑制作用，能降低炎性组织中前列腺素 E_2 的含量[14]。

2. 抗酪氨酸酶　泥胡菜的乙醇提取物对酪氨酸酶有较强抑制作用，在 500μg/ml 时对酪氨酸酶的抑制作用与浓度为 1mmol/L 的熊果苷的抑制作用相当[15]。

3. 抑菌　泥胡菜水提液对金黄色葡萄球菌、巴氏杆菌、链球菌、沙门菌、大肠埃希菌都有较强的抗菌作用，对它们的最低抑菌浓度分别为 0.063g/ml、0.125g/ml、0.25g/ml、0.125g/ml、0.25g/ml，最低杀菌浓度分别为 0.063g/ml、0.25g/ml、0.5g/ml、0.125g/ml、0.25g/ml，其中对金黄色葡萄球菌的抗菌作用最强[16]。

【性味归经】味辛、苦，性寒。归大肠、肝、胃经。

【功效主治】清热解毒，散结消肿。主治痔漏，痈肿疔疮，乳痈，淋巴结炎，风疹瘙痒，外伤出血，骨折。

【用法用量】内服：煎汤，9～15g。外用：适量，捣敷；或煎水洗。

【使用注意】脾虚便溏者慎服。

【经验方】

1. 牙痛，牙龈炎　泥胡菜9g，水煎漱口。每日数次。（《青岛中草药手册》）

2. 颈淋巴结炎　鲜泥胡菜全草或鲜叶适量，或加食盐少许，捣烂敷患处。（《浙江药用植物志》）

3. 疗疮　糯米菜根、苎麻根、折耳根各适量。捣绒敷患处。（《贵州草药》）

4. 乳痈　糯米菜叶、蒲公英各适量。捣绒外敷。（《贵州草药》）

5. 刀伤出血　糯米菜叶适量。捣绒敷伤处。（《贵州草药》）

6. 骨折　糯米菜叶适量。捣绒包骨折处。（《贵州草药》）

7. 各种疮疡　泥胡菜、蒲公英各30g。水煎服。（《河北中草药》）

【参考文献】

[1] 邹忠杰，杨峻山. 泥胡菜化学成分研究. 广东药学院学报，2007，23(5): 492.

[2] 邹忠杰，鞠建华，杨峻山. 泥胡菜化学成分研究. 中国药学杂志，2006，41(2): 102.

[3] 任玉琳，杨峻山. 泥胡菜中两个新化合物的结构研究. 药学学报，2002，37(6): 440.

[4] 邹忠杰，杨峻山. 泥胡菜中新的酚酸类化合物的分离和鉴定. 时珍国医国药，2008，19(11): 2588.

[5] 任玉琳，杨峻山. 中药泥胡菜化学成分的研究. 药学学报，2001，36(10): 746.

[6] 任玉琳，杨峻山．中药泥胡菜化学成分的研究（一）．中国中药杂志，2001, 26(6): 405.

[7] 邹忠杰，杨峻山，鞠建华．泥胡菜化学成分研究．中草药，2006, 37(9): 1303.

[8] 黄本东，张清华，缪振春，等．泥胡菜化学成分的研究．华西药学杂志，1991, 6(1): 1.

[9] 邹忠杰，杨峻山，鞠建华．泥胡菜的化学成分研究．中国中药杂志，2006, 31(10): 812.

[10] 邹忠杰．九节菖蒲、泥胡菜及宽叶大戟化学成分研究．北京：中国协和医科大学，2006.

[11] 黄本东，张清华．泥胡菜挥发油化学成分的分析．华西药学杂志，1992, 7(1): 23.

[12] 林珊，曾建伟，邹秀红，等．泥胡菜挥发油化学成分 GC-MS 分析．福建中医学院学报，2008, 20(4): 27.

[13] 王艳梅，王继龙，张秋，等．长白山区野生泥胡菜中总黄酮及微量元素的分析研究．中草药，2009, (11): 219.

[14] 龚梦鹃，邹忠杰．泥胡菜抗炎作用的实验研究．中医药导报，2010, 16(2): 59.

[15] 傅国强，马鹏程，吴勤学，等．196 味中药乙醇提取物对酪氨酸酶的抑制作用．中华皮肤科杂志，2003, 36(2): 103.

[16] 隆雪明，游思湘，刘湘新，等．泥胡菜水提物的体外抗菌作用试验．动物医学进展，2007, 28(11): 37.

Bo si ju

波斯菊

Coreopsis Tinctoriae Herba
[英] Tinctorial Coreopsis Herb

【别名】孔雀草、蛇目菊、痢疾草。

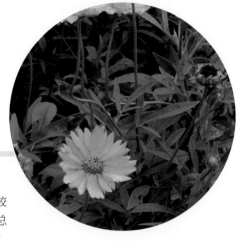

【来源】为菊科植物两色金鸡菊 Coreopsis tinctoria Nutt. 的全草。

【植物形态】草本。茎直立，具细棱，无毛，上部稍有分枝。叶对生；叶片二回羽状分裂，裂片线形或线状披针形；下部和中部叶有柄；上部叶少有分裂，无叶柄。头状花序生于枝端，梗纤细；总苞片 2 层，外层总苞片较内层稍短，为线状长椭圆形，内层总苞片卵圆形；舌状花 1 层，不育或少育，舌片黄色或上部黄色，基部呈深棕色，倒卵形，先端 3 浅裂；管状花两性，通常孕育，棕红色。瘦果线状长椭圆形，稍弯曲，无翅，无芒。

【分布】广西全区均有栽培。

【采集加工】春、夏季采收。鲜用或切段晒干。

【药材性状】茎圆柱形，有分枝，表面黄绿色，有细纵棱。叶常皱缩，下部及中部叶有长柄，上部叶无柄或下延成翅状柄，线形。头状花序皱缩，总苞黄绿色，舌状花黄色，管状花红褐色。

【品质评价】以干燥、叶多者为佳。

【化学成分】本品主要含有黄酮（flavonoids）、苯丙素（phenylpropanoids）、有机酸（organic acids）及其酯、脂肪酸（fatty acids）、挥发油（volatile oils）、甾醇类（sterols）等成分。

黄酮类成分有 2S-3′,5′,7- 三羟基二氢黄酮（2S-3′,5′,7-trihydroxyflavanone）、（2R,3R）-3,4′,5,7- 四羟基二氢黄酮[（2R,3R）-3,4′,5,7-tetrahydroxyflavanone][1]、紫铆花素（butein）、奥卡宁（okanin）、奥卡宁 -4′-O-β-D- 吡喃葡萄糖苷（okanin-4′-O-β-D-glucopyranoside）、奥卡宁 -4′-O-β-D-（6″-O- 乙酰基）- 吡喃葡萄糖苷 [okanin-4′-O-β-D-（6″-O-acetyl）-glucopyranoside]、奥卡宁 -4′-O-β-（6″-O- 丙二酰基）- 吡喃葡萄糖苷 [okanin-4′-O-β-D-（6″-O-malonyl）-glucopyranoside]、2S-3′,4′,7,8- 四羟基二氢黄酮（2S-3′,4′,7,8-tetrahydroxyflavanone）、槲皮素（quercetin）、（2R,3R）-3,3′,5,5′,7- 五羟基二氢黄酮 [（2R,3R）-3,3′,5,5′,7- pentahydroxyflavanone]、（2R,3R）- 二氢槲皮素 -7-O-β-D- 吡喃葡萄糖苷 [（2R,3R）-dihydroquercetin-7-O-β-D-glucopyranoside]、马里苷（marein）[2]。还有槲皮万寿菊素 -7-O-β-D- 吡喃葡萄糖苷（quercetagetin-7-O-β-D-glucopyranoside）、黄诺马苷（flavanomarein）、3,4′,5,6,7- 五羟基二氢黄酮（3,4′,5,6,7- pentahydroxy-

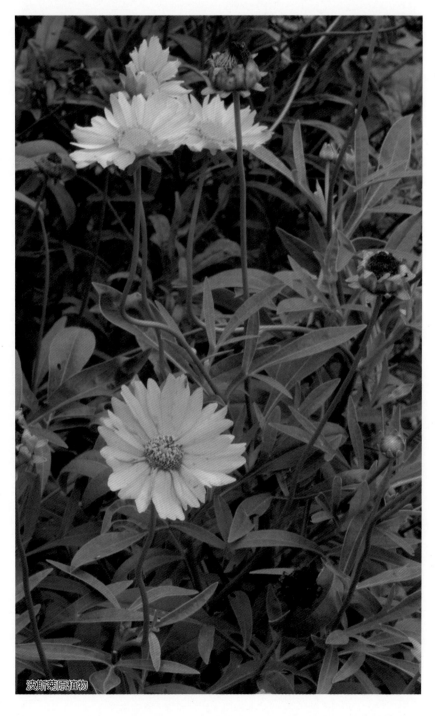

波斯菊原植物

flavanone）、2S-3',5,5',7- 四羟基二氢黄酮（2S-3',5,5',7-tetrahydroxyflavanone）[2,3]、flavanokanin、金鸡菊苷（leptosin）、绿原酸（chlorogenic acid）、1,3- 二咖啡酰奎宁酸（cynarin）[3]、海生菊苷（maritimetin）[4]。

苯丙素类成分有 1'- 羟基 - 丁香油酚（1'-hydroxy-eugenol）、1',2'- 环氧基 -Z- 松柏基醇（1',2'-epoxy-Z-coniferyl alcohol）[5]、4- 异丁酰基 -1'- 乙酰氧基 - 丁香油酚（4-iso-butyryl-1'-acetoxy-eugenol）、4- 异丁酰基 -1'- 异丁酰氧基 - 丁香油酚（4-isobutyryl-1'-isobutyryl-eugenol）、4- 异丁酰基 -1'-（2- 甲基）- 丁酰氧基 - 丁香油酚 [4-isobutyryl-1'-（2-methyl）-butyryl-eugenol]、4- 异丁酰基 -1'- 异戊酰氧基 - 丁香油酚（4-isobutyryl-1'-isovaleryoxy-eugenol）、4- 异丁酰氧基 -7,8- 环氧基 -9- 异戊酰氧基 - 松柏醇（4-isobutyryl-7,8-epoxy-9-isovaleryoxy-coniferyl alcohol）、4- 异丁酰氧基 -7,8- 环氧基 -9-（2- 甲基）- 异丁酰氧基 - 松柏醇 [4-isobutyryl-7,8-epoxy-9-（2-methyl）-isobutyryl-ciniferol][6]。

有机酸及其酯类成分有 3,4- 二羟基苯甲酸（3,4-dihydroxy-benzoic acid）、4- 羟基苯甲酸（4-hydroxybenzoic acid）、咖啡酸（caffeic acid）、对羟基桂皮酸甲酯葡萄糖苷（4-O-β-D-glucopyranosyl-p-coumaric acid methyl ester）[1]。

脂肪酸类成分有月桂酸（lauric acid）、肉豆蔻酸（myristic acid）、棕榈酸（palmitic acid）、亚麻酸（linolenic acid）、亚油酸（linoleic acid）、油酸（oleic acid）、硬脂酸（stearic acid）[7] 等。

挥发油成分主要有苧烯（limonene）、3- 蒈烯（3-carene）、β - 对伞花烃（β-cymene）、姜烯（zingiberene）[8] 等。

甾醇类成分有豆甾醇葡萄糖苷（stigmasterol-3-O-β-D-glucopyranoside）、β - 谷甾醇（β-sitosterol）[1]。

【性味归经】味甘，性平。归肝、大肠经。

【功效主治】清肝明目，利湿，清热解毒。主治目赤肿痛，湿热痢疾，痈疮肿毒。

【用法用量】内服：煎汤，全草 15 ~ 30g。外用：鲜全草加红糖适量，捣烂外敷。

【使用注意】虚寒证忌用。

【经验方】

1. 急慢性痢疾，目赤肿痛　用波斯菊全草 30 ~ 60g，水煎服。（《广西本草选编》）

2. 疮痈肿毒　用波斯菊鲜全草加红糖适量捣烂外敷。（《广西本草选编》）

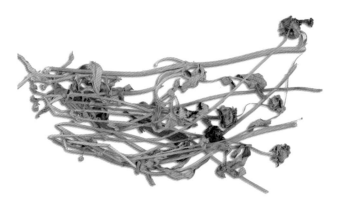

波斯菊药材

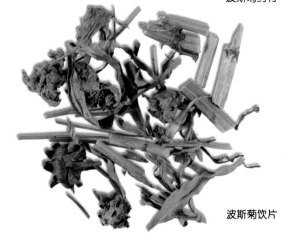

波斯菊饮片

【参考文献】

[1] 张媛，屠鹏飞. 两色金鸡菊头状花序的化学成分研究. 中国中药杂志，2012, 23: 3581.

[2] Zhang Y, Shi S, Zhao M, et al. A novel chalcone from Coreopsis tinctoria Nutt. Biochem System Ecol , 2006, 34(10): 766.

[3] Dias T, Bronze M R, Houghton P J, et al.The flavonoid-rich fraction of Coreopsis tinctoria promotesglucose tolerance regain through pancreatic function recovery in streptozotocin-inducedglucose-intolerant rats. Ethnopharmacology, 2010, 132(2): 483.

[4] Shimokoriyama M. Anthochlor pigments of Coreopsis tinctoria. J Am Chem Soc, 1957, 79(1): 214.

[5] Reichling J, Thron U. Accumulation of rare phenylpropanoids in Agrobacterium rhizogenes-transformed root cultures of Coreopsis tinctoria. Planta Med , 1990, 56(5): 488.

[6] Reichling J, Thron U. Comparative study on the production and accumulation of unusual phenylpropanoids in plants and in vitro cultures of Coreopsis tinctoria and C. lanceolata. Pharm World Sci, 1989, 11(3): 83.

[7] 钱宗耀，周晓龙，刘河疆，等. 气相色谱 - 质谱联用技术分析两色金鸡菊中的脂肪酸. 江苏农业科学，2012, (7): 293.

[8] 张彦丽，韩艳春，阿依吐伦·斯马义.GC-MS 对昆仑雪菊挥发油成分的研究. 新疆医科大学学报，2010, 33(11): 1299.

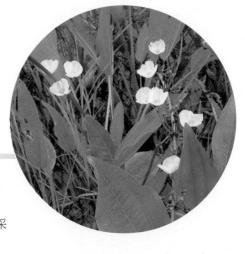

Ze xie

泽 泻

Alismatis Rhizoma
[英] Oriental Waterplantain Rhizome

【别名】水泽、如意花、车苦菜、天鹅蛋、天秃、一枝花。

【来源】为泽泻科植物泽泻 *Alisma Orientale*（Sam.）Juzepcz. 的块茎。

【植物形态】沼泽植物。地下有块茎，球形，外皮褐色，密生多数须根。叶根生；叶柄长；叶片椭圆形至卵形，长 5 ~ 18cm，宽 2 ~ 10cm，先端急尖或短尖，基部广楔形，圆形或稍心形，全缘，两面均光滑无毛，叶脉 6 ~ 7 条。花茎由叶丛中生出，总花梗通常 5 ~ 7，轮生，集成大型的轮生状圆锥花序；小花梗长短不等，伞状排列；苞片披针形至线形，尖锐，萼片 3，绿色，广卵形；花瓣 3，白色，倒卵形，较萼短；雄蕊 6；雌蕊多数，离生，子房倒卵形，侧扁，花柱侧生。瘦果多数，扁平，倒卵形，褐色。

【分布】广西主要分布于贵港、桂平、靖西、那坡、乐业、隆林、南丹。

【采集加工】冬季茎叶开始枯萎时采挖。洗净，干燥，除去须根及粗皮。

【药材性状】块茎呈类球形、椭圆形或卵圆形，长 2 ~ 7cm，直径 2 ~ 6cm。表面黄白色或淡黄棕色，有不规则的横向环状浅沟纹及多数细小突起的须根痕，底部有的有瘤状芽痕。质坚实，断面黄白色，粉性，有多数细孔。气微，味微苦。

【品质评价】以身干、块大、无须根、无杂质者为佳。

【化学成分】本品主要含三萜(triterpenes)、二萜(diterpenes)、倍半萜(sesquiterpenes)等化学成分。

三萜类成分有泽泻醇 B 23- 乙酸酯（alisol B 23-acetate）、泽泻醇 B（alisol B）、泽泻醇 C（alisol C）、泽泻醇 B 23- 乙酸酯（alisol B 23-acetate）、泽泻醇 B 二乙酸酯（alisol B diacetate）、泽泻醇 A（alisol A）、泽泻醇 A 乙酸酯（alisol A acetate）[1]、11- 去氧泽泻醇 B（11-deoxy-alisol B）、泽泻醇 E 23- 乙酸酯（alisol E 23-acetate）、泽泻醇 F(alisol F)、泽泻醇 G(alisolG)[2]、11- 去氧 -13,17- 环氧 - 泽泻醇 A（11-deoxy-13,17-epoxy-alisol A）、泽泻醇 E 24- 乙酸酯（alisol E 24-acetate）、泽泻醇 H（alisol H）[3]、11- 去氧泽泻醇 B 23- 乙酸酯(11-deoxy-alisol B 23-acetate)、11- 去氧泽泻醇 C 23- 乙酸酯(11-deoxy-alisol C 23-acetate)、16β- 甲氧基泽泻醇 B 二乙酸酯（16β-methoxyalisol B diacetate）、16β- 甲氧基泽泻醇 B 三乙酸酯(16β-methoxyalisol B triacetate)、泽泻醇 A 24- 乙酸酯(alisol A 24-acetate)、16- 含氧泽泻醇 A（16-oxo-alisol A）、11- 去氧泽泻醇 A（11-deoxyalisol A）、23-O- 甲基泽泻醇 A（23-O-methylalisol A）、11,23,25- 三 -O- 泽泻醇 A（11,23,25-tri-O-alisol A）、泽泻醇 A 23,24- 二乙酸酯（alisol A 23,24-diacetate）、泽泻醇 D（alisol D）、泽泻醇 L 23- 乙酸酯（alisol L 23-acetate）、13,17- 环氧泽泻醇 A（l3,17-epoxy-alisol A）、13,17- 环氧泽泻醇 A 24- 乙酸酯（13,17-epoxy-alisol A 24-acetate）、16,23- 过氧化泽泻醇 B（16,23-oxido-alisol B）[4]、泽泻醇 M 23- 乙酸酯(alisol M 23-acetate)、泽泻醇 N 23- 乙酸酯(alisol N 23-acetate)、25-O- 甲氧基泽泻醇 A（25-O-methoxy-alisol A）、11- 去氧 -13,17- 环氧泽泻醇 B 23- 乙酸酯(11-deoxy-13,17-epoxy-alisol B 23-acetate)、11- 去氧泽泻醇 D（11-

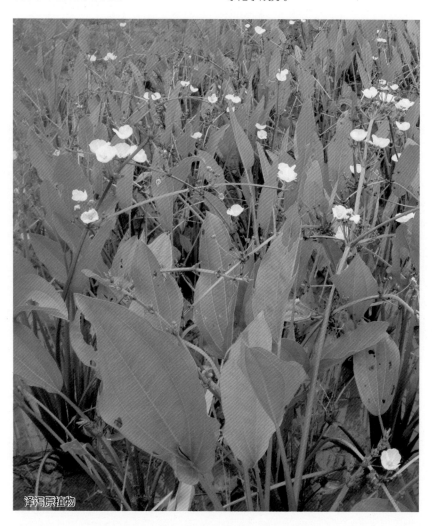

泽泻原植物

deoxyalisol D）、泽泻醇 I（alisol I）、泽泻醇 K 23-乙酸酯（alisol K 23-acetate）、泽泻醇 J 23-乙酸酯（alisol J 23-acetate）[5]、泽泻醇 F 24-乙酸酯（alisol F 24-acetate）、泽泻醇 F 二乙酸酯（alisol F diacetate）[6]、11-去氧泽泻醇 C（11-deoxy-alisol C）、13β,17β-环氧泽泻醇 B（13β,17β-epoxy-alisol B）、泽泻醇 D 乙酸酯（alisol D acetate）[7]、l6-甲氧基泽泻醇 23-乙酸酯（l6-methoxy-alisol 23-acetate）、l6-羟基泽泻醇 23-乙酸酯（l6-hydroxy-alisol 23-acetate）[8]、alismakectone A 23-acetate、alismalactone 23-acetate[9]、neoaliso1、neoalisol 11,24-diacetate、25-脱水泽泻醇 A 11-乙酸酯（25-anhydro-alisol A 11-acetate）、25-去羟基泽泻醇 A 24-乙酸酯（25-dehydroxy-alisol A 24-acetate）[10]、泽泻醇 E（alisol E）[11]、泽泻醇 O（alisol O）、24-去乙酰基泽泻醇 O（24-deacetyl alisol O）[12]、11,25-脱水泽泻醇 F（11,25-anhydroalisol F）[13]。

　　倍半萜类成分有 10-甲氧基环氧泽泻烯（10-methoxy-alismoxide）、桉叶-4（24）-烯-1,6-二醇 [eudesma-4（24）-en-1,6-diol]、环氧泽泻烯（alismoxide）[4]、10-O-甲基环氧泽泻烯（10-O-methyl-alismoxide）、泽泻醇（alisol）[14]、orientalol A-C[15]、orientalol E[6,16]、orientalol E 6-acetate[6]、orientalol F、orientanone[17]、吉玛烯 C-D（germanacrene C-D）、sulfoorientalol A-D、sulfoorientalol D monoacetate[18]、oplopanane、anhydrooplopanane[19]、oplopanane acetate[20]、9β-hydroxyanhydrooplopanane、8α-hydroxyanhydrooplopanane、9α-hydroxyoplopanane[21]、9α-hydroxyanhydrooplopanane[22]、15-cinnamoyloxy[23]、3β-hydroxy-oplopanane[24]、3β-acetoxy-oplopanane[25]、3α-acetoxy-oplopanane[26]、9β-hydroxy-oplopanane[27]、oplopanone、α-oplopanone[28]、ent-oplopanone[29]、alismorientol A-B[30]。

　　二萜类成分有 16（R）-ent-kauran-2,12-dione[4]、oriediterpenol、oriediterpenoside[31]。

　　其他类成分有 β-谷甾醇-3-O-6-硬脂酸酯（β-sitosterol-3-O-6-stearate）、正二十三烷（n-tricosane）、β-谷甾醇（β-sitosterol）、硬脂酸（stearic acid）、1-硬脂酸甘油酯（1-stearin）、大黄素（emodin）、胡萝卜苷-6-O-硬脂酸酯（daucosterol-6-O-stearate）、正二十二醇（docosanol）、尿嘧啶核苷（uridine）、卫矛醇（melampyrin）[32]、alisman PB、alisman PCF[33,34]、1-momolinolein、4-pyrazin-2-butyl-3-en-1,2-diol、烟酰胺（micotinamide）、甘油棕榈酸酯（glycopalmitate）[35]。

【药理作用】

1. 利尿　泽泻利尿作用受采收季节、产地、炮制方法、给药途径和实验动物种属等因素影响。泽泻煎剂灌胃、乙醇提取物和浸膏腹腔注射给药对家兔、大鼠有利尿作用；冬季产的泽泻利尿作用强于春季的；泽泻须和泽泻草根几乎无利尿作用[36-38]；泽泻生切片、麸炙泽泻、酒炙泽泻对大鼠有利尿效果，而盐炙泽泻则无利尿作用[39]。广西泽泻生品和盐炙品对正常小鼠无明显利尿作用，但对水肿模型小鼠有明显利尿作用，并能显著减轻动物肺水肿程度[40]。不同产地泽泻盐炙前后水提物对大鼠的利尿作用具有差异性，其主要原因可能是成分种类与含量发生较大改变[41]。灌胃

给予去肾上腺大鼠泽泻煎剂，同时皮下注射去氧皮质酮，可使尿中钾含量增高[42]。泽泻醇 A 单乙酸酯和泽泻醇 B 单乙酸酯灌胃，能使大鼠血液钠含量增加、钾含量不变；泽泻醇 B 还有增加尿量的倾向[43]。泽泻水提物具显著利尿活性，其利尿活性与降低肾脏髓质水通道蛋白 2 作用有关[44]。24-乙酰泽泻醇 A 为泽泻的主要利尿成分，泽泻水提物利尿作用可能与其所含的钾离子有关[45]。泽泻尚能降低高尿酸大鼠血中尿酸[46]。

2. 对心血管系统的影响　泽泻醇提物静注可使兔血压下降[47]。泽泻甲醇、苯和丙酮提取组分对猫和兔有降压作用[48]。泽泻乙醇提取物对由肾上腺素致兔离体主动脉条收缩有缓慢松弛作用；醇提物水溶性部分能增加离体兔心的冠脉流量，对心收缩力有轻度抑制作用，对心率无明显影响[47]。泽泻中泽泻薁醇可抑制兔胸主动脉条在高 K^+ 生理盐水溶液中收缩和 $^{45}Ca^{2+}$ 滞留，这与其抑制钙离子经电压依赖钙通道内流有关[49]；泽泻薁醇在 10^{-6} ~ 10^{-4} mol/L 时能抑制电刺激血管周围神经致离体兔耳动脉条收缩，其作用主要是干扰电刺激时神经末梢释放去甲肾上腺素[50]；泽泻薁醇能抑制血管紧张素 I 致动脉收缩[51]。泽泻通过利尿和减少肠系膜上动脉血流量来降低肝硬化门脉压力[52]。alismol 是泽泻抑制高血钾致血管收缩的有效成分，对脱氧皮质酮（DOCA）盐型高血压、肾型高血压和原发性高血压大鼠均有持久的降压作用，这与其抑制交感神经元和 Ca^{2+} 阻滞作用有关[53]。

3. 降血脂、抗动脉粥样硬化　泽泻醇提物和醋酸乙酯提取物能降低实验性高血脂家兔、大鼠或正常大鼠血清总胆固醇含量[47,54,55]，其作用环节包括抑制肠内胆固醇吸收和干扰内源性胆固醇代谢[56]，其中泽泻醇 A-24-乙酸酯降脂活性最强，泽泻醇 C-乙酸酯、泽泻醇 A、泽泻醇 B-23-乙酸酯也有活性[57,58]。泽泻提取物能升高实验性高血脂家兔血中高密度脂蛋白胆固醇（HDL-Ch）含量，并能抑制主动脉内膜斑块形成[59]。泽泻多糖、泽泻水提物及醇提物不仅对肥胖小鼠血脂紊乱具有良好调节作用，而且能提高肥胖小鼠抗氧化能力及免疫能力[60-63]。泽泻醇 A 单乙酸酯和泽泻醇 B 单乙酸酯有增强细胞线粒体代谢活性而促进 HepG2 合成胆固醇作用[64]。泽泻提取物能抑制脂肪乳剂致大鼠血清总胆固醇升高和高脂饲料致大鼠血清甘油三酯升高[65]。泽泻萜类化合物能降低高脂饲料喂养致 apoE-基因敲除小鼠动脉粥样硬化的血清总胆固醇、低密度脂蛋白，调节小鼠肝脏基底膜硫酸乙酰肝素蛋白聚糖（HSPG）表达[66]。泽泻提取物可降低高同型半胱氨酸血症兔血清丙二醇（MDA）水平、一氧化氮合酶（NOS）和诱导性一氧化氮合酶（iNOS）活性，提高超氧化物歧化酶（SOD）活性和谷胱甘肽水平[67,68]。泽泻甲醇提取物能抑制脂多糖刺激巨噬细胞产生一氧化氮（NO），泽泻醇和泽泻醇 F 具有抑制 iNOS 的作用[69,70]。泽泻有效成分三萜醇酮可抑制高同型半胱氨酸血症（HHcy）致兔动脉粥样硬化（AS）的发生和发展，其作用是通过降低同型半胱氨酸（tHcy）、抑制核因子 kappa B（NF-κB）的激活和降低血清超敏 C-反应蛋白（hs-CRP）的生成而实现[71]。

4. 保肝　泽泻醇提物可降低高脂饲料喂养兔肝脏脂肪含量[47]，减轻对二甘醇致小鼠肝脏损伤中毒表现，使肝脏体

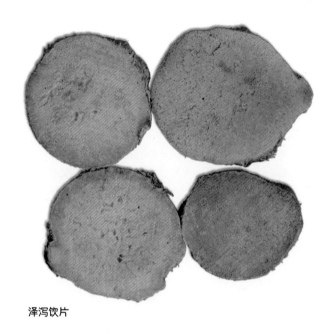

泽泻饮片

重比减小，血清中丙氨酸氨基转移酶（ALT）、天冬氨酸氨基转移酶（AST）和总胆红素（TBIL）水平降低，肝组织超氧化物歧化酶（SOD）和谷胱甘肽过氧化酶（GSH-PX）活性升高，丙二醛（MDA）含量降低[72]；对低蛋白饲料、四氯化碳、乙基硫氨酸所致大鼠肝脏损伤有保护作用[73,74]，并可降低脂肪肝大鼠肝匀浆 MDA、血清总胆固醇（TC）、甘油三酯（TG）及血清 ALT、AST[75]含量，降低 DL- 乙硫氨酸致大鼠体外肝损伤的 ALT、AST、TG、低密度脂蛋白胆固醇（LDL-C）含量[76]。生泽泻及各炮制品均能明显对抗 D- 半乳糖胺及四氯化碳（CCl₄）致小鼠急性肝损伤，盐泽泻水提物保肝作用优于生泽泻及麸泽泻[77]。泽泻水煎液可促进醉酒大鼠血浆中乙醇代谢，预防酒精中毒[78]。

5. 免疫调节、抗炎　泽泻生品及炮制品均有减轻耳郭肿胀、足肿胀及肉芽组织增生的作用，其作用强度顺序为盐制泽泻 > 麸炒泽泻 > 生泽泻，其机制是直接作用，而不是通过兴奋垂体 - 肾上腺皮质系统间接发挥的[79,80]。泽泻生品和炮制品水煎液可影响小鼠免疫器官重量，盐制品与生品的差异性不大，而麸炒品则略优于生品[79]。泽泻醇、泽泻醇 -B- 单乙酸酯能抑制 γ- 干扰素 + 脂多糖刺激巨噬细胞产生 NO，作用机制与抑制 iNOS 的 mRNA 表达有关[81]。24-乙酰泽泻醇 A、23- 乙酰泽泻醇 B 和 13β,17β - 环氧泽泻醇 A 具有剂量依赖性免疫抑制活性[82]。泽泻水煎剂可抑制小鼠网状内皮系统对碳粒廓清速率、降低小鼠细胞免疫功能，且对迟发型超敏反应的抑制作用有抗原特异性，对小鼠免疫器官重量无影响[80]。

6. 降血糖、降血脂　泽泻提取物皮下注射，能轻度降低兔血糖[83]。泽泻可改善氢化可的松、琥珀酸钠诱导小鼠产生的胰岛素抵抗，对链脲菌素（STZ）致糖尿病有对抗作用[84]。泽泻水提物可降低正常及糖尿病小鼠血糖；而醇溶性提取物不但能降低糖尿病小鼠血糖，还能对抗糖尿病小鼠升高的肌酐、甘油三酯和谷丙转氨酶[85,86]。泽泻水提液正丁醇萃取部分能较强的非竞争性抑制 α - 葡萄糖苷酶活性，半数抑制量（IC₅₀）为 1.08mg/ml[87]。泽泻水提醇沉物（RAE）可降低 STZ 及四氧嘧啶糖尿病小鼠血糖和 TG，改善胰岛组织形态学病变，对抗四氧嘧啶诱发的胰淀粉酶降低，并升高血清胰岛素水平[88,89]。泽泻醇提物具有明显降血糖和降血脂作用，保护胰岛组织免受损伤；其降糖作用与促进胰岛素释放有关[90]。泽泻能降低自发性糖尿病大鼠的自由基，其正丁醇部分、醋酸乙酯部分和水提部分清除自由基能力强[91,92]。泽泻保护血管内皮细胞是通过抗氧化损伤实现的[93]。

7. 减肥　喂饲泽泻水煎剂对大剂量谷氨酸钠致肥胖有减肥作用，能降低肥胖大鼠 Lee 指数值、子宫及睾丸周围脂肪指数及血清三酰甘油含量[94]。泽泻提取物 Alisol Monoacetate A 和 B 能增强细胞线粒体代谢活性而促进 HepG2 合成胆固醇[95]。

8. 促进消化　泽泻能增加大鼠血清胃泌素含量、提高十二指肠 Na⁺-K⁺-ATP 酶活性以及增强大鼠离体十二指肠肠管运动功能，且呈剂量依赖关系，麸制后作用增强[96]。

9. 抗肿瘤　泽泻醇提物可抑制 Lewis 肺癌自发性转移，其机制与血清中蛋白成分改变有关，23- 乙酰泽泻醇 B 与蛋白的结合作用远优于 24- 乙酰泽泻醇 A[97,98]。

10. 抗病毒　泽泻萜类衍生物单体 V-54 可抑制特定的小 RNA 病毒感染增殖，其机制为 V-54 分子结合到细胞表面相关受体，降低了病毒感染效率[99]。

11. 抑制血小板聚集　泽泻水煎剂体外对大鼠血小板聚集抑制的 IC₅₀ 为 7.585g（生药）/100ml[100]。泽泻水溶性组分对 ADP 诱导血小板聚集和释放反应均表现出抑制作用，对胶原诱导的血小板聚集有轻微抑制作用[101]。

12. 对离体肠影响　泽泻醇 B 对组胺致豚鼠离体回肠收缩有对抗作用，且随着剂量增加而增强，该作用是通过非特异性竞争发挥的[102]。

13. 对结石的影响　泽泻水、醇提取液体外能抑制草酸钙结晶生长和聚集，水提液体内能降低肾钙含量和减少肾小管内草酸钙结晶形成，下调 bikunin 在结石大鼠肾组织表达，减少肾组织草酸钙晶体形成，抑制大鼠肾组织骨桥蛋白表达，减少肾组织草酸钙结晶沉积，抑制乙二醇及阿尔法骨化醇诱导的大鼠泌尿系草酸钙结石形成[103-113]。泽泻 50% 甲醇提取物、乙酸乙酯提取物及总三萜提取物能抑制草酸钙晶体生长，是泽泻抑制草酸钙结石形成的有效部位[114-119]，其活性成分为 24- 乙酰泽泻醇 F、24- 乙酰泽泻醇 A、环氧泽泻烯[105,108]。

14. 凝集作用　泽泻素可使人 ABH 4 种血型红细胞、豚鼠红细胞、615 小鼠脾淋巴细胞及 L615 小鼠脾淋巴细胞发生凝集，并能抑制豚鼠腹腔巨噬细胞游出[120]。

15. 毒性反应　小鼠灌胃醇提取物 100g/kg，72h 无死亡。大鼠以醇提物 2g/kg 拌于饲料中喂养 3 个月后，给药组体重、血清 ALT 及血红蛋白含量与正常大鼠无差别；心脏无明显病理变化，肝脏有混浊肿胀及玻璃样变性，肾脏近曲小管上皮细胞肿胀，空泡变性[47]。小鼠静脉注射、腹腔注射和灌胃泽泻组分 T 的半数致死量（LD$_{50}$）分别为 0.78g/kg、1.27g/kg 和 4g/kg[121]。临床使用泽泻无明显不良反应，少数患者可出现胃肠道反应，继续服用能自行消失；其他偶见口干、出汗、过敏性皮炎等；偶有 ALT 轻度升高，继续服用或停用均恢复正常[122]。泽泻提取物的 LD$_{50}$ 均大于 21.50g/kg，属于无毒级[123]。泽泻水煎剂对正常大鼠肾脏并无明显毒性作用，但可致 1/2 肾切除大鼠残肾间质炎症细胞浸润和小管损害[124]。长期大剂量服用泽泻水提物可导致小鼠慢性肾毒性[125]，其肾毒性成分可能为泽泻醇 C、16,23-环氧泽泻醇 B 和泽泻醇 O[126]。2,3- 乙酰泽泻醇 B 在大鼠体内吸收缓慢，但较完全，消除相对较快[127]。

【临床研究】

1. 晕车症　将患者分为两组各 30 例，两组人群均在充分休息后，精神状态保持良好的情况下一起乘车，并都学会自我按压内关与合谷穴，或可听音乐转移注意力。治疗组在乘车前 5h 左右服用泽泻汤。方药组成：泽泻 30g，白术 12g。由药房煎药机煎取 100ml 服用。两组疗程均为 10 次。结果：治疗组和对照组对晕车症状中眩晕症状改善的总有效率分别为 75.7% 和 18.7%，治疗组明显优于对照组（P<0.01）。治疗组和对照组对晕车症状中呕吐症状改善的总有效率分别为 71% 和 7.7%，治疗组明显优于对照组（P<0.01）。两组疗效有明显差别（P<0.01）[128]。

2. 过敏性鼻炎　泽泻 60g，白术 30g，天麻 12g，山药、黄芪各 30g，苍术、苍耳子、辛夷各 10g，细辛 3g，乌梅、五味子各 15g，甘草 3g。上药加水浸没药物，浸泡 2h，然后煎 15 ~ 20min，服首剂时要少量、频服，以防呕吐，每剂药宜早、晚空腹服。治疗期间低盐饮食，禁油腻辛辣食物。结果：治愈 90 例，显效 10 例[129]。

3. 尿崩症　泽泻 6g，甘草 10g，水煎成 200ml，每服 100ml，早、晚各 1 次。症状明显减轻后，剂量减半至症状全消，或继服 1 周巩固治疗。5 例服药最长 67 天，最短 18 天。经治后症状均消，经随访无一例复发[130]。

【性味归经】味甘、淡，性寒。归肾、膀胱经。

【功效主治】利水渗湿，泻热通淋。主治小便不利，热淋涩痛，水肿胀痛，泄泻，痰饮眩晕，遗精。

【用法用量】内服：煎汤，6 ~ 12g；或入丸、散。

【使用注意】肾虚精滑无湿热者慎服。

【经验方】

1. 心下支饮，其人苦冒眩　泽泻五两，白术二两。以水二升，煮取一升。分温服。（《金匮要略》）

2. 湿热黄疸，面目身黄　茵陈、泽泻各一两，滑石三钱。水煎服。（《备急千金要方》）

3. 急性肠炎　泽泻、猪苓各 9g，白头翁 15g，车前子 6g。水煎服。（《青岛中草药手册》）

4. 水肿，小便不利　泽泻、白术各 12g，车前子 9g，茯苓皮 15g，西瓜皮 24g。水煎服。（《全国中草药汇编》）

【参考文献】

[1] Murata T, Imai Y, Hirata T, et al. Biological-active triterpenoids of Alismastis rihizoma. Chem Pharm Bull, 1970, 18(7): 1374.

[2] Masayuki Y, Shoko H, Nobumistu T, et al. Crude drugs from Aguatic Plants I. on the constituents of Alismastis rhizoma(1). Chem Pharm Bull, 1993, 41(11): 1948.

[3] 彭国平，朱国元. 泽泻三萜成分的研究Ⅲ. 天然产物研究与开发，2002, 14(6): 7.

[4] Yoshijro N, Yohko S, Masumi K, et al. Terpenoids of Alisma orientate rhizome and the crude drug Alismatis rhizome. Phytochemistry, 1994, 36(1): 119.

[5] Masayuki Y, Norimichi T, Toshiyuki M, et al. Studies on Alismatis rhizoma Ⅲ. Chem Pharm Bull, 1999, 47(4): 524.

[6] 彭国平，楼凤昌. 泽泻三萜成分的研究. 天然产物研究与开发，2001, 13(4): 1.

[7] Fukuyama Y, geng PW, Wang R, et al. 11-deoxy-alisol C and alisol D: new protostane-type triterpenoids of Alismstis-go-aquatica. Planta Med, 1988, 54(5): 445.

[8] Geng PW, Fukuyama Y, Yamada T, et al. Triterpenoids from the Rhizoma of Alisma plantago-aquatica. Phytochemistry, 1988, 27(4): 1161.

[9] Masayuki Y, Toshiyuki M, Akira I, et al. Absolute stereostruetures of alismalactone 23-acetate and alismaketone-A 23-acetate. Chem Pharm Bull, 1997, 45(4): 756.

[10] 彭国平，朱国元. 泽泻两个三萜新成分的研究. 天然产物研究与开发，2002, 14(4): 5.

[11] Yoshikawa M, Shoko H, Nobumistu T, et al. Crude Drugs from Aquatic Plant I. On the Constitutes of Alismatis rhizoma. (1). Absolute stereostruetures of Alisols E 23-Acetate, F, and G, Three New Protoatane, Type Triterpenes from Chinese Alismatis rhizoma. Chem Pharm Bull, 1993, 41(11): 1948.

[12] Zhou AC, Zhang CF, Zhang M. A New Protostane Triterpenoid from the rhizome of Alisma orgentale. Chin J Nat Med, 2008, (6): 109.

[13] Xue YH, Yuan QG, Wen YG, et al. A New Triterpenoid from Alisma orientalis. Chinese Chem Lett, 2008, (19): 438.

[14] Yoshitem O, Tsuneo I, Hiroshi H. Alismol and alimoxide, sesquiterpenoids of Alisma rhizomes. Pytochemistry, 1983, 22(1): 183.

[15] Masayuki Y, Shoko H, Nobumistu T, et al. Orientalol A, B and C, sesquiterpenoids constituents from Chinese Alimstis rhizoma, and revised structures of alismol and alismoxide. Chem Pharm Bull, 1992, 40(9): 2582.

[16] 彭国平，楼凤昌. 碳碳相关谱测定 Oplopanone 的结构. 天然产物研究与开发，2001, 13(6): 9.

[17] Peng GP, Lou FC, Huang XF, et al. Structure of orientanone from Alisma orientalis, a novel sesquiterpene originating from guaiane-type carbon skeleton by isopropyl shift. Tetrahedron, 2002, 58(44): 9045.

[18] Peng GP, Tiang, Huang XF, et al. Guaiane type sesquiterpenoids from Alisma orientalis. Phytochemistry, 2003, 63(8): 877.

[19] Bohlmann F, gupta R, Jakupovic, et al. Four oplopanone and bisaabolone derivatives form Rugelia nudicaulis. Phytochemistry, 1982, 21(7): 1665.

[20] Andre DB, Herman LDP, Laurent DB, et al. Identification of oplopanonyl acetate isolated from pisifera. Magn Reson Chem, 1990, 28(12): 1030.

[21] Albeao MJ, Juan F, Saflcenon F, et al. Oplopanone derivatives and monoterpeneglycosides form Artemisia sieberi. Phytochemistry, 1993, 34(4): 1061.

[22] Matsuura H, Yoshihara T, Ichihara A. A novel sesquiterpene, Tuberonone, from Solanum tuberosum L. Biosci. Biotech Bioehem, 1992, 56(11): 1890.

[23]Tamayo-Castillog, Jakupovic J, Bohlmann F, et al. Germaeranolides and other constituents form Ageratina species. Phytochemistry, 1988, 27(9): 2893.

[24]Ahmed AA, Jakupovic J, Bohlmann F. Dihydroxypallenone, a sesquiterpene with a new carbon skeleton from Pallenis spinosa. Phytochemistry, 1990, 29(10): 3355.

[25]Appending, Jakupovic J, Jakupovic S. Sesquiterpenoids from Pallenis spinosa. Phytochemistry, 1997, 46(6): 1039.

[26]Dupre S,grenz M, Jakupovic J, et al. Eremophilane gremacrane and shikimic acid derivatives from Chilean senecio species. Phytochemistry, 1991, 30(4): 1211.

[27]Kijjoa A, Vieira LM, Pereira JA, et al. Further constituents of Achillea ageratum. Phytochemistry, 1999, 51(4): 555.

[28]J de Pascual-T, Vicente S,gonzalez MS, et al.Nerolidol-5, 8-oxides from the essential oil of Santolina oblongifalia. Phytochemistry, 1983, 22(10): 2235.

[29]Kitagawa I, Zheng C, Byeng WS, et al. Marine natural products-X Ⅷ. Chem Pharm Bull, 1987, 35(1): 124.

[30]Jiang ZY, Zhang XM, Zhou J, et al. Two New Sesquiterpenes from Alisma orientalis. Chem Pharm Bull, 2007, 55(6): 905.

[31]彭国平，楼凤昌．泽泻中二萜成分的结构测定．药学学报，2002，37(12): 950.

[32]Xian P, Li T. Studies on the constituents from the Rhizoma of Alisma orientalis. J of Chinese Sci, 1999, 8(3): 173.

[33]Tomoda M. An immunogieally active polysacchardide from the tuber of Alisma orientale. Pharmaeol Lett, 1993, 3(4): 147.

[34]Tomoda M. Characterization of an acidic polysaccharide having immunological activities from the tuber of Alisma orientale. Biol Pharm Bull, 1994, 17(5): 572.

[35]洪承权，朴香兰，楼彩霞．泽泻化学成分的分离与鉴定．重庆工学院学报（自然科学），2008，22(4): 78.

[36]饶曼人，等．中华医学杂志，1959，45(1): 67.

[37]邓祖藩，等．中华医学杂志，1961，47(1): 7.

[38]许文福．泽泻利尿作用的动物试验观察．福建中医药，1963，8(1): 42.

[39]史久良，等．哈尔滨中医，1962，5(1): 60.

[40]曾春晖，杨柯，卢度安，等．广西泽泻盐炙前后利尿作用的实验研究．广西中医药，2011，34(1): 55.

[41]曾春晖，杨柯，刘海燕，等．不同产地泽泻盐炙前后成分差异及利尿作用的研究．中国实验方剂学杂志，2012，18(2): 148.

[42]罗厚蔚，等，南京药学院学报，1964，(10): 69.

[43]Hikino H, Iwakawa T, Oshima Y, et al. Diuretic Principles of Alisma plantago-aquatica var. orientate rhizomes[in Japanese]. The Japanese journal of pharmacognosy, 1982, 36(2): 150.

[44]伍小燕，陈朝，张国伟．泽泻水提物对正常大鼠利尿活性及肾脏髓质 AQP2 作用研究．实用临床医药杂志，2012，14(21): 5.

[45]王立新，吴启南，张桥，等．泽泻中利尿活性物质的研究．华西药学杂志，2008，23(6): 670.

[46]孙红，王少明，庄捷，等．土茯苓等中药抑制 URTA1 表达及降尿酸作用筛选研究．中国临床药理学与治疗学，2012，17(4): 403.

[47]浙江人民卫生实验院药物研究所．中草药通讯，1976，(7): 314.

[48]小林忠之．药学研究（日），1960，32(5): 62.

[49]Matsuda H, et al. Life Science. 1987, 41(15): 1845.

[50]Malsuda H, et al. Jap J Pharmacol, 1988, 46: 331.

[51]Yamahara, et al. Chem Pharm Bull, 1986, 34: 4422.

[52]冯志杰，姚希贤．泽泻对肝硬化门脉高压大鼠血流动力学的影响．中国中西医结合消化杂志，2001，9(4): 210.

[53]管孝君．泽泻根茎中分离的 alismol 对高血压模型的作用．国外医药·植物药分册，1991，6(2): 86.

[54]小林忠之，等．药学杂志（日），1960，80: 1617.

[55]浙江人民卫生实验院药物研究所．泽泻等药物对实验性高血脂的影响．中医药研究参考，1974(1): 51.

[56]Murata T, et al. Chem Pharm Bull, 1970, 18: 1347, 1354, 1362, 1369.

[57]Imai Y, et al. Jap J Pharmacol, 1970, 20: 222.

[58]陶晋舆，等．北京中医学院学报，1991，14(6): 51.

[59]ヒキノヒロシ．现代东洋医学（日），1986，7(2): 71.

[60]李淑子，金在久，张善玉．泽泻不同提取物对高脂血症小鼠血脂及脂质过氧化的影响．中国实用医药，2008，3(32): 7.

[61]郁相云，钟建华，张旭．泽泻降血脂药理作用及物质基础研究．中国中医药杂志，2010，8(11): 250.

[62]张春海，毛缜，马丽，等．泽泻水提取物、醇提取物对小鼠脂代谢影响的比较．徐州师范大学学报（自然科学版），2005，23(2): 68.

[63]钱文彬，庞红，薛大权，等．泽泻水提物、醇提物的制备及对小白鼠降脂作用的研究．数理医药学杂志，2007，20(6): 836.

[64]吴水生，郭改革，施红，等．泽泻提取物 Alisol Monoacetate A 和 B 对 HepG2 细胞株胆固醇代谢的影响．中国中医药杂志，2007，22(7): 475.

[65]程志红，吴闻哲，于垂亮，等．泽泻提取物对两种高脂血症大鼠模型的降脂作用的比较．现代中药研究与实践，2010，24(1): 40.

[66]秦建国，王亚红，梁晋普，等．泽泻萜类化合物对 ApoE 基因敲除动脉粥样硬化小鼠肝脏基底膜 HSPG 的调节作用．中华中医药学刊，2007，25(4): 696.

[67]张力华，李开军，薛存宽，等．泽泻提取物对高同型半胱氨酸血症兔氧化及抗氧化因子的影响．微循环学杂志，2007，17(3): 31.

[68]李开军，张力华，薛存宽．泽泻提取物对高同型半胱氨酸血症家兔的谷胱甘肽及血脂水平的影响．实用医学杂志，2007，23(7): 956.

[69]Matsuda H, Tomohiro N, Yoshikawa. Studies on Alismatis rhizoma. II. Anti-complementary activities of methanol extract and terpene components from Alismatis rhizoma(dried rhizome of Alisma orientale). Biol Pharm Bull, 1998, 21(12): 1317.

[70]Matsuda H, Kageura T, Toguchida I, et al. Effects of sesquiterpenes and triterpenes from the rhizome of Alisma orientale on nitric oxide production in lipopolysaccharide-activated macrophages: absolute stereostructures of alismaketones-B 23-acetate and-C 23-acetate. Bioorg Med Chem Lett, 1999, 9(21): 3081.

[71]朱深银，周远大，杜冠华．大黄和泽泻提取物对二甘醇致小鼠肝脏损伤的保护作用．重庆医科大学学报，2009，34(2): 212.

[72]张晓飞，张力华，薛存宽，等．三萜醇酮对高同型半胱氨酸血症致兔动脉粥样硬化的影响．中国老年学杂志，2008，28(8): 737.

[73]小林忠之．药学杂志（日），1960，80: 1460, 1606, 1612.

[74]万绍晖，丁原全，蒲晓辉，等．掌叶大黄蒽醌类衍生物对四氯化碳所致大鼠急性肝损伤的保护作用．中国药理学通报，2006，22(11): 405.

[75]李晶，冯五金．生山楂、泽泻、莪术对大鼠脂肪肝的影响及其交互作用的实验研究．山西中医，2006，22(3): 57.

[76]王振海，安锡忠，任增超．泽泻对大鼠急性肝脏损伤的保护作用．中国动物检疫，2010，27(9): 56.

[77]陈晓蕾，李红．泽泻生品及不同炮制品对小鼠急性肝损伤的保护作用．中药材，2006，29(6): 592.

[78]张莹，黎磊，杨正．泽泻水煮液预防和治疗大鼠醉酒及保肝作用的实验研究．中华中医药学刊，2012，30(7): 1505.

[79]龚又明，高妮．泽泻不同炮制品药理研究．新中医，2011，43(7): 136.

[80]戴岳，杭秉茜，黄朝林，等．泽泻对免疫系统的影响及抗炎作用．中国中药杂志，1991，16(10): 622.

[81]Kim N Y. 体外诱导型一氧化氮合酶抑制剂——泽泻．国外医学·中医中药分册，2000，22(4): 238.

[82]张朝凤，周爱存，张勉．泽泻的化学成分及其免疫抑制活性筛选．中

国中药杂志, 2009, 34(8): 994.

[83] 王浴生. 中药药理与应用. 北京: 人民卫生出版社, 1983: 720.

[84] 曹莉, 茅彩萍, 顾振纶. 三种中药对糖尿病小鼠胰岛素抵抗的影响. 中国血液流变学杂志, 2005, 15(1): 42.

[85] 杨新波, 黄正明, 陈红艳, 等. 泽泻不同溶剂提取物对糖尿病小鼠血糖及血液生化指标的影响. 解放军药学学报, 2006, 22(6): 419.

[86] 杨新波, 黄正明, 曹文斌, 等. 泽泻水提物对正常及高血糖小鼠血糖的影响. 中药药理与临床, 1998, 14(6): 29.

[87] 易醒, 仲秋晨, 焦爽, 等. 泽泻提取物对 α-葡萄糖苷酶抑制活性的研究. 食品与发酵工业, 2011, 37(5): 115.

[88] 杨新波, 黄正明, 曹文斌, 等. 泽泻提取物对链脲佐菌素高血糖小鼠的治疗和保护作用. 解放军药学学报, 2002, 18(6): 336-338.

[89] 杨新波, 黄正明, 曹文斌, 等. 泽泻提取物对正常及四氧嘧啶小鼠糖尿病模型的影响. 中国实验方剂学杂志, 2002, 8(3): 24.

[90] 杨新波, 黄正明, 曹文斌, 等. 泽泻醇提取物对高血糖小鼠血液生化指标及胰岛素的影响. 中国临床康复, 2004, 8(6): 1196.

[91] 施宁川, 严超, 姚加, 等. 泽泻、格列齐特对自发性糖尿病大鼠自由基清除作用的 ESR 研究. 亚太传统医药, 2011, 7(1): 31.

[92] 张建平, 易醒, 肖小年. 泽泻提取物自由基清除能力的研究. 时珍国医国药, 2009, 20(5): 1181.

[93] 席蓓莉, 谷巍, 赵凤鸣, 等. 泽泻对 H_2O_2 诱导血管内皮细胞损伤的保护作用. 南京中医药大学学报, 2012, 28(3): 232.

[94] 戴岳, 杭秉茜. 泽泻对谷氨酸钠肥胖大鼠的影响. 中成药, 1992, 14(2): 28.

[95] 吴水生, 郭改革, 施红, 等. 泽泻提取物对 HepG2 细胞株胆固醇代谢的影响. 中华中医药杂志, 2007, 22: 475.

[96] 张宏达, 谢雪, 陈昱竹, 等. 泽泻麸制前后健脾作用研究. 中国实验方剂学杂志, 2012, 18(10): 187.

[97] 马兵, 项阳, 李涛, 等. 泽泻对 Lewis 肺癌自发性转移的抑制作用及其机制研究. 中草药, 2003, 34(8): 743.

[98] 徐飞, 张林群, 何立巍, 等. 泽泻醇类化合物与血清白蛋白相互作用的分子机制研究. 化学学报, 2011, 69(19): 2228.

[99] 王丽春, 廖芸, 龙润乡, 等. 泽泻提取物中萜类单体 V-54 对小 RNA 病毒增殖的抑制效应. 中国生物制品学杂志, 2010, 23(1): 25.

[100] 石晶, 王中幸, 卢旭辉. 山楂与泽泻抗血小板聚集的协同作用. 中草药, 2006, (6): 350.

[101] 张常青, 秦为熹, 齐治家. 泽泻水溶性组分对血小板聚集和释放功能的影响. 中药药理与临床, 1985: 129.

[102] 李璇, 彭国平, 华永庆, 等. 泽泻醇 B 对豚鼠离体回肠的影响. 南京中医药大学学报, 2002, 18(1): 31.

[103] 曹正国, 刘继红, 周四维, 等. 泽泻活性成分对结石模型大鼠肾结石形成和 bikunin 表达的影响. 中华医学杂志, 2004, 84(15): 1276.

[104] 尹春萍, 刘继红, 章咏裳, 等. 泽泻水提取液预防草酸钙结石形成的体外及动物实验研究. 同济医科大学学报, 1997, 26(2): 99.

[105] 曹正国, 吴维, 刘继红, 等. 泽泻中 3 种化学成分抑制尿草酸钙结石形成的体外研究. 中国新药杂志, 2000, 14(2): 166.

[106] 耿小茵, 赖真, 石之嶙, 等. 猪苓汤及泽泻对肾结石大鼠草酸钙结晶形成的影响. 中国中医药信息杂志, 2004, 11(6): 497.

[107] 尹春萍, 刘继红, 张长弓. 不同离子强度及 pH 值时泽泻和夏枯草对草酸钙结晶形成的抑制作用观察. 同济医科大学学报, 1996, 25(4): 321.

[108] 雪峰, 尹仁杰, 阮汉利, 等. 泽泻抑制尿草酸钙结石形成活性成分的 2DNMR 分析. 波谱学杂志, 2005, 22(2): 195.

[109] 米其武, 曹正国, 刘继红, 等. 泽泻有效部位对肾草酸钙结石模型大鼠肾组织骨桥蛋白表达的影响. 中草药, 2005, 36(12): 1827.

[110] 赖真, 耿小茵, 王耀帮, 等. 猪苓汤及泽泻对肾结石大鼠骨桥蛋白 mRNA 表达的影响. 中国中西医结合肾病杂志, 2005, 6(10): 601-602.

[111] 赖真, 耿小茵, 王耀帮, 等. 肾结石大鼠 Osteopotin mRNA 的表达及猪苓汤和泽泻对其表达的影响. 中国医师杂志, 2005, 7(4): 453.

[112] 山口誓司. 泽泻及夏枯草对大鼠草酸钙结合形成的作用. 国外医学·中医中药分册, 1996, 18(4): 40.

[113] 王沙燕, 邓常青, 石少冰, 等. 泽泻对肾结石形成的抑制作用研究. 广州中医药大学学报, 2003, 20(4): 294.

[114] 曹正国, 刘继红, 胡少群, 等. 中药泽泻不同部位提取物对草酸钙结晶形成影响的体外实验研究. 临床泌尿外科杂志, 2003, 18(1): 40.

[115] 曹正国, 刘继红, 吴继洲, 等. 泽泻不同溶剂提取物对大鼠尿草酸钙结石形成的影响. 中草药, 2003, 34(1): 45.

[116] 曹正国, 刘继红, 鲁德曼, 等. 泽泻提取物不同组分对尿草酸钙结石形成的实验研究. 中国中药杂志, 2003, 28(11): 1072.

[117] 曹正国, 刘继红, 周四维, 等. 泽泻提取物对大鼠肾结石形成和间 α 胰蛋白酶抑制物表达的影响. 中国实验外科杂志, 2004, 21(3): 295.

[118] 李浩勇, 刘继红, 曹正国, 等. 中药泽泻提取物对尿草酸钙结石形成影响的实验研究. 中华泌尿外科杂志, 2003, 24(10): 658-662.

[119] 区淑蕴, 苏倩, 彭可垄, 等. 泽泻总三萜提取物对大鼠泌尿系草酸钙结石形成的影响. 华中科技大学学报 (医学版), 2011, 40(6): 634.

[120] 王纯香, 林佩芳, 李素芬. 泽泻素 (Alismin) 具有选择 (凝集) 素 (lectin) 功能. 科技通报, 1986, 2(1): 32.

[121] 小林忠之. 药学杂志 (日), 1960, 80: 1465.

[122] 何嘉延. 泽泻与高脂血症、动脉粥样硬化和脂肪肝. 中西医结合杂志, 1981, 1(2): 114.

[123] 陈小青, 虞维娜, 马中春, 等. 泽泻、葛根等 6 种中药提取物的急性毒性效应观察. 浙江中医杂志, 2011, 46(11): 848.

[124] 祝建辉, 鲍晓荣, 何华平, 等. 泽泻肾毒性研究. 中药药理与临床, 2007, 23(3): 60.

[125] 乐智勇, 宋成武, 姜淋洁, 等. 泽泻水提物对不同性别小鼠肾脏的慢性毒性研究. 湖北中医杂志, 2012, 34(7): 22.

[126] 赵筱萍, 陆琳, 张玉峰, 等. 泽泻中肾毒性成分的辨析研究. 中国中药杂志, 2011, 36(6): 758.

[127] 罗永东, 李小艳, 邱丽莉, 等. 23-乙酰泽泻醇 B 大鼠体内药动学和生物利用度研究. 中国实验方剂学杂志, 2010, 16(12): 172.

[128] 王华, 薛丽君, 刘运. 《金匮要略》泽泻汤治疗晕车症. 中国中医药现代远程教育, 2011, 9(7): 4.

[129] 徐振华, 王晓梅. 泽泻汤加减治疗过敏性鼻炎. 云南中医中药杂志, 1997, (2): 19.

[130] 宋金恒, 杜金芬, 苗庆科. 甘草泽泻煎剂可治尿崩症. 新中医, 1990, (8): 40.

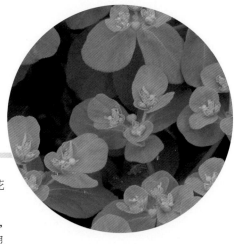

泽漆

Ze　qi

Euphorbiae Helioscopiae Herba
[英] Sun Euphorbia Herb

【别名】漆茎、猫儿眼睛草、五风灵枝、五盏灯、乳浆草、倒毒伞。

【来源】为大戟科植物泽漆 Euphorbia helioscopia L. 的全草。

【植物形态】草本。全株含白色乳汁。茎丛生，基部斜升，无毛或仅分枝略具疏毛，基部紫红色，上部淡绿色。叶互生；无柄或因突然狭窄而具短柄；叶片倒卵形或匙形，长 1～3cm，宽 0.5～1.8cm，先端钝圆，有缺刻或细锯齿，基部楔形，两面深绿色或灰绿色，被疏长毛，下部叶小，开花后渐脱落。杯状聚伞花序顶生；总苞杯状，先端 4 浅裂，裂片钝，腺体 4，盾形，黄绿色；雄花 10 余朵，每朵具雄蕊 1，下有短柄，花药歧出，球形；雌花 1，位于花序中央；子房有长柄，伸出花序之外；子房 3 室；花柱 3，柱头 2 裂。蒴果球形，3 裂，光滑。种子褐色，卵形，有明显突起网纹，具白色半圆形种阜。

【分布】广西主要分布于资源、全州、田阳、那坡。

【采集加工】4～5 月开花时采收。除去根及泥沙，晒干。

【药材性状】全草长约 30cm，茎光滑无毛，多分枝，表面黄绿色，基部呈紫红色，具纵纹，质脆。叶互生，无柄，倒卵形或匙形，长 1～3cm，宽 0.5～1.8cm，先端钝圆或微凹，基部广楔形或突然狭窄，边缘在中部以上具锯齿；茎顶部具 5 片轮生叶状苞，与下部叶相似。多歧聚伞花序顶生，有伞梗；杯状花序钟形，黄绿色。蒴果无毛。种子卵形，表面有突起网纹。气酸而特异，味淡。

【品质评价】以茎粗壮、黄绿色者为佳。

【化学成分】本品根、叶含有泽漆新鞣质 D（helioscopin D）、异嗪皮啶（isofraxidin）、当药苦苷（swertiamarin）、13- 羧基布卢姆醇 C（13-carboxy-blumenol C）、4,4′-dimethoxy-3′-hydroxy-7,9′,7′, 9-diepoxyligan-3-O-β-D-glucopyranoside、[(+)-syringaresinol-4′-O-β-D-glucoside]、2S,3R-2,3-dihydro-2-（4-hydroxy-3-methoxyphenyl）-3-hydroxymethyl-7-methoxy-benzofuran-5-（trans）propen-1-ol-3-O-β-glucoside、ouinquenin L1、（6R,9S）-megastigman-3-one-4,7-en-9-ol-9-O-α-L-arabinofuranosyl-（1→6）-β-D-glucopyranoside、2R,3R-2,3-dihydro-2-(4′-hydroxy-3′-methoxyphenyl)-3-（glucosyloxymethyl）-7-methoxy-benzofuran-5-propanol（dihydrodehydro-diconiferyl-alcohol-β-D-glucoside）、胸苷（thymidine）、脱氧尿嘧啶核苷（deoxyuridine）[1]。又含有泽漆酸 A（urushi acid A）、樱花苷（sakuranin）、桃皮素 -3′- 葡糖苷（persicogenin-3′-glucoside）[2]。尚含有 β- 谷甾醇（β-sitosterol）、大戟苷（euphornin）、大戟苷 D（euphornin D）、euphohelioscopin A、槲皮素（quercetin）、没食子酸（gallic acid）、咖啡酸（caffeic acid）、没食子酸乙酯（ethylgallate）、杨梅素（myrecetin）、金丝桃苷（hyperoside）[3]。还含有豆甾醇 -3-O-β-D- 吡喃葡萄糖苷（stigmasterol-3-O-β-D-glycopyranoside）、胡萝卜苷（daucosterol）、柚皮素（naringenin）、木犀草素（luteolin）、

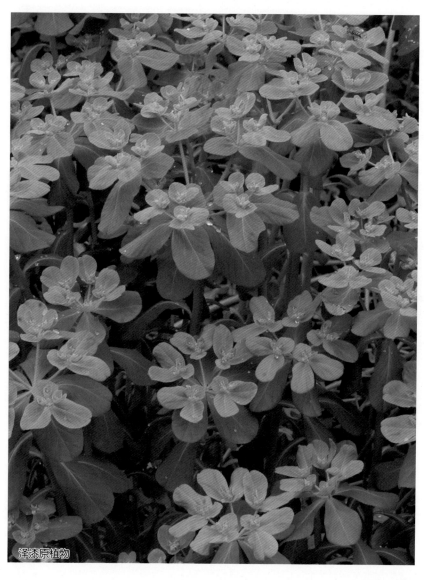

泽漆原植物

木犀草苷（luteoloside）、4',2',4'- 三烃基查耳酮（4',2',4'-trihydroxychalcone）、山奈酚（kaempferol）、槲皮素 -3-O- β -D-半乳糖苷（quercetin-3-O- β -D-galactopyranoside）[4]。

此外，本品还含有连苯三酚（pyrogallol）、没食子酸 -4-O-（6'-O- 没食子酸酰基）- β -D- 葡萄糖 [gallic acid-4-O-（6'-O-galloyl）- β -D-glucose]、（ － ）- 莽草酸 -4-O- 没食子酸酯 [（ － ）-shikimic acid-4-O-gallate]、（ － ）- 莽草酸 -5-O- 没食子酸酯 [（ － ）-shikimic acid-5-O-gallate]、没食子酸甲酯（methylgallate）、1-O- 没食子酰基 -2,3- 六烃基联苯二甲酰基 - α -D- 吡喃葡萄糖(1-O-galloyl-2,3-HHDP-α-D-glucopyranose)、1,2,3,6- 四氧 - 没食子酰基 - β -D- 吡喃葡萄糖（1,2,3,6-tetra-galloyl- β -D-glucopyranose）、3''-O- 没食子酰基 - 苯甲基 -O-α-L- 鼠李糖 -（1 → 6）- β -D- 葡萄糖苷 [3''-O-galloyl-benzyl-O- α -L-rhamnopyranosyl-（1 → 6）- β -D-glucopyranoside]、1,2,6- 三氧 - 没食子酰基 - β -D- 吡喃葡萄糖（1,2,6-tri-O-galloyl-β -D-glucopyranose）、1,3,6- 三氧 - 没食子酰基 - β -D- 吡喃葡萄糖（1,3,6-tri-O-galloyl- β -D-glucopyranose）、间二苯酚（resorcinol）、槲皮素 -3-O- β -D- 葡萄糖苷 -2'- 没食子酸酯（quercetin-3-O- β -D-glucoside-2''-gallate）、杨梅素 -3-O-（2''-O- 没食子酰基）- β -D- 葡萄糖苷 [myricetin-3-O-（2''-O-galloyl)- β -D-glucopyranoside]、山奈酚 -3-O- β -D- 葡萄糖 -（1 → 2）- β -D- 葡萄糖苷 [kaempferol-3-O-β-D-glucopyranoyl-（1 → 2）- β -D-glucopyranoside]、芦 丁（rutin）、3β,7β,15β- 三烃基 -2 α 氢 ,4 α 氢 ,9 β 氢 ,11 β 氢 - 千金二萜烷 -5E,12E-双烯 -14- 酮 -16-O- β -D- 葡萄糖苷（3β,7β,15β-trihydroxy-2 α H,4 α H,9 β H,11 β H-lathyra-5E,12E-diene-14-one-16-O-β -D-glucopyranoside）、2- 氨基 -3-（1- 吲哚基）-N- 甲基丙酰胺 [2-amino-3-（1-indol）-N-methyl propanamide]、7-烃基 -6,8- 二甲氧基香豆素（isofraxidin）、4-（3- 羟基苯基）-2-丁酮 [4-（3-hydroxypheny）-2-butanone] [5]。

【药理作用】

1. 镇咳、祛痰 泽漆所含槲皮素 -3- 双半乳糖苷和金丝桃苷均有镇咳作用，这两种物质是泽漆的主要止咳成分 [6,7]。小鼠灌胃 500mg/kg 金丝桃苷的镇咳作用不亚于灌胃可待因 80mg/kg[8]，但泽漆中金丝桃苷含量很少。泽漆具有抑制支气管腺体中酸性黏多糖合成和使痰量减少的作用 [9]。

2. 抗肿瘤 对荷 S180、H22 瘤小鼠，泽漆根水提液（EWE）有抗体内移植瘤和延长荷瘤小鼠存活期作用，能降低荷瘤小鼠脾指数，升高胸腺指数，使之趋向正常值 [10]。EWE 对人肝癌 7721 细胞、人宫颈癌 HeLa 细胞、人胃癌 MKN-45 细胞有直接细胞毒作用，并与时间、剂量呈正相关 [11]。泽漆对小鼠肉瘤 S180、小鼠肉瘤 S37、小鼠白血病 L160 等瘤株均有抑制作用 [12]。从泽漆中分离得 2 个单体物质泽漆萜 A 和 B，均具有抗癌活性 [13]。泽漆抗肿瘤的活性成分为没食子酸、金丝桃苷 [14]。

3. 抗病毒 泽漆水煎剂对非洲绿猴肾细胞的半数细胞毒性浓度（TC_{50}）为（1.633 ± 0.014）g/ml，对人类单纯疱疹病毒Ⅱ型的半数抑制率（IC_{50}）为（0.558 ± 0.0014）g/ml，治疗指数为 2.78 ± 0.37[15]。

4. 灭螺 泽漆醇提物 400mg/L、800mg/L 作用钉螺 48h，钉螺死亡率分别为 50.43%、77.50%；作用 96h，钉螺死亡率均达 100%[16]。

5. 抗菌 泽漆粗提物对小麦赤霉病菌、小麦根腐病菌、番茄早疫病菌、苹果炭疽病菌、西瓜枯萎病菌、苹果腐烂病菌、葡萄白腐病菌、烟草赤星病菌有较好抑菌作用 [17]，泽漆醇提物对镰刀菌的相对抑制率仅为 12.86% ~ 21.23%[18]，泽漆对结核杆菌和金黄色葡萄球菌、绿脓杆菌、伤寒杆菌也有抑制作用 [19,20]。

6. 驱虫 泽漆粗甲醇提取物对捻转血矛线虫蠕虫具有驱虫作用 [21]。

7. 毒性反应 泽漆的乳状汁液对皮肤、黏膜有很强的刺激性。接触皮肤可致发红，甚至发炎溃烂，可治赘疣 [22,23]。但临床用其煎液内服，即使剂量大至 150g/d，也未见明显毒性反应 [4]，可能因有毒成分不溶于水。如误服鲜草或乳白汁液后，口腔、食管、胃黏膜均可发炎、糜烂，有灼痛、恶心、呕吐、腹痛、腹泻水样便，严重者可致脱水，甚至出现酸中毒 [24]。

【临床研究】

1. 乳糜尿 用药方（泽漆、萹蓄、萆薢各 30g）加减（病程较长者可酌加益母草 20g，川芎、红花各 10g，赤芍 15g；乳糜血尿较著者可酌加茜草 15g，仙鹤草 20g，生地炭 30g；气虚者加黄芪 30g，党参 20g），水煎约 45min，分 3 次服，10 天为 1 个疗程。结果：共治疗 80 例，痊愈 44 例，占 55%；显效 19 例，占 23.75%；有效 12 例，占 15%；无效 5 例，占 6.25%，总有效率为 93.75%，平均疗程 20 天 [25]。

2. 银屑病 使用泽漆针剂，成人每日 4ml 一次或分次肌注，胶囊剂每日 8 ~ 10 颗分两次口服或 15 颗分三次口服，儿童酌减。连续用药超过 30 天。结果：共治疗 202 例，痊愈 83 例，占 41.1%；基本痊愈 65 例，占 32.2%；好转 47 例，占 23.3%；无效 7 例，占 3.5%，总有效率为 96.5%，平均疗程为 61 天 [26]。

3. 咳喘 用单味泽漆煎剂及浸膏片（泽漆片），10 天为 1 个疗程，观察慢性支气管炎患者 425 例。每日用量 60g 者 40 例，显效率为 17.5%，有效率为 60%；每日用量 90 ~ 150g 者 385 例，显效率 37.9%，总有效率为 82.27%[27]。

4. 复发性口疮 用单味泽漆（取干燥泽漆 30g 或用新鲜泽漆 40g）加水 250ml，煎煮 15min 过滤取汁 100ml，待温口服，早晚各 1 次。共治疗 78 例。结果：62 例痊愈，10 例显效，6 例有效 [28]。

5. 破溃性颈淋巴结结核 用药液（取 500g 新鲜泽漆或干品洗净，加水 1000ml，煎至 500ml，去除药渣）洗涤创面后再冲洗深处，每日 1 ~ 2 次，每次 100 ~ 150ml，直至完全愈合为止。结果：18 例患者在 60 天内全部达到治愈标准，其中，15 天以内 1 例，16 ~ 30 天 6 例，31 ~ 45 天 8 例，46 ~ 60 天 3 例 [29]。

【性味归经】味辛、苦，性寒；有毒。归脾、肺、大肠经。

【功效主治】行水消肿，化痰止咳，解毒杀虫。主治水气肿满，痰饮喘咳，疟疾，痢疾，瘰疬，结核性瘘管，骨髓炎。

【用法用量】内服：煎汤，3 ~ 9g，或熬膏，入丸、散用。外用：适量，煎水洗，熬膏涂或研末调敷。

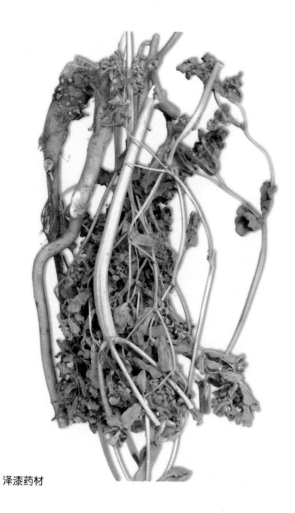

泽漆药材

【使用注意】本品有毒，不宜过量或长期服用。孕妇及气血虚弱者忌用。

【经验方】

1. 癣疮有虫　猫儿眼睛草，晒干为末，香油调搽。（《卫生易简方》）

2. 神经性皮炎　鲜泽漆白浆敷癣上或用楮树叶捣碎同敷。（《兄弟省市中草药单方验方新医疗法选编》）

3. 水肿盛满，气急喘嗽，小便涩赤如血者　泽漆叶五两，桑根白皮三两，白术一两，郁李仁三两，杏仁一两半，陈橘皮一两，人参一两半。上七味，粗捣筛。每服五钱匕，用水一盏半，生姜一枣大，拍破，煎至八分，去滓温服。（《圣济总录》泽漆汤）

4. 肺源性心脏病　鲜泽漆茎叶60g。洗净切碎，加水1斤，放鸡蛋2只煮熟，去壳刺孔，再煮数分钟。先吃鸡蛋后服汤，每日1剂。（江西《草药手册》）

5. 骨髓炎　泽漆、秋牡丹根、铁线莲、蒲公英、紫堇、甘草。煎汤内服。（《高原中草药治疗手册》）

【参考文献】

[1] 何江波，刘光明，程永现. 泽漆的化学成分研究. 天然产物研究与开发，2010, 22(5): 731.

[2] 何江波，刘光明. 泽漆化学成分的初步研究. 大理学院学报，2010, 9(6): 5.

[3] 杨莉，陈海霞，高文远. 泽漆化学成分及其体外抗肿瘤活性研究. 天然产物研究与开发，2008, 20(4): 575.

[4] 庞维荣，杜晨晖，闫艳. 泽漆化学成分. 中国实验方剂学杂志，2011, 17(20): 118.

[5] 高丽，冯卫生. 泽漆的化学成分研究. 郑州：河南中医学院，2009.

[6] 陈嬿，唐宗俭，蒋福祥，等. 慢性气管炎药泽漆有效成分的研究Ⅰ. 药学学报，1979, 14(2): 91.

[7] 黄吉庚，朱雷. 泽漆止咳单体的临床研究. 中西医结合杂志，1985, 5(1): 39.

[8] 国家医药管理局中草药情报中心站. 植物有效成分手册. 北京：人民卫生出版社，1986: 567.

[9] 黄吉庚. 泽漆片的临床研究. 中成药研究，1981, (5): 27.

[10] 蔡鹰，陆瑜，梁秉文，等. 泽漆根体内抗肿瘤作用研究. 中药材，1999, (11): 579.

[11] 蔡鹰，王晶，梁秉文. 泽漆根体外抗肿瘤实验研究. 中药材，1999, (2): 85.

[12] 钱伯文. 抗癌中药的临床应用. 上海：上海人民出版社，1977: 1464.

[13] Yamamura S, et al. Tetra Lett, 1981, 22(52):5313.

[14] 杨莉，陈海霞，高文远. 泽漆化学成分及其体外抗肿瘤活性研究. 天然产物研究与开发，2008, 20: 575.

[15] 张军峰，马肖兵，詹瑧. 泽漆体外抗单纯疱疹病毒活性研究. 安徽农业科学，2008, 36(19): 8134.

[16] 张静，刘晨晨，周霞，等. 泽漆乙醇提取物灭螺机理初步研究. 中国血吸虫病防治杂志，2012, 24(5): 567.

[17] 陈学文. 泽漆粗提物对常见植物病原菌抑菌作用的初步研究. 浙江农业科学，2005, 3: 218.

[18] 周焱，刘暑艳，邹丽芳. 几种野生植物提取物抑菌作用研究. 中国野生植物资源，2004, 23(2): 30.

[19] 李钟文. 中药师实用手册. 北京：人民卫生出版社，2004.

[20] 中华医学，1962, (1): 32.

[21] Lone BA, Bandh SA, Chishti MZ, et al. Anthelmintic and antimicrobial activity of methanolic and aqueous extracts of Euphorbia helioscopia L..Trop Anim Health Prod, 2013, 45(3): 743.

[22] Kopaczewski W. Bull Soc Chem Biol, 1946, 28: 661.

[23] Watt J M. Medicinal and Poisonous Plants Southern and Estern Africa, 2nd Ed, 1962: 408.

[24] 郭晓庄. 有毒中草药大辞典. 天津：天津科技翻译出版公司，1992: 351.

[25] 许连珍，徐振华. 自拟泽漆萹蓄草藓汤治疗乳糜尿80例观察. 实用中医药杂志，1996, (3): 10.

[26] 盛仲灵，顾乃芳，吴季庄，等. 泽漆治疗银屑病的探讨. 安徽医学，1980, (1): 45-46.

[27] 吴昆仑，余小萍. 黄吉庚治咳喘善用泽漆. 上海中医药杂志，1996, (8): 34.

[28] 翟本超. 泽漆治疗复发性口疮78例. 浙江中医杂志，2004, (8): 331.

[29] 谭学宜，陈旭东. 泽漆煎液外洗治疗破溃性颈淋巴结结核. 中级医刊，1983, (9): 49.

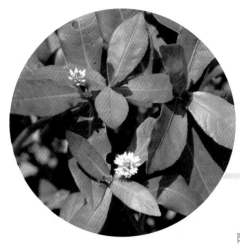

Kong xin xian
空心苋

Alternantherae Philoxeroidis Herba
[英] Alligator Alternanthera Herb

【别名】空心莲子草、水蕹菜、革命草、水花生、过塘蛇、假蕹菜、水马齿苋。

【来源】为苋科植物喜旱莲子草 *Alternanthera philoxeroides* (Mart.) Griseb. 的全草。

【植物形态】多年生草本。茎基部匍匐，着地节处生根，上部直立，中空，具分枝，幼茎及叶腋有白色或锈色柔毛，老时无毛。叶对生；叶片倒卵形或倒卵状披针形，长3~5cm，宽1~1.8cm，先端圆钝，有芒尖，基部渐狭，全缘，上面有贴生毛，边有睫毛。头状花序单生于叶腋，苞片和小苞片干膜质，白色，宿存；花被片白色，长圆形，雄蕊5，花丝基部合生成杯状，花药1室，退化雌蕊顶端分裂成窄条；子房1室，具短柄，有胚珠1颗，柱头近无柄。

【分布】广西全区均有栽培。

【采集加工】春、夏、秋季均可采收。除去杂草，洗净，鲜用或晒干用。

【药材性状】全草长短不一。茎扁圆柱形；有纵直条纹，有的两侧沟内疏生茸毛；表面绿色，微带紫红色；有的粗茎节处簇生棕褐色须状根；断面中空。叶对生，皱缩，展平后叶片长圆形、长圆状倒卵形或倒卵状披针形，先端尖，基部楔形，全缘，绿黑色，两面均疏生短毛。偶见头状花序单生于叶腋，直径约1cm，具总花梗；花白色。气微，味微苦涩。

【品质评价】以干燥、叶多、无杂质者为佳。

【药理作用】

1. 抗病毒 空心莲子草的有效成分对流行性出血热病毒（EHFV）感染的乳鼠具有显著的保护作用[1,2]。空心莲子草的石油醚、乙醚、醋酸乙酯提取物有抗单纯疱疹病毒（HSV）的作用[3]。空心莲子草制剂在细胞培养与鸡胚中做抑制流感病毒实验，结果证明12种制剂均能抑制甲、乙型流感病毒和副流感病毒仙台株[4]。空心莲子草注射液对亚洲流感病毒有抑制作用[5]。空心莲子草对柯萨奇病毒B3（CVB3）也有抑制作用[6]。空心莲子草对细胞的毒性作用低，在体外对登革病毒（DV）有抑制作用[7]。

2. 抑菌 空心莲子草对革兰阴性和阳性细菌均有显著的抗菌作用[8]。

3. 保肝 空心莲子草对化学性肝损伤和免疫性肝损伤均有保护作用[9,10]。

4. 毒性反应 空心莲子草注射液或水煮醇提浓缩物100g（生药）/kg和200g（生药）/kg，静脉注射，小鼠无一死亡，也无异常反应。小鼠静脉注射500%空

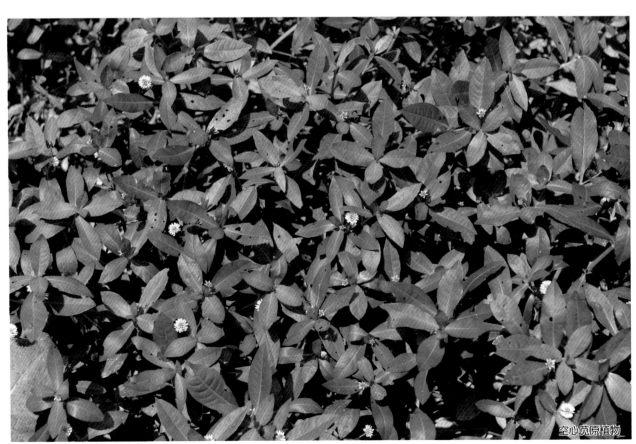

空心苋原植物

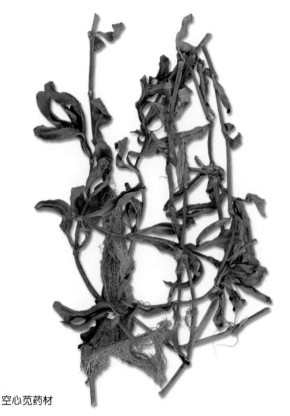

空心苋药材

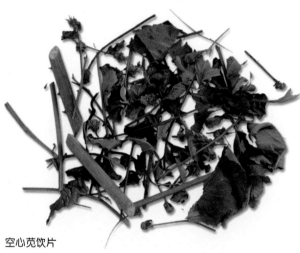

空心苋饮片

心莲子草注射液的 LD_{50} 为 455.4g（生药）/kg。健康人静脉滴注，100% 注射液，20 ～ 30g（生药）/kg，40 ～ 50 滴/min 速度，对心、肾、肝、脑、血压、血象及血清中离子（K^+、Na^+、Cl^-、Ca^{2+}）均无明显影响[11,12]。

【临床研究】

小儿重症水痘　共观察 77 例病例，均予以适当补液及维生素、能量等支持治疗。治疗组 45 例予以内服薏苡竹叶散：鲜空心苋 50g，薏苡仁、滑石、鸭跖草各 15g，茯苓 12g，连翘 9g，通草 4g，黄芩、淡竹叶、紫草、牛蒡子各 6g。加减：伴咳嗽痰多加桔梗、鱼腥草、杏仁，神昏抽搐加紫雪丹。以上剂量根据患儿年龄适当增减，每日 1 剂，水煎分 3 次服。外敷法：取新鲜空心苋 300g，洗净切碎榨汁 200ml，文火浓缩至 100ml，加白矾 10g，搅拌装瓶，日数次外敷患处。

对照组 32 例予以聚肌胞注射液 2mg 肌注，隔日 1 次；病毒唑注射液 15mg/（kg·d），加入 10% 葡萄糖注射液 250ml 中静滴；安乃近注射液或片剂 10mg/kg，肌注或口服，年幼者针剂滴鼻；或用消炎痛栓 1/3 ～ 1/2 粒塞肛。结果：77 例均全部治愈（热退身凉，无新出皮疹，疱疹全部结痂）。治疗组平均退热时间为 1.3 天，平均治愈时间为 4.7 天；对照组平均退热时间 2.5 天，平均治愈时间为 9.2 天。两组在退热及治愈时间均有显著性差异（$P<0.05$）[13]。

【性味归经】味苦、甘，性寒。归肺、心、肝、膀胱经。

【功效主治】清热凉血，解毒，利尿。主治咯血，尿血，感冒发热，麻疹不透，乙型脑炎，黄疸，淋浊，疟腮，湿疹，痈肿疔疮，毒蛇咬伤。

【用法用量】内服：煎汤，30 ～ 60g，鲜品加倍，或捣汁。外用：适量，捣敷，或捣汁涂。

【使用注意】脾胃虚寒者慎用。

【经验方】

1.带状疱疹　鲜空心苋全草。加洗米水捣烂绞汁抹患处。（《福建中草药》）

2.疗疖　鲜空心苋全草。捣烂调蜂蜜外敷。（《福建中草药》）

3.毒蛇咬伤　鲜空心苋全草120g ～ 240g。捣烂绞汁服，渣外敷。（《福建中草药》）

4.肺结核咯血　鲜空心苋全草120g，冰糖15g。水炖服。（《福建中草药》）

5.淋浊　鲜空心苋全草60g。水炖服。（《福建中草药》）

【参考文献】

[1] 杨占秋，张美英，刘建军，等.空心莲子草有效部位的分离与抗 EH2FV 的实验研究.实验和临床病毒学杂志，1989, 3(1): 39.

[2] 曲春枫，杨占秋，向近敏，等.空心莲子草有效部位对流行性出血热病毒感染乳鼠的保护作用.中国中药杂志，1993, 18(5): 304.

[3] 杨占秋，程丽.空心莲子草在体外对单纯疱疹病毒的抑制作用.华西药学杂志，1989, 4(4): 217.

[4] 邓麟瑞，朱景玉，徐惠堂，等.空心莲子草抑制流感病毒的实验研究.中华微生物和免疫杂志，1984, 4(3): 172.

[5] 武医微生物学教研室.螃蜞菊抑制病毒的研究.武汉医学院学报，1977, 6: 78.

[6] 申元英，杨占秋，邱雨石，等.空心莲子草抗柯萨奇病毒 B3 的实验研究.湖北中医杂志，1999, 21(4): 190.

[7] 蒋文玲，罗宪玲，邝素娟.空心莲子草抗登革病毒作用的实验研究.第一军医大学学报，2005, 25(4): 454-456.

[8] 武汉市螃蜞菊科研协作组.螃蜞菊制剂实验研究及临床应用.中草药通讯，1973(2): 28.

[9] 樊一桥，武谦虎，王雪梅，等.空心莲子草醇提物抗 CCl_4 肝损伤的实验研究.药学进展，2004, 28(1): 36.

[10] 武谦虎，樊一桥，洪敏，等.空心莲子草醇提物对小鼠免疫性肝损伤的保护作用.中国医院药学杂志，2006, 26(4): 373.

[11] 武汉市螃蜞菊科研协作组.中草药通讯，1973, (2): 92.

[12] 武汉市螃蜞菊科研协作组.新医学杂志，1975, (8): 375.

[13] 李桂芳.中药内服外敷治疗小儿重症水痘45例.浙江中医杂志，1999, (6): 248.

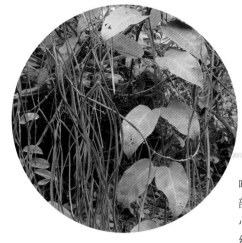

Lian zi teng

帘子藤

Pottsiae Laxiflorae Radix
[英] Laxflower Pottsia Root

【别名】菜豆藤、产后补、花拐藤根、厚皮藤、钩婆藤、泥藤母、红杜仲藤。

【来源】为夹竹桃科植物帘子藤 *Pottsia laxiflora*（Bl.）O.Ktze 的根。

【植物形态】常绿木质攀缘灌木。全株具乳汁；枝条柔弱；平滑，小枝被微毛。叶对生；叶片薄纸质，卵形或卵状长圆形，长 6 ~ 12cm，宽 3 ~ 7cm，先端急尖，基部圆形或浅心形，两面无毛；侧脉每边 4 ~ 6 条，斜曲上升，至叶缘前网结。总状式聚伞花序，花多数；花萼短，裂片宽卵形，外面被短柔毛，内面具腺体；花冠紫红色或粉红色，裂片 5，向右覆盖；雄蕊着生于花冠筒喉部，花丝被长柔毛，花药箭头状，基部具耳；子房被长柔毛，由 2 枚离生心皮组成；花盘环状 5 裂。蓇葖双生，线状长圆形，细而长，下垂，绿色。种子线状长圆形，先端具白色绢质种毛。

【分布】广西主要分布于苍梧、岑溪、藤县、金秀、来宾、灵山、防城、上思、龙州、邕宁、武鸣、马山、平果、靖西、东兰、河池。

【采集加工】春、夏季采收。洗净，切片晒干。

【药材性状】根略呈圆柱形，表面有皱缩，直径约为 1.0 ~ 2.5cm。表面呈灰黄色，质较重，易折断，断面黄白色，皮部较狭窄，木部宽广，可见放射性纹理。气微，味淡，嚼之麻舌。

【品质评价】以身干、条粗、断面黄白色、嚼之麻舌者为佳。

【药理作用】

毒性反应 误食帘子藤可引起胃肠道刺激，进而侵犯心脏，导致心跳停止而死亡[1]。

【性味归经】味苦、辛，性微温。归肝、肾经。

【功效主治】祛风湿，活血通络。主治风湿痹痛，跌打损伤，妇女闭经。

【用法用量】内服：煎汤，9 ~ 15g，鲜品 30 ~ 50g；或浸酒。

【使用注意】孕妇慎服。

【参考文献】

[1] 韦松基，黄祥远，陈华.两种有毒壮药的生药学研究.中国民族医药杂志，2008,(3): 41.

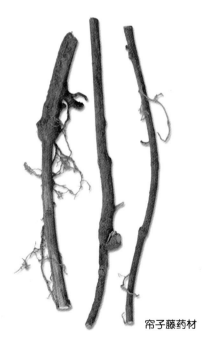

帘子藤药材

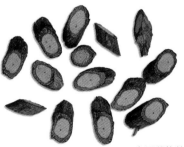

帘子藤饮片

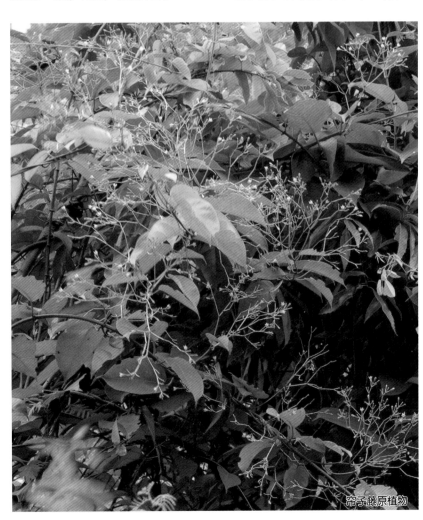

帘子藤原植物

Jian lan

建 兰

Cymbidii Ensifolii Herba seu Flos
[英] Ensileaf Cymbidium Herb or Flower

【别名】土续断、雄兰、骏河兰、剑蕙、建兰蜜。

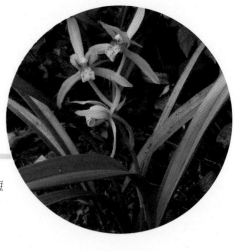

【来源】为兰科植物建兰 *Cymbidium ensifolium*（L.）Sw. 的全草或花。

【植物形态】假鳞茎卵球形，包藏于叶基之内。叶片带形，有光泽，长30～60cm，宽1～2.5cm，前部边缘有时有细齿，近基部具关节。花葶从假鳞茎基部发出，直立，一般短于叶；总状花序；花常有香气，色泽变化较大，通常为浅黄绿色而具紫斑；萼片近狭长圆形或狭椭圆形；侧萼片常向下斜展；花瓣狭椭圆形或狭卵状椭圆形，近平展；唇瓣近卵形，略3裂；侧裂片直立，多少围抱蕊柱，上面有小乳突；中裂片较大，外弯，边缘波状；唇盘上2条纵褶片从基部延伸至中裂片基

部，上半部向内倾斜并靠合，形成短管；蕊柱稍向前弯曲，两侧具狭翅。蒴果狭椭圆形。

【分布】广西主要分布于融水、龙胜、平南、靖西、那坡、隆林、昭平、河池、金秀。

【采集加工】全年可采。晒干或鲜用。

【药材性状】叶稍皱缩，展平呈带形，表面黄绿色，叶端部边缘有时有细齿，距叶基部2～4cm处有关节。假鳞茎包藏于叶基之内，常皱缩。

【品质评价】以干燥、无杂质、色鲜者为佳。

【化学成分】本品花含挥发性成分，主要有十六酸（palmitic acid）、十八烷基-

吗啉（octadecyl-morpholine）、5-乙基-3,12-二氧杂三环[4.4.2.0（1,6）]十二烷基-4-酮{5-ethyl-3,12-dioxatricyclo [4.4.2.0（1,6）]dodecan-4-one}、硬脂酸（stearic acid）、肉豆蔻酸异丙酯(isopropyl myristate)、油酸（oleic acid）[1]等。

【性味归经】味辛，性平。归肺、脾、肝经。

【功效主治】理气和中，止咳，明目。主治胸闷，腹泻，久咳，目生翳障。

【用法用量】内服：煎汤，3～9g。

【使用注意】气虚者慎用。

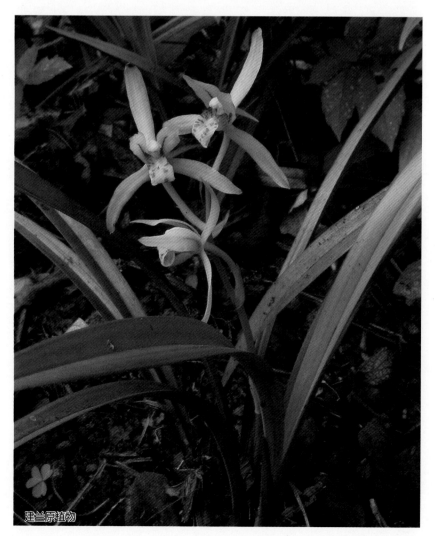

建兰原植物

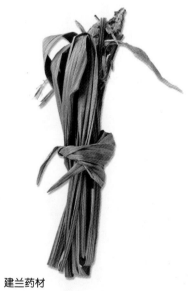

建兰药材

【经验方】

久嗽 建兰蜜花14朵。水炖服。（厦门《新疗法与中草药选编》）

【参考文献】

[1] 刘运权，罗玉容，闻真珍，等．三种建兰挥发性成分的比较分析．现代食品科技，2011，27(7): 863.

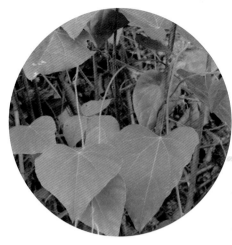

细圆藤

Xi yuan teng

Pericampyli Glauci Caulis et Folium
[英]Gryblue Pericampylus Stem and Leaf

【别名】广藤、蛤仔藤、青藤、铁线藤。

【来源】为防己科植物细圆藤 Pericampylus glaucus (Lam.) Merr. 的藤茎和叶。

【植物形态】攀缘木质藤本。枝常纤细下垂,嫩枝被灰黄色柔毛,老枝变无毛、紫褐色,具纵条纹。叶柄比叶片稍短,被毛;叶片纸质至薄革质,三角状卵形至三角状近圆形,先端钝,具小尖头,基部近截平至心形,幼时两面被绒毛,老时近无毛或仅脉上被毛,掌状脉通常5条。聚伞花序常伞房状,腋生,单生或2~3个簇生,被毛;花小,单性异株;萼片9,3轮,外轮较狭,内轮阔匙形;花瓣6;雄花的雄蕊5,相互聚合;雌花的心皮3,柱头2深裂。核果红色或紫色,内果皮骨质,阔倒卵形,甚扁,背部两侧有短圆锥状突起。

【分布】广西全区均有分布。

【采集加工】全年均可采收。洗净,切段,晒干。

【药材性状】本品常卷曲成团。根粗,长条状,多少弯曲,具横裂纹。茎通常被灰黄色绒毛,有条纹。叶皱缩,展平呈三角状卵形至三角状近圆形,长3.5~8cm,顶端钝或圆,有小凸尖,基部近截平至心形,边缘有圆齿或近全缘,两面被绒毛。叶柄长3~7cm,被绒毛。气微,味淡。

【品质评价】藤茎以身干、质柔韧,叶以色绿、无杂质者为佳。

【化学成分】本品含三萜类（triterpenes）成分,主要有 hopenone-B、hopenol-B、22-hydroxyhopan-3-one、erythrodiol-3-palmitate、5β,24-cyclofriedelan-3-one[1]。

【药理作用】

抗肿瘤 细圆藤枝叶提取物具有体外抗肿瘤活性[2]。干燥枝叶氯仿萃取物硬脂酸对人慢性髓性白血病 K562 细胞的增殖有一定抑制作用,在 100μg/ml

质量浓度下的抑制率为47%[1]。

【性味归经】味苦、辛,性凉。归肺、肝经。

【功效主治】清热解毒,息风止痉,祛除风湿。主治疮疡肿毒,咽喉肿痛,惊风抽搐,风湿痹痛,跌打损伤,毒蛇咬伤。

【用法用量】内服:煎汤,9~15g。外用:鲜叶适量,捣烂敷。

【使用注意】脾胃虚寒者慎用。

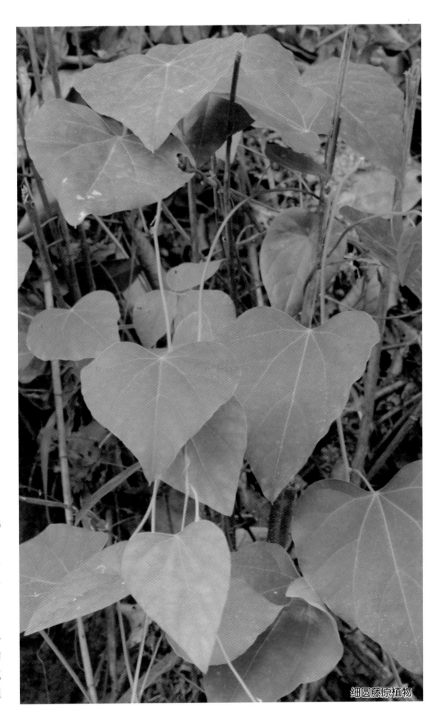

细圆藤原植物

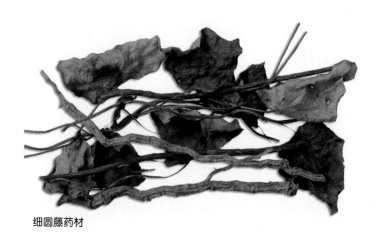

细圆藤药材

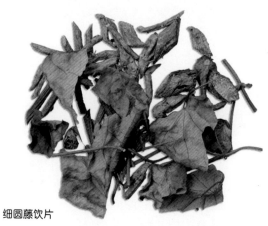

细圆藤饮片

【经验方】

1. 疮疖肿　细圆藤鲜叶，捣烂敷。（《湖南药物志》）
2. 毒蛇咬伤　细圆藤鲜叶，捣烂敷。（《湖南药物志》）
3. 小儿惊风　细圆藤 1 ~ 2 岁 3 ~ 6g，4 ~ 5 岁 9 ~ 15g。水煎服。（《浙江药用植物志》）

【参考文献】

[1] 赵卫权，崔承彬. 细圆藤的三萜类成分及其体外抗肿瘤活性. 中国药物化学杂志，2009, 19(3): 195.
[2] 李长伟，崔承彬，蔡兵，等. 南酸枣的芳香族化合物及其体外抗肿瘤活性. 中国药物化学杂志，2005, 15(3): 138.

九画

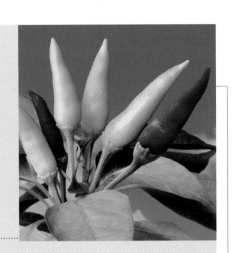

Zhen zhu cai

珍珠菜

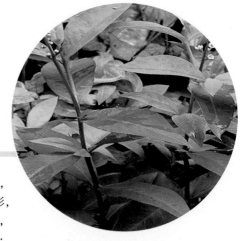

Lysimachiae Clethroidis Herba
[英]Clethra Loosestrife Herb

【别名】矮桃、黄参草、红根草、珍珠草、伸筋散、阉鸡尾、狼尾巴花。

【来源】为报春花科植物珍珠菜 *Lysimachia clethroides* Duby 的全草。

【植物形态】草本。全株多少被黄褐色卷曲柔毛。根茎横走，淡红色；茎直立，单一，圆柱形，基部带红色，不分枝。叶互生；叶卵状椭圆形或阔披针形，长 6～15cm，宽 2～5cm，先端渐尖，基部渐狭，边缘稍背卷，两面疏生毛和黑色腺点。总状花序顶生；花密集，常转向一侧，后渐伸长；苞片线状钻形，比花梗稍长；花萼 5 裂，裂片狭卵形，先端圆钝，周边膜质，有腺状缘毛；花冠白色，5 裂片，基部合生，裂片狭长圆形，先端圆钝；雄蕊内藏，5 数。花丝基部连合并贴生于花冠基部，分离部分被腺毛；花药长圆形；子房卵珠形，花柱稍短于雄蕊。蒴果近球形。

【分布】广西主要分布于全州、永福、乐业、凌云、隆林、那坡。

【采集加工】夏、秋两季采收。洗净，切段，晒干。

【药材性状】全草常缠结成团。基部可见少许黄棕色须根。茎纤细，不分枝，表面黄绿色或黄棕色，稍被毛。叶互生，叶片多皱缩，展平后呈卵状椭圆形或阔披针形，先端渐尖，基部渐狭，被疏毛，对光透视可见黑色腺点。有时可见总状花序或果序顶生。气微，味苦。

【品质评价】以干燥、色绿、叶多者为佳。

【化学成分】本品全草含（*Z*）- 马斯里酸 -3-*O*- 对香豆酸酯（3-*O*-*cis*-*p*-coumaroyl maslinic acid）、（*E*）- 马斯里酸 -3-*O*- 对香豆酸酯（3-*O*-*trans*-*p*-coumaroyl maslinic acid）、（*Z*）-2α- 羟基乌苏酸 -3-*O*- 对香豆酸酯（3-*O*-*cis*-*p*-coumaroyl-2α-hydroxyursolic acid）、（*E*）-2α- 羟基乌苏酸 -3-*O*- 对香豆酸酯（3-*O*-*trans*-*p*-coumaroyl-2α-hydroxyursolic acid）、（*Z*）- 委陵菜酸 -3-*O*- 对香豆酸酯（3-*O*-*cis*-*p*-coumaroyl tormentic acid）、（*E*）- 委陵菜酸 -3-*O*- 对香豆酸酯（3-*O*-*trans*-*p*-coumaroyl tormentic acid）[1]、山奈酚（kaempferol）、槲皮素（quercetin）、江户樱花苷（prunin）、异槲皮苷（isoquercitrin）、山奈酚 -3-*O*- 葡萄糖苷（kaempferol-3-*O*-glucoside）、山奈酚 -3-*O*- 芸香糖苷（kaempferol-3-*O*-rutinoside）、芦丁（rutin）、异鼠李素 -3-*O*-β-D- 芸香糖苷（isorhamnetin-3-*O*-β-D-rutinoside）、二氢山奈酚（dihydrokaempferol）、柚皮素（naringenin）、（-）- 表儿茶素（epicatechin）、圣草素（eriodictyol）、槲皮素 -3-*O*-（2,6- 二鼠李糖基葡萄糖苷）[quercetin-3-*O*-

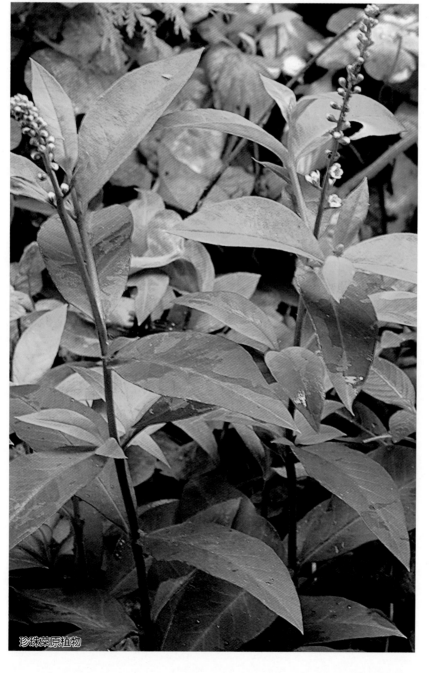

珍珠菜原植物

（2,6-dirhamnose glucoside）]、山奈酚 -3-O-（2,6- 二鼠李糖基葡萄糖苷）[kaempferol-3-O-(2,6-dirhamnose glucoside)][2]、山奈酚 -3-O-β-D- 半乳糖苷（kaempferol-3-O-β-D-galactoside）、山奈酚 -3-O-β-D-（6″-p- 香豆酰基）- 吡喃葡萄糖苷 [kaempferol-3-O-β-D-（6″-p-coumaroyl）-glucopyranoside]、异鼠李素（isorhamnetin）、槲皮素 -3-O-β-D- 葡萄糖苷（quercetin-3-O-β-D-glucoside）、槲皮素 -3′- 甲氧基 -3-O-β-D- 半乳糖苷（quercetin-3′-methoxy-3-O-β-D-galactoside）、quercetin-3-O-β-D-（6″-p-coumaroyl）-galactoside、4′-methoxy-5,6-dihydroxyisoflavone-7-O-β-D-glucopyranoside、4′- 羟基 -二氢黄酮 -7-O-β-D- 葡萄糖苷（4′-hydroxy-dihydroflavone-7-O-glucoside）[3]、正十六烷酸（palmitic acid）、对羟基苯甲酸（p-hydroxybenzoic acid）、东莨菪酸（gelseminic acid）、原儿茶酸（protocatechuic acid）、木犀草素（luteolin）、山奈酚 -7-O- 葡萄糖苷（kaempferol-7-O-glucoside）、蒙花苷（linarin）、红毛紫钟苷 E（ardisimamiloside E）[4]、山奈素 -3-O-β-D-（2-O-β-D- 葡萄糖苷）葡萄糖苷 [kaempferol-3-O-β-D-（2-O-β-D-glucoside）glucoside]、（＋）- 儿茶素 [（＋）-catechin]、（－）- 表儿茶素 [（－）-epicatechin]、（＋）-没食子儿茶素 [（＋）-gallocatechin]、（－）- 表没食子儿茶素 [（－）-epigallocatechin]、(E)-2,3,5,4′-tetrahydroxystilbene-2-O-β-D-glucopyranoside、2,3,5,4′-tetrahydroxystilbene-3-O-β-D-glucopyranoside[5]。

【药理作用】

1. 抗肿瘤　荷白血病 L1210 小鼠给予 200mg/kg 珍珠菜提取物 ZE，其抑瘤率达 45%，药物作用 48h 的半数抑制量（IC$_{50}$）为 39.87μg/ml[6]。珍珠菜黄酮苷对小鼠 L615 白血病有抑制作用，3/6 小鼠能长期存活，长期存活小鼠肝脾病理形态观察比起模型组白血病细胞浸润轻微，肝脾结构尚存在，说明本品有破坏白血病细胞作用[7]。珍珠菜总黄酮苷（ZTF）可抑制白血病 HL-60 及 K562 细胞的增殖，而 400mg/kg 对肝癌 H22 实体瘤有抑制作用，抑瘤率达 30% 以上，同时可下调小鼠肝癌 H22 肿瘤组织中增殖细胞核抗原（PCNA）的阳性表达[8]。ZTF 能直接损伤肿瘤细胞脱氧核苷酸（DNA）及干扰细胞某些蛋白的合成[9]。珍珠菜浸膏对环磷酰胺引起的骨髓抑制有一定的保护作用，亦能抑制 HL-60 及 K562 细胞的增殖[10]。100μg/ml 珍珠菜提取物（ZE4）可诱导人肝癌（SMMC-7721）细胞发生凋亡[11]。ZE4 亦可抑制宫颈癌 HeLa 细胞的增殖和迁移，并诱导细胞凋亡，药物作用 48h 的 IC$_{50}$ 为 40.56mg/L；对荷宫颈癌 U14 小鼠给予 400mg/kg 药物，其抑瘤率较高，对宫颈癌具有明显的抑制作用[12]。珍珠菜黄酮苷 273mg/kg，连续腹腔注射 7 天，对大鼠肉瘤 W256 有抑制作用；625mg/kg 剂量，连续注射 10 天左右，可抑制小鼠肿瘤 L1- 皮下型、小鼠肉瘤 S180、U14、肝癌腹水型（HAC）转实体（HSC）、艾氏腹水型（EAC）转实体（ESC），对小鼠网状细胞肉瘤腹水型（ARS）有延长生命作用，破坏 ARS 细胞，并抑制瘤细胞的有丝分裂[13]。

2. 抑菌　全草 50% 煎剂对金黄色葡萄球菌有抑制作用[14]。

3. 毒性反应　小鼠一次腹腔注射珍珠菜黄酮苷，观察 6 天，半数致死量（LD$_{50}$）为 1450mg/kg，动物死亡均在 6h 内。

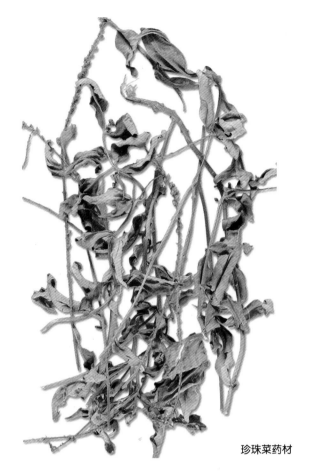

珍珠菜药材

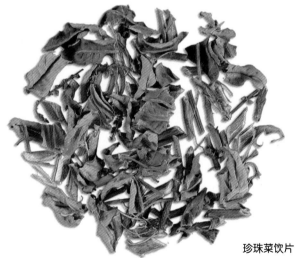

珍珠菜饮片

死亡动物脏器呈血管扩张，瘀血肿胀，血管内凝血；未死动物于第 6 日处死，唯见肝细胞空泡状或气球状变性，肝窦消失[10]。

【性味归经】味苦、辛，性平。归肝、肾、膀胱经。

【功效主治】清热利湿，活血散瘀，解毒消痈。主治水肿，热淋，黄疸，痢疾，风湿热痹，带下，经闭，跌打，骨折，外伤出血，乳痈，疔疮，蛇咬伤。

【用法用量】内服：煎汤，15～30g；或泡酒；或鲜品捣汁。外用：适量，煎水洗；或鲜品捣敷。

【使用注意】孕妇忌用。

【经验方】

1.跌打损伤 ①珍珠菜根、马兰根各15g。酒水各半煎服。(《江西草药》)②鲜珍珠菜、五爪龙等量。捣烂,敷伤处。(《湖北中草药志》)

2.蛇咬伤 狼尾巴草1棵,打烂混酒调和涂伤口处。(《江苏药材志》)

3.流火肿毒 珍珠菜根15～30g,金银花藤30g。煎水冲黄酒、红糖服。渣外敷。或加用蛇根草15g,服法同前。(江西《草药手册》)

4.急性淋巴管炎 鲜珍珠菜捣烂外敷,干则更换;另用珍珠菜、金银花各15g,牛膝9g。煎服。(《安徽中草药》)

5.跌打损伤,风湿性关节炎 阔鸡尾根60g,泡酒500ml,5～7天后可服,每次5～19ml,每日2次。(《云南中草药选》)

6.乳痈 珍珠菜根15g,葱白7个。酒水各半煎服。(《江西草药》)

7.咽喉肿痛 ①鲜珍珠菜根、鲜青木香根各9g。切碎捣烂。加开水适量,揩汁服。(《江西草药》)②珍珠菜、连翘各9g,薄荷4.5g(后下)。水煎服。(《安徽中草药》)

8.咳嗽痰喘 狼尾巴花12g,苏子、紫菀各9g,甘草6g。水煎服。(《宁夏中草药手册》)

9.口鼻出血 珍珠菜鲜根30g,茜草15g。水煎服。(《湖南药物志》)

10.水肿胀满 阔鸡尾根15g,玉米须30g。水煎服。(《宁夏中草药手册》)

11.尿路感染 珍珠菜、萹蓄各15g,车前草30g。水煎服。(《安徽中草药》)

12.黄疸型肝炎 狼尾巴花、茵陈各15g,柴胡9g。水煎服。(《宁夏中草药手册》)

13.痢疾 ①狼尾巴花12g,黄柏9g,水煎服。(《宁夏中草药手册》)②珍珠菜、铁苋菜各15g。煎服。(《安徽中草药》)

14.白带 珍珠菜、平地木各15g,椿根白皮9g。煎服。(《安徽中草药》)

15.经闭 ①山高粱30g,小血藤15g。酒水各半煨服。(《贵州草药》)②珍珠菜鲜根30g,茜草15g。水煎,黄酒、红糖冲服。(江西《草药手册》)

16.月经不调 红丝毛、益母草各9g,月月红、马鞭草各6g。水煎服。(《陕西中草药》)

17.月经过多 珍珠菜、金樱子根各30g,棕榈根15g。水煎服。每日1剂。(江西《草药手册》)

18.小儿疳积 ①珍珠菜根18g,鸡蛋1个。水煎,服汤食蛋。(《江西草药》)②珍珠菜根30g,铁扫帚15g,精肉60g。炖服。(江西《草药手册》)

【参考文献】

[1] 许琼明,唐丽华,李夏,等.珍珠菜中五环三萜-3-O-对香豆酸酯类化学成分的分离鉴定.中国药学杂志,2010,45(11):825.

[2] 吴威,王春枝,李夏,等.珍珠菜抗肿瘤有效部位化学成分研究.中草药,2011,42(1):38.

[3] 丁林芬,郭亚东,吴兴德,等.珍珠菜黄酮类化学成分研究.中成药,2010,32(5):827.

[4] 邹海艳,屠鹏飞.珍珠菜化学成分的研究.中草药,2009,40(5):704.

[5] 万近福,杨昌红,董明,等.珍珠菜的化学成分研究.天然产物研究与开发,2011,23(1):59.

[6] 张威,唐丽华,梁中琴,等.珍珠菜提取物对白血病细胞的抑制作用.抗感染药学,2007,4(2):62.

[7] 鄂少延.珍珠菜黄酮苷对L615白血病的实验研究.新医学,1981,12(6):293.

[8] 唐丽华,徐向毅,游本刚,等.珍珠菜总黄酮苷的抗肿瘤作用及机制研究.上海中医药杂志,2007,41(5):74.

[9] 唐丽华,游本刚,徐向毅,等.珍珠菜总黄酮苷诱导HL-60细胞凋亡作用的研究.上海中医药大学学报,2007,21(1):54.

[10] 徐向毅,唐丽华,梁中琴,等.珍珠菜提取物抗肿瘤作用的初步研究.中国野生植物资源,2003,22(2):31.

[11] 唐丽华,王祎茜,游本刚,等.珍珠菜提取物ZE4对SMMC-7721肿瘤细胞凋亡的诱导作用.上海中医药杂志,2010,44(3):58.

[12] 王祎茜,唐丽华,梁中琴,等.珍珠菜提取物ZE4对宫颈癌抑制作用的初步研究.中国药理学通报,2007,23(7):925.

[13] 鄂少延.珍珠菜黄酮苷抗肿瘤作用的实验研究.新医学,1977,8(3):112.

[14] 南京药学院《中草药学》编写组.中草药学(中册).南京:江苏人民出版社,1976:810.

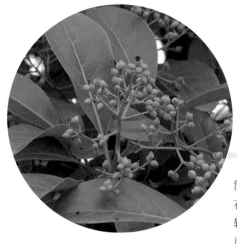

Shan　hu　shu

珊瑚树

Viburni Odoratissimi Cortex seu Folium
[英]Sweet Arrowwood Bark or Leaf

【别名】利桐木、鸭屎木、猪肚木、早禾树。

【来源】为忍冬科植物珊瑚树 Viburnum odoratissimum Ker-Gawl. 的树皮、叶。

【植物形态】常绿灌木或小乔木。枝有突起的小瘤状皮孔。冬芽有 1 ~ 2 对卵状披针形的鳞片。叶革质，椭圆形至矩圆形或矩圆状倒卵形至倒卵形，基部宽楔形，边缘上部有不规则浅波状锯齿或近全缘，下面有时散生暗红色微腺点，脉腋常有集聚簇状毛和趾蹼状小孔。圆锥花序顶生或生于侧生短枝上，宽尖塔形，总花梗扁，有淡黄色小瘤状突起；花芳香，通常生于花序轴的第二至第三级分枝上；萼筒筒状钟形，萼檐碟状，齿宽三角形；花冠白色，后变黄白色，有时微红，辐状，裂片反折，圆卵形；雄蕊略超出花冠裂片；柱头头状，不高出萼齿。果实先红色后变黑色，卵圆形或卵状椭圆形。种子卵状椭圆形，浑圆，有 1 条深腹沟。

【分布】广西主要分布于融水、梧州、容县、桂平、贵港、防城。

【采集加工】叶和树皮于春、夏季采收。切片晒干。

【药材性状】树皮呈板块状或两边稍向内卷的块片，厚 1 ~ 4mm，大多数已除去栓皮。表面灰色或灰褐色，有突起的小瘤状皮孔。质脆，易折断，折断面略粗糙，可见纤维。叶革质，椭圆形至矩圆形或矩圆状倒卵形至倒卵形，长 7 ~ 20cm；先端短尖至渐尖而钝头，基部宽楔形，上面深绿色，有光泽，下面有时散生暗红色微腺点。

【品质评价】以皮厚而大、叶多、色绿者为佳。

【化学成分】本品含有二萜（diterpenes）、三萜（triterpenes）、黄酮（flavonoids）和香豆素苷类（coumarins）等化合物。叶中含以 vibsanin 型为特征的二萜类化合物，分为十一元环型、七元环型和重排型 3 种亚型结构。其中十一元环形的母核是蛇麻烷型骨架加一个 5 碳侧链，主要有英蒾宁 A（vibsanin A）、英蒾宁 B（vibsanin B）、英蒾宁 F（vibsanin F）[1]、英蒾宁 P-V（vibsanin P-V）[2]、英蒾宁 L（vibsanin L）和 14- 羟基英蒾宁 F（14-hydroxyvibsanin F）[3]、英蒾宁 A(vibsanin A）、英蒾宁 B（vibsanin B）[4]；七元环型二萜类化合物主要有英蒾宁 C-E

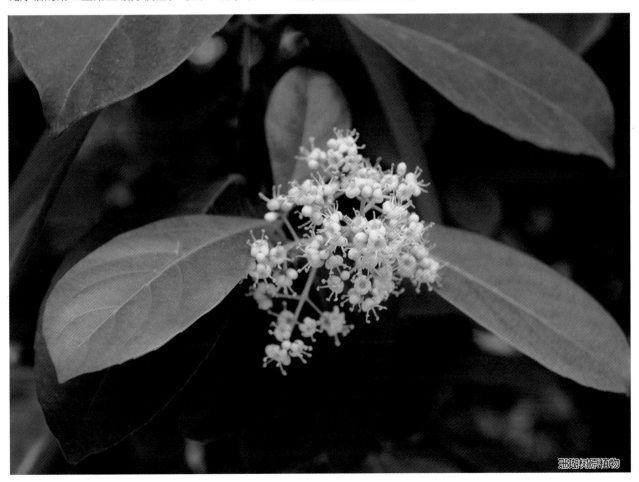

珊瑚树原植物

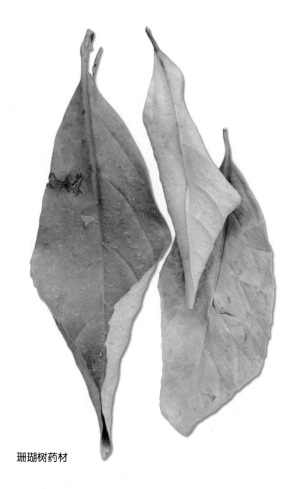

珊瑚树药材

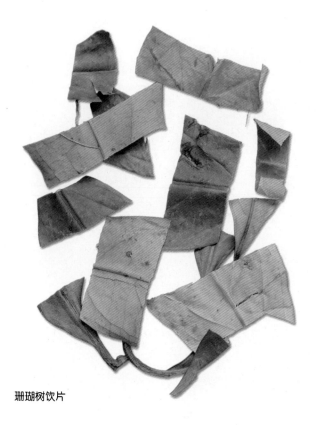

珊瑚树饮片

（vibsanin C-E）[1]、荚蒾宁 W（vibsanin W）[2]、荚蒾宁 I（vibsanin I）、14R*,15- 环氧荚蒾宁 C（14R*,15-epoxyvibsanin C）和 14S*, 15- 环氧荚蒾宁 C（14S*, 15-epoxyvibsanin C）[3]、荚蒾宁 G,H,K（vibsanin G,H,K）、18-O- 甲基荚蒾宁 K（18-O-methylvibsanin K）和 15, 18- 双 -O- 甲基荚蒾宁 H（15, 18-di-O-methylvibsanin H）[5]、3- 羟基荚蒾宁 E（3-hydroxyvibsanin E）[6]、aldovibsanin A、7-epi-aldovibsanin A 和 aldovibsanin B [7]、5- 表荚蒾宁 C（5-epi-vibsanin C）、5- 表荚蒾宁 H（5-epi-vibsanin H）、5- 表荚蒾宁 K（5-epi-vibsanin K）、18-O- 甲基 -5- 表荚蒾宁 K（18-O-methyl-5-epi-vibsanin K）和 5- 表荚蒾宁 E（5-epi-vibsanin E）[8]、呋喃糖荚蒾宁 A（furanovibsanin A）、3-O- 甲基呋喃糖荚蒾宁 A（3-O-methylfuranovibsanin A）、呋喃糖荚蒾宁 F（furanovibsanin F）、呋喃糖荚蒾宁 B（furanovibsanin B）、表呋喃糖荚蒾宁 B（epi-furanovibsanin B）、呋喃糖荚蒾宁 C（furanovibsanin C）、呋喃糖荚蒾宁 D（furanovibsanin D）、呋喃糖荚蒾宁 E（furanovibsanin E）和呋喃糖荚蒾宁 G（furanovibsanin G）[9]、5- 表荚蒾宁 G（5-epi-vibsanin G）、18-O- 甲基荚蒾宁 G（18-O-methylvibsanin G）、荚蒾宁 M（vibsanin M）和 aldovibsanin C [10]、荚蒾宁 O（vibsanin O）[11]、环荚蒾宁 A（cyclovibsanin A）、15-O- 甲基环荚蒾宁 A（15-O-methylcyclovibsanin A）、15-O- 甲基环荚蒾宁 B（15-O-methylcyclovibsanin B）和 3- 羟基 -15-O- 甲基环荚蒾宁 A（3-hydroxy-15-O-methylcyclovibsanin A）[12]、荚蒾宁 J（vibsanin J）[13]；重排型二萜化合物主要有新荚蒾宁 A（neovibsanin A）、新荚蒾宁 B（neovibsanin B）、新荚蒾宁 C（neovibsanin C）、新荚蒾宁 D（neovibsanin D）、新荚蒾宁 H（neovibsanin H）、新荚蒾宁 I（neovibsanin I）、新荚蒾宁 G（neovibsanin G）[14-18]、7- 表新荚蒾宁 D（7-epi-neovibsanin D）、15-O- 甲基新荚蒾宁 F（15-O-methylneovibsanin F）、14-O- 甲基新荚蒾宁 F（14-epi-15-O-methylneovibsanin F）、15-O- 甲基 -18- 氧化新荚蒾宁 F（15-O-methyl-18-oxoneovibsanin F）、2-O- 甲基新荚蒾宁 H,I（2-O-methylneovibsanin H,I）和 14- 表新荚蒾宁 G（14-epi-neovibsanin G）[18]。

三萜类化合物分为羽扇豆烷型和齐墩果烷型。羽扇豆烷型主要有 6α- 羟基 - 羽扇烷 -20（29）- 烯 -3- 酮 -28- 酸 [6α-hydroxy-lupane-20（29）-en-3-on-28-oic acid]、6β- 羟基 - 羽扇烷 -20（29）-3- 酮 -28- 酸 [6β-hydroxy-lupane-20（29）-3-on-28-oic acid] 和羽扇烷 -20（29）- 烯 -3- 酮 -28- 酸 [lupane-20（29）-en-3-on-28-oic acid][19]、6β- 羟基 - 羽扇烷 -20（29）- 烯 -3- 氧代 -27, 28- 二酸 [6β-hydroxy-lupane-20（29）-en-3-oxo-27, 28-dioic acid] 和 6α- 羟基 - 羽扇烷 -20（29）- 烯 -3- 氧代 -27, 28- 二酸 [6α-hydroxy-lupane-20（29）-en-3-oxo-27, 28-dioic acid][4]、6β- 羟基 -3, 20- 二氧代基 -30- 去甲羽扇烷 -28- 酸（6β-hydroxy-3, 20-dioxo-30-norlupane-28-oic acid）、3, 4- 裂羽扇烷 -4, 20- 二羟基 -3, 28- 二酸 -3- 酸甲酯（3, 4-seco-lupane-4, 20-dihydroxy-3, 28-dioic acid-3-oic acid methyl ester）、3β- 羟基 - 羽扇烷 -12- 烯 -28- 酸（3β-hydroxy-lupane-12-en-28-oic acid）、6β,30- 羟基 -3- 氧代 - 羽扇烷 -20（29）-28- 酸 [6β,30-dihydroxy-3-oxo-lupane-20（29）-28-oic acid]、3β,20- 双羟基 - 羽扇烷 -28- 酸（3β,20-dihydroxylupane-28-oic acid）[20]；齐墩果烷型化合物：3β- 羟基 - 土当归烯 -12- 烯 -28- 酸（3β-hydroxy-oleanene-12-en-28-oic acid）、3β,6β- 双羟基 - 土当归烯 -12- 烯 -28- 酸（3β,6β-dihydroxy-oleanene-12-en-28-oic acid）[20]、3β, 28- 双羟基 -12- 土当归烯 -1- 酮（3β, 28-dihydroxy-12-oleanene-1-one）、3β, 28- 双羟基 -12- 土当归烯 -11- 酮（3β, 28-dihydroxy-12-oleanene-11-one）、羟基锥栗烯酮（castanopsone）、13,28- 环氧 -11- 土当归烯 -3- 酮（13,28-epoxy-11-oleanene-3-one）[21]。

黄酮类化合物主要有槲皮素（quercetin）、芦丁（rutin）[22]、山柰酚 -3-O-β-D- 吡喃葡萄糖基 -（1→2）-β-D- 吡喃半乳糖苷 [kaempferol -3-O-β-D-glucopyranosyl -（1→2）-β-D-galactopyranoside]、山柰酚 -3- 槐糖苷（kaempferol -3-sophoroside）、山柰酚 -3-O-β-D- 吡喃葡萄糖苷（kaempferol -3-O-β-D-glucopyranoside）、黄芩苷（baicalin）、异槲皮苷（iso-quercitrin）、槲皮素 -3-O-β-D- 吡喃葡萄糖基 -（1→2）-β-D- 吡喃半乳糖苷 [quercetin -3-O-β-D-glucopyranosyl-（1→2）-β-D-galactopyranoside] 和槲皮素 -3- 槐糖苷（quercetin -3- sophoroside）[23]。

香豆素苷类化合物主要有 2′, 6′- 双 -O- 乙酰基东莨菪内酯（2′,6′-di-O-acetylscopolin）、3′, 6′- 双 -O- 乙酰基东莨菪内酯（3′, 6′-di-O-acetylscopolin）、2′-O- 乙酰基东莨菪内酯（2′-O-acetylscopolin）和 6′-O- 乙酰基东莨菪内酯（6′-O-acetylscopolin）[19]。

此外，本品还含绿原酸（chlorogenic acid）、琥珀酸（succinic acid）[22]。

【药理作用】

对动植物的影响 从珊瑚树叶中分离提取的荚蒾宁 A 是一种新的杀鱼成分，对宽鳍青鳉鱼 24h 平均耐受限量为 0.8 μg/ml，荚蒾宁 B 是一种新的植物生长抑制剂，对水稻秧苗根生长的半数抑制浓度（IC_{50}）为 57 μg/ml[24]。

【性味归经】味辛，性温。归肺、肝经。

【功效主治】散寒除湿，通经活络，拔毒生肌。主治风寒感冒，风湿痹痛，跌打肿痛，骨折。

【用法用量】内服：煎汤，根 9 ~ 15g；树皮 30 ~ 60g。外用：适量，取鲜叶，捣烂外敷。

【使用注意】阴虚内热及热盛者忌服。

【参考文献】

[1]Kawazu K. Isolation of vibsanines A, B, C, D, E and F from Viburnum odoratissimum . Agric Biol Chem, 1980, 44: 1367.

[2]El-Gamal AAH, Wang SK, Duh CY. New diterpenoids from Viburnum awabuki . J Nat Prod, 2004, 67: 333.

[3]Kubo M, Chen IS, Fukuyama Y. Vibsane-type diterpenes from Taiwanese Viburnum odoratissimum . Chem Pharm Bull, 2001, 49: 242.

[4]Shen YC, Prakash CVS, Wang LT, et al. New vibsane diterpenes and lupane triterpenes from Viburnum odoratissimum . J Nat Prod, 2002, 65: 1052.

[5]Minami H, Anzaki S, Kubo M, et al. Structures of new seven-membered ring vibsane-type diterpenes isolated from leaves of Viburnum awabuki . Chem Pharm Bull, 1998, 46: 1194.

[6]Fukuyama Y, Minami H, Kagawa M, et al. Chemical conversion of vibsanin C to vibsanin E and structure of 3-hydroxyvibsanin E from Viburnum awabuki . J Nat Prod, 1999, 62: 337.

[7]Kubo M, Chen IS, Minami H, et al. Aldovibsanins, enol ester free vibsane-type diterpenes from Viburnum odoratissimum . Chem Pharm Bull, 1999, 47: 295.

[8]Fukuyama Y, Minami H, Matsuo A, et al. Seven-membered vibsane-type diterpenes with a 5, 10-cis relationship from Viburnum awabuki . Chem Pharm Bull, 2002, 50: 368.

[9]Fukuyama Y, Kubo M, Fujii T, et al. Structures of furanovibsanins A-G from Viburnum awabuki . Tetrahedron Lett, 2002, 58: 10033.

[10]Shen YC, Lin CL, Chien SC, et al. Vibsane diterpenoids from the leaves and flowers of Viburnum odoratissimum . J Nat Prod, 2004, 67: 74.

[11]Duh CY, El-Gamal AH, Wang SK. Vibsanin O, a novel diterpenoid from Viburnum awabuki . Tetrahedron Lett, 2003, 44: 9321.

[12]Fukuyama Y, Morisaki M, Minoshima Y, et al. Cyclovibsanins, unprecedented seven-membered vibsane-type diterpenes from Viburnum awabuki . Lett Org Chem, 2004, 1: 189.

[13]Fukuyama Y, Kubo M, Esumi T, et al. Chemistry and biological activities of vibsane-type diterpenoids . Heterocycles, 2010, 81: 1571.

[14]Fukuyama Y, Minami H, Takeuchi K, et al. Neovibsanines A and B, unprecedented diterpenes from Viburnum awabuki . Tetrahedron Lett, 1996, 37: 6767-6770.

[15]Fukuyama Y, Minami H, Yamamoto I, et al. Neovibsanins H and I, novel diterpenes from Viburnum awabuki . Chem.Pharm Bull, 1998, 46: 545.

[16]Kubo M, Minami H, Hayashi E, et al. Neovibsanin C, a macrocyclic peroxide-containing neovibsane-type diterpene from Viburnum awabuki . Tetrahedron Lett, 1999, 40: 6261.

[17]Kubo M, Fujii T, Hioki H, et al. Spirovibsanin A, an unprecedented vibsane-type 18-norditerpene from Viburnum awabuki . Tetrahedron Lett, 2001, 42: 1081.

[18]Fukuyama Y, Kubo M, Minami H, et al. Rearranged vibsanetype diterpenes from Viburnum awabuki and photochemical reaction of vibsanin B . Chem Pharm Bull, 2005, 53: 72.

[19]Kuroyanagi M, Shiotsu M, Ebihara T, et al. Chemical studies on Viburnum awabuki K. Koch . Chem Pharm Bull, 1986, 34: 4012.

[20]El-Gamal AA. Cytotoxic lupane-, secolupane-, and oleananetype triterpenes from Viburnum awabuki . Nat Prod Res, 2008, 22: 191.

[21]Kagawa M, Minami H, Nakahara M, et al. Oleanane-type triterpenes from Viburnum awabuki . Phytochemistry, 1998, 47: 1101.

[22]苏竟驰. 旱禾树的化学成分研究 . 植物学报, 1983, 25(1): 91.

[23]Kikuchi M, Matsuda N, Sugimoto T. Flavonoid glycosides from Leaves of Viburnum awabuki, a fish poison plant . Nat Med, 1995, 49: 219.

[24]Kawazu K. Agric Biol Chem, 1980, 44(6): 1367.

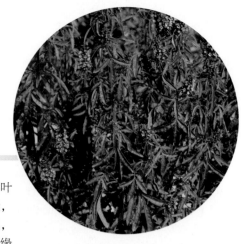

jing jie
荆 芥

Schizonepetae Herba
[英] Fineleaf Schizonepeta Herb

【别名】小茴香、假苏、四棱杆蒿。

【来源】为唇形科植物裂叶荆芥 *Schizonepeta tenuifolia*（Benth.）Briq. 的全草。

【植物形态】草本。茎四棱形，多分枝，被灰白色疏短柔毛，茎下部的节及小枝基部通常微红色。叶通常为指状三裂，长 1 ~ 3.5cm，宽 1.5 ~ 2.5cm，先端锐尖，基部楔状渐狭并下延至叶柄，裂片披针形，中间的较大，全缘，草质，上面暗橄榄绿色，被微柔毛，下面带灰绿色，被短柔毛，脉及边缘较密，有腺点。花序为多数轮伞花序组成的顶生穗状花序，通常生于主茎上的较大而多花，生于侧枝上的较小而疏花，但均为间断的；苞片叶状，小苞片线形，极小。花萼管状钟形，被灰色疏柔毛，具 15 脉，齿 5，三角状披针形或披针形。花冠青紫色，外被疏柔毛，内面无毛，冠筒向上扩展，冠檐二唇形，上唇先端 2 浅裂，下唇 3 裂，中裂片最大。雄蕊 4，后对较长，均内藏，花药蓝色。花柱先端 2 裂。小坚果长圆状三棱形，褐色。

【分布】广西全区均有栽培。

【采集加工】全年均可采收。洗净，切段，晒干。

【药材性状】茎四棱形，四面有纵沟，上部有分枝；表面淡黄绿色或淡紫红色，被短柔毛。质轻脆，易折断，断面纤维性，类白色。叶对生，多已脱落，叶片 3 ~ 5 羽状分裂，裂片细长。枝顶端着生穗状轮伞花序，花冠多已脱落，花萼宿存，黄绿色或淡棕色，被短柔毛，内藏褐色的小坚果。气芳香，味微涩而辛凉。

【品质评价】以色浅绿、穗长而密、香气浓者为佳。

【化学成分】本品含挥发油（volatile oils）、黄酮类（flavones）、酚酸类（phenolic acids）、萜类（terpenes）等化学成分。

干燥地上部分含挥发油，其中主要成分为胡薄荷酮（pulegone）、薄荷酮（menthone）、异薄荷酮（*iso*-menthone）、异胡薄荷酮（*iso*-pulegone）、乙基戊基醚（ethylpentylether）、3- 甲基环戊酮（3-methylcyclopentanone）、3- 甲基环己酮（3-methylnadone）、苯甲醛（benzaldehyde）、1- 辛烯 -3- 醇（1-octene-3-alcohol）、3- 辛酮（3-octanone）、3- 辛醇（3-octanol）、聚伞花素（cymene）、柠檬烯（limonene）、新薄荷醇（neomenthol）、薄荷醇（menthol）、辣薄荷酮（piper-

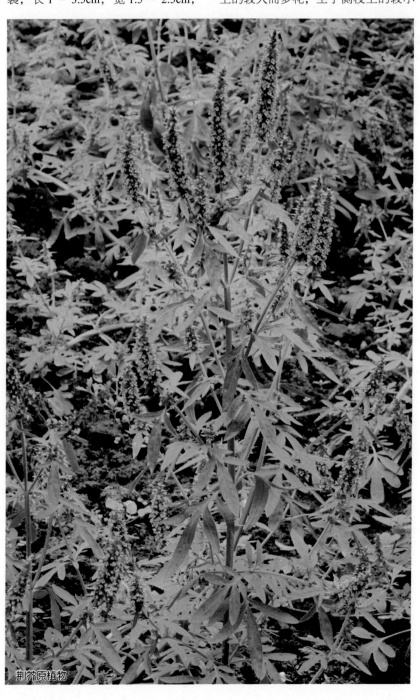

荆芥原植物

itone）、辣薄荷二烯酮（piperitenone）、葎草烯（humulene）、丁香烯（caryophyllene）、β- 蒎烯（β -pinene）、3,5- 二甲基 -2- 环己烯 -1- 酮（3,5-dimethyl-2-cyclohexen-1-ketone）、乙烯基二甲苯（ethenyl dimethyl benzene）、桉叶素（cineole）、葛缕酮（carvone）、二氢葛缕酮（dihydrocarvone）、马鞭草烯酮（verbenone）[1]。

花穗中含单萜类成分荆芥苷 A（schizonepetoside A）、荆芥苷 B（schizonepetoside B）[2]、荆芥苷 C（schizonepetoside C)[3]、荆芥苷 D（schizonepetoside D）、荆芥苷 E（schizonepetoside E）[4]、荆芥醇（schizonol）、荆芥二醇（schizonodiol）[4]。还含黄酮类成分香叶木素 [4]、木犀草素（luteolin）、橙皮苷（hesperidin）[4,5]、5,7- 二羟基 -6,4'- 二甲氧基黄酮（5,7-dihydroxyl-6,4'-dimethoxy flavone）、5,7- 二羟基 -6,3',4'- 三甲氧基黄酮（5,7-dihydroxyl-6,3',4'-trimethoxy flavone）、5,7,4'-三羟基黄酮（5,7,4'-trihydroxy flavone）、5,4'- 二羟基 -7- 甲氧基黄酮（5,4'- dihydroxyl-7-methoxy flavone）[5]。并含五环三萜类成分熊果酸（ursolic acid）、甾醇类成分胡萝卜苷（daucosterol）、内酯成分 3- 羟基 -4（8）- 烯 -p- 薄荷烷 -3（9）-内酯 [3-hydroxy-4（8）-en-p-menthane-3（9）-lactone][5]。尚含酚酸类成分咖啡酸（caffeic acid）、迷迭香酸（rosmarinic acid）、迷迭香酸单甲酯（rosmarinic acid monomethyl ester）、荆芥素 A（schizotenuin A）[6]、1- 羧基 -2-（3,4- 二羟基苯基）乙基 -（E）-3-{3- 羟基 -4-[（E）-1- 甲氧基羰基 -2-（3,4- 二羟基苯基）- 乙烯氧基]} 丙烯酸酯[7]、（E）-3-{3-1[1- 羧基 -2-（3,4- 二羟基苯基）乙氧基羰基]-7- 羟基 -2-（3,4- 二羟苯基）苯并呋喃 -5- 基 } 丙烯酸[8]、1- 羧基 -2-（3,4- 二羟苯基）乙基 -（E）-3-{3-[1- 甲氧基羰基 -2-（3,4- 二羟苯基）乙氧基羰基]-7- 羟基 -2-（3,4- 二羟苯基）苯并呋喃 -5- 基 } 丙烯酸酯[9]。

【药理作用】

1. 抗炎　荆芥挥发油能降低角叉菜胶模型大鼠气囊灌洗液中蛋白质渗出量及白细胞计数（WBC），可降低磷脂酶 A_2（PLA$_2$）、肿瘤坏死因子（TNF）活性及前列腺素 E（PGE）、丙二醛（MDA）含量，能抑制细胞因子白细胞介素 IL-1 活性，调节 IL-2 活性[10]。荆芥挥发油 0.4ml/kg、0.2ml/kg 连续给药 7 天，能降低卵白蛋白所致哮喘小鼠肺组织中 PGE$_2$、白三烯 β$_4$（LTB$_4$）、MDA 和一氧化氮（NO）的含量[11]。荆芥挥发油在 0.022 ~ 0.364g/L 范围内，对大鼠胸腔白细胞 LTB$_4$ 与 5- 羟二十碳四烯酸（5-HETE）的生物合成均呈抑制作用。荆芥挥发油体外可剂量依赖性地抑制大鼠胸腔白细胞花生四烯酸代谢酶 5- 脂氧合酶（5-LO）的活性[12]。0.2ml/kg、0.5ml/kg 灌胃给药可抑制大鼠角叉菜胶和蛋清所致足肿胀，可抑制二甲苯致小鼠耳郭肿胀、角叉菜胶致小鼠足肿胀、醋酸致小鼠腹腔毛细血管通透性增加及二甲苯致小鼠皮肤毛细血管通透性增加的作用，对小鼠棉球肉芽肿慢性炎症也表现出抑制作用。荆芥煎剂 20g/kg 腹腔注射对巴豆油引起的小鼠耳部炎症有抑制作用[13]。

2. 镇痛、解热、镇静　荆芥超微粉能抑制鲜啤酒酵母致家兔体温升高，提高小鼠的热致痛的痛阈值，减少扭体次数[14]。家兔腹腔注射荆芥挥发油 0.5ml/kg，可见活动明显减少，四肢肌肉略有松弛，呈现镇静作用[15]。荆芥醇提物 6.5mg/kg（相

当于生药 20 倍）对小鼠具有解热作用[16]。

3. 抗病原微生物　荆芥挥发油含药血清对狗肾传代细胞（MDCK）的最大无毒浓度（TC$_0$）为 5%，即在相应培养基中血清含量为 5%。荆芥挥发油含药血清分别为 5%、3.5%、2.5% 浓度时对 10TC ID$_{50}$（半数组织培养感染剂量）的甲型流感病毒的增殖均有抑制作用，且 5%、3.5% 浓度的荆芥挥发油含药血清对甲型流感病毒具有直接杀灭作用[17]。荆芥醇提物 5.0mg/kg 和 10.0mg/kg 对 H1N1 病毒感染小鼠的死亡具有保护作用，死亡抑制率达 40% 和 50%；1.7mg/kg、5.0mg/kg、10.0mg/kg 剂量能降低 H1N1 病毒感染小鼠肺指数值，肺指数抑制率分别达 26%、30% 和 31%[18]。在 1m^3 室内，加热蒸发中草药苍术、荆芥复方消毒剂 90min，可将空气中的金黄色葡萄球菌杀灭 100%。在 70m^3 室内有人情况下，按上述速度蒸发药液 60min，可杀灭空气中自然菌 69.73%[19]。荆芥水煎剂在体外对金黄色葡萄球菌、表皮葡萄球菌、变形杆菌、支气管败血性波氏杆菌和白喉杆菌均有较强的抗菌作用，对炭疽杆菌、乙型链球菌、伤寒杆菌、痢疾杆菌和绿脓杆菌等也有一定抗菌作用[20,21]。其 100% 浸液在试管内对痢疾杆菌、变形杆菌、肺炎杆菌、伤寒杆菌、大肠杆菌和金黄色葡萄球菌等也有不同程度的抑制作用[22]。荆芥水煎剂具有抗结核杆菌作用，其抑制结核杆菌的有效稀释度为 1：100[23]。50% 荆芥水煎剂每鸡胚 0.1ml 注入尿囊腔内，对甲型流感病毒 PR8 株无抑制作用[24]，但有抑制流感病毒 A3 的作用[25]。

4. 抗肿瘤　不同剂量（0.125 ~ 16mg/ml）荆芥挥发油对人肺癌 A549 细胞具有不同程度的抑制作用，大于或等于 4mg/ml 以上剂量的荆芥挥发油提取物对 A549 具有较高的抑瘤率，最低可达 91.2%，最低抑瘤浓度为 1mg/ml，抑瘤率为 43.3%[26]。

5. 止血　荆芥是通过促进凝血和抑制纤溶而具有止血作用[27]。荆芥生品不能缩短出血时间，但可使凝血时间缩短，而荆芥炭则使出血时间和凝血时间分别缩短[28]。荆芥炭的脂溶性提取物（StE）有止血作用[29]。

6. 抗氧化　荆芥甲醇提取物中含有能抑制大鼠脑匀浆过氧化脂质（LPO）生成的物质。在这些物质中，迷迭香酸相关化合物的作用较强，并在甲酰化后活性增强，如迷迭香酸对 LPO 的 IC$_{50}$ 为 $4.2×10^{-6}$mol/L，而其甲酰化合物为 $14.0×10^{-6}$mol/L[30]。

7. 发汗　荆芥内脂类提取物以 2mg/kg、4mg/kg、8mg/kg 剂量分别给大鼠腹腔注射给药，可以提高汗腺腺泡上皮细胞的空泡发生率、数密度和面密度[31]。

8. 对平滑肌的影响　小剂量 StE（$2.5×10^{-5}$ ~ $5.0×10^{-5}$g/ml）对家兔离体肠管平滑肌呈兴奋作用，该作用可被阿托品拮抗。大剂量 StE（>$5.0×10^{-5}$g/ml）则呈抑制作用，且可拮抗由氯化钡（BaCl$_2$）所致肠痉挛性收缩[32]。StE 对大鼠离体子宫有一定兴奋作用，浓度为 $8.0×10^{-6}$g/ml 时开始作用，达 $1.6×10^{-5}$g/ml 时兴奋作用增强，但当 $3.2×10^{-5}$g/ml 时兴奋作用消失[33]。

9. 毒性反应　荆芥煎剂小鼠腹腔注射给药，LD$_{50}$ 为（39800±1161.2）mg/kg[16]，StE 家兔口服 LD$_{50}$ 为（2.652±0.286）g/kg，

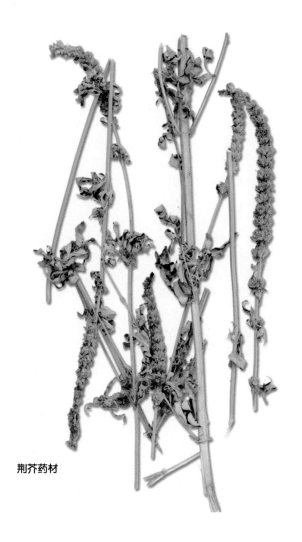

荆芥药材

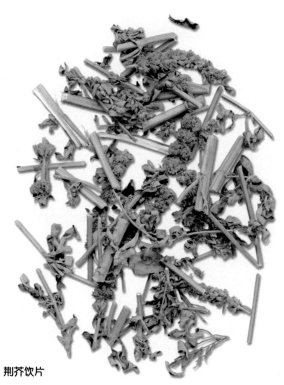

荆芥饮片

腹腔注射 LD_{50} 为（1.945±0.072）g/kg[34]。

【性味归经】味辛、微苦，性凉。归肺、肝经。

【功效主治】祛风，解表，透疹，止血。主治感冒发热，头痛，目痒，咳嗽，咽喉肿痛，麻疹，风疹，痈肿，疮疥，衄血，吐血，便血，崩漏，产后血晕。

【用法用量】内服：煎汤，3～10g；或入丸、散。外用：适量，煎水熏洗；捣烂敷；或研末调敷。

【使用注意】表虚自汗、阴虚头痛者禁服。

【经验方】

1. 风热齿痛　荆芥、薄荷、细辛等份。为末，每服二钱，以沸汤点，漱口含咽，并用搽牙。（《仁斋直指方》）

2. 隐疹　赤小豆、荆芥穗晒，为末，鸡子清调，薄敷。（《世医得效方》）

3. 阴囊肿大　荆芥穗一两，朴硝二两。上为粗末。萝卜、葱白同煎汤淋洗。（《洁古家珍》失笑散）

4. 一切风，口眼偏斜　青荆芥一斤，青薄荷一斤。一处砂盆内研，生绢绞汁，于磁器内煎成膏，余滓三分，去一分，将二分滓日干为末，以膏和为丸，如梧桐子大。每服二十丸。早至暮可三服。忌动风物。（《经验后方》）

5. 风热头痛　荆芥穗、石膏等份。为末，每服二钱，茶调下。（《永类钤方》）

6. 寒邪伏于肺肝，头目眩疼，鼻流清涕，目珠胀疼，羞明怕日　荆芥穗一钱，白菊花一钱五分，川芎一钱，栀仁二钱（炒）。引用灯心草煎服。（《滇南本草》）

7. 风痰上攻，头目昏眩，咽喉疼痛，涎涕稠黏　荆芥穗二两，牛蒡子（炒）一两，薄荷一两。为末，食后，茶下三钱。（《扁鹊心书》）

8. 口鼻俱出血　荆芥一握，烧灰，置地上出火毒，细研。每服三钱，陈米汤下。（《急救仙方》）

9. 损伤吐唾出血　荆芥穗、淡竹茹、当归（切、焙）各八两。上三味，粗捣筛。每服三钱匕，水一盏，煎至七分，临熟入地黄汁少许搅匀，去滓温服，不计时候。（《圣济总录》荆芥汤）

10. 疔肿　荆芥一握，切，以水五升，煮取二升，冷分二服。（《药性论》）

11. 风毒瘰疬，赤肿痛硬　鼠黏子一升（微炒），荆芥穗四两。捣粗罗为散。每服三钱，以水一中盏，煎至五分，去滓，入竹沥半合，搅匀服之，日三服。（《太平圣惠方》）

12. 小便尿血　荆芥（锉碎）一合，大麦一合（生），黑豆一合（生），甘草二钱（生）。上件拌匀，用水一盏半，煎至一盏，去滓，作两次温服，食后，临卧。（《杨氏家藏方》归血散）

13. 大便出血　荆芥，炒，为末。每米饮服二钱，妇人用酒下。亦可拌面作馄饨食之。（《经验方》）

14. 产后血晕，眼前生花，甚则令人闷绝不知，口噤，神昏气冷　荆芥一两，川芎半两，泽兰叶、人参各一分。上为末，用温酒、热汤各半盏，调一钱急灌之。下咽即开眼，气定即醒。（《妇人良方》清魂散）

【参考文献】

[1] 叶定江，丁伟安，俞琏，等.荆芥不同部位及炒炭后挥发油的成分研究.中药通报，1985, 10(7): 307.

[2] Hiroshi S, Taguchi H, Endo T, et al. The Constituents of Schizonepeta tenuifolia BRIQ. I: structures of two new monoterpeneglucosides, schizonepetosides A and B. Chem Pharm Bull, 1981, 29(6): 1636.

[3] Kubo M, Sasaki H, Endo T, et al. The constituents of Schizonepeta tenuifolia BRIQ. II: structure of a new monoterpeneglucoside, schizonepetoside C . Chem Pharm Bull, 1986, 34(8): 3097.

[4] Oshima Y, Takata S, Hikino H, et al. Schizonodiol, schizonol, and schizonepetosides D and E, monoterpenoids of Schizonepeta tenuifolia Spikes. Planta Med, 1989, 55(2): 179.

[5] 张援虎，周岚，石任兵，等.荆芥穗化学成分的研究.中国中药杂志，2006, 31(15): 1247.

[6] Kubo M, et al. C A, 1993, (118): 240923b.

[7] Matsuda M, et al. C A, 1990, (112): 240479n.

[8] Matsuda M, et al. C A, 1990, (113): 12111b.

[9] Matsuda M, et al. C A, 1991, (115): 15578m.

[10] 曾南，任永欣，李军辉，等.荆芥挥发油抗炎作用机制的实验研究.中药材，2006, 29(4): 359.

[11] 曾南，杨旋，赵璐，等.荆芥挥发油对哮喘模型小鼠肺组织炎症介质的影响.四川生理科学杂志，2006, 28(4): 154.

[12] 赵璐，曾南，唐永鑫，等.荆芥挥发油对大鼠胸腔白细胞 5- 脂氧化酶活性的影响.中国中药杂志，2008, 33(17): 2154.

[13] 曾南，沈映君，刘旭东，等.荆芥挥发油抗炎作用研究.中药药理与临床，1998, 14(6): 24.

[14] 蔡光先，王宇红，唐正平.荆芥不同粒径粉体解热镇痛作用的比较研究.湖南中医药大学学报，2008, 28(6): 18.

[15] 卞如谦，杨秋水，任熙云，等.荆芥油的药理研究.浙江医科大学学报，1981, 10(5): 219.

[16] 李淑蓉，唐光菊.荆芥与防风的药理作用研究.中药材，1989, 12(6): 37.

[17] 何婷，王哲，刘金伟，等.荆芥、桂枝挥发油含药血清体外抗病毒的实验研究.全国中药药理学会联合会学术交流大会论文摘要汇编，2010: 34.

[18] 朱萱萱，冯有龙，丁安伟，等.荆芥醇提物抗病毒作用的实验研究.中医药研究，2000, 16(5): 45.

[19] 施绮云，薛广波，胡世杰，等.苍术复方消毒剂对空气中微生物杀灭效果的检测.中国消毒学杂志，1995, 12(2): 114.

[20] 零陵地区卫生防疫站，等.湖南医药杂志，1974, (5): 49.

[21] Chen, Chi-Pien, et al. 生药学杂志，1987, 41(3): 215.

[22] 胡桂清，李建志，王黑力，等.五种地产中药抗菌作用的实验研究.中医药学报，1993, (3): 40.

[23] 辽宁省结核防治院研究实验室.辽宁医学杂志，1960, (7): 29.

[24] 湖北省卫生防疫站微生物检验室.中华医学杂志，1958, 44(9): 888.

[25] 郝莉萍，于树芬，俞秀廉，等.荆、防、柴、菊抑制流感病毒的实验研究.人民军医，1992, (11): 49.

[26] 王乃平，胡枫，韦敏，等.荆芥挥发油抗肿瘤作用的研究.广西中医药，2006, 29(4): 60.

[27] 丁安伟，吴皓，孔令东，等.荆芥炭提取物止血机理的研究.中国中药杂志，1993, 18(10): 598.

[28] 丁安伟，叶定江，谭鑫春，等.荆芥炒炭前后止血作用的研究.中药通报，1986, 11(3): 23.

[29] 丁安伟，吴军，黄雪梅，等.荆芥炭止血作用研究（I）——荆芥炭及其提取物止血量效关系的研究.中国医药学报，1988, 3(6): 20.

[30] 柳泽利彦.国外医学·中医中药分册，1992, 14(3): 184.

[31] 卢金福，张丽，冯有龙，等.荆芥内脂类提取物对大鼠足趾汗腺及血液流变学的影响.中国药科大学学报，2002, 33(6): 502.

[32] 许慧琪，徐立，向谊，等.荆芥炭提取物一般药理作用研究.南京中医学院学报，1994, 10(6): 25.

[33] Kubo M, et al. C A, 1993, (118): 240923.

[34] 丁安伟，孔令东，吴皓，等.荆芥炭提取物止血活性部位的研究.中国中药杂志，1993, 18(9): 535.

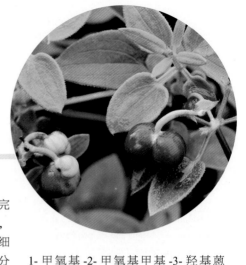

茜 草

Qian cao

Rubiae Radix seu Herba
[英]Indian Madder Root or Herb

【别名】红丝线、红茜、茜根、地苏木、血见愁、漆头芦茹。

【来源】为茜草科植物茜草 *Rubia cordifolia* L. 的全草。

【植物形态】攀缘草本。根数条至数十条丛生，外皮紫红色或橙红色。茎四棱形，枝上生多数倒生的小刺。叶四片轮生，具长柄；叶片形状变化较大，卵形、三角状卵形、宽卵形至窄卵形，先端通常急尖，基部心形，上面粗糙，下面沿中脉及叶柄均有倒刺，全缘，基出脉5。聚伞花序圆锥状，腋生及顶生；花小，黄白色，5 数；花萼不明显；花冠辐状，5 裂，裂片卵状三角形，先端急尖；雄蕊5，着生在花冠管上；子房下位，2 室，无毛。浆果球形，红色后转为黑色。

【分布】广西主要分布于灵山、北流、岑溪、贺州、富川、蒙山、金秀。

【采集加工】栽后2 ~ 3年，于11月挖取根部，洗净，晒干。地上部分，夏、秋季采集，切段，鲜用或晒干。

【药材性状】根圆柱形，有的弯曲，完整的老根留有根头。根长 10 ~ 30cm，直径 0.1 ~ 0.5cm；表面红棕色，有细纵纹及少数须根痕；皮、木部较易分离，皮部脱落后呈黄红色。质脆，易断，断面平坦。皮部狭，红棕色；木部宽，粉红色，有众多细孔。气微，味微苦。

【品质评价】以根粗长、表面红棕色、内深红色、分歧少及细须根少者为佳。

【化学成分】茜草根含有蒽醌衍生物（anthraquinone derivative）、萘醌衍生物（naphthoquinone derivative）、萘氢醌衍生物（naphthohydroqunone derivative）、三萜类（triterpenes）化合物等。

蒽醌衍生物成分主要有1,3- 二羟基-2- 甲氧基甲基蒽醌（1,3-dihydroxy-2-methoxy methylanthraquinone）、1- 甲氧基 -2- 甲氧基甲基 -3- 羟基蒽醌（1-methoxy-2-methoxymethyl-3-hydroxyanthraquinone）、4- 羟基 -2- 羧基蒽醌(4-hydroxy-2 -carboxyan-thraquinone)、1,4- 二羟基 -2- 羟甲基蒽醌(1,4-dihydroxy-2-hydroxymethy-lanthraquinone)、1- 羟基 -2- 羟甲基蒽醌（1-hydroxy-2-hydro-xymethy-lanthraquinone）[1]、乌楠醌（tectoquinone）、3- 甲酯基 -1- 羟基蒽醌（3-carbomethoxy-l-hydroxyan-thraquinone)、1,4- 二羟基 -2- 甲基蒽醌（1,4-dihydroxy-2-methylanthraquinone）[2]、1- 乙酰氧基 -6- 羟基 -2- 甲基蒽醌 -3-O- α - 鼠李糖（1→4）-α - 葡萄糖苷 [1-acetoxy-6-hydroxy-2-methylan thraquinone-3-O-α-rhamnose

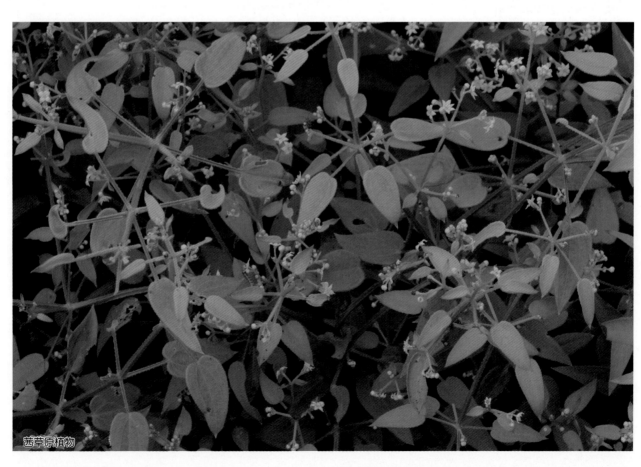

茜草原植物

（1→4）-α-glucoside] [3]、茜草素（alizarin）、1-羟基-2-甲基蒽醌（1-hydroxy-2- methylanthraquinone）、1,3,6- 三羟基-2- 甲基蒽醌 -3-O-（6′-O-乙酰基）新橙皮糖苷 [1,3,6-trihydroxy-2- methylanthraquinone-3-O-（6′-O-acetyl）neohesperidoside]、1,3,6- 三羟基 -2- 甲基蒽醌 -3-O- 新橙皮糖苷(1,3,6-trihydroxy- 2-methylanthraquinone-3-O-neohesperidoside)、1,3,6- 三羟基 -2- 甲基蒽醌 -3-O-（6′-O- 乙酰基）- β -D- 吡喃葡萄糖苷 [1,3,6-trihydroxy- 2-methy-lanthraquinone-3-O-（6′-O-acetyl）- β -D- glucopyranoside][4]、1- 羟基蒽醌（1-hydroxy anthraquinone）、1,3,6- 三羟基 -2- 甲基蒽醌（1,3,6-trihydroxy-2-methylanthraquinone）、1,2,4- 三羟基蒽醌（1,2,4-trihydroxy anthraquinone）、1,3,6- 三羟基 -2- 甲基蒽醌 -3-O- β -D- 吡喃葡萄糖苷（1,3,6-trihydroxy- 2-methylanthraquinone-3-O- β -D-glucopyranoside）、1,3- 二羟基 -2- 羟甲基蒽醌 -3-O- β -D- 吡喃木糖1→6)- β - D- 葡萄糖苷 [1,3-dihydroxy-2-methylolbutyric anthraquinone- 3-O-β-D- xylopyranose （1→6）- β -D-glucoside]、1,3,6- 三羟基 -2- 甲基蒽醌 -3-O- β -D - 吡喃木糖（1→2）- β -D-（6′-O- 乙酰基）- β -D- 吡喃葡萄糖苷 [1,3,6-trihydroxy-2-methylanthraquinone-3-O- β -D- glucopyranoside（1→2）- β -D-（6′-O-acetyl）- β -D-glucopyranoside]、1,2- 二羟基蒽醌 -2-O- β -D- 吡喃木糖（1→6）- β -D- 吡喃葡萄糖苷 [1,2-dihydroxy anthraquinone-2-O- β -D- glucopyranoside(1→6)- β -D-glucopyranoside][5]、6- 羟甲基异茜草素(6- hydroxyrubiadin)、6- 甲基 - 醌茜(6-methylquinizarin)、没食子蒽醌(anthragallol)、甲基异茜草素（rubiadin）、黄紫茜素（xanthopurpurin）[6]、1,3,6 - 三羟基 -2 - 甲基蒽醌 -3-O-（6′-O- 二乙酰基）- α - 鼠李糖（1→2）- β -D- 葡萄糖苷 [1,3,6-trihydroxy-2-methylan-thraquinone-3-O-（6′-O- diaceiyl）- α -rhamncoyl-（1→2）- β -D-glucoside][7]、大黄素甲醚（physcione）[8]。

萘醌衍生物成分主要有大叶茜草素（rubimaillin）、萘酸双葡萄糖苷（1,4- 二羟基 -3- 异戊烯基 -2- 萘酸甲酯双葡萄糖苷）（1,4-dihydroxy-3-isopentenyl-2-naphthalene acid diglucoside）[4]、6- 羟基 -2H- 萘骈（1,2-b）吡喃 -2- 酮 -5- 羧酸甲酯 [6-hydroxy-2H-naphtho（1,2-b）pyran-2-oxo-carboxylic acid methyl ester][9]、茜草内酯（rubilactone）、3′- 甲氧羰基 -4- 羟基 - 萘骈 [1′,2′-2,3] 呋喃（furomollugin）、二氢大叶茜草素（dihydromollugin）、2-（3′- 羟基）- 异戊基 -3- 甲氧羰基 -1,4- 萘氢醌 -1-O- β -D- 吡喃葡萄糖苷 [2-（3′-hydroxy）-3-iso-pentyl-1,4-naphtho-hydroquinone-1-O- β -D-furan glucoside][10]、2- 氨基甲酰基 -3- 羟基 -1,4- 萘醌（2-carbamoyl-3-hydroxy-1,4-naphthoquinone）、2- 氨基甲酰基 -3- 甲基 -1,4- 萘醌（2-carbamoyl-3-methyl-1,4-naphth-oquinone）[2]、2- 甲氧酰基 -2,3- 环氧基 -3- 异戊烯基 -1,4- 萘醌（2-carbomethoxy-2,3-iso-epoxy-3-iso-pronyl-1,4-naphtho-quinone）[8]。

萘氢醌衍生物成分主要有 2- 甲酯基 -3- 异戊烯基 -1,4- 萘氢醌 - 双 - β -D- 葡萄糖苷（2-carbomethoxy-3-prenyl-1,4-naphthohydroquinone-di- β -D-glucoside）[4]。

环己肽成分主要有 RA（rubiaakane）Ⅵ、RA（rubiaakane）Ⅷ [11]、RA（rubiaakane）Ⅸ、RA（rubiaakane）Ⅹ [12]。

三萜化合物主要有黑果茜草萜 A（rubiprasin A）、黑

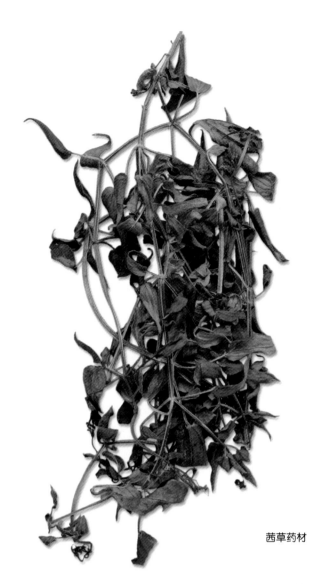

茜草药材

果茜草萜 B（rubiprasin B）、茜草阿波醇（rubiarbenol）D [6]、熊果酸（ursolic acid）[2]、齐墩果酸（oleanolic acid）[8]、β - 谷甾醇（ β -sitosterol）及胡萝卜苷（daucosterol）[4]。

其他化合物有 5- 甲氧基京尼帕苷酸（5-methoxy geniposide acid）[13]。

【药理作用】

1. 保肝　茜草提取物具有抗乙型肝炎病毒（HBV）、保护肝脏作用 [14,16]。16g/kg 茜草醇提浸膏小鼠灌胃可降低刀豆蛋白 A(ConA)所致小鼠急性肝损伤的丙氨酸转氨酶（ALT）、天冬氨酸转氨酶（AST）活性，降低肝组织匀浆中白介素（IL）-1 β 、肿瘤坏死因子 -α（TNF-α）的含量，并且可升高 IL-4、IL-10 含量，能改善肝组织的病理学损伤 [14]。茜草水 - 乙醇提取物可降低由对乙酰氨基酚所引起的致死率，能抑制由四氯化碳（CCl4）、对乙酰氨基酚引起的巴比妥睡眠时间缩短 [15]。茜草根的甲醇提取物的氯仿部分可抑制肝癌细胞株（Hep3B）分泌乙型肝炎病毒表面抗原（HBsAg），并从中分离出 2 个已知的萘氢醌化合物 Foromollugin、Mollugin，可强烈地抑制 Hep3B 细胞株分泌 HBsAg，其半数抑制量（IC50）均为 2.0mg/L，而对细胞株的活性无影响 [16]。

2. 抗癌　茜草提取物对 A-431 表皮癌细胞和 3T3 成纤维细

胞增殖均有抑制作用，它能抑制细胞 DNA 的合成，并有剂量依赖性，半数致死量（LD_{50}）为 4.8mg/L；对成纤维细胞的作用强于对 A-431 的作用，LD_{50} 为 1.5mg/L。茜草提取物（6mg/L）可明显抑制标记 A-431 细胞掺入 ^{3}H-胸苷，抑制率大于 80%[17]。茜草提取物在 0.2 ~ 1.0g/L 范围内对 MGC-803 细胞均有抑制作用，并表现出浓度依赖性关系，LD_{50} 浓度为 1.0g/L；经不同浓度的茜草提取物（0.2g/L、0.4g/L、0.8g/L、1.0g/L）作用 12 ~ 72h 后，胃腺癌 MGC-803 细胞的增殖细胞核抗原（PCNA）的阳性表达率均下降[18]。30mg/ml 茜草甲醇提取物 RC 可诱导人喉癌（Hep-2）细胞凋亡[19]。灌胃茜草甲醇提取物 250mg/kg、500mg/kg、750mg/kg 时，可抑制肝癌细胞[20]。经 80mg/L 云南茜草蒽醌对白血病 P388 细胞毒具有时相特异性，其中 G2M 期细胞最敏感，S 期细胞居中，G2 期细胞相对的敏感性最低，其用药后存活率分别为 1.4%、4.8% 及 10.3%[21]。茜草提取物能降低毒激素-L 所致的游离脂肪酸的增加，能有效对抗毒激素-L 所致的血铜水平升高，并能够对抗血糖、血锌水平的降低[22,23]。

3. 免疫调节 茜草的粗提取物具有升高白细胞的作用，其有效成分是带芳香环的羧酸苷，茜草双酯具有促进实验动物骨髓造血细胞增殖和分化的作用[24]，它适用于化学辐射引起的和原因不明的白细胞减少症，亦适用于急性肿瘤放疗、化疗所致的白细胞减少的治疗和预防[25]，对环磷酰胺引起的白细胞降低也有不同程度的升高作用[26]。茜草中的茜草酸苷 Ñ 和 Ò 具有使狗外周血白细胞升高的作用，而云南茜草的提取物小红参苷与茜草酸苷结构相似，它是云南茜草升高白细胞的活性成分[27]。

4. 抗氧化、抗辐射 0.057g/L 茜草多糖具有清除 OH-（氢氧根）、保护生物膜免遭 H_2O_2（过氧化氢）破坏损伤的作用[28]。茜草提取物维护谷胱甘肽含量具有时间和剂量依赖性[29]。茜草提取物能抑制丙二醛的形成，强度在维生素 E（VE）与苯醌之间，能抑制 CHP（异丙基苯过氧化氢）诱导的脂质过氧化反应，其机制不同于 VE 和苯醌，茜草通过接受电子对自由基一系列反应的干扰而发挥抗氧化作用[30]。茜草素属于含活性多酚类基团的化合物，其抗氧化性能可能是由于多酚类物质作为氢供体为氧自由基提供质子，从而中断自由基链反应，也可能是由于对启动过氧化的氧自由基的清除作用[31]。茜草多糖 NP（中性多糖）、AP（碱性多糖）对受 7.5gy C-射线照射小鼠的造血组织和免疫系统均有一定的保护作用和促进作用[32]。茜草可增加耐力运动后力竭即刻状态下谷胱甘肽过氧化物酶（GSH-Px）、还原性谷胱甘肽（GSH）、过氧化氢酶（CAT）含量，降低丙二醛（MDA）含量以及活性氧（active oxygen）[33]。当注射茜草乙醇提取物 50mg/kg、100mg/kg 时可增加脂质过氧化[34]。

5. 止血 家兔灌胃茜草温浸液或腹腔注射茜草液均有促进血液凝固作用，可缩短复钙时间、凝血酶原时间及白陶土部分凝血活酶时间[35]。茜草炭灌胃也能缩短小白鼠尾部出血的时间[36]。茜草还能纠正肝素所引起的凝血障碍，家兔灌胃温浸液后，在体内可部分纠正肝素所致的复钙时间及白陶土部分凝血活酶时间的延长。正常家兔血复钙时间及

白陶土部分凝血活酶时间分别为 110s、45s，单纯注入肝素 60min 后均大于 600s，灌注茜草温浸液（100% 50ml）后 90min，再注入肝素 60min 后分别为 180s 和 64s[37]。

6. 抗血小板聚集 茜草素为胶原诱导的血小板聚集的选择性抑制剂，大叶茜草素对花生四烯酸（AA）和胶原诱导的家兔血小板聚集有很强的抑制作用，半数抑制量（IC_{50}）约为 86.6mmol/L，对血小板激活因子（PAF）诱导的聚集也有一定的抑制性[38]。

7. 抑菌抗炎 茜草根水提取液体外对金黄色葡萄球菌有一定的抑制作用，对肺炎链球菌、流感杆菌和部分皮肤真菌也有抑制作用[39,40]。茜草素对金黄色葡萄球菌也有抑制作用[41]。雄性大鼠注射茜草水醇提取物 300mg/kg 和 600mg/kg，连续 11 天，对皮下注射 7.5mg/kg 吲哚美辛诱导的小肠结肠炎，其可减少肠组织损害和降低结肠炎引起血清乳酸脱氢酶活性升高[42]。

8. 其他 75g/kg 茜草根煎剂小鼠灌胃均有的镇咳和祛痰作用，但加乙醇沉淀后的滤液则无效[36]。持续性结扎犬的左冠状动脉前降支，造成人工心肌梗死模型，静注用不同方法分离的茜草提取物茜Ⅰ、茜Ⅱ 200mg/kg，每 4h 一次，共 3 次，均有抬高 S-T 段降低和缩小心肌梗死范围的作用[43]。茜草提取物的水溶部分给小鼠腹腔注射可增加心肌和脑组织中三磷酸腺苷（ATP）的含量，对 ATP 引起的大鼠血小板聚集有解聚作用，对麻醉犬的急性心肌缺血有保护作用，使心肌损伤范围减小，损伤程度减轻，能增加冠状动脉流量[44]。茜草根煎剂能对抗乙酰胆碱所致的离体兔肠痉挛，有解痉作用[36]。茜草根温浸液有扩张蛙蹼血管的作用[45]。灌胃茜草醇提取物可对抗乙二醇诱导的大鼠尿路结石[46]。20% 茜草制剂喂饲小鼠，能防止实验性肾和膀胱结石的形成，尤其对碳酸钙结石的形成有抑制作用[47]，茜草根提取液给大鼠灌服能提高尿液稳定性，降低尿石形成的危险性，且有一定的降尿钙作用[48]。

9. 毒性反应 小鼠灌服茜草煎剂 150g/kg，无死亡现象，剂量增加至 175g/kg，5 只动物有 1 只死亡。茜草双酯 1 次给狗口服每只 10g，未见不良反应；每只 1g 连续 15 天，停药 30 天，处死动物未见病理改变；每只 5.4g 连续 90 天，亦未见毒副作用；如药物剂量增加到每只 9.69g，则出现明显的毒性反应，个别动物死亡，骨髓检查核分裂相增多，细胞形态无异常[49]。

【临床研究】

1. 婴幼儿腹泻 取茜草 100g，路路通 30g。寒泻加干姜 15g 以温阳祛寒；湿热泻者加车前子 30g，薏苡仁 30g 以清湿热。用法：诸药加足量开水泡 2h。待药温适度，将患儿双足浸没其中，液面以淹没双踝为宜。若 1 剂不效，再剂液面可加至双膝下。每次浸泡 15min，每日 1 剂，每日 3 次，每日按摩 1 次，3 天为 1 个疗程。结果：治疗 30 例，24 例患儿腹泻止，大便次数、形状皆恢复，随访 1 个月未复发，属痊愈。其中 1 个疗程而泻止者 8 例，2 个疗程泻止者 10 例，3 个疗程泻止者 6 例，好转 4 例，无效 2 例[50]。

2. 功能性子宫出血 茜草 90g，黄芪 60g，党参、益母草各

30g，菟丝子 15g，侧柏叶 12g，杜仲、续断、白术、白芍、熟地各 9g，升麻 6g。每天 1 剂，水煎 2 次，取汁 400ml，分 2 次服。月经来潮前 1 周开始服药 8～10 剂，1 个月经周期为 1 个疗程，连续 3 个疗程。对照组口服炔诺酮 5mg，每 6h 1 次，24h 后改为 8h 1 次，2～3 天止血后，每 3 天递减 1/3 量，直至维持量每天 2.5mg，血止后 20 天停药，停药后 3～7 天发生撤退性出血。1 个月经周期为 1 个疗程，治疗 3 个疗程。结果：治疗组 120 例，痊愈 72 例，显效 20 例，好转 16 例，无效 12 例，总有效率为 90.0％；对照组 64 例，痊愈 32 例，显效 11 例，好转 7 例，无效 14 例，总有效率为 78.1％，治疗组疗效优于对照组（P<0.05）[51]。

3. 过敏性紫癜　用茜草汤（茜草根 30g，生地 15g，玄参 12g，牡丹皮 10g，防风 10g，阿胶 10g，白芍 10g，黄芩 10g，甘草 6g）水煎服。加减：有热者，加大青叶；腹痛、便血者，加地榆炭、炒枳壳、木香、白及；尿血或内有红细胞、蛋白者，加车前子、蒲公英、萹蓄、茅根。结果：治疗 60 例全部治愈，疗程最短者 6 天，最长者 21 天，平均 9.05 天痊愈，6～10 天治愈者 54 例，11～15 天后治愈者 3 例，16～20 天治愈者 2 例，21 天治愈者 1 例。平均 8.8 天治愈，疗程较显著[52]。

4. 头疽　取鲜茜草茎叶适量，捣成糊状，将患处用生理盐水清洗干净，将捣烂的茜草外敷患处，外用消毒纱布包好。初起者每日 1 换，溃烂者半日 1 换，一般 1～3 天肿消痛减，10 天左右痊愈。初起者单用茜草治疗，溃烂者配合抗感染治疗，均全部治愈，平均痊愈时间 12 天[53]。

5. 白细胞减少症　茜草 30g，煎汤，每日 1 剂，7 天为 1 个疗程。随症加减：脾气虚者，加太子参、茯苓各 15g，白术 10g；胃气不和者，加法半夏、佛手各 10g，陈皮 5g；食滞不化者，加枳壳 10g，焦神曲 15g；湿热内蕴者，加车前草、石韦、半边莲各 30g；肾阴不足者，加生地、山茱萸、枸杞各 15g；血瘀内阻者，加白芍、丹参、泽兰各 15g。结果：治疗 32 例，显效 29 例，有效 3 例，总有效率为 100％[54]。

6. 痛风性关节炎　湿热血瘀型，治以清热解毒、化瘀祛湿。方剂的组成为：茜草 30g，泽兰 15g，赤芍 15g，金银花 30g，玄参 15g，两头尖 12g，金果榄 15g，大黄 10g，甘草 10g。血瘀型，治以化瘀通络为主。方剂的组成为：茜草 30g，泽兰 15g，赤芍 15g，桃仁 12g，红花 10g，水蛭 15g，防己 15g，大黄 10g，甘草 10g。脾虚血瘀型，治以补气养血，活血化瘀通络为主。选用八珍汤加茜草 30g，泽兰 15g，赤芍 15g，两头尖 12g，金果榄 15g，大黄 10g 等。结果：治疗 168 例，临床治愈 128 例，占 76％；显效 19 例，占 11％；有效 21 例，占 13％[55]。

【性味归经】味苦，性寒。归肝、心经。

【功效主治】凉血止血，活血化瘀。主治血热咯血、吐血、衄血、尿血、便血、崩漏，经闭，产后瘀阻腹痛，跌打损伤，风湿痹痛，黄疸，疮痈，痔肿。

【用法用量】内服：煎汤，10～15g；或入丸、散；或浸酒。

【使用注意】脾胃虚寒及无瘀滞者慎服。孕妇慎用。

【经验方】

1. 痈疽，蚀恶肉　漆头芦茹、矾石、硫黄、雄黄各二分。上四味捣筛，搅，令箸兑头，纳疮口中，恶肉尽止，勿使过也。（《刘涓子鬼遗方》芦茹散方）

2. 疗疮　地苏木，阴干为末，重者八钱，轻者五钱，好酒煎服；如放黄者，冲酒服。（《本草纲目拾遗》）

3. 乳痈　茜草、枸橘叶各 9g。水煎，酌加黄酒服。外用鲜茜草茎叶捣烂敷患处。（《河南中草药手册》）

4. 牙痛　鲜茜草 30～60g。水煎服。（《河南中草药手册》）

5. 风热喉痹　茜草一两，作一服。降血中之火。（《丹溪治法心要》）

6. 吐血不定　茜草一两。生捣罗为散。每服二钱，水一中盏，煎至七分，放冷，饭后服之良。（《简要济众方》）

7. 吐血后虚热燥渴及解毒　茜草（锉）、雄黑豆（去皮）、甘草（炙，锉）各等份。上三味，捣罗为细末，井华水和丸如弹子大。每服一丸，温水化下，不拘时候。（《圣济总录》茜草丸）

8. 衄血无时　茜草根、艾叶各一两，乌梅肉（焙干）半两。上为细末，炼蜜丸如梧子大。乌梅汤下三十丸。（《普济本事方》茜梅丸）

9. 咯血、尿血　茜草 9g，白茅根 30g。水煎服。（《河南中草药手册》）

10. 月经过多，子宫出血　茜草根 7g，艾叶 5g，侧柏叶 6g，生地 10g。水 500ml，煎至 200ml，去渣后，加阿胶 10g，溶化。每日 3 次分服。（《现代实用中药》）

11. 女子经水不通　茜草一两。黄酒煎，空心服。（《经验广集》）

12. 跌打损伤　茜草根 30～60g，水酒各半炖服；或茜草根和地鳖虫各 15g，酒水各半炖服。（《福建药物志》）

13. 风湿痛，关节炎　鲜茜草根 120g，白酒 500g。将茜草根洗净捣烂，浸入酒内 7 天，取酒炖温，空腹饮。第 1 次要饮到八成醉，然后睡觉，覆被取汗，每日 1 次。服药后 7 天不能下水。（《江苏验方草药选编》）

14. 脚气并骨节风痛因血热者　茜草根一两，木瓜、牛膝、羌活各五钱。水煎服。（《本草汇言》）

15. 黄疸　茜草根水煎代茶饮。（《本草汇言》引《方脉正宗》）

16. 肾炎　茜草根 30g，牛膝、木瓜各 15g。水煎备用。另取童子鸡 1 只，去肠杂，蒸出鸡汤后，取汤一半同上药调服，剩下鸡肉和汤同米炖吃。（《福建药物志》）

17. 热病、下痢脓血不止　茜根一两，黄芩三分，栀子一分，阿胶半两（捣碎，炒令黄燥）。上件药，捣筛为散。每服四钱，以水一中盏，煎至六分，去滓，不拘时候温服。（《太平圣惠方》茜根散）

18. 脱肛不收　茜草、石榴皮各一握。酒一盏，煎七分，温服。（《太平圣惠方》）

【参考文献】

[1]Vidal TAM, Delaveau P, Champion B. New anthraquinones of Rubia cordifolia L. roots. Annales Pharmaceutiques Francaises, 1987, 45(3): 261-7.

[2]Junko K, Tamaki O, Kiyoshi T, et al. Two naphthoquinones from Rubia cordifolia. Phytochemistry, 1992, 31(8): 2907.

[3]Varma N, Painuly P, Sharma SC, et al. A new anthraquinone glycoside from Rubia cordifolia. Indian Journal of Chemistry, Section B: Organic Chemistry Including Medicinal Chemistry, 1985, 24B(7): 791.

[4]乔亚芳, 王素贤, 吴立军, 等. 茜草中抗菌活性成分的研究. 药学学报, 1990, 25(11): 834.

[5]王素贤, 华会明, 吴立军, 等. 茜草中蒽醌类成分的研究. 药学学报, 1992, 27(10): 743.

[6]康文艺, 臧鑫炎, 李黎. 茜草抗氧化成分研究. 河南大学学报(医学版), 2006, 25(3): 6.

[7]林顺权, 高俊飞, 吴莉, 等. 中低压制备色谱制备茜草蒽醌成分的研究. 广西植物, 2011, 31(6): 857.

[8]姜哲, 韩东哲, 金光洙. 茜草化学成分和抗癌活性研究. 中国医院药学杂志, 2012, 32(14): 1126.

[9]华会明, 王素贤, 吴立军, 等. 茜草中新化合物的研究. 沈阳药学院学报, 1990, 7(4): 287.

[10]华会明, 王素贤, 吴立军, 等. 茜草中萘酸酯类成分的研究. 药学学报, 1992, 27(4): 279.

[11]Itokawa H, Morita H, Takeya K, et al. New antitumor bicyclic hexapeptides. RA-VI and -VIII from Rubia cordifolia. conformation-activity relationship. II. Tetrahedron, 1991, 47(34): 7007.

[12]Itokawa H, Yamamiya T, Morita H, et al. New antitumor bicyclic hexapeptides. RA-IX and -X from Rubia cordifolia. Part 3. Conformation-antitumor activity relationship. Journal of the Chemical Society, Perkin Transactions 1: Organic and Bio-Organic Chemistry, 1992, (4): 455.

[13]王素贤, 华会明, 吴立军, 等. 茜草中新环烯醚萜苷的结构鉴定. 沈阳药学院学报, 1991, 8(1): 58.

[14]王洁, 王淑静, 张炎, 等. 茜草醇提取物对刀豆蛋白A致小鼠肝损伤保护作用的研究. 宁夏医科大学学报, 2010, 32(4): 484.

[15]GilianiAH. 茜草提取物对CCl₄和对乙酰氨基酚所致的肝毒性的作用. PhytotherRes, 1995, 9(5): 372.

[16]Ho LK, Don MJ, Chen HC, et al.Inhibition of HgsAgSection on Human Hepatoma Cell Components from Tabia Cordifolia. Nat Prod, 1996, (59): 30.

[17]Tripathi Yamini B, 李宗友. 茜草提取物对A-431细胞增殖的抑制作用. Phytother Res, 1998, 12(6): 454.

[18]朴成哲. 茜草提取物联用5-Fu对胃癌MGC-803细胞株的诱导凋亡及抗增殖的研究. 延边: 延边大学, 2002.

[19]Shilpa PN, Sivaramakrishnan V, Niranjali Devaraj S. Induction of apoptosis by methanolic extract of Rubia cordifolia Linn in HEp-2 cell line is mediated by reactive oxygen species. Asian Pac J Cancer Prev. 2012, 13(6): 2753.

[20]Shilpa PN, Venkatabalasubramanian S, Devaraj SN. Ameliorative effect of methanol extract of Rubia cordifolia in N-nitrosodiethylamine-induced hepatocellular carcinoma. Pharm Biol, 2012, 50(3): 376.

[21]吴德政, 刘东平, 赵小平, 等. 三种抗癌药的细胞动力学研究. 癌症, 1990, (9): 200.

[22]吴耕书, 张嘉彦. 中药有效成分对肿瘤恶病质脂耗竭的抑制作用. 沈阳医学院学报, 1996, 10(3): 10.

[23]吴耕书, 张嘉彦. 五加皮、茜草、白芷对毒激素-L诱导的恶病质样表现抑制作用的实验研究. 中国中医药科技, 1997, 4(1): 13.

[24]冯松杰, 蒋继福, 安平. 茜草治疗白细胞减少症32例. 陕西中医, 2000, 21(3): 102.

[25]冯怡民, 史守铺. 升白药茜草双酯的合成. 山东医药工业, 1997, 16(2): 14.

[26]苏秀玲, 周远鹏. 小红参药理作用比较研究. 中国中医杂志, 1992, 17(6): 377.

[27]王升启, 马立人. 茜草属药用植物的化学组成及生物活性. 军事医学科学院院刊, 1991, 15(4): 254.

[28]张振涛, 吴泉, 吴仁奇, 等. 茜草多糖的抗氧化作用. 内蒙古医学院学报, 1998, 20(1): 3133.

[29]Tripathi YB, Sharma M. The interaction of Rubia cordifolia with iron redox status: a mechanistic aspect in free radical reactions. Phytomedicine, 1999, 6(1): 51.

[30]Tripathi YB, Shakla S, Sharma M, et al. 茜草提取物的抗氧化作用及与维生素E和对苯醌作用的比较. 国外医学·中医中药分册, 1997, 19(1): 30.

[31]张健, 沈恂, 汤丽霞, 等. 黄芩苷、茜草素、Trolox抗氧化能力的增强化学发光研究. 生物物理学报, 1996, 12(12): 350.

[32]陈寅生, 李武营. 茜草多糖成分的提取分离与抗辐射作用的实验研究. 河南大学学报(医学版), 2004, 23(1): 32.

[33]陈梅. 茜草提取物对大强度耐力运动训练大鼠肾脏组织自由基代谢及抗氧化酶活性影响的实验研究. 辽宁体育科技, 2011, 33(4): 40.

[34]Lodi S, Sharma V, Kansal L. The protective effect of Rubia cordifolia against lead nitrate-induced immune response impairment and kidney oxidative damage. Indian J Pharmacol, 2011, 43(4): 441.

[35]宋善俊, 王辨明, 沈迪, 等. 茜草对动物凝血过程的影响及作用机理. 武汉医学院学报, 1979, (2): 88.

[36]山东中医药研究所中药炮制组. 中医药研究资料, 1975, (8): 69.

[37]苏秀玲, 周远鹏. 茜草的药理作用及研究与应用. 中医药研究, 1991, (3): 54.

[38]Chung M I, Jou SJ, Cheng TH, et al. Antiplatelet constituents of formosan Rubia akaneJ Nat Prod, 1994, 57(2): 313.

[39]广东省卫生局. 广东省攻克老年性慢性支气管炎资料选编, 1972: 78.

[40]Gaw HZ, Wang HP. Survey of Chinese Drugs for Presence of Antibacterial Substances. Science, 1949, 110(1): 11.

[41]Giovanni Battista Marini-Bettolo, et al. C A, 1948, (42): 3022d

[42]Pawar AT, Anap RM, Ghodasara JV, et al.Protective Effect of Hydroalcoholic Root Extract of Rubia cordifolia in Indomethacin-Induced Enterocolitis in Rats. Indian J Pharm Sci, 2011, 73(2): 250.

[43]巫淑均, 潘晓东, 王秀珍, 等. 茜草提取物对人工心肌梗死的疗效. 军事医学科学院院刊, 1986, 10(2): 81.

[44]王淑仙, 等. 中草药, 1986, 17(10): 19.

[45]野津辰郎, 日本药物学杂志, 1943, 38(2): 114.

[46]Divakar K, Pawar AT, Chandrasekhar SB, et al. Protective effect of the hydro-alcoholic extract of Rubia cordifolia roots against ethylene glycol induced urolithiasis in rats. ood Chem Toxicol. 2010, 48(4): 1013.

[47]Madaus G, et al. C A, 1944, 38: 2728.

[48]陈志强, 等. 中华泌尿外科杂志, 1993, 14(2): 155.

[49]郑虎占, 董泽宏, 佘靖. 中药现代研究与应用(第3卷). 北京: 学苑出版社, 1996: 3067.

[50]齐金华, 史娜. 按摩与足部药浴治疗婴幼儿腹泻30例. 中国乡村医药杂志, 2006, 13(6): 46.

[51]张长全. 茜草汤治疗功能失调性子宫出血120例. 现代中西医结合杂志, 2011, 20(14): 1747.

[52]宋廷廉. 茜草汤治疗过敏性紫癜60例疗效观察. 山东中医杂志, 1986, (5): 15.

[53]杨忠俊. 茜草外敷治疗有头疽. 中医外治杂志, 1996, (3): 48.

[54]冯松杰, 曾安平, 蒋继福, 等. 茜草治疗白细胞减少症32例. 陕西中医, 2000, 21(3): 102.

[55]马立人, 崔炎, 崔公让, 等. 中西医结合治疗痛风性关节炎168例. 中国中西医结合外科杂志, 2002, 8(4): 252.

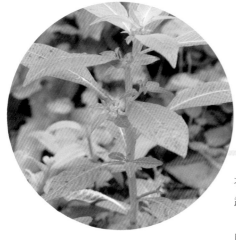

Cao long

草 龙

Ludwigiae Hyssopifoliae Herba
[英]Hyssopus-leaf Seedbox Herb

【别名】水映草、水仙桃、香须公、化骨溶。

【来源】为柳叶菜科植物草龙 *Ludwigia hyssopifolia*（G.Don）Exell 的全草。

【植物形态】草本。全株无毛，茎直立，具 3～4 棱，分枝纤细。单叶互生；有柄或无柄；叶片披针形，长 1～6cm，宽 0.2～2.5cm，先端渐尖，基部狭楔形，侧脉 11～17 对，全缘。花腋生；萼片 4，披针形，3 脉；花瓣 4，黄色，长椭圆形，短于萼片；雄蕊 8；子房下位，花柱短，柱头扁球形。蒴果绿色或淡紫色，种子多数。

【分布】广西主要分布于平乐、昭平、苍梧、平南、北流、博白、贵港、南宁、武鸣。

【采集加工】全年均可采收。洗净，切段，晒干。

【药材性状】茎具纵棱，老茎黄褐色稍带红斑，多分枝，质脆，易折断。全株被柔毛，叶互生，几无柄；叶片皱缩，易碎，完整者展开后呈披针形或条状披针形，长 13～15cm，宽 1～2.5cm，先端渐尖，基部渐狭，全缘，两面密被柔毛。味苦，微辛。

【品质评价】以色绿、叶多者为佳。

【化学成分】本品全草中含棕榈酸（hexadecanoie acid）、异香草醛（isovanillin）、β-谷甾醇（β-sitosterol）、豆甾醇-3-*O*-β-D-葡萄糖苷（stigmasterol-3-*O*-β-D-glucoside）、齐墩果酸（oleanolic acid）、没食子酸（gallic acid）、2,4,6-三羟基苯甲酸（2,4,6-trihydroxybenzoic acid）、没食子酸乙酯（ethylgallate）、熊果酸（ursolic acid）等成分[1]。

【药理作用】

抑菌 草龙醋酸乙酯部位和正丁醇部位有体外抑菌作用[2]，抑菌作用最强的是醋酸乙酯部位[2]；没食子酸单体也具有体外抑菌作用[3]。

【性味归经】味苦、微辛，性寒。归肺、心经。

【功效主治】清热解毒，疏风凉血。主治感冒咳嗽，喉痛，口疮，疔肿。

【用法用量】煎服，10～20g。外用适量。

【使用注意】阴疽者不宜用。

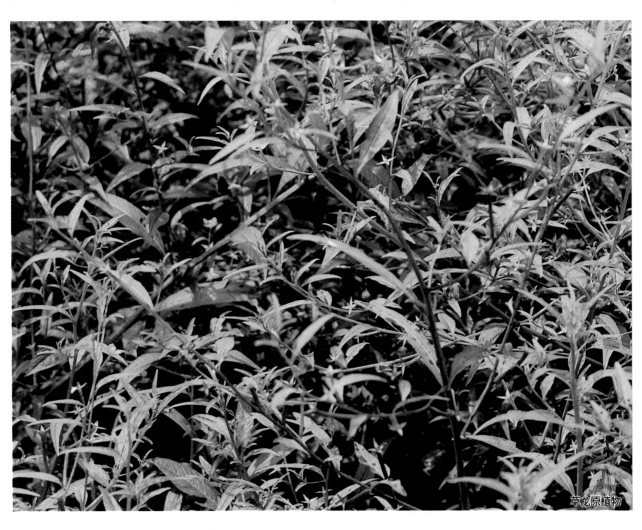
草龙原植物

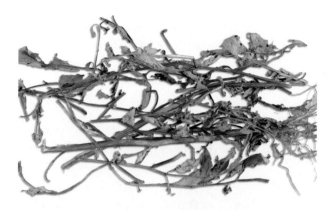

草龙药材

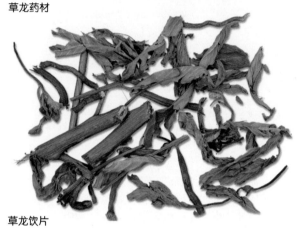

草龙饮片

【经验方】

1.天疱疮　草龙 15g，穿心莲 10g，山栀子 12g，大黄 6g。水煎服。熬浓汁，外涂患处。(《中国壮药学》)

2.风温感冒发热，咽喉肿痛　草龙 15g，板蓝根、岗梅根各 20g。水煎服。(《中国壮药学》)

3.扁桃体炎，口腔炎　草龙 15g，元参 10g，马勃 6g，大青叶 20g。水煎服。(《中国壮药学》)

4.乳腺炎　草龙 15g，黄花地丁、王不留行各 20g。水煎服。(《中国壮药学》)

【参考文献】

[1] 卢汝梅, 周媛媛, 韦建华. 草龙化学成分的研究. 中草药, 2009, 40(9): 1372.

[2] 徐叔云, 卞如濂, 陈修. 药理实验方法学. 2版. 北京: 人民卫生出版社, 2002: 1659.

[3] 韦建华, 周媛媛, 卢汝梅. 草龙提取物及化学成分的抗菌活性研究. 时珍国医国药, 2011, 22(6): 1449.

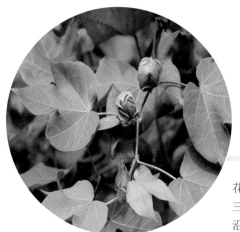

Cao　　mian

草　棉

Gossypium herbaceum L.
[英]Levant Cotton Root

【别名】草棉根皮、蜜根、棉花根。

【来源】为锦葵科植物草棉 *Gossypium herbaceum* L. 的根。

【植物形态】草本至亚灌木。疏被柔毛。叶互生；叶柄被长柔毛；托叶线形，早落；叶掌状 5 裂，直径 5 ~ 10cm，通常宽超过于长，裂片宽卵形，深裂不到叶片的中部，先端短尖，基部心形，上面被星状长硬毛，下面被细绒毛，沿脉被长柔毛。花单生于叶腋，花梗被长柔毛；小苞片基部合生，阔三角形，宽超过于长，先端具 6 ~ 8 齿，沿脉被疏长毛；花萼杯状，5 浅裂；花黄色，内面基部紫色。蒴果卵圆形，具喙，通常 3 ~ 4 室。种子大，分离，斜圆锥形，被白色长棉毛和短棉毛。

【分布】广西全区均有栽培。

【采集加工】秋季采收。晒干备用。

【药材性状】干燥根皮呈管状的碎片或卷束，长约30cm，厚 0.5 ~ 1mm，外面淡棕色，具纵条纹及细小的皮孔，栓皮粗糙，易脱落，内面淡棕色，带有纵长线纹。折断面呈强韧纤维性，内皮为纤维层，易与外层分离。气微弱，味微辛辣。

【品质评价】以黄棕色、皮薄、纤维少者为佳。

【化学成分】本品含皂苷（saponin）、苯酚(phenol)[1]，又有玉米素（zeatin）、玉米素核苷（ribosylzeatin）、赤霉酸（gibberellic acid）、生长素（auxin）、脱落酸（abscisic acid）[2]。

【性味归经】味甘，性温。归肺、肝经。

【功效主治】止咳平喘，调经止痛。主治咳嗽，气喘，月经不调，崩漏。

【用法用量】内服：煎汤，15 ~ 30g。

【使用注意】孕妇慎服。

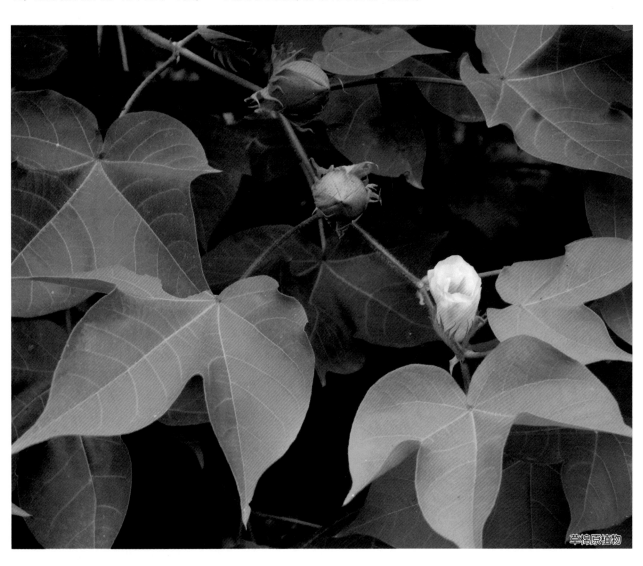

草棉原植物

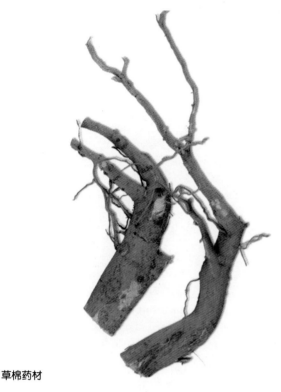

草棉药材

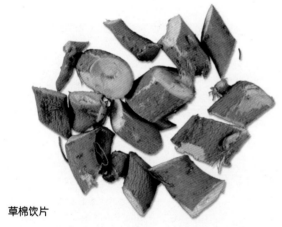

草棉饮片

【经验方】

1.慢性支气管炎 ①复方棉花根30%注射液，每次2～4ml，每日1次，肌内注射，10天为1个疗程。②棉花根、大青叶各30g，紫金牛15g，陈皮9g。水煎，每日1剂，分2次服。10天为1个疗程，共服10个疗程。③复方棉根片，每服4片，每日3次。(《全国中草药汇编》)

2.体虚咳嗽气喘 棉花根、葵花头、薜菜各30g。水煎服。(《上海常用中草药》)

3.肺结核 棉花根、仙鹤草各30g，枸骨根15g，鲜金不换叶10片。水煎服。(《浙江药用植物志》)

4.神经衰弱，月经不调 棉花根15～30g。水煎服或浸酒服。(《浙江民间常用草药》)

5.慢性肝炎 棉花根30g，地骨皮18g。水煎服。(《浙江民间常用草药》)

6.乳糜尿 棉花根皮30g。水煎2次，每次煮沸30min（至棉花根成紫红色为度），两次药液浓缩后，加适量糖精调味，每日3次分服，10天为1疗程。(《浙南本草新编》)

7.月经不调 棉花根皮15～30g。水煎服或浸酒服。(《湖北中草药志》)

8.乳汁不通 棉花根30g，香附12g，川楝9g。水煎服。(《湖北中草药志》)

9.肝癌 棉花根、半边莲各30g，鳖甲、丹参各15g，三棱、莪术各12g，水蛭6g，平地木、水红子各9g。每日1剂，水煎服。(《肿瘤要略》)

10.肺癌 棉花根、山海螺各30g，补骨脂、天葵子各15g。水煎服。(《实用抗癌药物手册》)

【参考文献】

[1] 中国医学科学院药物研究所.中草药有效成分的研究(第一分册).北京:人民卫生出版社,1972:429.

[2] 童建华,李雨薇,黄志刚.高效液相色谱法同时检测棉花根中的多种植物激素.现代生物医学进展,2009,13:2476.

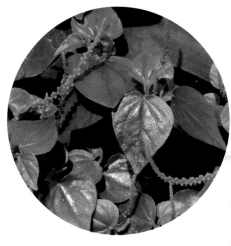

Cao hu jiao

草胡椒

Peperomiae Pellucidae Herba
[英] Pellucide Peperomia Herb

【别名】小叶冷水花、土荆芥、牛舌草、舌草。

【来源】为胡椒科植物草胡椒 *Peperomia pellucida*（L.）Kunth 的全草。

【植物形态】肉质草本。茎直立或基部有时平卧，分枝，无毛，下部节上常生不定根。叶互生；叶片阔卵形或卵头三角形，长和宽近相等，1～3.5cm，先端短尖或钝，基部心形，两面均无毛，叶脉 5～7 条，基出，网状脉不明；膜质，半透明。穗状花序顶生于茎上端，与叶对生，淡绿色，细弱，其与共序轴均无毛；花疏生；苞片近圆形，中央有细短柄，盾状；花极小，两性，无花被，雄蕊 2，有短花丝，花药近圆形；子房椭圆形，柱头顶生，被短柔毛。浆果球形，极小，先端尖。

【分布】广西全区均有分布。

【采集加工】夏、秋季采。洗净，晒干。

【药材性状】茎有分枝，具细纵槽纹，下部节上生有不定根。叶片皱缩或破碎，完整叶片展开后呈阔卵形或卵状三角形，长宽几相等，0.8～3cm，基部心形，两面无毛，叶脉基出，网脉不明显，叶柄长 0.8～2cm。常带穗状花序，顶生或与叶对生。气微，味淡。

【品质评价】以干燥、色黄绿、无杂质者为佳。

【化学成分】本品含欧芹脑（apiol）、2,4,5-三甲基苏合香烯（2,4,5-trimethoxystyrene）、β-谷甾醇（β-sitosterol）、菜油甾醇（campesterol）、豆甾醇（stigmasterol）[1]。还含有 2-甲烯基-3-[（3′,4′,5′-三甲氧基苯基）（5″-甲氧基-3″,4″-亚甲二氧基苯基）甲基] 丁内酯 {2-methylene-3-[（3′,4′,5′-trimethoxyphenyl）（5″-methoxy-3″,4″-methylenedioxyphenyl）methyl] butyrolactone}、2-甲基-3-[（3′-羟基-4′,5′-二甲氧基苯基）（5″-甲氧基-3″,4″-亚甲二氧基苯基）甲基] 丁内酯 {2-methyl-3-[（3′-hydroxyl-4′,5′-dimethoxyphenyl）（5″-methoxy-3″,4″-methlenedioxyphenyl）methyl]butyrolactone}、7,8-反式 -8,8′-反式 -7′,8′-顺式 -7-（5-甲氧基 -3,4-亚甲二氧基苯基）-7′-（4′-羟基 -3′,5′-二甲氧基苯基）-8-乙酰氧甲基 -8′-羟甲基四氢呋喃 [7,8-*trans*-8, 8′-*trans*-7′,8′-*cis*-7-（5-methoxy-3,4-methylenedioxyphenyl）-7′-（4′-hydroxy-3′,5′-dimethoxyphenyl）-8-acetoxymethyl-8′-hydroxymethyltetrahydrofuran]、7,8-反式 -8,8′-反式 -7′,8′-顺式 -7,7′-双（4-羟基 -3,5-二甲氧基苯基）-8,8′-二乙酰氧甲基四氢呋喃 [7,8-*trans*-8,8′-*trans*-7′,8′-*cis*-7,7′-bis（4-hydroxy-3,5-dimethoxyphenyl）-8,8′-diacetoxymethyltetrahydrofuran]、5,6,8-三甲氧基 -4-（2′,4′,5′-三甲氧基苯基）-3,4-二氢 -1-萘酮 [5,6,8-trimethoxy-4-（2′,4′,5′-trimethoxyphenyl）-3,4-dihydro-1-（2H）-naphthalenone]、peperomins A、peperomins B、peperomins C、peperomins E、peperomins F、7,8-反式 -8,8′-反式 -7′,8′-顺式 -7-（5-甲氧基 -3,4-亚甲二氧基苯基）-7′-（4′-羟基 -3′,5′-二甲氧基苯基）-8,8′-二乙酰氧甲基四氢呋喃 [7,8-*trans*-8,8′-*trans*-7′,8′-*cis*-7-（5-methoxy-3,4-

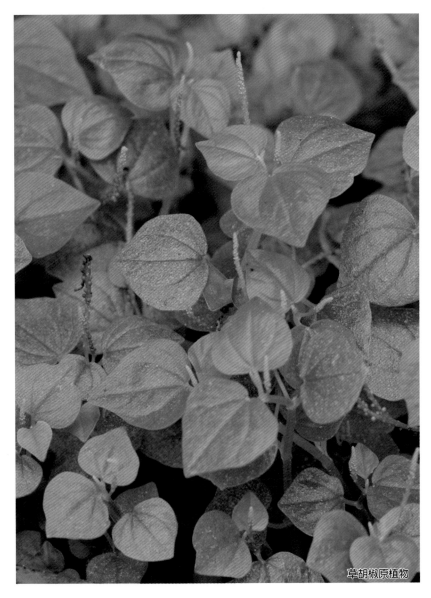

草胡椒原植物

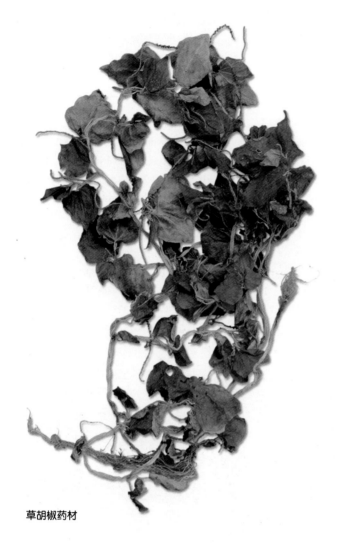

草胡椒药材

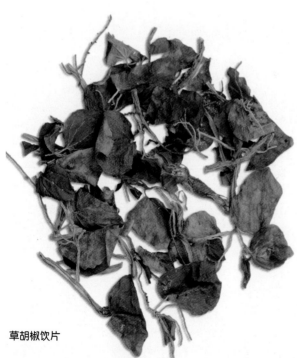

草胡椒饮片

methylenedioxyphenyl）-7'-（4'-hydroxy-3',5'-dimethoxyphenyl）-8,8'-diacetoxymethyltetrahydrofuran]、7,8- 反式 -8,8'- 反式 -7',8'- 顺式 -7,7'- 双（5- 甲氧基 -3,4- 亚甲二氧基苯基）-8- 乙酰氧甲基 -8'- 羟甲基四氢呋喃 [7,8-*trans*-8,8'-*trans*-7',8'-*cis*-7,7'-bis（5-methoxy-3,4-methylenedioxyphenyl）-8-acetoxymethyl-8'-hydroxymethyltetrahydrofuran]、芝麻素（sesamin）、亚油酸（linoleic acid）、*iso*-swertisin[2]。

【药理作用】

1.抗炎镇痛　巴西产的 Pepellucida 的水溶性提取物在口服给药 200mg/kg 时有抗炎作用，400mg/kg 可减少醋酸引起的扭体反应，而热板试验中的最佳镇痛剂量 100mg/kg（LD_{50}=5 000mg/kg）[3]。P.pellucida 的甲醇提取物在灌胃给药 70 ~ 210mg/kg 时对瑞士小鼠具有止痛效果 [4]。

2.抑菌　Pellucida 的甲醇粗提物及进一步分离得到的石油醚、二氯甲烷、醋酸乙酯、正丁醇部分都显示出良好的广谱抗菌活性，其中正丁醇部分活性最好 [5]。P.galioides 茎叶的甲醇粗提物对金黄色葡萄球菌和表皮葡萄球菌有一定的抑制作用，其最小抑菌质量浓度（MIC）低于 65μg/ml[6]。

【性味归经】味辛，性凉。归心、肝经。

【功效主治】清热解毒，散瘀止痛，止血。主治痈肿疮毒，烧烫伤，跌打损伤，外伤出血。

【用法用量】内服：煎汤，15 ~ 30g。外用适量，鲜品捣敷或加酒调敷，亦可捣烂绞汁涂。

【使用注意】脾胃虚寒者慎服。

【经验方】

1.烧烫伤　草胡椒鲜全草适量，捣烂绞汁外涂。（《广西本草选编》）

2.跌打肿痛　鲜草胡椒全草适量，捣烂，加酒调外敷。（《广西本草选编》）

3.外伤出血　草胡椒鲜全草适量，捣敷。（《广西本草选编》）

【参考文献】

[1]Manalo JB, Han BH, Han YN, et al. Studies on ether-soluble neutral compounds of Peperomia pellucida. Arch Pharm Res, 1983, 6(2): 133.

[2] 徐苏 . 草胡椒和毛叶豆瓣绿化学成分与药理活性研究 . 北京 : 中国科学院研究生院 , 2006.

[3]Arrigoni-Blank M de F, Dmitrieva E G, Franzotti E M, et al. Anti-inflammatory and analgesic acitvity of Peperomiapellucida(L.) HBK(Piperaceae). J Ethnopharmacol, 2004, 91: 215.

[4]Aziba P I, Adedeji A, Ekor M, et al. Analgesic acitvity of Peperomia pellucidaaerial parts in mice . Fitoterapia, 2001, 72: 57.

[5]Khan M R, Omoloso A D. Antibacterial acitvity of Hygrophila strictaand Peperomia pellucida. Fitoterapia, 2002, 73: 251.

[6]Langfield R D, Scarano F J, Heitzman M E, et al. Use of amodified microplate bioassay method to investigate antibacte-rial acitvity in the Peruvian medicinal plant Peperomia galiolides. J Ethnopharmacol, 2004, 94: 279.

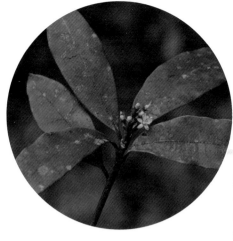

Yin　yu

茵 芋

Skimmiae Reevesianae Herba

[英]Reeves Skimmia Herb

【别名】山桂花、黄山桂、深红茵芋、阿里山茵芋、海南茵芋。

【来源】为芸香科植物茵芋 *Skimmia reevesiana* Fortune 的叶。

【植物形态】灌木。小枝常中空，皮淡灰绿色，光滑，干后常有浅纵皱纹。叶有柑橘叶的香气，革质，集生于枝上部，叶片椭圆形、披针形、卵形或倒披针形，顶部短尖或钝，基部阔楔形，长 5 ~ 12cm，宽 1.5 ~ 4cm。花序轴及花梗均被短细毛，花芳香，淡黄白色，顶生圆锥花序，花密集，花梗甚短；萼片及花瓣均 5 片，很少 4 片或 3 片；萼片半圆形；花瓣黄白色；雄蕊与花瓣同数而等长或较长，花柱初时甚短，花盛开时伸长，柱头增大；雄花的退化雄蕊棒状，子房近球形，花柱圆柱状，柱头头状；雄花的退化雌蕊扁球形，顶部短尖，不裂或 2 ~ 4 浅裂。果圆或椭圆形或倒卵形，红色。种子扁卵形，顶部尖，基部圆，有极细小的窝点。

【分布】广西主要分布于融水、金秀。

【采集加工】叶夏、秋季可采。晒干备用。

【药材性状】干燥叶多皱缩，卷曲，展开后椭圆形或披针形，顶部短尖或钝，基部阔楔形，长 5 ~ 10cm，宽 1.5 ~ 3.5cm。气芳香，味微苦。

【品质评价】叶以干燥、气芳香、色黄绿者为佳。

【化学成分】本品茎皮和根含有呋喃喹啉生物碱：7- 异戊烯氧基 - γ - 崖椒碱（7-*iso*-pentenyloxy- γ -fagarine）、茵芋碱（skimmianine）、单叶芸香品碱(haplopine)、

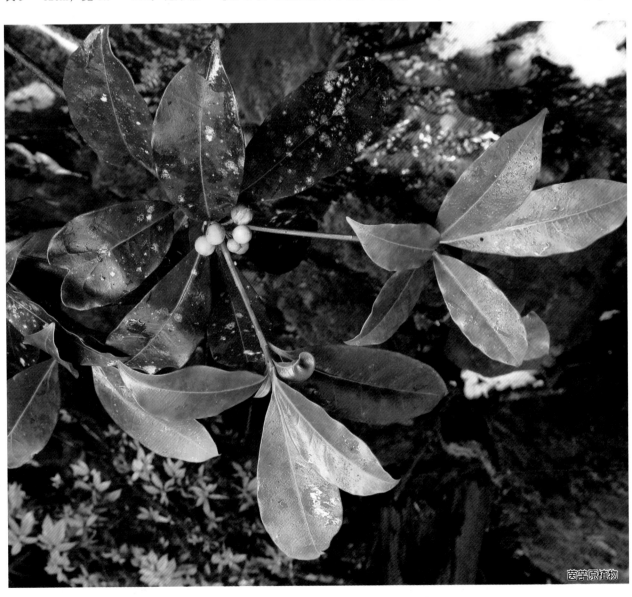

茵芋原植物

吴茱萸啶碱（evodine）、吴茱萸素（evoxine）、茵芋宁碱 A（reevesianine A）、茵芋宁碱 B（reevesianine B）。香豆精化合物：7- 异戊烯氧基 -8- 异戊烯基香豆精（7-*iso*-pentenyloxy-8-isopentenyl coumarin）、橙皮油内酯（auraptene）、欧芹酚甲醚（osthole）、异橙皮内酯（*iso*-meranzin）、野栓翅芹素（pranferin）、*R*-（－）-二氢山芹醇 [*R*-（－）-columbianetin]、伞形花内酯（umbelliferone）、橙皮内酯水合物（meranzin hydrate）和茵芋苷（skimmin）[1]。

本品叶中含茵芋苷和茵芋碱[2]。

【性味归经】味苦、辛，性温；有毒。归肝、肾经。

【功效主治】祛风除湿。主治风湿痹痛，四肢挛急，两足软弱。

【用法用量】内服：浸酒或入丸剂，1 ~ 2g。

【使用注意】阴虚津少者慎服。

【经验方】

1.风气积滞成脚气，常觉微肿，发则或痛　茵芋叶（锉，炒）、薏苡仁各半两，郁李仁（去皮、尖，微炒）一两，牵牛子二两，取末一两半。上研细末，炼蜜为丸，如梧子大。每服二十丸，五更姜枣汤下。未利加至三十丸，日三次，以利为度，白粥补。（《普济本事方》茵芋丸）

2.产后中风　木防己半升，茵芋五两。上二味，咬咀，以苦酒九升，渍一宿，猪膏四升，煎三上三下膏成。（《备急千金要方》木防己膏）

【参考文献】

[1]Wu TS. Alkaloids and coumarins of Skimmia reevesiana. Phutochemistry, 1987, 26(3): 873.

[2] 林启寿 . 中草药成分化学 . 北京 : 科学出版社 , 1977: 239, 721.

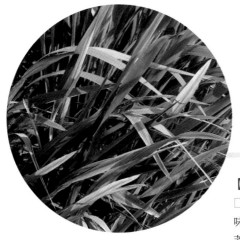

Jiao   sun

茭笋

Zizaniae Caduciflorae Caulis
[英] Wildrice Stem

【别名】菱草、菰菜、菱首、菰首、菰米、菰笋、菱笋、菱白、菰笋。

【来源】为禾本科植物菰 *Zizania latifolia* (Griseb.) Stapf 的花茎经茭白黑粉的刺激而形成的纺锤形肥大的菌瘿。

【植物形态】草本。常有根茎。秆直立。叶鞘肥厚，长于节间，基部者常有横脉纹；叶舌膜质，略成三角形；叶片扁平而宽广，表面粗糙，背面较光滑，长 30 ~ 100cm，宽 10 ~ 20mm。圆锥花序大型，分枝多簇生，开花时上举，结果时开展；雄小穗两侧多少压扁，常带紫色，常着生于花序下部或分枝之上部，脱节于小穗柄上，唯其柄较细弱；颖退化不见；外稃先端渐尖或有短尖头，并有 5 脉，厚纸质；雌小穗外稃有芒长，内稃与外稃同质，常均有 3 脉，为外稃所紧抱；雄花中有 6 枚发育雄蕊。颖果圆柱形。

【分布】广西全区均有栽培。

【采集加工】秋季采收。鲜用或晒干。

【药材性状】干燥茭笋为长圆锥形，表面黄白色至棕褐色，常具皱缩而成的纵条纹，节呈环状。质韧，不易折断。气微，微甘。

【品质评价】以干燥、色绿白、无杂质者为佳。

【化学成分】本品中含蛋白质、脂肪、氨基酸、粗纤维、维生素、矿质元素等成分。

茭笋中含有 18 种氨基酸，其中含量大的主要有蛋氨酸（methionin）、胱氨酸（cystine）和赖氨酸（lysine）等；尚含有维生素，主要有维生素 B_1 与维生素 B_2 以及一定量的烟酸；还含有镁（Mg）、钠（Na）、钙（Ca）、铁（Fe）、锶（Sr）、钒（V）等矿质元素[1]。

此外，茭笋中还含有色素菰红 I ~ VI，其中菰红 I 为天竺葵 -3- 麦芽糖苷 -5- 葡萄糖苷（geranium-3-maltoside-5-glucoside）[2]。

【临床研究】

□腔炎 取茭笋若干，食油、食盐、味精等调料各少许，按日常习惯，将茭笋切成薄片，食油适量入锅，火上烧热，入茭笋，稍炒，加水焖熟，加佐料，稍翻动，待入味即起锅用餐（如有肉类合炒其味更美）。结果：所治疗 12 例患者，疗程短的用药 3 天，长的用药 5 天，均全部治愈（自觉完全无痛感，能正常进食和说话，病变处黏膜色泽完全恢复正常）[3]。

【性味归经】味甘、淡，性寒。归肺、胃、肝经。

【功效主治】清热解毒，除烦止渴，通利二便。主治烦热，消渴，胃肠积热，二便不通，黄疸，痢疾，热淋，目赤，产后乳汁不下，疮疡。

【用法用量】内服：煎汤，30 ~ 60g。

【使用注意】脾胃虚寒者慎服。

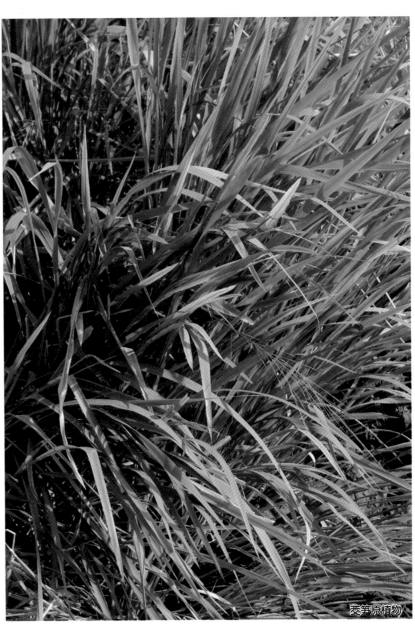

茭笋原植物

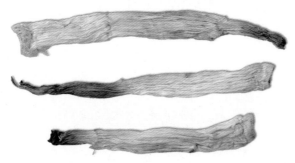

茭笋药材

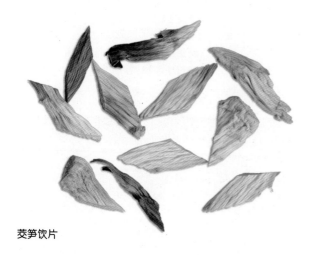

茭笋饮片

【经验方】

1. 酒渣鼻　生茭白捣烂，每晚敷患部，次日洗去；另取生茭白 30 ~ 60g，煮服。（《浙江药用植物志》）

2. 小儿风疮久不瘥　烧菰笋节，末以敷上。（《子母秘录》）

3. 小儿赤游丹　茭白烧存性，研细末，撒布患部，或以麻油调涂。（《食物中药与便方》）

4. 虚劳咳嗽，吐血，肺痿，肺痈吐脓血垂危者　茭白细根约三四两捣碎，陈酒煮绞汁，每日服一两次。（《鲟溪单方选》）

5. 催乳　茭白 15 ~ 30g，通草 9g。猪脚煮食。（《湖南药物志》）

6. 温病狂热，神志昏闷，烦渴引饮　菰笋、水芦根各一两，忍冬、淡竹叶、阶前草根各三钱，石菖蒲根、水灯心各一钱五分。水煎服。（《草药新纂》引《文堂集验方》）

7. 便秘，心胸烦热，高血压　鲜茭白 60g，旱芹菜30g。水煎服。（《食物与治病》）

【参考文献】

[1] 翟成凯，张小强，孙桂菊，等 . 中国菰米的营养成分及其蛋白质特性的研究 . 卫生研究，2000，29(6): 375.

[2] 谢光盛，邓小莲，农雄民 . 菰米色素的研究 . 植物学通报，1989，6(1): 52.

[3] 韦辅云 . 菱笋食疗治愈口腔炎 12 例 . 广西中医药，1996，19(1): 26.

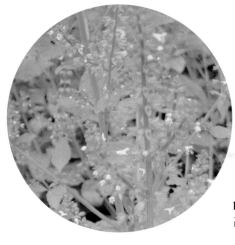

Li zhi cao
荔枝草

Salviae Plebeiae Herba
[英] Common Sage Herb

【别名】野芥菜、热痱草、雪里青、蛤蟆草、癞子草。

【来源】为唇形科植物荔枝草 Salvia plebeia R.Br. 的全草。

【植物形态】直立草本。多分枝。主根肥厚，有多数须根。茎方形，被灰白色倒向短柔毛。基生叶丛生，贴伏地面，叶片长椭圆形至披针形，叶面有深皱褶；茎生叶对生，叶柄密被短柔毛；叶片长椭圆形或披针形，边缘具小圆齿或钝齿，上面有皱褶，被柔毛，下面密被微柔毛及金黄色小腺点。轮伞花序有 2 ~ 6 朵花，聚集成顶生及腋生的假总状或圆锥花序；苞片细小，卵形或披针形；花萼钟形，外面密被黄褐色腺点，二唇形，上唇半圆形，先端有 3 小尖头，下唇 2 裂片，为三角形；花冠紫色或淡紫色，冠筒直伸，内面基部有毛环，上唇盔状，长圆形，下唇 3 裂片；能育雄蕊 2，子房 4 裂。小坚果倒卵圆形，褐色，光滑，有小腺点。

【分布】广西主要分布于宁明、马山、南丹、金秀、桂林。

【采集加工】6 ~ 7 月割取地上部分。除净泥土，扎成小把，晒干或鲜用。

【药材性状】全草长 15 ~ 80cm，多分枝。茎方柱形，直径 2 ~ 8mm，表面灰绿色至棕褐色，被短柔毛，断面类白色，中空。叶对生，常脱落或破碎，完整叶多皱缩或卷曲，展开后呈长椭圆形或披针形，长 1.5 ~ 6cm，边缘有圆锯齿或钝齿，背面有金黄色腺点，两面均被短毛；叶柄长 0.4 ~ 1.5cm，密被短柔毛。轮伞花序顶生或腋生，花序具花 2 ~ 6，含集成多轮的假的总状或穗状花序；花冠多脱落；宿存花萼钟状，长约 3mm，灰绿色或灰棕色，背面有金黄色腺点及短柔毛，内藏棕褐色倒卵圆形的小坚果。

【品质评价】以叶多、色绿者为佳。

【化学成分】本品全草含泽兰黄酮（nepetin）[1,4]、高车前苷（homoplanta-ginin）、高车前素（hispidulin）、假荆芥属苷（nepitrin）、4-羟基苯基乳酸（4-hydroxyphenyllactic acid）、咖啡酸（caffeic acid）[1]、粗毛豚草素（hispidulin）、β-谷甾醇（β-sitosterol）、齐墩果酸（oleanic acid）、2α,3β,24-三羟基-12-烯-28-齐墩果酸（2α,3β,24-trihydroxy-olea-12-en-28-oic acid）、3,4-二羟基苯甲酸（3,4-dihydroxy benzoic acid）、2α,3β-二羟基-12-烯-28-乌苏酸 2α,3β-dihydroxy-urs-12-en-28-oic acid）、2α,3β-二羟基-12-烯-28-齐墩果酸（2α,3β-dihydroxy-olea-12-en-28-oic acid）、β-胡萝卜苷（β-daucosterol）[2]、木香醌酸（royleanonic acid）、半齿泽兰素（eupatorin）[3]、鼠尾草酚（carnosol）、咖啡酸甲酯（caffeicacidmethylester）、东莨菪素（scopoletin）、rosmadial、熊果酸（ursolic acid）、柳穿鱼素（pectolinarigenin）、表迷迭香酚（epirosmanol）[4]。

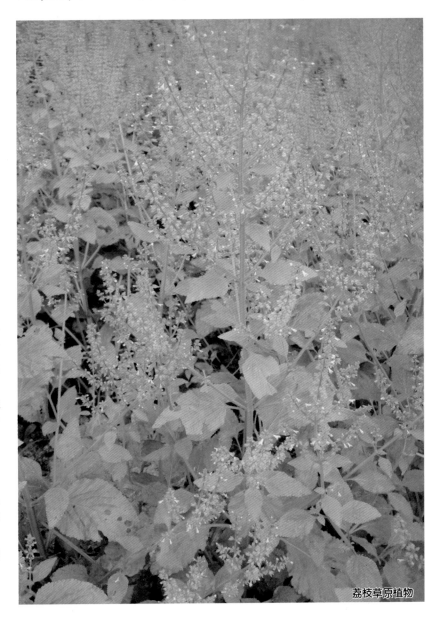

荔枝草原植物

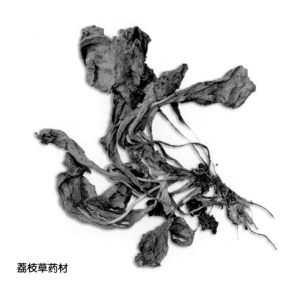

荔枝草药材

丁香脂素（syringaresinol）、7-羟基大黄素（7-hydroxy emodin）、nepetidin、正二十一烷醇（n-heneicosanol）、芹菜素（apigenin）[5]、5,7,4'-三羟基-6-甲氧基-二氢黄酮-7-O-β-D-葡萄糖苷（5,7,4'-trihydroxy-6-methoxy-dihydroflavone-7-O-β-D-glucopyranose）、迷迭香酸（rosmarinci acid）[6]。

全草还含挥发油化学成分主要有：1,2,3,4,4a,5,6,8a-八氢-7-甲基-4-次甲基-1-(1-甲基乙基)-萘[1,2,3,4,4a,5,6,8a-octahydro-7-methyl-4-methylene-1-(1-methyl ethyl)-naphthalene]、石竹烯（caryophyllene）、[S-(E,E)]-1-甲基-5-次甲基-8-(1-甲基乙基)-1,6-环癸二烯{[S-(E,E)]-1-methyl-5-methenyl-8-(1-methylethyl)-1,6-ring decadiene}、(1S-顺)-1,2,3,5,6,8a-六氢-4,7-二甲基-1-(1-甲基乙基)-萘[(1S-cis)-1,2,3,5,6,8a-hexahydro-4,7-dimethyl-1-(1-methylethyl)-naphthalene]、α-荜澄茄烯（α-cubebene）、β-桉叶醇（β-eudesmol）、γ-桉叶醇（γ-eudesmol）、(−)-去氢白菖蒲烯[(−)-calamenene]、沉香螺醇（agarospirol）、β-杜松烯（β-cadinene）等[7]。

【药理作用】

1. 止咳平喘 其煎剂可延长二氧化硫所致小鼠咳嗽潜伏期，但无镇咳作用，却可延长组胺所致豚鼠翻倒时间，即有平喘作用[8]。

2. 调节代谢 从荔枝草中分离得到的单体高车前苷干预人脐静脉内皮细胞（HUVEC），可抑制软脂酸（PA）诱导的肿瘤坏死因子-α（TNF-α）及白细胞介素-6（IL-6）mRNA的表达，并抑制κB激酶β（IKKβ）和核核因子-κB（NF-κB）p65的磷酸化。高车前苷可通过抑制炎症反应和调节细胞信号IKKβ/IRS-1/pAkt/peNOS通路而改善血管内皮胰岛素抵抗。对PA所致胰岛素依赖型的酪氨酸磷酸化的胰岛素受体底物1（IRS-1）损伤和一氧化氮（NO）产生减少，高车前苷预处理可以有效地扭转PA的影响。此外，高车前苷能调节IRS-1的丝氨酸/苏氨酸磷酸化，提高Akt的磷酸化和内皮型一氧化氮合酶（eNOS），增加胰岛素中的NO产生[9]。

3. 抗氧化 高车前苷在非细胞体中的抗氧化剂，其清除二苯代苦味酰基（DPPH）自由基水平的半数抑制量（IC_{50}）为0.35mg/ml[10]。荔枝草醇提总黄酮提取物具有还原能力，并且可以有效抑制二价铁离子诱导的脂质过氧化反应和胡萝卜素及亚油酸的自氧化，具有较强的清除自由基和抗氧化活性作用[11]。

4. 保肝 0.1～100mg/ml高车前苷对加入H_2O_2（过氧化氢）自由基肝细胞HL-7702细胞活力无毒性作用，并可降低乳中乳酸脱氢酶（LDH）溢出，能增加上清液中的还原型谷胱甘肽（GSH）、谷胱甘肽过氧化物酶（GSH-PX）和超氧化物歧化酶（SOD）含量。25～100mg/kg高车前苷体外可降低卡介苗（BCG）/脂多糖（LPS）所致的肝损伤小鼠血清丙氨酸转氨酶（ALT）和谷草转氨酶（AST）的增加，降低肿瘤坏死因子-α（TNF-α）及白细胞介素1（IL-1）的水平。高车前苷也可降低了硫代巴比妥酸反应物质（TBARS）的含量，升高肝匀浆中谷胱甘肽（GSH）、谷胱甘肽过氧化物酶（GSH-Px）和超氧化物歧化酶（SOD）的水平[10]。

5. 抗病原微生物 其煎剂在体外试验1.9mg/ml、3.9mg/ml均可抑制或杀死钩端螺旋体[12]。醇提液试管内可抑制金黄色葡萄球菌、八叠球菌、枯草杆菌[13]，其所含咖啡酸对单纯疱疹病毒具有体外抑制作用[14,15]。

【临床研究】

1. 小儿急性肾炎血尿 治疗组予荔枝草60g，煎药取汁300ml，每服1剂，分2次口服。对照组予口服尿血安胶囊（云南理想药业有限公司生产），每次4片，每日3次。以上治疗1个月为1个疗程。结果：治疗组治愈率达84.3%，对照组治愈率为70%，治疗组疗效显著优于对照组（$P<0.05$）[16]。

2. 带状疱疹 把荔枝草鲜草捣成烂泥状或把干草熬成汤放冰箱冷藏备用。以局部用药为主，面积较大者4例加服本药汤剂。每天给患者局部皮肤冷湿敷3～4次。结果：21例中，仅1例10天结痂痊愈，其余20例均在3～7天内结痂痊愈。据临床观察，此种治疗效果好且疗程短，又简单经济，不遗留顽固性神经痛及副作用[17]。

3. 小儿阴茎包皮水肿 鲜荔枝草250g左右，煎浓汁，盛于缸或小碗中，候凉后先浸泡小儿阴茎半小时，再用干净纱浸湿，湿敷小儿阴部，干即更换，一般半日之内即不痒不痛，且见消肿。如尚未痊愈，次日再煎荔枝草液用干净纱布浸湿，湿敷即可。结果：全部16例病例半天之内肿胀渐消，痛痒好转，小儿不吵不闹，2天15例痊愈，仅有1例5岁小孩因翻剥玩弄包皮引起感染，用本法第3天也获痊愈[18]。

【性味归经】味苦、辛，性凉。归肺、胃经。

【功效主治】清热解毒，凉血散瘀，利水消肿。主治感冒发热，咽喉肿痛，肺热咳嗽，咯血，吐血，尿血，崩漏，痔疮出血，肾炎水肿，白浊，痢疾，痈肿疮毒，湿疹瘙痒，跌打损伤，蛇虫咬伤。

【用法用量】内服：煎汤，9～30g（鲜品15～60g），或捣绞汁饮。外用：适量，捣敷，或绞汁含漱及滴耳，亦可煎水外洗。

【使用注意】风寒感冒、脾胃虚寒者不宜服。孕妇慎用。

【经验方】

1. 喉痛或生乳蛾　用荔枝草捣烂，加米醋绢包裹，缚箸头上，点入喉中数次。（《救生苦海》）

2. 急性乳腺炎　荔枝草60g，鸭蛋2只。水煮，服汁食蛋。或鲜全草适量，捣烂，塞入患侧鼻孔，每日2次，每次20～30min。（《浙江药用植物志》）

3. 痈肿疮毒　荔枝草30g，银花藤30g，野菊花30g，水煎服；或荔枝草、铧头草适量，捣敷患处。（《四川中药志》1979年）

4. 耳心痛，耳心灌脓　癞子草捣汁滴耳。（《重庆医药》）

5. 湿疹，皮炎　鲜蛤蟆草适量。以65%乙醇浸泡2天，取酒涂患处。（《青岛中草药手册》）

6. 跌打伤　荔枝草30g，捣汁，以滚甜酒冲服，其渣杵烂，敷伤处。《江西中医药》

7. 痔疮　荔枝草二两和五倍子七枚，砂锅煎水熏洗。（《岭南采药录》）

8. 双单蛾　雪里青一握，捣汁，半茶盅滚水冲服，有痰吐出；如无痰，将鸡毛探吐。若口干，以盐汤、醋汤止渴，切忌青菜、菜油。（《集效方》）

9. 咯血，吐血，尿血　鲜荔枝草根15～30g，瘦猪肉60g。炖汤服。（江西《中草药学》）

10. 血小板减少性紫癜　荔枝草15～30g。水煎服。（《全国中草药汇编》）

11. 慢性肾炎，尿潴留　鲜荔枝草适量，加食盐捣烂敷脐部；同时取鲜车前草、苎麻根各60g。水煎服。（《浙江药用植物志》）

12. 白浊　雪里青草，生白酒煎服。（《本草纲目拾遗》）

13. 小儿疳积　荔枝草汁入茶杯内，用不见水鸡软肝一个，将银针钻数孔，浸在汁内，汁浮于肝，放饭锅上蒸熟食之。（《医方集解》）

14. 小儿高热　荔枝草15g，鸭跖草30g。水煎服。（《浙江药用植物志》）

15. 高血压病　荔枝草、棕榈子、爵床各30g，海州常山叶15g。水煎服。（《浙江药用植物志》）

【参考文献】

[1] 蒋毅，罗思齐，郑民实．荔枝草活性成分的研究．医药工业，1987，18(8)：349.

[2] 卢汝梅，杨长水，韦建华．荔枝草化学成分的研究．中草药，2011，42(5)：859.

[3] 翁新楚，谷利伟，东新伟，等．荔枝草化学成分的分离和结构鉴定及其抗氧化性能的研究．烟台大学学报，1997，10(4)：305.

[4] 韩国华，李占林，富艳彬．荔枝草化学成分研究．沈阳药科大学学报，2009，26(1)：896.

[5] 刘慧清，王国凯，王彬彬，等．荔枝草全草乙醇提取物的化学成分分析．植物资源与环境学报，2013，22(2)：111-113.

[6] 龚玺，杨守士．荔枝草抗氧化部位的化学成分研究．中国野生植物资源，2013，32(3)：24-27.

[7] 李耕，夏新奎，陈利军，等．荔枝草挥发油化学成分GC-MS分析．安徽农业科学，2009，37(5)：2044.

[8] 山东省卫生局攻克老年性慢性气管炎办公室．参考资料，1971：16.

[9] Wu F, Wang H, Li J, et al. Homoplantaginin modulates insulin sensitivity in endothelial cells by inhibiting inflammation. Biol Pharm Bull. 2012, 35(7): 1171.

[10] Qu XJ, Xia X, Wang YS, et al. Protective effects of Salvia plebeia compound homoplantaginin on hepatocyte injury. Food Chem Toxicol, 2009, 47(7): 1710.

[11] 师梅梅，杨建雄，任维．荔枝草总黄酮的体外抗氧化研究．陕西师范大学学报，2012，9(5)：40.

[12] 徐州医学院．新医学资料，1997，(1)：27.

[13] 山东昌潍地区卫生局．攻克老年性慢性气管炎资料选编，1972：1.

[14] YangTH, et al. J Chin Chem Soc, 1972, 19(3): 131.

[15] 蒋毅，罗思齐，郑民实．荔枝草活性成分的研究．中国医药工业杂志，1987，18(8)：349.

[16] 杨光成．单味荔枝草治疗小儿急性肾炎血尿疗效观察．湖北中医学院学报，2007，9(2)：65.

[17] 喻云．荔枝草治疗带状疱疹的临床研究．皮肤病与性病．2001，23(1)：24.

[18] 李庆耀，梁生林，张建平．荔枝草治疗小儿阴茎包皮水肿16例．亚太传统医药，2008，4(12)：41.

南瓜

Nan gua

Cucurbitae Moschataeseu Semen et Radix
[英] Pumpkin Fruit or Seed or Root

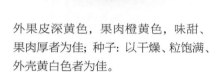

【别名】麦瓜、癞瓜、番南瓜、番瓜、倭瓜、阴瓜、金冬瓜。

【来源】为葫芦科植物南瓜 *Cucurbita moschata*（Duch.ex Lam.）Duch.ex Poir. 的种子、果实、根。

【植物形态】蔓生草本。常节部生根，密被白色刚毛。单叶互生；叶柄粗壮，被刚毛；叶片宽卵形或卵圆形，有 5 角或 5 浅裂，长 12～25cm，宽 20～30cm，先端尖，基部深心形，上面绿色，下面淡绿色，两面均被刚毛和茸毛，边缘有小而密的细齿。卷须稍粗壮，被毛，3～5 歧。花单性，雌雄同株；雄花单生，花萼筒钟形，裂片条形，被柔毛，上部扩大成叶状，花冠黄色，钟状，5 中裂，裂片边缘反卷，雄蕊 3，花丝腺体状，药室折曲；雌花单生，子房 1 室，花柱短，柱头 3，膨大，先端 2 裂，果梗粗壮，有棱槽，瓜蒂扩大成喇叭状。瓠果形状多样，外面常有纵沟。种子多数，长卵形或长圆形，灰白色。

【分布】广西全区均有栽培。

【采集加工】夏、秋季采收。根：采挖后洗净，切段，晒干或鲜用；果实：采收成熟果实，除去种子、瓜瓤，一般鲜用；种子：采收成熟果实，剖开，取出种子晒干备用。

【药材性状】根：呈长柱状圆形，外面常有侧根，外表皮浅黄白色，长 25～30cm，直径 5～8mm，木部黄白色，质轻脆，易折断，气微，味淡；果实：瓠果形状多样，直径 15～50cm。外面常有纵沟，外果皮深黄色，果肉橙黄色，质脆，气香，味甜；种子：呈扁椭圆形，一端略尖，外表黄白色，边缘稍有棱，长 1.2～2cm，宽 0.7～1.2cm，表面带有毛茸，边缘较多。种皮较厚，种脐位于尖的一端；除去种皮，可见绿色菲薄的胚乳，内有 2 枚黄色肥厚的子叶。子叶内含脂肪油，胚根小。气香，味微甘。

【品质评价】根：以干燥、条粗大、无杂质、色黄白者为佳；果实：以个大、外果皮深黄色，果肉橙黄色，味甜、果肉厚者为佳；种子：以干燥、粒饱满、外壳黄白色者为佳。

【化学成分】本品种子含有脂肪酸（fatty acids）、甾醇（sterols）、烃类（alkanes）、酮类（ketones）、醛类（aldehydes）、醇类（alcohols）、酯类（esters）、酰胺类（acid amides）、氨基酸（amino acids）、吡嗪类（pyrazines）、吡咯类（pyrroles）、吡啶类（pyridine）、维生素（vitamins）及多种矿物质（mineral substances）等成分。

脂肪酸类成分有亚油酸（linoleic acid）[1-7]、油酸（oleic acid）[1-7]、棕榈酸（palmitic acid）[1-7]、硬脂酸（stearic acid）[1-7]、花生酸（arachic acid）[1-4,6,7]、豆蔻酸（myristic acid）[2,6,7]、亚麻酸

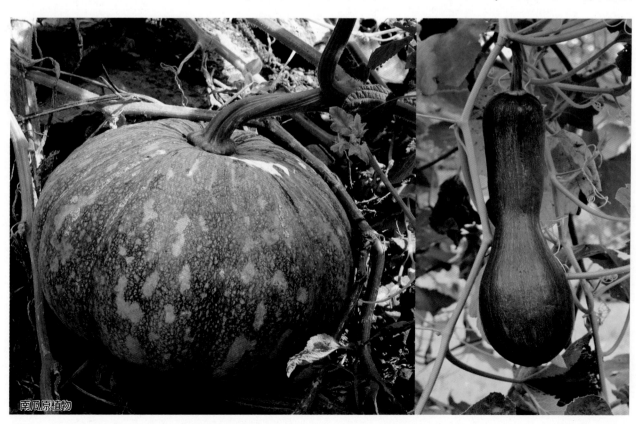

南瓜原植物

（linolenic acid）[6,7]。尚有 11,14- 十八碳二烯酸（11,14-octadecadienoic acid）、9,11- 十八碳二烯酸（9,11-octadecadienoic acid）、辛烯酸（octenoic acid）、二十二碳酸（dicosanoic acid）、己酸（hexanoic acid）[1]。还有 10- 十八碳烯酸（10-octadecenoic acid）[2]、十四酸（butadeca acid）[3]。

甾醇类成分有 3β- 胆甾醇 -5,24- 二烯（3β-cholest-5,24-dien-ol）、3β,5α- 胆甾醇 -7- 烯（3β,5α-cholest-7-en-ol）、3β- 胆甾醇 -5- 烯（3β-cholest-5-en-ol）[3]。尚有 3β- 豆甾醇 -7,24- 二烯（3β-stigmasta-7,24-dien-ol）、3β- 麦角甾醇 -7- 烯（3β-ergost-7-en-ol）、3β,5α- 豆甾醇 -7,25- 二烯（3β,5α-stigmasta-7,25-dien-ol）[3]。还有豆甾醇（stigmasterol）、蒲公英甾醇（taraxasterol）、β- 谷甾醇（β-sitosterol）[4]。

烃类成分有 2,3- 二甲基十氢萘（2,3-dimethyl -decahydro-naphthalene）、1,6- 二甲基十氢萘（1,6-dimethyl-decahydro-naphthalene）、2,7- 二甲基十氢萘（2,7-dimethyl-decahydro-naphthalene）、1,7- 二甲基十氢萘（1,7-dimethyl-decahydro-naphthalene）、亚甲基环辛烷（methylenecyclooctane）[3]。还有角鲨烯（squalene）[1,4]、十五烷（pentadecane）、十六烷（hexadecane）、十七烷（heptadecane）、2,6,10,14- 四甲基十五烷（2,6,10,14-tadramethyl pentadecane）[4]。

酮类成分有 2,4- 癸二烯 -9- 酮（2,4-decadien-9-one）、2,4-癸二烯 -8- 酮（2,4-decadien-8-one）、3,5- 二羟基环庚三烯酮（3,5-dihydroxycylcloheptatrien-one）[3]。

醛类成分有 2,4- 癸二烯醛（2,4-decadienaldehyde）[3,4]、2- 癸烯醛（2-decadienaldehyde）[3]。又有糠醛（furfural）、（E）-2- 庚烯醛 [（E）-2-heptenal]、苯甲醛（benzal dehyde）、（E）-2- 壬烯醛 [（E）-2-nonenal]、5- 甲基 -2- 戊基 -2- 己烯醛（5-methyl-2-phenyl-2-hexenal）[4]。

醇类成分有 3,5- 辛二烯 -2- 醇（3,5-octadien-2-ol）、2- 甲基环戊醇（2-methylcyclopentanol）[3]、2- 呋喃甲醇（2-furanmethanol）、1- 己醇（1-hexanol）、苯甲醇（benzyl alcohol）、苯乙醇（phenylethyl alcohol）[4]。

酯类成分有二磷酸二异辛酯（diphosphate isooctyl）[3]、邻苯二甲酸二异辛酯（di-iso-octyl phthalate）、亚油酸甘油酯（1-monolinolein）[4]。

氨基酸类成分有赖氨酸（lysine）、色氨酸（tryptophan）、精氨酸（arginine）、组氨酸（histidine）、异亮氨酸（isoleucine）、亮氨酸（leucine）、谷氨酸（glutammic acid）、丙氨酸（alanine）、苏氨酸（threonine）、缬氨酸（valine）[8-9]尚有脯氨酸（proline）、丝氨酸（serine）、甘氨酸（glycine）、苯丙氨酸（phenylalanine）、酪氨酸（tyrosine）。还有南瓜子氨酸（cucurbitine）[10]。

酰胺类成分有戊酰胺（pentanamide）、己酰胺（hexanamide）、十六酰胺（hexadecanamide）[3]。

吡嗪类成分有甲基吡嗪（methyl-pyrazine）、2- 乙基 -6-甲基吡嗪（2-ethyl-6-methyl-pyrazine）、2- 乙基 -5- 甲基吡嗪（2-ethyl-5-methyl-pyrazine）[4]。又有 3- 乙基 -2,5- 二甲基吡嗪（3-ethyl-2,5-dimethyl-pyrazine）、2- 乙基 -3,5- 二甲基吡嗪（2-ethyl-3,5-dimethyl-pyrazine）[4]。尚有 2,3,5- 三甲基 -6- 乙基吡嗪（2,3,5-trimethyl-6-ethyl-pyrazine）[4]。

吡咯类成分有乙酰基吡咯（acetyl pyrrole）、1- 甲基 -2-

甲酰基吡咯（1-methyl-2-formyl-pyrrole）[4]。

吡啶类成分有 2- 己基吡啶（2-hexylpyridine）[3]。

维生素类成分有维生素 E（vitamin E）[4,8-9]、维生素 C（vitamin C）、维生素 B_3（vitamin B_3）、维生素 B_1（vitamin B_1）、维生素 B_2（vitamin B_2）[8-9]。

【药理作用】

1. 驱虫　南瓜子仁体外对牛肉绦虫或猪肉绦虫均有麻痹作用[11]。南瓜子氨酸 1:500 使体外犬绦虫明显兴奋，甚至收缩，并与槟榔碱有协同作用[12]。南瓜子氨酸对犬水泡绦虫、豆状绦虫和曼氏裂头绦虫均有驱虫作用[13]。

2. 降血糖　四氧嘧啶糖尿病模型大鼠给予南瓜多糖 3.8 g/kg，南瓜多糖有降血糖作用[14]。南瓜子油 300mg/kg、150mg/kg，对腹腔注射四氧嘧啶所致糖尿病大鼠有降血糖作用[15]。南瓜中的亚甲基环丙基丙氨酸（CTY）降血糖因子通过增加葡萄糖转运蛋白 -2 含量，促进胰脏分泌胰岛素，因而对糖尿病的防治有明显效果[16]。

3. 降血脂　高胆固醇家兔，用辛伐他汀片和南瓜子油联合用药 3 周，能使血清总脂质的水平、总胆固醇和低密度 - 胆固醇增加，而磷脂和高密度 - 胆固醇减少。相反，当辛伐他汀片单独用药而非联合用药时，高胆固醇家兔血清转氨酶和肌酸磷酸激酶活性增加[17]。南瓜多糖水溶液灌胃给药，连续 10 天，对四氧嘧啶型糖尿病小鼠总胆固醇、甘油三酯、

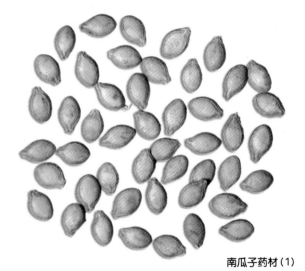

南瓜子药材（1）

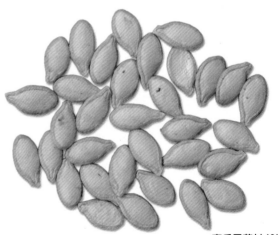

南瓜子药材（2）

低密度脂蛋白含量显著降低，高密度脂蛋白含量显著升高，有降脂作用[18]。

4. 抗血吸虫　小鼠感染血吸虫尾蚴当日开始，每日每鼠灌服南瓜子1～3g，连续28天，能显著降低血吸虫童虫的成长率，减虫率达85.3%～95.7%。剂量愈大，疗效愈佳。若在感染尾蚴后1周或2周开始给药，则效果较差。感染尾蚴的猪每日灌服265.5g去油南瓜子粉，连续28天，亦有满意疗效[12]。

5. 毒性反应　小鼠灌服南瓜子氨酸过氯酸盐与盐酸盐的 LD_{50}（半数致死量）分别为1.258g/kg与1.10g/kg，小鼠腹腔注射南瓜子氨酸过氯酸盐1.2～2.0g/kg，30min后，出现体态不稳，对外界刺激反应敏感，其中1.6～2.0mg/kg剂量组于给药后4～5h可致兴奋狂躁，阵发性痉挛，抽搐死亡，未死者均于停药后7日左右恢复正常[12]。

【临床研究】

1. 非胰岛素依赖型糖尿病　全部病例均口服南瓜粉（山东曲阜保健品厂生产，批号DB-93），每次5g，每日3次，30日为1个疗程，观察2个疗程。结果：本组32例患者，经2个疗程治疗，显效13例占40.6%，有效16例占50.0%，无效3例占9.4%，总有效率90.6%[19]。

2. 静脉炎　实验组30例取新鲜嫩南瓜洗净，搅拌制成南瓜泥，均匀涂于发生静脉炎血管的皮肤表面，上面覆盖保鲜膜，2～3次/d，每次30～60min。对照组30例将4层浸有50%硫酸镁的纱布平铺于发生静脉炎血管的表面，再用一层保鲜膜包裹，每天2～3次，每次30～60min。两组患者均于治疗第1、3、5天观察静脉炎治疗效果。结果：实验组总有效率为96.7%，对照组为90.0%，两组治疗静脉炎效果比较差异有统计学意义（$P < 0.05$）[20]。

【性味归经】种子：味甘，性平；归胃、大肠经。根：味甘、淡，性平；归胃、膀胱、肝经。果实：味甘，性平；归肺、脾、胃经。

【功效主治】种子：杀虫，主治绦虫病、血吸虫病。根：通乳汁，利湿热，主治乳汁不通、湿热淋证、黄疸、痢疾。果实：健脾益气，解毒消肿，主治肺痈、哮证、痈肿、烫伤、毒蜂蜇伤。

【用法用量】种子：研粉，60～120g。冷开水调服。根：内服：煎服，15～30g，鲜品加倍；外用：适量，磨汁涂或研末调敷。果实：内服：250～500g，蒸煮、或鲜用捣汁，或烘干打粉；外用：适量，捣敷。

【使用注意】籽、根：脾胃虚弱及无湿热者忌用。果实：气滞湿阻者忌用。

【经验方】

1. 小儿咽喉痛　南瓜子（不用水洗，晒干），用冰糖煎汤。每天服6～9g。（《四川药物志》1960年）

2. 百日咳　南瓜子，瓦上炙焦，研细粉。赤砂糖汤调服少许，一日数次。（《四川药物志》1960年）

3. 蛔虫病　南瓜子（去壳留仁）30～60g。研碎，加开水、蜜或糖成为糊状，空心服。（《四川药物志》1960年）

4. 绦虫病　南瓜子、石榴根皮各30g。水煎，分3次服，连服2天。（《四川药物志》1960年）

5. 支气管哮喘及老年慢性支气管炎　鲜南瓜500g，大枣20枚，黄糖适量，加水煮汤，每日分2～3次服食。（《果实类中草药彩色图鉴》）

6. 湿热发黄　南瓜根炖黄牛肉服。（《重庆草药》）

7. 火淋及小便赤热涩痛　南瓜根、车前草、水案板、水灯心，同煎服。（《四川中药志》）

8. 便秘　南瓜根45g。浓煎灌肠。（《闽东本草》）

【参考文献】

[1] 王晓，程传格，马小来，等. 南瓜籽油脂肪酸的GC-MS分析. 食品科学，2002，23(3): 116.

[2] 柳仁民，张坤，崔庆新. 南瓜子油的超临界 CO_2 流体萃取研究. 食品与发酵工业，2003，29(1): 64.

[3] 陈振宁，梁志华. 南瓜子油的气相色谱-质谱分析. 分析测试学报，2003，22(6): 78.

[4] 贾春晓，毛多斌，孙晓丽，等. 南瓜籽烘烤前后化学成分的分析. 化学研究与应用，2007，19(12): 1390.

[5] 孔爱明，范三红，杨艳玉，等. 南瓜籽油溶剂法提取工艺及脂肪酸成分的研究. 保鲜与加工，2009，(1): 42.

[6] 牛广财，朱丹，孙清瑞，等. 南瓜籽油超临界 CO_2 流体萃取及其脂肪酸成分分析. 中国粮油学报，2010，25(4): 33.

[7] 吕程丽，周红丽，蒋婷，等. 南瓜子油的气相色谱分析及理化特性研究. 农产品加工（学刊），2012，(7): 30.

[8] 中国预防医学科学院营养与食品卫生研究所. 食物成分表（全国代表值）. 北京：人民卫生出版社，1991: 23.

[9] Schenkel E, Duez P, Hanocq M. Stereoselective determination of cucurbitine in Cucurbita spp.seeds by gas chromatography and gas chromatography-mass spectrometry. J Chromatogr, 1992, 625(2): 289.

[10] 孙存济，陆顺兴，赵树纬，等. 南瓜子化学成分的研究Ⅱ. 南瓜子氨酸的合成与旋光异构的拆开. 化学学报，1962，28(4): 252.

[11] 冯兰洲. 中华医学杂志，1956，42(2): 138.

[12] 温州医学院药理教研室. 中国生理学会学术会议论文摘要汇编（药理），1964: 86.

[13] 陈志康，浦天仇，李德莹，等. 南瓜子氨酸对犬绦虫病的治疗作用. 中国药理学报，1980，(2): 124.

[14] 雄学敏，石扬，康明，等. 南瓜多糖降糖有效部位的提取分离及降糖作用的研究. 中成药，2000，22(8): 563.

[15] 李全宏. 南瓜提取物对糖尿病大鼠降糖效果研究. 营养学报，2003，25(1): 34.

[16] 蔡同一，李全宏，李楠，等. 南瓜籽蛋白降血糖活性的研究. 中国食品学报，2003，3(1): 7.

[17] Zuhair H, Abdel Fattah A A, Abdel Latif HA. Efficacy of simvastatin and pumpkin seed oil in the management of dietary-induced hypercholesterolemia. Parmacol Res, 1997, 35(5): 403.

[18] 常慧萍. 南瓜多糖的降血脂作用研究. 生物学杂志，2008，25(3): 57.

[19] 杨凌辉. 南瓜粉治疗非胰岛素依赖型糖尿病32例. 中国中西医结合杂志，1997，17(9): 569.

[20] 徐淑华，杨静平. 新鲜南瓜泥外敷治疗静脉炎临床效果观察. 齐鲁护理杂志，2011，17(5): 123.

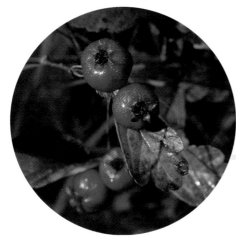

Nan shan zha

南山楂

Crataegi Cuneatdis Fructus
[英] Nippon Hawthorn Fruit

【别名】野山楂、小叶山楂、红果子。

【来源】为蔷薇科植物野山楂 Crataegus cuneata Sieb.Et Zucc. 的果实。

【植物形态】落叶灌木。枝密生，有细刺，幼枝有柔毛。叶倒卵形，长 2 ~ 6cm，宽 0.8 ~ 2.5cm，先端常 3 裂，基部狭楔形下延至柄，边缘有尖锐重锯齿。伞房花序，总花梗和花梗均有柔毛，花白色。梨果球形或梨形，红色或黄色，直径 1 ~ 2cm，宿萼较大，反折。

【分布】广西主要分布于桂林、临桂、全州。

【采集加工】秋季果实成熟时采收。置沸水中略烫后干燥或直接干燥。

【药材性状】果实球形，直径 0.8 ~ 1.4cm，表面棕色至棕红色，有灰白色小斑点，顶端有圆形凹窝状宿存花萼，基部有短果柄或果柄痕。商品多切成半球形或压成饼状。果肉薄，果皮常皱缩，种子 5 颗，土黄色，质坚硬。气微，味酸、涩、微甜。

【品质评价】以干燥、果大、色黄、无杂质者为佳。

【化学成分】本品果中含有金丝桃苷、槲皮素、齐墩果酸、熊果酸、乌索酸、牡荆素 -2-O- 鼠李糖苷、牡荆素 -4-O- 葡萄糖苷、原儿茶醛、没食子酸、对羟基苯甲酸、原花青素。还含有粗纤维、总糖、VC、VB$_1$、VB$_2$、β- 胡萝卜素、氨基酸等营养成分及锌（Zn）、锰（Mn）等矿质元素[1-7]。

本品茎中含有棕榈酸、硬脂酸、β-谷甾醇、槲皮素、芦丁、熊果酸、β-胡萝卜苷、柠檬酸和儿茶素[8]。

【药理作用】

1. 对消化系统的作用　南山楂含维生素 C、维生素 B$_2$、胡萝卜素及多种有机酸，口服能增加胃中消化酶的分泌，并能增强酶的活性，促进消化[9]。山楂醇提液对受刺激的大鼠胃平滑肌活动有双向调节作用，山楂对胃肠功能紊乱有明显调整作用，达到健脾消食作用[10]。山楂配用健脾药治疗小儿泄泻可取得满意的疗效[11]。山楂为主药的山楂茶叶汤治疗酒精性肝病疗效满意[12]。也可用于治疗急性痢疾、肠炎等。山楂是通过促进胰液外分泌功能来促进消化的；山楂对淀粉酶活性具有极明显的增强效应，对脂肪酶活性也有增强作用，但不明显；对蛋白酶活性却是抑制的，而胰液总量的显著升高和

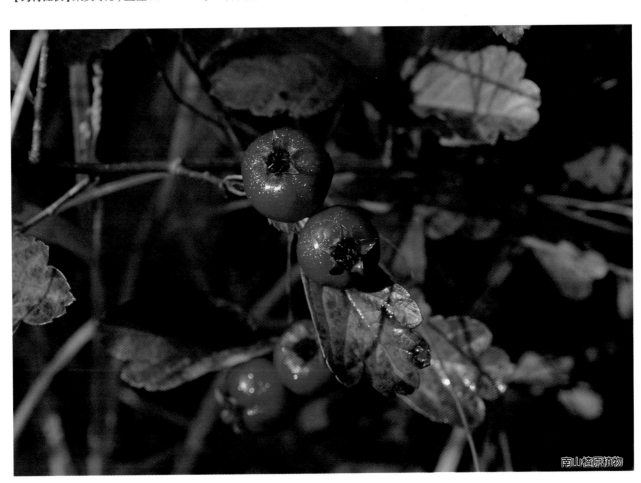

南山楂原植物

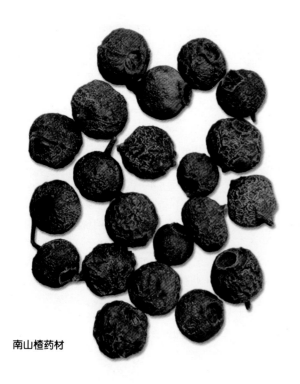

南山楂药材

缩小心肌梗死范围[16]。山楂的扩冠机制与其 β - 肾上腺素能受体激动作用有关[19]。

6. 抗心律失常作用　山楂提取物可对抗静脉注射乌头碱引起的心律不齐，且作用较强，起主要作用的是山楂黄酮和皂苷。静脉注射山楂提取物可对抗家兔因注射脑垂体后叶素引起的心律失常[20]。

7. 抑菌　由山楂榨取的原液对金黄色葡萄球菌、白色念珠菌、大肠杆菌等均有一定的抑制作用[21]。临床上用作植物消毒剂，用鲜品或熟品外敷治疗冻伤感染及溃疡，并取得较好的效果[22]。

8. 保护视网膜　山楂煎熬制成药液口服可提高 CS_2 染毒兔对 CS_2 的耐受力，对视网膜具有一定程度的保护作用[23]。

9. 抑制畸变　山楂提取物对环磷酰胺致小鼠精子畸变有抑制作用，可能与山楂中含有的大量亚油酸及维生素C有关[24]。

【性味归经】味酸、甘，性微寒。归脾、胃、肝经。

【功效主治】行气散瘀，收敛止泻。主治泻痢腹痛，瘀血经闭，产后瘀阻，心腹刺痛，疝气疼痛，高脂血症。

【用法用量】内服：煎汤，9 ~ 12g。外用：适量。

【使用注意】胃酸过多者慎服。

蛋白含量的增加足以弥补分泌到小肠中的蛋白酶量，其活性也足以完成其对蛋白类的消化功能。由此可见，山楂是通过促进胰液外分泌功能来起作用的。现代药理研究表明，山楂所含的解脂肪酶能促进脂肪类食物的消化。在饲料中添加适量山楂，能促进动物十二指肠微绒毛生长，提高营养物质的吸收[13]。

2. 抗肿瘤　山楂中的谷甾醇可抑制肿瘤细胞。山楂中提取的谷甾醇对 3 种小鼠癌细胞——HepS、S180 和 EAC 细胞均有良好的抑制作用；同时对人体正常肝细胞 L02 细胞无明显的抑制作用[14]。山楂中的槲皮素可以预防肿瘤的发生，槲皮素对多种恶性肿瘤细胞生长有明显的抑制及促凋亡作用，可以诱导某些白血病细胞的分化[10]。槲皮素的抗白血病作用主要是通过广泛竞争性三磷酸腺苷酶活性而发挥作用的。

3. 降压　以较小剂量山楂的流浸膏、黄酮或水解产物注射于麻醉猫、麻醉兔或麻醉小鼠，均有缓慢而持久的降压作用，其降压原理以扩张外周血管为主[15]。临床用山楂糖浆治疗高血压疗效达 90% 以上[16]。

4. 降血脂　山楂不同提取部分对不同动物造成的各种高脂模型均有降脂作用。山楂及山楂黄酮提取物能明显的降低实验性高脂血症的家兔和乳幼大鼠的血脂，并对实验性动脉粥样硬化有治疗作用[17]。南山楂对内皮细胞有保护作用，能抑制纤溶酶原激活物抑制物（PAI）的活性，能降低内皮细胞的胆固醇含量，促进纤溶系统活性[18]。

5. 强心、抗心绞痛　山楂具有增加心肌收缩力，增加心排血量、减慢心率的作用，山楂及其叶的提取物浓度相关地增加心肌收缩力，不影响心脏自动节律，缩短房室传导时间，可浓度相关地延长有效不应期。山楂具有扩张冠状动脉血管，增加冠状动脉流量，降低心肌耗氧量作用。山楂浸膏、水解物对家兔离体血管均有明显解痉作用。山楂黄酮还能

【经验方】

1. 胃炎　桂枝尖 25g，陈皮 15g，法半夏 20g，苍术 15g，茯苓 15g，白蔻 15g，生姜 20g，南山楂 20g，石菖蒲 20g，砂仁 15g，白芷 15g，五灵脂 15g，水煎服。（《卢崇汉先生处方集》）

2. 荨麻疹　桂枝尖 20g，青皮 15g，苍术 15g，炙甘草 5g，生姜 20g，白芷 15g，小茴香 20g，南山楂 20g，地肤子 15g，蛇床子 15g，苍耳子 15g，水煎服。（《卢崇汉先生处方集》）

3. 冠心病　桂枝尖 25g，石菖蒲 20g，南山楂 20g，薤白 20g，瓜蒌壳 15g，陈皮 15g，法半夏 20g，苍术 15g，炙甘草 5g，生姜 30g，水煎服。（《卢崇汉先生处方集》）

【参考文献】

[1] 广东省医药卫生研究所药化室 . 广东野山楂化学成分研究 . 广东医药资料，1975, (6): 8.

[2] 何心亮，王风云，吴维群 . 山楂植中熊果酸的分离提取及含量测定 . 中成药，1988, (8): 30.

[3] 邹盛勤，陈武 . 高效液相色谱 - 光电二极管阵列检测器法测定野山楂中两组分的含量 . 食品科学，2006, 27(11): 438.

[4] 麻铭川，顾正兵 . 野山楂水溶性部分化学成分研究 . 中国药业，2003, 12(12): 35.

[5] 徐亚维，刘磊 . 野山楂果中原花青素提取工艺研究 . 吉林农业科技学院学报，2009, 18(2): 12.

[6] 袁瑾，李霁良，钟惠民 . 野山楂的营养成分 . 云南大学学报 (自然科学版)，2000, 22(2): 158.

[7] 何心亮 . 北山楂与南山楂化学成分的比较 . 中草药，1990, 21(4): 4.

[8] 尹爱武，黄赛金 . 野山楂茎化学成分研究 . 天然产物研究与开发，2012, 24(7): 897.

[9] 王筠默 . 中药药理学 . 上海 : 上海科学技术出版社 , 1983: 67.

[10] 彭芝配 . 山楂醇提液的实验研究 . 中医药信息 , 1983, (3): 32.

[11] 戚建军 . 重用山楂、乌梅治疗小儿泄泻 60 例小结 . 甘肃中医 , 2000, (2): 39.

[12] 陶小萍 . 山楂茶叶汤治疗酒精性肝病的疗效观察 . 辽宁中医杂志 , 2001, (2): 86.

[13] 许剑琴 , 李彦新 , 刘忠杰 , 等 . 山楂对鸭胰腺分泌的影响 . 中国兽医杂志 , 2001, 31(8): 3233.

[14] 董贺 , 张太平 . 山楂中谷甾醇抑制肿瘤细胞的研究 . 中国生化药物杂志 , 2009, 30(4): 270-272.

[15] RICHTER M, EBERMANN R, MARIAN B. Quercetin-induced apoptosis in colorectal tumor cells: possible role of EGF receptor signaling. Nutr Cancer, 1999, 34(1): 88-99.

[16] 方文贤 . 医用中药药理学 . 北京 : 人民卫生出版社 , 1998: 361.

[17] 李义奎 . 中药药理学 . 北京 : 中国中医药出版社 , 1992: 126.

[18] 戴诗文 , 孙健 , 张伟敏 . 南山楂对牛主动脉内皮细胞纤溶系统的影响 . 中国临床药理学与治疗学杂志 , 1996, 1(2): 92-93.

[19] 国外医药·植物药分册 , 2000, 15(3): 93.

[20] 林玲 . 山楂液杀灭微生物作用及其影响因素的试验观察 . 中国消毒学杂志 , 2000, 17(2): 85.

[21] 杨秀华 . 鲜山楂外敷治冻疮 . 湖北中医杂志 , 2006, 22(4): 15.

[22] 梁桂林 . 熟山楂外敷治疗冻疮有良效 . 中国民间疗法 , 2000, 8(3): 15.

[23] 田清芳 . 复方山楂饮对实验性 CS_2 毒性视网膜损害防护作用的组织学研究 . 中华眼底病杂志 , 1999, 15(4): 249.

[24] 崔太昌 , 刘秀卿 , 徐厚铨 , 等 . 山楂提取物对环磷酰胺致小鼠精子畸变抑制作用的研究 . 中国公共卫生 , 2002, 18(6): 266.

Nan suan zao

南酸枣

Choerospondiatis Axillaridis Fructus seu Semen
[英] Axillaris Choerospondias Fruit or Seed

【别名】山枣、山桉果、五眼果、广枣、酸枣、鼻涕果、冬东子、醋酸果。

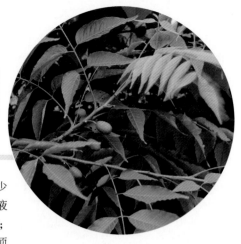

【来源】为漆树科植物南酸枣 Choerospondias axillaris（Roxb.）Burtt et Hill 的果实或果核。

【植物形态】落叶乔木。树干挺直，树皮灰褐色，纵裂呈片状剥落，小枝粗壮，暗紫褐色，无毛，具皮孔。奇数羽状复叶互生，长 25 ~ 40cm；小叶 7 ~ 15 枚，对生，膜质至纸质，卵状椭圆形或长椭圆形，长 4 ~ 12cm，宽 2 ~ 5cm，先端尾状长渐尖，基部多少偏斜，全缘，两面无毛或稀叶背脉腋被毛；侧脉 8 ~ 10 对。花杂性，异株；雄花和假两性花淡紫红色，排列成顶生或腋生的聚伞状圆锥花序；雌花单生于上部叶腋内；萼片、花瓣各 5；雄蕊 10；子房 5 室；花柱 5，分离。核果椭圆形或倒卵形，成熟时黄色，中果皮肉质浆状，先端具 5 小孔。

【分布】广西全区均有栽培。

【采集加工】秋季果实成熟时采收。除去杂质，干燥。

【药材性状】本品呈椭圆形或近卵形，长 2 ~ 3cm，直径 1.4 ~ 2cm。表面黑褐色或棕褐色，稍有光泽，具不规则的皱褶，基部有果梗痕。果肉薄，棕褐色，质硬而脆。核近卵形，黄棕色，顶端有 5（偶有 4 或 6）个明显的小孔，每孔内各含种子 1 枚。无臭，味酸。

【品质评价】以个大、肉厚、色黑褐色者为佳。

【化学成分】本品含黄酮类（flavonoids）、有机酸类（organic acids）、甾体类（steroid）、苷类（glycosides）等化学成分。

　　广枣为南酸枣的干燥成熟果实，广枣含黄酮类及其苷类成分槲皮素（quercetin）[1-5]、山奈酚（kaempferol）[2,3]、金丝桃苷（hyperin）、（+）- 儿茶素 [（+）-catechin][3]、芦丁（rutin）、双氢槲皮素 [（+）-taxifolin][5]。又含有机酸类化合物 3,3'- 二甲氧基鞣花酸（3,3'-di-O-methylellagic acid）[1,5]、鞣花酸（ellagic acid）、香草酸（vanillic acid）[1]、柠檬酸（citric acid）[1,2,4]、原儿茶酸（protocatechuic acid）、没食子酸（gallic acid）[1,2,4,5]、2- 羟基 -1,2,3- 丙烷三羧酸 -2- 甲酯（2-hydroxy-1,2,3-propane tricarboxylic acid-2-methyl ester）、2- 羟基 -1,2,3- 丙烷三羧酸 -2- 乙酯（2-hydroxy-1,2,3-propane tricarboxylic acid-2-ethyl ester）、邻苯二甲酸二（2- 乙基 - 己基）酯 [di（2-ethylhexyl）phthalate]、棕榈酸（palmic acid）、水杨酸（salicylic acid）[2]、硬脂酸（stearic acid）[2,5]、亚油酸（linoleic acid）、熊果酸（ursolic acid）[3]、三十烷酸（melissic acid）[5]。还含甾体类及其苷类化合物胡萝卜苷

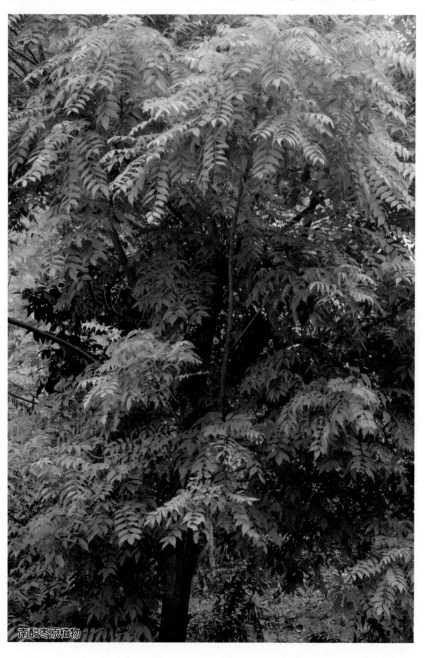

南酸枣原植物

（daucosterol）[2,3,5]、β-谷甾醇（β-sitostero）[2,5]、豆甾烷-7-酮（stigmastan-7-one）、麦角甾醇（ergosterol）[3]。另含丁香醛（syringaldehyde）[1]、二十八烷醇（octacosanol）[5]。

南酸枣树皮含黄酮类及其苷类化合物乔松素（pinocembrin）、柚皮素（naringenin）、白杨素（chrysin）[6]、（+）-儿茶素 [（+）-catechin]、（+）-儿茶素 -7-O-β-D- 吡喃葡萄糖苷 [（+）-catechin-7-O-β-D-glucopyranoside]、（+）-儿茶素 -4'-O-β-D- 吡喃葡萄糖苷 [（+）-catechin-4'-O-β-D-glucopyranoside][7]、槲皮素（quercetin）、芦丁（rutinum）、木犀草素 -3'-O-β-D- 葡萄糖苷（lueolin-3'-O-β-D-glucopyranoside）[8]、柑橘素、南酸枣苷（choerospondin）[9]，又含甾体及其苷类化合物类胡萝卜苷（daucosterol）、β-谷甾醇（β-sitosterol）[8]，还含有机酸成分邻苯二甲酸二丁酯（dibutyl phthalate）、反式阿魏酸十四酯（tetradecyl E-ferulate）[6]、十六烷酸（hexadecanoic acid）、正四十二烷酸[8]。

南酸枣叶中含黄酮类及其苷类化合物槲皮素（quercetin）、杨梅黄酮（yricetin）、山柰酚 -5-O- 阿拉伯糖苷（kaempferol-5-O-arabofuranoside）、槲皮素 -3-O- 鼠李糖苷（quercetin-3-O-rhamnoside）、杨梅黄酮 -3-O- 鼠李糖苷（myricetin-3-O-rhamnoside）[10]。

【药理作用】

1. 抗肿瘤　从南酸枣中分离得到的乔松素、柚皮素、白杨素、邻苯二甲酸二丁酯和反式阿魏酸十四酯在 $10\mu mol/L$ 浓度下对人结直肠腺癌 HCT-15 细胞增殖的抑制率分别为 21.5%、37.3%、33.1%、20.1% 和 17.0%，而在相同浓度下对宫颈癌 HeLa 细胞的抑制率分别为 30.0%、22.1%、22.4%、30.4% 和 26.4%。乔松素、柚皮素对小鼠乳腺癌细胞 tsFT210 细胞有较弱的 G2/M 期抑制作用，邻苯二甲酸二丁酯在高浓度时表现坏死性细胞毒活性，而在低浓度时则具有 G0/G1 期抑制活性[6]。从南酸枣树皮中分离得到的（+）-儿茶素、（+）-儿茶素 -7-O-B-D- 吡喃葡萄糖苷对人白血病 K562 细胞呈一定的抗肿瘤活性，在 $100\mu mol/L$ 浓度下的抑制率分别为 16.0% 和 27.3%[7]。

2. 抗结石　20g/kg、10g/kg、5g/kg 南酸枣水提物可使泌尿系统结石模型小鼠的尿草酸、尿钙含量降低；对肾草酸、肾钙均有降低作用[11]。

3. 护肝　南酸枣水提物能明显降低四氯化碳（CCl_4）和 D-半乳糖胺（D-GalN）所致急性肝损伤小鼠中血清的 ALT 及 AST 含量，对 CCl_4 和 D-GalN 所致的小鼠急性肝损伤有明显的保护作用[12]。

4. 抗缺氧　在人脐静脉内皮 ECV304 细胞缺氧损伤保护实验中，（+）-儿茶素在无细胞毒作用的 $50\mu mol/L$ 浓度下呈较强的抗缺氧活性[13]。

5. 抑菌　南酸枣皮黄酮提取物浓度 20mg/ml 的样品对金黄色葡萄球菌、阪崎肠杆菌、单核增生李斯特菌、肠侵袭性大肠杆菌、鼠伤寒沙门菌均有一定的抑制作用[14]。

【临床研究】

小面积烧烫伤　将烧伤创面以常规消毒处理后，用棉签蘸取复方酸枣醇液（主要成分为南酸枣树皮、樟脑、冰片、

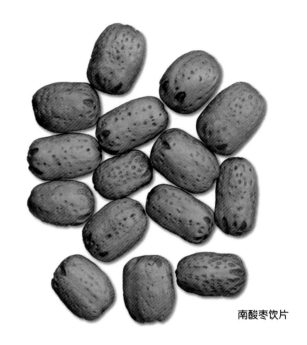

南酸枣饮片

苯甲醇、丹参、大黄、乙醇）涂于创面，每日 3～5 次，直到脱痂治愈。结果：用本制剂治疗化学物品烧伤如硫酸、盐酸、烧碱、液氯等 35 例，开水、蒸汽、高温饭汤、牛奶等烫伤 23 例，其他烧伤如燃烧的硫黄、汽油、液化石油气、电石、电弧、乙炔等烧伤 27 例，共 85 例。浅 I 度烧伤使用复方酸枣醇液治疗，一般于 24h 后即可结痂，2 天后可消肿止痛，1 周可愈；深 I 度烧伤的治疗，一般 10～14 天可脱痂治愈。在治疗期间无一例感染、痂下积脓，而且愈后无色素沉着和瘢痕。

【性味归经】味甘、酸，性平。归脾、肝经。

【功效主治】行气活血，养心安神，消积，解毒。主治气滞血瘀，胸痛，心悸气短，神经衰弱，失眠，支气管炎，食滞腹满，腹泻，疝气，烫火伤。

【用法用量】内服：煎汤，30～60g；鲜果，2～3 枚，嚼食；果核，煎汤，15～24g。外用：适量，果核煅炭研末，调敷。

【使用注意】孕妇慎用。

【经验方】

1. 烫伤　酸枣树果核适量，烧灰存性，研末，茶油调涂患处。（《福建药物志》）

2. 神经衰弱、失眠、头晕　广枣50g，豆蔻40g，自巨子30g，荜茇20g，石决明（煅）20g。碎成细粉。过筛，混匀，备用。每日 2～3 次，每次 3～4g，牛奶为引，白开水送服。（《实用蒙药学》）

3. 慢性支气管炎　冬东子250g，炖肉吃。（《四川中药志》1979 年）

4. 疝气　酸枣种仁适量，磨水内服。（《壮族民间用药选编》）

5. 食滞腹痛　（南酸枣）鲜果 2～3 枚，嚼食。（《浙江药用植物志》）

【参考文献】

[1] 申旭霁，格日力，王金辉．广枣的化学成分．河南大学学报（医学版），2009, 28(3): 196.

[2] 唐丽，李国玉，杨柄友，等．广枣化学成分的研究．中草药，2009, 40(4): 541.

[3] 田景民．广枣化学成分的研究．呼和浩特：内蒙古医学院，2007.

[4] 徐晔，刘涛．蒙药广枣酚酸类化学成分的研究．北方药学，2012, 9(7): 2.

[5] 连珠，张承忠，李冲，等．蒙药广枣化学成分的研究．中药材，2003, 26(1): 23.

[6] 李长伟，崔承彬，蔡兵，等．南酸枣的芳香族化合物及其体外抗肿瘤活性．中国药物化学杂志，2005, 15(3): 138.

[7] 李长伟，崔承彬，蔡兵，等．南酸枣的黄烷类成分及其体外抗肿瘤与抗缺氧活性．中国药物化学杂志，2009, 19(1): 48.

[8] 李胜华，伍贤进，郑尧，等．南酸枣树皮化学成分研究．中药材，2009, 32(10): 1542.

[9] 吕永镇，王玉兰，楼朱雄，等．南酸枣树皮中柑橘素和南酸枣苷的分离鉴定．药学学报，1983, 18(3): 199.

[10] Khabir M. Kaempferol-5-O-arabinoside-A New flavonol Glycoside from the leaves of Choerospondias axillaris. Indian Journal of Chemistry, 1987, 26B: 85.

[11] 杨柯，曾春晖，黎文智，等．五眼果对小鼠泌尿系统结石的作用研究．中成药，2010, 32(5): 719.

[12] 覃文慧，杨柯，曾春晖，等．五眼果对小鼠急性肝损伤保护作用的实验研究．广西中医药，2010, 33(3): 50.

[13] 徐金龙，李倩，王召君，等．南酸枣皮黄酮提取及其抑菌活性的研究．食品工业科技，2013, 34(11): 251.

[14] 陈明哲，姜亚西．复方酸枣醇的配制与应用．中药材，1992, (4): 46.

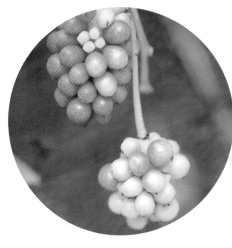

Nan wu wei zi

南五味子

Kadsurae Longipedunculatae Radix
[英] Longpeduncle Kadsura Root

【别名】小钻根、钻骨风。

【来源】为木兰科植物南五味子 Kadsura longipedunculata Finet et Gagnep. 的根。

【植物形态】常绿木质藤本。根肉质，红褐色，有黏液；小枝圆柱形，褐色，外皮有时剥裂。单叶互生，纸质或薄革质，椭圆形或椭圆状披针形，长5～10cm，宽2～5cm，先端渐尖，基部楔形，边缘有疏锯齿。花单生于叶腋，单性，雌雄异株，淡黄色；花梗细长，下垂；花被片8～17；雄蕊柱近球状，雄蕊30～70；雌蕊柱椭圆状，心皮40～60。聚合果近球形，小浆果卵形，深红色。

【分布】广西主要分布于上林、环江、金秀、全州、贺州。

【采集加工】全年可采。洗净，切片，晒干。

【药材性状】根圆柱形，常不规则弯曲，长10～50cm或更长，直径1～2.5cm。表面灰棕色至棕紫色，略粗糙，有细纵皱纹及横裂沟，并有残断支根和支根痕。质坚硬，不易折断，断面粗纤维性，皮部与木部易分离，皮部宽厚，棕色，木部浅棕色，密布导管小孔。气微香而特异，味苦、辛。

【品质评价】以根粗壮、分枝少、质柔韧、纤维少者为佳。

【化学成分】本品根中含有（＋）- 安五脂素 [（＋）-anwulignan][1]、南五内酯酸（kadsulactone acid）、南五内酯（kadsulactone）、二氢愈创木脂素（dihydoguaiaretic acid）、d- 表加巴辛（d-epigalbacin）、β- 谷甾醇（β-sitosterol）[2]。

根皮中含有五内酯E（schisanlactone E）、长南酸（changnanic acid）、五内酯B（schisanlactone B）、内消旋二氢愈创木脂酸（meso-dihydoguaiaretic acid）、β- 谷甾醇（β-sitosterol）[3]、α- 衣兰烯（α-ylangene）、α- 古芸烯（α-gurjunene）、衣兰油醇（muurol）、库贝醇（cubenol）、异龙脑（iso-borneol）、β- 杜松烯（β-cadinene）等 [4]。

【药理作用】

1. 镇静、催眠　南五味子水提物、醚提物和醇提物对阈下剂量的戊巴比妥钠有协同作用，增加翻正反射消失的鼠数，延长戊巴比妥钠的睡眠时间，其作用随用药剂量增加而加强 [5,6]。

2. 保肝　南五味子中的五味子甲素对肝微粒体药酶有诱导作用，使 P-450

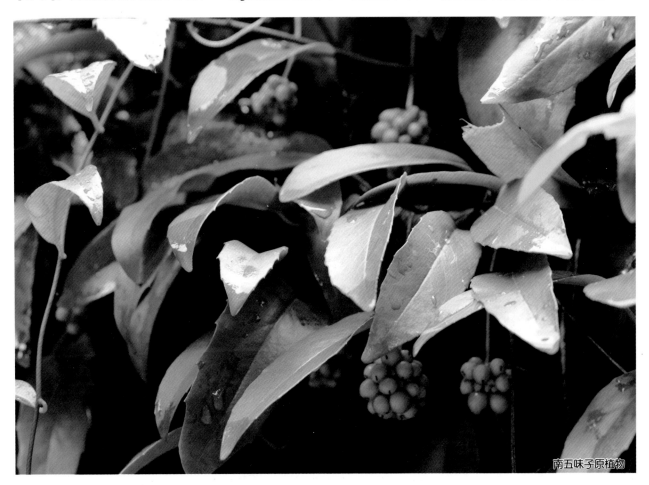

南五味子原植物

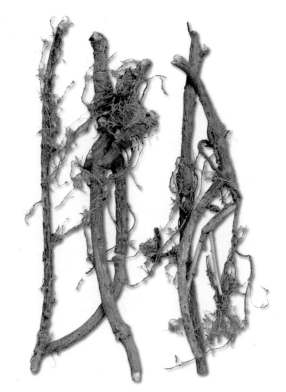

南五味子药材

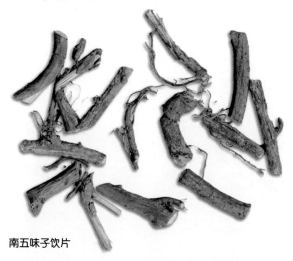

南五味子饮片

浓度、还原型辅酶Ⅱ（NADPH）-细胞色素 c 还原酶、氨基比林脱甲基酶、微粒体蛋白均增加；南五味子中的五味子酯丁对肝损害有极强的抑制作用，对半乳糖胺肝损伤亦具强抑制效果[7]。南五味子中的五味子乙素能在早期影响热休克蛋白 70 的表达，提高 Caspase-3 活性，抑制肝细胞瘤 SMMC-7721 增殖，并诱导其凋亡[8]。

3. 抗氧化和抗衰老　五味子乙素能抑制实验性氧化损伤大鼠晶状体上皮细胞凋亡[9]。南五味子无水乙醇提取物对 1,1- 二苯基 -2- 三硝基苯肼（DPPH•）的清除率最高，达 94.24%；氯仿提取物对羟自由基（•OH）具有最高的清除率，达 80.96%。不同溶剂提取物对 DPPH• 的清除效果为：乙醇 > 丙酮 > 氯仿 > 石油醚 > 乙酸乙酯，对 •OH 的清除效果为：氯仿 > 石油醚 > 乙酸乙酯 > 丙酮 > 乙醇[10]。

4. 抗肿瘤　五味子乙素能有效逆转转染多药耐药 1 基因的乳腺癌 MCF-7 细胞的多药耐药[11]。五味子乙素还能抑制转染阿尔茨海默病的 β 淀粉样前体基因和变型早老素 1 基因的中国仓鼠卵巢细胞系分泌 β 淀粉样蛋白 42[12]。

5. 抗胃溃疡　长梗南五味子醇提物及其组分在 100mg/kg 时对大鼠幽门结扎型溃疡模型有较好的保护作用。南五味子中的二萜酸和木质素能抑制吲哚美辛引起的胃黏膜损伤，抑制率达 95% 以上；对无水乙醇引起的大鼠胃黏膜损伤也有良好的预防作用[13]。南五味子中的去氧五味子素可抑制胃酸分泌[14]。

6. 镇痛、抗炎　南五味子水煎剂 66g/kg 对醋酸所致小鼠扭体反应、角叉菜引起的小鼠足肿胀均有抑制作用[5]。

7. 镇咳、祛痰　南五味子根皮挥发油中相对含量较高的成分多具镇咳、祛痰作用[15]。

8. 抑菌　南五味子根对金黄色葡萄球菌极度敏感，对痢疾杆菌、伤寒杆菌中度敏感，对大肠杆菌、绿脓杆菌轻度敏感[16]。三种南五味子提取物对食品常见致病菌大肠杆菌、金黄色葡萄球菌和沙门菌均有抑制作用，抑菌效果大小为：70% 乙醇提取物 > 水提物 > 乙醚提取物，70% 乙醇提取物抑菌效果最好，对大肠杆菌、金黄色葡萄球菌和沙门菌的抑菌圈分别达到 26.4mm、25.2mm、23.3mm，最低抑菌浓度分别为 0.0125g/ml、0.0125g/ml、0.025g/ml[17]。介质的 pH 及 Fe^{2+} 对南五味子提取物抑菌活性有影响，而温度、紫外线、超声波、保存时间、维生素 C、亚硫酸钠、氯化钠和葡萄糖及其他金属离子对其几乎没有影响[18]。

9. 其他　南五味子中的五仁醇具有中枢抑制作用[19]。

10. 毒性反应　水煎剂小鼠灌胃的半数致死量（LD_{50}）为（334.1±42.4）g（生药）/kg[5]。

【临床研究】

失眠症　试验组 158 例予南五味子软胶囊，口服，每次 2 粒，一日 1 次，睡前半小时服；对照组 52 例予南五味子软胶囊模拟剂，口服，每次 2 粒，每日 1 次，睡前半小时服；连续服药 4 周为 1 个疗程，第 14 和第 28 天各随访一次。观察时间为 1 个疗程。结果：治疗前 PSQI 总分分别为 12.72±2.76（南五味子软胶囊组）和 12.88±2.60（安慰剂组），而治疗后 PSQI 总分分别为 7.65±4.61（南五味子软胶囊组）和 8.46±4.45（安慰剂组），同组治疗前后总分比较差异有统计学意义（$P<0.01$），但是两组比较差异无统计学意义（$P=0.9922$）。六个证型（心火炽盛证、肝郁化火证、痰热内扰证、阴虚火旺证、心脾两虚证、心胆气虚证）两组组内前后差值比较，差异有统计学意义（$P<0.01$），差值组间比较，差异无统计学意义（$P>0.05$）。南五味子组不良事件发生率 3.80%，安慰剂组不良事件发生率 7.69%，两组别无统计学意义（$P=0.4421$）[20]。

【性味归经】味辛、微甘苦，性微温。归肺、心、肾经。

【功效主治】祛风活血，理气止痛，散瘀消肿。主治胃气痛，痛经，腹痛，风湿骨痛，跌打损伤，肾虚腰痛，支气管炎。

【用法用量】内服：煎汤，5 ~ 15g。

【使用注意】孕妇慎用。

【经验方】

1. 胃气痛，胃、十二指肠溃疡　小钻根碾末，每次 5g，开水冲服。（《中国壮药学》）

2. 痛经，风湿痹痛，跌打损伤　小钻根 10g，水煎服。（《中国壮药学》）

【参考文献】

[1] 刘嘉森，黄梅芬 .(+)- 安五脂素的分离与结构 . 有机化学，1988, 8(3): 227.

[2] 游志鹏，廖玫江，石玉瑚，等 . 长梗南五味子化学成分的研究 . 药学学报，1997, 32(6): 455.

[3] 刘嘉森，黄梅芬 . 五内酯 E 和长南酸的分离与结构 . 化学学报，1991, 49(5): 502.

[4] 徐新刚，葛平亮，张晶 . 紫荆皮挥发油化学成分分析 . 中医药学刊，2005, 23(9): 1703.

[5] 张白嘉，李吉珍，黄良月，等 . 三种商品紫荆皮药理作用比较研究 . 中药材，1991, 14(12): 33.

[6] 王雯雯，仰榴青，李永金，等 . 南、北五味子提取物对小鼠镇静、催眠作用的影响 . 江苏大学学报 (医学版), 2008, 18(2): 122.3

[7] 阴健 . 中药现代研究与临床应用 . 北京 : 学苑出版社，1994: 148.

[8] XinI-IW, Wu XC, LiQ, et al. Effects of Sehisan-dera sphenanthera extract on the pharmaeokineticsof taerolimus in healthy volunteers. British Journal of Clinical Pharmacology, 2007, 64(4): 469.

[9] 黄秀榕，祁明信，汪朝阳，等 . 五味子乙素对氧化损伤的晶状体上皮细胞凋亡的影响 . 中国病理生理杂志，2002, 18(12): 1502.

[10] 吴少辉，赵春苏，于新 . 南五味子提取物清除 DPPH•、•OH 活性的研究 . 广东农业科学，2012, (13): 134.

[11] 李凌，王弢，许志良，等 . 五味子乙素对转染多药耐药 1 基因的 MCF-7 细胞的多药耐药逆转作用 . 中华医学杂志，2005, 85(23): 1633.

[12] 肖飞，罗焕敏，李晓光，等 . 五味子乙素对 M146L 细胞分泌 β 淀粉样蛋白的影响 . 中国新药杂志，2005, 14(3): 290.

[13] 张守仁 . 中草药，1990, 21(9): 411.

[14] 黄泰康 . 常用中药成分与药理手册 . 北京 : 中国医药科技出版社，1994: 526.

[15] 田恒康，阎文玫，马冠成 . 长梗南五味子根皮挥发油的研究 . 中国中药杂志，1993, 18(3): 166.

[16] 《浙江药用植物志》编写组 . 浙江药用植物志 . 杭州 : 浙江科学技术出版社，1980: 369.

[17] 黄雪莲，于新，刘福瑜，等 . 南五味子提取物对食品常见致病菌抑制作用的研究 . 食品工业，2011, (7): 71.

[18] 吴少辉，叶伟娟，于新 . 南五味子提取物抑菌作用稳定性的研究 . 中国食品学报，2012, 12(9): 144.

[19] 钮心懿 . 五味子研究 Ⅱ——五味子仁乙醇提取物对中枢神经系统作用初步观察 . 中华医学杂志，1975, 55(50): 348.

[20] 钱超 . 南五味子软胶囊治疗失眠症的临床研究 . 南京 : 南京中医药大学，2012.

Nan fang jia mi

南方荚蒾

Viburni Fordiae Radix
[英] Fordia Viburnum Root

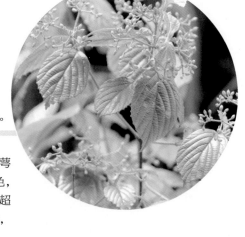

【别名】火柴树、荚蒾、满山红、苍伴木、苦茶子、人丹子、晒谷子、土五味。

【来源】为忍冬科植物南方荚蒾 Viburnum fordiae Hance 的根。

【植物形态】灌木或小乔木。幼枝，芽，叶柄，花序，萼和花冠外面均被暗黄色或黄褐色的簇状毛。叶对生；叶纸质至厚纸质，叶片宽卵形或菱状卵形，长 4 ～ 7cm，宽 2.5 ～ 5cm，先端尖至渐尖，基部钝或圆形，边缘基部以上疏生浅波状小尖齿，上面绿色，有时沿脉散生有柄的红褐色小腺点。下面淡绿色，沿各级脉上具簇状绒毛，侧脉每边 5 ～ 7 条，伸达齿端，与中脉在叶上面凹陷，在下面突起。复伞形式聚伞花序顶生或生于具 1 对叶的侧生小枝之顶；总梗第 1 级辐射枝 5 条；花着生于第 3 ～ 4 级辐射枝上；花萼外被簇状毛，萼齿 5，三角形；花冠白色，辐状，裂片卵形；雄蕊 5，近等长或超出花冠。核果卵状球形，红色；核扁，有 2 条腹沟和 1 条背沟。

【分布】广西全区均有栽培。

【采集加工】全年可采。洗净，切碎，鲜用或晒干。

【药材性状】根外皮松紧不等，灰黄色至灰黑色。有细的纵皱纹，有时具细根痕。本品常斜切或纵切成块片。质坚硬，不易折断，断面平坦，淡棕色至棕色。味苦、涩。

【品质评价】以干燥、质坚实、断面棕色者为佳。

【性味归经】味苦、涩，性凉。归肺、肝经。

【功效主治】疏风解表，活血化瘀，清热解毒。主治感冒，发热，月经不调，风湿痹痛，跌打损伤，瘰疬，肥大性脊椎炎，疮疖，湿疹，过敏性皮炎。

【用法用量】内服：煎汤，6 ～ 15g；或泡酒。外用：适量，捣敷；或煎水洗。

【使用注意】孕妇慎用。

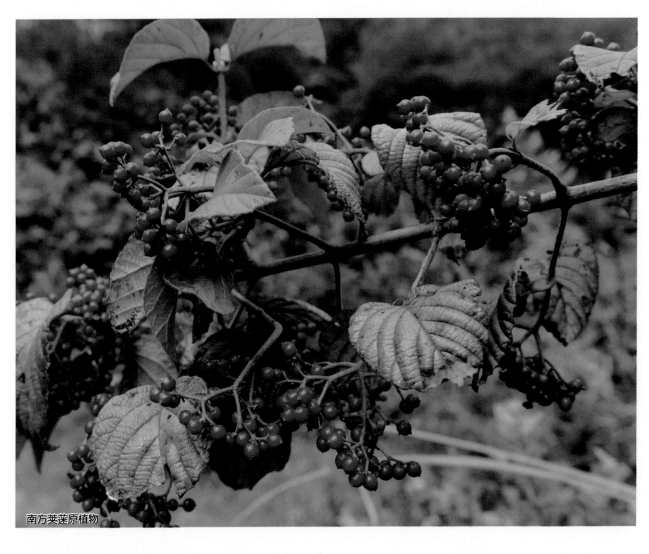

南方荚蒾原植物

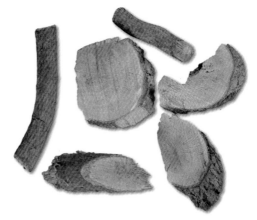

南方荚蒾饮片

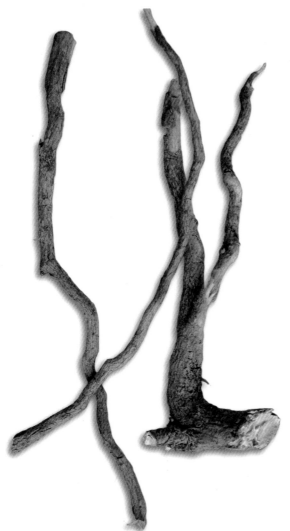

南方荚蒾药材

【经验方】

1.风火牙痛，疮疖肿毒　南方荚蒾茎燃烧后，靠近铁刀面，使令凝成油液，涂患处。(《湖南药物志》)

2.湿疹　南方荚蒾根、茎30～60g。水煎外洗。(《全国中草药汇编》)

3.过敏性皮炎、疖肿　鲜荚蒾叶适量，水煎，温洗患处。(《福建药物志》)

4.外感风热　南方荚蒾茎30g，紫苏15g，虎杖根30g，水灯心草15g，白牛胆15g，铁马鞭15g。煎水兑酒服。孕妇去铁马鞭。(《湖南药物志》)

5.淋巴腺炎(丝虫病引起)　南方荚蒾、鲜满山红根各30g。水煎服。(《福建药物志》)

6.小儿疳积　南方荚蒾茎或叶15～30g，芡实3～15g。水煎服。(《福建药物志》)

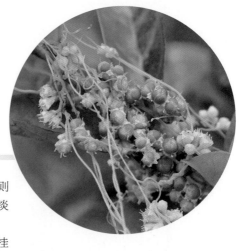

Nan fang tu si zi

南方菟丝子

Cuscutae Australis Semen
[英] South Cuscuta Seed

【别名】菟丝实、吐丝子、无娘藤米米、黄萝子、豆须子、缠龙子、黄丝子。

【来源】为旋花科植物南方菟丝子 *Cuscuta australis* R.Br 的种子。

【植物形态】寄生草本。茎缠绕,金黄色,纤细,无叶。花序侧生,少花或多花簇生成小伞形或小团伞花序,总花序梗近无;苞片及小苞片均小,鳞片状;花梗稍粗壮;花萼杯状,基部连合,裂片 3～5,长圆形或近圆形,通常不等大,顶端圆;花冠乳白色或淡黄色,杯状,裂片卵形或长圆形,顶端圆,约与花冠管近等长,直立,宿存;雄蕊着生于花冠裂片弯缺处,比花冠裂片稍短;鳞片小,边缘短流苏状;子房扁球形,花柱 2,等长或稍不等长,柱头球形。蒴果扁球形,下半部为宿存花冠所包,成熟时不规则开裂,不为周裂。通常有 4 种子,淡褐色,卵形,表面粗糙。

【分布】广西主要分布于桂西南、桂西北。

【采集加工】9～10 月采收成熟果实。晒干,打出种子,簸去果壳、杂质。

【药材性状】种子卵圆形,腹棱线不明显,大小相差较大,长径 0.7～2.0mm,短径 0.5～1.2mm。表面淡褐色至棕色,一端有喙状突出并偏向一侧。于放大镜下可见种脐微凹陷,位于种子先端靠下侧。

【品质评价】以干燥、粒大、无杂质、色黄棕者为佳。

【化学成分】本品种子含山柰酚(kaempferol)、槲皮素(quercetin)、β-谷甾醇(β-sistosterol)[1,2]、芝麻素(sesamin)、棕榈酸(palmitic acid)、金丝桃苷(hyperoside)、咖啡酸(caffeic acid)、槲皮素-3-O-β-D-半乳糖(2→1)-β-D-芹糖苷 [quercetin-3-O-β-D-galactose(2→1)-β-D-galactoside][1]。尚含有紫云英苷(astragalin)、虫漆醋酸(laceroicacid)、β-谷甾醇-3-O-β-D-吡喃木糖苷(β-sistosterol-3-O-β-D-

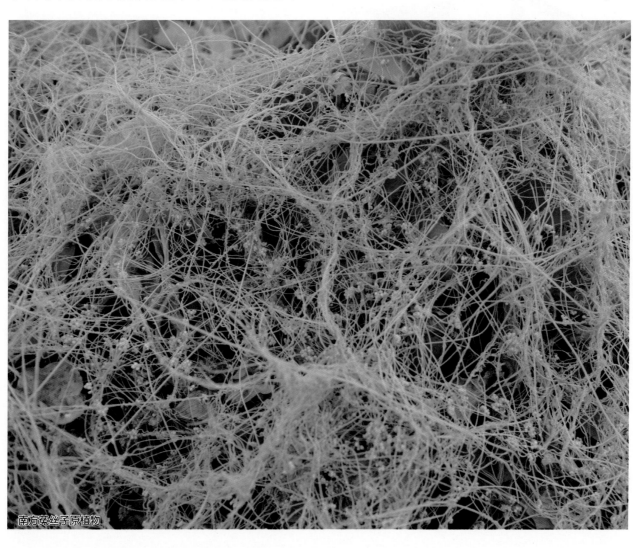

南方菟丝子原植物

xylopyranoside）[2]、南方菟丝子苷 A（australiside A）[3,4]、胸腺嘧啶脱氧核苷（thymine）[3]、胸腺嘧啶脱氧核苷咖啡酸（thymine caffeic acid）、对羟基桂皮酸（p-hydroxycinnamic acid）、咖啡酸-β-D-葡萄糖酯苷（caffeic acid-β-D-glucoside）[4]。还含有氨基酸类成分，主要有门冬氨酸（aspartic acid）、丝氨酸（serine）、丙氨酸（alanine）、亮氨酸（leucine）、精氨酸（arginine）[5]。

【性味归经】味辛、甘，性平。归肾、肝、脾经。

【功效主治】补肾益精，养肝明目，安胎。主治腰膝酸痛，遗精，阳痿，早泄，淋浊，遗尿，目昏耳鸣，胎动不安。

【用法用量】内服：煎汤，6～15 g；入丸、散。外用：适量，或炒研调敷。

【使用注意】阴虚火旺者慎用。

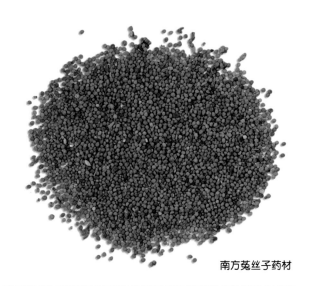

南方菟丝子药材

【经验方】

1. 心气不足，思虑太过，肾经虚损，真阳不固，溺有余沥，小便白浊，梦寐频泄　菟丝子五两，白茯苓三两，石莲子（去壳）二两。上为细末，酒煮糊为丸，如梧桐子大。每服三十丸，空心盐汤下。常服镇益心神，补虚养血，清小便。（《太平惠民和剂局方》茯菟丸）

2. 关节炎　菟丝子6g，鸡蛋壳9g，牛骨粉15g。研末，每服6g，每日3次。（《辽宁常用中草药手册》）

3. 消渴　菟丝子煎汁随意饮服，以止为度。

4. 劳伤肝气，目暗　菟丝子二两。酒浸三日，曝干，捣罗为末，鸡子白和丸梧桐子大。每服空心以温酒下三十丸。（《太平圣惠方》）

5. 小便赤浊，心肾不足，精少血燥，口干烦热，头晕怔忡　菟丝子、麦冬等份。为末，蜜丸梧子大，盐汤每下七十丸。（《本草纲目》）

6. 小便多或不禁　菟丝子（酒蒸）二两，桑螵蛸（酒炙）半两，牡蛎（煅）一两，肉苁蓉（酒润）二两，附子（炮，去皮、脐）、五味子各一两，鸡内金半两（微炙），鹿茸（酒炙）一两。上为末，酒糊丸，如梧子大。每服七十丸，食前盐酒任下。（《世医得效方》菟丝子丸）

7. 腰痛　菟丝子（酒浸）、杜仲（去皮，炒断丝）等份。为细末，以山药糊丸如梧子大。每服五十丸，盐酒或盐汤下。（《是斋百一选方》）

8. 小便淋涩　车前子（焙），菟丝子。上为末，炼蜜为丸，食后服之。（《医方类聚》驻景丸）

9. 五更泄泻　菟丝子、石莲子各9g，茯苓12g，山药15g。煎服。（《安徽中草药》）

附：菟丝子全草

味苦，性平。归大肠、肝、肺、脾经。功效清热解毒，凉血止血。主治痢疾，目赤肿痛，咽喉肿痛，痈疮肿毒，黄疸，吐血，便血，血崩，淋浊。煎服，9～15g；或炖肉服。外用适量，煎水外洗；或捣敷；或捣汁涂、滴患处。

经验方　①小便不通：金丝草一握，同韭菜根头煎汤洗小肚。（《慈惠小编》）②目赤肿痛，咽喉肿痛：鲜金丝草适量。捣烂取汁，滴眼或滴喉。（《浙江药用植物志》）③小儿单纯性消化不良：金丝草研粉，每次0.9～1.5g，温开水送服，每日2～3次。（《浙江药用植物志》）④细菌性痢疾、肠炎：鲜菟丝子全草30g。每日1剂，煎服2次。（内蒙古《中草药新医疗法资料选编》）

附注：

本品为菟丝子的来源之一，常作为菟丝子。功效主治与菟丝子同。

【参考文献】

[1] 郭洪祝，李家实 . 南方菟丝子化学成分的研究 . 北京中医药大学学报，2000, 23(3): 20.

[2] 郭澄，苏中武，韩公羽，等 . 南方菟丝子化学成分的研究 . 中国药学杂志，1997, 32(1): 8.

[3] 李更生，陈雅研 . 南方菟丝子化学成分的研究 . 中国中药杂志，1997, 22(9): 548.

[4] 李更生，陈雅研 . 南方菟丝子化学成分的研究 . 中国中医药科技，1997, 4(4): 254.

[5] 林慧彬，林建强，林建群，等 . 山东4种菟丝子氨基酸比较研究 . 时珍国医国药，2001, 12(3): 195.

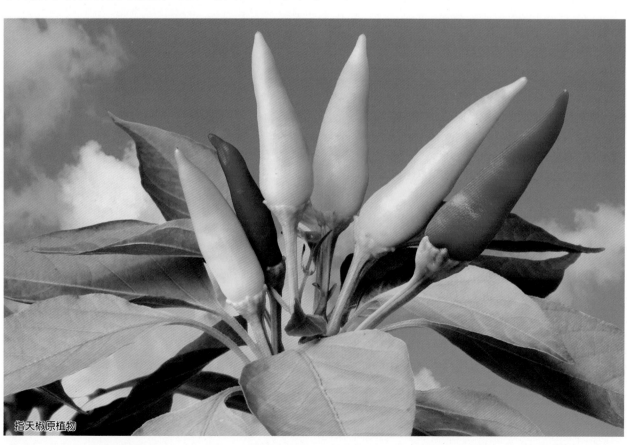

Zhi tian jiao

指天椒

Capdici Conoidis Fructus
[英] Conical Redpepper Fruit

【别名】长柄椒、向天椒、小辣椒、小果椒、小金刚、鸡心辣椒。

【来源】为茄科植物朝天椒 Capsicum annuum L.var.conoises Irsh 的果实。

【植物形态】草本。植物体多二歧分枝。单叶互生；叶卵形，长 4 ~ 7cm，宽 2 ~ 4cm，全缘，先端尖，基部渐狭；有柄。花常单生于叶腋间，萼钟状，先端 5 齿；花冠白色或带紫色，5 裂；雄蕊 5，着生于花冠基部，花药纵裂；雌蕊 1，子房 2 室，花柱细长，柱头略呈头状。浆果圆锥形或矩圆状圆柱形，通常直立，萼宿存。果实成熟后红色或紫色，味极辣。

【分布】广西全区均有栽培。

【采集加工】选择个大饱满，表皮光滑，色泽鲜艳的椒果晒干留种。10 月底前采收晒干。

【药材性状】果实鲜品圆锥形，长 2 ~ 5cm，直径 1cm，顶端渐尖，基部稍圆，具宿萼及果柄。表面红色，有光泽，光滑，果肉稍厚。横切可见中轴胎座，每室有类白色扁圆形种子。气特异，有催嚏性，味辛辣如灼。

【品质评价】干用以干燥、果大、色鲜红者为佳。

【化学成分】本品果实中含辣椒萜苷 capsianoside Ⅱ、capsianoside Ⅲ、capsianoside C、capsianoside D[1]。辣椒油树脂成分主要有：丙二酸二乙酯（propanedioic acid diethyl ester）、2,3-二氢 -3,5- 二羟基 -6- 甲基 -4H- 吡喃 -4-酮（2,3-dihydro-3,5-dihydroxy-6-methyl-4H-pyran-4-one）、正十五烷酸（n-pentadecanoic acid）、棕榈酸（n-hexadecanoic acid）、亚油酸（linoleic acid）、油酸（oleic acid）、十八烷酸（n-octadecanoic acid）、壬酰香荚兰胺（nonoyl vanillylamide）、维生素 E（vitamin E）、辣椒碱（capsaicin）、二氢辣椒碱（dihydrocapsaicin）、四十烷（tetracontane）[2]。

本品茎、叶中含多种二萜苷类成分，主要为辣椒萜苷 A（capsianoside A）、辣椒萜苷 B（capsianoside B）、辣椒萜苷 C（capsianoside C）、辣椒萜苷 D（capsianoside D）、辣椒萜苷 G（capsianoside G）、辣椒萜苷 H（capsianoside H）、辣椒萜苷 I（capsianoside I）[3]。

【性味归经】味辛，性温。归脾、肺经。

【功效主治】活血，消肿，解毒。主治阴证疮疡，脚气，狂犬咬伤。

【用法用量】外用：适量，煎水洗；或捣敷。

【使用注意】过敏患者不宜用。

指天椒原植物

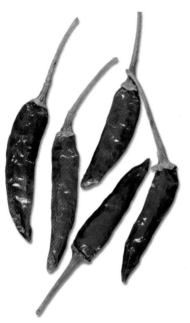

指天椒药材

【经验方】

癫狗、胎狗咬伤　指天椒籽、假苤、紫苏、青苔、片糖。捣烂敷。(《岭南采药录》)

【参考文献】

[1]Yukio I, Yahara S, Nohara T, et al. Novel acyclic diterpene glycosides, capsianosides A-F and I-V from Capsicum plants(Solanaceous studies. XVI). Chem Pharm Bull, 1990, 38(5): 1299.

[2] 纪良霞, 王立升, 乔红运, 等. 广西指天椒辣椒油树脂成分的 GC-MS 分析. 云南化工, 2005, 32(4): 24.

[3]Shoji Y, Kobayashi N, Izumitani Y, et al.Solanaceous plants.XXIII.New acyclic diterpene glycosides, capsianosides VI, G and H from the leaves and stems of Capsicum annuum L. Chem Pharm Bull, 1991, 39(12): 3258.

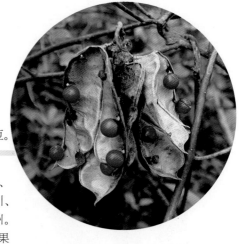

相思子

Xiang si zi

Abri Semen
[英] Red Bean

【别名】红豆、云南豆子、相思豆、鸡美人豆、观音子、鬼眼子、鸳鸯豆、土甘草豆。

【来源】为豆科植物相思子 *Abrus precatorius* L. 的种子。

【植物形态】攀缘灌木。枝细弱，有平伏短刚毛。偶数羽状复叶，互生，小叶 8 ～ 15 对，具短柄，长圆形，两端圆形，先端有极小尖头，长 1 ～ 2cm，宽约 0.3cm，上面无毛，下面被稀疏的伏贴细毛。总状花序很小，成头状，生在短枝上，无总花梗，花序轴短而粗，肉质。花小，排列紧密，具短梗；花萼黄绿色，钟形，先端有 4 短齿，外侧被毛；花冠淡紫色，旗瓣阔卵形，基部有三角状的爪，翼瓣与龙骨瓣狭窄；雄蕊 9，成 1 束；子房上位，被毛，花柱无毛，柱头具细乳头。荚果黄绿色，革质，菱状长圆形，扁平或膨胀，先端有弯曲的喙，被刚毛状细毛。种子 4 ～ 6 颗，椭圆形，在脐的一端黑色，上端朱红色，有光泽。

【分布】广西主要分布于南宁、邕宁、合浦、防城、上思、桂平、容县、陆川、博白、百色、田阳、扶绥、宁明、龙州。

【采集加工】夏、秋季分批采摘成熟果实。晒干，打出种子，除去杂质。

【药材性状】干燥种子呈椭圆形，少数近于球形，长径 5 ～ 7mm，短径 4 ～ 5mm，表面红色，种脐白色椭圆形，位于腹面的一端，在其周围呈乌黑色，占种皮表面的 1/4 ～ 1/3，种脊位于种脐一端，呈微突的直线状。种皮坚硬，不易破碎，内有 2 片子叶和胚根，均为淡黄色。气青草样，味涩。

【品质评价】以个大、红头黑底、色艳、粒圆、饱满者为佳。

【化学成分】本品含生物碱（alkaloids）、蛋白质（proteins）、黄酮（flavonoids）、甾醇（sterols）、有机酸（organic acids）等多种化学成分。

生物碱类成分主要有相思子灵（abraline）、相思子碱（abrine）[1]。又有相思子新碱（abrasine）、相思豆碱（precasine）[2]。尚有相思豆碱（precatorine）、下箴刺桐碱（hypaphorine）、下箴刺桐碱甲酯（methyl ester of *N,N*-dimethyltryptophan methocation）、葫芦巴碱（trigonelline）、胆碱（choline）[3]。

蛋白质成分主要有相思子毒蛋白 I（abrin I）、相思子毒蛋白 II（abrin II）、相思子毒蛋白 III（abrin III）、相思子凝集素 I（A.P.A I）、相思子凝集素 II（A.P.A II）[4]、蓖麻毒蛋白（ricin）[5]。

黄酮类成分主要有相思子素（abrusin）、相思子素 -2″-*O*- 芹菜糖苷（abrusin-2″-*O*-apioside）[5]。又有相思子苷（abranin）、木糖葡萄糖基飞燕草素（xyloglucosyldelphinidin）、对 - 香豆酰没食子酰基葡萄糖基飞燕草素（*p*-coumaroylgalloylglucosyldelphinidin）[6]。尚有木犀草素（luteolin）、荭草素（orientin）、异荭草素（*iso*-orientin）、相思子黄酮（abrectorin）、去甲氧基矢车菊黄酮素 -7-*O*- 芸香糖苷（desmethoxy-centaureidin-7-*O*-rutinoside）[7]。还有相思子三萜苷 A（abrusoside A）、相思子三萜苷 B（abrusoside B）、相思子三萜苷 C（abrusoside C）、相思子三萜苷 D（abrusoside D）[8]、7,4′- 二羟基黄酮醇二糖苷（7,4′-dihydroxyflavonol diglycoside）、5,7,4′- 三羟基黄烷苷（5,7,4′-trihydroxyflavane glycoside）、花旗松素 -3- 葡萄糖苷（taxifoline-3-glucoside）[9]、甘草甜素（glycyrrhizin）[10]。甾醇类成分主要有相思子甾醇（abricin）、相思子甾酮（abridin）、β - 香树脂醇（β -amyrin）、角鲨烯（squalene）、豆甾醇（stigmasterol）、β - 谷甾醇（β -

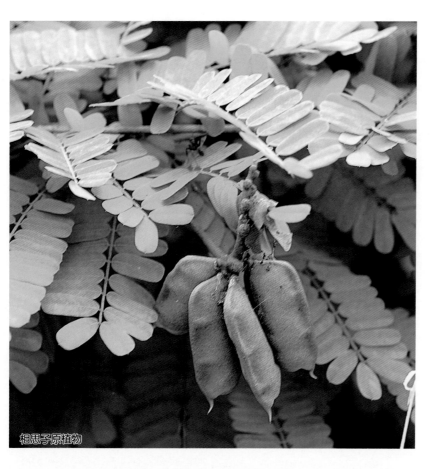

相思子原植物

sitosterol）、胆甾醇（cholesterol）、菜油甾醇（campesterol）、环木菠萝烯酸（cycloartenol）、5β-胆烷酸（5β-cholanic acid）、槐花二醇（sophoradiol）[11]。又有相思豆醇（precol）、相思子醇（abrol）[2]。还有相思子皂醇J（abrisapogenol J）[12]。有机酸类成分主要有三甲基色氨酸（trimethyltryptophan）[12]、相思子原酸（abrusgenic acid）[13]。

本品尚含有常春藤皂苷元甲酯（bederagenin methyl ester）、槐花二醇-22-O-乙酸酯（sophoradiol-22-O-acetate）、槐花皂苷Ⅲ甲酯（kaikasaponin Ⅲ methyl ester）[12]、半乳糖（galactose）、阿拉伯糖（arabinose）、木糖（xylose）、多糖（polysaccharides）[14]、7,3′,5′-三甲基-4′-羟基酮-3-O-β-D-半乳糖-(1,4)-α-L-木糖苷 [7,3′,5′-trimethoxy-4′-hydroxyflavone-3-O-β-D-galactosyl-（1,4）-α-L-xyloside][15]、相思子醌A（abruquinone A）、相思子醌B（abruquinone B）、相思子醌C（abruquinone C）、相思子内酯A（abruslactone A）、相思子原酸甲酯（methyl abrusgenate）[13]等。

【药理作用】

1. 抗肿瘤　相思子中相思子毒蛋白（abrin P2）具有强的细胞毒反应和抗肿瘤作用，一个abrin P2分子可以杀死一个真核细胞[16]，对多种动物的实验性肿瘤具有抑制作用，能减小瘤重，延长生存期，与环磷酰胺合用有协同抗癌作用，但毒性不增加[17]，其作用比蓖麻毒蛋白和白喉毒素更强[18]。abrin P2以免疫佐剂形式给小鼠注射可使Meth-A肿瘤生长率降低90%[19]。abrin P2体内外均抑制小鼠黑色素瘤B16细胞生长，半数抑制浓度（IC$_{50}$）为$4.6×10^{-3}$g/ml，机制是使细胞周期滞留在S期，阻断向G2/M期发展，从而抑制肿瘤细胞增殖，同时呈剂量依赖性降低细胞端粒酶活性。abrin P2可诱导B16细胞凋亡，降低B16细胞线粒体膜电位。abrin P2灌胃给药对小鼠B16移植性肿瘤和H22肝癌细胞生长有抑制作用，且对胸腺和脾脏质量指数的影响较环磷酰胺小[20-22]。abrin P2对人鼻咽癌细胞CNE-2Z、人肺癌细胞A-549、人口腔上皮细胞KB、人胃癌细胞BGC、小鼠肿瘤Lewis、EMT6均有抑制作用[21]。abrin P2抑制HepG2细胞增殖，IC$_{50}$值为$5.172×10^{-3}$mg/L，在（$5×10^{-5}$～$1×10^{-3}$）mg/L剂量作用下，可以引起HepG2细胞凋亡。相思子凝集素可有效抑制肿瘤细胞增殖，而对正常细胞无细胞毒作用；通过诱导核染色体断裂与凝集来诱导Hela细胞凋亡，通过产生活性氧和降低Bcl-2/Bax之比来诱导线粒体渗透迁移，激活细胞凋亡蛋白酶（Caspase3）最终导致细胞凋亡[23]。相思子叶提取物能诱导乳腺癌MDA-MB-231细胞凋亡，其机制是上调凋亡相关基因p21和p53的表达[24]。

2. 抗组胺、抗过敏　相思子碱灌服或腹腔注射可延长组胺-乙酰胆碱喷雾所致豚鼠哮喘Ⅲ级反应潜伏期，对抗组胺所致大鼠皮肤毛细血管通透性亢进。相思子碱灌胃能有效防治鸡蛋清所致豚鼠的速发型过敏性休克，延长休克发生的潜伏期。但相思子碱体外或腹腔注射均未见对抗组胺所致豚鼠离体气管螺旋条或呼吸道痉挛效果[25]。

3. 抗生育　相思子所含甾醇类成分对小鼠、大鼠有避孕作用，所含蛋白成分有催产素样作用，对未孕豚鼠子宫的作用强度与后叶催产素（oxytocin）相当。交配前或后给大鼠

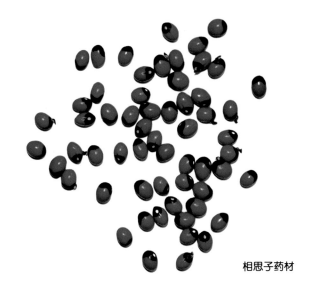

相思子药材

注射种子提取物可100%引起不孕，如交配后2～5天再注射则无作用。如在交配前或后1天给大鼠注射相思子甾酮，也能100%引起不孕，其血浆中雌二醇的水平比对照组明显降低[26,27]。

4. 其他　相思子碱腹腔注射可明显抑制葡萄球菌毒素注射所致局部炎症反应[25]。相思子凝集素致红细胞凝集作用强[28]，相思子毒蛋白的血凝作用弱，相思子毒粗蛋白可使绵羊红细胞凝集，而纯化的毒蛋白不能使绵羊红细胞发生凝血[29]。相思子碱可抑制溶血血清所致绵羊红细胞的溶解[30]。相思子碱能减轻小鼠耳郭重量，增加小鼠胸腺、脾脏重量，提高小鼠血清溶血素水平，降低CCl$_4$和异硫氰酸萘酯所致肝损伤小鼠血清中转氨酶活性及胆红素含量[31]。相思子中五种提取物abruquinones A、abruquinones B、abruquinones D、abruquinones E和abruquinones F，其中abruquinones A、abruquinones B、abruquinones D能抑制血小板聚集，abruquinones A、abruquinones B、abruquinones D、abruquinones F具有强抗炎和抗过敏作用[32]。

5. 抑菌　相思子醇提取物体外可抑制金黄色葡萄球菌、大肠杆菌、副伤寒杆菌、痢疾杆菌及某些致病性皮肤真菌的生长。金黄色葡萄球菌对叶提取物敏感性很高，根氯仿提取物对金黄色葡萄球菌有一定抑制作用[33]。茎和种子油的提取物对革兰阳性菌和白色链珠菌有强抑制作用，但对革兰阴性菌和粪肠球菌没有抑制作用[34]。

6. 毒性反应　主要毒性成分为相思子毒蛋白，小鼠口服给药半数致死量（LD$_{50}$）值为6.77mg/kg[22]。相思子碱灌服对小鼠的LD$_{50}$>5g/kg，腹腔注射LD$_{50}$为1362mg/kg，小鼠灌服840mg/kg除活动略有减少外，外观无其他异常。麻醉犬十二指肠给药200mg/kg，呼吸、血压、心电图无明显改变[25]。因相思子种壳坚硬，故人整吞本品不致中毒，但若咀嚼再吞服则半粒种子即可引起中毒。不同种属动物敏感性不同，以马最为敏感，而犬、鹅、小牛等则不敏感。相思子毒蛋白中毒表现与蓖麻毒蛋白相似，体温先升高后降低，出现蛋白尿，时有抽搐，死亡解剖可见红细胞凝集、溶血、组织细胞破坏、浆膜有点状出血、脾及淋巴结肿大等。较粗的毒蛋白对小鼠的100%致死量（LD$_{100}$）为10μg/kg，纯化的相思子毒蛋白腹腔注射对小鼠的LD$_{100}$为

0.55μg/kg[31]。但家兔最低致死剂量较小白鼠高，表明家兔对相思豆毒蛋白的耐受强于小白鼠[35]。相思子凝集素与相思子毒蛋白分子结构相似，但毒性很低[23]。

【临床研究】

流行性腮腺炎　相思子微火炒至黄色研成细粉，加入适量鸡蛋清，调成糊状软膏，涂布于塑料布或者油纸上面，贴敷于患处，膏药面积大于病灶部位，每日换药1次。结果：治疗485例，其中敷药1次痊愈者402例，2次痊愈者56例，3次痊愈者26例，1例情况不明。多数患者敷药半日内肿消病愈，治疗最长3天痊愈。膏药配制应以新鲜为宜，一般临用时配制。调配膏药须用蛋清，如用醋、凡士林调配则疗效差[36]。

【性味归经】味甘，性平；有毒。归肺、肝经。

【功效主治】清肺利尿。主治咽喉肿痛，咳嗽，肝炎，疥癣，痈疮。

【用法用量】内服：煎汤，9～15g。外用：适量。

【使用注意】叶、根、种子有毒，以种子最毒，用时宜慎。中毒解救方法：甘草9g，金银花12g，水煎服。

【经验方】

疥癣，痈疮　相思子研成粉末调茶油外涂。（《广西本草选编》）

【参考文献】

[1] Semba T, Itoh S. Carbon black as a rubber filler.I and II.Adsorption properties of carbon black.1 and 2.Kogyo Kagaku Zasshi, 1932, 35(Suppl. binding): 470.

[2] Khaleque A, Aminuddin M, Azim-ul-Mulk S.Investigations on Abrus praecatorius I.Constituents of dry roots. Scientific Researches(Dacca), 1966, 3(4): 203.

[3] Ghosal S, Dutta SK. Alkaloids of Abrus praecatorius. Phytochemistry, 1971, 10(1): 195.

[4] Hegde R, Maiti TK, Podder SK, et al.Purification and characterization of three toxins and two agglutinins from Abrus precatorius seed by using lactamyl-sepharose affinity chromatography.Anal Biochem, 1991, 194(1): 101.

[5] Roos O, Konz W, Daniel H, et al.Isolation of cytostatically active proteins from seeds of Ricinus communis, Abrus praecatorius, and Canavalia ensiformis.Arzneim-Forsch, 1980, 30(5): 759.

[6] Karawya MS, El-Gengaihi S, Wassel G, et al. Anthocyanins from the seeds of Abrus precatorius. Fitoterapia, 1981, 52(4): 175.

[7] Bhardwaj DK, Bisht MS, Mehta CK. Flavonoids from Abrus precatorius. Phytochemistry, 1980, 19(9): 2040.

[8] Choi YH, Hussain RA, Pezzuto JM, et al.Abrusosides A-D, four novel sweet-tasting triterpene glycosides from the leaves of Abrus precatorius.J Nat Prod, 1989, 52(5): 1118.

[9] El-Gengaihi S, Karawya MS, Wassel G, et al.Investigation of flavonoids of Abrus precatorius L.Herba Hungarica, 1988, 27(1): 27.

[10] Akinloye BA, Adalumo LA.Abrus precatorius leaves-a source of glycyrrhizin. Nigerian Journal of Pharmacy, 1981, 12(2): 405.

[11] Siddiqi S, Siddiqui BS, Naim Z.Studies in the steroidal constituents of the seeds of Abrus precatorius Linn.(scarlet variety).Pakistan Journal of Scientific and Industrial Research, 1978, 21(5-6): 158.

[12] Kinjo J, Matsumoto K, Inoue M, et al.Studies on leguminous plants.Part XIX. A new sapogenol and other constituents in abri semen, the seeds of Abrus precatorius L.I. Chem Pharm Bull, 1991, 39(1): 116.

[13] Chiang TC, Chang HM, Mak TCW.New oleanene-type triterpenes from Abrus precatorius and x-ray crystal structure of abrusgenic acid-methanol 1:1 solvate.Planta Med, 1983, 49(3): 165.

[14] Karawya M S, El-Gengaihi S, Wassel G, et al.Carbohydrates of Abrus precatorius.Fitoterapia, 1981, 52(4): 179.

[15] Yadava RN, Reddy VM.A new biologically active flavonol glycoside from the seeds of Abrus precatorius Linn.J Asian Nat Prod Res, 2002, 4(2): 103.

[16] Eiklid K, Olsnes S, Pihl A.Entry of lethal doses of abrin, ricin and modeccin into the cytosol of HeLa cells.Exp Cell Res, 1980, 126(2):321-6.

[17] Olsncs S, et al. In Molecular Action of Foxins Virus(Cohen Petaled). Amsterdam: Elsevier Biomedical Press, 1982:5.

[18] Hwang KM, Foon KA, Cheung PH, et al. Selective antitumor effect on L10 hepatocarcinoma cells of a potent immunoconjugate composed of the A chain of abrin and a monoclonal antibody to a hepatoma-associated antigen.Cancer Res, 1984, 44(10): 4578-86.

[19] Eisai Co Lid. 日本公开特许公报，JP84, 205, 326.

[20] 秦丹丹，高南南，季宇彬．相思子蛋白 P2 对 B16 黑色素瘤的抑制作用及机制研究．中药药理与临床，2011, 27(6): 22.

[21] 赵秀云，季宇彬，高南南．相思子毒素 P2 的体内外抗肿瘤作用研究．黑龙江医药，2012, 25(1): 27.

[22] 秦丹丹，高南南，赵秀云，等．相思子蛋白 P2 抗肝癌作用及对端粒酶活性影响．中国药学通报，2011, 27(12): 1666.

[23] Bhutia SK, Mallick SK, Stevens SM, et al. Induction of mitochondria –dependent apoptosis by Abrus agglutinin derived peptides in human cervical cancer cell. Toxicol In Vitro, 2008, 22(2):344.

[24] Shafi Sofi M, Sateesh MK, Bashir M, et al. Cytotoxic and pro-apoptotic effects of Abrus precatorius L.on human metastatic breast cancer cell line, MDA-MB-231. Cytotechnology, 2013, 65(3): 407-417.

[25] 甘钟墀，杨鹊，何园．相思子中相思豆碱的药理研究．中药材，1994, 17(9): 34.

[26] Zia U I Haque Atiya,et al.C A,1985,102:198201g

[27] Richou R, Lallouette P, Richou H.Immunity adjuvants.Mode of action of saponin in relation to its inflammatory power. C R Acad Sci Hebd Seances Acad Sci D, 1967, 265(18):1349

[28] Lin JY, Li JS, Tung TC.Lectin derivatives of methotrexate and chlorambucil as chemotherapeutic agents. J Natl Cancer Inst, 1981, 66(3):523

[29] 方新德，孙忠鸣，应文斌，等．相思子毒性蛋白质成分的研究．肿瘤，1989, 9(2): 82.

[30] Hector D, et al. C A, 1950(44): 4569g

[31] 钟正贤，李燕婧，陈学芬，等．相思子碱的药理作用研究．中医药导报，2009, 15(1): 8.

[32] Kuo SC, Chen LH, Wu JB, et al. Potent antiplatelet, anti-inflammatory and antiallergic isoflavanquinones from the roots of Abrus precatorius. Planta Med, 1995, 61(4): 307.

[33] Zore GB, Awad V, Thakre AD,et al. Activity-directed fractionation and isolation of four antibacterial compounds from Aburs precatorius L. roots. Nat Prod Res. 2007, 21(10): 933.

[34] Adelowotan O, Aibinu I, Adenipekun E, et al. The in-vitro antimicrobial activity of Abrus precatorius(L) fabaceae extract on some clinical pathogens. Niger Postgrad Med J, 2008, 15(1): 32.

[35] 钟俐，林明君，钟伶．相思豆毒蛋白的提取及毒理作用研究．生物技术，2009, 19(3): 61.

[36] 徐先泽．治疗流行性腮腺炎验方一则．新中医，1974, (6): 48.

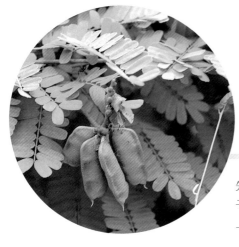

Xiang si teng

相思藤

Abri Precatorii Herba
[英] Coralhead Plant Herb

【别名】 相思子、相思豆、红豆、土甘草、山甘草、猴子眼、鸡母珠。

【来源】 为豆科植物相思子 *Abrus precatorius* L. 的茎叶。

【植物形态】 攀缘灌木。枝细弱,有平伏短刚毛。偶数羽状复叶,互生,小叶 8 ~ 15 对,具短柄,长圆形,两端圆形,先端有极小尖头,长 1 ~ 2cm,宽约 0.3cm,上面无毛,下面被稀疏的伏贴细毛。总状花序很小,成头状,生在短枝上,无总花梗,花序轴短而粗,肉质;花小,排列紧密,具短梗;花萼黄绿色,钟形,先端有 4 短齿,外侧被毛;花冠淡紫色,旗瓣阔卵形,基部有三角状的爪,翼瓣与龙骨瓣狭窄;雄蕊 9,成 1 束;子房上位,被毛,花柱无毛,柱头具细乳头。荚果黄绿色,革质,菱状长圆形,扁平或膨胀,先端有弯曲的喙,被刚毛状细毛。种子 4 ~ 6 颗,椭圆形,在脐的一端黑色,上端朱红色,有光泽。

【分布】 广西主要分布于南宁、邕宁、合浦、防城、上思、桂平、容县、陆川、博白、百色、田阳、扶绥、宁明、龙州。

【采集加工】 5 ~ 10月茎叶生长旺盛时,割取带叶幼藤（除净荚果）,切成小段,鲜用或晒干。

【药材性状】 茎纤细,直径约 1mm,青绿色,表面被有稀疏刚毛,质坚脆,易折断,断面中空。叶互生,偶数羽状复叶,小叶片长方形至长方状倒卵形,上面光滑,下面有稀疏刚毛。气微,味甘回凉。

【品质评价】 以叶多、色青绿者为佳。

【化学成分】 本品主要含有芦丁、儿茶素、脯氨酸等多种化学成分。

本品根中主要含相思子醌A [(3R)-abruquinone A]、相思子醌B[(3R)-abruquinone B]、相思子醌 D[(3R)-abruquinone D]、相思子醌 E[(3R)-abruquinone E]、相思子醌 F[(3R)-abruquinone F]、相思子醌 G[(3R)-abruquinone G],3,7-二羟基-6-甲氧基双氢黄酮[(2R,3R)-3,7-dihydroxy-6-methoxyflavanone]、2,8-二羟基-3,4,9,10-四甲氧基紫檀素[(6aR,11aR)-2,8-dihydroxy-3,4,9,10-tetramethoxypter-ocarpan][1]。

本品叶中主要含谷甾醇（β-sitosterol）、滨蓟黄苷（cirsimarin）、滨蓟黄素（cirsimaritin）、相思子碱（abrine）、下箴刺桐碱（hypaphorine）[2]、环菠萝蜜烷苷[3]、相思子三萜苷 A、相思子三萜苷 B、相思子三萜苷 C、相思子三萜苷 D[4]、相思子原酸、公藤三萜酸 B、相思子内酯 A[5]、甘草甜素[6]。

本品种子中主要含有 N-9-甲基-β-咔啉（N-9-methyl-carboline）、异喹啉酮[iso-quinolin-1(2H)-one]、吲哚-3-

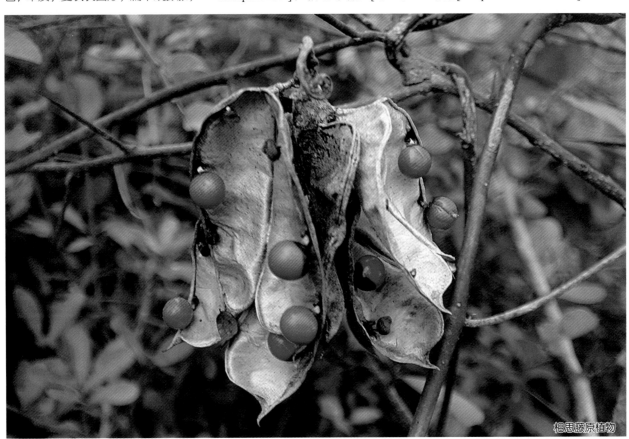

相思藤原植物

羧酸（3- indolecarboxylic acid）、2,3- 二甲氧基 -5,7- 二羟基 - 二氢黄酮（5,7- dihydroxy-2,3-dimethoxy- flavonone）、3- 羟甲基呋喃醛（3-formylindole）、3- 羟基 -2- 甲基 -4- 吡喃酮（3-hydroxy-2-methyl-pyran-4-one）、豆甾醇 -4，22- 二烯 -3- 酮（stigmasta-4,22-dien-3-one）、（6*E*,6′*E*）-2-hydroxypropane-1,3-diylbis（octadec-6-enoate）、相思子碱（abrine）、海帕刺酮碱（hypaphorine）、β - 谷甾醇（β -sitosterol）、豆甾醇（stigmasterol）、菜油甾醇（campesterol）、环木菠萝烯醇（cycloartenol）、没食子酸（gallic acid）、没食子酸乙酯（ethyl gallate）、相思子素（abrusin）、相思子素 -2″-*O*-芹菜糖苷（abrusin-2″-*O*-apioside）、6-C-D-glucopyranosyl-4′,5-dihydroxy-7,8-dimethoxy-flavone、6-C-[β -D-apiofuranosyl-(1-2)β -D-glucopyranosyl]-4′,5-dihydroxy-7,8-dimethoxyflavone、6-C-[β -D-apiofuranosyl-(1 → 2)β -D-glucopyranosyl]-4′,5-dihydroxy-7-methoxyflavone[7]。

【药理作用】

1. 抗肿瘤　相思豆毒素（ABR）对人的白血病、黑色素瘤细胞、Lewis 肺癌、淋巴瘤细胞以及小鼠的艾氏腹水瘤细胞等的杀伤作用明显，高于蓖麻毒素；特别是与蓖麻毒素构成的免疫毒素相比，用 ABR 构建的免疫毒素具有更长的血清半衰期和更强的抗肿瘤活性 [8-10]。用交联剂（SPDB）将针对人类小细胞肺癌（SCLC）表面抗原的单克隆抗体（SWA11）和 ABR 的 A 链偶联而成的免疫毒素，对裸鼠体内的 SW2 实体肿瘤有明显的杀伤作用，而对正常细胞基本未产生杀伤，并且作用时间比单独注射相思豆毒素 A 链的作用时间延长了 7 ~ 10 天 [11]。而用 ABR 的 A 链和针对人结肠癌抗原（CEA）的单克隆抗体（C27）组成免疫毒素（MAAC），不论在体外还是在体内 MAAC 都能特异性地杀伤人的结肠癌细胞（LS174T）[12]。ABR 体外能内化入胞，诱导 HEK 细胞凋亡，使细胞周期阻滞于 G0 期 [13,14]。

2. 保肝　相思藤黄酮（0.8g/kg、0.4g/kg、0.2g/kg）对 CCl₄、AP 和 D-GalN 所致的小鼠急性肝损伤均有良好的保护作用；同时，相思藤黄酮能降低肝损伤小鼠肝组织中肝脂质过氧化产物的生成 [15]。

3. 抗过敏　相思豆碱能延长组胺、乙酰胆碱致豚鼠哮喘Ⅲ级反应潜伏期时间，也能抑制组胺致大鼠皮肤血管通透性增加，对豚鼠过敏性休克有保护作用 [16]。

4. 毒性反应　相思豆毒蛋白对家兔也有较强毒性。即使是低剂量的相思豆毒蛋白对小鼠和家兔也具有拒食活性，且对小白鼠和家兔均呈现剂量越大，致死作用越明显的现象。但家兔最低致死剂量较小白鼠高，表明家兔对相思豆毒蛋白的耐受强于小白鼠 [17]。

【性味归经】味甘、苦，性凉。归肺、脾、肝经。

【功效主治】清热解毒，利尿消肿。主治风热感冒，咽喉肿痛，肺热咳嗽，乳痈，疮疖，肝炎。

【用法用量】内服：煎汤，9 ~ 15 g。外用：适量，煎水洗；或鲜品捣敷。

【使用注意】脾胃虚寒者慎服。

【参考文献】

[1] 宋纯清，胡之璧. 相思子根化学成分研究——相思子醌 A, B, D, E, F, G. 植物学报，1998, 40(8): 734.

[2] 李春阳，张平，袁旭江. 相思子叶化学成分研究. 广东药学院学报，2014, 30(1): 1.

[3] Kennelly EJ, Cail, Kim NC, et al. abrusoside E, a further sweet-tasting cycloartane glycoside from the leaves of abrus precatorius. Phytochemistry, 1996, 41(5): 1351.

[4] Choi YH, Hussain RA, Pezzuto JM, et al. Abrusosides A-D, four novel sweet-tasting triterpene glycosides from the leaves of abrus precatorius. J NatProd, 1989, 52(5): 1118.

[5] Xiao ZH, Wang FZ, Sun AJ , et al. A new triterpenoid saponin from abrus precatorius Linn. Molecules, 2011, 17(1): 295.

[6] Karwasara VS, Jain R, Tomar P, et al. Elicitation asyield enhancement strategy for glycyrrhizin production bycell cultures of abrus precatorius Linn. In Vitro Cell Dev Biol Plant, 2010, 46(4): 354.

[7] 李良波，温秀萍，何翊，等. 相思子化学成分研究. 天然产物研究与开发，2012, 24(10): 1371.

[8] Wawrzynczak EJ, Cumber AJ, Henry RV, et al. Pharmacokinetics in the rat of a panel of immunotoxins made with abrin A chain, ricin A chain, gelonin, and momordin. Cancer Res, 1990, 50: 7519.

[9] Wawrzynczak EJ, Cumber AJ. Enhanced stability of an immunotoxin made with abrin A chain and a hindered disulphide cross-linker. Biochem Soc Transac, 1992, 20: 313s.

[10] Sandvig K, Tonnessen TI, Olsnes S. Ability of inhibitors of glycosylation and protein synthesis to sensitize cells to abrin, ricin, Shigella toxin, and Pseudomonas toxin. Cancer Res, 1986, 46: 6418.

[11] Wawrzynczak EJ, Wittke ZR, Waibel RV, et al. Molecular and biological properties of an abrin A chain immunotoxin designed for therapy of human small cell lung cancer. J Cancer, 1992, 66: 361.

[12] Tsai Lc, Chen YL, Lee Ch. Growth suppression of human colorectal carcinoma in nude mice by monoclonal antibody C27-abrin A chain conjugate. Immunotherapy Human Colorectal Carcinoma, 1995, 38: 106.

[13] 钟玉绪，应翔宇，李延生，等. 相思豆毒素诱导肿瘤细胞凋亡及其机制. 中国药理学与毒理学杂志，2003, 17(4): 310.

[14] 钟玉绪，应翔宇，李丽琴，等. 相思豆毒素的内化作用. 中国药理学与毒理学杂志，2003, 17(4): 311.

[15] 陈红霞，吴咖，黄仁彬，等. 相思藤总黄酮对小鼠急性化学性肝损伤的保护作用及机制. 广西医学，2012, 34(2): 138.

[16] 甘钟犀，杨鹊，何园. 相思子中相思豆碱的药理研究. 中药材，1994, 17(9): 34.

[17] 钟俐，林明君，钟伶. 相思豆毒蛋白的提取及毒理作用研究. 生物技术，2009, 19(3): 61.

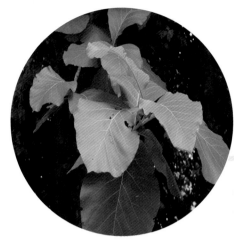

You mu

柚 木

Tectonae Grandis Semen
[英] Teak Seed

【别名】胭脂木、血树、麻栗、脂树、紫油木、埋桑、硬木树。

【来源】为马鞭草科植物柚木 *Tectona grandis* L. f. 的种子。

【植物形态】大乔木。小枝淡灰色或淡褐色，四棱形，具4槽，被灰黄色或灰褐色星状绒毛。叶对生，厚纸质，全缘，卵状椭圆形或倒卵形，长15~70cm，宽8~37cm，顶端钝圆或渐尖，基部楔形下延，表面粗糙，有白色突起，沿脉有微毛，背面密被灰褐色至黄褐色星状毛；侧脉7~12对，第三回脉近平行，在背面显著隆起；叶柄粗壮。圆锥花序顶生；花有香气，但仅有少数能发育；花萼钟状，萼管被白色星状绒毛，裂片较萼管短；花冠白色，花冠裂片顶端圆钝，被毛及腺点；子房被糙毛。核果球形，外果皮茶褐色，被毡状细毛，内果皮骨质。

【分布】广西全区均有栽培。

【采集加工】9~10月采收成熟果实。晒干，打出种子，簸去果壳、杂质。

【药材性状】本品类圆球形，直径12~18mm，外果皮灰褐色，被毡状细毛，基部具明显果柄痕。体轻，气微，味淡。

【品质评价】以干燥、粒大、无杂质、色黄棕者为佳。

【化学成分】本品种子含有脂肪酸，其主要的成分有辛酸（carplic acid）、癸酸（capric acid）、月桂酸（lauric acid）、十四烷酸（myristic acid）、棕榈酸（palmitic acid）、硬脂酸（stearic acid）、油酸（oleic acid）、亚油酸（linoleic acid）、亚麻酸（linolenic acid）及花生酸（arachidic acid）[1,2]等。

【药理作用】

1. 抗肿瘤 每天灌胃或皮下注射柚木中的拉杷醇 150mg/kg，连续4天，对小鼠肉瘤 W256 有抗癌作用，肿瘤抑制率为87%，拉杷醇钠盐对小鼠白血病 L1210 也有效 [3]。

2. 其他 柚木籽能增加大鼠体重、肝重，可提高肝脏谷草转氨酶（AST）和谷丙转氨酶（ALT）活性，可提高总脂质含量，但可使血清中的 ALT、AST 活性降低 [4]。此外，拉杷醇有抗海洋微生物及抗锥虫作用 [5,6]。在对半数致死量试验中，拉杷醇对一种藤壶有拮抗作用，它对这种藤壶 ^{45}Ca 和 ^{14}C 吸收抑制作用很强 [7]。

【性味归经】味苦、辛，性微温。归胃、肺经。

【功效主治】温中止呕，祛风止痒。主治恶心，呕吐，风疹瘙痒。

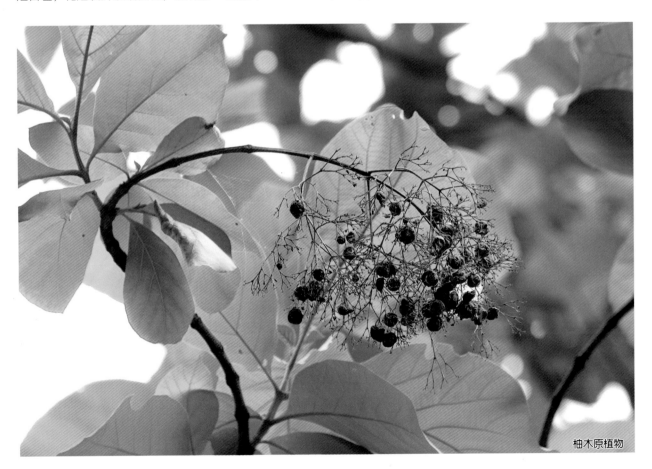

柚木原植物

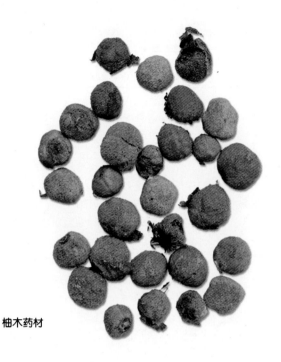

柚木药材

【用法用量】内服：煎汤，15 ~ 20 g；或研末。外用：适量，煎水洗。

【使用注意】胃热呕吐者慎服。

【参考文献】

[1]Adeyeye A. Composition of seed oils of gmelina(Gmelina arborea) and teak(Tectona grandis). Scientific and Industrial Research, 1991, 34(9): 359.

[2]Rathee PS, Kaushal R. The seed oil of Tectona grandis Linn.of Indian origin. Scientific Research(Bhopal, India), 1980, 2(2): 105.

[3] 国家医药管理局中草药情报中心站 . 植物药有效成分手册 . 北京 : 人民卫生出版社 , 1986: 652.

[4]Laskar S, et al. C A, 1985, (103): 21372t.

[5]Furtado S E J, et al. C A, 1979, (87): 195284x.

[6]Lopes J N, et al. C A, 1979, (97): 145693w.

[7]shukla S K, et al. C A, 1984, (101): 235326d.

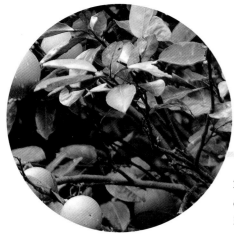

You　　　ye

柚 叶

Citri Folium
[英] Pummelo Leaf

【别名】气柑叶、柑叶、柚子叶。

【来源】为芸香科植物柚 *Citrus grandis* （L.）Osbecd 的叶。

【植物形态】常绿乔木。小枝扁，幼枝及新叶被短柔毛，有刺或有时无刺。单身复叶，互生；叶柄有倒心形宽叶翼；叶片长椭圆形或阔卵形，长 6 ~ 17cm，宽 4 ~ 8cm，先端钝圆或微凹，基部圆钝，边缘浅波状或有钝锯齿，有疏柔毛或无毛，有半透明油腺点。花单生或为总状花序，腋生，白色；花萼杯状，4 ~ 5 浅裂；花瓣 4 ~ 5，长圆形，肥厚；雄蕊 25 ~ 45，花丝下部连合成 4 ~ 10 组；雌蕊 1，子房长圆形，柱头扁头状。柑果梨形、倒卵形或扁圆形，柠檬黄色。种子扁圆形或扁楔形，白色或带黄色。

【分布】广西全区均有栽培。

【采集加工】夏、秋季采叶。鲜用或晒干备用。

【药材性状】叶多皱缩卷曲，展平后呈卵形至椭圆状卵形，长 6 ~ 15cm，先端渐尖或微突，边缘具稀锯齿。表面黄绿色，背面浅绿色，对光透视，可见无数透明小点（油室）。叶柄处有倒心形宽翅，长 2 ~ 5cm。质脆，易撕裂。气香，味微苦、微辛。

【品质评价】以叶黄绿、香气浓者为佳。

【化学成分】本品主要含挥发油。挥发油主要含 3- 羟基 -2- 丁酮（3-hydroxy-2-butanone）、己醛（hexanal）、3,4-二甲基戊醇（3,4-dimethylpentanol）、β-蒈烯（β-carene）、桧烯（sabinene）、β- 蒎烯（β-pinene）、6- 甲基 -5- 庚烯 -2- 酮（6-methyl-5-hepten-2-one）、β- 香叶烯（β-myrcene）、丁酸己酯（butanoic acid，hexyl ester）、*d*- 柠檬烯（*d*-limonene）、罗勒烯（ocimene）、1-芳樟醇（1-linalool）、香茅醛（citronella）、柠檬烯 -1,2- 环氧化物（limonene oxide）、

2,6- 二甲基 -3,5,7- 辛三烯 -2- 醇（2,6-dimethyl-3,5,7-octatriene-2-ol）、2,3-环氧香叶醛（2,3-epoxygeranial）、α- 柠檬醛（α-citral）、反式香叶醇（*trans*-geraniol）、β- 柠檬醛（β-citral）、乙酸香叶酯（geranyl acetate）、（r）-（+）- 香茅酸 [（r）-（+）-citronellic acid]、香叶酸（geranic acid）、乙酸香茅酯（citronellyl acetate）、大牻牛儿烯 D（germacrene D）、乙酸橙花酯（neryl acetate）、香叶基乙烯基醚（geranyl vinyl ether）、乙酸香叶酯（geranyl acetate）、柏木烯（cedrene）、（+）- 香橙烯 [（+）-aromadendrene]、*d*-橙花叔醇（*d*-nerolidol）、马鞭草烯酮（*d*-verbenone）、石竹烯（caryophyllene）、

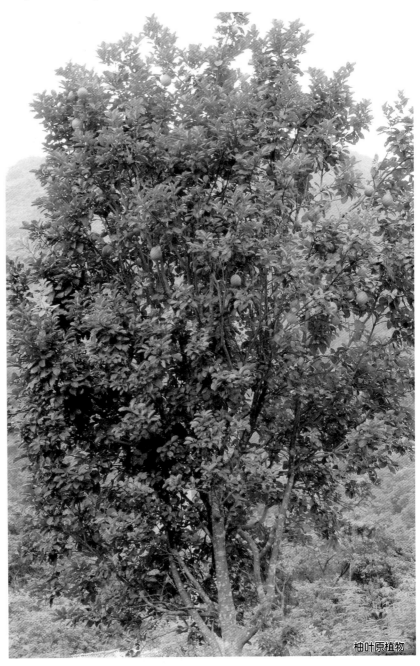

柚叶原植物

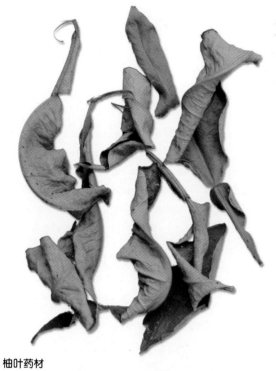

柚叶药材

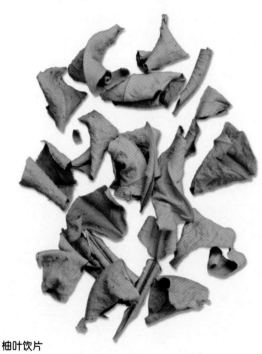

柚叶饮片

α-葎草烯（α-humulene）、（＋）-长叶烯 [（＋）-longifolene]、双环大牻牛儿烯（bicylogermacrene）、β-杜松烯（β-cadinene）、d-橙花叔醇（d-nerolidol）、合金欢醇（farnesol）、（－）-斯巴醇 [（－）-spathulenol]、（－）-石竹烯氧化物 [（－）-caryophyllene oxide] 等。

【药理作用】

抑菌　柚叶中挥发油的成分可起到抗真菌及抑制金黄色葡萄球菌和伤寒杆菌的作用[1]。

【临床研究】

褥疮　应用柚叶煎水外洗，蜂蜡红帽顶糊外涂治疗。用法：取蜂蜡 500g、红帽顶叶 100g（烘干研细末备用）。将蜂蜡放于容器内熬化，加入红帽顶叶细末拌匀调为糊状备用。使用时将柚果叶 500g 加水 1500ml，浓煎取汁 500ml，用消毒棉签轻轻擦洗患处，待溃疡处自然干燥后涂上配好的药糊，每 2 日 1 次。结果：32 例患者褥疮均愈合，恢复为正常皮肤未留瘢痕[2]。

【性味归经】味甘、酸，性寒。归脾、胃、肝经。

【功效主治】消食化滞，化痰醒酒。主治饮食积滞，食欲不振，醉酒，感冒高热，咽喉疼痛，淋巴腺炎，腮腺炎，痈疮肿毒，皮肤瘙痒。

【用法用量】内服：煎汤，15 ~ 30g。外用：适量，可生食。

【使用注意】不宜久煎。

【经验方】

1. 骨折　银花藤、青蒿、柚叶各适量，水煎，复位后外洗患处，每日一剂。（《广西民族医药验方汇编》）
2. 子宫脱落　柚子叶 2 张烘软贴突出部分；穿山甲片 15g，水煎服，每日一剂；蓖麻子 5 ~ 6 粒捣烂敷百会穴。（《广西民族医药验方汇编》

【参考文献】

[1] 程荷凤，蔡春，李小凤. 化州柚叶挥发油化学成分的研究. 现代应用药学, 1966, 13(5): 26.
[2] 韦红杨，黎玉华，龙锦烺. 柚叶水煎外洗并蜂蜡红帽顶糊治疗褥疮 32 例观察. 中国民间疗法, 1999, 5(5): 24-25.

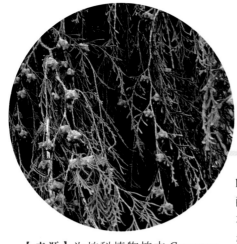

【别名】柏、垂丝柏、香扁柏、扁柏、扫帚柏、柏木树、柏香树、柏树、密密柏。

【来源】为柏科植物柏木 *Cupressus funebris* Endl. 的枝叶或果实。

【植物形态】乔木。树皮淡褐灰色，裂成窄长条片；小枝细长下垂，生鳞叶的小枝扁，排成一平面，两面同形，绿色较老的小枝圆柱形，暗褐紫色，略有光泽。鳞叶二型，长 1 ～ 1.5mm，先端锐尖，中央之叶的背部有条状腺点，两侧的叶对折，背部有棱脊。雄球花椭圆形或卵圆形，雄蕊通常 6 对，药隔顶端常具短尖头，中央具纵脊，淡绿色，边缘带褐色；雌球花近球形。球果圆球形，熟时暗褐色；种鳞 4 对，顶端为不规则五角形或方形，中央有尖头或无，能育种鳞有 5 ～ 6 粒种子。种子宽倒卵状菱形或近圆形，略扁，熟时淡褐色，有光泽，边缘具窄翅。

【分布】广西主要分布于桂北、龙州、乐业。

【采集加工】全年均可采收。切段，晒干。

【药材性状】较老的小枝圆柱形，暗褐紫色；生鳞叶的小枝扁而细长，排成一平面，两面同形，表面绿色。鳞叶细小，二型，长 1 ～ 1.5mm，先端锐尖，中央之叶的背部有条状腺点，两侧的叶对折，背部有棱脊。气微香，味苦。球果呈圆球形，直径 8 ～ 12mm，暗褐色；种鳞 4 对，顶端为不规则五角形或方形，能育鳞有种子 5 ～ 6 粒。种子宽倒卵状菱形或近圆形，略扁，淡褐色，有光泽，长约 2.5mm，边缘具窄翅。气微，味涩。

【品质评价】以干燥、色黄绿、无杂质者为佳。

【化学成分】本品种子含脂肪酸类（fatty acids）成分，主要有亚油酸（linoleic acid）、油酸（oleic acid）[1]。

黄酮类成分有穗花杉双黄酮（amentoflavone）、扁柏双黄酮（hino-kiflavone）、单甲基 7″- 单甲基扁柏双黄酮（7″-monomethylhinokiflavone）、穗花杉双黄酮（monomethylamentoflavone）、柏木双黄酮（cupressuflavone）及其衍生物[2]。

本品叶含脱镁叶绿素 a（pheophytin a）、10*S* 和 10*R*- 羟基脱镁叶绿素 a（10*S* and 10*R*-hydroxypheophytin a）、脱镁叶绿二酸二甲酯 a（methylpheophorbide a）[3]。还含挥发油类成分含 α- 蒎烯（α -pinene）、桧烯（sabinene）、月桂烯（myrcene）、松油醇 -4（terpine-4-ol）等[4]。

果实

【性味归经】味苦、甘，性平。归肺、心、胃经。

【功效主治】祛风，和中，安神，止血。主治感冒发热，胃痛呕吐，失眠，劳伤吐血。

【用法用量】煎汤，10 ～ 15g; 或研末服。

【使用注意】阴虚血燥者慎用。

【经验方】

1. 风寒感冒、头痛、胃痛 柏木球果 2 ～ 3 枚。捣碎和酒吞服。（《浙江药用植物》）

2. 吐血 柏木球果 9 ～ 15g。晒干研粉，甜酒冲服。（《浙江药用植物》）

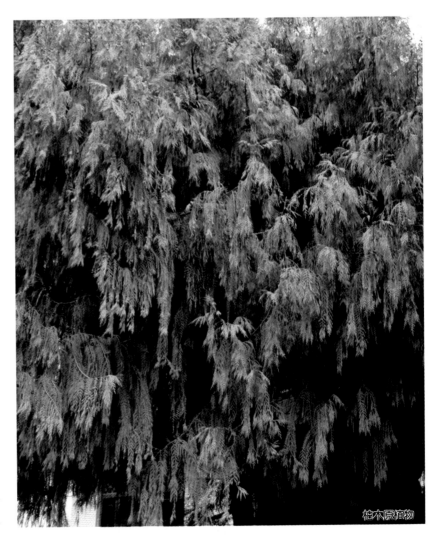

柏木原植物

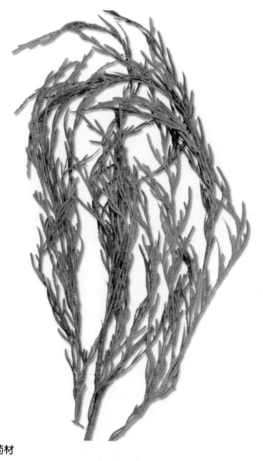

柏木药材

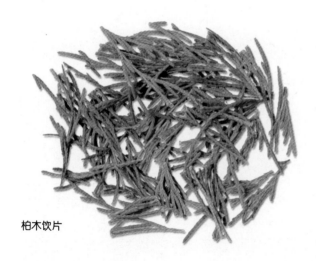

柏木饮片

枝叶

【性味归经】味苦、涩，性平。归大肠、心经。

【功效主治】凉血止血，敛疮生肌。主治吐血，血痢，痔疮，烫伤，刀伤，毒蛇咬伤。

【用法用量】内服：煎服，9～15g；或研末服。外用：适量，捣敷或研末调敷。

【使用注意】瘀血内阻之出血不宜用。

【经验方】

1. 烫伤　（柏树）叶捣汁搽。（江西《草药手册》）
2. 刀伤　（柏树）嫩叶，嚼烂敷。（《重庆草药》）
3. 吐血　柏树子、柏树叶。打粉，兑酒用，每次12g。（《重庆草药》）

附：1. 柏木根

味苦、辛，性凉。归肺经。功效清热解毒。主治麻疹身热不退。煎服，6～15g。使用注意：体虚多汗者慎用。

经验方　麻疹透足后，疹点经久不消，身热持续不退。（柏树）根、金银花藤各12～15g，野刚子（马钱科醉鱼草）、夏枯草各9～12g。煎，早晚饭前各服1次。（《天目山药用植物志》）

2. 柏木油

味甘、微涩，性凉。归肺、膀胱经。功效祛风，除湿，解毒，敛疮生肌。主治风热头痛，带下，淋浊，疮痈肿毒，创伤出血。煎服，3～9g。外用适量，研末调敷。

经验方　胸口痛。柏木油3g，柏子6g，鱼鳅串根9g。捣烂泡开水服。（《重庆草药》）

【参考文献】

[1] Daulacauabad CD, Ankalagi RF, Desai VA. Linoleic acid-rich oil seeds. Fett Wiss Technol, 1989, 91(5): 184.

[2] Gadek, Paul A, Quinn CJ. Biflavones and the affinities of Cupressus funebris. Phytochemistry, 1987, 26(9): 2551.

[3] Kobayaski M, Ishida K, Terabayashi S, et al. 10-Hydroxypheophytins and a new norlabdane diterpene from the leaves of Cupressus funebris Endl. Chem Pharm Bull, 1991, 39(12): 3348.

[4] 江玉师. 柏木叶精油化学成分的研究. 北京林业大学学报, 1989, 11(3): 103

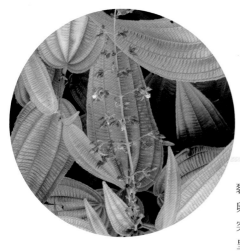

Bai la mu

柏拉木

Blasti Cochinchinensis Radix
[英] Indo-china Blastus Root

【别名】山崩砂、黄京木、山甜娘、山暗册。

【来源】为野牡丹科植物柏拉木 *Blastus cochinchinensis* Lour. 的根。

【植物形态】灌木。茎圆柱形，分枝多，幼时密被黄褐色小腺点，以后脱落。叶片纸质或近坚纸质，披针形、狭椭圆形至椭圆状披针形，顶端渐尖，基部楔形，长 6 ~ 12cm，宽 2 ~ 4cm，全缘或具极不明显的小浅波状齿，3 或 5 基出脉，叶面被疏小腺点，以后脱落，基出脉下凹，侧脉微突，背面密被小腺点，基出脉、侧脉明显，隆起，细脉网状，明显；叶柄被小腺点。伞状聚伞花序，腋生；花萼钟状漏斗形，

裂片 4，广卵形；花瓣 4，白色至粉红色，卵形，顶端渐尖或近急尖，于右上角突出一小片；雄蕊 4，等长，花药粉红色，呈屈膝状，药隔微膨大，下延直达花药基部，有时几呈小瘤状；子房坛形，下位，4 室，顶端具 4 个小突起。蒴果椭圆形，4 裂，为宿存萼所包；宿存萼与果等长，檐部平截，被腺点。

【分布】广西主要分布于阳朔、蒙山、河池、金秀、防城。

【采集加工】全年均可采收。洗净，切段，晒干。

【药材性状】根圆柱形，表面具细纵纹，黄褐色。茎圆柱形，分枝多，幼枝被黄褐色小腺点，老枝无。叶皱缩，展平呈披针形、狭椭圆形至椭圆状披针形，顶端渐尖，基部楔形，全缘或具极不明显的小浅波状齿，叶背面密被

小腺点。质脆，易碎。

【品质评价】以干燥、块大、无杂质、色黄棕者为佳。

【药理作用】

抑菌 柏拉木丙酮提取物对棉花枯萎病菌、小麦纹枯病菌、小麦赤霉病菌、番茄早疫病菌、杨树溃疡病菌的孢子和菌丝均有抑制作用[1]。

【性味归经】味苦、涩，性凉。归肝、大肠经。

【功效主治】收敛止血，清热解毒。主治产后流血不止，月经过多，外伤出血，肠炎，腹泻，风湿骨痛，肝硬化，疮疡肿毒，烫火伤，跌打肿痛，湿疹，疥癞。

【用法用量】内服：煎汤，15 ~ 30g。外用：适量，捣敷研末敷；或煎水洗。

【使用注意】出血有瘀者慎用。

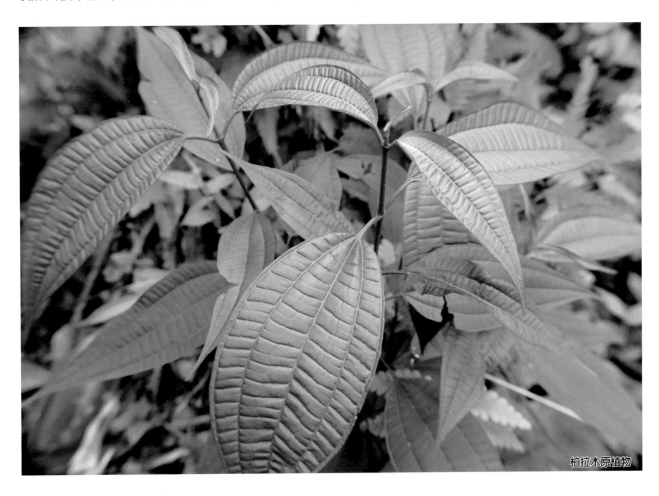

柏拉木原植物

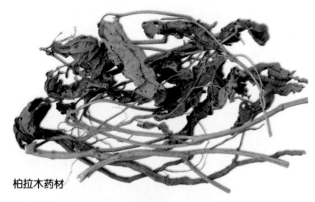

柏拉木药材

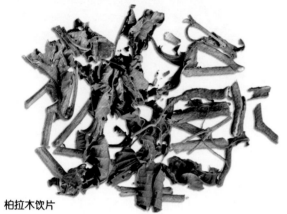

柏拉木饮片

【经验方】

1.疮疡溃烂，跌打损伤，外伤出血 柏拉木鲜叶捣烂外敷。（《广西本草选编》）

2.烫火伤 山暗册叶、柠檬桉树二皮各等量。共研末撒患处。（《梧州地区中草药》）

3.皮肤湿疹 山暗册、青铜木叶、白花草、红帽顶各适量。水煎洗患处。（《梧州地区中草药》）

4.产后出血不止，月经过多，肠炎腹泻 柏拉木根30g。水煎服。（《广西本草选编》）

【参考文献】

[1] 张应烙，尹彩萍，赖伟明，等.井冈山47种植物提取物对几种病原菌的生物活性.江苏农业科学，2005,(4):51.

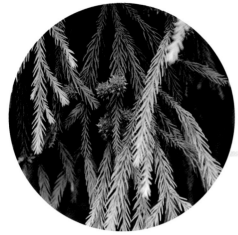

Liu   shan

柳 杉

Cryptomeriae Fortunei Cortex
[英] Chinese Cedar Bark

【别名】宝树、长叶孔雀杉、孔雀松、沙罗树、天树、温木、玉杉、按杉。

【来源】为杉科植物柳杉 *Cryptomeria fortunei* Hooibrenk ex Otto et Dietr 的根皮或树皮。

【植物形态】乔木。树皮红棕色，裂成长条片脱落；大枝近轮生，平展或斜展；小枝细小下垂。叶钻形，长 1 ~ 1.5cm，略向内弯曲，先端内曲，四边有气孔线；幼树及萌发枝的叶长达 2.4cm。雄球花单生叶腋，长椭圆形，集生于小枝上部，成短穗状花序状；雌球花顶生短枝上。球果径 1.2 ~ 2cm，种鳞 20 左右，上部具短三角形裂齿，苞鳞尖头长 3 ~ 5mm，发育种鳞具 2 种子。种子褐色，近椭圆形，扁平。

【分布】广西全区均有栽培。

【采集加工】根皮全年均可采，去栓皮。树皮春、秋季采剥。切片，鲜用或晒干。

【药材性状】根皮呈不规则块状，外表面红棕色，纤维状，裂成长条片脱落，内表面黄棕色。质硬，易折断。气香，味苦。

【品质评价】以身干、皮厚、条整齐、无粗皮者为佳。

【化学成分】本品茎皮含有西红花酸二乙酯（crocetin diethyl ester）、西红花酸单酯（crocetin monoethyl ester）、5- 羟基 -6,7,3′,4′,5′, 五甲氧基黄酮（5-hydroxy-6,7,3′,4′,5′-pentamethoxyflavone）、5- 羟基 -7,3′,4′,5′- 四甲氧基黄酮（5-hydroxy-7,3′,4′,5′-tetramethoxyflavone）、二十四烷酸甲酯（isoselachoceric acid methyl ester）、山嵛酸（behenic acid）、β - 谷甾醇（β -sitosterol）[1] 等化学成分。

【性味归经】味辛、苦，性寒。归肺经。

【功效主治】解毒，杀虫，止痒。主治癣疮。

【用法用量】外用适量，捣敷或煎水洗。

【使用注意】虚寒证慎用。

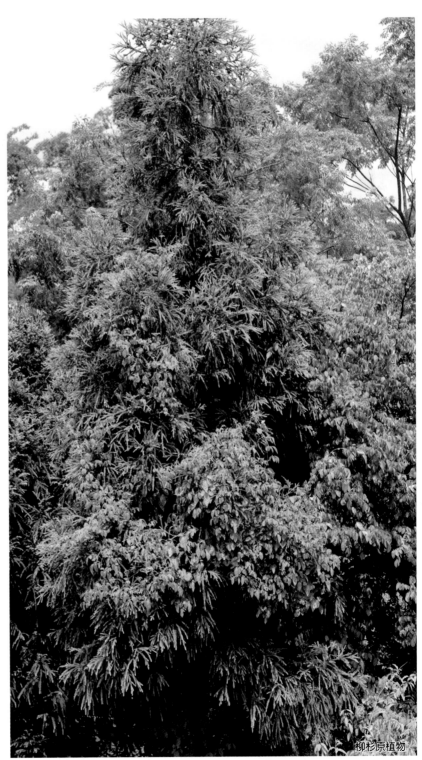

柳杉原植物

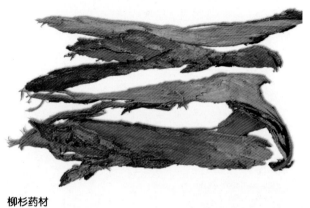

柳杉药材

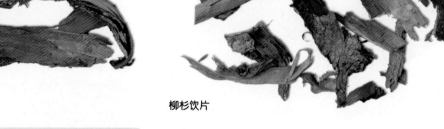

柳杉饮片

【经验方】

1.癣疮　柳杉鲜根皮（去栓皮）250g，捣烂，加食盐30g，开水冲泡，洗患处。（《天目山药用植物志》）

2.顽癣　鲜柳杉皮 120g，食盐 30g，土槿皮 120g。水煎洗患处。（《青岛中草药手册》）

【参考文献】

[1] 郑宗平，梁敬钰，胡立宏. 柳杉茎皮化学成分研究. 中国天然产物，2004, 2(5): 272.

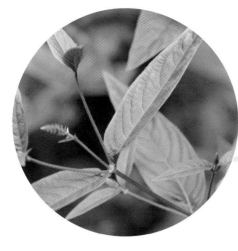

柳叶牛膝

Liu ye niu xi

Achyranthis Longifoliae Radix et Rhizoma
[英] Longileaf Achyranthes Root and Rhizome

【别名】土牛膝、白牛膝、长叶牛膝、杜牛膝、红柳叶牛膝、红牛夕、红牛膝。

【来源】为苋科植物柳叶牛膝 Achyranthes longifolia(Makino)Makino 的根及根茎。

【植物形态】草本。根圆柱形，淡红至红色；茎有棱角或四方形，绿色或带紫色，有白色贴生或开展柔毛，或近无毛，分枝对生。叶片披针形或狭披针形，长 4.5 ~ 15cm，宽 0.5 ~ 3.5cm，先端及基部均渐尖，全缘，上面绿色，下面常呈紫红色。穗状花序顶生及腋生，花期后反折；总花梗长 1 ~ 2cm，有白色柔毛；花多数，密生；苞片宽卵形，顶端长渐尖；小苞片刺状，顶端弯曲，基部两侧各有 1 卵形膜质小裂片；花被片披针形，光亮，顶端急尖，有 1 中脉；雄蕊长 2 ~ 2.5mm；退化雄蕊方形，先端有不显明的牙齿。胞果矩圆形，黄褐色，光滑。种子矩圆形，黄褐色。

【分布】广西主要分布于临桂、龙胜、桂平、博白、隆林、贺州、金秀。

【采集加工】冬、春间或秋季采挖。除去茎叶及须根，洗净，晒干或用硫黄熏后晒干。

【药材性状】根茎短粗，长 2 ~ 6cm，径 1 ~ 1.5cm。根 4 ~ 9 条，扭曲，长 10 ~ 20cm，径 0.4 ~ 1.2cm，向下渐细。表面灰黄褐色，具细密的纵皱纹及须根除去后的痕迹。质硬而稍有弹性，易折断，断面皮部淡灰褐色，略光亮，可见多数点状散布的维管束。气微，味初微甜后涩。

【品质评价】以干燥、条大、无杂质、色黄棕者为佳。

【化学成分】本品含齐墩果酸（oleanolic acid）、熊果酸（ursolic acid）、蜕皮甾酮（ecdysterone）[1]。

【药理作用】

1. 抗生育　柳叶牛膝总皂苷、脱皮素及其丁醇提取物对雌性小鼠有中期引产和抗生育作用[1]，对大鼠无此作用[2]。

2. 抗炎镇痛　灌胃柳叶牛膝根茎煎剂对二甲苯所致小鼠耳肿胀和大鼠蛋清性足肿有抑制作用；皮下注射对角叉菜胶性小鼠足肿有抑制作用，但灌胃给药作用较差[3]。柳叶牛膝煎剂和多糖成分对热刺激和醋酸所导致小鼠疼痛均有抑制作用，对二甲苯致小鼠耳郭肿胀和醋酸致小鼠腹腔毛细血管通透性增加具有抑制作用[3、4]。可以减轻由巴豆油致家兔急性咽喉炎的炎症严重程度，对家兔声带肿胀抑制率、炎症渗出抑制率有剂量依赖性[5]。对组胺所致炎症有抑制作用，其效果与氢化可的松的消炎作用相当[6]。

3. 兴奋子宫　柳叶牛膝根茎煎剂对大鼠动情期子宫有兴奋作用，作用性质与催产素相似[3]。

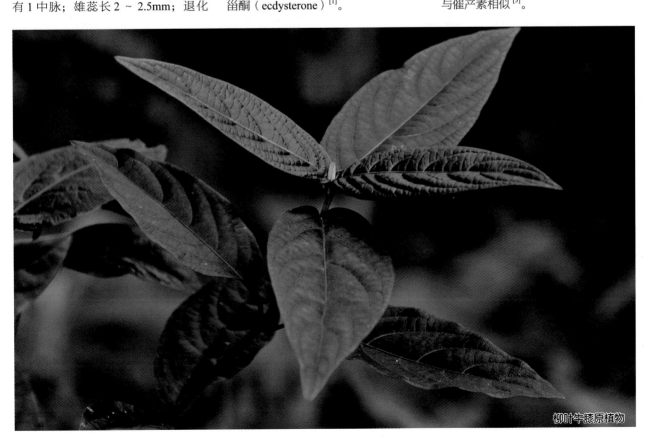

柳叶牛膝原植物

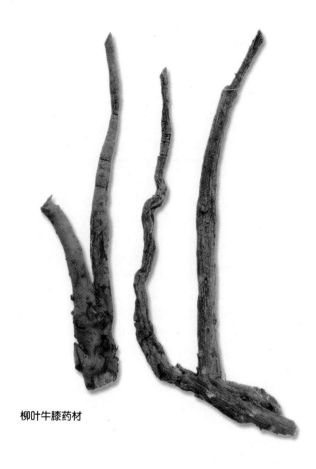

柳叶牛膝药材

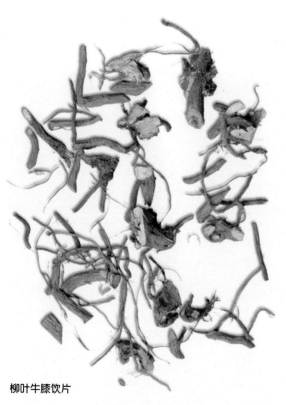

柳叶牛膝饮片

4.抗脂质过氧化　能抑制小鼠肝脏、肾脏脂质过氧化物形成[7]。

5.其他　促进蛋白合成前体掺入肝、肾组织[3]。

6.急性毒性反应　小鼠灌胃柳叶牛膝煎剂、正丁醇提取物和粗皂苷的半数致死量（LD_{50}）分别为 16.45g/kg、8.946g/kg 和 4.083g/kg[3]。

【临床研究】

急慢性肾炎　用土牛膝（柳叶牛膝）之根 60g（成人量），大锅水煎，滤取药液置于盆中以能浸渍腰部为宜（药渣置锅内备用），乘热坐浴 20 ~ 30min。冬天煎液易凉，可反复加温。然后用布包之药渣敷贴两侧腰部，每次约 30min，冷却可反复加温。每日 2 次，早上起床后及晚上睡前各 1 次。结果：治疗 82 例，疗程最短 5 天，最长 6 个月，平均 40 余天。经治后临床治愈 58 例，显效 11 例，好转 6 例，无效 7 例。其中病程最短 1 周，1 周至半年 17 例，半年至 1 年 22 例，1 年至 3 年以上 43 例，最长 13 年。

【性味归经】味甘、微苦、微酸，性寒。归肝、肾经。

【功效主治】活血祛瘀，泻火解毒，利尿通淋。主治闭经，跌打损伤，风湿关节痛，痢疾，白喉，咽喉肿痛，疮痈，淋证，水肿。

【用法用量】内服：煎汤，9 ~ 15g，鲜品 30 ~ 60g。外用：适量，捣敷；或捣汁滴耳；或研末吹喉。

【使用注意】孕妇禁服。

【经验方】

1.竹木刺伤，毒蜂蜇伤　柳叶牛膝适量捣敷患处。（《江西草药》）

2.疮痈疽　柳叶牛膝捣烂敷患处。（《滇南本草》）

3.喉证　柳叶牛膝捣汁含漱。（《岭南采药录》）

4.明目　柳叶牛膝同猪肉炖食之。（《滇南本草》）

5.咯血，鼻衄，尿血，尿路感染　柳叶牛膝煎汤内服。（《云南中草药》）

6.风火牙痛，痢疾，肾炎，滞产，闭经，尿路结石，小儿肺炎，疮疡肿痛　柳叶牛膝煎汤内服。（《广西本草选编》）

7.脚气　柳叶牛膝煎酒服。（《岭南采药录》）

【参考文献】

[1] 吴乃居，张国庆.土牛膝化学成分研究.中草药，1982，13(10): 437.

[2] 陈梓璋.红牛膝提取物抗生育的初步研究.中国药理通讯，1985，2(2): 31.

[3] 阮士军.土牛膝治疗急慢性肾炎.浙江中医学院学报，1984，(6): 28.

[4] 李伟平，何良艳，马哲龙，等.土牛膝多糖抗炎镇痛作用的研究.中华中医药学刊，2012，30(4): 747.

[5] 饶芳，李荣群，傅华洲，等.土牛膝治疗急性咽喉炎的实验研究.现代中西医结合杂志，2009，18(33): 4073.

[6] 刘翠霞，江南，严铁东，等.土牛膝药理作用的再探讨.咸宁医学院学报，1998，12(3): 189.

[7] 袁精玉.土牛膝新鲜品和陈品抗脂质过氧化作用药效比较.江西中医学院学报，2007，19(2): 79.

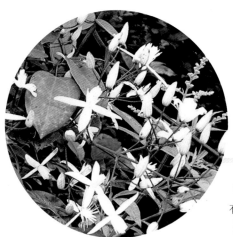

Zhu guo tie xian lian

柱果铁线莲

Clematidis Uncinatae
Rhizoma et Radix
[英]Uncinate Clematis
Root and Rhizome

【别名】铁脚威灵仙、黑木通、一把扇、威灵仙。

【性味归经】味辛、咸、微苦，性温；有小毒。归肝、膀胱经。

【功效主治】祛风除湿，通络止痛。主治风湿痹痛，肢体麻木，筋脉拘挛，屈伸不利，脚气肿痛。疟疾，骨鲠咽喉。

【用法用量】内服：煎汤，6～9g，治骨鲠咽喉可用到30g；或入丸、散；或浸酒。外用：适量，捣敷；或煎水熏洗；或作发泡剂。

【使用注意】气血亏虚者及孕妇慎服。

【来源】为毛茛科植物柱果铁线莲 *Clematis uncinata* Champ.ex Benth. 的根及根茎。

【植物形态】藤本。茎圆柱形，有纵条纹，茎和叶均无毛，干时常变黑色。叶对生；一至二回羽状复叶，小叶5～15，基部2对常为2～3小叶；茎基部为单叶或三出叶；小叶片纸质或薄革质，宽卵形、卵形、长圆状卵形或卵状披针形，长3～13cm，宽1.5～7cm，先端渐尖或锐尖，偶微凹，基部圆形或宽楔形，有时浅心形或截形，全缘，两面网脉突起。圆锥状聚伞花序腋生或顶生，多花；花两性，萼片4，线状披针形或倒披针形，白色，开展，干时变黑色；花瓣无；雄蕊多数；心皮多数。瘦果圆柱状钻形，干后变黑，宿存花柱羽毛状。

【分布】广西主要分布于龙州、天等、隆安、上林、凌云、罗城、宜山、象州、贺州。

【采集加工】挖取根部。除去茎叶及泥土，晒干。

【药材性状】根圆柱形，稍扭曲，表面淡棕色，具纵皱纹，有时皮部脱落；质硬脆，易折断，断面角质样。气微，味淡。

【品质评价】以条均匀、质坚硬、断面色灰白者为佳。

【化学成分】本品根及根茎中含挥发油（volatile oils），主要成分有亚油酸（linoleic acid）、棕榈酸（palmitic acid）、α-松油醇（α-terpineol）、4-乙烯-2-甲氧基-苯酚（4-ethylene-2-methoxyl-phenol）、2-正戊基呋喃（2-pentylfuran）、2-环戊烯-1,4-二酮（2-cyclopentene-1,4-dione）、反-2-壬烯醛（ *trans*-2-nonenal ）、辛酸（ octanoic acid ）等 [1] 。

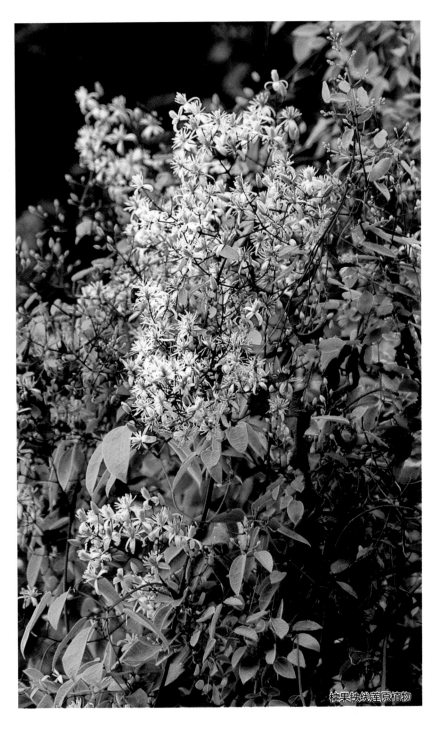

柱果铁线莲原植物

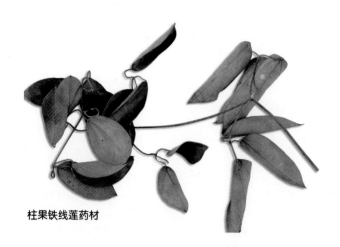

柱果铁线莲药材

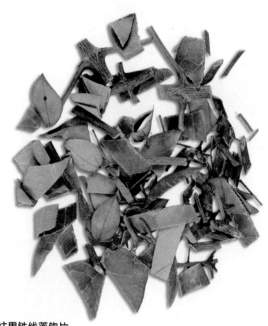

柱果铁线莲饮片

【经验方】

1.痘疮黑陷　铁脚威灵仙一钱（炒为末），脑子一分。温水调服。取下疮痂为效。(《本草纲目》引《儒门事亲》)

2.破伤风及金刃伤打扑损　威灵仙末半两，独头蒜一枚，香油一钱。同捣烂，热酒调服，汗出即效。(《卫生易简方》)

3.疟疾　威灵仙以酒一盏，水一盏，煎至一盏，临发温服。(《本草原始》)

4.诸骨鲠咽　威灵仙一两二钱，砂仁一两，砂糖一盏，水二盏，煎一盏。温服。(《本草纲目》)

【参考文献】

[1] 王祥培，黄婕，靳凤云，等 . 柱果铁线莲挥发油化学成分分析 . 安徽农业科学 , 2008, 36(25): 10936.

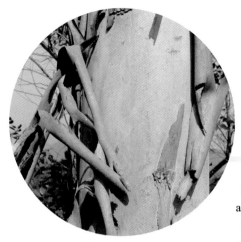

Ning meng an

柠檬桉

Eucalypti Citriodorae Folium
[英] Lemon Eucalyptus Leaf

【别名】香桉、靓仔桉、樟檬桉。

【来源】为桃金娘科植物柠檬桉 *Eucalyptus Citriodora* Hook.f. 的叶。

【植物形态】大乔木。树干挺直；树皮灰白色，光滑，片状脱落。幼态叶披针形，具腺毛，基部近圆形，叶柄盾状着生；过渡叶阔披针形，长15～18cm，宽3～4cm；成熟叶狭披针形，长10～15cm，宽约1cm，稍弯曲，两面具黑腺点，揉之有浓郁的柠檬香味。圆锥花序腋生；花蕾长倒卵形；帽状体比萼管稍宽，先端圆，有1小突尖；雄蕊排成2列，花药背部着生，椭圆形。蒴果壶形，果瓣藏于萼管内。

【分布】广西全区均有栽培。

【采集加工】全年可采。鲜用或干用。

【药材性状】叶片呈狭披针形，薄革质，质脆易碎，长8～14cm，宽2～3cm，灰绿色；先端渐尖，基部不对称，全缘；对光透视，可见透明小点；羽状网脉，中脉明显，侧脉细密，脉间平行。香气浓郁，味苦而凉。油为无色或微黄色的澄清液体。有柠檬香气，味辛、凉。

【品质评价】以色绿、香气浓郁者为佳。

【化学成分】本品主要含挥发油（volatile oils）类、黄酮类（flavonoids）、有机酸类（organic acids）等多种化学成分。

挥发油主要成分为香茅醛（citronellal）、香茅醇（citronellol）、牻牛儿醇（geraniol）、异胡薄荷醇（isopulegol）、1,8-桉叶素（cineole）[1]和愈创薁醇（guaiol）[2]。

黄酮类化合物有芸香苷（rutin）[3]、槲皮素（quercetin）、槲皮苷（quercetrin）、杨梅树皮素（myricetin）、槲皮素-3-*O*-葡萄糖苷（quercetin-3-*O*-glucoside）、杨梅树皮素-3-*O*-鼠李糖苷（myricetin-3-*O*-rhamnoside）和杨梅树皮素-3-*O*-葡萄糖苷（myricetin-3-*O*-glucoside）[4]。

有机酸类成分有莽草酸（shikimie acid）、奎宁酸（quinic acid）、戊二酸（glutaric acid）、琥珀酸（succinic acid）、苹果酸（malic acid）、柠檬酸（citric acid）[5]。还有阿魏酸（ferulic acid）[6]、没食子酸（gallic acid）、草柔花酸（benzoaric acid）[7, 8]。

此外，本品尚含有栗木鞣花素（castalagin）[7]、柠檬桉苷（citrodorin）、桉树素（eucaiyptin）、对-孟烷-顺式-3,8-二醇（*p*-menthane-*cis*-3,8-diol）、对-孟烷-反式-3,8-二醇（*p*-menthane-*trans*-3,8-diol）[6]、山鸡椒醇（cubebaol）[9]。还含有香橙素-7-甲醚（aromadendrin-7-monomethyl ether）、山奈酚-7-甲醚（kaempferol-7-monomethylether）、并没食子酸（benzoaric acid）、香橙素二甲醚（aromadendrin dimethyl ether）和柠檬桉醇（citriodorol）[10]。

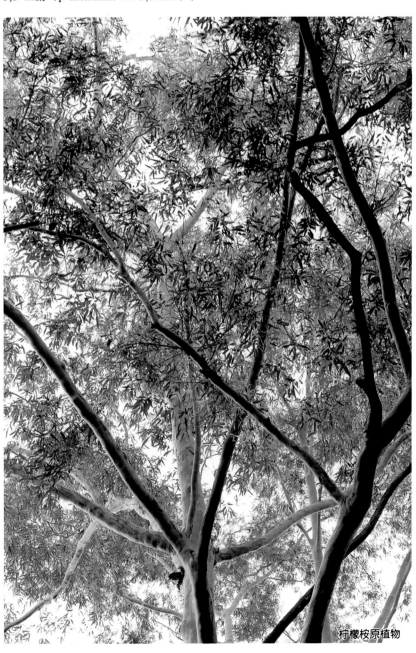

柠檬桉原植物

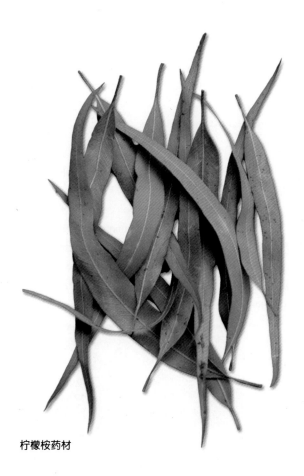

柠檬桉药材

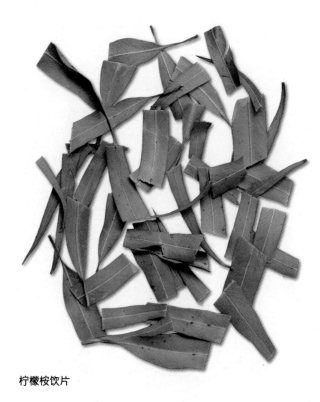

柠檬桉饮片

【药理作用】

1. 抗结核　柠檬桉树胶中成分柠檬桉醇 1:100 万即能抑制人型结核杆菌 H37RV 的生长、1:60 万可抑制金黄色葡萄球菌、1:5 万能抑制草分枝杆菌的生长，对某些真菌也有抑制作用[11,12]。柠檬桉叶挥发油能抑制金黄色葡萄球菌的生长[13]。

2. 抗肿瘤　柠檬桉叶挥发油对艾氏腹水癌小鼠的抑瘤率达67.5% ~ 98.4%；对 S180 小鼠及 W256 大鼠肿瘤模型，亦有 30% 以上的抑瘤率；对二甲肼诱发小鼠大肠癌亦有抑制作用；本品对小鼠重要脏器未见明显毒性[14,15]。

3. 促透作用　柠檬桉叶挥发油对地塞米松磷酸钠有透皮促进作用[16]。

4. 毒性反应　柠檬桉叶挥发油未引起实验兔中毒[15]。

【性味归经】味苦，性温。归肺、脾经。

【功效主治】消肿解毒，敛疮生肌，涩肠止泻。主治疮疖，风疹，湿疹，顽癣，痧胀吐泻，痢疾。

【用法用量】内服：煎汤，3 ~ 6g。外用：适量，煎水洗。

【使用注意】湿热泻痢不宜用。

【参考文献】

[1]Chiris EA. Oil of Eucalyptus citriodora. Parfums de France, 1925, (25): 72.

[2]Harriscm, McKern HHG. Occurrence of guaiol in some essential oils of Eucalyptus citriodora. Museum Technol and Applied Sci, 1950, (2): 15.

[3]Elkeiy MA, Darwish M, Hashim FM, et al. A new crystalline substance isolated from the leaves of Eucalyptus globulus and Eucalyptus citriodora. Bulletin of the Faculty of Pharmacy(Cairo University), 1964, 3(1): 109.

[4]沈兆邦，徐建平. 柠檬桉叶化学成分研究（二报）. 林产化学与工业，1987, 7(2): 28.

[5]Anel EFIJ, Birch AJ, Massy-Westropp RA. The isolation of shikimic acid from Eucalyptus citriodora. Aust J Chem, 1957, (10): 93.

[6]沈兆邦，虞启庄. 柠檬桉叶化学成分研究（一报）. 林产化学与工业，1986, 6(3): 28.

[7]沈兆邦，虞启庄. 柠檬桉叶化学成分研究（四报）. 林产化学与工业，1990, 10(2): 71.

[8]沈兆邦，虞启庄，王永银. 柠檬桉叶化学成分研究（三报）. 林产化学与工业，1987, 7(2): 35.

[9]元四辉，葛发欢. 柠檬桉叶中山鸡椒醇的分离与合成. 中国中药杂志，1997, 22(7): 425.

[10]Satwalekar SS, Gupta TR, Narasimha Rao PL. Chemical and antibacterial properties of kinos from Eucalyptus spp.citriodorol-the antibiotic principle from the kino of E.citriodora. J Indian Inst Sci, 1957, (39): 195.

[11]Ind J Pharm, 1967,29(5):157.

[12]S S Satwalekar, et al.C A, 1958,52:1548f.

[13] 竺叶青. 某些澳大利亚桃金娘科植物的挥发油、特别是柠檬桉油中各组分的抗菌作用. 国外医学·药学分册，1976, (3): 183.

[14] 耿宝琴，朱永廉. 柠檬桉叶挥发油抑制小鼠大肠癌的初步实验观察. 浙江医科大学学报，1983, 12(2): 59.

[15] 徐学儒，耿宝琴，陶湘. 柠檬桉叶挥发油的抑瘤作用及毒性试验. 浙江医科大学学报，1985, 14(2): 49.

[16] 林三清，许振勇，杨红艳，等. 复方地塞米松凝胶的制备与柠檬桉叶油对其透皮促进作用的研究. 湛江师范学院学报，2011, 32(3): 79.

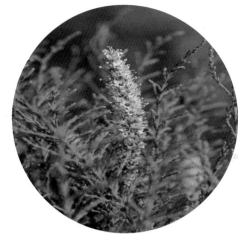

Cheng liu

柽　柳

Tamaricis Cacumen
[英] Chinese Tamarisk Twig

【别名】河柳、春柳、三眠柳、观音柳、垂丝柳、西河柳、山柽柳、长寿仙人柳。

【来源】为柽柳科植物柽柳 *Tamarix chinensis* Lour. 的嫩枝叶。

【植物形态】灌木或小乔木。幼枝柔弱，开展而下垂，红紫色或暗紫色。叶鳞片状，钻形或卵状披针形，长 1～3mm，半贴生，背面有龙骨状柱。每天开花 2～3 次；春季在去年生小枝节上侧生总状花序，花稍大而稀疏；夏、秋季在当年生幼枝顶端形成总状花序组成顶生大型圆锥花序，常下弯，花略小而密生，每朵花具一线状钻形的绿色小苞片；花 5 数，粉红色；萼片卵形；花瓣椭圆状倒卵形；雄蕊着生于花盘裂片之间，长于花瓣；子房圆锥状瓶形，花柱 3，棍棒状。蒴果 3 瓣裂。

【分布】广西主要分布于南宁、桂林、全州、合浦。

【采集加工】未开花时采下幼嫩枝梢。阴干。

【药材性状】枝细圆柱形，直径 0.5～1.5mm，表面黄绿色，节较密，鲜叶片状，钻形或卵状披针形，长 1～3mm，背面有龙骨状柱。质脆，易折断，断面黄白色，中心有髓。气微，味淡。

【品质评价】以枝叶细嫩、干燥、色黄绿、无杂质者为佳。

【化学成分】本品枝叶中含有异鼠李素（*iso*-rhamnetin）、2- 羟基 -4- 甲氧基桂皮酸（2-hydroxy-4-methoxycinnamic acid）[1]、没食子酸甲酯 -3- 甲醚（methyl gallate-3-methyl ether）[1-4]、柽柳酚（tamarixinol）、柽柳酮（tamarixone）、柽柳醇（tamarixol）、β- 谷甾醇（β-sitosterol）、胡萝卜苷（daucosterol）、3',4'- 二甲基槲皮素（3',4'-dimethyl quercetin）、硬脂酸（stearic acid）、正三十一烷（hentriacontane）、12- 正三十一烷醇（12-hentriacontanol）、三十二烷醇乙酸酯（dotriacontanyl acetate）[2]、山柰酚 -4'- 甲醚（kaempferol- 4'-methyl ether）、山柰酚 -7,4'- 二甲醚（kaempferol-7,4'-dimethyl ether）[3,4]、槲皮素 -3',4'- 二甲醚（quercetin-3',4'-dimethyl ether）、槲皮素（quercetin）、没食子酸（gallic acid）[3]、*iso*-tamarixen、matairesinol、去氢骆驼蓬碱、山柰酚、hexacosyl-3-caffeate、异阿魏酸[4]。

　　本品花中含有邻苯二甲酸二（2- 甲氧基丙基）酯、邻苯二甲酸二丁酯、5-

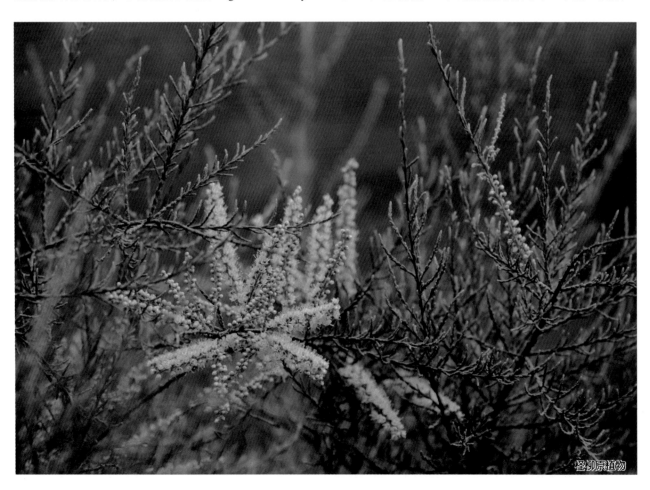

柽柳原植物

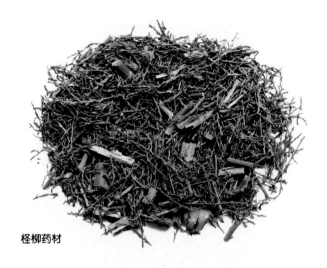

柽柳药材

羟甲基-2-呋喃甲醛、十六碳酸、邻苯二甲酸-6-乙基-3-辛烷基丁基酯、三十六烷、3,6-二氧代-1-甲基-8-异丙基三环[6.2.2.0（2.7）]十二烷-4,6-二烯、2-呋喃甲醛、2,3-二氢-6-甲基-3,5-二羟基-4H-吡喃-4-酮、二十七烷、2,3-二氢苯并呋喃、二十一烷、二十四烷、1,1-二乙氧基己烷[5]。

【药理作用】

1. 抗肿瘤　柽柳中白桦脂醇、白桦脂酸、羽扇豆醇、24-亚甲基环阿尔廷醇、iso-aleuritolic acid 3-p-hydroxycinnamate、2α-羟基齐墩果酸、豆甾-4-烯-3,6-二酮、麦角甾-4,24（28）-二烯-3-酮、豆甾烷-3,6-二酮、豆甾-4-烯-3-酮对人肺癌细胞 A549 及植醇对人肝癌细胞株 BEL7402 有细胞毒活性[4-7]。柽柳水提物可刺激小鼠脾细胞增殖，对小鼠脾细胞具有丝裂原样作用；对人红白血病细胞株 K562 及人食管癌细胞株 TE13 有一定抑制作用，而对于人卵巢癌细胞株 SKOV3、人胃癌细胞株 BGC823 及人胰腺癌细胞株 BxPC-3、PANC-1 等无抑制作用[8, 9]。

2. 保肝　柽柳醇提物对四氯化碳（CCl_4）诱发的小鼠急性肝炎及酒精中毒小鼠有保肝作用[7,10]。

3. 对呼吸系统影响　柽柳煎剂腹腔注射，对氨水喷雾所致的小鼠咳嗽有抑制作用，但对小鼠气管的酚红排泌量及组胺喷雾所致豚鼠哮喘无影响[11]。柽柳醇提物或水提物有强大而持久的抗组胺作用，5min 内的对抗强度超过 100%[12]。

4. 解热镇痛抗炎　柽柳煎剂能降低二甲苯所致小鼠耳肿胀，对热板致小鼠疼痛有镇痛作用，对伤寒菌致家兔发热有一定的退热作用[13]。

5. 降血糖　柽柳提取物对 α-葡萄糖苷酶有抑制作用，乙酸乙酯提取物抑制活性最高半数抑制浓度（IC_{50}）为 17.35μg/ml[14]。

6. 抑菌　柽柳煎剂在体外对肺炎链球菌、甲型链球菌、白色葡萄球菌和流感杆菌有抑制作用[6]。柽柳中柽柳酮及柽柳醇对抗药性金黄色葡萄球菌有较强抑制作用[2]。

7. 毒性反应　柽柳煎剂小鼠腹腔注射的半数致死量（LD_{50}）为 21.6g/kg[11]。

【性味归经】味甘、辛、咸，性凉。归肺、肝经。

【功效主治】疏风解表，清热解毒，透疹止痒。主治风热感冒，风湿痹痛，麻疹初起，疹出不透，风疹瘙痒。

【用法用量】内服：煎汤，10～15g；或入散剂。外用：适量，煎汤擦洗。

【使用注意】麻疹已透及体虚多汗者禁服。

【经验方】

1. 斑疹麻瘰不出，或因风而闭者　西河柳叶、樱桃核。煎汤洗之。（《本草纲目拾遗》引《经验方》）

2. 感冒，发烧，头痛　柽柳、薄荷各9g，荆芥6g，绿豆衣9g，生姜3g。水煎服。（《青岛中草药手册》）

3. 风湿痹痛　西河柳、虎杖根、鸡血藤各30g。水煎服。（《浙江药用植物志》）

4. 痞病　用观音柳煎汤，露一宿，至五更饮数次。痞自消。（《卫生易简方》）

5. 酒病　长寿仙人柳，不以多少，晒干为细末。每服3～4g，用酒调下。（《履巉岩本草》）

6. 麻疹伏而过期不出　西河柳为末。以茅根煎汤下10～15g，白水下亦可。（《麻科活人全书》独圣散）

【参考文献】

[1] 张秀尧，凌罗庆，王惠康.西河柳化学成分的研究（Ⅱ）.中草药，1991, 22(7): 299.

[2] 姜岩青，左春旭.柽柳化学成分的研究.药学学报，1988, 23(10): 749.

[3] 张秀尧，凌罗庆，毛泉明.西河柳化学成分的研究.中草药，1989, 20(3): 4.

[4] 赵磊，彭雪晶，夏鹏飞，等.柽柳化学成分研究.中药材，2014, 37(1): 64.

[5] 白红进，周忠波，汪河滨.柽柳花乙醇提取物化学成分的 GC-MS 分析.中国野生植物资源，2007, 26(7): 66.

[6] 王斌，姜登钊，李国强，等.柽柳抗肿瘤萜类成分研究.中草药，2009, 40(5): 697.

[7] 王斌，任舒文，李国强，等.柽柳抗肿瘤甾体和黄酮类化合物研究.中国药学杂志，2009, 44(8): 576.

[8] 梁文杰，王志超，马国平.柽柳水提物对小鼠脾细胞及肿瘤细胞增殖反应的影响.时珍国医国药，2010, 21(11): 3005.

[9] 久保惠子.国外医学·中医中药分册,1991, 13(2): 116.

[10] Nasreen F, Navaid ZU. Pharmacological and toxicological studies of icterene, a herbal formulaion of Tamarix pakistanica, prepared by Hamdard Laboratories(Waqf) Pakistan, in rodents. Proc Pakistan Congr. Zool, 1993, (13): 185.

[11] 河北新药大学：新医药研究，1972, (3): 30.

[12] 向仁德，等.中草药，1985, 16(2): 70.

[13] 赵润洲，孙仕银，陈发奎，等.西河柳药理作用的研究.中草药，1995, 26(2): 85.

[14] 常星，崔维恒，张俊柯，等.内蒙古产柽柳和多枝柽柳 α-葡萄糖苷酶抑制活性.天然产物研究与开发，2011, 23(1): 146.

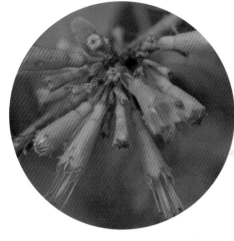

虾子花

Xia zi hua

Woodfordiae Fruticosae Flos
[英] Shrubby Woodfordia Flower

【别名】炮仔红花、红花树、虾公花、红虾花。

【来源】为千屈菜科植物虾子花 *Woodfordia fruticosa*（L.）Kurz 的花。

【植物形态】灌木。有长而披散的分枝。幼枝有短柔毛，后脱落。叶对生，近革质，披针形或卵状披针形，顶端渐尖，基部圆形或心形，上面通常无毛，下面被灰白色短柔毛，且具黑色腺点。聚伞状圆锥花序，被短柔毛；萼筒花瓶状，鲜红色，裂片矩圆状卵形；花瓣小而薄，淡黄色，线状披针形，与花萼裂片等长；雄蕊 12，突出萼外；子房矩圆形，2 室，花柱细长，超过雄蕊。蒴果膜质，线状长椭圆形。种子甚小，卵状或圆锥形，红棕色。

【分布】广西主要分布于隆林、凌云、天峨、来宾、东兰。

【采集加工】春季采花。烘干。

【药材性状】花萼鲜红色，筒状，长 1～1.3cm，口部略偏斜，具 6 齿，萼齿之间有小附属体；花瓣 6，多皱缩，短于萼齿；雄蕊 12，于萼管下部。

【品质评价】以干燥、无杂质者为佳。

【化学成分】本品含鞣质（tannins）、黄酮类（flavones）、蒽醌类（anthraquinones）、皂苷类（saponines）、甾醇类（sterols）等化学成分。

花中含鞣质主要有虾子花鞣质 A（woodfordin A）、虾子花鞣质 B（woodfordin B）、虾子花鞣质 C（woodfordin C）、虾子花鞣质 D（woodfordin D）、虾子花鞣质 E（woodfordin E）、虾子花鞣质 F（woodfordin F）、虾子花鞣质 G（woodfordin G）、虾子花鞣质 H（woodfordin H）、虾子花鞣质 I（woodfordin I）、异峨眉木荷鞣质 A（isoschi-mawallin A）、月见草鞣质 A（oenothein A）、月见草鞣质 B（oenothein B）、新啖呐草素 I（tellima-grandin I）、路边青鞣质（gemin）D、1,2,3,6- 四 -O-没食子酰 - β -D 葡萄糖（1,2,3,6-tetra-O-galloy- β -D-glucose）、1,2,3,6- 四 -O-没食子酰 - β -D- 葡萄糖（1,2,3,6-penta-O-galloyl- β -D-glucose）、1,2,3,4,6- 五 -O-没食子酰 - β -D- 葡萄糖（1,2,3,4,6-penta-O-galloyl- β -D-glucose）[1-3]。

又含黄酮类化合物：蓼属苷（polystacholide）、杨梅树皮素 -3- 半乳糖苷（myricetin-3-galactoside）、槲皮素 -3- 鼠李糖苷（quercetin-3-rhamnoside）、柚皮素 -7- 葡萄糖苷（naringin-7-glucoside）、山柰酚 -3- 葡萄糖苷（kaempferol-3-glucoside）、天竺素 -3, 5- 二葡萄糖苷（pelargonidin-3,5-diglucoide）、矢车菊素 -3,5- 二葡萄

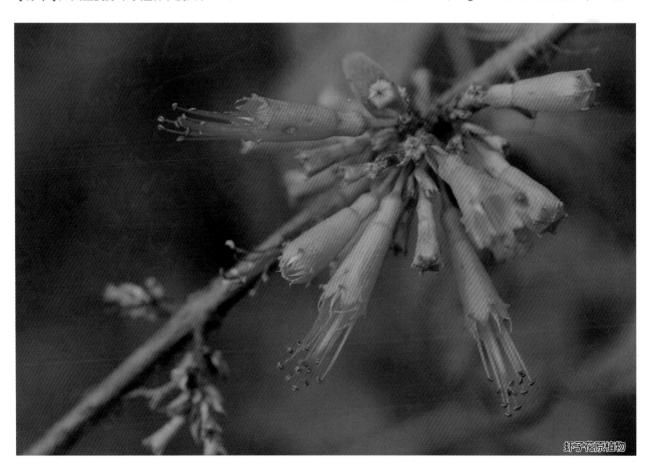

虾子花原植物

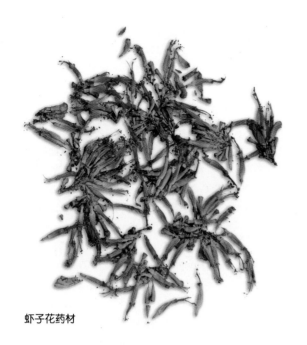

虾子花药材

糖苷（cyani-din-3, 5-diglucodie）[4-7]。还含没食子酸（ellagic acid）[4]。还有大黄酚 -8-*O*-β-D- 吡喃葡萄糖苷（chrysophanol-8-*O*-β-D-glucopyranoside）[5]、海柯皂苷元（hecogenin）[7]、二十八醇（octacosanol）、β-谷甾醇（β-sitosterol）、内消旋 - 肌醇（meso-inositol）[6]、去甲岩白菜素（norbergenin）[8]。

【性味归经】味辛、涩、微甘，性温。归肝、大肠、肾经。

【功效主治】活血调经，收敛止血，舒筋活络。主治月经不调，闭经，血崩，鼻衄、咯血、肠风下血、痢疾、风湿痹痛、腰肌劳损、跌打损伤。

【用法用量】内服：煎汤，10 ~ 30g；或浸酒。

【使用注意】孕妇忌服。

【经验方】

1. 风湿关节炎，肌肉痉挛，腰肌劳损，跌打损伤　红虾花根 15g。泡酒分服。（《云南中草药》）
2. 肠风下血　红虾花根 9g。水煎服。（《云南中草药》）
3. 痛经，经闭　虾子花、泽兰、茜草、韭菜根、棕树根。泡酒服。（《云南思茅中草药选》）

【参考文献】

[1]Yoshida T, Chou T, Nitta A, et al. Woodfordins A, B and C, dimeric hydrolysable tannins from Woodfordia fruticosa flowers. Heterocycle, 1989b, 29(12): 2267.

[2]Yoshia T, Chou T, Nitta A, et al. Woodfordins C, macro-ring hydrolysable tannin dimmer with antitumor activity, and accompanying dimmers from Woodfordia fruticosa flowers. Chem Pharm Bull, 1990, 38(5): 1211.

[3]Yoshia T, Chou T, Nitta A, et al. Tannins and related polyphenols of Lythraceous plants Ⅲ. Hydrolysable tannin oligomers with macro cycli structures, and accompanying tannins from Woodfordia fruticosa Kurz. Chem Pharm Bull, 1992, 40(8): 2023.

[4]Nair AGR, Kotiyal JP, Ramesh P, et al. Polyphenols of the flowers and leaves of Woodfordia fruticosa. Indian J Pharm, 1976, 38(4): 110.

[5]Chauhan J S, Srivastava S K, Srivastava S D. Phytochemical investigation of the flowers of Woodfordia fruticosa. Planta Med, 1979, 36(2): 183.

[6]Chauhan JS, Srivastava, SK, Srivastava SD. Chemical constituents of Woodfordia fruticosa Linn. J Indian Chem Soc, 1979, 56(10), 1041.

[7]Srivastava SK, Sultan M, Chauhan JS. Anthocyanin pigment from the flowers of Woodfordia-fruticosa. Proceedings of the National Academy of Sciences, India, Section A: Physical Sciences, 1977, 47(1): 35.

[8]Kalidhar SB, Parthasarathy MR, Sharma P. Norbergenin, a new C-glycoside from Woodfordia fruticosa Kurz. Indian J Chem, Section B: Organic Chemistry Including Medicinal Chemistry, 1981, 20B(8): 720.

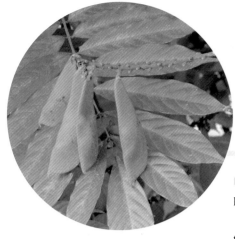

虾须豆

Fordiae Cauliflorae Radix
[英] Common Fordia Root

【别名】玉郎伞、干花豆、水罗伞。

【来源】为豆科植物干花豆 *Fordia cauliflora* Hemsl. 的根。

【植物形态】灌木。茎粗壮，当年生枝密被锈色绒毛，后秃净，老茎赤褐色，表皮纵裂，散生皮孔；芽着生叶腋上方，具多数钻形芽苞片，叶柄脱落后茎上留有圆形叶痕，甚明显。羽状复叶。托叶钻形，稍弯曲，宿存；小叶长圆形至卵状长圆形，中部叶较大，最下部叶较小，长 4 ~ 12cm，宽 2.5 ~ 3cm，先端长渐尖，基部钝圆，全缘，上面无毛，下面淡白色，密被平伏细毛；小托叶丝状，宿存。总状花序，着生侧枝基部或老茎上，生花节球形，簇生；苞片圆形，甚小，小苞片小，圆形，贴萼生；花萼钟状，萼齿浅三角形，短萼筒；花冠粉红色至紫红色，旗瓣圆形，外被细绢毛，具瓣柄；子房窄卵形，被柔毛，无柄，上部渐狭至花柱，细长上弯，胚珠 2 枚。荚果棍棒状，扁平革质，顶端截形，具尖喙；种子圆形，棕褐色，光滑，种阜膜质，包于珠柄。

【分布】广西主要分布于天峨、乐业、凌云、那坡、田东、南宁、扶绥、崇左、宁明、苍梧、昭平。

【采集加工】根全年可挖。洗净，切片，晒干。

【药材性状】根呈圆柱形。新鲜时肉质，表面黄棕色；干燥的根色较深，表面不平，有下陷的浅纵沟，皮孔横列，呈线状突起。质硬，断面不平，带颗粒状。横切面淡黄色，射线不显。气微，有豆腥味。

【品质评价】以干燥、无杂质、色黄褐者为佳。

【化学成分】本品根含有硬脂酸（stearic acid）、棕榈酸（palmitic acid）、β- 谷甾醇（β-sitosterol）[1]。还含有水罗伞甲素（cauliflorin A）、水罗伞乙素（cauliflorin B）、水黄皮根素（pinnatin）[2-4]、β -2′,4′,5′-tetramethoxychalcone、β -2′,5′-trimethoxyfurano [4″,5″:3′,4′]-chalcone 等多种成分[5]。

本品叶含有 4-乙烯基愈创木酚（4-ethenyl-guaiacol）、甘菊烷烃（chamomile diolefine）、2- 甲基 -6- 羟基喹啉（2-methyl-6-hydroxyquinoline）、2,5,5,8a- 四甲基 -3,4,4a,5,6,8a- 四氢 -2H-1- 苯并吡喃（2,5,5,8a-tetramethyl-3,4,4a,5,6,8a-tetrahydro-2H-1-benzopyran）、3,4- 二甲氧基苯乙烯（3,4-dimethoxy-benzenevinyl）、杜烯（durene）、香橙烯（aromadendrene）[6]。还含有羽扇豆醇（clerodol）、羽扇豆醇乙酸酯（clerodol acetas）、水黄皮素（pongapin）、呋喃 -（4″,5″,8,7）- 黄酮 [furan-（4″,5″,8,7）-flavone]、7- 甲氧基 -8- 异戊烯基黄烷酮（7-methoxy-8-isopentenyl-flavanone）、7-

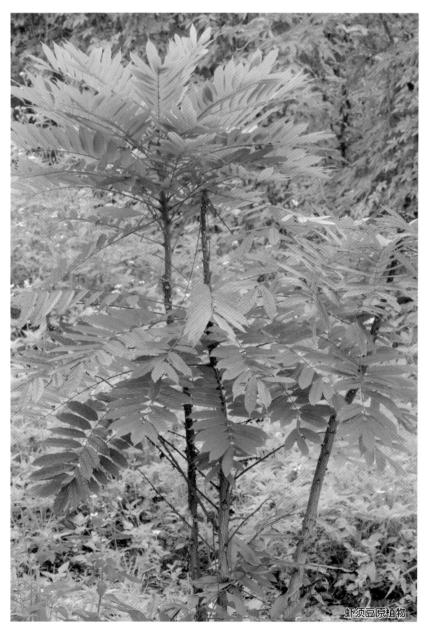

虾须豆原植物

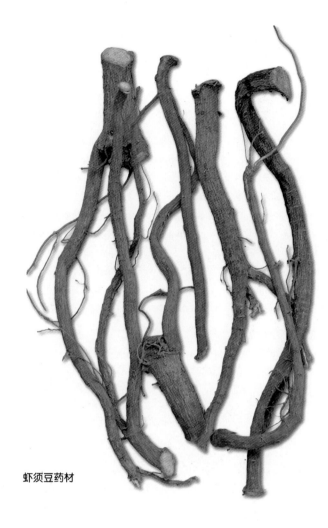

虾须豆药材

甲氧基-8-（3″-羟基-3″-甲基-1″-丁烯基）-黄酮[7-methoxy-8-（3″-hydroxy-3″-methyl-1″-butenyl）-flavone]、豆甾醇（stigmasterol）、豆甾醇-3-O-β-葡萄糖苷（stigmasterol-3-O-β-glucoside）、胡萝卜苷（daucosterol）、齐墩果酸（oleanolic acid）、β-谷甾醇（β-sitosterol）[7]等成分。

【性味归经】味甘、辛，性平。归肝、心、肺经。

【功效主治】活血通络，消肿止痛，化痰止咳。主治风湿痹痛，跌打损伤，痈疮肿痛，咳嗽。

【用法用量】内服：煎汤，10～30g。外用：适量，捣敷。

【使用注意】孕妇慎用。

【经验方】

1. 痈疮肿痛　用鲜（虾须豆）根调红糖捣烂外敷。（《广西本草选编》）

2. 风湿骨痛，跌打骨折，瘀积疼痛，肺痨　用（虾须豆）根15～20g，水煎服。（《广西本草选编》）

【参考文献】

[1] 顾维，许美娟，陈玉俊，等.干花豆化学成分的研究.中国中药杂志，1999, 24(2): 98.

[2] 戴斌，邱翠嫦，戴向东，等.水罗伞化学成分（Ⅰ）.中草药，2003, 34(1): 21.

[3] 戴向东，杨东爱，戴斌，等.水罗伞化学成分（Ⅱ）.中草药，2003, 34(5): 401.

[4] 戴斌，戴向东，杨东爱，等.水罗伞化学成分（Ⅲ）.中草药，2003, 34(12): 1063.

[5] Liang ZY, Yang XS, Wang Y, et al.Two new chalcones from Fordia cauliflora. Chinese Chem Lett, 2010, (7): 818.

[6] 刘金磊，刘真一，苏涛，等.GC-MS分析干花豆叶挥发油成分.广西科学，2012, 19(1): 74.

[7] 刘金磊，潘争红，苏涛，等.壮药干花豆枝叶化学成分研究.中草药，2012, 43(6): 1071.

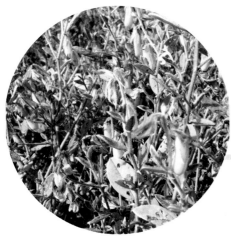

Xiang ling dou

响铃豆

Crotalariae Albida Herba
[英] Albida Crotalaria Herb

【别名】硬毛白鹤藤、毛藤花。

【来源】为豆科植物响铃豆 *Crotalaria albida* Heyne ex Roth 的全草。

【植物形态】直立草本。基部常木质；植株或上部分枝，通常细弱，被紧贴的短柔毛。托叶细小，刚毛状，早落；单叶，叶片倒卵形、长圆状椭圆形或倒披针形，长 1 ~ 2.5cm，宽 0.5 ~ 1.2cm，先端钝或圆，具细小的短尖头，基部楔形，上面绿色，近无毛，下面暗灰色，略被短柔毛；叶柄近无。总状花序顶生或腋生，苞片丝状，小苞片与苞片同形，生萼筒基部；花萼二唇形，深裂，上面二萼齿宽大，先端稍钝圆，下面三萼齿披针形，先端渐尖；花冠淡黄色，旗瓣椭圆形，先端具束状柔毛，基部胼胝体可见，翼瓣长圆形，约与旗瓣等长，龙骨瓣弯曲，中部以上变狭形成长喙；子房无柄。荚果短圆柱形，稍伸出花萼之外。种子6 ~ 12 颗。

【分布】广西全区均有栽培。

【采集加工】全年均可采收。洗净，切段，晒干。

【药材性状】茎圆柱形，上部多分枝，通常细弱，被短柔毛。叶稍皱缩，展平呈倒卵形、长圆状椭圆形或倒披针形，先端钝或圆，具细小的短尖头，基部楔形，上面灰绿色，近无毛，下面暗灰色，略被短柔毛；叶柄近无。有时可见花序和果实。

【品质评价】以身干、无杂质、叶多、色黄绿者为佳。

【化学成分】本品含生物碱neocroalbidine、neocroalbidinone[1]。

【性味归经】味辛、苦，性凉。归膀胱、肺、肝经。

【功效主治】利水通淋，止咳平喘，消肿止痛，清热解毒，截疟。主治淋证，肺热咳嗽，肝炎，痢疾，跌打损伤，关节肿痛；外用治疮痈肿毒，乳痈，疟疾。

【用法用量】内服：煎汤，9 ~ 15g。外用适量，鲜叶捣烂敷患处。

【使用注意】脾胃虚弱者慎用。

【经验方】
1. 目赤肿痛 响铃豆鲜全草水煎熏洗。（《广西本草选编》）
2. 乳腺炎 响铃豆全草适量，加红糖少许，捣烂外敷。（《广西本草选编》）
3. 尿道炎，膀胱炎 响铃豆30 ~ 45g。水煎，白酒为引，内服。（《全国中草药汇编》）

【参考文献】

[1]Sun QH，Yang JJ，Wei XH，et al. Two new pyrrolizidine alkaloids from Crotalaria albida. Phytochem Lett, 2013, 6(3): 449.

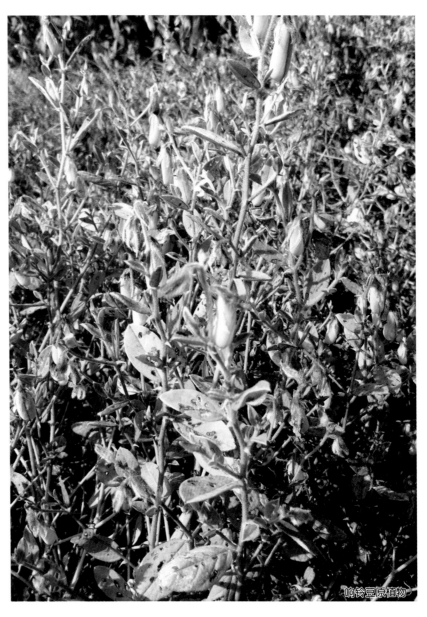

响铃豆原植物

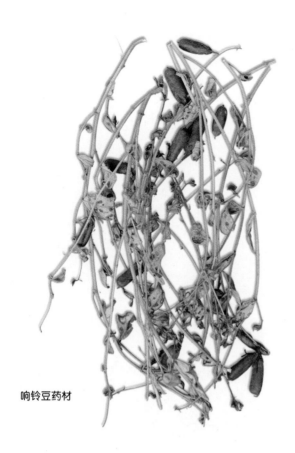

响铃豆药材

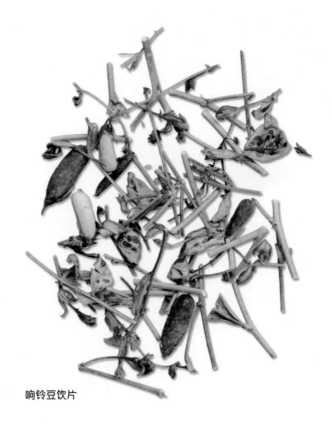

响铃豆饮片

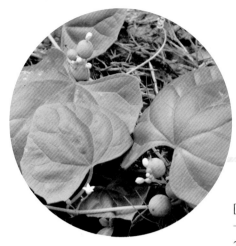

钮子瓜

Zehneriae Maysorensis Herba
[英] Maysor Zehneria Herb

【别名】土瓜、野黄瓜、老鼠拉冬瓜、天罗网、钮子果、红果果。

【来源】为葫芦科植物钮子瓜 *Zehneria maysorensis*（Wight et Arn.）Arn. 的全草。

【植物形态】草质藤本。茎、枝细弱，伸长，有沟纹，多分枝。叶柄细；叶片膜质，宽卵形和稀三角状卵形，长、宽均为 1～10cm，上面深绿色，粗糙，被短糙毛，背面苍绿色，近无毛，先端急尖或短渐尖，基部弯缺半圆形，边缘有细锯齿或深波状锯齿，不分裂或有时 3～5 浅裂，脉掌状。卷须丝状，单一，无毛。花雌雄同株；雄花 3～9 朵生于总梗顶端，呈近头状或伞房状花序；雄花梗开展，极短；花萼筒宽钟状；花冠白色，裂片卵形，或卵状长圆形，上部常被柔毛；雄蕊 3，插生在花萼筒基部，被短柔毛；雌花单生，稀几朵着生在总梗顶端或极稀雌雄同序；子房卵形。果梗细，无毛，果球状或卵形，浆果状，外面光滑无毛。种子卵状长圆形，扁压，平滑，边缘稍拱起。

【分布】广西主要分布于上林、邕宁、龙州、那坡、隆林、凌云、乐业、南丹、天峨、融安、富川、贺州、临桂、龙胜、灵川、苍梧。

【采集加工】夏、秋季采收。洗净，切段，晒干。

【药材性状】全草常成团状。茎纤细，暗绿色或暗棕色，有细纵棱。卷须细丝状。叶片皱缩，卷曲，多破碎，完整叶呈宽卵形和稀三角状卵形，上表面暗绿色或暗棕色，被毛，下表面颜色稍淡，先端急尖或短渐尖，基部弯缺半圆形，边缘有细锯齿或深波状锯齿。质脆，易碎。气微，微甘。

【品质评价】以干燥、色黄绿、无杂质者为佳。

【化学成分】本品含（2*S*,3*S*,4*R*,10*E*）-2-[（2*R*）-2-羟基二十四烷酰基氨基]-10-十八烷-1,3,4-三醇 {（2*S*,3*S*,4*R*,10*E*）-2-[（2*R*）-2-hydroxytetracosanoylamino]-10-octadecene-1,3,4-triol}、（2*S*,3*S*,4*R*）-2-二十四烷酰基氨基-十八烷-1,3,4-三醇 [（2*S*,3*S*,4*R*）-2-tetracosanoylamino-1,3,4-octadecanetriol]、胡萝卜苷（daucosterol）、swertish、苯甲酸（benzoic acid）、水杨酸（salicylic acid）、黑麦交酯（loliolide）、胸腺嘧啶（thymine）、尿嘧啶（uracil）、（23*Z*）-9,19-环阿尔廷-23-烯-3β,25-二醇 [（23*Z*）-9,19-cycloart-23-ene-3β,25-diol]、（20*S*,22*E*,24*R*）-5α,8α-表二氧-麦角甾-6,22-二烯-3β-醇 [（20*S*,22*E*,24*R*）-5α,8α-epidioxy-ergosta-6,22-diene-3β-ol]、十六烷酸-1-甘油酯（2,3-dihydroxypropyl hexadecoate）、大豆脑苷 I（soyacere-broside I）和（22*E*,24*S*）-24-甲基-5α-胆甾-7,22-二烯-3β,5α,6β-三醇 [（22*E*,24*S*）-24-methyl-5α-cholesta-7,22-diene-3β,5α,6β-triol][1]。

【性味归经】味甘，性寒。归肺、肝、膀胱经。

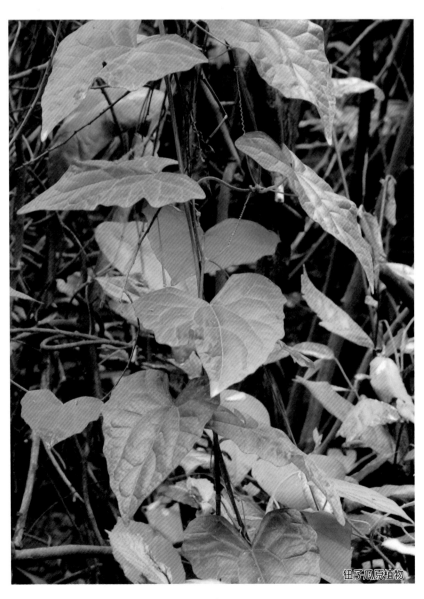

钮子瓜原植物

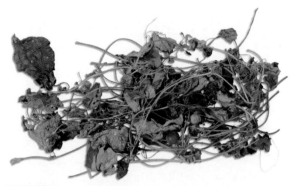

钮子瓜药材

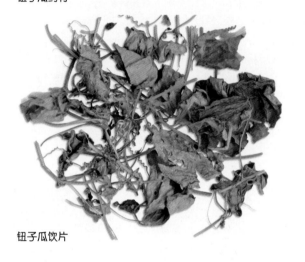

钮子瓜饮片

【功效主治】清热解毒，息风止痉，利湿通淋。主治外感发热，惊风抽搐，头痛，咽喉肿痛，疮痈肿毒，淋证。

【用法用量】内服：煎汤，10～15g。外用：适量，鲜品捣敷。

【使用注意】脾胃虚寒者慎用。

【经验方】

1. 头痛 钮子瓜浸酒，搽患处。(《广西民族药简编》)

2. 小儿高热（原因不明） 钮子瓜（全草）12g，葛根12g，谷精草、麦冬、淡竹叶各9g。大渴大汗加石膏15～30g。水煎服。(《湖南药物志》)

3. 小儿高热抽筋 钮子瓜小块根1～3个，用二次淘米水磨末服。(《湖南药物志》)

【参考文献】

[1] 李洪娟, 罗应刚, 何志恒, 等. 钮子瓜化学成分研究. 天然产物研究与开发, 2006, 18(3): 411.

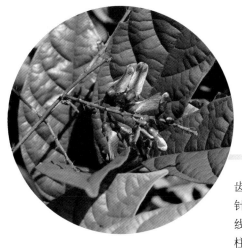

Xiang hua ya dou teng

香花崖豆藤

Millettiae Dielsianae Caulis
[英] Dielsiana Millettia Stem

【别名】山鸡血藤、血风藤、马鹿藤、九层风、红藤、活血藤、大血藤。

【来源】为豆科植物香花崖豆藤 Millettia dielsiana Harms 的茎。

【植物形态】攀缘灌木。茎皮灰褐色，剥裂。羽状复叶，纸质，披针形，长圆形至狭长圆形，长5~15cm，宽1.5~6cm，先端急尖至渐尖，偶钝圆，基部钝圆，偶近心形，上面有光泽，下面被平伏柔毛或无毛。圆锥花序顶生，宽大，花序轴多少被黄褐色柔毛；花单生；苞片线形，宿存，小苞片线形，贴萼生，早落，花萼阔钟状，与花梗同被细柔毛，萼齿短于萼筒，上方2齿几全合生，其余为卵形至三角状披针形；花冠紫红色；雄蕊二体；子房线形，密被绒毛，花柱长于子房，旋曲，柱头下指。荚果线形至长圆形，扁平，密被灰色绒毛。种子长圆状凸镜形。

【分布】广西全区均有分布。

【采集加工】夏、秋两季采收。切段，晒干。

【药材性状】茎圆柱形，皮灰褐色，常剥裂。质硬，不易折断。切断面皮部较厚，褐色，木部白色。

【品质评价】以干燥、色黄绿、无杂质者为佳。

【化学成分】本品含有羽扇烯酮（lupenone）、木栓酮（friedelin）、表木栓醇（epifriedelanol）、豆甾醇（stigmasterol）、β-谷甾醇（β-sitosterol）、异甘草素（iso-liquiritigenin）、2',4',3,4-四羟基查耳酮（2',4',3,4-tetrahydroxychalcone）[1]。还含有 6-methoxycalpogonium isoflavone A、durmillone、ichthynone、jamaicin、toxicarol isoflavone、吡喃异黄酮（barbigerone）、染料木素（genistein）[2]。

【性味归经】味苦、涩、微甘，性温。归肝、脾经。

【功效主治】补血止血，活血通络。主治血虚体弱，劳伤筋骨，月经不调，闭经，产后腹痛，恶露不尽，各种出血，风湿痹痛，跌打损伤。

【用法用量】内服：煎汤，9~30g；或浸酒；或熬膏。外用：适量，煎水洗；或鲜根、叶捣烂敷。

【使用注意】孕妇忌服。

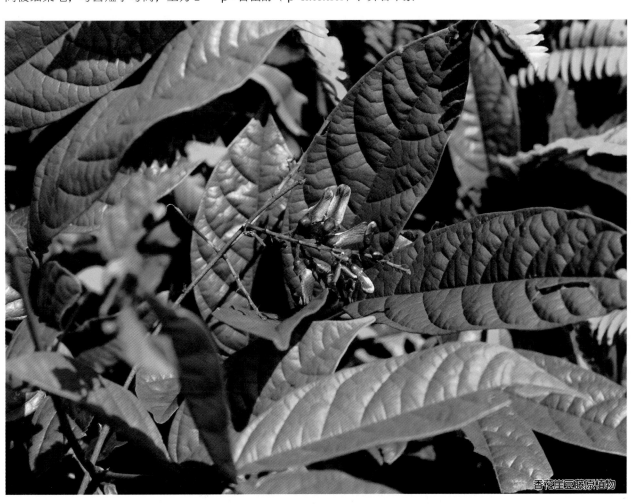
香花崖豆藤原植物

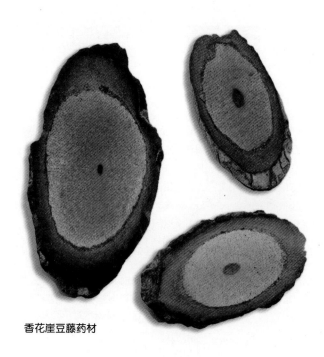

香花崖豆藤药材

【经验方】

1.贫血 香花崖豆藤、土党参、黄花稔各30g。水煎服。（《福建药物志》）

2.再生障碍性贫血 山鸡血藤60～125g，鸡蛋2～4个，红枣10个。加水8碗，煎至大半碗（鸡蛋熟后，去壳，放入再煎）。鸡蛋与药汁同服，每天1剂。（《浙江药用植物志》）

3.痨伤 山鸡血藤30g，白酒500ml。浸泡3天，每日服2次，每次10ml。（《湖北中草药志》）

4.赤白带下 山鸡血藤250g，猪脚筋肉适量。炖服去药渣，汤肉同服。（《湖北中草药志》）

5.风湿性关节炎 山鸡血藤15g，石楠藤、山乌龟各9g，五加皮12g，小蛇参6g。白酒1000ml，浸泡2天。每日服3次，每次30ml。（《湖北中草药志》）

【参考文献】

[1] 宋建兴, 胡旺云, 罗士德. 香花崖豆藤化学成分的研究. 西南林学院学报, 1992, 12(1): 40.

[2] 巩婷, 王洪庆, 陈若芸. 香花崖豆藤中异黄酮类化合物的研究. 中国中药杂志, 2007, 32(20): 2138.

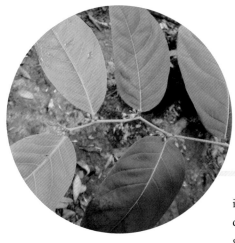

Xiang gang suan pan zi

香港算盘子

Glochidii Zeylanici Radix
seu Cortex seu Folium
[英]Zeylanicum Glochidion
Root or Bark or Leaf

【别名】大叶面豆果、大叶馒头果、大红心、金龟树。

【来源】为大戟科植物香港算盘子 *Glochidion Zeylanicum*（Gaertn.）A. Juss. 的根、树皮、叶。

【植物形态】灌木或小乔木。小枝无毛。单叶互生；托叶三角形；叶片革质，卵形至长圆状卵形，长 5 ~ 15cm，宽 3 ~ 6cm，先端钝或圆形，两侧稍偏斜，基部截形，微心形或浑圆，干时上面淡绿色，下面紫赤色。花通常雌雄同株，排成短小的聚伞花序，或簇生成花束；雌花及雄花常分别生于小枝的上下部，或雌花序内具 1 ~ 3 朵雄花；雄花花梗纤细，萼片 6，卵形至阔卵形，两面均无毛，雄蕊 5 ~ 8，花丝合生；雌花花梗稍粗短，萼片 6，阔卵形，通常较雄花为短，子房幼时被极短柔毛或无毛，花柱合生呈圆锥状，先端近截平。蒴果扁球形，先端稍凹下，具 5 ~ 6 条不显著纵沟。种子扁，具 3 棱，深红色。

【分布】广西主要分布于平果、柳州、贵县、玉林。

【采集加工】全年均可采挖。洗净，切片，晒干。

【药材性状】茎圆柱形，表面褐色，粗糙。叶皱缩，革质，展平呈长圆形、卵状长圆形或卵形，长 6 ~ 18cm，宽 4 ~ 6cm，顶端钝或圆形，基部浅心形、截形或圆形，两侧稍偏斜。气微，味淡。

【品质评价】以干燥、粗大、无杂质、色黄棕者为佳。

【化学成分】本品叶中含有 blumenol C-*O*-β-D-glucopyranoside、算盘子苷 A（glochidionionosides A）、算盘子苷 B（glochidionionosides B）、算盘子苷 C（glochidionionosides C）、算盘子苷 D（glochidionionosides D）[1,2]。尚有 flavone C-glucosides、牡荆黄素（vitexin）、异东方蓼黄素（isoorientin）[2]、[（+）- isolarisiresinol 3a-*O*-β-D-glucopyranoside]、dihydrodehydrodiconiferyl alcohol 4-*O*-β-D-glucopyranosides、dihydrodehydrodiconiferyl alcohol 9-*O*-β-D-glucopyranosides、dihydrodehydrodiconiferyl alcohol 9'-*O*-β-D-glucopyranosides、[（+）-isolarisiresinol 2a-*O*-β-D-glucopyranoside]、dihydrodehydrodiconiferyl alcohol 9-*O*-sulfate[3]。还有算盘子内酯 A(glochidionolactones A)、算盘子内酯 B（glochidionolactones B）、算盘子内酯 C（glochidionolactones C）、算盘子内酯 D（glochidionolactones D）、算盘子内酯 E（glochidionolactones E）、算盘子内酯 F（glochidionolactones F）、phyllanthurinolactone[4]。

【性味归经】味苦，性平。归肺经。

【功效主治】止咳平喘，止血。主治咳嗽，腹痛，鼻衄。

【用法用量】内服：煎汤，9 ~ 12 g。

【使用注意】外感咳嗽慎服。

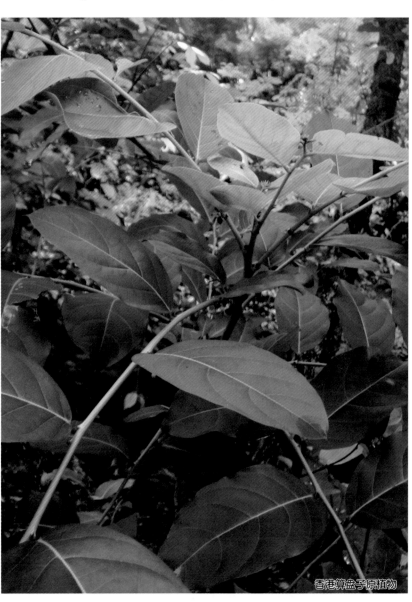

香港算盘子原植物

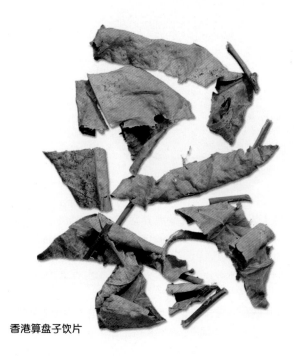

香港算盘子饮片

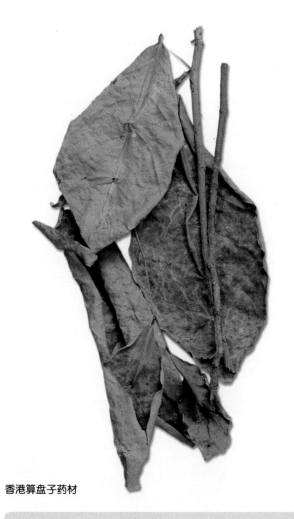

香港算盘子药材

【经验方】

咳嗽，腹痛，鼻出血　香港算盘子适量，水煎服。(《广西植物名录》)

【参考文献】

[1]Otsuka H, Kijima H, Hirata E, et al.Glochidionionosides A-D: megastigmane glucosides fromleaves of Glochidion zeylanicum(Gaertn.) A. Juss. Chem Pharm Bull, 2003, 51(3): 286.

[2]Otsuka H, Hirata I, Shinzato T, et al. Glochiflavanosides A-D: flavanol glucosides from the leaves of Glochidion zeylanicum(Gaertn) A. Juss. Chem Pharm Bull, 2001, 49(7): 921.

[3]Otsuka H, Hirata E, Shinzato T, et al. Isolation of lignan glucosides and neolignan sulfate from the leaves of Glochidion zeylanicum(Gaertn) A. Juss. Chem Pharm Bull, 2000, 48(7): 1084.

[4]Otsuka H, Hirata E, Takushi A, et al. Glochidionolactones A-F: butenolide glucosides from leaves of Glochidion zeylanicum(Gaertn) A. Juss. Chem Pharm Bull, 2000, 48(4): 547.

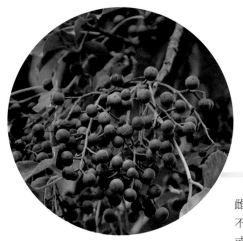

Qiu feng

秋 枫

Bischofiae Javanicae Ramulus et Cortex seu Radix
[英] Java Bishopwood Twig or Bark or Root

【别名】重阳木、秋风子、水梁木、三叶红、鸭脚板、千金不倒、丢了棒、大秋枫、过冬梨。

【来源】为大戟科植物秋枫 Bischofia javanica Bl. 的茎叶、树皮及根。

【植物形态】常绿或半常绿乔木。树干圆满通直，顶枝粗壮；树皮灰褐色至棕褐色，近平滑。三出复叶，革质；小叶片卵形、倒卵形、长椭圆形、椭圆形或稀有披针形，长7～15cm，宽4～8cm，先端急尖或短尾状渐尖，基部宽楔形或钝圆，边缘有疏锯齿；两面光滑无毛。花小，单性，雌雄异株，无花瓣；圆锥状花序腋生；萼片5，覆瓦状排列；雄花雄蕊5；退化子房盾状；

雌花子房光滑无毛，3或4室，花柱3，不分裂。果实浆果状，不开裂，球形或略扁，淡褐色。种子长圆形。

【分布】广西主要分布于防城、崇左、宁明、靖西、德保、天峨、融安、金秀。

【采集加工】叶全年均可采收。洗净，鲜用。根夏、秋季采收，鲜用，浸酒或晒干用。

【药材性状】叶为三小叶复叶互生；叶片近革质，棕绿色，卵形、矩圆形或椭圆状卵形，长7～15cm，宽4～8cm，先端渐尖，基部宽楔形，边缘有波状齿。气微，味微辛、涩。

【品质评价】以干燥、完整、无杂质者为佳。

【化学成分】本品根含3,4-二羟基苯乙醇（3,4-dihydroxypheny ethyl alcohol）、2-（3,4-dihydroxy）-phenylethyl-O-β-D-glueopyranoside、tachioside、isotachioside、儿茶素（catechin）、表儿茶素（epicatechin）、没食子儿茶素（gallocatechin）、4-羟基-2-甲氧基苯酚1-O-β-D-（6'-O-没食子酰基）葡萄糖苷[4-hydroxy-2-methoxyphenol-l-O-β-D-（6'-O-galloyl glucopyranoelde)glucopyranoside]、4-hydroxy-3-methoxyphenol-D-[6-O-（4-hydroxy-3,5-dimethoxylbenzoate）]glucopyranoside、maesopsin-6-O-glucopyranoside、β-香树脂醇乙酸酯（β-amyrin acetate）[1]。

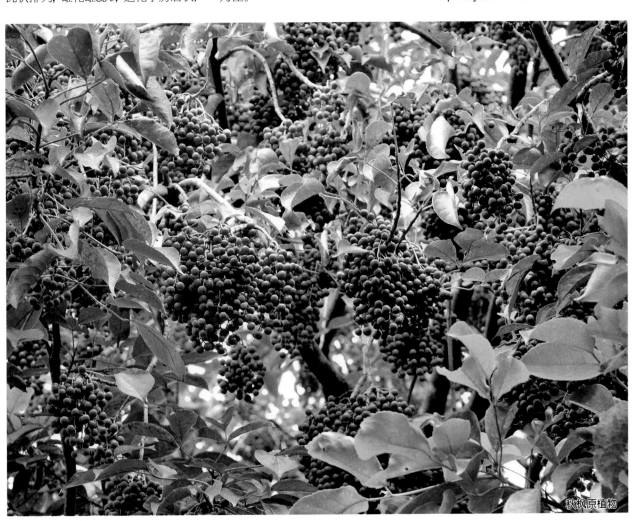

秋枫原植物

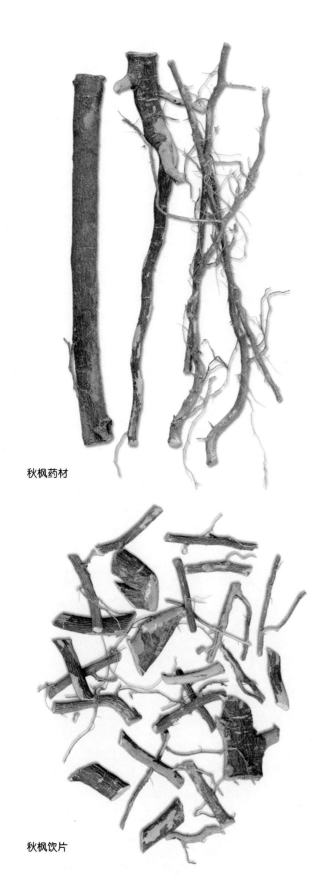

秋枫药材

秋枫饮片

本品种子含亚油酸（linoleic acid）、亚麻酸（linolenic acid）、肉豆蔻酸（tetradecylic acid）、棕榈酸（palmitic acid）、硬脂酸（stearic acid）、十六碳烯酸（gaidic acid）、油酸（oleinic acid）等脂肪酸[2]。

本品茎含无羁萜（friedelin）、表无羁萜醇（epifriedelinol）、无羁萜醇（friedelinol）、β-谷甾醇（β-sitosterol）、β-谷甾醇-β-D-葡萄糖苷（β-sitosterol-β-glucoside）[3]。

本品叶含无羁萜醇乙酸酯（friedelinol acetate）、白桦脂酸（betulinic acid）和右旋 3α-羟基无羁萜酮 [（+）3α-hydroxylfriedelin ketone][4]。

【药理作用】

1. 护肤　秋枫甲醇提取物体外可促进皮肤成纤维细胞 NB1RGB 增殖，提高率大于 10%[5]。

2. 抗肿瘤　对人白血病瘤株 U937、K562 和 HL60 的细胞毒性和细胞活力研究表明，秋枫叶甲醇提取物具有明显的细胞毒性，对 HL60 细胞的半数抑制浓度为 3.5μg/ml。在 10μg/ml 浓度下可诱导细胞凋亡 [6]。秋枫树皮氯仿提取物分离得到的 betulinic acid 及其衍生物具有抑制 DNA 拓扑异构酶 II 活性，半数有效浓度为 0.38～0.58μm[7]。

3. 抑菌　秋枫叶乙醇提取物具有广谱的抗菌活性 [8]。

【临床研究】

烧伤　取秋枫树叶晒干研粉瓶装，于恒温箱中 100℃以上消毒 30～60min，密封备用。先在烧伤创面涂上机油，然后均匀撒上药粉。盖上敷料，包扎创面（颜面部烧伤创面不包扎）。烧伤初期每天换药一次，3～4 天后创面分泌物减少，可 2～3 天换药一次，根据情况决定。换药时创面上残留部分药痂不必除去或冲洗，按常规上药即可。结果：本组 62 例中，治愈 59 例，占 95.16%，愈后不留瘢痕。平均治愈天数 11 天，最短治愈天数 7 天，最长治愈天数 16 天 [9]。

【性味归经】味辛、涩，性凉。归肝、胃、大肠经。

【功效主治】祛风除湿，化瘀消积。主治风湿骨痛，噎嗝，反胃，痢疾。

【用法用量】内服：煎汤，9～15g；或浸酒。外用：适量，捣敷。

【使用注意】孕妇慎用。

【经验方】

1. 风湿骨痛　秋枫木根或树皮，9～15g。浸酒服，并用药酒外擦。（《广西本草选编》）

2. 膈食反胃　重阳木 60g，桑寄生、苦杏仁、石菖蒲、丁葵各 15g。水煎冲白糖少许，每日 1 剂，4 次分服。（《福建药物志》）

附：秋枫木叶

味苦、涩，性凉。归胃、肝经。功效解毒散结。主治噎嗝，反胃，传染性肝炎，小儿疳积，咽痛，疮疡。内服：煎汤，鲜品 60～90g；或捣汁。外用：适量，鲜品捣敷。

经验方　①膈食反胃：重阳木鲜叶 10～15 片，猪瘦肉 60g。水煎服。（《福建药物志》）②传染性肝炎：重阳木鲜叶 10～15 片，猪瘦肉 60g。水煎服。（《福建药物志》）③肺炎：（秋枫）鲜叶 30～60g，捣烂取汁，调蜜内服。（《全国中草药汇编》）

【参考文献】

[1] 杨大松，杨永平，杨永红，等．秋枫化学成分的研究．天然产物研究与开发，2013, 25(8): 1056.

[2] 中国油脂植物编写委员会．中国油脂植物．北京：科学出版社，1987: 259.

[3] 陈仁通，陈长发，陈震霆，等．重阳木中的三萜成分．中草药，1987, 18(6): 10.

[4] 陈仁通，方圣鼎，胥传凤，等．重阳木中的三萜成分 (Ⅱ)．中草药，1989, 20(6): 47.

[5]Takahashi M, Asikin Y, Takara K, et al. Screening of medicinal and edible plants in Okinawa, Japan, for enhanced proliferative and collagen synthesis activities in NB1RGB human skin fibroblast cells. Biosci Biotechnol Biochem, 2012, 76(12): 2317.

[6]Lingadurai S, Roy S, Joseph RV, et al. Antileukemic activity of the leaf extract of Bischofia javanica blume on human leukemic cell lines. Indian J Pharmacol,2011, 43(2): 143.

[7]Wada S, Tanaka R. Betulinic acid and its derivatives, potent DNA topoisomerase II inhibitors, from the bark of Bischofia javanica. Chem Biodivers, 2005, 2(5): 689.

[8]Khan MR, Kihara M, Omoloso AD. Anti-microbial activity of Bidens pilosa, Bischofia javanica, Elmerillia papuana and Sigesbekia orientalis. Fitoterapia,2001, 72(6): 662.

[9] 周之悌．秋枫树粉治疗烧伤 62 例疗效观察．广后医学资料，1985,(1): 31.

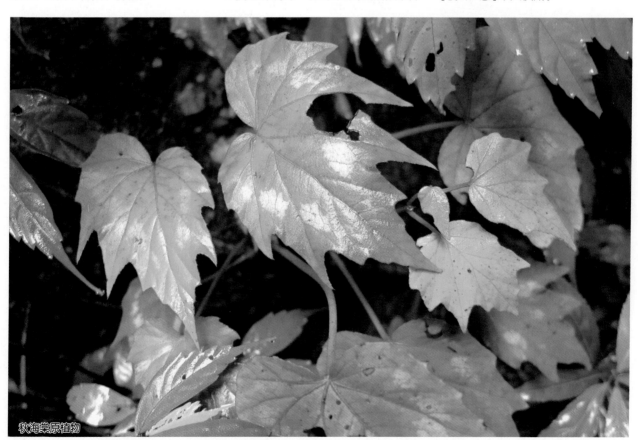

秋海棠

Qiu hai tang

Begoniae Evansianae Herba
[英]Evans Begonia Herb

【别名】八月春、断肠花、相思草、断肠草、大红袍。

【来源】为秋海棠科植物秋海棠（*Begonia evansiana* Andr.）、花叶秋海棠（*Begonia cathayana* Hemsl.）、裂叶秋海棠（*Begonia palmata* D.Don）的全草。

【植物形态】草本。地下具球形块茎。茎直立粗壮，多分枝，光滑，节部膨大。叶腋间生珠芽；叶互生；托叶披针形；叶片斜卵形，长8～20cm，宽6～18cm，先端尖，基部偏斜。两面生细刺毛，叶下面和叶柄部带紫红色，边缘有细尖牙齿。花单性，粉红色；雌雄同株，成腋生的叉状聚伞花序；雄花被片4，外2片圆形较大，雄蕊多数，聚成头状，花丝成一总柄，花药黄色；雌花被片5，在内的较小，雌蕊1，由三心皮分生，子房下位，花柱3歧，柱头扭曲状。蒴果上有3翅，其中一翅通常较大。种子极多数，小，长圆形，淡褐色，光滑。

【分布】广西主要分布于凌云、全州、融水、金秀、都安、柳城。

【采集加工】春、夏季采收茎、叶。洗净，分别切碎，晒干或鲜用。

【药材性状】块茎球形；茎高90～150cm，粗壮，多分枝，光滑。叶片宽卵形，长8～20cm，宽6～18cm，边缘呈尖波状，有细尖牙齿，下面和叶柄都带紫红色；叶柄长5～12cm。

【品质评价】以完整、无杂质者为佳。

【化学成分】本品含秋海棠皂苷（begonin）[1]、草酸（oxalic acid）、吲哚-3-乙酸氧化酶（indole-3-acetic acid oxidase）[2]、β-谷甾醇（β-sitosterol）、β-香树素（β-amyrin）、胡萝卜苷（daucosterol）、豆甾醇（stigmasterol）、豆甾醇-3-*O*-β-D-吡喃葡萄糖苷（stigmasterol-3-*O*-β-D-glucopyranoside）、4′,5,7-三羟基酮-6-*O*-β-D-吡喃葡萄糖苷（4′,5,7-trihydroxyflavone-6-*O*-β-D-glucopyranoside）[3]。

【药理作用】

1.抗乙肝病毒 秋海棠水提物能抑制乙肝病毒感染的溶原态细胞分泌乙肝表面抗原（HBsAg）和乙肝病毒e抗原（HBeAg）[4]。

2.毒性反应 小鼠口服秋海棠根茎乙醇提取物（ALE）和根茎水提取物（AQE）的最大耐受量（MTD）为3.865g/kg和7.175g/kg[5]。

【性味归经】味酸、辛，性微寒。归肺、肝经。

【功效主治】解毒消肿，散瘀止痛，杀虫。主治咽喉肿痛，疮痈肿毒，毒蛇咬伤，跌打伤痛，皮癣。

【用法用量】外用：适量，鲜品捣敷或绞汁含漱。

【使用注意】孕妇慎用。

秋海棠原植物

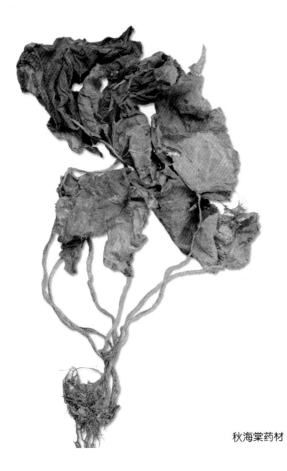

秋海棠药材

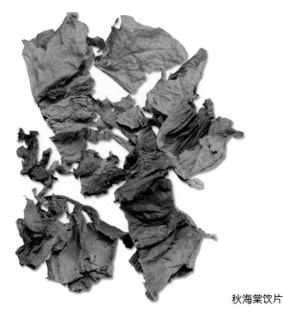

秋海棠饮片

【经验方】

1. 跌打损伤疼痛　鲜秋海棠茎叶加甜米酒各适量。捣烂外敷痛处。(《安徽中草药》)

2. 风湿痹痛　秋海棠 10g, 骨碎补 15g, 桑寄生 30g, 大血藤 30g, 虎耳草 12g。水煎服。(《四川中药志》)

附：秋海棠根

味酸、涩，性凉。归肝、胃经。功效化瘀，止血，清热利湿。主治跌打损伤，吐血，咯血，衄血，刀伤出血，崩漏，血瘀经闭，月经不调，带下，淋浊，泻痢，胃痛，咽喉肿痛。内服：煎汤，9～15g；或研末，每次3～6g。外用：适量，捣敷；或研末敷；或捣汁含漱。

经验方　①损伤疼痛：秋海棠块根研末，开水送服 6g。(《湖南药物志》) ②血瘀经闭：秋海棠 6g, 牛膝 15g, 泽兰 12g。煎服。(《安徽中草药》)

秋海棠花

味苦、酸，性寒。归肺经。功效杀虫解毒，主治皮癣。外用：适量，捣汁调蜜搽。

秋海棠果

味酸、涩、微辛，性凉。归肺经。功效解毒，消肿。主治毒蛇咬伤。外用：鲜品适量，捣敷或捣汁搽。

经验方　毒蛇咬伤：鲜秋海棠茎叶、果实各适量，捣烂外敷患处周围及肿处；另用金银花、鸭跖草各 30g, 野菊花 15g, 煎水当茶饮。(《安徽中草药》)

【参考文献】

[1]Sano H, Nagao M. hange in the indole-3-acetic acid oxidase level in leaves of Begonia evansiana cuttings at the time of aerial tuber formation under short-day conditions. Plant Cell Physiol, 1970, 11(6): 849.

[2]Shibata M. Formation of organic acids in green plants. II. Nitrogen and acid metabolism in Begonia evansiana Andr. Science Reports of the Tohoku Imperial University, Series 4: Biology, 1933, 8: 205.

[3]张嘉岷，陈耀祖，李伯刚，等.秋海棠化学成分的研究.中国中药杂志，1997, 22(5): 295.

[4]王世华，夏丁亚，陈国栋.掌裂秋海棠抗炎镇痛作用的实验研究.湖北中医杂志，2010, 32(1): 8.

[5]肖莉，蒋佳雯，杨亮，等.盾叶秋海棠药材镇痛及抗凝血作用的初步实验研究.西北药学杂志，2012, (3): 229.

Chong yang mu

重阳木

Bischofiae Polycarpae Folium
[英] Polycarpa Bischofia Leaf

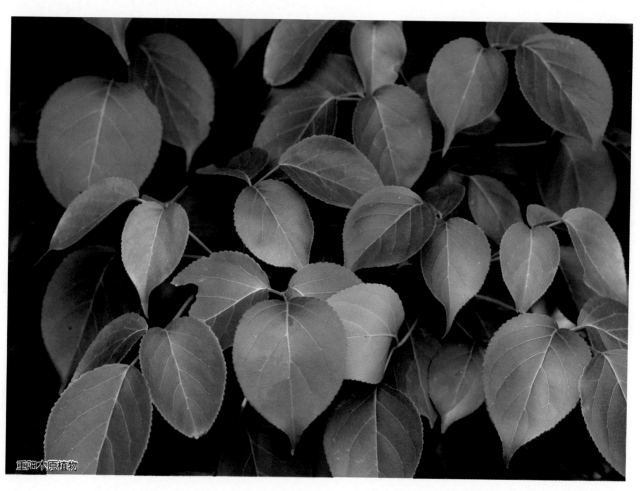

【别名】乌杨、茄冬树、红桐、水枞木。

【来源】为大戟科植物重阳木 Bischofia polycarpa（Levl.）Airy Shaw 的茎叶。

【植物形态】落叶乔木。树皮褐色，纵裂；小枝皮孔明显，灰白色，老枝变褐色，皮孔变锈褐色。全株无毛。三出复叶；顶生小叶通常较两侧的大，小叶片纸质，卵形或椭圆状卵形，有时长圆状卵形，长 5 ~ 14cm，宽 3 ~ 9cm，顶端突尖或短渐尖，基部圆或浅心形，边缘具钝细锯齿；托叶小，早落。花雌雄异株，春季与叶同时开放，组成总状花序；花序通常着生于新枝的下部，花序轴纤细而下垂；雄花萼片半圆形，膜质，向外张开；花丝短；有明显的退化雌蕊；雌花萼片与雄花的相同，有白色膜质的边缘；子房 3 ~ 4 室，每室 2 胚珠。果实浆果状，圆球形，成熟时褐红色。

【分布】广西主要分布于临桂。

【药材性状】茎圆柱形，表面粗糙，褐色，栓皮常片状脱离，皮孔明显。质硬，不易折断。气微，味淡。

【品质评价】以干燥、色黄绿、无杂质者为佳。

【化学成分】本品果实含棕榈酸（palmitic acid）、亚油酸（linoleic acid）、α-亚麻酸（α-linolenic acid）、硬脂酸（stearic acid）[1]。叶含樟脑（camphor）、2-己烯酸（2-hexenoic acid）、二十七烷（heptacosane）、邻苯二甲酸二丁酯（dibutyl phthalate）、己二酸二乙酯（diethyl adipate）、2,6,10-三甲基十四烷（2,6,10-trimethyl tetradecane）、己二酸二异丁酯（diisobutyl adipate）、2-羧甲基-3-n-己基马来酸酐(2-carboxymethyl-3-n-hexylmaleic acid anhydride）、桉油精（eucalypto1）等[2]。

【性味归经】味辛、涩，性凉。归胃、肝、肺经。

【功效主治】宽中消积，清热解毒。主治噎膈反胃，传染性肝炎，小儿疳积，肺热咳嗽，咽痛，疮疡。

【用法用量】内服：煎汤，鲜品 60 ~ 90g；或捣汁。外用：适量，鲜品捣敷。

【使用注意】脾胃虚寒者慎用。

重阳木原植物

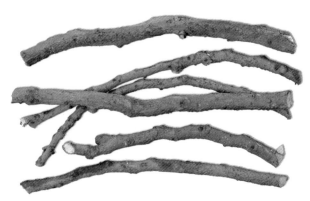

重阳木药材

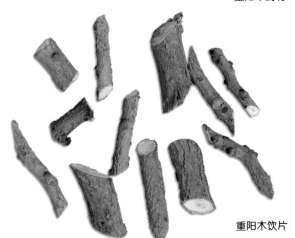

重阳木饮片

【经验方】

1.咽喉炎　重阳木鲜叶 30g。捣烂取汁内服。（《秦岭巴山天然药物志》）

2.肺炎　重阳木鲜叶 30 ~ 60g，捣烂取汁，调蜜内服。（《秦岭巴山天然药物志》）

3.传染性肝炎　重阳木鲜叶 60g，合欢皮 15g，积雪草 30g，冰糖 15g。水煎服。（《秦岭巴山天然药物志》）

附：重阳木根

味辛、涩，性凉。归肝、大肠经。功效行气活血，清热解毒，消肿。主治风湿痹痛，痢疾。内服：煎汤，9 ~ 15g；或浸酒。外用：适量，捣敷，或浸酒擦。

经验方　风湿骨痛：重阳木根或树皮 9 ~ 15g，浸酒并用药酒外擦。（《秦岭巴山天然药物志》）

【参考文献】

[1] 王冬梅, 刘京晶, 陈见阳, 等 . 重阳木果实性状及其脂肪酸组成分析 . 浙江林业科技, 2013, 33(2): 29.

[2] 孙若琼, 张文慧, 陈凤美, 等 . 重阳木鲜叶和落叶挥发油的化学成分 . 植物资源与环境学报, 2010, 19(3): 91.

Bao nuan feng

保暖风

Edgeworthiae Chrysanthae Herba
[英] ChrysanthaEdgeworthia Herb

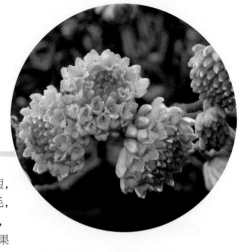

【别名】黄瑞香、打结花、雪里开、梦花、雪花皮、蒙花、三叉树、岩泽兰。

【来源】为瑞香科植物结香 *Edgeworthia chrysantha* Lindl. 的全株。

【植物形态】灌木。小枝粗壮，褐色，常作三叉分枝，幼枝常被短柔毛，韧皮极坚韧，叶痕大。叶在花前凋落，长圆形，披针形至倒披针形，先端短尖，基部楔形或渐狭，长 8 ~ 20cm，宽 2.5 ~ 5.5cm，两面均被银灰色绢状毛，下面较多，侧脉纤细，弧形，每边 10 ~ 13 条，被柔毛。头状花序顶生或侧生，具花 30 ~ 50 朵成绒球状，外围以 10 枚左右被长毛而早落的总苞；花序梗被灰白色长硬毛；花芳香，无梗，花萼外面密被白色丝状毛，内面无毛，黄色，顶端 4 裂，裂片卵形；雄蕊 8，2 列，上列 4 枚与花萼裂片对生，下列 4 枚与花萼裂片互生，花丝短，花药近卵形；子房卵形，顶端被丝状毛，花柱线形，无毛，柱头棒状，具乳突，花盘浅杯状，膜质，边缘不整齐。果椭圆形，绿色，顶端被毛。

【分布】广西主要分布于融水、桂林、灵川、资源。

【采集加工】全年可采。洗净，切片，晒干。

【药材性状】本品根呈长圆锥形，多弯曲，有分枝，有纵皱纹，表面灰黄色；质坚韧；断面淡黄色；皮部纤维性强。茎圆柱形，有纵皱纹、叶痕及黄色横长皮孔，表面棕红色或棕褐色；质坚韧；断面皮部白色，易与木部分离，纤维性强，木部黄白色，可见年轮和放射状纹理。叶多破碎，全缘，表面被柔毛。气微，味辛辣。

【品质评价】以干燥、块大、无杂质者为佳。

【化学成分】本品的花含谷甾醇 -3-*O*-6'-亚麻酰基 -β-*O*- 吡喃葡萄糖苷（sitosterol-3-*O*-6'-linolenoyl-β-D-glucopyrartoside）、谷甾醇 -3-*O*-6'- 亚油酰基 -β-D- 吡喃葡萄糖苷（sitosterol-3-*O*-6'-linoleoyl-β-D-glucopyranoside）、西瑞香素（daphnoretin）[1]。

异吲哚 -1,3- 二酮 [1H-*iso*-indole-1,3

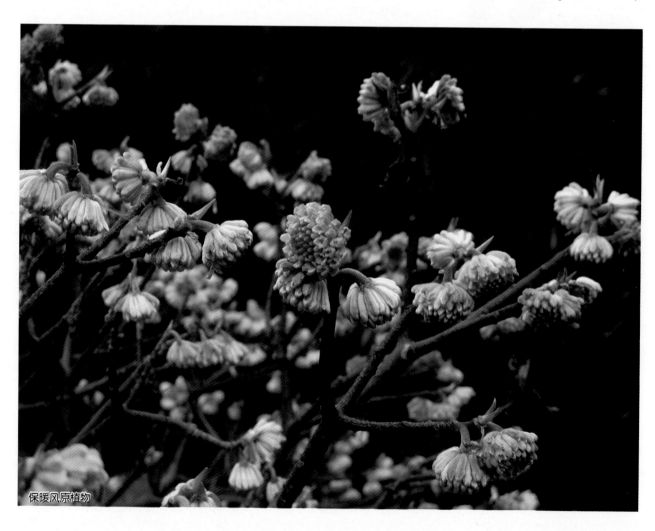

保暖风原植物

（2H）-dione]、结香苷 C（edgeaoroside C）、7- 羟基香豆素（7-hydroxycoumarin）、β - 谷甾醇（β -sitosterol）[2]、伞形花内酯（umbelliferone）、6- 甲氧基 -7- 羟基双香豆素 -3, 7′-醚（daphnoretin）和 7, 7′- 二羟基双香豆素 -8, 8′- 醚 -7-α -L-鼠李糖苷（edgeworoside C）、银锻苷（tlliroside）、紫云英苷（asartgalin）[3]、5,7- 二羟基 -2- 甲基色原酮（noreugenin）、烟花苷（nieotifiorin）和芦丁（rurtin）、结香酸（degeworio acdi）、水杨酸（salieylie acid）、香草酸（vnaillie acid）、对羟基苯甲酸（hydorxy benzoie acid）、邻苯二甲酸（phhtalie acid）[4]。

本品根茎中含结香素（edgeaorin）、结香苷 A（edgeaoroside A）、结香苷 B（edgeaoroside B）、结香苷 C（edgeaoroside C）、缫状芸香苷酯（rutarensin）、柠檬油素（limettin）、伞形花内酯（umbelliferone）及西瑞香素（daphnoretin）等[5,6]。

【性味归经】味甘、辛，性温。归肝、脾经。

【功效主治】活血通络，消肿止痛，固精止遗。主治风湿痹痛，梦遗，早泄，白浊，带下，月经不调。

【用法用量】内服：煎汤，30 ～ 60g。

【使用注意】月经过多者不宜服用，孕妇慎用。

【经验方】

产后恶露过多　保暖风、红背菜、月季花、茜草根（炒存性）、鲜姜各 9g，鸡蛋 2 个，水煎取药汁煮鸡蛋服。（《中国瑶药学》）

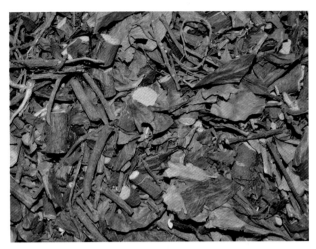

保暖风药材

【参考文献】

[1]Hashimoto T, Tori M, et al. Piscicidal sterol acylglucosides from Edgewohrtia Chyrsanta. Phytoehemistry, 1991, 30(9): 2927-2931.

[2] 童胜强 , 颜继忠 , 叶拥军 , 等 . 结香花的化学成分的研究 . 时珍国医国药 , 2006, 17(1): 44.

[3] 张海军 , 赵玉英 , 欧阳荔 , 等 . 结香化学成分的研究 . 天然产物研究与开发 , 1997, 9(1): 24.

[4] 陈钢 . 结香和温郁金化学成分的研究 . 杭州 : 浙江工业大学 , 2005.

[5]Baba K, Tabata Y, Taniguti M, et al. Coumarins from Edgeworthia Chrysantha. Phytochemistry, 1989, 28(1): 221-225.

[6]Baba K, Taniguti M, Yoheda Y, et al. Coumarin glycosides from Edge worthia Chyrsnatha. Phytoehemistry, 1990, 29(1): 247-249.

Gui ci feng

鬼刺风

Potentillae Ancistrifoliae Herba
[英] Strawberry Cinquefoil Herb

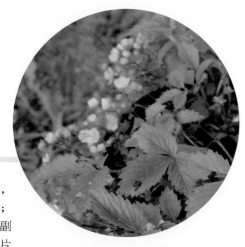

【别名】莓叶委陵菜、雉子筵、毛猴子。

【来源】为蔷薇科植物莓叶委陵菜 *Potentilla ancistrifolia* Bge.var.*dickinsii* （Franch.et Sar.）Koidz. 的全草。

【植物形态】多年生草本。根极多，簇生。花茎多数，丛生，上升或铺散，被开展长柔毛。基生叶羽状复叶，有小叶 2 ~ 3 对，稀 4 对，连叶柄长 5 ~ 22cm，叶柄被开展疏柔毛，小叶有短柄或几无柄；小叶片倒卵形、椭圆形或长椭圆形，长 0.5 ~ 7cm，宽 0.4 ~ 3cm，顶端圆钝或急尖，基部楔形或宽楔形，边缘有多数急尖或圆钝锯齿，近基部全缘，两面绿色，被平铺疏柔毛，下面沿脉较密，锯齿边缘有时密被缘毛；茎生叶，常有 3 小叶，小叶与基生叶小叶相似或长圆形顶端有锯齿而下半部全缘，叶柄短或几无柄；基生叶托叶膜质，褐色，外面有稀疏开展长柔毛，茎生叶托叶草质，绿色，卵形，全缘，顶端急尖，外被

平铺疏柔毛。伞房状聚伞花序顶生，多花，松散，花梗纤细，外被疏柔毛；萼片三角卵形，顶端急尖至渐尖，副萼片长圆披针形，顶端急尖，与萼片近等长或稍短；花瓣黄色，倒卵形，顶端圆钝或微凹；花柱近顶生，上部大，基部小。成熟瘦果近肾形，表面有脉纹。

【分布】广西主要分布于临桂、兴安、玉林、凌云、南丹、凤山、都安。

【采集加工】全年可采。洗净，除去杂质，晒干。

【药材性状】根茎呈短圆状或块状，表面棕褐色，被绒毛。须根细长，暗褐色。羽状复叶。基生叶有小叶 5 ~ 7，顶端三小叶较大，小叶宽倒卵形、卵圆形或椭圆形，先端尖或稍钝，基部楔形或圆形，边缘具粗锯齿；茎生叶为三出复叶。无臭，味涩。

【品质评价】以干燥、色绿、无杂质者为佳。

【化学成分】本品主要含有芦丁、儿茶素[1]、脯氨酸[2]等化学成分。

【药理作用】

毒性反应 给小鼠按 720mg/kg 灌胃莓叶委陵菜乙醇提取物，未见任何急性中毒症状或药物致死现象，小鼠对受试物的 LD_{50} 大于 21.50g/kg，表明莓叶委陵菜乙醇提取物对实验小鼠无毒副作用[3]。

【性味归经】味甘，性温。归肺、肝、肾经。

【功效主治】益气补虚，祛风活血。主治神疲乏力，风湿痹痛，腰腿疼痛。

【用法用量】内服：煎汤，15 ~ 30g，浸酒服。外用：水煎，搽患处。

【使用注意】孕妇慎用。

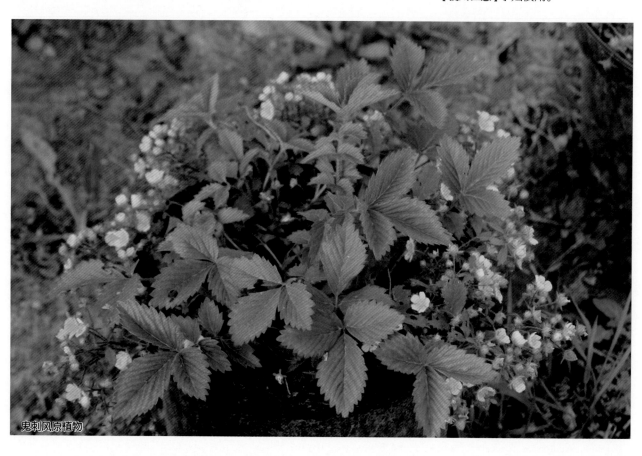

鬼刺风原植物

【经验方】

风湿痹痛　鬼刺风、树参、五加皮各30g，毛杜仲藤20g，海金子、白株树各30g，南蛇藤30g，钩藤30g，米酒1000ml，浸泡7天后，每天内服2～3次，每次30ml，并用药酒外搽。（《中国瑶药学》）

【参考文献】

[1] 周栋, 马蓓蓓, 刘汉柱, 等. 春季和秋季莓叶委陵菜叶片和地下部分芦丁及儿茶素含量的 HPLC 分析. 植物资源与环境学报, 2011, 20(1): 91.

[2] 刘旻霞, 马建祖. 6 种植物在逆境胁迫下脯氨酸的累积特点研究. 草业科学, 2010, 27(4): 134.

[3] 闵运江, 陈澍潭. 莓叶委陵菜醇提取物急性毒性实验研究. 皖西学院学报, 2012, 28(5): 1.

剑 麻

Jian ma

Agaves Sisalanae Folium
[英]Sisal Agave Leaf

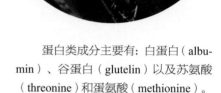

【别名】菠萝麻、凤尾兰、水丝麻、龙舌兰麻、西纱尔麻、巴哈马麻。

【来源】为龙舌兰科植物剑麻 *Agave sisalana* Perr. ex Engelm. 的叶。

【植物形态】草本。茎粗短。叶莲座状排列于茎上；叶剑形，长 1～1.5 m，宽 10～15cm，挺直，肉质，初被白霜，后渐脱落而呈深蓝绿色，表面凹，背面突，常全缘，先端有红褐色刺尖。大型圆锥花序；花黄绿色，有浓烈气味；花被裂片卵状披针形；花丝着生于花被裂片的基部；子房长圆形，花柱线形，柱头稍膨大。蒴果长圆形。花落后，花序上产生大量珠芽。

【分布】广西全区均有栽培。

【采集加工】剑麻定植后，叶长 100cm 以上，叶片数达 50 片左右时就可以开割。割叶季节以冬季为好。洗净鲜用，或晒干。

【药材性状】干叶多卷缩带状，基部抱茎成鞘状，有细纵皱纹，叶尖锐利。质柔韧，难折断，断面纤维性很强。气微，味微苦、涩。

【品质评价】以身干、色青、纤维性强者为佳。

【化学成分】本品含皂苷元类(sapogenins)、蛋白类（proteins）、多糖类（polysaccharides）、皂苷类（saponins）等多种化学成分。

皂苷元类成分主要有：新替告皂苷酮（neotigogenone）、新替告皂苷元（neotigogenin）、剑麻皂苷元(sisalagenin)、替告皂苷元（tigogenin）、绿莲皂苷元（chlorogenin）、海柯皂苷元(hecogenin)、洛柯皂苷元（rockogenin）、12- 表洛柯皂苷元（12-epirockogenin）、5α- 孕甾烷 -3β,20β- 二醇(5α-pregnan-3β,20β-diol）、β- 谷甾醇（β-sitosterol）、红光皂苷元（hongguanggenin）、海南皂苷元（hainangenin）。

蛋白类成分主要有：白蛋白（albumin）、谷蛋白（glutelin）以及苏氨酸（threonine）和蛋氨酸（methionine）。

多糖类成分主要有：阿拉伯半乳聚糖（arabinogalactan）、木聚糖（xylan）、木葡聚糖（xyloglucan）。

皂苷类成分主要有：剑麻皂苷 A（sisalanin A）、剑麻皂苷 B（sisalanin B）、剑麻皂苷 C（sisalanin C）、剑麻皂苷 D（sisalanin D）、剑麻皂苷 E（sisalanin E）、剑麻皂苷 F（sisalanin F）、剑麻皂苷 G（sisalanin G）、剑麻东 1 号皂苷 A（dongnoside A）、剑麻东 1 号皂苷 B（dongnoside B）、剑麻东 1 号皂苷 C（dongnoside C）、剑麻东 1 号皂

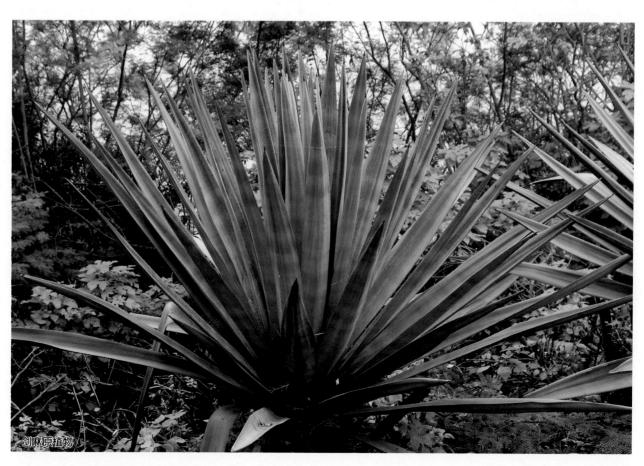

剑麻原植物

苷 D（dongnoside D）、剑麻东 1 号皂苷 E（dongnoside E）[1-7]。

　　鲜叶片含皂苷元，主要成分为绿莲皂苷元、洛柯皂苷元、巴尔波皂苷元（barbourgenin）[1-7]。

【药理作用】

1. 抗凝　剑麻叶有抗血小板聚集作用[8]。

2. 降血糖　从剑麻汁和麻渣中提取的天然植物皂苷元（剑麻皂素）能降低四氧嘧啶、肾上腺素糖尿病小鼠血糖水平，对正常小鼠血糖无影响[9]；能抑制葡萄糖引起的血糖升高[10]。

3. 神经 – 肌肉阻滞　剑麻叶具有神经 - 肌肉阻滞作用[11]。

4. 免疫调节　剑麻叶甲醇提取物中黄酮类化合物能抑制外周血单核细胞（PBMC）增殖，抑制已活化的 PBMC 分泌白细胞介素 -12（IL-12）及干扰素 - γ（IFN- γ）[12]，剑麻皂素可提高单核巨噬细胞吞噬指数，增强非特异性免疫作用[10]。

5. 抗肿瘤　剑麻皂苷类化合物对乳腺癌细胞株（MCF-7）、肺腺癌细胞株（NCI-H460）和神经系统肿瘤细胞（SF-268）有细胞毒作用[13]。正丁醇提取物对慢性髓性白血病细胞株（K-562）、人肝癌细胞株（SMMC-7721）和人胃癌细胞株（SGC-7901）有生长抑制活性，半数抑制量（IC_{50}）值分别为 5.6μg/ml、23.8μg/ml 和 26.8μg/ml，而石油醚、乙酸乙酯和水溶性部位则没有活性[14]。

6. 抗炎、镇痛　剑麻皂素能抑制二甲苯致小鼠耳郭肿胀；减少醋酸致痛小鼠扭体次数[10]。

7. 急性毒性反应　小鼠按最大给药量 45g/kg 灌胃给药，未见动物有异常行为和死亡等情况，体重增长正常[10]。

【性味归经】味微甘、辛，性凉。归肺、大肠经。

【功效主治】凉血止血，解毒消肿。主治肺痨咯血，便血，痢疾，痈疮肿毒，痔疮。

【用法用量】内服：煎汤，9 ～ 15g。外用：适量，鲜品捣敷。

【使用注意】寒性出血者慎服。

【经验方】

痈肿疮疡　剑麻鲜叶捣敷患处。（《中药大辞典》）

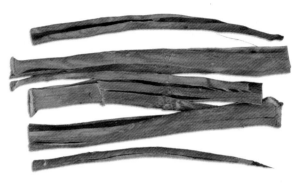

剑麻药材

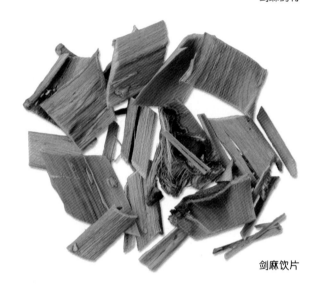

剑麻饮片

【参考文献】

[1] 丛浦珠，陈延墉，黄量. 龙舌兰属植物中甾族皂苷元的研究Ⅱ——剑麻中甾族皂苷元的分离和鉴定. 化学学报，1976，34(3)：179.

[2]Lin LF. Extraction of leaf protein concentrate from sisal(Agava sisalan). J Agr Res China, 1984, 33(2): 159.

[3]Mabusele WT, Stephen, Alistair M. Fractionation and structural studies of polysaccharides from sisal(Agave sisalana) leaves. South African J Chem, 1989, 42(4): 151.

[4]Blunden G, Patel AV, Crabb TA. Barbourgenin, a new steroidal sapogenin from Agave sisalana leaves. J Nat Prod, 1986, 49(4): 687.

[5]Ujikawa K, Purchio A. Antifungal substances, inhibitor of Aspergillus flavus and other fungal species, isolated from Agave sisalana(sisal). Ciencia e Cultura(Sao Paulo), 1989, 41(12): 1218.

[6]Ding Y, Tian R H, Yang C R, et al. Two new steroidal saponins from dried fermented residues of leaf-juices of Agave sisalana forma Dong No. 1. Chem Pharm Bull, 1993, 41(3): 557.

[7]Ding Y, Chen YY, Wang DZ, et al. Steroidal saponins from a cultivated form of Agave sisalana. Phytochemistry, 1989, 28(10): 2787.

[8] 吉中强，高晓昕，宋鲁卿. 63 种调脂中药抗人血小板聚集的实验研究. 山东中医杂志，1998，17(8)：365.

[9] 赖克道，李燕婧，李茂. 剑麻皂素降血糖作用的研究. 广西科学院学报，2010，26(1)：56.

[10] 李燕婧，周桂芬，韦善新，等. 剑麻皂素药理作用的实验研究. 时珍国医国药，2006，17(10)：1958.

[11]Woodcock B G, et al.C A, 1982, 97: 50952k.

[12]Chen PY, Kuo YC, Chen CH, et al. Isolation and immunomodulatory effect of homoisoflavones and flavones from Agave sisalana Perrine ex Engelm. Molecules. 2009, 14(5): 1789.

[13]Chen PY, Chen CH, Kuo CC, et al. Cytotoxic steroidal saponins from Agave sisalana. Planta Med, 2011, 77(9): 929.

[14] 胡力飞，梅文莉，易克贤，等. 剑麻提取物的细胞毒活性研究. 天然产物研究与开发，2010，22: 907.

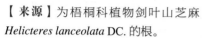

剑叶山芝麻
Jian ye shan zhi ma

Helicteris Lanceolatae Radix
[英] Lanceolate Helicteres Root

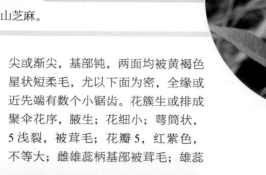

【别名】山油麻、假芝麻、大山芝麻、山芝麻。

【来源】为梧桐科植物剑叶山芝麻 *Helicteres lanceolata* DC. 的根。

【植物形态】灌木。小枝密被黄褐色星状短柔毛。叶互生；叶柄长密被星状柔毛；叶片披针形或长圆状披针形，长 3.5～7.5cm，宽 2～3cm，先端急尖或渐尖，基部钝，两面均被黄褐色星状短柔毛，尤以下面为密，全缘或近先端有数个小锯齿。花簇生或排成聚伞花序，腋生；花细小；萼筒状，5 浅裂，被茸毛；花瓣 5，红紫色，不等大；雌雄蕊柄基部被茸毛；雄蕊 10，花药外向，退化雄蕊 5，条状披针形；子房 5 室。蒴果圆筒状，先端具喙，密被长绒毛。

【分布】广西主要分布于柳州、藤县、上思、博白、北流、那坡、隆林、凤山、扶绥、宁明、龙州。

【采集加工】冬季采挖根部。洗净泥沙，切片，晒干。

【药材性状】根圆柱形，多有疙瘩状瘤突，土黄色，稍具皱缩状纵纹。质硬，不易折断。气微，味淡。

【品质评价】以干燥、块大、无杂质、色黄棕者为佳。

【化学成分】本品含黄酮苷（flavonoid glycoside）、酚类（phenols）和鞣质（tannin）等成分[1]。

【性味归经】味辛、苦，性寒。归肺、大肠经。

【功效主治】清热解毒，止咳化痰，解表透疹。主治感冒发热，咳嗽痰喘，麻疹透发不畅，便秘，痢疾，疟疾，毒蛇咬伤。

【用法用量】内服：煎汤，6～15g。

【使用注意】脾胃虚弱者慎服。

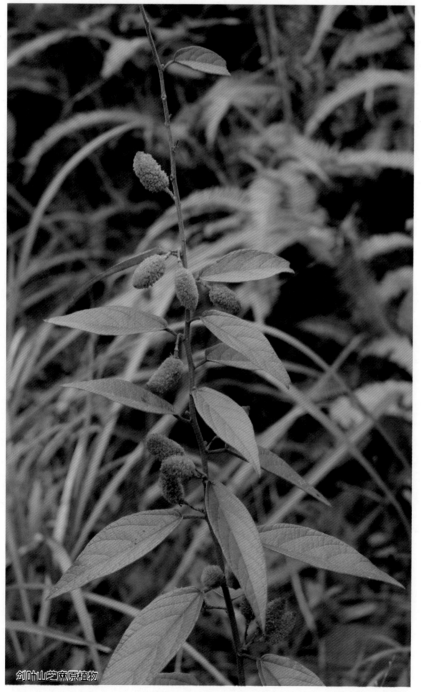

剑叶山芝麻原植物

【经验方】

外感发热　鬼针草 15g，倒扣草 9g，鸭脚木皮 6g，山芝麻根 9g，金沙藤 6g。水煎服，每日一剂。（德保县《农村常见病中草药治疗手册》）

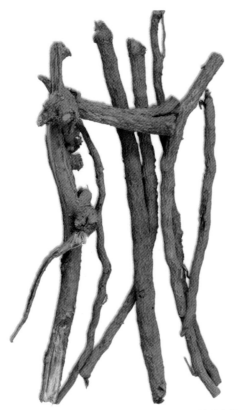

剑叶山芝麻药材

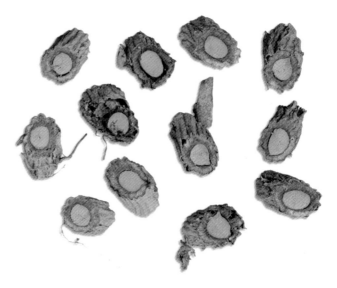

剑叶山芝麻饮片

【参考文献】

[1] 劳家和. 剑叶山芝麻与山芝麻成分比较分析. 中药材, 1990, 13(7): 35.

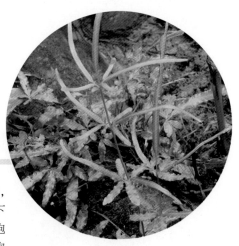

Jian ye feng wei jue

剑叶凤尾蕨

Pteridis Ensiformidis Herba
[英] Huguenot Tern Herb

【别名】凤凰草、凤尾草、三叉草、小凤尾、井边茜、凤尾蕨、凤凰尾、鸡脚草。

【来源】为凤尾蕨科植物剑叶凤尾蕨 Pteris ensiformis Burm. 的全草。

【植物形态】草本。根茎短细，斜生或匍匐，有条状披针形鳞片，赤褐色。叶簇生，叶柄禾秆色，上面光滑，有四棱；生孢子囊的叶片矩圆状卵形，长 10 ~ 25cm，宽 5 ~ 15cm，二回羽状分裂，有羽片 3 ~ 5 对，下部的羽片有柄，向上无柄，侧生小羽片 1 ~ 3 对，或仅为二叉，顶生小羽片特长，和其下的一对合生，小羽片披针形，除不生孢子囊的顶部有细锯齿外均全缘；不生孢子囊的叶较小，小羽片矩圆形或卵状披针形，边缘有尖锯齿。孢子囊群线形，连续排列于孢子叶边缘。

【分布】广西全区均有栽培。

【采集加工】全年均可采收。洗净，鲜用或晒干。

【药材性状】须根成丛。叶簇生；叶柄禾秆色，细长，表面光滑，有棱；叶皱缩，展平后能育叶片矩圆状卵形，二回羽状；羽片 3 ~ 5 对，下部的有柄，向上无柄，有侧生小羽片 1 ~ 3 对，或有时仅为二叉，顶生小羽片特长，和其下的 1 对合生；小羽片披针形或条状披针形，除不育的顶部有细锯齿外，全缘；不育较小，小羽片矩圆形或卵状披针形，边缘有尖锯齿。孢子囊群沿叶缘分布。体轻，质脆。气微，味淡。

【品质评价】以干燥、色黄绿、无杂质者为佳。

【药理作用】

抑菌 10% ~ 20% 凤冠草煎剂能抑制福氏及宋内痢疾杆菌，但不能杀菌。叶部的抑菌作用较根茎及叶柄为强，全草的效果亦不及叶 [1]。

【性味归经】味苦、微涩，性微寒。归肝、大肠、膀胱经。

【功效主治】清热利湿，凉血止血，解毒消肿。主治黄疸，痢疾，泄泻，淋病，带下，咽喉肿痛，疔腮，痈疽，瘰疬，疟疾，崩漏，痔疮出血，外伤出血，跌打肿痛，疥疮，湿疹。

【用法用量】内服：煎汤，15 ~ 30g。外用：适量，煎水洗；或捣敷。

【使用注意】脾胃虚寒者慎服。

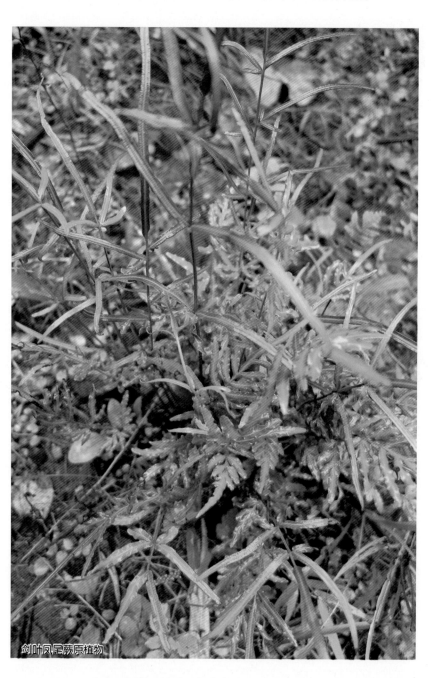

剑叶凤尾蕨原植物

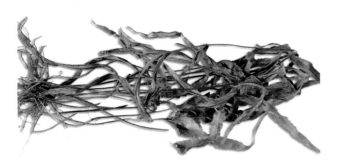

剑叶凤尾蕨药材

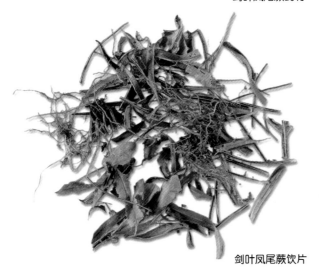

剑叶凤尾蕨饮片

【经验方】

1. 刀伤出血　凤尾草 120g，白及 30g，地榆 30g。将上药制成粉末，外敷。（《岭南草药志》）

2. 淋巴结核　①凤尾草根 120g。煎水冲老红酒 1 茶杯，连服 1 周。②凤尾草（生石壁上者）30～120g。煮瘦猪肉 60g，内服。（《岭南草药志》）

3. 扭伤腰骨　凤尾草为末约 30g。和鸡蛋煎水，以糯米酒冲服。（《岭南草药志》）

4. 胃痛　凤尾草捣烂绞汁，冲蜜糖 15g 服。（《岭南草药志》）

5. 痢疾　凤尾草 25～30g 为 1 日量，加水 200～250ml，煎至剩下药液约 100ml 为止，再加入白糖或冰糖 5g。分 3 次，口服。（《岭南草药志》）

6. 急性黄疸型传染性肝炎　凤尾草、酢浆草、连钱草各 30g。水煎服。（《香港中草药》）

7. 白带　凤尾草 180g。水煎服。（《岭南草药志》）

8. 痔疮出血　凤尾草 30g，盐霜柏根 60g。水煎服。（《香港中草药》）

【参考文献】

[1] 王德芬. 中华小儿科杂志, 1960, 11(3): 199.

独脚金

Du jiao jin

Strigae Asiaticae Herba
[英] Asian Striga Herb

【别名】疳积草、黄花草、消米虫、地连枝。

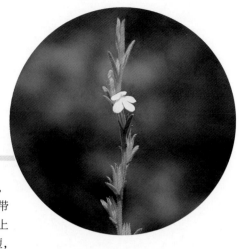

【来源】为参科植物独脚金 Striga asiatica（L.）O.Kuntze. 的全草。

【植物形态】小草本。半寄生，全株粗糙，且被硬毛；茎多少呈四方形，有 2 条纵沟，不分枝或在基部略有分枝。叶生于下部的对生，上部的互生，无柄，叶片线形或狭卵形，长 5～12mm，宽 1～2mm，但最下部的叶常退化成鳞片状。花单生于上部的叶腋；小苞片 2 枚，线形或披针形；萼筒状，膜质，萼齿线状披针形，花冠黄色或有时带粉红色，花冠管狭窄，被短腺毛，上部突然向下弯；冠檐二唇形，上唇较短，顶端微缺或 2 裂，下唇 3 裂，上唇长约为下唇之半；雄蕊 4 枚，内藏花药 1 室；花柱顶端棒状。蒴果长卵形。种子细小，黄色。

【分布】广西全区均有栽培。

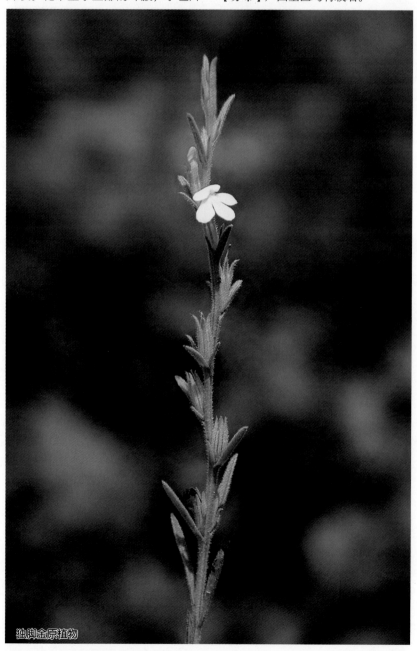

独脚金原植物

【采集加工】夏秋采集。洗净晒干。

【药材性状】茎单一，纤细，通常不分枝，或间有在上部分枝，长 8～15cm，直径约 1mm 或更细，灰黑色，被粗糙短毛，下有稀疏细根；质柔稍韧；叶小，互生，线形或披针形，长约 6mm，灰褐色或绿褐色，常疏贴于茎上；叶腋有黄色或紫色小花，成疏穗状，苞片明显，长于萼，萼筒有 10 条棱线。气无，味淡。

【品质评价】以色灰黑、柔嫩、带花穗者为佳。

【化学成分】本品含有木犀草素 -3′,4′-二甲醚（luteolin-3′,4′-dimethyl ether）、木犀草素 7,3′,4′- 三甲醚（luteolin 7,3′,4′-trimethyl ether）、刺槐素 -7- 甲醚（acacetin-7-methyl ether）、刺槐素（acacetin）、金圣草素（chrysoeriol）、芹菜素（apigenin）[1]、β - 谷甾醇（β - sitosterol）、香豆酸（coumaric acid）、棕榈酸（palmitic acid）、木犀草素（luteolin）、柯伊利素（chrysoeriol）[2]、芹菜素 -7- 半乳糖醛酸苷（apigenin-7-galacturonide）、芹菜素 -7-O-β-D- 吡喃葡萄糖醛酸苷（apigenin-7-O-β-D-glucopyranuronide）、槲皮苷（quercitrin）、刺槐素 -7-O-β-D- 葡萄糖醛酸苷（acacetin-7-O-β-D-glucuronide）[3]。

【药理作用】

抑菌 独脚金煎剂对金黄色葡萄球菌、炭疽杆菌、白喉杆菌、乙型链球菌、伤寒杆菌、铜绿假单胞菌和痢疾杆菌均有抑制作用 [4]。

【临床研究】

恶性肿瘤化疗后食欲减退 将 62 例恶性肿瘤化疗后食欲减退患者随机分为两组，其中观察组 30 例，对照组 32 例。两组患者均在化疗后出现食欲减退症状时开始服用异功散水煎剂（党

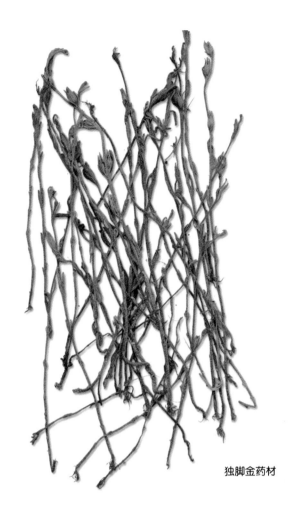

独脚金药材

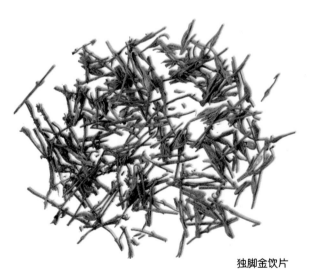

独脚金饮片

参 20g，茯苓 15g，白术 10g，甘草 6g，陈皮 6g），治疗组在方剂内加用独脚金 10g，对照组只服用原方。均为水煎服，每日 1 剂，分 2 次服用，连服 7 天。结果：治疗组 30 例中，显效 14 例，有效 13 例，无效 3 例，总有效率为 90%；对照组 32 例中，显效 8 例，有效 11 例，无效 13 例，总有效率为 59%。两组经 χ^2 检验有显著性差异（$P < 0.01$），说明治疗组改善食欲的疗效优于对照组[5]。

【性味归经】味甘、微苦，性平。归脾、胃、肝经。

【功效主治】健脾消食，清热消积，杀虫。主治小儿疳积黄肿，夜盲症，夏季热，腹泻，肝炎，脏腑虫积。

【用法用量】内服：煎汤，10 ~ 15g。

【使用注意】无食积者慎服。

【经验方】

1. 夜盲症　独脚金干全草 15 ~ 30g。配家禽家畜肝脏煮服。（《福建中草药》）
2. 小儿伤食　独脚金干全草、截叶铁扫帚各 9 ~ 15g。水煎服。（《福建中草药》）
3. 小儿疳积、夜盲症　独脚金 9 ~ 15g。和猪肝煮熟服，日服 1 次。（《闽南民间草药》）
4. 喉痒、咳嗽　地连枝 15g。煨水服。（《贵州草药》）
5. 夏季热　独脚金全草 10 ~ 15g。水煎服。（《湖南药物志》）
6. 小儿腹泻　独脚金 6g，地锦 6g。水煎服。（《湖南药物志》）
7. 黄疸肝炎　独脚金全草 15 ~ 30g，水煎服。（《湖南药物志》）

【参考文献】

[1]Nakanishi T, Ogaki J, Inada A, et al. Luteolin 3′,4′-dimethyl ether I(R=H) and luteolin 7,3′,4′-trimethyl ether I(R = Me) were isolated from the whole plant of S.asiatica in addn.to acacetin 7-mether, acacetin, chrysoeriol, and apigenin. Natural Products, 1985, 48(3): 491.

[2] 张昆，陈耀祖 . 广东干草化学成分的研究 . 化学研究与应用，1995, 7(3): 329.

[3] 黄松，陈吉航，龚明，等 . 独脚金黄酮类化学成分研究 . 中药材，2010, 33(7): 1089.

[4] 零陵卫生防疫站 . 湖南医药杂志，1974, (5): 49.

[5] 李永浩 . 独脚金治疗恶性肿瘤化疗后食欲减退的临床观察 . 中国医药导报，2010, 7(29): 134.

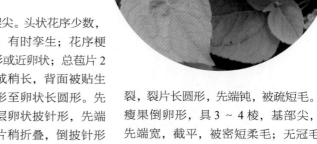

Luan hua peng qi ju

孪花蟛蜞菊

Wedeliae Biflorae Herba
[英]Biflora Wedelia Herb

【别名】双花蟛蜞菊、岭南野菊。

【来源】为菊科植物孪花蟛蜞菊 Wedelia biflora（L.）DC. 的全草。

【植物形态】攀缘状草本。茎粗壮，分枝，无毛或被疏贴生短糙毛。叶对生；叶片卵形至卵状披针形，连叶柄长 9～25cm，宽 4～11cm，先端渐尖，基部截形，浑圆或稀有楔尖，边缘有规则的锯齿，两面被贴生短糙毛，主脉 3，两侧的 1 对近基部发出，中脉中上部常有 1～2 对侧脉，网脉通常明显；上部叶较小，卵状披针形或披针形，基部通常楔尖。头状花序少数，生于叶腋或枝顶，有时孪生；花序梗细弱；总苞半球形或近卵状；总苞片 2 层，与花盘等长或稍长，背面被贴生的糙毛；外层卵形至卵状长圆形。先端钝或稍尖，内层卵状披针形，先端三角状短尖；托片稍折叠，倒披针形或倒卵状长圆形，先端钝或短尖；舌状花 1 层，黄色，舌片倒卵状长圆形，先端 2 齿裂，被疏柔毛；管状花花冠黄色，下部骤然收缩成细管状，檐部 5 裂，裂片长圆形，先端钝，被疏短毛。瘦果倒卵形，具 3～4 棱，基部尖，先端宽，截平，被密短柔毛；无冠毛及冠毛环。

【分布】广西主要分布于南宁、武鸣、扶绥、邕宁、防城、上林。

【采集加工】全年均可采收。洗净，切段，晒干。

【药材性状】茎圆柱形，直径 1.5～10mm，表面黄绿色或淡紫色。有纵棱，嫩茎被短毛。叶对生，灰绿色，叶柄 1～2cm，叶多皱缩，展开呈阔卵形，叶缘齿形，两面均被白色短毛。头状花序常两个生于茎顶或叶腋，花序梗及苞片均被短毛。气微，味淡。

【品质评价】以叶色绿、完整、无杂质者为佳。

【化学成分】本品含黄酮类（flavones）、酚苷类（phenolic glycosides）、甾醇类（sterols）等化学成分。

花中主要含 1-O-（2′,4′-二当归酰 -β-D- 吡喃岩藻糖)-6- 羟基百里香酚 [1-O-(2′,4′-diangeloyloxy-β-D-fucopyranosyl)-6-hydroxythymol]、1-O-[2′,4′-二当归酰 -3′-（3″-当归酰 -β-D- 吡喃岩藻糖）-β-D- 吡喃岩藻糖]-6- 羟基百里香酚 {1-O-[2′,4′-diangeloyloxy-3′-（3″-angeloyloxy-β-D-fucopyranosyl）-β-D-fucopyranosyl]-6-hydroxythymol] }、脱水 - 开环异落叶松树脂醇（anhydrosecoisolariciresinol）、无羁萜（friedeline）、表无羁萜醇（epifriedelanol）和豆甾醇（stigmasterol），还含酚苷化合物 wedebicoside A-F 和神经酰胺 wedebiceramide[1]。

叶中含亚藜芦酰肼（veratrylidene hydrazide）、3,3′-二 -O- 甲基槲皮素（3,3′-di-O-methylquercetin）、2,7- 二羟基 -3（3′- 甲氧基 -4′- 羟基）-5- 甲氧基异黄酮 [2,7-dihydroxy-3（3′-methoxy-4′-

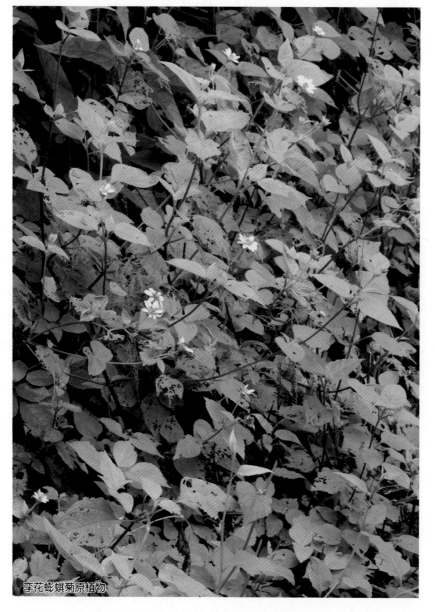

孪花蟛蜞菊原植物

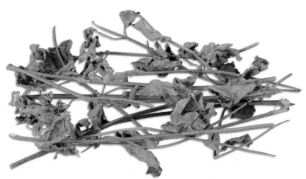

李花蟛蜞菊药材

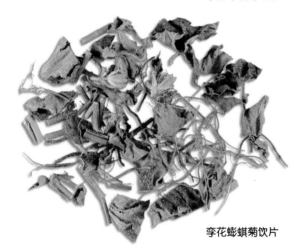

李花蟛蜞菊饮片

hydroxy ）-5-methoxyisoflavone]、7,3′- 二 -*O*- 甲基槲皮素（7,3′-*di*-*O*-methylquercetin ）[2]。

茎中含豆甾醇（stigmasterol ）、7- 豆甾醇 -3- 醇（7-stigmasterol-3-ol ）、24- 乙基粪甾烷酮（24-ethylcoprostanone ）、大花沼兰酸（grandifloric acid ）、对映 - 贝壳杉二烯酸（ent-kauradienioc acid ）[2,3] 及 16- 甲基 -15- 贝壳杉酸 -19- 酸（16-methyl-kaur-15-en-19-oic acid ）[3]。

【性味归经】味辛，性凉。归肝、心经。

【功效主治】散瘀消肿。主治风湿骨痛，跌打损伤，疮疡肿毒。

【用法用量】内服：煎汤，3 ~ 9g。外用：适量，捣敷。

【使用注意】孕妇慎用。

【参考文献】

[1]Thu NT, Ha le T, Nga VT, et al. Six new phenolic glycosides and a new ceramide from the flowers of Wedelia biflora and their cytotoxicity against some cancer cell lines. Nat Prod Commun, 2013 ,8(3): 367.

[2]Miles DH, Chittawong V, Hedin PA, et al. Potential agrochemicals from leaves of Wedelia biflora. Phytochemistry, 1993, 32(16): 1427.

[3]Miles DH, Chittawong V, Payne AM, et al. Cotton boll weevil antifeedant activity and antifungal activity(Rhizoctonia solani and Pythium ultimum) of extracts of the stems of Wedelia biflora. J Agric Food Chem, 1990, 38(7): 1591.

亮叶杨桐叶

Liang ye yang tong ye

Adinandrae Nitidae Folium
[英] NitidaAdinandra Leaf

【别名】石崖茶、亮叶黄瑞木、亮叶红淡。

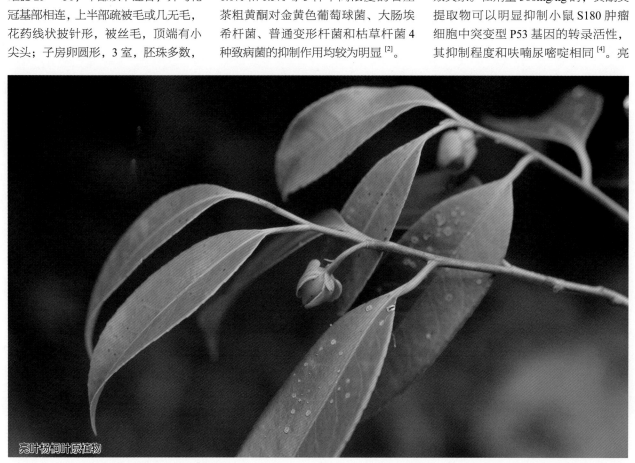

【来源】为山茶科亮叶杨桐 *Adinandra nitida* Merr.ex Li 的叶。

【植物形态】灌木或乔木。树皮灰色，平滑；全株除顶芽近顶端被黄褐色平伏短柔毛外，其余均无毛。枝圆筒形，小枝灰色或灰褐色，一年生新枝紫褐色；顶芽细锥形。叶互生，厚革质，卵状长圆形至长圆状椭圆形，长 7 ~ 13cm，宽 2.5 ~ 4cm，顶端渐尖，基部楔形，边缘具疏细齿，上面暗绿色，下面淡绿色，两面均无毛，仅嫩叶初时下面疏被平伏短柔毛，后脱落变无毛；中脉在上面平贴，在下面突起，侧脉 12 ~ 16 对，干后两面稍明显。花单朵腋生，小苞片 2，卵形至长圆形，顶端尖或钝圆，宿存；萼片 5，卵形，顶端尖，具小尖头；花瓣 5，白色，长圆状卵形，顶端钝或近圆形；雄蕊 25 ~ 30，中部以下连合，并与花冠基部相连，上半部疏被毛或几无毛，花药线状披针形，被丝毛，顶端有小尖头；子房卵圆形，3 室，胚珠多数，

花柱无毛，顶端 3 分叉。果球形或卵球形，熟时橙黄色或黄色。种子多数，褐色，具网纹。

【分布】广西主要分布于上思、上林、马山、环江、罗城、金秀、桂平。

【采集加工】叶春、夏季采摘。晒干备用。

【品质评价】以干燥、无杂质、色黄绿者为佳。

【药理作用】

1. 抑菌　亮叶杨桐叶提取物总黄酮对一些菌类有明显的抑制作用。亮叶杨桐叶总黄酮浓度为 0.00625mg/ml、0.0125mg/ml、0.025mg/ml、0.0375mg/ml、0.05mg/ml 时，对大肠杆菌、沙门菌、金黄色葡萄球菌、单核增生李斯特菌和志贺菌的生长均有明显的抑制作用，并呈现出良好的剂量 - 效应关系[1]。0.5%、1.0% 和 1.5% 等 3 种不同浓度的石崖茶粗黄酮对金黄色葡萄球菌、大肠埃希杆菌、普通变形杆菌和枯草杆菌 4 种致病菌的抑制作用均较为明显[2]。

2. 抗肿瘤　亮叶杨桐提取物类黄酮是一种具有较强活性的抗氧化剂，对小鼠肉瘤 S180 有较强的抑制作用，类黄酮能提高超氧化物歧化酶活性，有明显的体内抗氧化及增强机体免疫功能的作用。亮叶杨桐提取物在剂量为 500mg/kg 时对小鼠瘤 S180 的抑瘤率为 64%，对艾氏腹水癌（EAC）小鼠的生命延长率为 51.2%，并且药效与用药量有关[3]。亮叶杨桐提取物在 500mg/kg 和 200mg/kg 两个剂量下灌胃给药，对小鼠肉瘤 S180 有较强的抑制作用，对艾氏腹水癌小鼠的生存期有明显的延长作用，且存在一定的量效关系。在剂量 500mg/kg 时，黄酮类提取物可以明显抑制小鼠 S180 肿瘤细胞中突变型 P53 基因的转录活性，其抑制程度和呋喃尿嘧啶相同[4]。亮

亮叶杨桐叶原植物

叶杨桐叶类黄酮对肺腺癌细胞 A549 具有良好的抑制作用，并呈现显著的时间效应和剂量效应关系 [5]。从石崖茶中分离得到的三个黄酮成分：芹菜素、camellianins A 和 camellianins B，体外对 A431 人表皮癌细胞系具有明显地抑制生长作用，并呈浓度依赖性，IC_{50} 值分别为 $9.09\mu m$、$12.5\mu m$、$21.0\mu m$。化合物 camellianin A 对人肝癌细胞 Hep G2 和人乳腺癌细胞 MCF-7 增殖具有剂量依赖性抑制作用，并明显增加 G0/G1 期细胞群，促进两种癌细胞的早期凋亡 [6]。

3. 抗氧化　类石崖茶黄酮是一种具有较强活性的抗氧化剂，其清除羟自由基活性较强，清除率达 67.2%；石崖茶类黄酮能显著提高超氧化物歧化酶（SOD）活力和降低肝匀浆中过氧化脂质（LPO）含量，有明显的体内抗氧化及增强机体免疫功能的作用 [7]。亮叶杨桐叶中所含有的类黄酮清除 1，1- 二苯基 -2- 三硝基苯肼（DPPH）自由基的能力显著高于丁基羟基甲苯（BHT）[8-10]。亮叶杨桐叶超临界 CO_2 提取物具有较强的清除 DPPH 自由基、抑制亚油酸过氧化的能力，且其浓度与 DPPH 抑制率之间呈明显的线性关系（R^2=0.9985）[11]。加入 0.5mg/ml 提取物后，亚油酸过氧化作用受到显著抑制，抑制率持续 3 天维持在 90% 以上。亮叶杨桐叶中分离的山茶苷 A 具有明显的抗氧化活性 [12]。亮叶杨桐叶的黄酮类提取物有较强的抗氧化能力 [13]。石崖茶多糖对羟基自由基和超氧自由基具有清除能力，且纯化后多糖的清除效果比粗多糖好 [14]。亮叶杨桐叶中提取的类黄酮物质对 DPPH 自由基和超氧阴离子均有较好的清除效果，呈明显的剂量 - 效应关系，同时其还原力与浓度也呈现良好的线性关系（R^2=0.9895）[15]。亮叶杨桐总黄酮能够调节高脂血症大鼠血脂水平，改善血流流变学，抗氧化，发挥抗动脉粥样硬化作用 [16]。

【性味归经】味甘、苦，性微寒。归肺、脾、胃经。

【功效主治】清热解暑，消肿止痛，凉血止血。主治风热感冒，咽喉肿痛，风火牙痛，疮痈肿毒，血热出血，肿瘤疼痛。

【用法用量】内服：煎汤，15～30g。外用：适量。

【使用注意】脾胃虚寒者慎用。

【参考文献】

[1] 袁尔东，肖仔君，刘本国，等. 亮叶杨桐叶总黄酮提取及抑菌活性的研究. 现代食品科技，2009, 25(3): 305-308.

[2] 余杰，陈美珍. 亮叶杨桐中类黄酮提取及其抗氧化、抑菌作用的研究. 汕头大学学报 (自然科学版)，1997, 12(2): 52-58.

[3] 陈粤，佘纲哲，陈鸿霖. 亮叶杨桐提取物抗肿瘤活性的研究. 汕头大学学报 (自然科学版)，1997,(2): 43-45.

[4] 陈粤，佘纲哲，陈鸿霖. 亮叶杨桐黄酮提取物抗瘤活性及其对小鼠 p53 基因表达活性的影响. 天然产物研究与开发，1998, 10(3): 52-56.

[5] 战宇，曾庆祝，方玲. 亮叶杨桐叶总类黄酮的提取工艺优化及对肺腺癌细胞 A549 生长的影响. 食品科学，2010, 31(22): 6-10.

[6] Yuan E, Liu BG, Ning ZX, et al. Preparative separation of flavonoids in Adinandra nitida leaves by high-speed counter-current chromatography and their effects on human epidermal carcinoma cancer cells. Food Chemistry, 2009, 115(3): 1158-1163.

[7] Gao H, Liu BG, Liu F, et al. Anti-Proliferative Effect of Camellianin A in Adinandra nitida Leaves and Its Apoptotic Induction in Human Hep G2 and MCF-7 Cells. Molecules, 2010, 15(6): 3878-3886.

[8] 李沼. 石崖茶类黄酮的提取及其生理活性的研究. 汕头 : 汕头大学，2006.

[9] 战宇，曾庆祝，方玲. 亮叶杨桐叶总类黄酮的提取工艺优化及对肺腺癌细胞 A549 生长的影响. 食品科学，2010,(22): 6-10.

[10] 战宇，梁敏华. 亮叶杨桐叶中类黄酮的连续逆流提取及抗氧化活性研究. 食品科学，2010,(14): 97-100.

[11] 杨建平，杨理，刘本国，等. 亮叶杨桐叶超临界二氧化碳提取物的抗氧化活性研究. 安徽农业科学，2009, 37(29): 14350-14351, 14383.

[12] 袁尔东，宁正祥，刘本国. 亮叶杨桐叶中山茶苷 A 的分离纯化及其抗氧化性能的研究. 食品工业科技，2008,(4): 212-214.

[13] 刘本国，战宇，宁正祥. 亮叶杨桐叶黄酮类提取物的鉴定及其抗氧化活性研究. 林产化学与工业，2008, 28(1): 6-10.

[14] 刘春兰，杨霞，白冬梅，等. 石崖茶水溶性多糖的提取及生物活性研究. 辽宁中医药大学学报，2010,(6): 10-12.

[15] 袁尔东，王菊芳，刘本国. 亮叶杨桐叶类黄酮的提取及其抗氧化活性研究. 食品科学，2009,(14): 105-109.

[16] 唐慧勤，冯旭，阎莉，等. 亮叶杨桐总黄酮对高脂血症大鼠脂代谢的影响及其抗氧化作用. 中成药，2013, 35(5): 899-903.

亮叶围涎树

Liang ye wei xian shu

Pithecellobii Lucidi Ramulus
[英]Lucidum Pithecellobium
Stem and Leaf

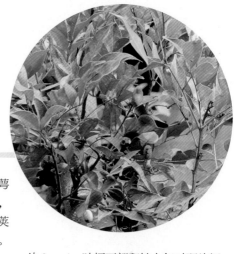

【别名】雷公柴、水肿木、火汤木、山木香、亚婆树、金耳环、落地金钱。

【来源】为豆科植物亮叶猴耳环 *Pithecellobium lucidum* Benth. 的枝叶。

【植物形态】乔木。小枝无刺，各部被锈色柔毛；小枝近圆柱形，具不明显的条棱。二回偶数羽状复叶，羽片2～4个；叶柄近基部有1凸出腺体；在叶轴上每对羽片之间有1腺体；小叶4～10，互生，斜卵形、不等四边形或披针形，长1.7～10.5cm，宽1.2～4cm，先端钝，基部楔形或阔楔形。头状花序排列成圆锥状；苞片倒卵形或卵形，渐尖或急尖，被柔毛；花瓣白色，中部以下合生，无柄，萼和花瓣外面密被锈色柔毛；雄蕊多数，近基部合生；子房有短柄，无毛。荚果条形，旋卷呈环状，外缘呈波形。种子黑色。种柄丝状，种皮皱缩。

【分布】广西主要分布于南宁、武鸣、田东、东兰、柳州、金秀、北流、昭平。

【采集加工】全年可采收。洗净，切段晒干。

【药材性状】小枝近圆柱形，具不甚明显的纵棱，表面密被锈色柔毛，折断面木部占大部分。二回羽状复叶，羽片2～4；叶柄下部和轴上每对羽片间有突起的腺点；小叶皱缩，6～10个，展平后呈近不等四边形或斜卵形，长1.7～10.5cm，宽1.4～4cm，先端急尖，基部楔形，全缘。质脆，易碎。气微，味微苦。

【品质评价】茎以质硬、皮厚者为佳；叶以干燥、色绿者为佳。

【性味归经】味微苦、辛，性凉；有小毒。归肝、肾经。

【功效主治】祛风消肿，凉血解毒，收敛生肌。主治风湿骨痛，跌打损伤，烫火伤，溃疡。

【用法用量】外用：适量，研末油调敷，或鲜品捣敷，或煎水洗。

【使用注意】脾胃虚寒者慎用。

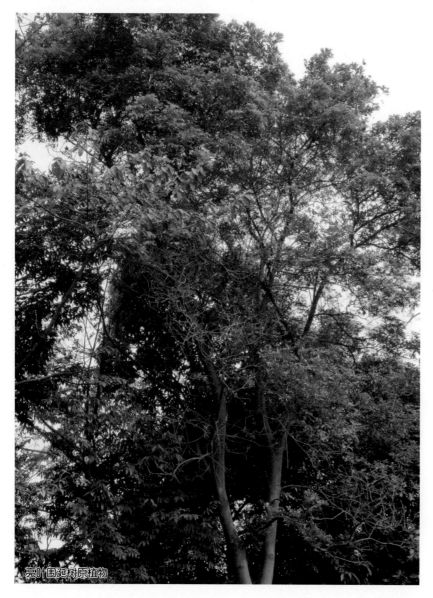

亮叶围涎树原植物

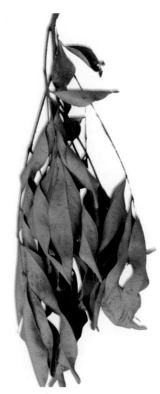

亮叶围涎树药材

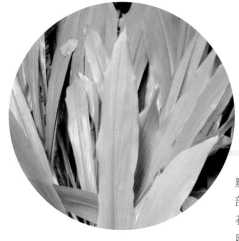

姜三七

Stahlianthi Rhizoma
[英] Involucrate Stahlianthus Rhizome

【别名】三七姜、姜叶三七、土田七。

【来源】为姜科植物土田七 *Stahlianthus involucratus* (King ex Bak.) Craib 的块茎。

【植物形态】草本。根茎块状，外面棕褐色，内面棕黄色，粉质，芳香而有辛辣味，根末端膨大成球形的块根。叶基生，通常 2 ～ 4 片；叶片倒卵状长圆形或披针形，绿色或染紫。花 10 ～ 15 朵聚生于钟状总苞中，总苞先端 2 ～ 3 裂，总苞及花的各部有棕色、透明的小腺点；小苞片线形，膜质；花白色，萼管先端浅 3 裂；花裂片卵状长圆形；侧生退化雄蕊披针形；唇瓣圆形，白色，中央有杏黄色斑，基部楔形；药隔先端具长圆形附属体；花柱线形，柱头具缘毛；子房下位，卵形。

【分布】广西主要分布于那坡、隆林。

【采集加工】全年均可采挖。鲜用或置沸水中烫 1 ～ 2min，捞出，晒干。

【药材性状】本品略呈扁圆锥形或纺锤形，长 1 ～ 2.5cm，直径 0.5 ～ 0.8cm。表面灰棕色至棕红色，常皱缩，节密，具白色点状须根痕，节间长 1 ～ 2mm。质硬脆，易折断，断面平坦，角质化，内皮层明显，灰白色或灰色，可见白色点状维管束。气微，味辛。

【品质评价】以质硬脆、断面色灰白、芳香有辛辣味者为佳。

【药理作用】

抑制子宫肌瘤　姜三七对雌、孕激素负荷法建立大鼠子宫肌瘤模型有改善大鼠子宫色泽、肿胀以及结节，减轻子宫重量，减小子宫系数，降低子宫平滑肌层厚度作用。姜三七能有效地治疗雌、孕激素负荷大鼠的子宫肌瘤样病变，抑制平滑肌细胞的异常增殖，减轻子宫平滑肌的局灶性增生 [1]。

【性味归经】味辛，性温。归肝、心经。

【功效主治】散瘀止痛，消肿止血。主治跌打损伤，骨折，吐血，衄血，崩漏，外伤出血。

【用法用量】内服：煎汤，1.5 ～ 3g。外用：适量，研末撒。

【使用注意】孕妇慎用。

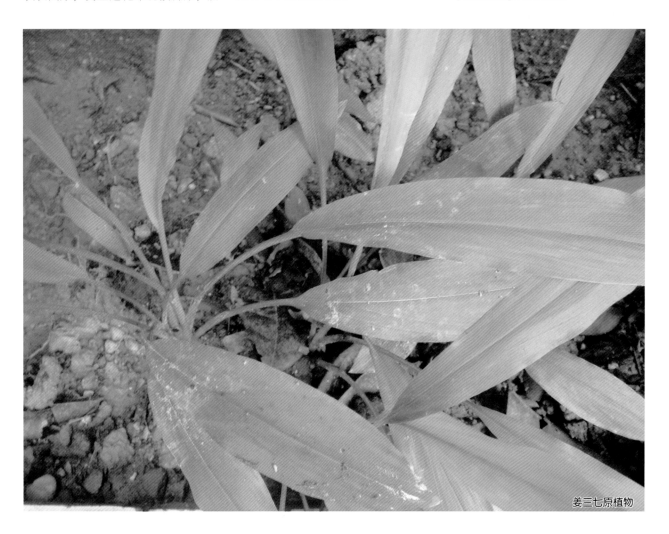

姜三七原植物

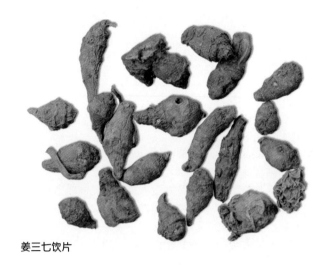

姜三七饮片

【经验方】

1.跌打损伤　姜叶三七 5～15g。水煎或浸酒内服；外用酒炒热敷患处。（《广西中草药》）

2.外伤出血　姜叶三七，炒炭，研粉，适量撒患处。（《广西中草药》）

3.吐血，衄血，月经过多　姜叶三七，晒干，煅存性，用 5～15g。水煎服。（《广西中草药》）

【参考文献】

[1] 倪玲,刘成军,韦世秀,等.广西壮药姜三七对雌、孕激素负荷大鼠子宫肌瘤的影响.时珍国医国药,2013,24(1): 128.

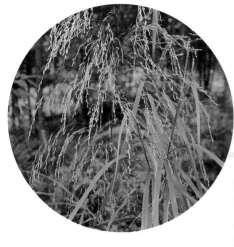

Lei lu

类 芦

Neyraudiae Reynaudianae Folium
[英]Reynaudiane Neyrandia Leaf

【别名】卿箭杆子、石珍茅、篱笆竹。

【来源】为禾本科植物类芦 Neyraudia reynaudiana（Kunth） Keng. 的嫩苗。

【植物形态】草本。具木质根茎，须根较粗而坚硬。秆直立，通常具分枝，节间被白粉。叶鞘紧密抱茎，无毛而仅沿其颈部具柔毛；叶舌密被柔毛；叶片长 20 ～ 70cm，宽 4 ～ 10mm，先端细渐尖，扁平或卷折，无毛或者上面有时被柔毛。圆锥花序分枝长而细弱，开展下垂；小穗含 4 ～ 8 朵花，其第 1 花仅具外稃而无毛；颖无毛；外稃先端具向外反曲的短芒，边脉上有白柔毛，内稃短于外稃，透明膜质。

【分布】广西主要分布于龙州、大新、南宁、武鸣、马山、金秀。

【采集加工】夏、秋季采收。除去杂质，洗净，切段，晒干。

【药材性状】嫩苗秆直立，节间长，灰绿色，叶鞘紧密抱茎，无毛，仅沿其颈部具柔毛，黄绿色；叶舌密被柔毛，叶片长 20 ～ 70cm，宽 4 ～ 10mm，向内卷曲，浅绿色，无毛或上面有柔毛。气微，味甘、淡。

【品质评价】以色绿、无霉变者为佳。

【性味归经】味甘、淡，性平。归肝，肾经。

【功效主治】清热利湿，消肿解毒。主治毒蛇咬伤，竹木刺伤。

【用法用量】内服：煎汤，30 ～ 60g。外用：适量，捣敷。

【使用注意】阴虚津少者及无湿热者忌服。

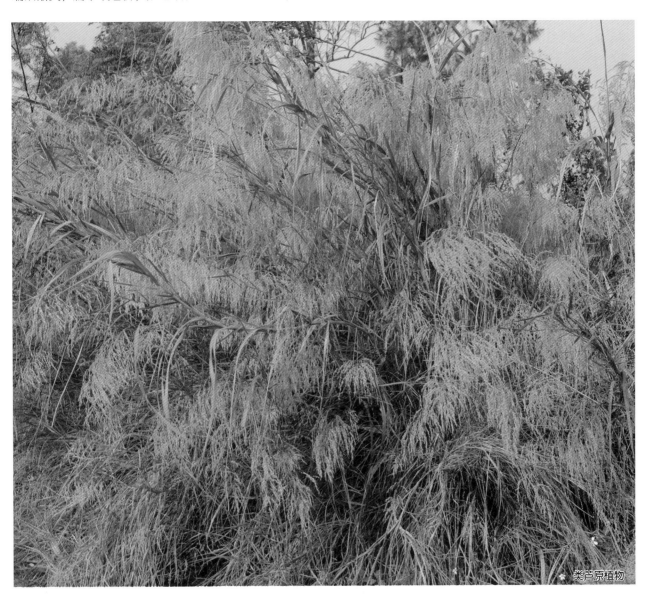

类芦原植物

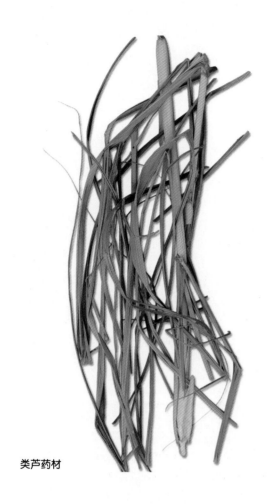

类芦药材

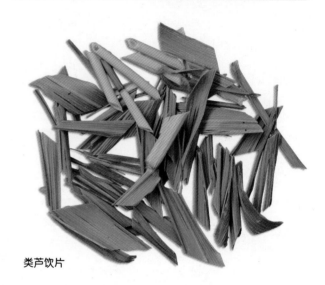

类芦饮片

【经验方】

1.竹木刺入肉　用篱笆竹嫩苗捣烂敷患处。(《全国中草药汇编》)

2.毒蛇咬伤　篱笆竹嫩叶30～60g两捣烂，冲开水服。(《全国中草药汇编》)

3.肾炎水肿　鲜篱笆竹一小扎。用火烧一端，另一端流出竹沥，取竹沥一碗，分多次内服，一天内服完。(《全国中草药汇编》)

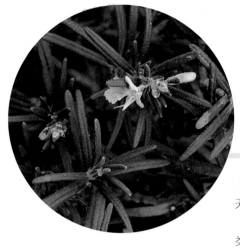

Mi die xiang

迷迭香

Rosemarini Her ba
[英] Rosemary Herb

【别名】海洋之露。

【来源】为唇形科植物迷迭香 *Rosmarinus officinalis* L. 的嫩茎叶。

【植物形态】灌木。茎及老枝圆柱形，皮层暗灰色，不规则的纵裂，块状剥落，幼枝四棱形，密被白色星状细绒毛。叶常在枝上丛生；具极短的柄或无柄；叶片草质，线形，长 1 ~ 1.2cm，宽 1 ~ 2mm，先端钝，基部渐狭，全缘，向背面卷曲，上面稍具光泽，近无毛，下面密被白色的星状绒毛。花近无梗，对生，少数聚集在短枝的顶端组成总状花序；苞片小，具柄；花萼卵状钟形，外面密被白色星状绒毛及腺体，二唇形，上唇近圆形，全缘或具很短的 3 齿，下唇 2 齿，齿卵圆状三角形；花冠蓝紫色，外被疏短柔毛，内面无毛，冠筒稍外伸，冠檐二唇形，上唇直伸，2 浅裂，裂片卵圆形，下唇宽大，3 裂，中裂片最大，内凹，边缘为齿状，基部缢缩成柄，侧裂片长圆形；雄蕊 2 枚发育，着生于花冠上唇的下方，仅 1 室能育；花柱细长，远超过雄蕊，先端不相等 2 浅裂，裂片钻形，后裂片短；花盘平顶，具相等的裂片；子房裂片与花盘裂片互生。

【分布】广西全区均有栽培。

【采集加工】4 ~ 11 月割取绿色未木质化的茎叶。干燥。

【药材性状】本品茎呈方柱形，多分枝，对生，长 10 ~ 40cm，直径 1 ~ 5mm。下部表面灰褐色，向上颜色变浅，茎尖部分灰白色，密被白色星状细绒毛，茎尖部分尤密。体轻，质脆，断面黄绿色，不平坦。叶对生，在茎尖部分呈簇生状，具极短的柄或无柄。叶片草质，线形，长 1 ~ 3cm，宽 1 ~ 2mm，绿色至暗绿色，上面稍具光泽，近无毛，下面密被白色星状绒毛，先端钝，全缘，向背面卷曲。气芳香，味辛、凉。

【品质评价】以干燥、条粗、色黄绿、无杂质者为佳。

【化学成分】本品茎叶中主要含黄酮类、二萜类、三萜类、甾醇类、酚性成分、挥发油等。

黄酮类成分有 5,4′- 二羟基 -7- 甲氧基黄酮(4′,5-dihydroxy-7-methoxy-flavone)[1,2]、3,5- 二羟基 -7,3′,4′- 三甲氧基黄酮（3,5-dihydroxy-7,3′,4′-trime-thoxyflavone）、5- 羟基 -4′,7- 二甲氧基 -6- 甲基黄酮(5-hydroxy-4′,7-dimethoxy-6-methylflavone）、槲皮素（quercetin）、芦丁（rutin）[1]、5-羟基 -7,4′- 二甲氧基黄酮（5-hydroxy-7,4′-dimethoxyfla-vone）[2]、芫花素（genkwanin）[3-5]、7,24-tirucalladien-3β,27-diol、tirucalla-7,24-dien-3β,21,23-triol[4]、异黄芩素 -7-*O*- 葡萄糖苷（isoscutellarein-7-*O*-glucoside）[4]、

木犀草素 -3′-*O*- β -D- 葡萄糖苷酸（luteolin -3′-*O*- β -D-glucuronide）、木

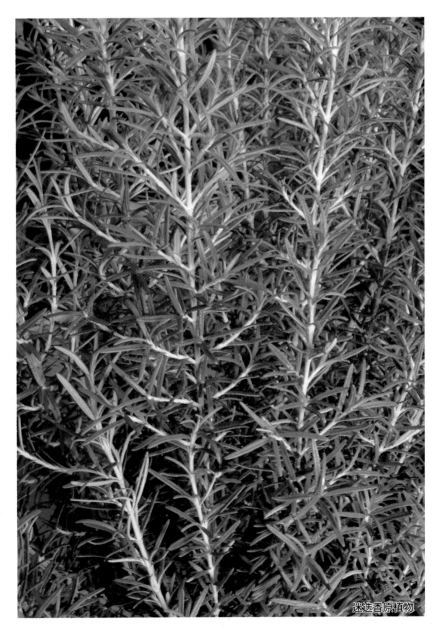

迷迭香原植物

犀草素 -3′-O-（3″-O- 乙酰基）- β -D- 葡萄糖苷酸 [luteolin-3′-O-（3″-O-acetyl）- β -D-glucuronide][5,6]、木犀草素 -3′-O-（4″-O- 乙酰基）-β-D- 葡萄糖苷酸 [luteolin-3′-O-（4″-O-acetyl）-β -D-glucuronide][6]、6″-O-（E）- 阿魏酰高车前苷 [6″-O-（E）-feruloylhomo-plantaginin]、6″-O-（E）-feruloylnepitrin、6″-O-（E）-p-coumaroylnepitrin、6-methoxyluteolin-7-glucopyranoside、山奈酚（kaempferol）、木犀草素（luteolin）、ladanein、1-O-feruloyl- β -D-glucopyranose、1-O-（4-hydroxybenzoyl）-β -D-glucopyranose[5]、6-甲氧基木犀草素（6-methoxy-5,7,3′,4′-tetrahydroxyflavone）、橙皮苷（hesperidin）、香叶木苷（diosmin）、cirsimarin、phegopolin、高车前苷（homoplantaginin）、nepitrin、apigetrin、楔叶泽兰素 -3′-O- 葡萄糖苷（eupafolin-3′-O-glucoside）、楔叶泽兰素 -4′-O- 葡萄糖苷（eupafolin-4′-O-gluccside）、木犀草素 -3′-O- 葡萄糖醛酸苷（luteolin-3′-O-glucuronide）和三个乙酰化衍生物、木犀草素（luteolin）、6-甲氧基木犀草素（6-methoxyluteolin）、香叶木素（diosmetin）、芫花素 -7- 甲醚（7-methylether genkwanin）、粗毛豚草素（hispidulin）、6- 甲氧基 -3′,4′- 二羟基黄酮 -7-O- 葡萄糖苷（6-methoxy-3′,4′-dihydroxyflavone-7-O-glucoside）、salvigenin、木犀草素 -7- 葡萄糖苷（luteolin-7-glucoside）。

二萜类成分有阿魏酸（ferulic acid）[1]、迷迭香酸（rosmarinate acid）[1,4,5]、迷迭香酚（rosmanol）[3,7]、迷迭香醌（rosmanol quinone）[3]、rosmaquinone A、rosmaquinone B[8]、鼠尾草酸（carnosic acid）[5,6,14,15]、鼠尾草酚（carnosol）[4,5,9]、12-O- 甲基鼠尾草酸（12-O-methylcarnosic acid）[4]、表迷迭香酚（epirosmanol）[9]、丹参新酮（rosmariquinone）[10]、铁锈醇（ferruginol）、异迷迭香酚（isorosmanol）、7- 乙氧基迷迭香酚（7-ethox-yrosmanol）[10]、7- 甲氧基迷迭香酚（7-mef-hoxyrosmanol）、迷迭香二醛（rosmaridial）、迷迭香二酚（rosmaridiphenol）、迷迭香宁（rosmarinicine）、异迷迭香宁（isorosmarinicine）、rosmariqttinone、royleanone、表丹参酮（cryptotanshinone）。

三萜类成分有齐墩果酸（oleanolic acid）[1,10,11]、桦木酸（betulinic acid）[3,10,11]、熊果酸（ursolic acid）[10,11]、熊果醇（uvaol）[1]、α - 香树素二十六烷酸脂（α-amyrin hexa-cosoatewa）、α - 白檀酮（α-amyrenone）[10]、桦木醇（betulin）[1]、19α - 羟基熊果酸（19α-hydroxyursolic acid）、2β - 羟基齐墩果酸（2β-hydroxyoleanic acid）、3β - 羟基乌苏烷 - 12,20（30）- 二烯 -17- 酸 [3β-hydroxyursa-12,20（30）-dien-17-oic-acid]、表 -α - 香树脂醇（epi-α-amyrin）、蒲公英赛醇（taraxol）、α-,β - 香树脂素（α-,β-amyrin）、羽扇豆醇（lupeol）、β - 白檀酮（β-amyrenone）、3-O- 乙酰基齐墩果酸（3-O-acetyloleanolic acid）、3-O- 乙酰基熊果酸（3-O-acetylursolic acid）、rofficerone（3-oxo-20-β-hydrox-urs-12-ene）。

甾醇类成分有 γ - 蒲公英甾醇（γ-taraxasterol）、蒲公英甾醇（taraxasterol）、日耳曼醇（germanicol）、胆甾醇（cholesterol）、菜油甾醇（campesterol）、谷甾醇（sitosterol）[1]。

酚性成分主要为迷迭香酸（rosmarinic acid）、咖啡酸（caffeic acid）、绿原酸（chlorogenie acid）。

挥发油类成分主要成分为 α - 蒎烯（α -pinene）、1,8- 桉叶素（1,8-cineole）、莰烯（camphene）、β - 蒎烯（β -pinene）、樟脑（camphor）、龙脑（borneol）[12] 等。

【药理作用】

1. 抑菌　迷迭香叶的挥发油对金黄色葡萄球菌、大肠杆菌、霍乱弧菌等有肯定的抗菌作用，抗菌效力中等[13]。迷迭香提取物 0.5% 可抑制肉毒梭状芽孢杆菌生长，0.2% ~ 0.5% 可抑制枯草芽孢杆菌和蜡状芽孢杆菌生长[14]。迷迭香酸对枯草杆菌、藤黄细球菌[15]，大肠杆菌（MIC 为 300 μ g/ml）[16]、金黄色葡萄球菌（MIC 为 400 μ g/ml）[16] 及立枯丝合菌（MIC 为 800 μ g/ml）的生长均有明显的抑制作用。迷迭香酸的抗菌作用机理制为：可改变细菌细胞膜的通透性，导致还原糖和蛋白质的渗漏而影响细胞代谢，通过抑制 DNA 聚合酶的活性而影响 DNA 复制，从而发挥了抑菌作用[17]。迷迭香酸对植物病原真菌也有抑制活性[18] 其中对番茄灰霉病菌、杧果灰斑病菌、柑橘青霉和梨黑斑病菌的抑制作用较强，对杉木猝倒病菌和苹果树腐烂病菌的作用次之，对松枯梢病菌和种实霉烂病菌的抑制作用较弱。

2. 抗病毒　迷迭香酸有抗人类免疫缺陷病毒 -1（HIV-1）整合酶的活性（IC$_{50}$<10 μ m）[19-21]。迷迭香酸也能抑制 HIV-1 逆转录酶的活性[22]。Ros A 是控制疱疹病的一种有效成分[23]。

3. 抗氧化　迷迭香酸具有极强的清除体内自由基的活性和抗氧化作用[24,25]。其作用机制为迷迭香酸与不饱和脂肪酸竞争性与脂质过氧基结合，以终止脂质过氧化的连锁反应，降低脂质过氧化速率，而迷迭香酸被氧化为醌式；迷迭香酸可抑制中性粒细胞呼吸爆发及通过减少细胞内钙离子浓度而抑制溶酶体的释放[26]；抑制内皮细胞调节的低密度脂蛋白的氧化[27]。迷迭香酸的抗氧化作用与其结构有关，邻二酚羟基是清除自由基活性的物质基础[28]。而且 C-3 位的共轭双键具有增效作用。

4. 抗炎　迷迭香酸对肾炎[29-31]、关节炎[32]、肺损伤[33]、轻度季节性结膜炎[34] 均具有一定的抗炎作用。这使迷迭香酸可能作为一种有吸引力的免疫性疾病的治疗工具[35]。迷迭香酸的抗炎机理可能是[36]：①抑制花生四烯酸代谢中的 5- 脂氧化酶；②对补体依赖性 PGL2 的合成产生抑制作用；③抗氧化和消除自由基作用。

5. 抗血栓　迷迭香酸具抗血栓作用[37,38]，能抑制静脉血栓形成，阻抑胶原诱导的血小板聚集，促进纤维蛋白溶解活性。其抗血栓机理可能与抗血小板聚集和增强纤维蛋白溶解活性有关[39]。

6. 抗抑郁　迷迭香酸具有抗抑郁活性，迷迭香酸（2mg/kg，腹腔注射）可有效地减少小鼠强迫游泳的不动性[40,41]。家兔腹腔注射 1mg/kg、2mg/kg、4mg/kg 或 8mg/kg 迷迭香酸，然后进行十字迷宫和跳台试验，并采用彗星分析研究它对脑组织的影响，最终发现低剂量迷迭香酸有抗焦虑作用而不影响家兔短、长期记忆能力，并且不损害脑组织 DNA；剂量为 8mg/kg 的迷迭香酸能增加动物的运动能力[42]。

7. 抗辐射与抗诱变　迷迭香酸对 ^{137}Cs γ 射线致人外周血淋巴细胞染色体畸变的防护作用，发现照射前给予迷迭香酸能显著降低淋巴细胞微核发生率，且迷迭香酸的效果要好于维生素 C；而照后给予迷迭香酸则无明显效果。迷迭香酸抗辐射活性主要取决于其清除 -OH 和 -O^{2-} 的能力[43]。迷迭香酸能够显著降低腹腔注射阿霉素引起的小鼠外周血细胞微核发生率，且降低程度呈迷迭香酸剂量依赖性[44]。小鼠经 ^{60}Co γ 射线照射前连续 7 天口服迷迭香酸 100mg/kg，能明显降低骨髓细胞中嗜多染红细胞微核发生率[45]。用含迷迭香酸 2% 的饲料和蒸馏水饲养小鼠，每周用 300 ~ 425nm 波长的紫外线照射小鼠，每次 2h，33 周后取小鼠耳朵和背部的皮肤以及内脏，用甲醛和煤油处理后观察表皮与真皮的变化，发现未服用含有迷迭香酸的小鼠皮肤出现中或重度异常；而迷迭香酸组中只有 30% 出现轻度异常，其余小鼠与空白对照组无明显差别[46]。

8. 抗肿瘤　含有 1.0% 迷迭香提取物的食物可明显减少 DMBA（7，12- 二甲苯蒽）所致乳腺癌发生率，平均减少 47%。含 0.5% 和 1.0% 迷迭香提取物的食物体内可抑制 DMBA 与乳腺上皮细胞 DNA 结合，平均抑制率达 42%[47]。迷迭香酸能够显著降低 1,2- 二甲基肼（DMH）诱导的家兔结直肠癌的发生率。给予 DMH 诱导患有结直肠癌的家兔 2.5mg/kg、5.0mg/kg 迷迭酸，连续 16 周，给予家兔 5mg/kg 迷迭香酸能明显降低息肉发生率（50%）；显著降低肝脏、肠、近侧结肠、末梢结肠和盲肠等组织中硫代巴比妥酸活性物质（TBARS）的水平；能使机体超氧化物歧化酶（SOD）和过氧化氢酶（CAT）接近正常水平。迷迭香酸的抗肿瘤作用与其强抗氧化能力密切相关。迷迭香酸与 TNF- α 联用能够明显增加人白血病细胞 U937 凋亡，通过抑制 NF- κ B 和活性氧（ROS）的活性而产生作用[48]。对神经元细胞的保护作用：迷迭香酸在体外有较强的抗 β - 淀粉样原纤维产生的作用；同时对中枢神经系统也有抑制 β 淀粉样肽（A β）形成和聚集、β - 淀粉样原纤维（fA β）的形成以及使 fA β 不稳定的作用。迷迭香酸具有对脑星形胶质细胞，通过增加线粒体膜势能和抑制 caspase-3 活性起抗凋亡作用[49]。迷迭香酸有抗谷氨酸诱导 PC12 细胞凋亡的作用，其机制可能与调节 Bcl-xl 和 BAX 基因的表达有关[50]。

9. 保肝利胆　迷迭香酸抑制肝星状细胞（HSC）增殖，降低 HSCs 中 TNF- α 诱导的 α - 平滑肌肌动蛋白（α -SMA）表达，降低转化生长因子 - β 1（TGF- β 1）和结缔组织生长因子（CTGF）的表达。在 CCl$_4$ 诱导的家兔肝纤维化模型中，它能降低血清中白蛋白 / 球蛋白比值，降低血清透明质酸、层粘连蛋白、PC Ⅲ 的水平及羟基脯氨酸的含量，同时降低纤维化等级，亦能降低肝脏中 TGF- β 1 和 CTGF 的表达。因此迷迭香酸有一定的抗肝纤维化的效果[51]。迷迭香酸对免疫性肝纤维化有治疗作用[52]。迷迭香酸 30mg/kg 能显著降低免疫性肝纤维化减少细胞外基质的过度沉积，从而有助于肝正常结构重建和肝功能恢复，有效抑制肝纤维化的发展并在一定程度上起到逆转肝纤维化的作用。开花期迷迭香烯醇提取物对豚鼠有利胆和促进胆汁分泌的作用[53]。有慢性胆囊炎的狗静脉注射 5 ~ 10mg/kg 迷迭香碱，能促进胆汁排泄[13]。

10. 其他　迷迭香碱能加强大脑皮层抑制作用，有催眠和抗惊厥作用。5 ~ 20mg/kg 可降低麻醉猫的血压，这是由于对心脏的抑制和扩张血管所致。其还能防止大鼠实验性胃溃

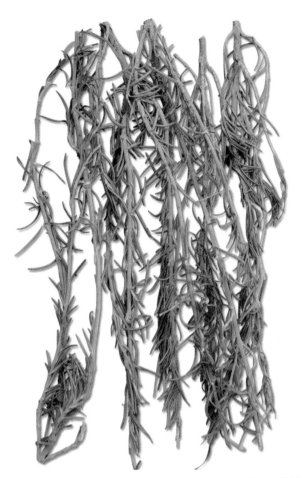

迷迭香药材

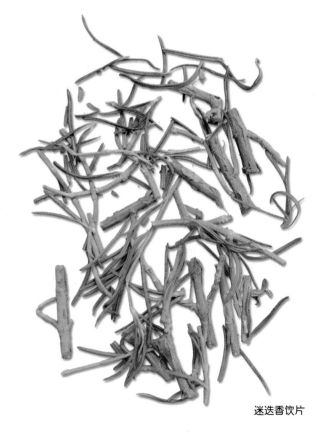

迷迭香饮片

痉[13]。迷迭香碱及其衍生物体外有明显的平滑肌兴奋作用和中等的镇痛作用[54]。迷迭香中所含香叶木苷可降低兔毛细血管渗透性，作用比芸香苷强。对毛细血管脆性增加的疗效优于芸香苷，并且毒性低[13]。迷迭香酸有较强的抑制黄嘌呤氧化酶作用[55]。

11. 毒性反应　急性毒性实验中，大、小鼠腹腔注射迷迭香提取物2g/kg，未见明显毒副反应[53]。

【性味归经】味辛，性温。归心、脾、胃经。

【功效主治】燥湿健脾，活血通络，安神。主治胃脘痛，纳呆，胸闷心痛，头痛，失眠；预防脱发。

【用法用量】内服：煎汤，5～9g。外用：鲜品适量浸水洗。

【使用注意】孕妇慎用。

【参考文献】

[1] 王珲.迷迭香化学成分与质量评价研究.沈阳：辽宁中医药大学，2011.

[2] Brieskorn CH, Domling HJ. On the presence of 5-hydroxy-7,4'-dimethoxyflavone in the leaves of Rosmarinus officinalis. Arch Pharm Ber Dtsch Pharm Ges, 1967,300(12): 1042.

[3] 陈四利，周雪晴，刘祥义，等.迷迭香化学成分研究.精细化工，2009, 26(9): 882.

[4] MJ del Bano, J Lorente, J Castillo. Phenolic Diterpenes, Flavones, and Rosmarinic Acid Distribution during the Development of Leaves, Flowers, Stems, and Roots of Rosmarinus officinalis. Antioxidant Activity. J.AgricFood Chem, 2003, 51(15): 4247.

[5] Naisheng Bai , Kan He, Marc Roller. Flavonoids and Phenolic Compounds from Rosmarinus officinalis. JAgricFood Chem, 2010, 58(9): 5363.

[6] Nobuyuki Okamura, Hiroyuki Haraguchi, Kensuke Hashimoto, et al. Flavonoids in Rosmarinus officinalis leaves. Phytochemistry, 1994, 37(5): 1463.

[7] 周群芳，屠鹏飞，陈宏明，等.迷迭香的三萜类化学成分研究（英文）.Journal of Chinese Pharmaceutical Sciences, 2000, (3): 131.

[8] Mahmoud AA, Al-Shihry SS, Son BW.Diterpenoid quinones from rosemary(Rosmarinus officinalis L.).Phytochemistry,2005,66(14):1685.

[9] CM Houlihan, CT Ho, SS Chang. The structure of rosmariquinone-A new antioxidant isolated from Rosmarinus officinalis L.Journal of the American Oil Chemists' Society, 1985, 62(1): 96.

[10] Hiroyuki Haraguchi, Takashi Saito, Nobuyuki Okamura. Inhibition of Lipid Peroxidation and Superoxide Generation by Diterpenoids from Rosmarinus officinalis. Planta Med ,1995, 61(4): 333.

[11] Abe F, YamauchiT, Nagao T. Ursolic acid as a trypanocidal constituent in rosemary. Biol Pharm Bull, 2002, 5(11): 1485.

[12] 许鹏翔，贾卫民，毕良武，等.不同产地的迷迭香精油成分分析及品质研究.分析科学学报，2003, 30(4): 361.

[13] 江苏新医学院.中药大辞典（下册）.上海：上海科学技术出版社，1977: 1739.

[14] Veda S, et al. C A, 1982, (97): 125854r.

[15] Kuhnt M , Probstle A, Rimpler H. Biologica and pharmacological activities and further constituents of Hyptis verticillata. Planta Med, 1995, 61(3): 227.

[16] 李荣贵，腾大为，杜桂彩，等.紫苏愈伤组织迷迭香酸的纯化及抗菌活性研究.微生物学通报，2000, 27(5): 324.

[17] 孙峭，汪靖超，李洪涛，等.迷迭香酸的抗菌机理研究.青岛大学学报（自然科学版），2005, 18(4): 41.

[18] 郭道森，杜桂彩，李丽，等.迷迭香酸对几种植物病原真菌的抗菌活性.微生物学通报，2004, 31(4): 71.

[19] Englberger W, Hadding U, Et schenberg E, et al. Rosmarinic acid: A new inhibit or of complement C3 convert ase with ant-iinfammatory activity. Int J Immunopharmacol, 1988, 10(6): 729.

[20] Peake P W, Pussel l B A, Mart yn P, et al. The inhibitory effect of rosmarinic acid on complement involves the C5 convert ase. Int J Immunopharmacol, 1991, 13(7): 853.

[21] Sahu A, Rawal N, Pangburn M K. Inhibit ion of complement by covalent at tchment of rosmarinic acid to activat ed C3b. Biochem Pharmacol, 1999, 57(12): 1439.

[22] Hooker C W, Lott W B, Harrich D. Inhibitors of human immun odef iciency virus type 1 reverse transcript ase target distinct phases of early reverse transcription. J V irol , 2001, 75(7): 3095.

[23] Borkowski B, Biesiadecka A, Lit w inska B. Comparison of the antiviral activity of caffeic, chlorogenic androsmarinic acid. Herba Pol, 1996, 42: 317.

[24] 杨卫东，朱鸿良，赵保路.丹参的氧自由基清除作用.中国药理学通报，1990, 6(2): 118.

[25] 黄诒森，张均田.丹参中三种水溶性成分的抗氧化作用.药学学报，1992, 27(2): 96.

[26] 陈淑珍，付阳平，吴若鉣.迷迭香酸对大鼠中性粒细胞自由基生成和溶酶体释放的影响.药学学报，1999, 34(12): 881.

[27] Pearson D A, Frank el EN, Aesch bach R, et al. Inhibiti on of endot helial cell mediat edox idation of low-density lipoprotein by rosemary and plant phenolics. J Agric Food Chem, 1997, 45(3): 578.

[28] Nakamura Y, Ohto Y, Murakami A. Superoxide scavengin gactivity of rosmarinic acid from Perilla frutescens Brit t on var acutaf viridis. J Agric Food Chem, 1998, 46(11): 4545.

[29] Makino T, On o T, Liu N, et al. S uppressive effects of rosmarinic acid on mesangioprolif erative glom erul on ephrit is inrats. N ephron, 2002, 92(4): 898.

[30] M akino T, Ono T, Muso E, et al. Inhibit ory effects of rosmarinic acid on the proliferation of cultured m urine mesan gialcells. Nephrol Dial Tran splant, 2000, 15(8): 1140.

[31] Makino T, Ono T, M atsuyama K, et al. Suppressi ve effects of Perilla f rut escens onlg Anephropathy in HIG A mice. Nephrol Dial T rans plan t, 2003, 18(3): 484.

[32] Youn J, Lee K H, Won J, et al. Beneficial effects of rosmarinic acid on suppression of collagen induced arthritis. J Rheumatol, 2003, 30(6): 1203.

[33] Sanbongi C, Takano H, O sakabe N, et al. Rosm arinic acid in hibits lung injury induced by diesel exhaust part icles. Free Radic Biol Med, 2003, 34(8): 1060.

[34] Takano H, O sakab e N, Sanbongi C, et al. Ext ract of Peril la f rut escens enriched f orrosmarinic acid, apolyphenolic phytochemical, inhibits seasonal allergic rhi noconjunct ivitis in humans. Exp Biol Med(Mayw ood) , 2004, 229(3): 247.

[35] Ahn S C, Oh W K, Kim B Y, et al. Inhibitory effects of rosmarinic acid on Lck SH2 dom ain binding to a syntheticp hosphopept ide. Plan ta M ed, 2003, 69(7): 642.

[36] 刘鹰翔，计志忠.迷迭香酸药理作用的研究进展.国外医药·植物药分册，1993, 8(6): B248.

[37] Petersen M. Simmonds M S R os marinic acid. Phytochemistry, 2003, 62(2): 121.

[38] 张百嘉，刘榴.丹参水溶性部分药理研究进展.中草药，1996, 27(10): 634.

[39] 邹正午，徐理纳，田金英.迷迭香酸抗血栓和抗血小板聚集作用.药学学报，1993, 28(4): 241.

[40]Takeda H, Tsuji M , Mat sumiya T, et al. Identification of rosmarinic acid as a novel ant idepressive substance in the leaves of Perilla frutescens Britton varacuta Kudo(Perillae Herba). Nihon Shinkei Seishin Yakurigaku Zasshi, 2002, 22(1)B15.

[41]Takeda H , Ts uji M , Inaz u M , et al. R osmarinic acid an dcaff ei c acid produce ant idepres sive-like effect in the forced swimming testinmice. Eur J Ph arm acol , 2002, 449(3): 261.

[42]PEREIRA P, TYSCA D, OLIVEIRA P, et al. Neurobehavioral and gentoxic aspects of rosmarinic acid. Pharm Res, 2005, 52(3): 199-203.

[43]DEL BANO MJ, CASTILLO J, BENAVENTE-GARCIA O, et al. Radioprotective antimutagenic effects of rosemary phenolics a-gainst chromosomal damage induced in human lymphocytes by γ -rays. J Agric Food Chem, 2006, 54(6): 2064-2068.

[44]FURTADO MA, FERNANDES DE ALMEIDA LC, FURTADORA, et al. Antimutagenicity of rosmarinic acid in Swiss mice evaluated by the micronucleus assay. Mut Res, 2008, 657(2): 150-154.

[45] 王淑伟, 柳晓兰, 余祖胤, 等 . 迷迭香酸对 γ 射线致小鼠骨髓嗜多染红细胞微核的保护作用 . 国际药学研究杂志 , 2011, 38(5):381-384.

[46]SANCHEZ-CAMPILLO M, GABALDON JA, CASTILLO J, et al. Rosmarinic acid, a photo-protective agent against UV and other i-onizing radiations. Food Chem Toxicol, 2009, 47(2): 386-392.

[47]Singletary K W, et al. C A, 1992, 116: 36020j.

[48]MOON DO, KIM MO, LEE JD, et al. Rosmarinic acid sensitizescell death through suppression of TNFalpha induced NF kappa Bactivation and Ros generation in human leukemia U937 cells. Cancer Let, 2010, 288(2): 183-191.

[49]Li W, Pi R, Chan H H , et al. Novel dimeric acet ylcholinest erase inhibitor bis(7)- t acrine, but not donepezil prevents glutamate induced neuronal apopt osis by blocking Nmethyl Daspart at erecept ors. J Biol Chem, 2005, 280(18): 18179.

[50] 颜涛 , 严奉祥 , 周家茂 , 等 . 迷迭香酸对谷氨酸诱导的 PC12 细胞损伤的效应 . 中国药理学通报 , 2006, 22(8): 955.

[51]LI GS, JIANG WL, TIAN JW, et al. In vitro and in vivo antifi-brotic effects of rosmarinic acid on experimental liver fibrosis. Phytomedicine, 2010, 17(3-4): 282-288.

[52] 张瑾锦 , 王友磊 , 刘文波 , 等 . 迷迭香酸对免疫性肝纤维化的治疗作用 . 滨州医学院学报 , 2010,33(3):178-181.

[53]Mongold J J, et al. Planta Medicinal Phytotherapeae, 1991, 25(1): 6.

[54]Boido A, et al. C A, 1978, 88: 69046d.

[55] 尚雁君 , 黄才国 , 蒋三好 , 等 . 迷迭香酸对黄嘌呤氧化酶的抑制作用 . 第二军医大学学报 , 2006, 27(2): 189.

Pao zhang zhu

炮仗竹

Russeliae Equisetiformis Herba
[英] Firecracker Bamboo Herb

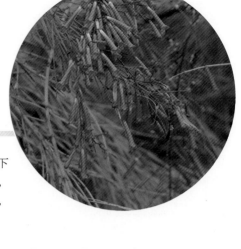

【别名】爆仗竹、马鬃花。

【来源】为玄参科植物爆仗竹 *Russelia equisetiformis* Schlecht.et Cham. 的全草。

【植物形态】灌木。直立。木贼状，几乎无叶。全株无毛。茎四棱形，枝纤细轮生，顶端下垂。叶小，散生；叶片长圆形至长圆状卵形，在枝上的大部退化为鳞片。聚伞圆锥花序狭长，小聚伞花序有花 1～3 朵；苞片钻形；花萼小，淡绿色，5 深裂过半，裂片卵状三角形，急尖，覆瓦状排列；花冠鲜红色，具长筒，不明显 2 唇形，上唇 2 裂，裂片卵形或长圆状卵形，下唇 3 裂；雄蕊 4，内藏退化雄蕊极小，位于花冠筒基部的后方。蒴果球形，室间开裂。

【分布】广西全区均有栽培。

【采集加工】夏季采收。鲜用或晒干。

【药材性状】本品无毛，茎灰绿色至暗棕色，枝轮生，四棱形，细长，具纵棱。叶小，几乎无叶，对生或轮生，退化成披针形的小鳞片。气微，味淡。

【品质评价】以色绿、无杂质者为佳。

【性味归经】味甘，性平。归肝经。

【功效主治】续筋接骨，活血祛瘀。主治跌仆闪挫，骨折筋伤，刀伤金疮。

【用法用量】内服：煎汤，10～15g。外用：鲜品适量，捣敷。

【使用注意】孕妇禁用。

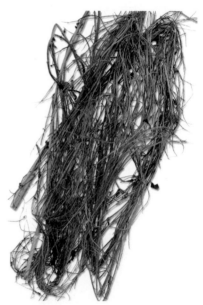

炮仗竹药材

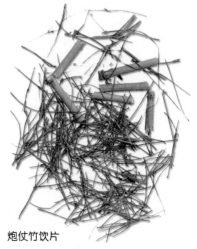

炮仗竹饮片

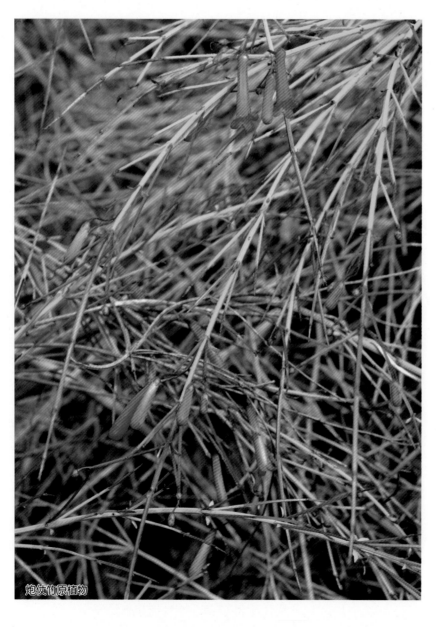

炮仗竹原植物

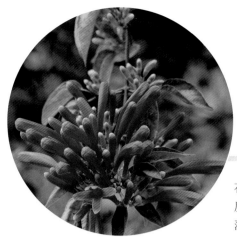

Pao zhang hua

炮仗花

Pyrostegiae Venustae Herba seu Flos
[英] Venuste Pyrostegia Herb or Flower

【别名】黄金珊瑚、黄鳝藤。

【来源】为紫葳科植物炮仗花 *Pyrostegia venusta*（Ker-Gawl.）Miers 的茎叶、花。

【植物形态】藤本。具有 3 叉丝状卷须。叶对生；小叶 2 ～ 3 枚，卵形，顶端渐尖，基部近圆形，长 4 ～ 10cm，宽 3 ～ 5cm，下面具有极细小分散的腺穴，全缘。圆锥花序着生于侧枝的顶端。花萼钟状，有 5 小齿。花冠筒状，内面中部有一毛环，基部收缩，橙红色，裂片 5，长椭圆形，花蕾时镊合状排列，花开放后反折，边缘被白色短柔毛。雄蕊着生于花冠筒中部；子房圆柱形，密被细柔毛，花柱细，柱头舌状扁平，花柱与花丝均伸出花冠筒外。果瓣革质，舟状，内有种子多列，种子具翅，薄膜质。

【分布】广西全区均有栽培。

【采集加工】夏、秋两季采收。晒干。

【药材性状】藤茎细长，具有 3 叉丝状卷须。叶皱缩，小叶 2 ～ 3 枚，展平呈卵形，顶端渐尖，基部近圆形，全缘。质脆，易碎。气微，味淡。

【品质评价】以干燥、色黄绿、无杂质者为佳。

【药理作用】

1. 抗肿瘤　低浓度的炮仗花叶及花的提取物可刺激黑色素瘤 B16F10 细胞的黑色素原生成，$0.1\mu g/ml$、$0.3\mu g/ml$、$1\mu g/ml$、$3\mu g/ml$ 炮仗花叶及 $0.03\mu g/ml$、$0.1\mu g/ml$ 的花作用于黑色素瘤细胞 4 天，可呈浓度依赖性的增加黑色素含量；$3\mu g/ml$ 叶提取物可增加黑色素原含量，最大效应为（33.3 ± 3）%，$0.1\mu g/ml$ 花提取物为（23.4 ± 3）%，并且不引起细胞死亡及改变酪氨酸酶的活性 [1]。

2. 抗氧化　炮仗花根和花的提取物中含有大量的抗氧化活性的植物化素，可抑制并清除自由基活性，包含萜类，生物碱，单宁酸，类固醇，皂苷等。抑制 ABTS（2,2- 联氮 -2,3- 乙基 - 苯并噻唑 -6- 磺酸）二铵盐自由基的半数抑制量（IC_{50}），花（0.018 ± 0.69）mg/ml，根为（0.026 ± 0.94）mg/ml；对二苯代苦味酰基（DPPH-）自由基的清除活性，95% 的花与 94% 的根与 98.9% 的抗坏血酸及 97.6% 的 BHT（2,6- 二丁基对甲酚）相当 [2]。

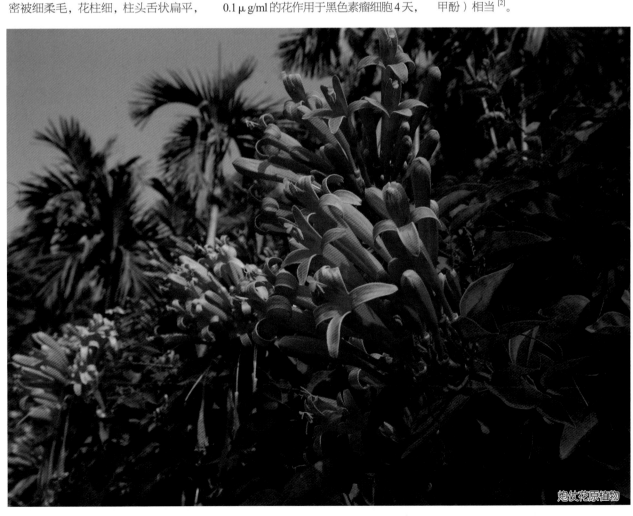

炮仗花原植物

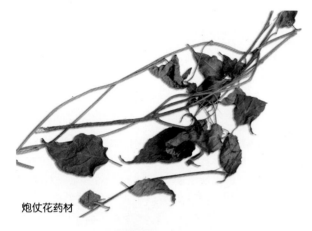

炮仗花药材

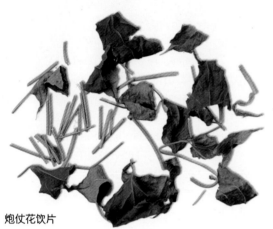

炮仗花饮片

3.其他 炮仗花的花提取物可促进伤口愈合，可升高伤口早期的人肿瘤坏死因子 TNF-α 及白细胞介素（IL）-6 水平[3]。对枯草芽孢杆菌、表皮葡萄球菌、金黄色葡萄球菌、化脓性葡萄球菌、藤黄微球菌、大肠杆菌、产气肠杆菌、微球菌、伤寒沙门菌、铜绿假单胞菌、白色念珠菌、黑曲霉具有弱的抗菌活性[3]。

【性味归经】花：味甘，性微寒；叶：味苦、微涩，性平。归肺、胃经。

【功效主治】润肺止咳，清热利咽。主治肺痨，新久咳嗽，咽喉肿痛。

【用法用量】内服：煎汤，10～15g；或研粉，每次3g，温开水送服。

【使用注意】寒性咳嗽不宜服。

【参考文献】

[1]Moreira CG, Horinouchi CD, Souza-Filho CS, et al.Hyperpigmentant activity of leaves and flowers extracts of Pyrostegia venusta on murine B16F10 melanoma. J Ethnopharmacol, 2012, 141(3): 1005.

[2]Roy P, Amdekar S, Kumar A, et al.Preliminary study of the antioxidant properties of flowers and roots of Pyrostegia venusta(Ker Gawl) Miers. BMC Complement Altern Med, 2011, (11): 69.

[3]Roy P, Amdekar S, Kumar A,et al. In vivo antioxidative property, antimicrobial and wound healing activity of flower extracts of Pyrostegia venusta(Ker Gawl) Miers. J Ethnopharmacol, 2012, 140(1): 186.

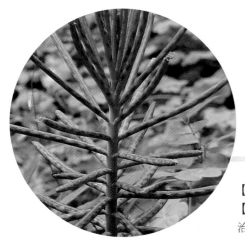

Yang diao zhong

洋吊钟

Bryophylli Delagoenses Herba
[英] Chandelier Plant Herb

【别名】玉吊钟、羊吊钟、锦蝶、极乐鸟、棒叶落地生根、窄叶落地生根。

【性味归经】味酸，性凉。归肝经。

【功效主治】清热解毒，收敛生肌。主治烧烫伤，外伤出血，疮痈肿毒。

【用法用量】内服：煎汤，10～20g。
外用：适量，捣烂外敷。

【使用注意】阴证疮疡不宜用。

【来源】为景天科植物棒叶落地生根 *Bryophyllum delagoense*（Eckl. & Zeyh）Druce 的全草。

【植物形态】草本。茎直立，稍肉质，基部常半木质化。叶轮生或对生，绿褐色带紫褐色斑纹，细长棒状，肉质，无柄。先端具羽状排列的小齿尖，齿隙生长小植物体，落地即成一新植株。花两性，聚伞花序，顶生，花下垂，花梗细长；花冠圆筒状，下半部包围在萼筒内，上半部露出，先端4裂，肉红色至深红色；雄蕊8枚，花丝着生于花冠管基部，下部有鳞片4枚；子房上位，基部与花冠合生，上部渐狭成花柱，胚珠多数。蓇葖果包在萼筒内，种子小，多数。

【分布】广西全区均有栽培。

【采集加工】夏、秋两季采收。洗净，切段，晒干。

【药材性状】茎呈圆柱形，表面黄棕色或黑棕色，基部有细纵纹及叶痕，嫩枝部分皱缩。叶多皱缩呈条状，灰褐色或灰白色，质脆。气微，味淡。

【品质评价】以干燥、色黄绿、无杂质者为佳。

【经验方】

1. 疮疖红肿　用洋吊钟鲜全草适量加黄糖少许，共捣烂外敷。（《全国中草药汇编》）

2. 烧烫伤，外伤出血　用洋吊钟鲜全草捣烂外敷。（《全国中草药汇编》）

3. 毒蛇咬伤　鲜半边莲、鲜七枝莲、鲜羊吊钟、鲜老虎芋各适量，捣烂敷伤口周围。（《广西民族医药验方汇编》）

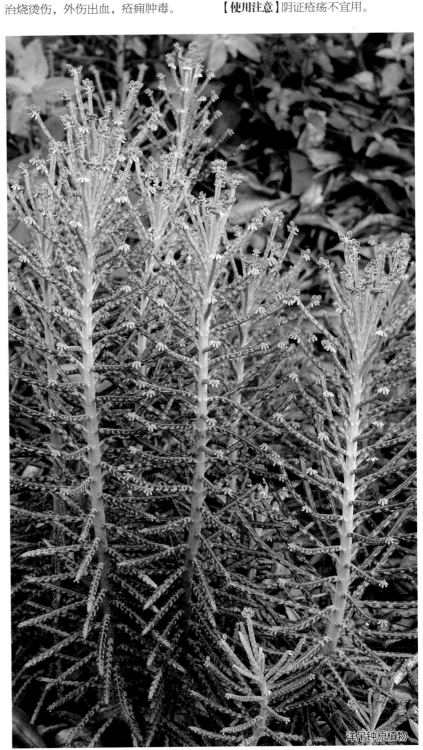

洋吊钟原植物

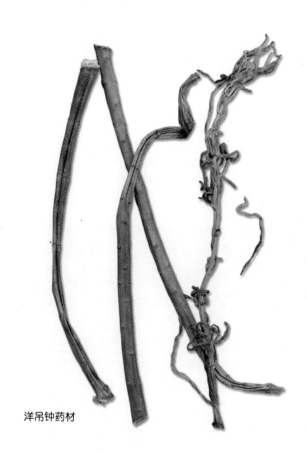

洋吊钟药材

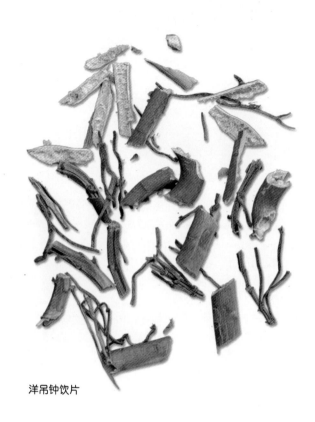

洋吊钟饮片

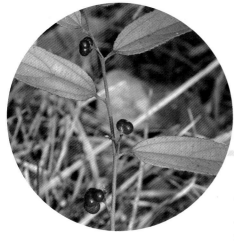

Bian dan gan

扁担杆

Grewiae Bilobae Herba
[英]Smallflower Grewia Herb

【别名】荚蒾、孩儿拳头、娃娃拳、糖果、拗山皮、棉筋条。

【来源】为椴树科植物扁担杆 *Grewia biloba* G.Don 的全株。

【植物形态】灌木或小乔木。多分枝，嫩枝被粗毛。叶互生；叶柄被粗毛；托叶钻形；叶片薄革质，椭圆形或倒卵状椭圆形，长 4 ~ 9cm，宽 2.5 ~ 4cm，先端锐尖，基部楔形或钝，两面有稀疏星状粗毛，边缘有细锯齿；基出脉 3 条，两侧脉上行过半，中脉有侧脉 3 ~ 5 对。聚伞花序腋生，多花，苞片钻形；萼片狭长圆形，外面被毛，内面无毛；花瓣长 1 ~ 1.5mm；雄蕊柄有毛；雌蕊子房有毛，花柱与萼片平齐，柱头扩大，盘状，有浅裂。核果红色，有 2 ~ 4 颗分核。

【分布】广西主要分布于天等、龙州、武鸣、南宁、隆安。

【采集加工】夏、秋季采收。洗净，晒干或鲜用。

【药材性状】根圆柱形，黑褐色或棕褐色，表面有纵纹，折断时有甘甜气味。茎圆柱形，被毛，黄褐色，有纵皱纹，折断面可见细小的髓部。叶长椭圆形，长 4 ~ 9cm，宽 2.5 ~ 4cm，浅黄色，两面均被毛，边缘有细锯齿，基出脉 3 条。气微，味甘、苦。

【品质评价】以根茎粗、叶多、完整、叶绿者为佳。

【化学成分】本品根皮中含有 7- 乙氧基槲皮素（3′,4′,5,7-tetrahydroxy-7-ethoxyflavone）、1α,3β,23- 三羟基齐墩果烷 -12- 烯 -28- 酸（1α,3β,23-trihydroxyolean-12-en-28-oic acid）、6-C-glucosyl-quercetin、6-C-gluosyl-3,3′,4′,5,7-pentahydroxyflavanone[1]。还含有木栓酮（suberone）、表木栓醇（epifriedelanol）、二十一酸（heneicosoic acid）、β- 谷甾醇（β -sitosterol）、棕榈酸丙酯、儿茶素（catechins）[2]。

【药理作用】

1. 抗肿瘤　扁担杆乙醇提取物具有抗小鼠宫颈癌 U14 作用[3]。

2. 镇痛、抗炎　扁担杆正丁醇提取物有镇痛作用，且能抑制二甲苯引起的小鼠耳郭肿胀[4]。

3. 抑菌　扁担杆根皮提取物对 β - 溶血性链球菌等菌有较强的抑制作用[5]。扁担杆中的木栓酮、表木栓醇、二十一酸、β - 谷甾醇、棕榈酸丙酯、儿茶素对大肠杆菌、铜绿假单胞菌、β - 溶血性链球菌、表皮葡萄球菌、柠檬色葡萄球菌均有抑制作用，儿茶素对铜绿假单胞菌、β - 溶血性链球菌和表皮葡萄球菌的最低抑菌浓度分别为 0.004mg/ml、0.002mg/ml、0.004mg/ml，抑菌效果优于盐酸小檗碱[6]。

4. 其他　扁担杆可治疗伤口细菌感染[7,8]、小儿蛔虫病[9]、皮肤脓疱疮，并且具有镇静作用[10]。扁担杆氯仿部位的化合物具有抗恶性疟原虫 D6 和 W2 的活性[11]。

【性味归经】味甘、苦，性温。归脾、肝经。

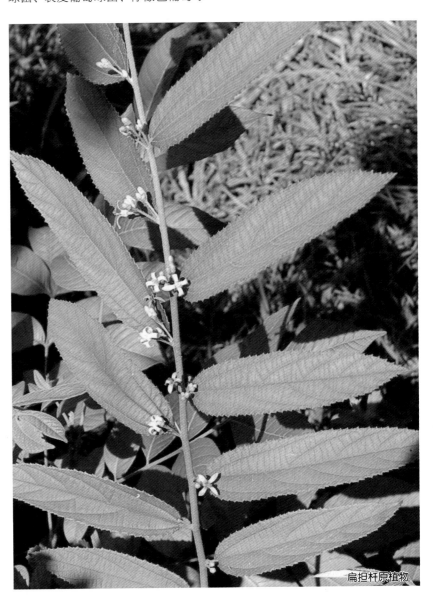

扁担杆原植物

【功效主治】健脾益气，祛风除湿，固精止带。主治脾虚食少，久泻脱肛，小儿疳积，蛔虫病，风湿痹痛，遗精，崩漏，带下，子宫脱垂。

【用法用量】内服：煎汤，9～15g；或浸酒。外用：适量，鲜品捣敷。

【使用注意】湿盛中满而有积滞者慎服。

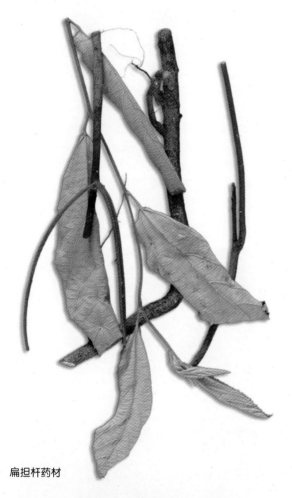

扁担杆药材

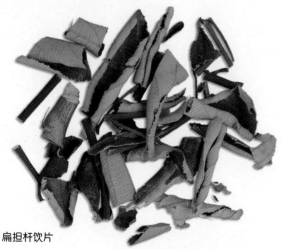

扁担杆饮片

【经验方】

1.骨髓炎　先以消毒药水洗净疮口，用鲜（扁担杆）根白皮捣烂敷，每日换1次，痊愈为止。可拔出小块死骨，亦可结合内服清热解毒药。（《湖南药物志》）

2.气痞(胸痞胀满)　拗山皮枝、叶各45g。煨水服。(《贵州草药》)

3.风湿性关节炎　①扁担杆根120～150g，白酒1000g。浸泡数日，每日2次，每服1酒盅。(《青岛中草药手册》)②扁担杆枝叶配松叶、豨莶草各30g。水煎服。(《湖南药物志》)

4.白带　娃娃拳30g，紫茉莉根（去皮）30g，白鸡冠花30g，刺萝卜30g。炖肉服。(《四川中药志》1982年)

5.脾虚食少，小儿疳积　娃娃拳30g，糯米藤15g，鸡矢藤15g，广柑皮9g。水煎服。(《四川中药志》1982年)

6.遗精，遗尿　扁担杆果30～60g。水煎服。(《湖南药物志》)

7.久病虚弱，小儿营养不良　扁担杆果肉60～90g。加糖蒸食。

8.血崩，胎漏　扁担杆根30～60g，算盘子根15～30g。加鸡蛋煮熟后，去蛋壳、药渣，再煮沸服。(《湖南药物志》)

9.睾丸肿痛　扁担杆根60g。猪膀胱煲服。(《广西民族药简编》)

【参考文献】

[1] 刘建群，潘景行，张锐，等.扁担杆的化学成分Ⅱ.中国实验方剂学杂志，2011, 17(5): 87.

[2] 刘建群，吴继梅，寇晓莉，等.扁担杆的化学成分研究.中药材，2008, 31(10): 1505.

[3] 刘建群，吴继梅，张锐，等.扁担杆提取物体内抗肿瘤作用研究.亚太传统医药，2008, 4(7): 21.

[4] 杨春光，高松，欧阳詹秀.扁担杆正丁醇提取物的抗炎镇痛作用.大连大学学报，2012, 33(6): 86.

[5] 刘建群，吴继梅，何志恒，等.扁担杆提取物体外抑菌活性研究.时珍国医国药，2008, 19(6): 1351.

[6] 刘建群，吴继梅，张锐.扁担杆化学成分体外抑菌活性研究.江西中医学院学报，2009, 21(2): 75.

[7] Grierson DS, Afolayan AJ. Antibacterial activity of some indige-nous plants used for the treatment of wounds in the Eastern Cape, South Africa. J Ethnopharmacol, 1999,66(1): 103.

[8] Zaid MA, Crow SA Jr. Biologically active traditional medicinal herbs from Balochistan, Pakistan. J Ethnopharmacol, 2005,96(1): 331.

[9] 唐慎微.重修政和经史证类备急本草.北京：人民卫生出版社，1975: 354.

[10] Jaspers MW, Bashir AK, Zwaving JH, et al. Investigation of Grewia bicolor Juss. J Ethnopharmacol, 1986, 17(3): 205.

[11] 谢集照.扁担杆属植物 Grewia bilamellata 中的抗疟疾化合物（英）.国外医药·植物药分册，2007, 22(4): 171.

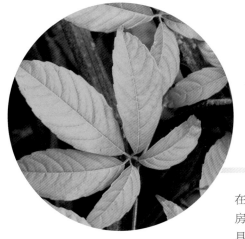

Bian dan teng

扁担藤

Tetrastigmatis Planicaulis Caulis
[英]Flatstem Rockvine Stem

【别名】腰带藤、羊带风、扁骨风、铁带藤、大芦藤、过江扁龙、脚白藤、大血藤。

【来源】为葡萄科植物扁担藤 *Tetrastigma planicaule*（Hook.f.）Gagnep. 的藤茎。

【植物形态】攀缘木质大藤本。全株无毛。茎深褐色，阔而扁，基部宽，分枝圆柱形，常有肿大的节，有条纹；卷须粗壮，不分枝。掌状复叶互生；总叶柄粗壮，基部常扁而宽；小叶5，革质，中间叶片长圆状披针形或倒披针状长圆形，长8～13cm，宽3～6cm，先端渐尖，基部钝或楔形，边缘有浅钝齿；侧生小叶较狭窄或稍短。复伞形聚伞花序腋生；总花梗近基部具苞片；花萼杯状，先端截平，有乳突状小点；花瓣4，绿白色，卵状三角形，先端兜状；花盘在雄花中明显，浅4裂，在雌花中不明显，雄蕊较子房短；子房宽圆锥形。浆果较大，近球形，肉质，具2颗种子。种子倒卵状椭圆形。

【分布】广西主要分布于百色、那坡、隆安、上林、武鸣、邕宁、上思、防城。

【采集加工】全年均可采收。切片晒干备用。

【药材性状】藤茎深褐色，阔而扁，常切成厚约1cm的小块。表面可见多数纵向凹槽及横向细裂隙。质硬且韧，不易折断，断面呈纤维性，褐色。气微，味酸。

【品质评价】以块大、干燥、色灰褐者为佳。

【化学成分】本品含有糖类、皂苷类、鞣质、有机酸、黄酮类、酚类、甾体、三萜类、油脂类等多种化学成分[1]。茎中含有豆甾-4-烯-6β-醇-3-酮（stigmast-4-en-6-β-ol-3-one）、7α-羟基谷甾醇（7α-hydroxysitosterol）、古柯二醇（erythrodiol）、水杨酸（salicylic acid）、香草酸（vanillic acid）、丁香酸（syringic acid）、原儿茶酸（protocatechuic acid）和丙三醇-2-（3-甲氧基-4-羟基苯甲酸）-醚 [glycerol-2-（3-methoxy-4-hydroxy-benzoic acid）-ether] 等[2]。

【性味归经】味辛、酸、涩，性平。归肝、肾经。

【功效主治】舒筋活络，息风止痉，祛风止痒。主治风湿骨痛，腰肌劳损，半身不遂，跌打损伤，惊风抽搐，荨麻疹。

【用法用量】内服：煎汤，15～30g；或浸酒。外用：适量，捣敷；或煎水洗。

【使用注意】孕妇慎用。

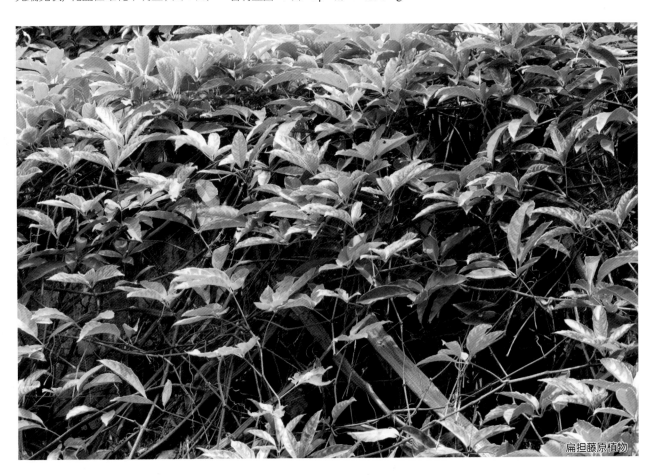

扁担藤原植物

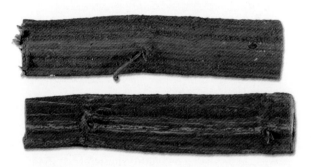

扁担藤药材

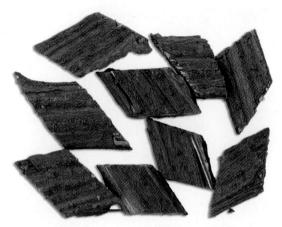

扁担藤饮片

【经验方】

1.荨麻疹 扁担鲜藤适量。水煎外洗。(《广西本草选编》)

2.游走性风湿痛,背痛 扁担藤 30g,盐肤木 15g,狮子尾(天南星科)6g。水煎服。(《福建药物志》)

3.中风偏瘫,乙脑后遗手足畸形 扁担藤 30g,炖猪蹄服。(《福建药物志》)

【参考文献】

[1] 卢澄生,李兵.瑶药扁担藤的化学成分预试验研究.广西中医学院学报,2011,14(2): 43.

[2] 邵加春,何翠红,雷婷,等.瑶药扁担藤化学成分的研究.中国药学杂志,2010,45(21): 1615.

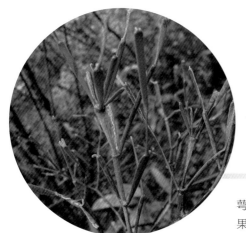

Bian zhi hu ji sheng

扁枝槲寄生

Visci Articulati Herba
[英] Articulate Viscum Herb

【别名】上树猢狲、铁角猢儿、枫上寄生、路路通寄生、风饭寄生、大叶枫寄生、枫香槲寄生。

【来源】为桑寄生科植物扁枝槲寄生 Viscum articulatum Burm.f. 的带叶茎枝。

【植物形态】灌木。茎基扁平，枝和小枝均扁平；枝交叉对生或二歧分枝，节间长 2 ~ 4cm，宽 2 ~ 3.5mm，干后边缘薄，纵肋 3 条，明显。叶退化呈鳞片状。聚伞花序，1 ~ 3 个腋生，总花梗几无；总苞舟形，具花 1 ~ 3 朵，通常仅具 1 朵雌花或雄花，或中央 1 朵为雌花，侧生的为雄花；雄花花蕾时近球形，萼片 4 枚，花药圆形，贴生于萼片下半部；雌花花蕾时椭圆形，花托长卵球形，基部具杯状苞片或无，

萼片 4 枚，三角形，柱头乳头状。浆果球形，有时卵球形，成熟时白色或青白色，果皮平滑。

【分布】广西主要分布于南宁、武鸣、上林。

【采集加工】夏、秋季间采。扎成束，晾干。

【药材性状】茎圆柱形，直径约 1cm；小枝扁平，长节片状，节间长 1.5 ~ 3cm，宽 2 ~ 3mm，纵肋 3 ~ 5 条，边缘薄。果实圆球形，直径 2 ~ 3mm，黄棕色或暗棕色。

【品质评价】以干燥、色黄绿、无杂质者为佳。

【化学成分】本品含黄酮类（flavones）、三萜类（triterpenes）、甾醇类（sterols）、

苷类（glycosides）等化学成分。

黄酮类成分有高圣草素 -7-O-β-D-葡萄糖苷（homoeriodictyol-7-O-β-D-glucoside）、圣草酚 -7-O-β-D-葡萄糖苷（eriodictyol-7-O-β-D-glucoside）、槲寄生新苷 I（viscumneoside I）、槲寄生新苷 V（viscumneoside V）[1]。尚含高圣草素 -7-O-β-D-葡萄糖苷 -4'-O-β-D-（5'''- 桂皮酰基）- 芹菜糖 [homoeriodictyol-7-O-β-D-glucoside-4'-O-β-D-（5'''-cinnamon acyl）-apiose]、乔松素 -7-O-β-D-芹菜糖（1 → 2）-β-D-葡萄糖苷 [pinocembrin-7-O-β-D-apiose（1 → 2）-β-D-glucoside]、乔松素 -7-O-β-D-芹菜糖（1 → 5）-β-D-芹菜糖（1 → 2）-β-D-葡萄糖苷 [pinocembrin-

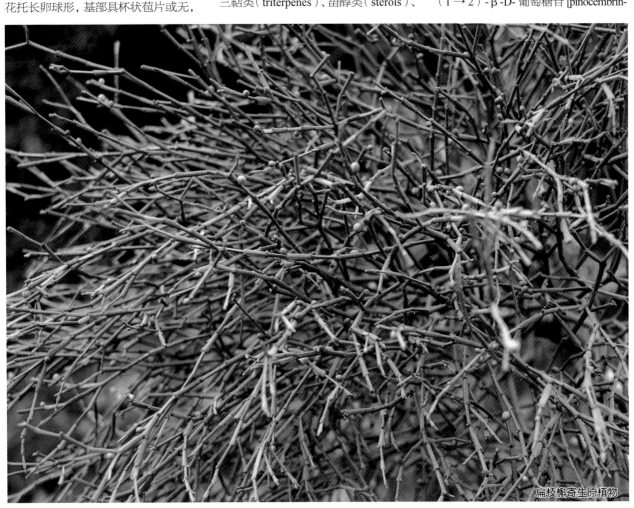

扁枝槲寄生原植物

7-*O*-β-D-apiose（1→5）-β-D-glucoside][2]、乔松素-7-*O*-β-D-吡喃葡萄糖苷(pinocembrin-7-*O*-D-glucopyranoside)、5,4′-二羟基黄酮-7-*O*-β-D-吡喃葡萄糖苷（5,4′-dihydroxyflavanone-7-*O*-β-D-glucopyranoside）、5,3′,4′-三羟基黄酮-7-*O*-β-D-吡喃葡萄糖苷(5,3′,4′-trihydroxyflavanone-7-*O*-β-D-glucopyranoside)、乔松素-7-*O*-[肉桂酰（1→5）-β-D-呋喃芹菜糖基（1→2)]-β-D-吡喃葡萄糖苷{ pinocembrin-7-*O*-[cinnamoyl（1→5)-β-D-apiofuranosyl(1→2)]-β-D-glucopyranoside }[3]。

三萜和甾醇类成分有羽扇豆醇硬脂酸酯（lupeol stearate）、羽扇豆醇棕榈酸酯（lupeol palmitate）、羽扇豆醇乙酸酯（lupeol acetate）、β-谷甾醇（β-sitosterol）、白桦脂醇（betulin）、齐墩果酸（oleanolic acid）[4]。

苷类成分有1-*O*-苄基-[5-*O*-苯甲酰-β-D-呋喃芹菜糖基（1→2）]-β-D-吡喃葡萄糖苷{ 1-*O*-benzyl-[5-*O*-benzoyl-β-D-apiofuranosyl（1→2）]-β-D-glucopyranoside }、4′-羟基-7,3′-二羟基黄酮-5-*O*-β-D-吡喃葡萄糖苷（4′-hydroxy-7,3′-dimethoxyflavone-5-*O*-β-D-glucopyranoside）[5]，还含黄酮苷A（visartisides A）、黄酮苷B（visartisides B）、黄酮苷C（visartisides C）、糖苷酰基酯visartisides D、糖苷酰基酯visartisides E、糖苷酰基酯visartisides F和联苯丙烷糖苷4′-羟基-2′,3′,6′,3″-四甲基乙氧基-1,3-联苯丙烷)-4″-*O*-β-D-吡喃葡萄糖苷 [（4′-hydroxy-2′,3′,6′,3″-tetramethoxy-1,3-diphenylpropane）-4″-*O*-β-D-glucopyranoside][6]。

【性味归经】味辛、苦，性平。归肺、脾、肾经。
【功效主治】祛风除湿，化痰止咳，止血，活血通络。主治风湿痹痛，咳嗽咯痰，关节痛，腹痛，跌打损伤。

【用法用量】内服：煎汤，15～20g；炖肉服，40～80g；或浸酒服。外用：适量，煎水洗或研末调敷。
【使用注意】孕妇慎用。

【经验方】
1.牛皮癣　扁枝槲寄生研末，用鸡蛋油调匀搽患处。(《云南中草药》)
2.小儿牙疳　扁枝槲寄生全株研末吹入患处。(《云南中草药》)

【参考文献】
[1] 王晓林，李良琼，李美蓉. 扁枝槲寄生的化学成分的研究Ⅰ. 华西药学杂志，1990, 5(2): 63.
[2] 王晓林，李良琼，李美蓉. 扁枝槲寄生的化学成分的研究Ⅱ. 华西药学杂志，1992, 7(2): 71.
[3] Leu YL, Kuo SM, Hwang TL, et al. The inhibition of superoxide anion generation by neutrophils from Viscum articulactum.Chem Pharm Bull, 2004, 52: 858.
[4] 王晓林，李良琼，李美蓉. 扁枝槲寄生的化学成分的研究Ⅲ. 华西药学杂志，1995, 10(1): 1.
[5] Li Y, Zhao YL, Huang N, et al. Two new phenolic glycosides from Viscum articulatum.Molecules, 2008, 13: 2500.
[6] KuoJ, Yang YC, ZhangLJ, et al. Flavanone and diphenylpropane glycosides and glycosidic acyl esters from Viscum articulatum. J Nat Prod, 2010, 73(2): 109.

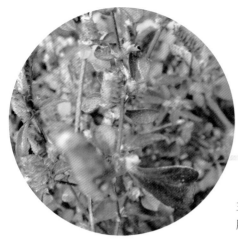

Hai er cao

孩儿草

Rungiae Pectinatae Herba
[英] Pectinate Rungia Herb

【别名】蓝色草、明萼草、由甲草、土夏枯草。

【功效主治】消积滞，泻肝火，清湿热。主治小儿食积，目赤肿痛，湿热泻痢，肝炎，瘰疬，痈肿，毒蛇咬伤。

【用法用量】内服：煎汤，9～15 g。外用：鲜品适量，捣敷。

【使用注意】脾胃虚寒者慎用。

【来源】为爵床科植物孩儿草 *Rungia pectinata*（L.）Nees 的全草。

【植物形态】纤细草本。枝圆柱状。叶薄纸质，下部的叶长卵形，长可达6cm，顶端钝，基部渐狭或有时近急尖，两面被紧贴疏柔毛；侧脉每边5条，常不甚明显。穗状花序密花，顶生和腋生；苞片4列，仅2列有花，有花的苞片近圆形或阔卵形，背面被长柔毛，膜质边缘被缘毛，无花的苞片长圆状披针形，顶端具硬尖头，一侧或有时二侧均有狭窄的膜质边缘和缘毛；小苞片稍小；花萼裂片线形，等大；花冠淡蓝色或白色，除下唇外无毛，上唇顶端骤然收狭，下唇裂片近三角形。蒴果无毛。

【分布】广西主要分布于那坡、合浦、平南、梧州、藤县、博白、玉林。

【采集加工】全年均可采收。洗净，切段，晒干。

【药材性状】茎细而稍硬，有分枝，青绿色，直径约2mm，表面有纵向纹理，近基部上着生细须根，质脆易折断。叶对生，青绿色，完整者展平后呈狭披针形，全缘，具短叶柄。穗状花序短，顶生或腋生，压扁，形似蟑螂，青绿色。气微，味淡。

【品质评价】以叶多、带花穗、青绿色者为佳。

【性味归经】味微苦、辛，性凉。归脾、胃、肝经。

【经验方】

痈肿，毒蛇咬伤　孩儿草9～15g。水煎服。并用鲜全草捣烂外敷，蛇伤敷伤口周围。（《广西本草选编》）

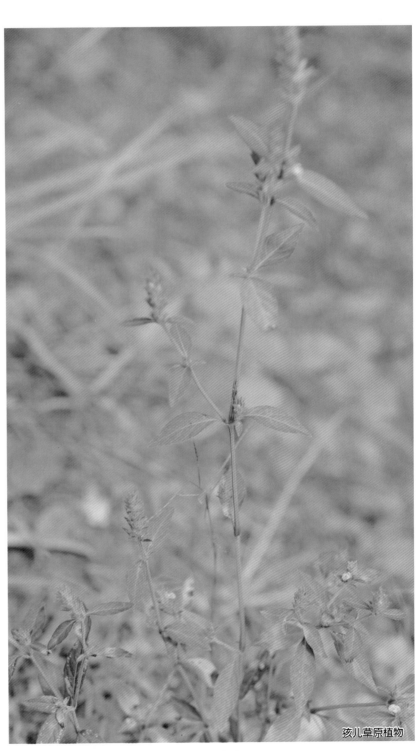

孩儿草原植物

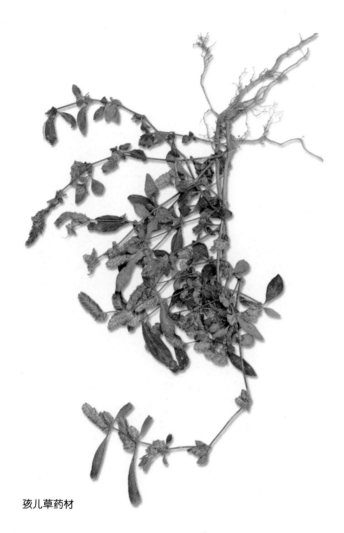

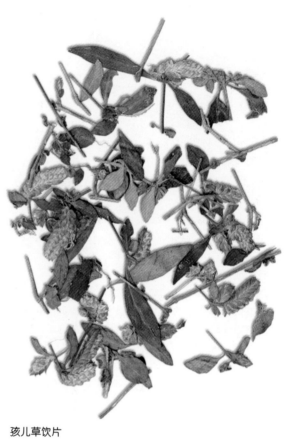

孩儿草药材

孩儿草饮片

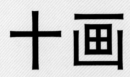

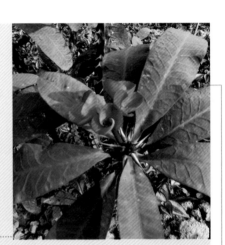

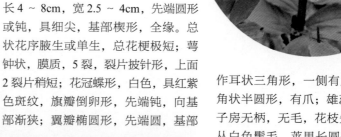

蚕 豆
Can dou

Viciae Fabae Semen
[英] Broad Bean

【别名】佛豆、胡豆、南豆、马齿豆、湾豆、夏豆、罗汉豆、川豆。

【来源】为豆科植物蚕豆 *Vicia faba* L. 的种子。

【植物形态】草本。茎直立，不分枝，无毛。偶数羽状复叶；托叶大，半箭头状，边缘白色膜质，具疏锯齿，无毛，叶轴顶端具退化卷须；小叶 2 ~ 6 枚，叶片椭圆形或广椭圆形至长形，长 4 ~ 8cm，宽 2.5 ~ 4cm，先端圆形或钝，具细尖，基部楔形，全缘。总状花序腋生或单生，总花梗极短；萼钟状，膜质，5 裂，裂片披针形，上面 2 裂片稍短；花冠蝶形，白色，具红紫色斑纹，旗瓣倒卵形，先端钝，向基部渐狭；翼瓣椭圆形，先端圆，基部作耳状三角形，一侧有爪；龙骨瓣三角状半圆形，有爪；雄蕊 10，二体；子房无柄，无毛，花枝先端背部有一丛白色髯毛。荚果长圆形，肥厚。种子 2 ~ 4 颗，椭圆形，略扁平。

【分布】广西全区均有栽培。

【采集加工】夏季果实成熟呈黑褐色时，拔取全株，晒干，打下种子，扬净后再晒干。或鲜嫩时用。

【药材性状】种子扁矩圆形，长 1.2 ~ 1.5cm，直径约 1cm，厚 7mm。种皮表面浅棕褐色，光滑，有光泽，两面凹陷；种脐位于较大端，褐色或黑褐色。质坚硬，内有子叶 2 枚，肥厚，黄色。气微，味淡，嚼之有豆腥气。

【品质评价】以干燥、粒粗、色黄绿、无杂质者为佳。

【化学成分】本品种子含磷脂（phosphatide）[1]、哌啶 -2- 酸（pipecolic-2-acid）[2]、卵磷脂（lecithin）、磷脂酰乙醇胺（phosphatidyl ethanolamine）、磷脂酰肌醇（phosphatidyl inositol）、半乳糖基甘油二酯（galactosyl diglyceride）[3]、腐胺（putrescine）、亚精胺（spermidine）、精胺（spermine）、去甲精胺（norspermine）[4]、巢菜碱苷（vicine）和半巢菜碱苷（convicine）[5]。

【药理作用】

1. 抗氧化 蚕豆中原花青素粗提物 0.105mg/ml 对氢氧自由基（•OH）清除率达到 92%，0.11 mg/ml 时对 1- 二苯基 -2- 三硝基苯肼（DPPH•）的清除率达到 90%，0.20mg/ml 时对脂质过氧化的抑制率达到 56.41%，原花青素粗提物还具有一定的还原能力 [6]。

2. 抗肿瘤 蚕豆中原花色素可使小鼠生瘤百分率降低，但对二甲基苯蒽启动阶段抑制作用不强 [7]。

3. 其他 原花色素可有效降低胆固醇

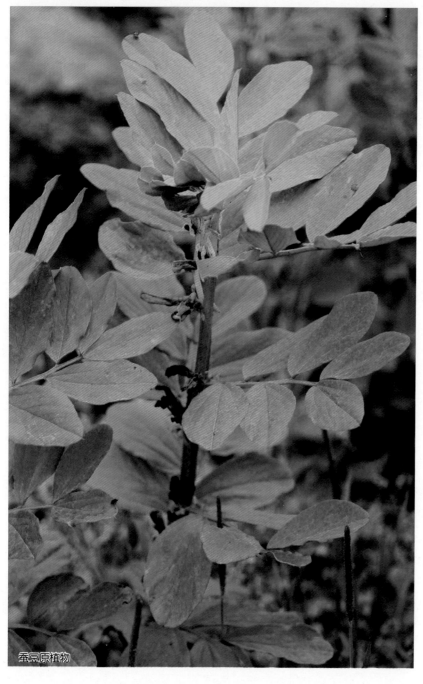

蚕豆原植物

和低密度脂蛋白水平，预防血栓形成[7]；对心肌细胞损伤有一定的保护作用，其机制与清除活性氧自由基和抗脂质过氧化作用有关[8]。

【临床研究】

慢性肾炎　蚕豆组6例：老蚕豆200g，红糖100g，水煎成500ml，每天早晨空腹服100ml，5天服完，可连续服用。蚕豆衣组38例：蚕豆衣10kg，煮成浸膏5000ml，内加红糖2.5kg，分装50瓶。每次服20～30ml，每日服2～3次。30天为1个疗程，一般服3个疗程。蚕豆烧猪肉组2例：老蚕豆200g，猪肉500g，炖服（也可红烧），坚持天天吃。蚕豆也可炖黄牛肉食用，不少于吃1个月。结果：应用蚕豆制剂治疗慢性肾炎46例，临床治愈率为32.6%，总有效率为82.6%[9]。

【性味归经】味甘、咸、微辛，性平。归脾、胃、心经。

【功效主治】健脾利水，解毒。主治膈食，水肿，脚气，疮毒。

【用法用量】内服：煎汤，30～60g；或研末；或作食品。

【使用注意】G-6PD酶缺乏者、对本品过敏者忌服；不可与菠菜同服。

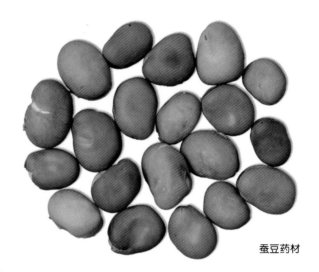

蚕豆药材

【经验方】

1. 瘌痢秃疮　鲜蚕豆打如泥，涂疮上，干即换之。三五次即愈。如无鲜豆，即用干豆，浸泡后打如泥敷之，干即换，数五次即愈。（《吉人集验方》）

2. 仆打及金刃伤，血出不止　蚕豆炒去壳，取豆捣细和匀，蜡熔为膏，摊贴如神。（《串雅外编》假象皮膏）

3. 膈食　蚕豆磨粉，红糖调食。（《史载之指南方》）

4. 水胀　胡豆30～40g。炖牛肉服。（《民间常用草药汇编》）

5. 水肿　蚕豆60g，冬瓜皮60g。水煎服。（《湖南药物志》）

6. 阴发背由阴转阳　甘草三钱，大蚕豆三十粒，水二碗，煮熟，取蚕豆去皮食。半日后即转阳。（《仙拈集》甘蚕豆）

7. 误吞铁针入腹　蚕豆同韭菜食之，针自大便同出。（《本草纲目》引《积善堂方》）

【参考文献】

[1]Magistris H, Schafer P. Biochemistry and physiology of organic phosphorus compounds in the plant and animal organism.I.The phosphatides and lecithides of the bean, Vicia faba. Biochemische Zeitschrift, 1929, (214): 401.

[2]Deshmukh AD, Sohonie K. Detection of some less known amino acids in common Indian pulses and vegetables. J Sci & Ind Res, 1961, (20C): 330.

[3]Nierle W, El B, Abd EW. Examination and composition of some legume seeds. Z Lebensm Unters Forsch, 1977, 164(1): 23.

[4]Hamana K, Matsuzaki S, Niitsu M,et al. Distribution of unusual polyamines in leguminous seeds. Can J Bot, 1992, 70(10): 1984.

[5]Griffiths DW, Ramsayg. The concentration of vicine and convicine in Vicia faba and some related species and their distribution within mature seeds. J Sci Food Agric, 1992, 59(4): 463.

[6]阎娥，刘建利，原江锋，等．蚕豆壳中原花青素的提取及抗氧化性研究．食品工业科技，2009,30(2): 65.

[7]赵万洲，陆茵，闫新琦，等．葡萄籽原花青素抗促癌作用的实验研究．中草药，2000,31(12): 917.

[8]张小郁，李文广，高明堂，等．葡萄籽中原花青素对心肌细胞的保护作用．中国药理与临床，2001,17(6): 14.

[9]窦国祥．蚕豆制剂治疗慢性肾炎46例分析．铁道医学，1998,26(4): 263.

Bi qi

荸荠

Heleocharis Dulcis Cormus
[英] Chinese water-chestnu Bulb

【别名】水芋、乌芋、乌茨、荸脐、黑山棱、地栗、铁荸脐、马蹄、红慈菇、马薯。

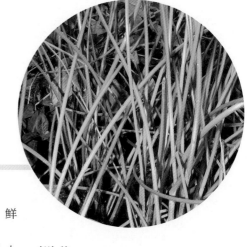

【来源】为莎草科植物荸荠 *Heleocharis Dulcis*（Burm.f.）Trin 的球茎。

【植物形态】水生草本。葡匐根茎细长，顶端膨大成球茎。秆丛生，圆柱状，光滑，有多数横隔膜。无叶片，秆基部有叶鞘 2～3。小穗圆柱状，淡绿色有多数花；鳞片卵状长圆形螺旋状排列，长约 5mm，宽约 3mm，中脉 1，有淡棕色细点；下位刚毛 7 条，较小坚果长 1.5 倍，有倒刺；柱头 3。小坚果宽倒卵形，双突状，先端不缢缩，有颈并成领状的环，棕色，光滑。

【分布】广西全区均有栽培。

【采集加工】冬季采挖。洗净泥土，鲜用或风干。

【药材性状】球茎圆球形，稍扁，大小不等，大者直径可达 3cm，下端中央凹陷，上部顶端有数个聚生的嫩芽，外包枯英的鳞片。表面紫褐色或黄褐色，节明显，环状，附残存的黄色膜质鳞叶，有时有小侧芽。质嫩脆，剖面白色，富含淀粉和水分。气微，味甜。以个大、肥嫩者为佳。

【品质评价】以干燥、色黄褐、无杂质

者为佳。

【化学成分】本品含有细胞分列素（cytokinin）即 N-（Δ^2- 异戊烯基）腺苷 [N-（Δ^2-isopentenyl）adenosine][1]、24- 乙 基 -Δ^7- 胆 甾 醇（24-ethyl-Δ^7-cholesteryl）[2]、荸荠英（puchiin）[3] 等。

【药理作用】

1. 抗炎镇痛 荸荠产粉废浆中的 24- 乙基 -Δ^7- 胆甾醇有消炎及镇痛作用[4]。

2. 抑菌 荸荠叶茎中的抑菌物质对细菌的抑菌能力比对酵母菌和霉菌强，且比苯甲酸钠的抑菌能力高，经 121℃ 高温处理 15min 后，仍具有较强的抑菌能力[5]。

附：荸荠（皮）药理作用

1. 抗氧化 荸荠皮提取物具有一定的清除 1,1- 二苯基 -2- 三硝基苯肼（DPPH）自由基能力，其清除能力与提取物浓度之间显示出良好的剂量－效应关系[7]；浓度为 0.10g/L 时，对超氧离子自由基的抑制率为 48.45%，对羟自由基的清除率为 67.52%，其 0.1% 提取物对猪油的抗氧化效果优于 0.02% 的抗氧化剂 2,6- 二叔丁基 -4- 甲基苯酚（BHT），且其活性具有剂量效应关系[8]。荸荠皮多糖具清除 DPPH 自由基、超氧阴离子自由基（O^{2-}）和羟基自由基（OH^-）的能力，该能力低于茶多酚；对清除 DPPH 的能力荸荠皮脱蛋白多糖高于未脱蛋白多糖，两种多糖清除 O^{2-} 和 OH^- 的能力相当[9]。

2. 清除亚硝酸钠 荸荠皮提取物对亚硝胺合成最大阻断率为 47.9%，对亚硝酸钠最大清除率为 59.1%[10]。

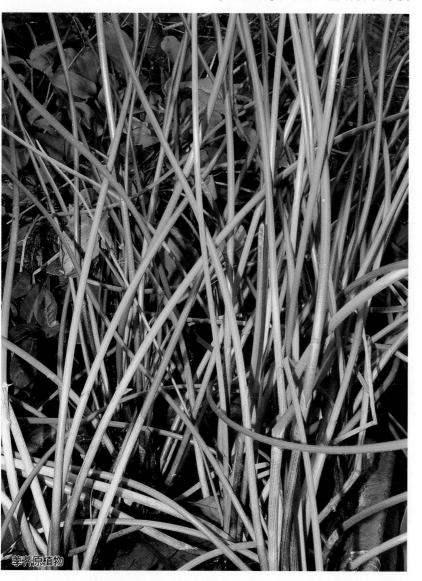

荸荠原植物

【临床研究】

百日咳　用药方（荸荠、生梨、生藕各100g，生姜50g，紫苏25g），先将梨、藕、荸荠、生姜切碎捣烂，用清洁布绞汁，再将渣和紫苏放适量的水共煎8～10min后绞汁，和第一汁合并煎透稍沸，滤净装入保温瓶内待服，为一剂剂量。一般2～6岁每日1剂，分4～6次服，每3～4h服1次。药须温服，半饱时服为宜，如咳、呕吐后继而服之。6个月至周岁以上，酌情减量。共治疗23例。结果：初感期在2～3天痊愈者14例，痉咳期在3～4天内痊愈者8例，尚有1例乳儿为复感期在5天内痊愈[6]。

【性味归经】味甘，性寒。归肺、胃、肝经。

【功效主治】清热生津，化痰消积。主治温病口渴，咽喉肿痛，痰热咳嗽，目赤，消渴，痢疾，黄疸，热淋，食积。

【用法用量】内服：煎汤，60～120g，或嚼食，或捣汁，或浸酒，或澄粉。外用：适量，煅存性研末撒，或澄粉点目，或生用涂擦。

【使用注意】胃寒者慎服。

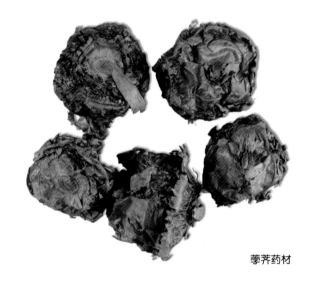
荸荠药材

【经验方】

1.寻常疣　将荸荠瓣开，用其白色果肉摩擦疣体，每日三至四次，每次摩至疣体角质层软化，脱掉，微有痛感并露出针尖大小的点状出血为止，连用7~10天。[中华皮肤科杂志，1966，12（2）：74]

2.小儿口疮　荸荠烧存性，研末掺之。（《简便单方》）

3.咽喉肿痛　荸荠绞汁冷服，每次120g。（《泉州本草》）

4.黄疸湿热小便不利　荸荠打碎，煎汤代茶，每次四两。（《泉州本草》）

5.下痢赤白　取完好荸荠，洗净拭干，勿令损破，于瓶内入好烧酒浸之，黄泥密封收贮。遇有患者，取二枚细嚼，用原酒送下。（《唐瑶经验方》）

6.痞积　荸荠于三伏时以火酒浸晒，每日空腹细嚼七枚，痞积渐消。（《本经逢原》）

7.大便下血　荸荠捣汁大半盅，好酒半盅，空心温服。（《神秘方》）

【参考文献】

[1]Tsui C, Shao LM, Wangcm, et al.Identification of a cytokinin in water chestnuts(corms of Eleocharistuberosa). Plant Sci Lett, 1983, 32(1-2): 225.

[2] 刘欣，赵力超，周爱梅.荸荠产粉废浆中功能组分及其功能效果的初步研究.食品科学,2006,27(2): 251.

[3] 南亚.荸荠保健酸奶的研制.饮料工业,2008,11(2): 23.

[4] 刘欣，赵力超，周爱梅.荸荠产粉废浆中功能组分及其功能效果的初步研究.食品科学,2006,27(2): 251.

[5] 李冬生，王金华.荸荠叶茎提取物抑菌作用的研究.粮油加工与食品机械,2003,(10): 76.

[6] 王明.五汁煎治疗百日咳.江苏中医杂志,1980,(1): 40.

[7] 贾冬英，曹冬冬，姚开.荸荠皮提取物对DPPH自由基清除活性.天然产物研究与发,2007,19(10): 745.

[8] 郭艳华，胡思前.荸荠皮提取物的抗氧化活性研究.食品与发酵工业,2007,33(10): 128.

[9] 李婕姝，贾冬英，姚开，等.荸荠皮多糖体体外清除自由基活性的研究.氨基酸和生物资源,2008,30(4): 7.

[10] 郭艳华，胡思前.荸荠皮提取物对亚硝化反应抑制作用研究.食品与机械,2008,24(3): 64.

桄榔

Guang lang

Arengae Pinnatae Fructus
[英] Pinnate Arenga Fruit

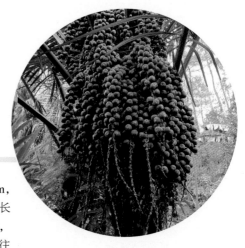

【别名】砂糖椰子、莎木、糖树、糖棕。

【来源】为棕榈科植物桄榔 *Arenga pinnata*（Wurmb.）Merr. 的果实。

【植物形态】乔木状。茎较粗壮，有疏离的环状叶痕。叶簇生于茎顶，羽状全裂，羽片呈 2 列排列，线形或线状披针形，长 80 ~ 150cm，宽 4 ~ 5.5cm，顶端有啮蚀状齿，基部有 2 个不等长的耳垂，下面苍白色；叶鞘粗纤维质，包茎，黑色。肉穗花序腋生，从上往下部抽生几个花序；总花梗粗壮，下弯，分枝很多，下垂的圆锥花序式；佛焰苞 5 ~ 6 枚，披针形；花具雌雄同株；雄花成对着生；萼片 3，近圆形；花瓣 3，长圆形，革质；雄蕊 70 ~ 80；雌花常单生：萼片宽过于长；花瓣长 1.3cm；子房具 3 棱。果实倒卵状球形，具 3 棱，棕黑色，基部有宿存的花被片。种子 3 颗，黑色，卵状三棱形。

【分布】广西主要分布于隆安、田林、龙州、靖西、大新。

【采集加工】果实成熟时采收。除去杂质，晒干。

【药材性状】果实呈球形或扁球形，直径 2.5 ~ 5cm：果皮灰黄色，坚硬，顶端具三角形的花萼。剖开果实，可见种子 2 ~ 3 枚，呈半球形，外包具有细毛的膜，种仁土棕色，在种脐处发出几条白色的裂纹。

【品质评价】以干燥、个大、无杂质、色黄棕者为佳。

【化学成分】本品含蔗糖、淀粉、粗蛋白、脂肪等 [1,2]。

【药理作用】

抗氧化、延缓衰老 喂食桄榔可提高小鼠血红细胞中超氧化歧化酶（SOD）活力，对抗体内过剩自由基诱发脂质过氧化反应，从而降低血清脂质过氧化物（LPO）及细胞内脂褐素含量，可提高皮肤羟脯氨酸（Hyp）含量，从而延缓小鼠衰老 [3]。

【性味归经】味苦，性平；有毒。归肝经。

【功效主治】活血祛瘀，破积止痛。主治产后血瘀腹痛，心腹冷痛。

【用法用量】内服：磨汁或研末，1.5 ~ 3g。

【使用注意】本品种子和果肉有毒。果皮上的毛会使皮肤瘙痒，不宜过量服用，否则会出现头晕、呕吐及有醉酒一样的感觉等毒副反应。

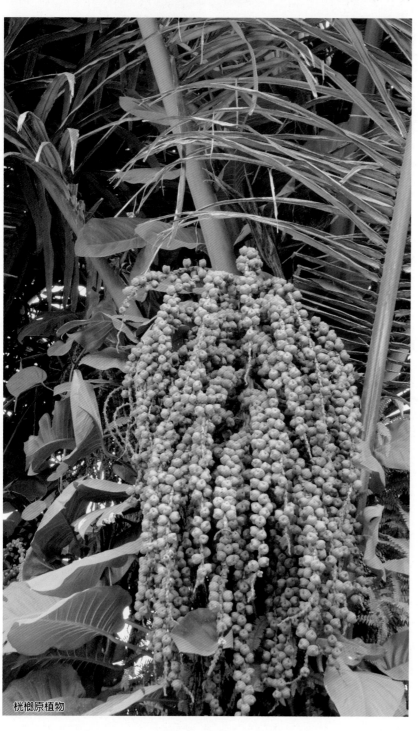

桄榔原植物

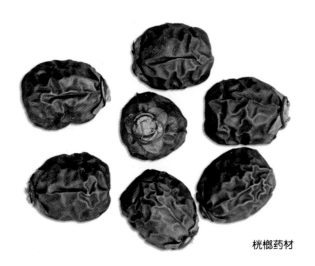

桄榔药材

附：桄榔面

味甘，性平。归肝经。功效补虚。主治体虚羸瘦，腰脚无力。内服：适量，作饼食。

【参考文献】

[1]Wina E, Evans AJ, Lowry JB. The composition of pith from the sago palms Metroxylon sagu and Arenga pinnata. J Sci Food Agr, 1986, 37(4): 352.

[2]Imamkhasani S, Kantasubrata J, Sumartini S. Analysis for monond disaccharides in Indonesian palm sugars by a high-performance liquid chromatographic method. J Chromatogr Sci, 1989, 27(11): 676.

[3] 郭松超，孙斌，郑艳燕，等．桄榔粉对老龄小鼠机能的改善作用．营养学报，1998,20(1): 98.

格木
ge mu

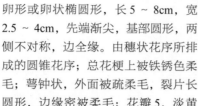

Erythrophloei Fordii Semen
[英] Fordii Erythrophloeum Seed

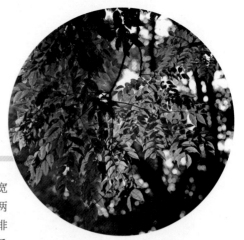

【别名】赤叶木、铁木、东京木、铁力水、斗登风、孤坟柴、赤叶柴。

【来源】为豆科植物格木 *Erythrophloeum fordii* Oliv. 的种子。

【植物形态】乔木。嫩枝和幼芽被铁锈色短柔毛。叶互生，二回羽状复叶，无毛；羽片通常3对，对生或近对生，每羽片有小叶8～12片；小叶互生，卵形或卵状椭圆形，长5～8cm，宽2.5～4cm，先端渐尖，基部圆形，两侧不对称，边全缘。由穗状花序所排成的圆锥花序；总花梗上被铁锈色柔毛；萼钟状，外面被疏柔毛，裂片长圆形，边缘密被柔毛；花瓣5，淡黄绿色，长于萼裂片，倒披针形，内面和边缘密被柔毛；雄蕊10枚，无毛，长为花瓣的2倍；子房长圆形，具柄，外面密被黄白色柔毛。荚果长圆形，扁平，厚革质，有网脉。种子长圆形，稍扁平，种皮黑褐色。

【分布】广西全区均有栽培。

【采集加工】果实成熟时采收。除去果皮、杂质，晒干。

【药材性状】种子长圆形，稍扁平，长2～2.5cm，宽1.5～2cm，种皮黑褐色，表面可见裂纹，基部具种柄痕。气微，味淡。

【品质评价】以干燥、个大、无杂质、色棕黑者为佳。

【化学成分】本品树皮中含有咖萨因型二萜酰胺类生物碱、黄烷醇及黄烷醇缩合鞣质等多种化学化合物。

咖萨因型二萜酰胺类生物碱类化合物主要有3β-*O*-tigloyl-nor-erythrophlamide、3β-*O*-acetyl-nor-erythrophlamide、6α-hydroxy-nor-cassamide、7-dehydro-nor-erythrosuamide；还有nor-erythrosuamide 22-*O*-β-D-galactopyranoside、6α-hydroxy-nor-cassamide 22-*O*-β-D-galactopyranoside、nor-cassamide、nor-erythrosuamide[1]。

黄烷醇及黄烷醇缩合鞣质有刺槐亭醇[（－）-robinetinidol]、刺槐亭醇-（4→6）-刺槐亭醇[robinetinidol-（4→6）-robinetinidol]、缩合鞣质B5（procyanidin B5）、非瑟酮醇-(4β→6)-刺槐亭醇[fisetinidol-(4β→6)-robinetinidol]、双非瑟酮醇-儿茶素[(4α→8:4α→6)-bi-fisetinidol-catechins][1]。

此外，本品还含有白桦酸(betulinic acid)、乙酰莫绕酸(morolic acid acetate)、β-谷甾醇（β-sitosterol）、胡萝卜苷（daucosterol）[1]。

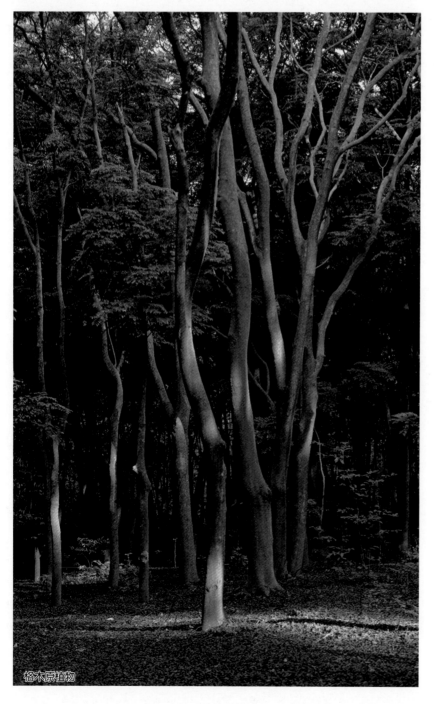

格木原植物

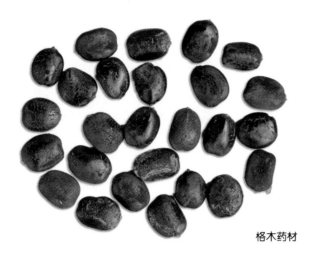

格木药材

【**性味归经**】味辛，性平；有小毒。归心经。

【**功效主治**】益气活血。主治心气不足所致的气虚血瘀之证。

【**用法用量**】内服：煎汤，1 ~ 3g。

【**使用注意**】孕妇慎用。

【参考文献】

[1] 屈晶 . 格木中具细胞毒活性的化学成分研究 . 北京 : 中国协和医科大学 , 2007.

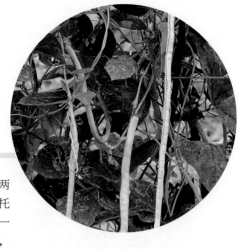

豇 豆

Jiang dou

Vignae Sinensis Semen
[英] Cowpea Seed

【别名】羊角、豆角、角豆、饭豆、腰豆、长豆、茳豆、裙带豆。

【来源】为豆科植物豇豆 Vigna unguiculata（Linn.）Walp. 的种子。

【植物形态】缠绕草本。茎无毛或近无毛。三出复叶，互生；顶生小叶片菱状卵形，长 5～13cm，宽 4～7cm，先端急尖，基部近圆形或宽楔形，两面无毛，侧生小叶稍小，斜卵形；托叶菱形，长约 1cm，着生处下延成一短距。总状花序腋生，花序较叶短，着生 2～3 朵花；小苞片匙形，早落；萼钟状，萼齿 5，三角状卵形，无毛；花冠蝶形，淡紫色或带黄白色，旗瓣、翼瓣有耳，龙骨瓣无耳；雄蕊 10，二体；子房无柄，被短柔毛，花柱顶部里侧有淡黄色髯毛。荚果条形，下垂，稍肉质而柔软。种子多颗，肾形或球形，褐色。

【分布】广西全区均有栽培。

【采集加工】秋季果实成熟后采收。晒干，打下种子。

【药材性状】干燥种子肾形或球形，种皮表面黑褐色，光滑，微有光泽。种脐位于凹陷处，较大，白色或淡黄白色。质坚硬，气微，味淡。

【品质评价】以干燥、粒粗、色黄绿、无杂质者为佳。

【化学成分】本品种子含氨基酸类（amino acids）、甾醇类（sterols）和蛋白质（protein）等化学成分。

氨基酸化合物主要有胱氨酸（cystine）、天冬氨酸（aspartic acid）、苏氨酸（threonine）、丝氨酸（serine）、谷氨酸（glutamic acid）、脯氨酸（proline）、甘氨酸（glycine）、丙氨酸（alanine）、缬氨酸（valine）、蛋氨酸（methionine）、异亮氨酸（isoleucine）、亮氨酸（leucine）、酪氨酸（tyrosine）、苯丙氨酸（phenylalanine）、赖氨酸（lysine）、组氨酸（histidine）、精氨酸（arginine）和色氨酸（tryptophane）[1]。

甾醇类化合物有 7β- 羟基谷甾醇（7β-hydroxysitosterol）、7α- 羟基谷甾醇（7α-hydroxysitosterol）、7- 酮 - 谷甾醇（7-ketositosterol）和豆甾醇 3-O-β-D- 吡喃葡萄糖苷（stigmasterol 3-O-β-D-glucopyranoside）[2]。

此外，种子中还含一种能抑制胰蛋白酶和糜蛋白酶的蛋白质[3]。

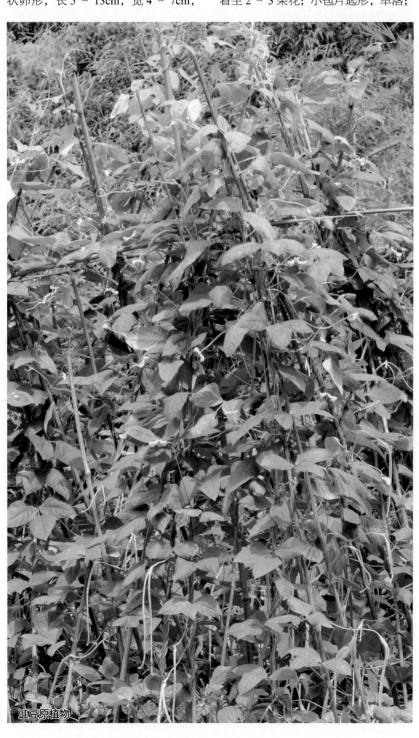

豇豆原植物

【性味归经】味甘、咸，性平。归脾、胃、肾经。

【功效主治】健脾补肾，收敛固涩，解毒消肿。主治脾胃虚弱，食积腹胀，泄泻，痢疾，吐逆，肾虚遗精，消渴，带下，白浊，尿频，毒蛇咬伤。

【用法用量】内服：煎汤，30~60g；或煮食；或研末，6~9g。外用：适量，捣敷。

【使用注意】气滞便结者禁用。

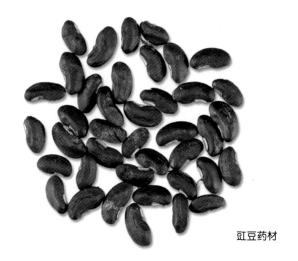

豇豆药材

【经验方】

1. 毒蛇咬伤　豇豆、山慈菇、樱桃叶、黄豆叶。捣绒外敷。
2. 食积腹胀，嗳气　生豇豆适量。细嚼咽下，或捣绒泡冷开水服。（成都《常用草药治疗手册》）
3. 肾虚腰膝无力　豇豆煮熟，加食盐少许当菜吃。（《安徽中草药》）
4. 莽草中毒　豇豆60g，煎服。（《安徽中草药》）
5. 盗汗　豇豆子60g，冰糖30g。煨水服。（《贵州草药》）
6. 血尿　豇豆子研末。每次3g，酒、水各半吞服。（《贵州草药》）
7. 带下，白浊　豇豆、藤藤菜（空心菜）。炖鸡肉服。（《四川中药志》1960年）

【参考文献】

[1]Gaulier R, Lauronmm, Alexandre MF. Amino acid composition of some foragegrasses of Madagascar. Medecine Veterinaire .1971, 24(4): 659.

[2]Cui EJ, Park JH, Park HJ, et al. Isolation of sterols from Cowpea(Vigna sinensis) seeds and their promotion activity on HO-1. J.Korean Soc.Appl. Biol.Chem, 2011, 54(3): 362.

[3]Venturamm, Xavier FJ. A trypsin and chymotrypsin inhibitor from blackeyed pea(Vigna sinensis). I.Purification and partial characterization. Acad Bras, 1967, 38(3-4): 553.

破骨风

Po gu feng

Jasmini Lanceolarii Herba
[英]Lanceolarie Jasmine Herb

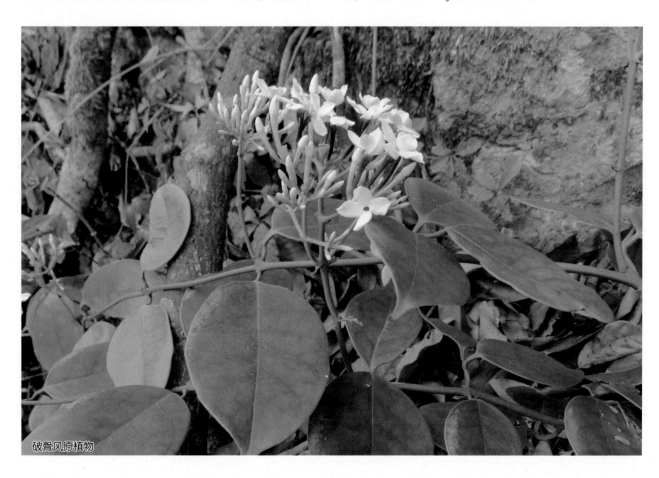

【别名】清香藤、川清茉莉、光清香藤、北清香藤。

【来源】为木犀科植物清香藤 *Jasminum lanceolarium* Roxb. 的全株。

【植物形态】大型攀缘灌木。小枝圆柱形，稀具棱，节处稍压扁，光滑无毛或被短柔毛。叶对生或近对生，三出复叶，有时花序基部侧生小叶退化成线状而成单叶；叶柄具沟，沟内常被微柔毛；叶片上面绿色，光亮，无毛或被短柔毛，下面色较淡，光滑或疏被至密被柔毛，具凹陷的小斑点；小叶片椭圆形、长圆形、卵圆形、卵形或披针形，稀近圆形，长3.5～16cm，宽1～9cm，先端钝、锐尖、渐尖或尾尖，稀近圆形，基部圆形或楔形，顶生小叶柄稍长或等长于侧生小叶柄。复聚伞花序常排列呈圆锥状，顶生或腋生，有花多朵，密集；苞片线形；花梗短或无，果时增粗增长，无毛或密被毛；花芳香；花萼筒状，光滑或被短柔毛，果时增大，萼齿三角形，不明显，或几近截形；花冠白色，高脚碟状，花冠管纤细，裂片4～5枚，披针形、椭圆形或长圆形，先端钝或锐尖；花柱异长。果球形或椭圆形，两心皮基部相连或仅一心皮成熟，黑色，干时呈橘黄色。

【分布】广西全区均有分布。

【采集加工】全年均可采收。除去杂质，晒干。

【药材性状】本品茎呈圆柱形，稍弯曲，有的有分枝，上端较粗，长6～30cm，直径0.3～2cm或更粗，表面灰黄色至棕黄色，体轻，质硬，易折断，断面纤维性，呈灰白色，外皮灰黄色至棕黄色，易与木质部分离。茎小枝圆形，表面灰绿色，断面纤维性，灰白色，有的中空，粗茎为斜方形，有的对边内凹，稍扭曲。叶革质，完整叶片卵状长圆形，长6～13cm，宽3～6cm，先端尾状渐尖，基部心形或圆形，两面均无毛，全缘，上表面黄褐色，下表面棕黄色，质脆。气微，味苦而涩。

【品质评价】以干燥、块大、条粗、无杂质者为佳。

【化学成分】本品主要含有环烯醚萜苷、木脂素、苯丙素、三萜、黄酮等多种化学成分。

环烯醚萜苷成分主要有 jasminoside、jasminlan A、jaslanceoside A、jaslanceoside B、jaslanceoside C、jaslanceoside D、 jaslanceoside E、jaslanceoside F、jaslanceoside G、jaslanceoside H[1]。

破骨风原植物

木脂素成分主要有丁香脂素 -4, 4'-O- 双 - β - 葡萄糖苷（syringaresinol-4,4'-O-bis- β -D-glucoside）、丁香脂素 - 4-O-β -D- 葡萄糖苷（syringaresinol-4-O- β -D-glucoside）、（＋）-cyecloolivil、（－）olivil-4''-O- β -D–glucopyranosie、（＋）-cyclooolivil-6- β -D-glucopyranosie、（＋）-cyclooolivil-4'-O- -D-glucopyranosie[1]、松脂素 [（＋）-pinoresinol][2]。

苯丙素成分主要有丁香苷（syringin）、顺式对香豆酸（Z-p-coumatic acid）、反式对香豆酸（E-p-coumatic acid）、阿魏酸（ferulic acid）、反式肉桂酸（trans-cinnamic acid）[1]，黄酮类成分主要有破骨风苷 A[（2S）-5,7,3',5'-tetrahydroxy-flavanone-7-O-β -D-allopyranoside]、破 骨 风 苷 B[(2S)-5,7,3',5'-tetrahydroxy-flavanone-7-O- β -D-glucopyranosie]、5,7,3',5'- 四羟基黄烷酮（5,7,3',5'-tetrahydroxyflavanone）、5,7,3',4'- 四羟基黄烷酮 -5-O- β -D- 吡喃葡萄糖苷 [（2S）-5,7,3',4'-tetrahy-droxyflavanone-5-O- β -D-glucopyranoside][1]。

三萜成分主要有白桦脂酸（betulinic acid）、白桦脂醛（betulinaldehyde）、白桦脂醇（betulin）、齐墩果酸（olenaolic acid）[1]。

甾醇类成分主要有 β - 谷甾醇（β -sitosterol）、胡萝卜苷（daucosterol）[1]。

其他成分有二十九烷（nonacosane）、甘露醇（mannitol）[1]、腺 嘌 呤 核 苷（adenosine）、咖 啡 酸（caffeic acid）、erythro-1-（4-hydroxy-3-methoxyphenyl）-2-{4-[（E）-3-hydroxy-1-propenyl]-2- methoxyph enoxy}-1,3-propanediol、threo-1-（4-hydroxy-3-methoxyphenyl）-2-{4-[（E）-3-hydroxyl-1-propenyl]-2-methoxyphenoxy}-1,3-propanediol[2]。

【药理作用】

抑制血管生成 破骨风（50mg/ml、25mg/ml、12.5mg/ml）可抑制鸡胚绒毛尿囊膜（CAM）模型二、三级血管生长[3]。

【性味归经】味苦、辛，性平。归肝、脾经。

【功效主治】祛风除湿，凉血解毒。主治风湿痹痛，跌打损伤，头痛，外伤出血，无名毒疮，蛇伤。

【用法用量】内服：煎汤，9 ~ 15g；或泡酒。外用：适量，鲜品捣敷；或研末敷；或煎水洗。

【使用注意】体虚者慎用。

【经验方】

风湿关节炎 破骨风 15g，五加皮 15g，牛藤 15g，肉桂皮 10g，当归 15g。水煎服。（《中国瑶药学》）

【参考文献】

[1] 孙佳明 . 破骨风和山梗菜化学成分研究 . 北京 : 中国协和医科大学 ,2007.

[2] 张予川 , 楼丽丽 , 孟大利 , 等 . 清香藤化学成分的分离与鉴定 . 沈阳药科大学学报 ,2010,27(11): 880.

[3] 孙悦文 , 梁钢 , 唐燕霞 . 四种抗肝癌中药对鸡胚绒毛尿囊膜血管生成的影响 . 中国当代医药 ,2013,20(9): 11.

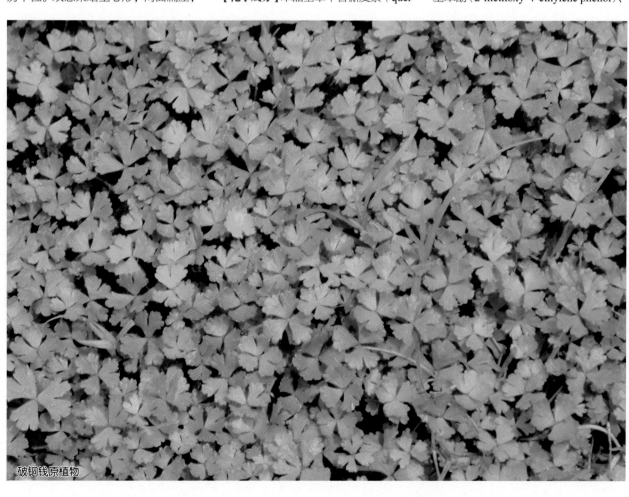

Po tong qian
破铜钱

Hydrocotylis Batrachii Herba
[英] Lawn Pennywort Herb

【别名】破钱草、满天星、天胡荽、胡荽、翳草、落地金钱、花边灯盏、盆上芫荽、小叶破铜钱。

【来源】为伞形科植物破铜钱 *Hydrocotyle sibthorpioides* Lam.var.*batrachium*（Hance）Hand.-Mazz.ex Shan 的全草。

【植物形态】草本。有特异气味。茎细长而匍匐，平铺地上成片。节上生根。叶互生；叶片深裂几达基部，侧面裂片间有一侧或两侧仅裂达基部 1/3 处，裂片均呈楔形。长 0.5 ～ 1.5cm，宽 0.8 ～ 2.5cm，基部心形，不分裂或 3 ～ 7 裂，裂片阔卵形，边缘有钝齿，表面无毛，背面及叶柄顶端疏被白柔毛；托叶略呈半圆形，全缘或稍有浅裂。伞形花序与叶对生，单生于节上；花序梗纤细；小总苞片卵形至卵状披针形，有黄色透明腺点，小形花序花瓣卵形，绿白色，有腺点。雄蕊 5，子房下位。双悬果略呈心形，两面扁压，中棱在果熟时极为隆起，成熟时有紫色斑点。

【分布】广西主要分布于南宁、武鸣、融水、龙胜、罗城。

【采集加工】夏、秋季采收全草。洗净，晒干。

【药材性状】多皱缩成团，根细，表面淡黄色或灰黄色。茎极纤细，弯曲，黄绿色，节处有根痕及残留细根。叶多皱缩破碎，完整中圆形或近肾形，5 ～ 7 浅裂，少不分裂，边缘有钝齿；托叶膜质；叶柄长约 0.5cm，扭曲状。伞形花序小。双悬果略呈心形，两侧压扁。气香。

【品质评价】以干燥、色黄绿、无杂质者为佳。

【化学成分】本品全草中含槲皮素（quercetin）[1]、苯乙酮（acetophenone）、十七碳烷（heptadecane）、苯乙醇（phenethyl alcohol）、3*E*- 十四碳烯（3*E*-tetradecene）、环柠檬醛（cyclocitral）、十四碳酸（tetradecanoic acid）、苯丙腈（phenyl-propionitrile）、蒽（anthracene）、苯硫代乙烯（phenyl thio ethylene）、2- 苯基 -2- 丁烯醛（2-phenyl-2-crotonaldehyde）、新植二烯（neophytadiene）、2- 十一烷基酮（2-undecyl ketone）、六氢化法尼基丙酮（hexahydrofarnesyl acetone）、1H- 吲哚（1H-indole）、1- 十六碳烯（1-hexadecene）、2- 甲氧基 -4- 乙烯基苯酚（2-methoxy-4-ethylene phenol）、

破铜钱原植物

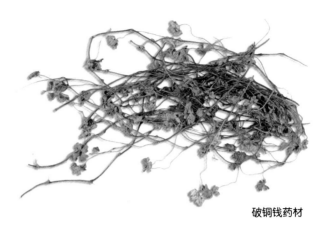

2- 甲基菲（2-methyl phenanthrene）、3,3,8- 三甲基二氢化萘（3,3,8-trimethyl dihydronaphthalene）、软脂酸甲酯（hexadecanoic acid methyl ester）、异植醇（isophytol）、顺 - 茉莉酮（*cis*-jasmone）、反 - 茉莉酮（*anti*-jasmone）、*n*- 软脂酸（*n*-hexadecylic acid）、橙花基丙酮（neryl acetone）、亚油酸甲酯（linoleic acid methyl ester）、1- 十二烷酮（1-dodecanone）、9,12,15- 十八碳三烯酸甲酯（9,12,15-octadecatrienoic acid methyl ester）、β - 紫罗酮（β -ionone）、植醇（phytol）、2-十三烷酮（2-tridecanone）、十八碳酸（octadecanoic acid）、紫罗兰醇（ionol）、十六碳基酰胺（hexadecy lamide）、石竹烯氧化物（caryophyllene oxide）、9- 二十三碳烯（9-tricosene）、*n*- 二十三碳烷（*n*-tricosane）、α - 雪松醇（α -cedrol）、9- 十八碳烯酰胺（9-octadecenamide）、六氢化法尼醇（hexahydrofarnesol）、二十五碳烷（pentacosane）[2]。

破铜钱药材

【临床研究】

带状疱疹　采用破铜钱鲜全草捣烂，浸于 75% 乙醇中（以刚没过草药为好），5 ~ 6h 后用棉签蘸药液涂患处，每 3h 1 次，或痛时涂擦，治疗期间不加用其他药物治疗。结果：一般用药 1 ~ 2 天后疼痛即明显减轻，46 例患者 4 天左右疱疹结痂，8 天左右痊愈；另外 6 例由于皮疹范围较广，且伴有轻度感染，用药 1 周疱疹才开始结痂，半个月左右均痊愈[3]。

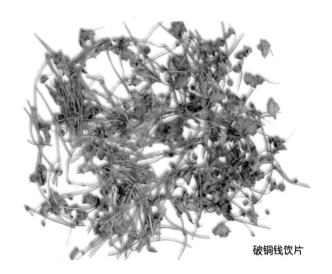

破铜钱饮片

【性味归经】味辛、微苦，性凉。归肝、肺、脾经。

【功效主治】清热解毒，利湿消肿。主治黄疸，痢疾，水肿，淋证，目翳，喉肿，痈肿疮毒，带状疱疹，跌打损伤。

【用法用量】内服：煎汤，4 ~ 15g，鲜品 30 ~ 60g；或捣汁。外用：适量，捣烂敷；或捣取汁涂。

【使用注意】脾胃虚寒者慎用。

【经验方】

1. 喉蛾　天胡荽 9 ~ 15g，水煎服；或用鲜草洗净，加食盐少许，捣烂取汁，滴于喉痛处。（《江西民间草药验方》）

2. 目翳，明目　翳草揉塞鼻中，左翳塞右，右翳塞左。（《医林纂要・药性》）

3. 带状疱疹　鲜天胡荽捣烂，加酒泡 2 ~ 3h。用净棉花蘸酒搽患处。（《湖北中草药志》）

4. 毒蛇咬伤　天胡荽、连钱草（均用鲜品）各 60g。捣烂绞汁内服，并用药渣敷伤处。（《湖北中草药志》）

5. 蛇头疔　鲜天胡荽加冷饭、红糖或雄黄少许，捣烂敷患处。（《福建药物志》）

6. 痈肿疮毒　天胡荽、千里光、蒲公英各适量。捣烂外敷。（《四川中药志》1979 年）

7. 跌打瘀肿　天胡荽捣烂，酒炒热，敷擦伤处。（《广西中药志》）

8. 天行赤眼　鲜天胡荽 30g，鲜野菊花 30g，龙胆草 10g。水煎服。（《四川中药志》1979 年）

9. 小儿口疮　鲜天胡荽 15 ~ 21g。加第 2 遍淘米水 2 茶匙，同捣烂，绞出汁液口服。（《江西民间草药验方》）

10. 百日咳　①鲜天胡荽 15 ~ 30g，捣烂绞汁，调蜂蜜或冰糖炖，温服。②天胡荽、车前草各 9g。煎水，加蜂蜜 15g 调和，早、中、晚分服。（《安徽中草药》）

11. 小儿夏季热　鲜天胡荽适量。捣汁半小碗，每服 3 ~ 5 匙，每日 5 ~ 6 次。（《江西草药》）

12. 小儿疳积夜盲　胡荽 15g，猪肝 60 ~ 120g。同蒸熟，去渣，取肝及汤口服。（《江西民间草药验方》）

13. 荨麻疹　天胡荽 30 ~ 60g。捣汁，以开水冲服。（《福建中医药》）

14. 石淋　鲜天胡荽 60g，海金沙茎叶 30g。水煎服，每日 1 剂。（《湖北中草药志》）

15. 肝炎、胆囊炎　鲜天胡荽 60g。水煎，调冰糖服。（《福建药物志》）

【参考文献】

[1] 董关涛, 宋良科, 李小锋, 等. 胡荽及其近缘植物的槲皮素含量测定. 安徽农业科学, 2010, 38(10): 5101.

[2] 康文艺, 赵超, 穆淑珍, 等. 破铜钱挥发油化学成分分析. 中草药, 2003, 34(2): 116.

[3] 梁紫光. 破铜钱草治疗带状疱疹 52 例. 中国民间疗法, 1998, (3): 56.

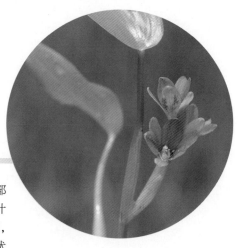

Ya she cao

鸭舌草

Monochoria Vaginalis（Burm.f.）C.Presl
[英] Sheathed Monochoria Herb

【别名】水锦葵、水玉簪、肥菜、合菜、鸭仔菜、鸭儿菜、香头草、少花鸭舌草。

【来源】为葫芦科植物鸭舌草 Monochoria vaginalis（Burm.f.）Presl 的全草。

【植物形态】水生草本。根状茎极短，具柔软须根。茎直立或斜上，全株光滑无毛。叶基生和茎生；叶片形状和大小变化较大，由心状宽卵形、长卵形至披针形，长 2 ~ 7cm，宽 0.8 ~ 5cm，顶端短突尖或渐尖，基部圆形或浅心形，全缘，具弧状脉；叶柄长 10 ~ 20cm，基部扩大成开裂的鞘，鞘长 2 ~ 4cm，顶端有舌状体。总状花序从叶柄中部抽出，该处叶柄扩大成鞘状；花序梗短，基部有一披针形苞片；花序在花期直立，果期下弯；花通常蓝色；花被片卵状披针形或长圆形；雄蕊 6 枚，其中 1 枚较大；花药长圆形，其余 5 枚较小；花丝丝状。蒴果卵形至长圆形。种子多数，椭圆形，灰褐色，具 8 ~ 12 纵条纹。

【分布】广西主要分布于南宁、武鸣、邕宁、天峨、凤山、罗城、灌阳、梧州、藤县。

【采集加工】全年均可采收。洗净，切段，晒干。

【药材性状】根状茎极短，具多数须根。茎皱缩，淡绿色。叶皱缩，展开叶片形状和大小变化较大，由心状宽卵形、长卵形至披针形，顶端短突尖或渐尖，基部圆形或浅心形，全缘，具弧状脉；叶柄长 10 ~ 20cm，基部扩大成开裂的鞘，顶端有舌状体。

【品质评价】以身干、条大、无杂质、色黄棕者为佳。

【化学成分】本品含有豆甾醇葡萄糖苷（stigmasterolglucoside）[1]。

【药理作用】
抗氧化　鸭舌草乙醇提取物有抗氧化作用 [2]。

【性味归经】味苦，性凉。归肺、胃、大肠、膀胱、肝经。

【功效主治】清热，凉血，利尿，解毒。主治感冒高热，肺热咳嗽，百日咳，咯血，吐血，崩漏，尿血，热淋，痢疾，肠炎，肠痈，丹毒，疮肿，咽喉肿痛，牙龈肿痛，风火赤眼，毒蛇咬伤，毒菇中毒。

【用法用量】内服：煎汤，15 ~ 30g，鲜品 30 ~ 60g；或捣烂绞汁。外用：适量，捣敷。

【使用注意】脾胃虚寒者不宜用。

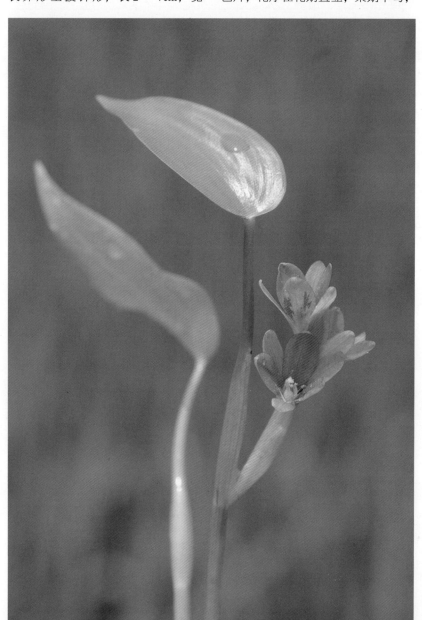

鸭舌草原植物

【经验方】

1. 风火赤眼 鲜少花鸭舌草叶，捣烂外敷眼睑。(《福建中草药》)

2. 丹毒 鲜少花鸭舌草30～60g，捣烂敷患处。(《福建中草药》)

3. 疔疮 鸭舌草加桐油捣烂敷患处。(《江西草药手册》)

4. 蛇虫咬伤 鲜鸭舌草捣烂外敷。(《江西草药手册》)

5. 毒菇中毒 鲜鸭舌草250g，捣烂绞汁，拌白糖适量，灌服。或鲜少花鸭舌草500g(捣汁)，冰糖60g，炖至冰糖溶化后服。(《常见青草药选编》)

6. 拔牙 水玉簪6g，玉簪花根6g，信石3g，鲫鱼1条(约500g重)。前三味共研细粉，去鱼肠杂，装药缝合，挂阴凉通风处约50天后，鱼鳞上即可生出霜样物，即所用的药粉。用时先轻微剥离牙龈，点上此药(约1个鳞片上的药量)，片刻以后，牙即可拔下。此药不可咽下，以免中毒。(《陕西中草药》)

7. 发热头痛 鸭儿菜、狗肝菜、生石膏(先下)各15g，车前草、淡竹叶各9g。水煎服。(《梧州地区中草药》)

8. 小儿高热，小便不利 鲜少花鸭舌草30g，莲子草30g。水煎服。(《福州军区后勤部中草药手册》)

9. 咯血 鲜少花鸭舌草30～60g，捣烂绞汁，调蜜服。(《福建中草药》)

10. 吐血 鸭舌草30～60g，炖瘦猪肉服。(《江西草药手册》)

11. 尿血 鲜少花鸭舌草30～60g，鲜灯心草全草30～60g。水煎服。(《福建中草药》)

12. 热淋 鲜鸭儿菜60g，鲜车前草30g。水煎服。(《梧州地区中草药》)

13. 急性胃肠炎 鲜鸭舌草、旱莲草各30g，共捣汁，加白糖适量内服。(《湖北中草药志》)

14. 赤白痢疾 香头草适量，晒干，每日泡茶服，连服3～4日。(《江苏药材志》)

15. 小儿疖肿 鸭舌草15～30g。水煎服。(《红安中草药》)

【参考文献】

[1] 周勇军，徐效华，乔凤云，等.鸭舌草中抗氧化活性物质的分离与鉴定.应用生态学报,2007,18(3): 509.

[2] 乔凤云，周勇军，唐建军，等.稻田杂草中提取的天然抗氧化剂作用研究.中国水稻科学,2006,20(2): 223.

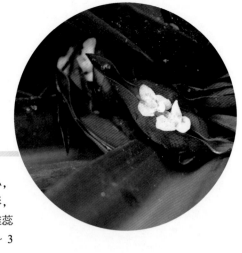

蚌 花

Bang hua

Rhoeinis Discoloris Flos
[英]Oyster Plant Flower

【别名】紫万年青花、荷包兰、蚌兰衣、菱角花、蚌兰花。

【来源】为鸭跖草科植物紫万年青 *Rhoeo discolor* (L.Herit)Hance 的花和叶。

【植物形态】草本。茎较粗壮,肉质。节密生,不分枝。叶基生,密集覆瓦状。无柄;叶片披针形或舌状披针形,长10～30cm,宽2～6cm,先端渐尖,基部扩大成鞘状抱茎,上面暗绿色,下面紫色;聚伞花序生于叶的基部,大部藏于叶内;苞片2,蚌壳状,大而扁,淡紫色,包围花序,花多而小,白色;萼片3,分离,长圈状披针形,花瓣状;花瓣3,分离,卵圆形;雄蕊6,花丝被长毛;子房3室。蒴果2～3室,室背开裂。

【分布】广西全区均有栽培。

【采集加工】春、夏季采收。除去叶,切片晒干。

【药材性状】呈蚌壳状,苞片2,大而扁,无茸毛,长3～4cm,紫黑色,包围花序,花多而小,白色。萼片展平后长圆状披针形,分离,花瓣状。花瓣3,分离,皱缩,展平后卵圆形。味甘、淡。

【品质评价】以足干、个大、色紫黑者为佳。

【化学成分】本品花药中含有多糖（polysaccharides）、酸性多糖（acidic polysaccharides）、淀粉（starch）、愈创葡聚糖（callose）、果胶（pectin）[1]。挥发油主要含有天竺葵醛（nonaldehyde）、棕榈酸（hexadecanoic acid）、壬酸（nonanoic acid）、月桂酸（lauric acid）、异香兰醛（isovanillin）、葡萄花酸（heptanoic acid）、羊脂酸（octanoic acid）、亚油酸（linoleic acid）[2]。

【性味归经】味甘、淡,性凉。归肺、大肠经。

【功效主治】清肺化痰,凉血止血,解毒止痢。主治肺热咳喘,百日咳,咯血,鼻衄,血痢,便血,瘰疬。

【用法用量】内服:煎汤,10～15g。

【使用注意】脾胃虚寒者慎用。

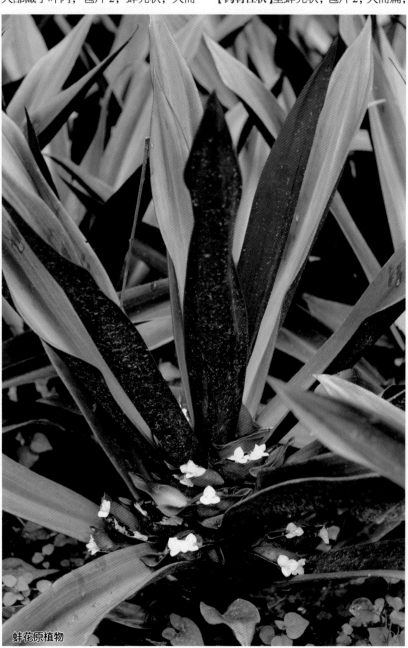

蚌花原植物

【经验方】

1. 肺热咳嗽,咯血　紫万年青花15g,麦冬15g,黄芩9g,百部9g,石枣子12g,竹林霄12g,甘草6g。水煎服。(《四川中药志》1982年)

2. 急性支气管炎　蚌花9g。加适量冰糖炖服。(《香港中草药》)

3. 便血　紫万年青花15g,猪直肠适量。水煎,饭前服。(《福建药物志》)

4. 湿热泻痢　紫万年青花30g,马齿苋30g,车前草15g。水煎服。(《四川中药志》1982年)

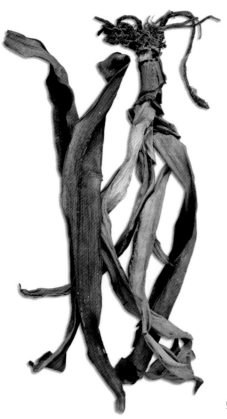

蚌花药材

附：蚌兰叶

味甘、淡，性凉。归肺、大肠经。清热解毒，化瘀止血。主治肺热咳嗽，吐血，衄血，便血，泻痢，跌打损伤，瘰疬，疮疖。内服：煎汤，15～30g，鲜品可用至30g。外用：适量，捣敷。

经验方 ①蚌疮（即妇女大阴唇附近生疮）：蚌花鲜叶捣烂外敷。（《广东中药》）；②淋巴结核，鼻衄：蚌花鲜叶30～60g。水煎服。（《香港中草药》）；③慢性支气管炎：蚌花叶15g，木蝴蝶3g。水煎服。（《香港中草药》）

【参考文献】

[1]Albertini L, Souvre A. Microsporocyte and tapetum polysaccharides in Rhoeo discolor Hance. Cytochemical and autoradiographic study {[3H]-glucose}.Actualites Botaniques, Cytobiol.Reprod.Sex. Plantes Ovulees, 1978, (1-2): 45.

[2] 黄丽莎，朱峰．蚌兰花挥发油化学成分的GC-MS分析．中药材，2009, 32(1): 65.

Yuan ye wa er teng

圆叶娃儿藤

Tylophorae Trichophyllae Herba
[英] Trichophylla Tylophora Herb

【别名】菨草、菇菜、菨首、菇首、菇笋、菇手、菨白、菨瓜。

【来源】为萝藦科植物圆叶娃儿藤 Tylophora trichophylla Tsiang 的全株。

【植物形态】匍匐性藤状灌木。茎、叶的两面、叶柄、花梗、花萼外面均被疏柔毛。叶纸质，近圆形或卵形或倒卵形，长 4 ~ 5.5cm，宽 3.5 ~ 5cm，通常上部较宽，顶端圆形，具短尖头，基部圆形；聚伞花序伞形状，腋生，花黄色；花萼裂片卵状三角形，花萼内面基部具 5 枚腺体；花冠辐状，比花萼长两倍，花冠筒短，裂片长圆形；副花冠裂片卵状，背部隆肿，顶端到达花药基部；花药四方形；花粉块每室 1 个，圆球状，平展；心皮离生；

柱头五角状，顶端扁平。蓇葖双生，披针形，顶端渐尖，略被微毛；种子卵形，顶端具白色绢质种毛。

【分布】广西主要分布于南宁、武鸣、邕宁、防城、宁明。

【采集加工】全年均可采收。洗净，切段，晒干。

【药材性状】藤茎圆柱形，细长，稍扭曲，直径 1 ~ 3mm，表面黄绿色至淡棕色，被柔毛。质脆，易折断。叶对生，多皱缩破碎，完整者展平后呈近圆形、卵形或倒卵形，先端圆，具短尖头，基部圆形，边缘略反卷，黄绿色或灰绿色，两面被柔毛。叶柄被毛。质脆。

气微，味苦。

【品质评价】以色黄绿色、叶完整者为佳。

【性味归经】味辛、苦，性微温。归肝经。

【功效主治】祛风活络，活血止痛。主治风寒湿痹痛，跌打肿痛。

【用法用量】内服：煎汤，5 ~ 10g。外用：鲜品适量，捣敷。

【使用注意】孕妇及月经过多者慎服。

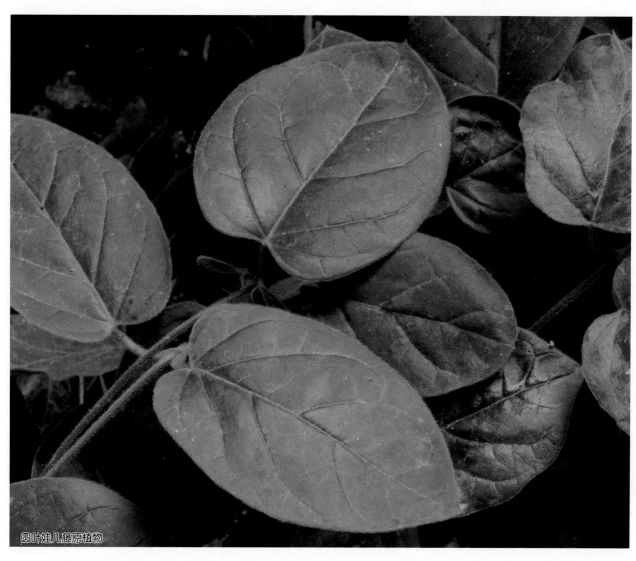

圆叶娃儿藤原植物

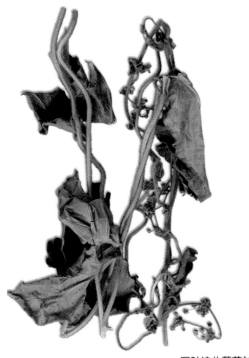

圆叶娃儿藤药材

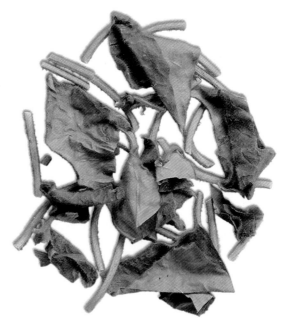

圆叶娃儿藤饮片

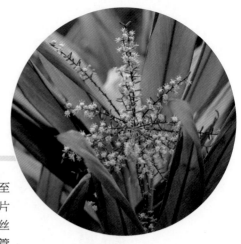

铁 树
Tie shu

Cordylines Fruticosae Folium
[英]Fruticose Cordyline Leaf

【别名】朱竹、铁莲草、红叶铁树、红铁树。

【来源】为龙舌兰科植物朱蕉 *Cordyline fruticosa*（Linn.）A.Cheval. 的叶。

【植物形态】灌木。茎通常不分枝。叶在茎顶呈2裂状旋转聚生；叶柄腹面宽槽状，基部扩大，抱茎；叶片披针状椭圆形至长圆形，长30～50cm，宽5～10cm，绿色或染紫红，中脉明显，侧脉羽状平行，先端渐尖，基部渐狭。圆锥花序生于上部叶腋，多分枝；花序主轴上的苞片条状披针形，分枝上花基部的苞片小，卵形；花淡红色至紫色，稀为淡黄色，近无梗；花被片条形，约1/2互相靠合成花被管；花丝略比花被片短，约1/2合生并与花被管贴生；子房下位，3室。蒴果每室有种子数颗。

【分布】广西全区均有栽培。

【采集加工】随时可采。鲜用或晒干。

【药材性状】叶皱缩卷曲，展平后完整者呈长条形或长披针形，长20～48cm，宽3～8cm。上表面暗灰绿色，中脉明显，稍下陷；下表面黄绿色，中脉突起，两面侧脉较细，先端短尾尖，基部渐狭，不对称下延；叶柄长10～14cm，腹面成槽状，背面强烈突起，基部渐宽成鞘状，基部断面呈毛须状。质柔韧，不易折断。气微，味淡。

【品质评价】以片大、质柔韧、色黄绿者为佳。

【性味归经】味甘、淡，性凉。归肺、胃、肝经。

【功效主治】凉血止血，化瘀定痛。主治咯血，吐血，便血，尿血，月经过多，跌打肿痛，胃痛。

【用法用量】内服：煎汤，15～30g。

【使用注意】孕妇忌用。

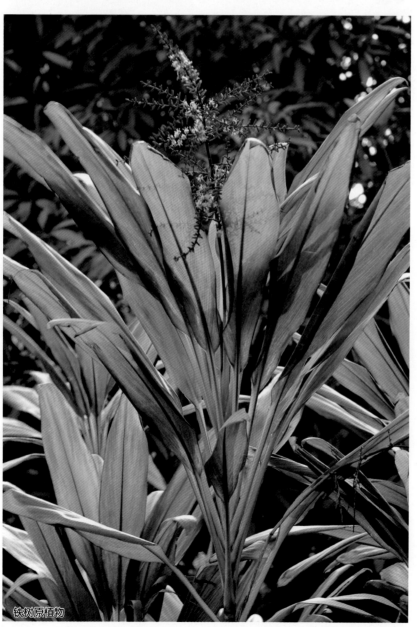

铁树原植物

【经验方】

1. 鸡骨鲠喉 红铁树研末，取1.5g装入竹筒中，吹入喉内即下，再用甘草水含漱。（《广西民间常用草药》）

2. 哮喘 红铁树叶60g。捣烂，用蜜糖30g，煲取汁服。（《广西民间常用草药》）

3. 咯血、吐血 红铁树叶125g。同猪心或猪肺煲服。（《广西民间常用草药》）

4. 胃痛 红铁树叶12片。切碎，煲猪瘦肉食用。（《新会草药》）

5. 血尿初起 红铁树叶7片。水煎服。（《新会草药》）

6. 白浊 红铁树叶梗30g，猪脊骨125g，煲服。（《广西民间常用草药》）

7. 便血 铁树叶50g，猪精肉200g。煮服之。（《岭南采药录》）

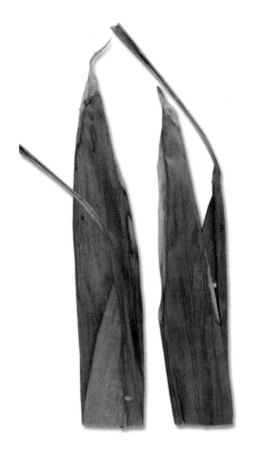

铁树药材

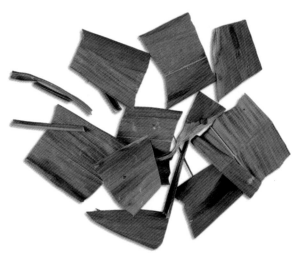

铁树饮片

8.赤痢　铁树叶50g，石榴皮15g，马齿苋50g，银花25g。水煎服。（《陆川本草》）

9.腰部扭伤疼痛　铁树叶7～9片，葛根250g。猪骨或猪尾同煲数小时服。（《新会草药》）

Tie zuan
铁 钻

Fissistigmatis Oldhamii Radix et Caulis
[英] Oldham Fissistigma Root and Stem

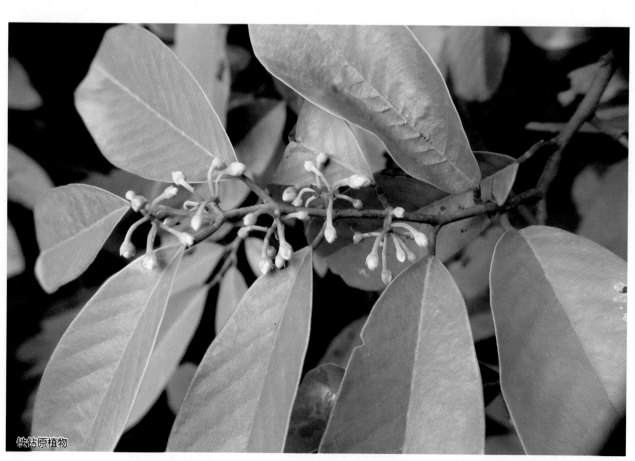

【别名】广香藤、钻山风、降香藤、铁牛钻石、黑风藤、香藤风、山龙眼藤。

【来源】为番荔枝科植物瓜馥木 Fissistigma oldhamii (Hemsl.) Merr. 的根及藤茎。

【植物形态】攀缘灌木。长约8m。小枝、叶背、叶柄和花均被黄褐色柔毛。叶互生；叶片革质，长圆形或倒卵状椭圆形，长5～13cm，宽2～5cm，先端圆或微凹，稀急尖，基部阔楔形或圆形；叶柄长约1cm。花1～3朵集成密伞花序；萼片3，阔三角形；花瓣6，2轮，外轮卵状长圆形，长约2cm，内轮较小；雄蕊多数，心皮多数，被长绢毛，各有胚珠约10颗。果球形，密被黄棕色绒毛；果柄长不超过2.5cm。种子圆形。

【分布】广西全区均有分布。

【采集加工】全年可采收。切段，晒干。

【药材性状】本品根呈细长圆柱形，上粗下细，稍弯曲，直径0.5～6cm，有支根，表面灰色至棕褐色。茎长圆形或稍扁，直径1～10cm，具侧枝痕。质坚硬，不易折断。切片厚2～4mm，皮部黄棕色，木部宽广，黄白色，髓部明显，黄棕色。气微香，味微苦。

【品质评价】以干燥、块大、无杂质者为佳。

【化学成分】本品含有生物碱，主要成分有木番荔枝碱（xylopine）、瓜馥木碱甲（fissistigine A）、瓜馥木碱乙（fissistigine B）、瓜馥木碱丙（fissistigine C）[1,2]、10-羟基番荔枝碱（anolobine）、羟基木番荔枝碱（norannuradhapurine）、O-甲基深山黄堇碱（O-methylpallidine）[3]。尚含有 N-甲基-2,3,6-三甲氧基吗啡烷二烯酮（O-methylflavinantine）、马兜铃内酰胺（aristolactam）、1,2,3-三甲氧基氧化阿朴菲（O-methylmoschatoline）、毛叶含笑碱（oxoxylopin）、7-氧基克瑞巴宁（7-oxocrebanine）[4]。又含有小檗碱（berberine）、马兜铃内酰胺A II（aristolactam A II）[5]、1,2-亚甲基二氧基-N-甲氧酰基-阿朴菲生物碱（romucosine）[6]。还含有马兜铃内酰胺A IIIa（aristolactam A IIIa）、马兜铃内酰胺B II（aristolactam B II）、马兜铃内酰胺B III（aristolactam B III）、马兜铃内酰胺F II（aristolactam F II）、马兜铃内酰胺F（aristolactam F）、巴婆碱（asimilobine）、克班宁（crebanine）、紫堇块茎碱（corytuberine）、异月桂碱（isolaureline）、异波尔定碱（isoboldine）、goniothalactam、海罂粟碱（glaucine）、duguevanin、胡椒内酰胺A（piperolactam A）[7-9]。

铁钻原植物

此外，本品还含有丁香酸（syringic acid）、反式桂皮酸（*trans*-cinnamic）[1]、大黄素甲醚（physcion）、β-谷甾醇（β-sitosterol）、胡萝卜苷（daucosterol）[4]、豆甾醇（stigmasterol）、豆甾-4-烯-3-酮（stigmast-4-en-3-one）、5,6,7,8-四甲氧基黄酮（5,6,7,8-tetramethoxyflavone）、（-）-表儿茶素 [（-）-epicatechin][5]。本品还含有挥发油，主要成分为4',5,6,7-四甲氧基黄酮（4',5,6,7–tetramethoxyflavone）、1-（9-硼双环[3.3.1]壬基）-4-乙基-3,5-二叔丁基吡唑（1-（9-borabicyclo[3.3.1]non-9-yl）-3,5-bis（dimethylethyl）-4-ethyl-1H-pyrazole）和油酸甲酯（methyl oleate）[10]。

【性味归经】味辛、微涩，性温。归肝、肾经。

【功效主治】祛风除湿，活血止痛，强筋壮骨。主治风湿骨痛，手足麻木，瘫痪，神经痛，腰腿痛，小儿麻痹后遗症，小儿惊风，跌打损伤。

【用法用量】内服：煎汤，9 ~ 15g；或浸酒服。外用：适量，水煎洗。

【使用注意】孕妇慎用。

【经验方】

风湿偏瘫　铁钻15g，小叶买麻藤15g，珠芽艾麻15g，千斤拔15g，四方藤15g，南五味子10g，黄花倒水莲10g，五加皮15g，配猪骨头炖服或浸酒服。（《中国瑶药学》）

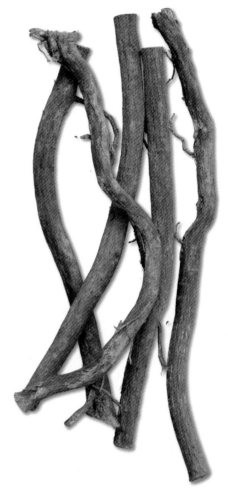

铁钻药材

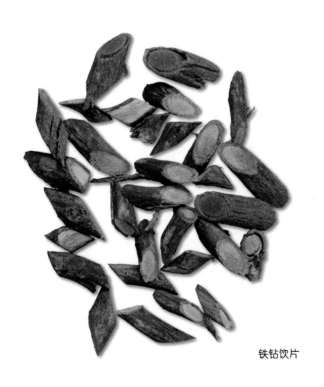

铁钻饮片

【参考文献】

[1] 徐昌瑞，谢平，朱英. 瓜馥木化学成分的研究（简报）. 中药通报，1982,（3）: 30.

[2] 徐昌瑞，谢平，朱英. 瓜馥木化学成分的研究（Ⅰ）. 中草药，1983, 14(4): 148.

[3] Lu ST, Wu YC, Leou SH. Alkaloids of formosan Fissistigma and Goniothalamus species Phytochemistry, 1985, 24(8): 1829.

[4] 彭新生. 瓜馥木活性成分的研究. 广州：广州中医药大学，2005.

[5] 傅春燕. 瓜馥木化学成分及抑菌活性初探. 桂林：广西师范大学，2005.

[6] 傅春燕，尹文清，周中流. 瓜馥木中阿朴菲类生物碱的研究. 中药材，2007, 30(4): 409.

[7] 郑宗平，梁敏钰，胡立宏. 瓜馥木活性成分研究. 中国天然药物，2005, 3(3): 151.

[8] ChiaYC, Chang FR, Teng CM, et al. Aristolactams and dioxoaporphines from Fissistigma balansae and Fissistigma oldhamii. J.Nat.Prod., 2000, 63(8): 1160.

[9] Zhang YN, Zhong XG, et al. Discovery and synthesis of new immunosuppressive alkaloids from the stem of Fissistigma oldhamii(Hemsl.)Merr. Bioorg.Med. Chem. 2007, (15): 988.

[10] 李叶，尹文清，段少卿. 瓜馥木挥发油 GC-MS 分析. 粮食与油脂，2010, (6): 17.

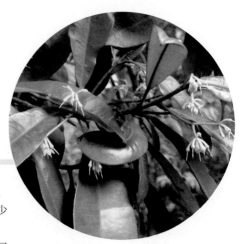

Tie liang san

铁凉伞

Ardisiae Quinquegonance Radix seu Herba
[英] Quinquegona Ardisia Root or Herb

【别名】火屎炭树、火泡树、鸡眼树、火炭树、铁罗伞、筷子根、高脚凉伞。

【来源】为紫金牛科植物罗伞树 *Ardisia quinquegona* Bl. 的茎叶或根。

【植物形态】灌木或灌木状小乔木。小枝细，有纵纹，嫩时被锈色鳞片。叶互生；叶柄幼时被鳞片；叶片坚纸质，长圆状披针形、椭圆状披针形至倒披针形，长 8～16cm，宽 2～4cm，先端渐尖，基部楔形，全缘，背面多少被鳞片，中脉明显，侧脉连成近边缘的边缘脉。聚伞花序或亚伞形花序，腋生，稀着生于侧生特殊花枝顶端，花枝多少被鳞片；萼片三角状卵形，先端急尖，具疏微缘毛及腺点；花瓣白色，广椭圆状卵形，先端急尖或钝，具腺点，里面近基部被细柔毛；雄蕊与花瓣几等长，花药卵形至肾形，背部多少具腺点；雌蕊常超出花瓣。果扁球形，具钝 5 棱，稀棱不明显，无腺点。

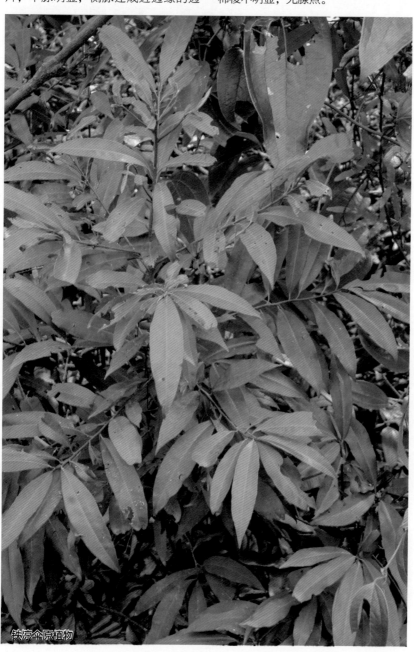

铁凉伞原植物

【分布】广西主要分布于桂南、桂西南。

【采集加工】全年均可采收。洗净，切段，鲜用或晒干。

【药材性状】茎圆柱形，无毛。完整叶片披针形，先端渐尖，基部楔形，全缘，侧脉多。有时可见聚伞形花序。气弱，味苦、涩。

【品质评价】以干燥、色黄绿、无杂质者为佳。

【化学成分】本品含紫金牛醌（ardisianone）和紫金牛酚（ardisianol）[1]。

【临床研究】

宫颈糜烂 运用民间草药铁凉伞为主的配方浓煎，采用纳入法外治宫颈糜烂。用法：铁凉伞 20g，三脉叶马兰 30g，三颗针 20g，千里光 40g。上药煎煮浓缩，用灭菌纱布裹棉花团浸透药汁，塞入阴道内直达后穹隆部连续数次。每日治疗 1 次。轻度糜烂者给药 2 次，中、重度者给药 4 次为 1 个疗程。第一次由医务人员上药，以后可由患者自己上药。结果：治疗 10 日后，本组 29 例中轻度糜烂者 11 例均获痊愈；中度糜烂者 14 例中痊愈 11 例；好转 3 例；重度糜烂者 4 例中痊愈 2 例，好转 2 例 [2]。

【性味归经】味苦、辛，性凉。归肺、肝经。

【功效主治】清热解毒，祛风除湿，散瘀止痛。主治咽喉肿痛，疮疖痈肿，跌打损伤，风湿痹痛，蛇虫咬伤。

【用法用量】内服：煎汤，15～30g。外用：适量。

【使用注意】脾胃虚寒者慎服，孕妇慎用。

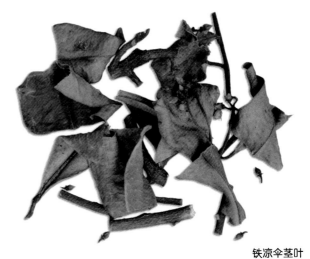

铁凉伞茎叶

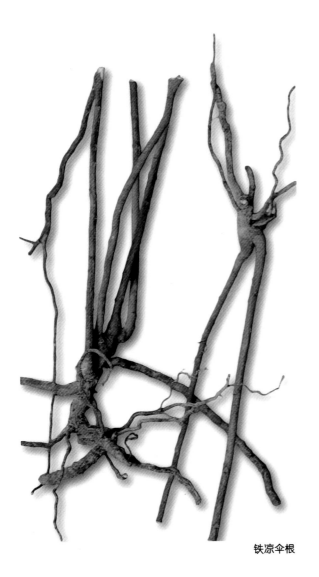

铁凉伞根

【经验方】

1. 咽喉肿痛或扁桃体脓肿 铁凉伞适量，洗净，慢慢嚼烂，咽下其汁；或用铁凉伞10～15g，水煎含服。(《中国现代瑶药》)

2. 跌打瘀血阻滞疼痛 铁凉伞15g，金耳环6g，入山虎10g，血见愁10g，上山虎10g，葫芦钻10g，一点红15g。水煎服。(《中国现代瑶药》)

3. 上腹疼痛 铁凉伞15～30g。水煎服。(《中国现代瑶药》)

【参考文献】

[1]Kusumi T, et al. C A, 1978, (88): 166721C

[2] 翁翠萍, 相鲁闽. 铁凉伞药棉纳入法治疗宫颈糜烂29例. 中国民间疗法,2002,10(3): 31.

Tie hai tang
铁海棠

Euphorbiae Milii Herba
[英] Crown-Of-Thorns Euphorbia Herb

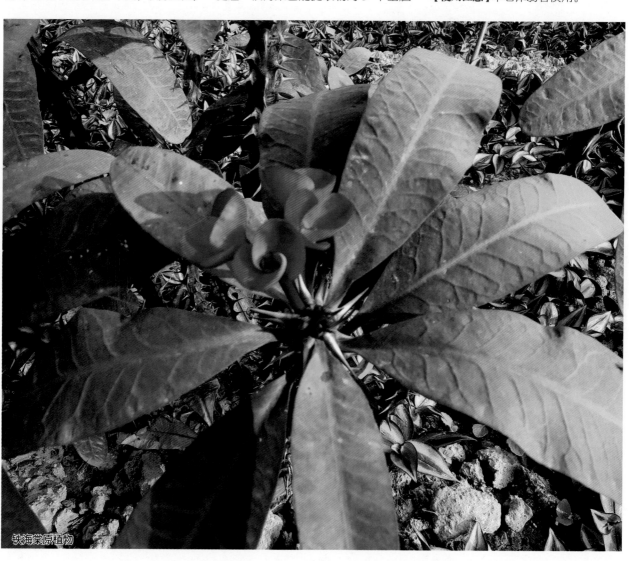

【别名】玉麒麟、番鬼刺、海棠、万年刺、霸王鞭、干脚刺、细龙骨、爬壁刺。

【来源】为大戟科植物铁海棠 *Euphorbia milii* Ch.des Moulins 的茎。

【植物形态】多刺灌木。茎直立或稍攀缘状，刺硬而尖，成5行排列于茎的纵棱上。叶互生，通常生于嫩枝上；无柄；叶片倒卵形或长圆状匙形，长2.5～5cm，先端浑圆而具突起，基部渐狭，楔形。杯状聚伞花序生于枝端，排列成具长花序梗的二歧聚伞花序；总苞钟形，先端5裂，腺体4，无花瓣状附属物；总苞基部具苞片2，苞片鲜红色，倒卵状圆形；花单性，雌雄花同生于萼状总苞内；雄花多数，具雄蕊1；雌花单生于花序中央，子房上位，花柱3枚，柱头2浅裂。蒴果扁球形。

【分布】广西全区均有分布。

【采集加工】全年均可采收。鲜用或晒干。

【药材性状】茎肉质，长可达20～80cm，绿色，有纵棱，棱上有锥状的硬刺，刺长1～2.5cm。叶片倒卵形至矩圆状匙形，长2.5～5cm，先端圆或具突尖，基部渐狭呈楔形，黄绿色。气微，味苦、涩。

【品质评价】以身干、茎肉质、色黄绿者为佳。

【药理作用】

促癌　铁海棠乙醚提取物对3-甲基胆蒽诱发的小鼠背部皮肤肿瘤具有促进作用[1]。

【性味归经】味苦、涩，性凉；有小毒。归心、肝经。

【功效主治】解毒，排脓，活血，逐水。主治痈疮肿毒，烫伤，跌打损伤，腹水。

【用法用量】内服：煎汤，9～15g，或捣汁。外用：适量，捣敷。

【使用注意】年老体弱者慎用。

铁海棠原植物

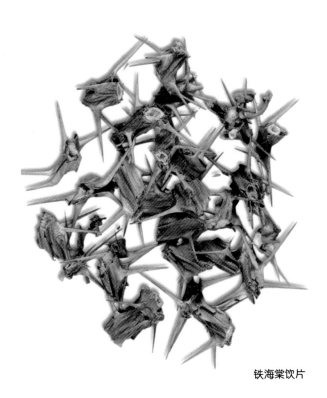

铁海棠饮片

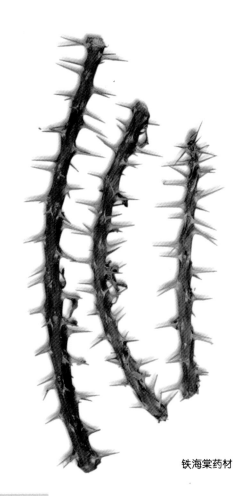

铁海棠药材

【经验方】

1.口疮　鲜铁海棠茎叶，酌加红糖，捣烂外敷，日换一次。（《福建民间草药》）

2.痈疮肿毒　铁海棠鲜根适量，捣烂，同酒糟炒热敷患处。（《广西中草药》）

【参考文献】

[1] 纪志武，钟建明，曾毅．火殃簕、铁海棠、扭曲藤和红背叶对 3- 甲基胆蒽诱发小白鼠背部皮肤肿瘤的作用．癌症，1992,11(2): 120.

Cheng gou feng

秤钩风

Diploclisiae Affinis Caulis seu Radix
[英] Affinis Diploclisia Stem or Root

【别名】追骨风、华防己、湘防己、穿山藤、杜藤、土防己、过山龙、花防己、蛇总管。

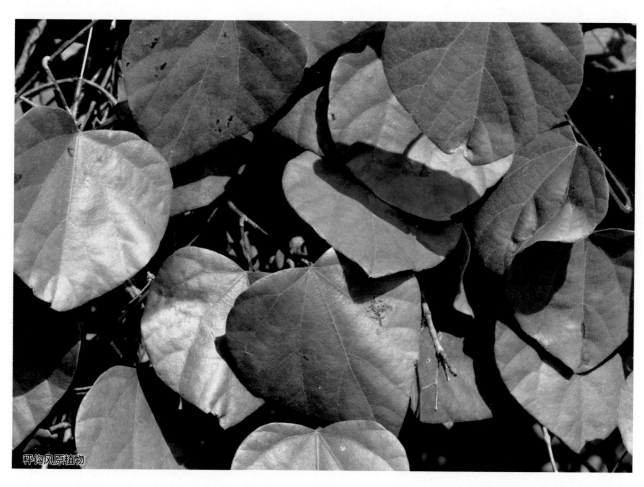

【来源】为防己科植物秤钩风 Diploclisia affinis (Oliv.) Diels 的根或茎。

【植物形态】木质藤本。嫩枝草黄色，有直线纹，老枝红褐色，散生纵裂的皮孔；腋芽 2 个，叠生。叶柄与叶片等长或较长；叶三角状扁圆形或菱状扁圆形，长 3.5 ~ 10cm，宽度稍大于长度，先端短尖或钝，基部近截平至浅心形，边缘有波状圆齿，掌状脉 5 条。聚伞花序腋生；花单性异株；雄花萼片 6，2 轮，椭圆形；花瓣 6，卵状菱形，短于萼片，基部两侧内折成耳状，抱着花丝；雄蕊 6。核果红色，阔倒卵形，内果皮骨质，背肋两侧有小横肋状雕纹。种子马蹄形。

【分布】广西主要分布于桂北。

【采集加工】四季均可采，以秋季采者为佳。挖取根部及割取老茎，除去泥土，砍成 10 ~ 30cm 长的小段，晒干。民间亦有采鲜根或鲜茎叶用者。

【药材性状】根呈不规则圆柱形，直径 1 ~ 6cm。表面灰棕色至深棕色，有不规则沟纹和横裂纹，皮孔明显。质硬，不易折断，断面散布多数小孔，有 2 ~ 7 轮偏心性环纹和放射状纹理。气微，味微苦。茎藤圆柱形，长 10 ~ 30cm。表面灰棕色，有不规则沟纹、裂隙和枝痕。质硬，不易折断，断面有 2 ~ 7 轮偏心性环纹及放射状纹理，髓小。气微，味微苦。

【品质评价】以干燥、条粗、色黄绿、无杂质者为佳。

【化学成分】本品茎含有生物碱成分（alkaloids），主要有网脉碱（reticuline）、N- 降荷叶碱（N-asimilobine）、acutumine、2,3- 二羟基 -9,10- 二甲氧基四氢原小檗碱（di-hydroxyprotoberberine）、千金藤啶碱（stepholidine）[1]。

【临床研究】

1. 开放感染性骨折 治疗组采用复方蛇总管液外敷，组成：蛇总管（又名秤钩风）1500g，地稔、九里香、干打锤各 1200g。上药均为鲜品洗净切碎，煮沸 2 次，第一次 2h，第二次 1.5h。将两次药液混合，过滤、浓缩成 1500ml。静置 24h，取上清液煮沸，加入防腐剂。再加蒸馏水 2000ml，过滤灌封入瓶内，以 115℃高温灭菌 30min

秤钩风原植物

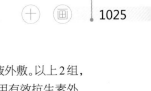

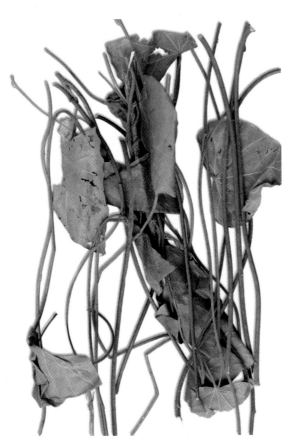

秤钩风药材

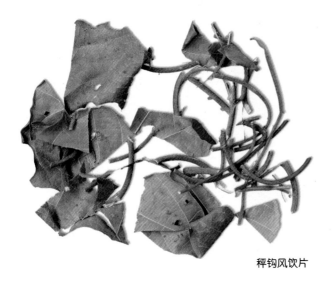

秤钩风饮片

即可使用。对照组采用0.2%乳酸依沙吖啶液外敷。以上2组，除个别病情严重或合并其他内科疾病者加用有效抗生素外，治疗期间均不加用其他药物。结果：本组开放感染性骨折，经治疗伤口愈合7天以上无重新裂开或化脓感染者为治愈。治疗组治愈340例，治愈率为99%；对照组治愈270例，治愈率90%。伤口愈合平均天数，治疗组为27天，对照组34天。两组对比，疗效以治疗组为佳[2]。

2. 乙型肝炎 采用抗蛇毒中草药"乙肝转阴煎"治疗，药物组成：秤钩风、蝉翼藤、苦石莲、蛇见软、平地木、叶下珠各30g，党参、黄芪、仙茅根、龙胆草、板蓝根、白花蛇舌草、茵陈、虎杖、半枝莲、田基黄各20g，黄柏、五味子、陈皮、丹参、土茯苓、柴胡、乌梅、路边菊、黄精、猪苓、鳖甲、甘草各15g，藏红花4g。根据病情加减药物，肝区疼痛加延胡索、郁金，腹胀加莱菔子，肝脾肿大加鳖甲、龟板、桃仁，正气不足加红参。水煎每日1剂，分早晚2次服，1个月为1个疗程。同时结合壮医药线点灸：在肝穴、中脘、肝俞、足三里及耳穴的肝胆区等穴位，每日施灸1次，每30次为1个疗程。结果：共治疗乙型肝炎30例，治愈13例，好转14例，无效3例[3]。

【性味归经】味苦，性凉。归肝、膀胱经。

【功效主治】祛风除湿，利尿解毒，活血止痛。主治风湿痹痛，小便淋涩，跌仆损伤，毒蛇咬伤。

【用法用量】内服：煎汤，9～15g。外用：适量，鲜品捣敷。

【使用注意】脾胃虚寒者及孕妇慎用。

【经验方】

1.毒蛇咬伤 用秤钩风茎3～5钱，水煎服，并用鲜叶捣烂敷伤口周围。（《广西本草选编》）

2.胆囊炎，风湿骨痛，尿路感染 用秤钩风茎3～5钱，水煎服。（《广西本草选编》）

【参考文献】

[1] 王恩军，马云保，张雪梅，等.秤钩风中的生物碱成分.中国中药杂志,2008, 33(21): 2503.

[2] 黎瑞英.复方蛇总管液治疗开放感染性骨折.浙江中医杂志,1994, (2): 68.

[3] 李忠贵.抗蛇毒中草药结合壮医药线点灸治疗乙型肝炎30例.中国民族民间医药杂志,2000, (42): 28.

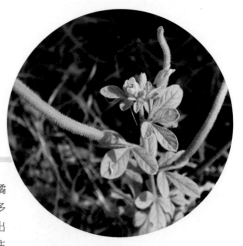

Chou shi cai
臭矢菜

Cleomae Viscosae Herba
[英]Yellow flowered Spiderflower Herb

【别名】羊角草、黄花菜、向天癀、黄花蝴蝶草、蚝猪钻床。

【来源】为白花菜科植物黄花草 Cleome viscosa Linn. 的全草。

【植物形态】直立草本。全株密被黏质腺毛与淡黄色柔毛，有恶臭气味。叶为具 3 ~ 5 小叶的掌状复叶；小叶倒披针状椭圆形，中央小叶长 1 ~ 5cm，宽 5 ~ 15mm，侧生小叶依次减小，边缘有腺纤毛。花单生于叶腋，于茎上部逐渐变小，但近顶部则成总状或伞房状花序，花梗纤细；萼片狭椭圆形至倒披针状椭圆形，有细条纹，背面及边缘有黏质腺毛；花瓣淡黄色或橘黄色，倒卵形或匙形，基部楔形至多少有爪；雄蕊 10 ~ 20，花期时不露出花冠外；子房无柄，圆柱形，除花柱与柱头外密被腺毛，子房顶部变狭而伸长，柱头头状。果直立，圆柱形，密被腺毛，成熟后果瓣自先端向下开裂，表面有多条呈同心弯曲纵向平行突起的棱，花柱宿存。种子黑褐色，表面约有 30 条横向平行皱纹。

【分布】广西全区均有分布。

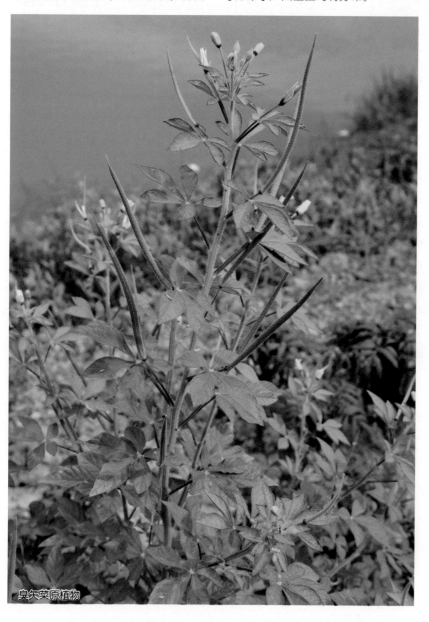

臭矢菜原植物

【采集加工】秋季采收。鲜用或晒干。

【药材性状】茎多分枝，密被黏性腺毛。叶皱缩，具长叶柄，灰绿色，被毛，小叶 5，展开呈倒卵形，果实长角状，被毛。气浓，味辛。

【品质评价】以质嫩、叶多、色灰绿者为佳。

【化学成分】本品全草含麦角甾 -5- 烯 -3-O- α -L- 鼠李吡喃糖苷（ergot-5-en-3-O-α -L-rhamnopyranoside）、5,4′- 二 -O- 甲基圣草酚 -7-O- β -D- 葡萄吡喃糖苷（5,4′-di-O-methyleriodictyol-7-O- β -D-glucopyranoside）[1]、3′,4′- 二羟基 -5- 甲氧基黄烷酮 -7-O- α -L- 鼠李吡喃糖苷（3′,4′-dihydroxy-5-methoxyflavanone-7-O- α -L-rhamnopyranoside）[2]、（1R*,3E,7Z,12R*）-20- 羟基烟草 -3,7,15- 三 烯 -19- 酸 [（1R*,3E,7Z,12R*）-20-hydrox-ycembra-3,7,15-trien-19-oicacid]、（3E,7Z,11Z）-17,20- 二羟基烟草 -3,7,11,15- 四烯 -19- 酸 [（3E,7Z,11Z）-17,20-dihydroxycembra-3,7,11,15-tetraen-19-oic acid] [3]、柚皮素 -4′-O- β -D- 吡喃木糖 -（1→4）- β -D- 葡萄吡喃糖苷 [naringenin-4′-O- β -D-xylopyranosyl-（1 → 4）- β -D-glucopyranoside] [4]、圣草酚 -5- 鼠李吡喃糖苷（eriodictyol-5-rhamnopyrano-side）[5]、黄花菜醛酸（cleomaldic acid）[6]。

本品种子含黄花菜香豆精（cleosandrin）[7]、黄花菜木脂素 A-D(cleomiscosin A-D）[8-11]、秦皮素（fraxetin）[11]、豆甾 -5,24（28）- 二烯 -3 β -O- α -L- 鼠李糖苷 [stigmast-5,24（28）-dien-3 β -O- α -L-rhamnoside] [12]、白花菜苷（glucocapparin）、葡萄糖醉蝶花素（glucocleomin）[13]、亚油酸（linoleic acid）、亚麻酸（linolenic acid）、硬脂酸（stearic acid）、油酸（oleic acid）、蔗糖（sucrose）、胱氨酸（cystine）、赖氨酸（lysine）、

组氨酸（histidine）、丝氨酸（serine）、蛋氨酸（methionine）、甘氨酸（glycine）、苏氨酸（threonine）、酪氨酸（tyrosine）[14]等多种化学成分。

本品叶含黄花菜内酯（cleomeoide）[15,16]。

本品根含 β- 香树脂醇（β-amyrin）、羽扇豆酸（lupinic acid）、3′,4′,5- 三羟基黄烷酮 -7-O-α-L- 鼠李吡喃糖苷（3′,4′,5-trihydroxyflavanone-7-O-α-L-rhamnopyranoside）[17]、柚皮素 -4′- 半乳糖苷（naringenin-4′-galactoside）、二氢山奈酚 -4′- 木糖苷（dihydrokaempferol-4′-xyloside）[4]、二氢山奈素 -3- 葡萄糖醛酸苷（dihydrokaempferide-3-glucuronide）、二十二酸（docosanoic acid）[18]、山奈素 -3- 葡萄糖醛酸苷（kaempferide-3-glucuronide）[19]。

【性味归经】味苦、辛，性温；有毒。归肝、膀胱经。

【功效主治】散瘀消肿，祛风止痛，生肌疗疮。主治跌打肿痛，劳伤腰痛，疝气疼痛，头痛，痢疾，疮疡溃烂，耳尖流脓，眼红痒痛，白带淋浊。

【用法用量】内服：煎汤，6~9g。外用：适量，捣敷或煎水洗；或研粉撒敷。

【使用注意】体虚者及孕妇慎服。

【经验方】

1. 跌打肿痛，劳伤腰痛　用臭矢菜鲜全草捣烂外敷。（《广西本草选编》）

2. 疮疡溃烂　用臭矢菜全草水煎外洗，并用全草研粉撒布患处。（《广西本草选编》）

3. 劳伤过度，肢体无力　黄花菜鲜全草 30g，水煎，冲红糖，早晚饭前各服 1 次；忌食酸、辣、芥菜等物。（《天目山药用植物志》）

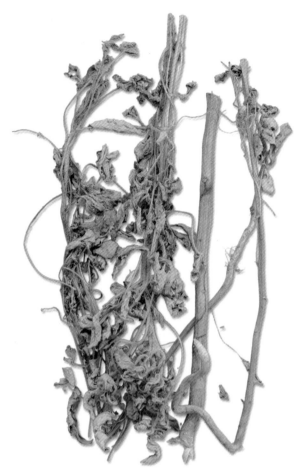

臭矢菜药材

【参考文献】

[1]Strvastava SD. Chemical constituents of Cleome viscosa. Indian J Chem B: Organic Chemistry Including Medicinal Chemistry, 1982, 21B(2): 165.

[2]Strvastava SK, Srivastava SD. A newglycoflavanone from cleome viscosa whole plant. Curr Sci India, 1979, 48(10): 430.

[3]Kosela S,ghisalberti EL, Jefferies PR, et al.Unsaturated cembrane acids from Cleome viscosa L. (Capparidaceae). Aust J Chem,1985, 38(9): 1365.

[4]Strvastava SK, Chauhan JS, Srivastava SD. A new naringeninglycoside from Cleome viscosa. Phytochemistry, 1979, 18(12): 2057.

[5]Strvastava SK, Srivastava SD. Eriodictyol-5-rhamnoside from Cleome viscosa. Indian J Chem B: Organic Chemistry Including Medicinal Chemistry, 1979, 18B(1): 86.

[6]Jente R, Jakupovic J, OlatunjigA. A cembranoid diterpene from Cleome viscose. Phytochemistry, 1990, 29(2): 666.

[7]Nair AGR. Cleosandrin, a novel 7-phenoxycoumarin from the seeds of Cleome icosandra. Indian J Chem B: Organic Chemistry Including Medicinal Chemistry,1979,17B(5):438.

[8]Ray AB, Chattopadhyay SK, Konno C, et al.Structure of cleomiscosin A, a coumarino-lignoid of Cleome viscosa seeds. Tetra Lett, 1980, 21(46): 4477.

[9]Ray AB, Chattopadhyay SK, Konno Chohachi, et al. Structure of cleomiscosin B, a coumarino-lignoid of Cleome viscosa seeds. Heterocycles, 1982, 19(1): 19.

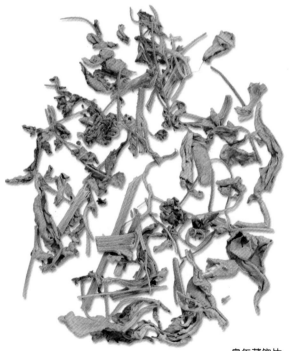

臭矢菜饮片

[10]Ray A B, Chattopadhyay SK, Kumar S, et al. Structures of cleomiscosins, coumarinolignoids of Cleome viscosa seeds. Tetrahedron, 1985, 41(1): 209.

[11]Kumar S, Ray AB, Konno C, et al.Cleomiscosin D, a coumarino-lignan from seeds of Cleome viscosa. Phytochemistry, 1988, 27(2): 636.

[12]Strvastava SK. Stigmasta-5,24(28)-diene-3 β -O- α -L-rhamnoside from Cleome viscosa. Phytochemistry, 1980, 19(11): 2510.

[13]Ahmed ZF, Rizk AM, Hammouda FM, et al. Naturally occurring glucosinolates with special reference to those of family Capparidaceae. Planta Med, 1979, 21(1): 35.

[14]Afaq SH, Khan ZA, Asif M. Studies on oil, sugars and amino acids of Cleome viscosa Linn. Indian J Pharm Sci, 1984, 46(2): 91.

[15]Burke BA, Chan WR, Honkan VA, et al.The structure of cleomeolide, an unusual bicyclic diterpene from Cleome viscosa L. (Capparaceae). Tetrahedron, 1980, 36(24): 3489.

[16]Mahato S B, Pal BC, Kawasaki T, Miyahara K, et al. Structure of cleomeolide, a novel diterpene lactone from Cleome icosandra Linn. J Am Chem Soc, 1979, 101(16): 4720.

[17]Strvastava SK. Dihydrorobinetin-7-O- α -L-rhamnopyranoside from the roots of Cleome viscosa Linn. Indian J Chem B: Organic Chemistry Including Medicinal Chemistry, 1980, 19B(8): 71.

[18]Chauhan JS, Srivastava SK, Srivastava SD. Twoglycoflavanones from the roots of Cleome viscosa. Indian J Chem B: Organic Chemistry Including Medicinal Chemistry, 1979, 17B(3): 300.

[19]Chauhan JS, Srivastava SK, Srivastava SD. Kaempferide 3-glucuronide from the roots of Cleome viscosa. Phytochemistry, 1979, 18(4): 691.

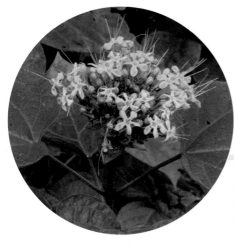

Chou mu dan

臭牡丹

Clerodendri Bungei Herba
[英] Bungei Clerodendrum Herb

【别名】臭枫根、大红袍、矮桐子、臭梧桐、臭八宝、臭茉莉。

【来源】为马鞭草科植物臭牡丹 *Clerodendrum bungei* Steud. 的全草。

【植物形态】灌木。植株有臭味。叶柄、花序轴密被黄褐色或紫色脱落性的柔毛。小枝近圆形，皮孔显著，单叶对生；叶柄长 4 ~ 17cm；叶片纸质，宽卵形或卵形，长 8 ~ 20cm，宽 5 ~ 15cm，先端尖或渐尖，基部心形或宽楔形，边缘有粗或细锯齿，背面疏生短柔毛和腺点或无毛，基部脉腋有数个盘状腺体。伞房状聚伞花序顶生，密集，有披针形或卵状披针形的叶状苞片，早落或花时不落；小苞片披针形；花萼钟状，宿存，有短柔毛及少数肋状腺体，萼齿 5 深裂，三角形或狭三角形；

花冠淡红色、红色或紫红色，花冠管先端 5 深裂，裂片倒卵形；雄蕊 4，与花柱均伸于花冠管外；子房 4 室。核果近球形，成熟时蓝紫色。

【分布】广西主要分布于兴安、龙胜、凌云、隆林、南丹、金秀。

【采集加工】夏季采集茎叶。鲜用或切段晒干。

【药材性状】小枝呈长圆柱形，表面灰棕色至灰褐色，皮孔点状或稍呈纵向延长，节处叶痕呈凹点状；质硬，不易折断，切断面皮部棕色，菲薄，木部灰黄色，髓部白色。气微，味淡。叶多皱缩破碎，完整者展平后呈宽卵形，长 7 ~ 20cm，宽 6 ~ 15cm，先端渐尖，基部截形或心形，边缘有细锯齿，上面棕褐色至棕黑色，疏被短柔毛，下面色稍淡，无毛或仅脉上有毛，基部脉腋处可见黑色疤痕状的腺体；

叶柄黑褐色。气臭，味微苦、辛。

【品质评价】以枝嫩、叶多者为佳。

【化学成分】本品全草中含有蒲公英甾醇（taraxasterol）、算盘子酮（gloc hidone）、算盘子醇酮（gloc hidonol）、算盘子二醇、β - 谷甾醇（β - sitosterol）[1]、江户樱花苷（3-prunin）、柚皮素 -7- 芸香糖苷（narirutin）、香蜂草苷（didymin）、洋芹素（apigenin）[2]、桢桐酮（clerodone）、α - 香树脂醇（α - amyrin）、臭牡丹甾醇（bungesterol）[3]、臭牡丹酮A（bungone A）、臭牡丹酮B（bungone B）[4]、类叶升麻苷（acteo side）、异类叶升麻苷（iso-acteoside）[5]。

地上部位含有桦木酸（betulinic acid）、十八烷酸（octadecanoic acid）、赪桐甾醇 3 - β -O- β -D- 吡喃葡萄糖苷、5-O-ethylcleroindicin D[6]、bungone A[6,7]。尚有苯乙醇苷类化合物，分别为

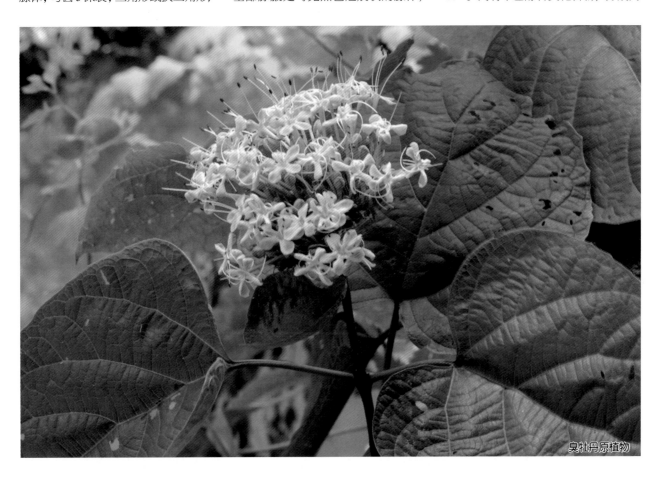

臭牡丹原植物

clerodendronoside、acteoside、isoacteodside、角胡麻苷（cistanoside C）、leucosceptoside A、2-phenylethyl-3-O-（6-deoxy-α-L-mannopyranosyl）-β-D-glucopyranoside、campneoside Ⅰ、吉奥诺苷（jionoside C）、campneoside Ⅱ、campneoside F[8]。

茎、叶中均含有乳酸镁（magnesium lactate）、琥珀酸硝酸钾、茴香酸（anisic acid）、香草酸（vanillic acid）、麦芽醇（maltol）[9]。

茎中含有正二十五烷（n-pentacosane）、正二十九烷（n-nonacosane）、反式氧化芳樟醇（trans-linalool oxide）、正二十八烷酸（n-octacosanoic acid）、蒲公英赛醇（taraxerol）、$\Delta^{7,22,25}$-豆甾三烯-3-醇（stigma-$\Delta^{7,22,25}$-trien-3-ol）、β-谷甾醇（β-sitosterol）、白桦脂酸（betulinic acid）和胡萝卜苷（daucosterol）[10]、蒲公英萜醇（taraxerol）[11]、木栓酮（friedlin）[10,11]、赪桐甾醇（clerosterol）[11]。叶中含有羊毛甾二烯醇（lanostadienol）、3-表粘霉醇（3-epi-glutinol）[12]。

根中含有油酸（oleic acid）、硬脂酸（stearic acid）、木栓酮（friedelin）、臭牡丹甾醇（bunge sterol）、二十二烷烃（docosane）[13]。

挥发性成分有乙醇（ethanol）、丙酮（acetone）、2-丁醇（2-butanol）、1-戊烯-3-醇（1-penten-3-ol）、2-戊醇（2-pentanol）、2-甲基-1-丁醇（2-methy-1-butanol）、（Z）-2-戊烯-1-醇[（Z）-2-penten-1-ol]、3-呋喃甲醛（3-furaldehyde）、3-己烯-1-醇（3-hexen-1-ol）、4-己烯-1-醇（4-hexen-1-ol）、1-己醇（1-hexanol）、1-辛烯-3-醇（1-octen-3-ol）、3-辛醇（3-octanol）、苯甲醇（benzenemethanol）、氧化芳樟醇（linalool oxide）、反式氧化芳樟醇（trans-linalool oxide）、芳樟醇（linalool）、2,5-二甲基环己醇（2,5-dimethylcyclohexanol）、苯乙醇（phenylethyl alcohol）、5-甲基-6,7-二氢-5H-环戊并吡嗪（5-methyl-6,7-dihydro-5H-cyclopentapyrazine）、二乙基卡必醇（diethyl carbitol）、萜品醇（terpineol）、2-甲基-3-乙基-6,7-二氢-5H-环戊并吡嗪（2-methyl-3-ethyl-6,7-dihydro-5H-cyclopentapyrazine）、1,2,3,4-四氢-2,3-二甲基喹喔啉（1,2,3,4-tetrahydro-2,3-dimethylquinoxaline）、4-丁氧基丁酸（4-butoxybutanoic acid）、正十四烷（tetradecane）、3-（2,6,6-三甲基-1-环己烯基）-2-丙烯醛[3-（2,6,6-trimethyl-1-cyclohexen-1-yl）-2-propenal]、长叶烯（longifolene）、正十五烷（pentadecane）、正十六烷（hexadecane）、正十七烷（heptadecane）、正十八烷（octadecane）、2-甲基十七烷（2-methyhept adecane）。[14]

【药理作用】

1. 抗炎、镇痛、抗过敏　臭牡丹正丁醇提取液腹腔注射，可抑制冰醋酸所致疼痛，可延长热板致痛的痛阈值，可抑制由角叉菜胶诱发炎性肿胀的前列腺素生成，其镇痛作用与阿片受体无关，与抑制前列腺素合成有关[15]。臭牡丹提取物可抑制小鼠腹腔毛细血管炎性渗出，抑制二甲苯所致小鼠耳郭肿胀。减少醋酸致小鼠扭体次数；并降低以2,4-二硝基氯苯诱导的小鼠过敏反应[16]。5g/kg、10g/kg臭牡丹根提取液腹腔给药，1次/天，连续给药27天，可抑制大鼠佐剂性关节炎的急性足爪肿胀，且对于继发性的足爪肿胀也有抑制作用[17]。

10g/kg、30g/kg臭牡丹根提取物可减轻大鼠神经病理性痛，其机制可能与抑制TNF-α、IL-1β、IL-6表达上调有关[18]。

2. 镇静、催眠　臭牡丹根可减少小鼠自发活动的作用，能延长戊巴比妥钠小鼠的睡眠时间和增强阈下催眠剂量戊巴比妥钠的催眠作用[19]。

3. 局部麻醉　臭牡丹能完全抑制蟾蜍坐骨神经动作电位的产生，阻滞传导，还具有浸润麻醉作用[20]。

4. 抑菌、免疫刺激　臭牡丹注射剂对金黄色葡萄球菌、酵母菌、副伤寒甲杆菌具有较强的抑制作用，对伤寒、副伤寒乙杆菌、大肠杆菌有中度敏感性。经免疫刺激小鼠，可见小鼠白细胞吞噬能力明显提高[21]。臭牡丹提取物对大肠杆菌、枯草杆菌、金黄色葡萄球菌和放线菌均具有不同程度的抑菌作用，抑菌效果随提取液浓度的加大而增强，且根提取物的抑菌效果比茎好[22]。

【临床研究】

1. 高血压病

（1）臭牡丹膏（臭牡丹茎、叶干品1000g，加桐油香油各1000g浸泡2～7天，加温沸腾1h，加入黄丹1000g冷却）用时加温溶化，涂于硬纸上，贴于一侧曲池穴、血海穴、足三里穴，每3天左、右交换一次，连续贴7次，每月贴两次，每次间隔5天，坚持1年。共治疗121例，随访32例，近期疗效（血压）：显效6例，改善16例，无效10例；症状：显效13例，改善10例，无效9例。远期疗效（血压）：显效12例，改善15例，无效5例；症状：显效15例，改善8例，无效9例[23]。

（2）171例高血压病患者予臭梧桐片口服，每日剂量10～16g，分3～4次口服。服用2～5周，有78例血压（舒张期血压）显著下降，占总数45.61%；62例轻度下降，占总数36.26%，31例效果不著，占18.13%[24]。

2. 肾炎　对照组：对患者进行对症处理，包括抗感染，降血压（硝苯地平缓释片20mg口服，每日2次），补血（重组人促红细胞生成素3000U，皮下注射，每周3次），纠正水、电解质及酸碱平衡紊乱，护肾等，并停用一切影响肾功能的药物，积极处理并发症和合并症，予低蛋白饮食和优质蛋白饮食。试验组：在对照组治疗基础上，用0.9%生理盐水250ml，加环磷酰胺200mg/d，连续静脉滴注10天，输注CTX时，检查肝功能和白细胞计数；臭牡丹根每次15g与青壳鸭蛋1枚加清水400ml，温火炖，收汁到150ml，饮汁并食蛋（补充优质蛋白），1次/天，连服30天为1个疗程。结果：共治疗33例，试验组总有效率为93.75%，对照组总有效率为58.82%[25]。治疗组：臭牡丹根每次15g，与青壳鸭蛋1枚炖服，1次/天，连服30天为1个疗程。本组病例70%以上为肾炎发作期，故需同时给予泼尼松、阿托品，缓解后单服臭牡丹根治疗。对照组服用强肾丸（由防风、巴戟、黄芪、白术、当归、丹参、甘杞、山萸肉、杜仲、生地、熟地、太子参、淮山药、茯苓、芡实、仙灵脾、桑寄生、金樱子、雷公藤、红枣组成），3次/天，10g/次，对照组伍用药物相同。结果：共治疗90例，治疗组的总有效率达88.89%。对照组总有效率为61.90%，两组有显著差异（P<0.01）[26]。

3. 颈椎病　臭牡丹根 30 ~ 60g，水煎取汁，每日服 2 次，5
天为 1 个疗程，共治疗 12 例，结果：治愈率 100%[27]。

4. 糖尿病足　治疗组：予用中药臭牡丹叶洗净，晒干研末，
高压消毒后外敷，每 3 日换药 1 次；对照组：予薄油纱布外敷，
每 3 日换药 1 次。2 组用药时间均治疗 4 周。（两组均用重
组人胰岛素保持血糖水平正常）。结果：共治疗 71 例，治
疗组 36 例，痊愈 14 例，有效 17 例，无效 5 例，总有效率
为 86.11%；对照组 35 例，痊愈 8 例，有效 11 例，无效 16 例，
总有效率为 54.29%[28]。

臭牡丹茎叶

【性味归经】味辛，微苦，性平。归心、肝、脾经。

【功效主治】解毒消肿，祛风湿，降血压。主治痈疽肿毒，
疔疮，发背，乳痈，痔疮，湿疹，丹毒，风湿痹痛，高血压病。

【用法用量】内服：煎汤，10 ~ 15g，鲜品 30 ~ 60g；或捣汁；
或入丸剂。外用：适量，煎水熏洗；或捣敷；或研末调敷。

【使用注意】血压偏低者忌用。

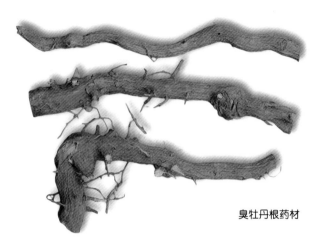

臭牡丹根药材

【经验方】

1. 痈疽　臭牡丹枝叶捣烂敷之。（《本草纲目拾遗》）

2. 痈肿发背　臭牡丹叶晒干，研细末，蜂蜜调敷。未成
脓者能内消，若溃后局部红热不退，疮口作痛者，用蜂
蜜或麻油调敷，至红退痛止为度。（《江西民间草药》）

3. 内外痔　臭牡丹叶 120g。煎水，加食盐少许，放桶内，
乘热熏患处，至水凉为度，渣再煎再熏，每日 2 次。（《江
西民间草药》）

4. 脱肛　臭牡丹叶适量。煎汤熏洗。（《陕西中草药》）

5. 肺脓疡，多发性疖肿　臭牡丹全草 90g，鱼腥草
30g。水煎服。（《浙江民间常用草药》）

6. 乳腺炎　鲜臭牡丹叶 250g，蒲公英 9g，麦冬草 12g。
水煎冲黄酒、红糖服。（《浙江民间常用草药》）

7. 疔疮　苍耳、臭牡丹各一大握。捣烂，新汲水调服，
泻下黑水愈。（《赤水玄珠》）

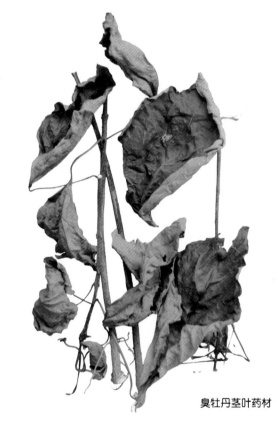

臭牡丹茎叶药材

臭牡丹根

【性味归经】味辛、苦，性微温。

【功效主治】行气健脾，祛风除湿，解毒消肿，降血压。主
治食滞腹胀，头昏，虚咳，久痢脱肛，肠痔下血，淋浊带下，
风湿痹痛，脚气，痈疽肿毒，漆疮，高血压病。

【用法用量】内服：煎汤，15 ~ 30g；或浸酒。外用：适量，
煎水熏洗。

【经验方】

1. 食积气滞　臭牡丹根 30g，绛梨木根 15g，鸡屎藤
12g，刮金板 9g。炖猪大肠服。（《万县中草药》）

2. 头昏痛　臭牡丹根 15 ~ 30g。水煎，打入鸡蛋 2 个（整
煮），去滓，食蛋及汤。（《江西民间草药》）

3. 治大便下血　臭牡丹根 15 ~ 30g，猪大肠不拘量。同
炖汤服。（《江西民间草药》）

4. 痢疾，漆疮　臭牡丹 15 ~ 30g。水煎服。（《浙江民
间常用草药》）

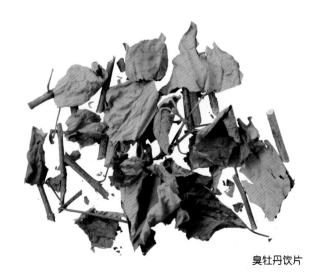

臭牡丹饮片

【参考文献】

[1] 高黎明, 魏小梅, 何仰清. 臭牡丹化学成分的研究. 中国中药杂志, 2003,28(11): 1042.

[2] 闫海燕. 镰形棘豆、臭牡丹化学成分的研究. 兰州: 西北师范大学, 2006.

[3] 董晓萍, 乔蓉霞. 臭牡丹全草化学成分的研究 (一). 天然产物研究与开发, 1999,11(5): 8.

[4] Fan TP, M in ZD, Iinuma M. Two novel diterpenoids from Clerodendrum bungei. Chem Pharm Bull, 1999, 47(12): 1797.

[5] Nagao T, Abe F, Okabe H. Antiproliferative constituents in the plant 7.Leaves of Clerodendron bungei andleaves and bark of C.trichotomum. Biol Pharm Bull, 2001, 24(11): 1338.

[6] Hui Yang Ai, Jun Hou, Shuang-Xi Mei, et al. Constituents of Clerodendrum Bungei. J Asian Nat Prod Res, 2002, 4(3) : 165.

[7] Hui Yang, Wang Jia, Shuang- Xi Mei, et al. A New Peroxide Compound From Clerodendrum Bungei. Acta Botanica Yunnanica, 2000, 22(2) : 234.

[8] 李友宾, 李军, 李萍, 等. 臭牡丹苯乙醇苷类化合物的分离鉴定. 药学学报, 2005,40(8): 722.

[9] 周沛椿, 庞祖焕, 郝惠峰, 等. 臭牡丹化学成分的研究. 植物学报, 1982,24(6): 564.

[10] 姜林锟. 臭牡丹茎的化学成分及白桦脂酸与甘草次酸的修饰合成. 贵阳: 贵州大学, 2009.

[11] 阮金兰, 傅长汉. 臭牡丹茎的化学成分研究. 中草药, 1997,28(7): 395.

[12] 阮金兰, 林一文, 蒋壬生. 臭牡丹叶的化学成分研究. 华中科技大学学报 (医学版),1992,21(2): 129.

[13] 宋邦琼. 麻疯树叶及臭牡丹根化学成分研究. 贵阳: 贵州大学, 2007.

[14] 余爱农. 臭牡丹挥发性化学成分的研究. 中国中药杂志, 2004,29(2): 157.

[15] 刘建新, 周俐, 周青, 等. 臭牡丹根正丁醇提取物镇痛作用的研究. 中国疼痛医学杂志, 2007,13(6): 349.

[16] 周红林, 刘建新, 周俐, 等. 臭牡丹提取物抗炎镇痛抗过敏作用的实验研究. 中国新药杂志, 2006,15(23): 2027.

[17] 眭荣燕, 宋桂兰, 刘建新, 等. 臭牡丹根对大鼠佐剂性关节炎防治作用研究. 赣南医学院学报, 2005,25(5): 593.

[18] 邹晓琴, 欧阳娟, 黄诚. 臭牡丹根提取物对神经病理性痛的镇痛作用. 时珍国医国药, 2013,24(1): 12.

[19] 刘建新, 叶和杨, 连其深, 等. 臭牡丹根提取液的镇静和催眠作用. 赣南医学院学报, 2011,21(3): 241.

[20] 刘建新, 周青, 连其深, 等. 臭牡丹根提取液的局部麻醉作用. 赣南医学院学报, 2011,21(4): 366.

[21] 眭荣燕, 宋桂兰, 刘建新, 等. 臭牡丹的抑菌和免疫刺激试验. 贵州医药, 1983,(3): 18.

[22] 林娜, 魏琴, 谷玉兰, 等. 管碟法研究臭牡丹提取物抑菌活性. 宜宾学院学报, 2011,11(6): 96.

[23] 袁正中. 臭牡丹膏治疗高血压病的疗效观察. 新医药学杂志, 1974,(3): 29-32.

[24] 丁济民, 周保康, 蒋钝儒, 等. 民间单方——臭梧桐治疗高血压病的临床观察. 上海中医药杂志, 1957,(3): 6-13.

[25] 李群, 张勇. 臭牡丹根伍用小剂量环磷酰胺治疗慢性肾炎 16 例. 现代生物医学进展, 2009,9(13): 2543-2545.

[26] 林振杰. 臭牡丹根治疗肾炎 90 例. 时珍国医国药, 2000,11(10): 924.

[27] 王利群. 臭梧桐根治疗颈椎病. 江苏中医, 1996,17(2): 25.

[28] 刘世明, 尹朝兰. 臭梧桐叶外敷治疗糖尿病并发下肢溃疡 36 例. 云南中医中药杂志, 2011,32(5): 97.

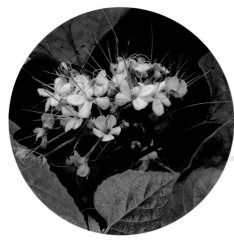

Chou mo li

臭茉莉

Clerodendri Simplicis Radix seu Folium
[英] Fragrantglorybower Root or Leaf

【别名】臭屎茉莉、山茉莉、大髻婆、过墙风、臭朱桐、臭牡丹。

【来源】为马鞭草科植物臭茉莉 Clerodendrum philippinum Schauer var.*simplex* Moldenke 的根、叶。

【植物形态】灌木。幼枝近四棱形，老枝近圆形，皮孔不显，被短柔毛。叶片纸质，宽卵形或心形，长10～22cm，宽8～21cm，表面散生短柔毛，背面有短柔毛，沿脉较密，基部脉腋有数个盘状腺体，叶缘有不规则锯齿或波状齿；叶柄被短柔毛。伞房状聚伞花序密集，顶生，花序梗被短柔毛；苞片多，披针形，被短柔毛、腺点和少数盘状腺体；花萼钟状，密被柔毛和少数盘状腺体，萼齿线状披针形；花冠紫红色或淡红色，花冠裂片倒卵形；雄蕊与花柱伸出花冠外，花柱长于雄蕊。核果近球形，成熟时蓝黑色，大半被紫红色增大的宿萼所包。

【分布】广西主要分布于马山、平果、靖西、德保、那坡、凌云、乐业、隆林、天峨、东兰、都安、龙州。

【采集加工】全年可采。洗净切片，晒干或鲜用。叶多鲜用，随时采。

【药材性状】根圆柱形，表面土黄色，具纵皱纹，有分枝或突起侧根痕。茎表面棕褐色，有细纵皱纹及多数黄褐色点状皮孔。叶多皱缩破碎，完整者展平呈宽卵形，边缘有细锯齿，表面棕褐色或棕绿色，疏被短柔毛，质脆，易碎。叶柄细长。气臭，味微苦。

【品质评价】以干燥、色黄绿、无杂质者为佳。

【化学成分】本品叶中含山柰酚（kaempferol）、5,4′-二羟基山柰酚-7-O-β-芸香苷（5,4′-dihydroxy-kaempferol-7-O-β-rutinoside）、毛蕊花糖苷（acteoside）、leucoseceptoside A、赪桐甾醇（clerosterol）、β-谷甾醇（β-sitosterol）、β-胡萝卜苷（β-daucosterol）、咖啡酸（caffeic acid）[1]。

【性味归经】味辛、微苦，性平。归心、肝经。

【功效主治】解毒消肿，祛风湿，降血压。主治痈疽、疔疮，发背，乳痈，痔疮，湿疹，丹毒，风湿痹痛，高血压病。

【用法用量】内服：煎汤，10～15g，鲜品30～60g；或捣汁；或入丸剂。外用：适量，煎水熏洗；或捣敷；或研末调敷。

【使用注意】体虚者及孕妇慎服。

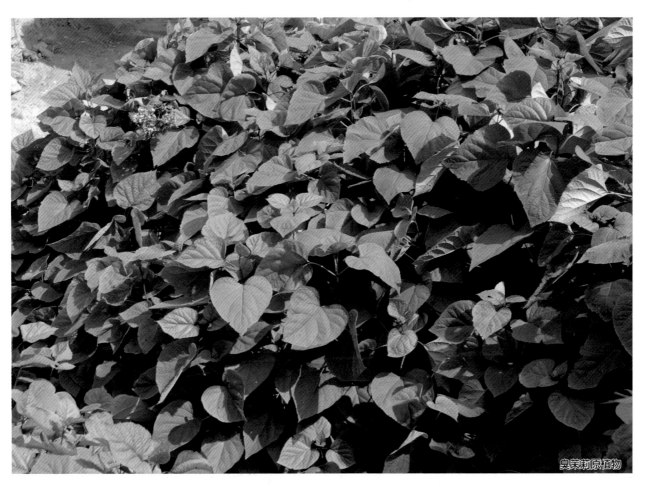

臭茉莉原植物

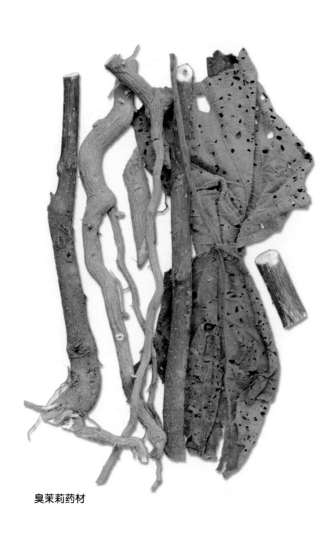

臭茉莉药材

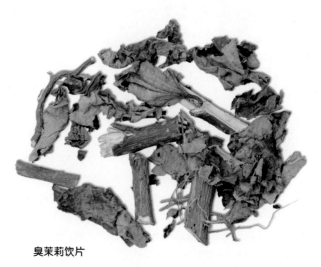

臭茉莉饮片

【经验方】

1.一切痈疽　臭牡丹枝叶捣烂罨之。(《本草纲目拾遗》)
2.痈肿发背　臭牡丹叶晒干，研细末，蜂蜜调敷。未成脓者能内消，若溃后局部红热不退，疮口作痛者，用蜂蜜或麻油调敷，至红退痛止为度。(《江西民间草药》)
3.疔疮　苍耳、臭牡丹各一大握。捣烂，新汲水调服，泻下黑水愈。(《赤水玄珠》)

【参考文献】

[1] 高黎明, 魏小梅, 何仰清. 白花牡丹化学成分的研究. 中国中药杂志, 2003, 28(10): 948.

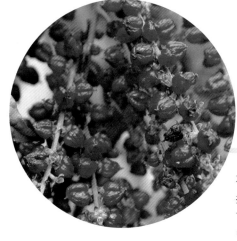

Jiang guo xian

浆果苋

Cladostachytis Frutescentis Herba
[英] Frutescens Cladostachys Herb

【别名】地苓苋、地灵苋、九层风、川牛膝、野苋菜藤。

【来源】为苋科植物浆果苋 *Cladostachys frutescens* D.Don 的全株。

【植物形态】攀缘灌木。茎多下垂分枝，幼时有贴生柔毛，后变无毛。单叶互生；叶片卵形或卵状披针形，少数卵状心形，长 4 ~ 15cm，宽 2 ~ 8cm，先端渐尖或尾尖，基部宽楔形、圆形或近截形，常不对称，两面疏生长柔毛，后变无毛。总状花序腋生及顶生，再形成多分枝的圆锥花序；花轴及分枝有贴生柔毛；每花有 1 苞片及 2 小苞片，苞片窄三角形；小苞片卵形；花有恶臭；花被片 5，淡绿色或带黄色，果时带红色，在花期后反折，先端圆钝；雄蕊 5，花丝基部连合成极短的杯状，

花药 2 室；子房上位；柱头 3，果时反折。浆果近球形，红色，有 3 条纵沟，下面具宿存花被。种子 1 ~ 6，扁压状肾形，黑色，光亮。

【分布】广西主要分布于南宁、百色、靖西、那坡、凌云、隆林、河池、凤山、龙州。

【采集加工】全年均可采收。洗净，鲜用或晒干用。

【药材性状】枝条细长，圆柱形，有分枝，节部微膨大。幼枝有柔毛，老枝无毛。叶多已皱缩或脱落，完整叶片卵形或卵状披针形，枯绿色，长 4 ~ 15cm，宽 2 ~ 8cm，全缘。总状花序腋生或顶生，或再复合成圆锥花序；花梗短，花小，鲜时绿色或带黄色，果时带红色。浆果近球形，红色，干后棕色。

【品质评价】以干燥、条粗、色绿、无杂质者为佳。

【化学成分】本品含有皂苷类、植物甾醇类等多种化学成分。

皂苷类主要成分有 3-*O*-[α -L- 吡喃鼠李糖基 - （1 → 3）- β -D- 吡喃葡萄糖醛酸基]-28-*O*-[β -D- 吡喃木糖基(1→2)-β -D- 吡喃葡萄糖基 -3 β - 羟基 -12- 齐墩果烯 -28- 酸脂]{3-*O*-[α -L-rhamnopyranosyl-（1 → 3）- β -D-xylopyranosyl-（1 → 2）β -D-glucopyranosyl]-3 β -hydroxyolean-12-en-28-oate}、3-*O*-[α -L- 吡喃鼠李糖基 -（1 → 3）- β -D- 吡喃葡萄糖醛酸基]-28-*O*-[β -D- 吡喃葡萄糖基]3 β -羟基 -12- 齐墩果烯 -28- 酸脂 {3-*O*-[α -L-rhamnopyranosyl-（1 → 3）- β -D-glucuronopyranosyl]-28-*O*-（ β -D-glucopyranosyl）-3 β -hydroxyolean-12-en-28-oate}、3-*O*-[α -L- 吡喃鼠李糖

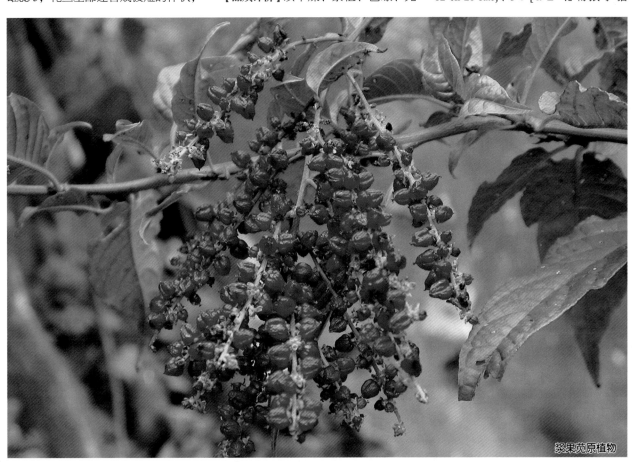

浆果苋原植物

基 -（1→3）-β -D- 吡喃葡萄糖醛酸基]-3β- 羟基 -12- 齐墩果烯 -28- 酸 {3-*O*-[α -L-rhamnopyranosyl-（1→3）- β -D-glucuronopyransyl]- 3β -hydroxyolean-12-en-28-oic acid}[1]。还含 medicogenic acid、medicoside A、doliroside A、medicosideg、glabroside B[2,3]、kochianoside[4]、esculentic acid[5]、phytolaccinic acid[6]、isophytolaccinic acid A[7]、3-*O*-β -D-glucopyranosylphytplaccagenic acid[8]、acinosolic acid[9]、quillaic acid[10]、3-*O*-β -D-glucuronopyranoside-16-hydroxy-23-oxo-12-oleanen-28-oic acid[5]。

植物甾醇类主要成分有 α - 波甾醇、豆甾醇、β - 谷甾醇和 α - 波甾醇 -3-*O*- β -D- 葡萄糖苷 -6′- 十七酸酯、丝石竹皂苷元 [11]。

其他成分有正十三烷烃、油酸、正二十四烷酸、正十六烷酸 [11]。

【性味归经】味淡，性平。归肝、脾经。

【功效主治】祛风除湿，通经活络。主治风湿痹痛，泄泻。

【用法用量】内服：煎汤，9～15g。

【使用注意】孕妇慎用。

【参考文献】

[1]Sati O P, et al. Lloydia, 1990, 53(2): 466.

[2]Gestetner B. Structure of a saponin from lucerne(Medicago sativa). Phytochemistry, 1971, 10(9): 2221.

[3]Levy M, et al. J Agric Food Chem, 1986, (34): 960-963.

[4]Massiot C, et al. J Chem. Soc, Perkin I, 1988: 3071-3079.

[5]Wieslaw O, Keith RP, Lan JC, et al. Isolation and identification of alfalfa(Medicago sativa L.) root saponins: their activity in relation to a fungal bioassay. J Agric Food Chem, 1990, 38(9): 1810.

[6]Hart N K, et al. Aust J Chem, 1976, (29): 655.

[7]Woo W S. Phytochemistry, 1975, (14): 1885.

[8]Harkar S, Razdan TK, Waight ES, et al. Further triterpenoids and 13CNMR spectra of oleanane derivatives from Phytolacca acinosa. Phytochemistry, 1984, 23(12): 2893-2898.

[9]Razdan TK, Harkar S, Kachroo V, et al. Triterpenoids from Phytolacca acinosa, three oleanane derivatives. Phytochemistry, 1983, 22(8): 1797.

[10]K tori, et al. Tetrahedron Letters, 1974, (48): 4227-4230.

[11]黄健军，刘珂宇，谭文波，等. 壮药九层风化学成分研究. 时珍国医国药 ,2012,23(5): 1206.

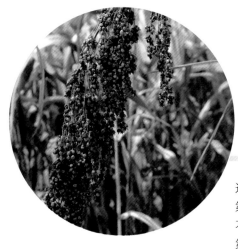

Gao liang

高粱

Sorghi Vulgares Semen
[英] Vulgare Sorghum Seed

【别名】蜀黍、高粱米、番黍。

【来源】为禾本科植物高粱 *Sorghum bicolor*（L.）Moench 的种子。

【植物形态】草本。秆较粗壮，直立，基部节上具支撑根。叶舌硬膜质，先端圆，边缘有纤毛；叶片线形至线状披针形，长 40～70cm，宽 3～8cm，先端渐尖，基部圆或微呈耳形，边缘软骨质，中脉较宽，白色。圆锥花序；主轴具纵棱；小穗倒卵形或倒卵状椭圆形，基盘钝，有髯毛；两颖均革质，上部及边缘通常具毛，初时黄绿色，成熟后为淡红色至暗棕色；第一颖背部圆突，上部 1/3 质地较薄，边缘内折而具狭翼，向下变硬而有光泽，脉仅达中部，有横脉，顶端尖或具 3 小齿；第二颖 7～9 脉，背部圆突，近顶端具不明显的脊，略呈舟形；外稃透明膜质，第一外稃披针形，边缘有长纤毛；第二外稃披针形至长椭圆形，具 2～4 脉，顶端稍 2 裂，自裂齿间伸出一长或短的芒；雄蕊 3 枚；子房倒卵形；花柱分离，柱头帚状。颖果两面平突，淡红色至红棕色，顶端微外露。小穗线形至披针形，雄性或中性，宿存，褐色至暗红棕色；第一颖 9～12 脉，第二颖 7～10 脉。

【分布】广西全区均有栽培。

【采集加工】种子成熟时采收。去壳、晒干。

【药材性状】种子呈椭圆形、倒卵形或圆形，大小不一，呈白、黄、红、褐、黑等颜色。

【品质评价】以干燥、颗粒饱满者为佳。

【化学成分】本品幼芽，果实含有对-羟基扁桃腈-葡萄糖苷（*p*-hydroxy-mandelonitril-glucoside）[1]。

【药理作用】

抗氧化 高粱中高粱红色素具有良好的抗氧化能力，可延缓猪油、芝麻油的氧化程度，抑制二价铁离子诱导的氧化体系，清除自由基。随着黄酮化合物含量的升高，其抗氧化能力逐渐增强[2]。

【性味归经】味甘、涩，性温。归肺、脾、心经。

【功效主治】健脾止泻，化痰安神。主治脾虚泄泻，恶心呕吐，消化不良，痰湿咳嗽，失眠多梦。

【用法用量】内服：煎汤，30～60g；或研末。

【使用注意】湿热泄泻不宜用。

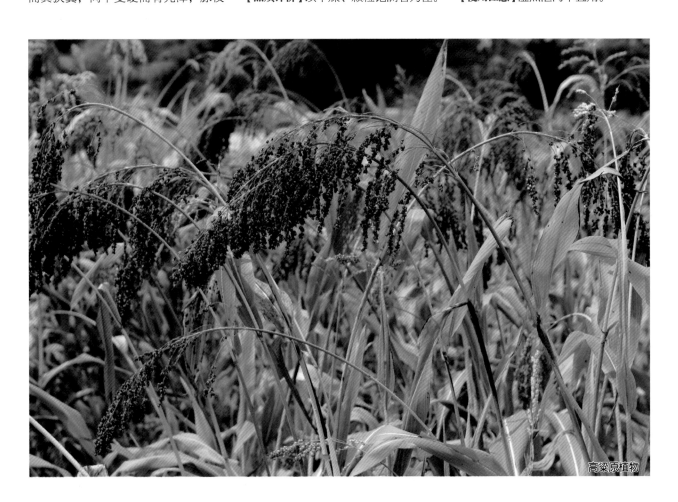

高粱原植物

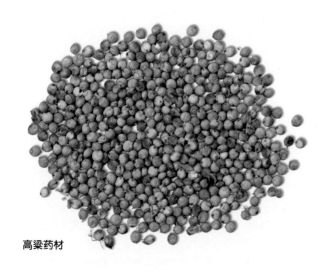

高粱药材

【经验方】

小儿消化不良　红高粱 30g，大枣 10 个。大枣去核炒焦，高粱炒黄，共研细末。2 岁小孩每服 6g；3～5 岁小孩每服 9g，每日服 2 次。（内蒙古《中草药新医疗法资料选编》）

【参考文献】

[1] 江苏新医学院 . 中药大辞典 (上册). 上海 : 上海科学技术出版社 ,1977: 1907.

[2] 吴琼 . 高粱红色素抗氧化作用的研究 . 长春 : 吉林农业大学 ,2004.

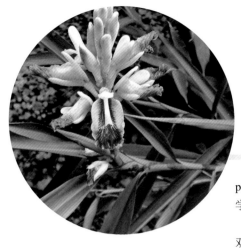

gao liang jiang

高良姜

Alpiniae Officinari Rhizoma
[英] Lessergalangal Rhizome

【别名】高凉姜、良姜、蛮姜、小良姜、海良姜。

【来源】为姜科植物高良姜 *Alpinia officinarum* Hance 的根状茎。

【植物形态】草本。根茎圆柱形，横生，棕红色，具节，节上有环形膜质鳞片，节上生根。茎丛生，直立。叶无柄或近无柄；叶片线状披针形，长 15～30cm，宽 1.5～2.5cm，先端渐尖或尾尖，基部渐窄，全缘，两面无毛；叶鞘开放，抱茎，具膜质边缘；叶舌膜质，不开裂。总状花序顶生，直立，花序轴被绒毛；花萼筒状，先端不规则 3 浅圆裂；花冠管漏斗状，花冠裂片 3，长圆形，唇瓣卵形，白色而有红色条纹；侧生退化雄蕊锥状；发育雄蕊 1，生于花冠管喉部上方；子房 3 室，密被绒毛，花柱细长，基部下方具 2 个合生的圆柱形蜜腺，柱头 2 唇状。蒴果球形，不开裂，被绒毛，熟时橙红色。种子具假种皮，有钝棱角，棕色。

【分布】广西主要分布于陆川、东兴、南宁、武鸣、上林。

【采集加工】夏末秋初，挖起 4～6 年的根茎，除去地上茎及须根，洗净，切段晒干。在晒至六七成干时，堆在一起闷放 2～3 天，再晒至全干，则皮皱肉突，表皮红棕色，质量更佳。

【药材性状】根茎圆柱形，多弯曲，有分枝，长 4～9cm，直径 1～1.5cm。表面棕红色或暗褐色，有细密纵皱纹及灰棕色波状环节，节间长 0.5～1cm，下面有圆形根痕。质坚韧，不易折断，断面灰棕色或红棕色，纤维，内皮层环较明显，散有维管束点痕。气香，味辛辣。

【品质评价】以分枝少、色红棕、香气浓、味辣者为佳。

【化学成分】本品主要含二芳基庚烷类、黄酮类（flavonoids）、糖苷类（glycosides）、苯丙素类（phenylpro-panoids）、挥发油（volatile oils）等化学成分。

二芳基庚烷类成分有 5- 羟基 -1,7- 双（4'- 羟基苯基 -3'- 甲氧苯基）-3- 庚酮［5-hydroxy-1,7-bis-（4'- hydroxyphenyl-3'-anisyl）-3-heptanone］、5- 甲氧基 -7-（4''- 羟基苯基）-1- 苯基 -3- 庚酮［5-methoxy-7-(4''-hydroxy-phenyl)-1-phenyl-3-heptanone］、5- 甲氧基 -1,7- 双苯 -3- 庚酮（5-methoxy-1,7-bisphenyl-3-heptanone）、5- 甲氧基 -7-（4''- 羟基 -3''- 甲氧苯基 -1- 苯 -3- 庚酮）［5-methoxy-7-（4'-hydroxy-3''-anisyl-1-phenyl-3-heptanone）]、5- 羟基 -7-（4''- 羟基苯基）-1- 苯基 -3- 庚酮［5-hydroxy-7-(4''-hydroxyphenyl)-1-phenyl-3-heptanone］、7-（4''- 羟基

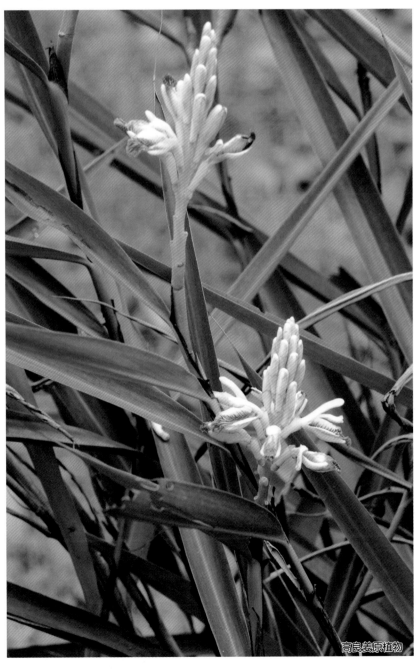

高良姜原植物

苯基)-1- 苯基 -4- 庚烯 -3- 酮[7-（ 4″-hydroxyphenyl)-1-phenyl-4-hepten-3-one] 、1,7- 双苯庚基 -4- 烯 -3- 酮（ 1,7-bisphenyl-heptyl-4-en-3-one) 、7-（ 4″- 羟基 -3″- 甲氧苯基)-1- 苯庚基 -4- 烯 -3- 酮 [7-（ 4″-hydroxy-3′-anisyl ）-1-phenyl-heptyl-4-en-3-one] 、5- 羟基 -7-（ 4″- 羟基 -3′ 甲氧基苯基)-1- 苯基 -4- 烯 -3- 酮[5-hydroxy-7-（ 4″-hydroxy-3′-anisyl ）-1-phenyl-4-en-3-one] 、7-（ 4″- 羟基 -3″- 甲氧苯基)-1- 苯 -3,5- 双庚酮[7-（ 4″-hydroxy-3″-anisyl)-1-phenyl-3,5-diheptanone) 、八氢姜黄素（ curcumin eight hydrogen)[1-5]、1,7- 二苯基 -5- 醇 -3- 庚酮（ 1,7-diphenyl-5-ol-3-heptanone) 、1- 苯 基 -7-（ 3′- 甲氧基 -4- 羟基) 苯基 -5- 醇 -3- 庚酮 [1-phenyl-7-（ 3′- methoxy-4-hydroxy) phenyl-5-ol-3-heptanone]、1,7- 二苯基 -3,5- 庚二醇（ 1,7-diphenyl-3,5-heptanediol) 、1- 苯基 -7-（ 3′- 甲氧基 -4- 羟基) 苯基 -3,5- 庚二醇 [1-phenyl-7-（ 3′- methoxy-4- hydroxy) phenyl-3,5-heptanediol][6]、高良姜酮（ alpinoid D, alpinoid E)[7]、（ E) -7-（ 4- 羟基 -3- 甲氧基苯基)-1- 苯基 - 庚 -4- 烯 -3- 酮 [（ E) -7-（ 4-hydroxy-3-methoxyphenyl ）-1-phenylhept-4-en-3-one][8,9]、5- 羟基 -1,7- 双苯 -3- 庚酮（ 5-hydroxy-1,7-bisphenyl-3- heptanone)[1-5,9]、5- 乙氧基 -7-（ 4- 羟基 -3- 甲氧基 - 苯基)-1- 苯基 -3- 庚酮[5-ethoxyl-7-（ 4-hydroxy-3-methoxy-phenyl)-1-phenyl-3-heptanone][9,10]、1,7- 二苯基 -3,5- 庚二酮（ l,7-diphenyl-3,5-heptanedione) 、1,7- 二苯基 -4- 烯 -3- 庚酮（ 1,7-diphenyl-4-en-3-heptanone) 、5- 羟基 -1,7- 二苯基 -4,6- 反式二烯 -3- 庚酮（ 5-hydroxy-1,7-diphenyl-4,6-trans-dien-3-heptanone)[9]、（ 3R,5R)-1-（ 4″- 羟 基 苯基)-7- 苯庚烷 -3,5- 双醇 [（ 3R,5R)-1-（ 4″-hydroxyphenyl)-7-phenylheptan-3,5-diol]、5- 羟基 -7-（ 4″- 羟基 -3″- 甲氧苯基)-1- 苯 -3- 庚酮 [5-hydroxy-7-（ 4″-hydroxy-3′-anisyl)-1-phenyl-3-heptanone][1-5,9,11]、（ 5S)-5- 羟基 -7-（ 4″- 羟基苯基)-1- 苯 -3- 庚酮[（ 5S)-5-hydroxy-7-（ 4″-hydroxyphenyl) -1-phenylheptan-3-one]、（ 5R)-5-methoxy-7-（ 4-hydroxy-3-methoxyphenyl ）-1-phenyl-3-heptanone、（ 5R)-5- 羟基 -1,7- 二苯 -3- 庚酮 [（ 5R)-5-hydroxy-1,7-diphenyl-3-heptanone][11]。

黄酮类成分主要有高良姜素（ galangin)[6,9-12]、山柰素 -4- 甲醚（kaempferide-4-methyl ether) 、山柰酚（ kaempferol)[6,11,12]、高良姜素 -3- 甲醚（ galangin-3-methyl ether)[11]、乔松素（ pinocembrin)[10]、乔松素 -5- 甲醚（pinocembrin-5-methylether)[10]、5,7,3′,4′- 四甲氧基儿茶素（ 5,7,3′,4′-tetra-methoxycatechin)[11]、二氢高良姜醇（ dihydrogalangol) 、儿茶精（ catechin) 、大黄素（ emodin) 、槲皮素（ quercetin)[13]。

糖苷类成分主要有高良姜苷 A、正丁基 - β -D- 吡喃果糖（ n-butyl- β -D-fructopyranose)[14]、（ 1R,3S,4S) - 反式 -3- 羟基 -1,8- 桉树脑 -D- 葡萄糖吡喃糖苷 [（ 1R,3S,3S) -trans-3-hydroxy-1,8-eucalyptole-D-glucopyranoside] 、1- 羟 基 -2-O- β -D- 葡萄糖吡喃糖基 -4- 烯丙基苯（ 1-hydroxy-2-O- β -D-glucopyranosyl-4-allyl benzene) 、去甲基丁香酚 -D- 葡萄糖吡喃糖苷（ desmethyleugenol-D-glucosepyranglycosides) 、（ 1R,3S,4S) - 反式 -3- 羟基 -1,8- 桉树脑 - β -D- 葡萄糖吡喃糖苷[1R,3S,4S)trans-3-hydroxy-l,8-cineole- β -D-glucopyranoside]、去甲基丁香酚 - β -D- 葡萄糖吡喃糖苷（ desmethyleugenol- β -D-glucopyranoside)[15]。

苯丙素类成分有（ E) - β - 香豆素醇 - γ -O- 甲基醚 [（ E) - β -coumarin alcohol- γ -O-methylether] 、（ E) - β - 香豆素醇（ 4E)-1,5- 双（ 4- 羟苯基)-1- 甲氧 -2-（ 甲氧甲基)-4- 戊烯立体异构体（ 2a、2b) [（ E) - β -coumarin alcohol（ 4E)-1,5-bis（ 4-hydroxyphenyl)-1-methoxy-4-pentene stereoisomers（ 2a、2b)] 、（ 4E)-1,5- 双（ 4- 羟苯基)-2-（ 甲氧甲基)-4- 戊烯 -1- 醇[（ 4E)-1,5-amb-（ 4′-hydroxyphenyl-)-2-（ methoxy methyl)-4-pentene-1-ol][16]。

挥发油主要有 1,8- 桉叶素（ 1,8-cineole) 、2,2- 二甲基环氧乙烷（ 2,2-dimethyl-epoxyethane) 、癸烷（ decane) 、 α - 松油醇（ α -terpineol) 、莰烯（ camphene) 、樟脑（ bornel) 、蒎烯（ pinene) 、柠檬烯（ limonene)[17]。

其他类成分有 β - 谷甾醇（ β -sitosterol) 、3,4- 二羟基苯甲酸（ 3,4-dihydroxybenzoic acid)[7]、alpiniaterpene A[18]。

高良姜新鲜的果实和花均含挥发油，其中果实挥发油的主要成分为 α - 杜松醇（ α -cadinol) 和 τ - 杜松醇（ τ -cadinol) ；花挥发油的主要成分为石竹烯氧化物（ caryophyllene oxide) 和 β - 石竹烯（ β -caryophyllene)[19]。

【药理作用】

1. 对消化系统的影响 高良姜醚提取物和水提取物能抗小鼠水浸应激性溃疡和大鼠盐酸损伤性溃疡，水提取物可抑制小鼠胃肠推进，并使该模型大鼠血清白细胞介素 -2（ IL-2) 和表皮生长因子（ EGF) 水平回升至正常水平[20]。高良姜总黄酮对无水乙醇致大鼠胃黏膜损伤有保护作用，其机制与其抗氧化、增强胃黏膜保护因子有关[21]；通过直接作用或钙离子通道、胆碱能受体、组胺受体介导的间接作用而抑制兔离体回肠收缩运动[22]；对正常小鼠胃排空无显著影响，对溴吡斯的明所致小鼠胃排空亢进有拮抗作用，对正常小鼠小肠运动和乙酰胆碱致大鼠胃平滑肌痉挛有抑制作用[23]。高良姜油抗利血平致胃溃疡作用机制与其抗氧化、舒张血管作用有关[24]。高良姜萃取物提高应激大鼠 Th1 细胞免疫应答是高良姜抗溃疡的重要机制。高良姜醚和水提取物能对抗蓖麻油引起的腹泻，其中水提取物对番泻叶致腹泻也有效；对 CCl_4 致肝损伤大鼠有协同升高血清丙氨酸转氨酶和天冬氨酸转氨酶作用；两种提取物对麻醉大鼠均有利胆作用，醚提取物作用较强[25,26]。高良姜水提液、醇提液、挥发油、水提乙酸乙酯萃取物和醇提乙酸乙酯萃取物对小鼠均有镇痛作用，可延长家鸽呕吐潜伏期和减少呕吐次数，且醇提物活性强于水提物[27,28]。高良姜黄酮类具有胃肠解痉作用，可抑制乙酰胆碱（ Ach) 致平滑肌张力升高[29]。

2. 降血糖、降血脂 口服高良姜粉末及提取物能促进体内胰腺分泌胰岛素而降低家兔血糖，甲醇提取液和水提取液作用更明显[30]。高良姜乙醇提取物可降低高脂肪饮食大鼠体重、血清总胆固醇（ TC) 、甘油三酯（ TG) 、高密度脂蛋白胆固醇（ HDL-C) 、低密度脂蛋白胆固醇（ LDL-C) 和瘦素含量，具有抑制体重增益和降低血脂作用[31]。

3. 抗肿瘤 高良姜素能降低甲基亚硝基脲（ MNU) 对小鼠肺细胞染色体的致畸作用，抑制 7,12- 二甲基苯并蒽致小鼠细胞畸变作用[32]。高良姜本身不影响人低分化鼻咽癌细胞（ CNE-2Z 细胞) 生长，但可协同蛋白激酶 C（ PKC) 抑制剂抑制 CNE-2Z 细胞生长，提示其参与了改变某些与 PKC 激活途径有关环节[33]。高良姜甲醇提取物对组织多肽抗原（TPA）诱发水肿的抑制率为 70%，对二甲基苯并蒽和 12-O- 四葵酰基 - 佛波 -13- 乙酸酯（DMBA-TPA）二阶段致癌过程有抑制作用[34]。高良姜总黄酮和高良姜素能抑制荷黑色素细胞瘤（B16）大鼠黑色素瘤细胞中黑色素的合成，防止皮肤癌发生，这与抑制酪氨酸酶有关[35]。高良姜素通过线粒体诱导旁路肝癌细胞系 BEL-7402 细胞凋亡[36]，使线粒体膜电位降低而诱导人肺腺癌细胞（A549）凋亡[37]，并可导致人骨肉瘤 MG-63 细胞凋亡并抑制其增殖，其作用具有浓度依赖性；同时还可改变细胞周期分布，增加半胱氨酸天冬氨酸蛋白酶 3（Caspase-3）、细胞色素 C（Cytochrome C）表达，降低 Bcl-2 蛋白表达[38]。高良姜通过增高人食管鳞癌 KYSE-510 细胞 p21waf1 mRNA 和蛋白表达水平，降低细胞周期蛋白 B1 和细胞周期蛋白 D1 mRNA 和蛋白表达水平而抑制 KYSE-510 细胞生长[39]。

4. 对血栓形成及凝血系统影响 高良姜水提取物、挥发油可延长实验性血栓形成时间。高良姜水提物对阈浓度二磷酸腺苷（ADP）和胶原诱导的血小板聚集有抑制作用[40]。5,6- 脱氢卡法根素（DK）及二氢化 5,6- 脱氢卡法根素（DDK）均可逆地抑制由花生四烯酸和胶原诱导的血小板聚集及三磷酸腺苷（ATP）释放，并有浓度依赖性。可抑制由花生四烯酸引起的血栓素 B2（TXB2）形成。DK 抑制花生四烯酸致细胞内 Ca^{2+} 浓度升高及由 ADP、肾上腺素引起的继发性血小板聚集，表明 DK 及 DDK 通过抑制 TXA2 形成发挥抗血小板聚集作用[41]。高良姜水提物 100% 浓度即有明显抗凝作用，150% 浓度可完全抗凝，与 $250\mu g/ml$ 肝素抗凝作用相同，其抗凝机制与抑制血小板聚集、阻碍凝血酶形成等因素有关。高良姜醚提物和水提物能剂量依赖性地预防电刺激颈动脉引起的血栓，可用于预防和阻止休克机体发生弥散性血管内凝血（DIC）[42]。

5. 抗炎、镇痛 高良姜煎剂抑制前列腺素合成酶系和磷酸酯酶系而延迟小鼠热致痛痛觉反应时间。醚提取物、水提取物和总黄酮均有减少乙酸引起的扭体反应次数和延长热刺痛反应潜伏期作用，水提取物具有抗炎、镇痛活性，醚提取物只有镇痛作用[43-46]。总黄酮对大鼠角叉菜胶致足趾肿胀、二甲苯致小鼠耳郭肿胀以及乙酸致小鼠腹腔毛细血管通透性增高等急性炎症均有抑制作用[45]。

6. 对缺氧和受寒小鼠的影响 灌服高良姜醚提取物和水提取物能延长断头小鼠张口动作持续时间和氰化钾（KCN）中毒小鼠存活时间，但对亚硝酸钠（NaNO₂）中毒小鼠存活时间无影响。醚提取物能延长常压密闭缺氧小鼠存活时间和减慢机体耗氧速度，水提取物对常压密闭缺氧小鼠存活时间无延长作用，但能提高小鼠在低氧条件下氧利用能力。两种提取物对受寒小鼠存活力均无影响[46]。

7. 保护心肌细胞 高良姜素抑制 H_2O_2 诱导乳鼠心肌细胞凋亡作用与其抗氧化活性，调节 Bcl-2、Bax、Caspase-3 蛋白表达有关[47]。水提物提高超氧化物歧化酶（SOD）活性，降低丙二醛（MDA）含量而保护缺血缺氧心肌。

8. 保护脑血管 高良姜水和乙醇提取物均能降低急性脑缺

血后脑含水量和脑血管通透性，对脑血管有保护作用，水提取物显著降低小鼠脑组织内伊文思蓝（EB）含量，乙醇提取物组对小鼠脑组织内 EB 含量无影响[48]。

9. 对小鼠记忆障碍影响 高良姜水和乙醇提取物可提高机体自由基清除能力，降低自由基水平，增强中枢胆碱能神经系统功能而改善东莨菪碱致记忆获得障碍、40% 乙醇致记忆再现障碍及亚硝酸钠致记忆巩固障碍小鼠的学习记忆能力[49,50]。高良姜素具有提高大脑海马区 SOD、谷胱甘肽过氧化物酶（GPX）、过氧化氢酶（CAT）活性，降低 MDA 含量等抗氧化能力而改善 D- 半乳糖致衰老小鼠学习记忆能力[51]。

10. 抗氧化 高良姜提取物有抗脂质过氧化作用，主要活性物质是总黄酮和黄酮醇类化合物，如山柰素 -4'- 甲醚、高良姜素以及二苯基庚烷类化合物[52,53]，其中二苯基庚烷类化合物抗氧化效果显著，对自由基生成抑制率达 96.99%[54]。高良姜提取液能减轻氧化剂 H_2O_2 对中国仓鼠肺细胞（V79-4）繁殖的抑制作用，成活率提高 48%。

11. 抑菌 高良姜煎液对炭疽杆菌、α- 溶血性链球菌、β- 溶血性链球菌、白喉杆菌、假白喉杆菌、肺炎双球菌、金黄色葡萄球菌、柠檬色葡萄球菌、白色葡萄球菌、枯草杆菌、耐药性金黄色葡萄球菌、人型结核杆菌等均有抗菌作用[55,56]。高良姜醇提物对白色念珠菌、威克海姆原藻和啤酒酵母都有抑制作用，对晚疫病菌（phytophthora infestans）能达到 100% 抑制，对引起龋齿的链球菌活性具有良好抑制作用[57-59]。

12. 促进渗透性 高良姜醇提物能促进 5- 氟尿嘧啶（5-FU）透皮吸收，高良姜油和桉叶素具有极强的促渗作用[60]。

13. 保肝 高良姜水提液可降低急性酒精性肝损伤小鼠肝脏系数及血清中谷丙转氨酶（ALT）、谷草转氨酶（AST）含量，对小鼠急性酒精性肝损伤有保护作用[61]。

14. 对内源性物质代谢影响 高良姜水提液能减少大鼠尿液铜蓝蛋白（CERP）水平，降低磷酸酯酶 A_2 活性，而减少炎性介质花生四烯酸和前列腺素合成，发挥抗炎作用。降低大鼠尿液 PA 含量，PA 是一种磷脂酸，具有刺激血小板聚集、收缩平滑肌等活性，高良姜在心血管中的抗血栓等药理活性可能由其介导[62]。

15. 对能量代谢影响 高良姜水提液能增加大鼠体质量，增加大鼠肝脏 Na^+-K^+-ATP 酶、Ca^{2+}-Mg^{2+}-ATP 酶、琥珀酸脱氢酶（SDH）活性，增加血清游离脂肪酸含量、脂蛋白脂酶、肝脂酶活性，升高血清 T_3、T_4、TSH 含量，说明高良姜能促进大鼠能量代谢，其促进能量代谢机制与升高血清甲状腺素水平有关[63]。

16. 对胰脂酶影响 高良姜热水提取物和 3- 甲氧基高良姜黄素体外可强烈抑制胰脂酶（PL）活性[64]。

17. 毒性反应 高良姜醚提取物小鼠灌胃的半数致死量（LD_{50}）为（4.2 ± 0.4）g/kg，中毒表现为翻正反射消失，持续 8h 以上才死亡。小鼠灌服水提取物 120g/kg，观察 7 天，无死亡。高良姜能使鼠伤寒沙门菌 TA96 和 TA100 发生诱变[65]。

【临床研究】

消化性溃疡 基本方：高良姜 10g，太子参 20g，白术 10g，肉桂 5g，延胡索 5g，砂仁 6g，乌贼骨 10g，甘草 5g。泛酸

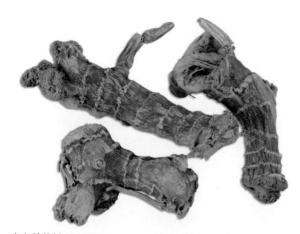

高良姜药材

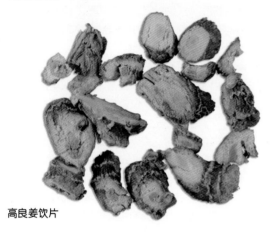

高良姜饮片

者加瓦楞子、象贝母；纳呆者加炒麦芽、鸡内金；苔白厚腻者加藿香、香薷；便溏者加怀山药、薏苡仁；便秘者加麻仁；出血者加三七、炒大黄。每天1剂，水煎服，2个月为1个疗程。结果：治疗36例，治疗后临床症状有所改善，其中显效21例，显效率为58.33%；有效14例，有效率为38.89%；无效1例，无效率为2.78%；总有效率为97.22%。胃镜检查表现为显效20例，显效率为55.56%；有效14例，有效率为38.89%；无效2例，无效率为5.56%；总有效率为94.44%[66]。

【性味归经】味辛，性温。归脾、胃经。

【功效主治】温中散寒，理气止痛。主治脘腹冷痛，呕吐，噫气。

【用法用量】内服：煎汤，3～6g；或入丸、散。

【使用注意】阴虚有热者禁服。

【经验方】

1. 风寒湿气，腰脚疼痛　良姜、防己等份为末，捣大蒜和为饼。按疼处，铺艾灸之，以痛至不痛，不痛至痛为度。（《外科大成》）

2. 心脾痛　高良姜，微炒，杵末。米饮调下一钱匕。（《十全方》）

3. 胃寒，饮食不化及呕吐翻胃　高良姜、陈皮等份为末，炼蜜丸如桐子大。空心饮一丸。（《卫生易简方》）

【参考文献】

[1]Kiuchi F, Sibuya U, Samkawa U, et al. Studios on the pumgentprim-ciple of Alpinia officinarum Hance. 1982, 30: 2279.

[2]Kiuchi F, Iuakmi S, Shibuya M, et al. Inhibition of prostaglandin and Leubtriene biosynthesis bygingerols. Chem Pharm Bull, 1992, 40: 387.

[3]Ray PG, Majumdar SK. New antifungal substamce from Alpinia officanarum Hamce. Indian IExp Bio, 1986, 13(4): 409.

[4]An N, Xu LI, Iou IM, et al. Diarycheptanoids from Alpinia officiarum. J Asian Nat Prod Res, 2006, 8(7): 637.

[5]Shin D, Kinoshita K, Koyama K, et al. Antiemetic principles of Alpinia officinarum. J Nat Prod, 2002, 65(9): 1315.

[6] 卜宪章, 肖桂武, 古练权, 等. 高良姜化学成分研究. 中药材, 2000, 23(2): 84.

[7]Sun Y, Tabata K, Matsubara H, et al.New cytotoxic diarylcheptanoids from the rhizomes of Alpinia officinarum. Planta Med, 2008, 74(4): 427.

[8]Zhao L, Qu W, Fu JQ, et al.A new diarylheptanoid from the rhizomes ofAlpinia officinarum. Chin J Nat Med, 2010, 8(4): 241.

[9] 祝永仙, 李尚秀, 赵升逵, 等. 高良姜的化学成分研究. 云南民族大学学报：自然科学版, 2013, 22(4): 239.

[10] 安宁, 杨世林, 邹忠梅, 等. 高良姜黄酮类化学成分的研究. 中草药, 2006, 37(5): 663.

[11] 赵玲, 杨博, 梁敬钰. 高良姜根茎的化学成分及抗口腔菌活性测定. 武汉工业学院学报, 2012, 31(3): 6.

[12] 张晗, 徐良雄, 吴萍, 等. 高良姜地上部分黄酮类成分的研究. 热带亚热带植物学报, 2014, (1): 89-92.

[13] 罗辉, 蔡春, 张建和, 等. 高良姜化学成分研究. 中药材, 1998, 21(7): 349.

[14]An N, Lin J, Yang SL, et al.A newglycoside from Alpinia officinarum. Acta Pharmaceutica Sinica, 2006, 41(3): 233.

[15]Ly TN, Yamauchi R, Shimoyamada M, et al. Isolation and tructuraleelucidation of someglycosides from the rhizome of smallergalanga(Alpinia officinarum Hance). J Agric Food Chem, 2002, 50(17): 4919.

[16]Ly TN, Shimoyamada M, Kato K, et al. Isolationand characteization ofsome antioxidative compounds from the rhizomes of smallergalanga(Alpinia officinarum Hance). J Agric Food Chem, 2003, 51(7): 4924.

[17] 努尔阿尼也·热合曼, 热娜·卡斯木, 早然木·尼来孜, 等. 高良姜挥发油成分气相色谱-质谱分析. 新疆医科大学学报, 2008, 31(4): 441.

[18] 徐胜梅, 黄晓君, 王英, 等. 高良姜根茎中一个新的杜松烷型倍半萜. 中国天然药物, 2012, 10(5): 374.

[19] 翟红莉, 王辉, 刘寿柏, 等. 高良姜花和果实的挥发油化学成分. 广东农业科学, 2013, (11): 80.

[20] 彭钧, 操电群. 高良姜超临界萃取物对应激性溃疡模型大鼠溃疡形成和胃液分泌及生长抑素水平的影响. 安徽医药, 2008, 12(10): 895.

[21] 江涛, 唐春萍. 高良姜总黄酮对实验性胃黏膜损伤的保护作用及其机制. 中草药, 2009, 40(7): 1117.

[22] 唐春萍, 江涛. 高良姜总黄酮对兔离体回肠运动的影响. 中国药理与临床, 2006, 22(5): 23.

[23] 陈艳芬, 江涛. 高良姜总黄酮对胃肠运动的影响研究. 中国药房, 2010, 21(23): 2122.

[24] 王海燕, 刘亚明. 高良姜油对胃溃疡小鼠模型血清NO、SOD及MDA的影响. 中华中医药杂志, 2011, 26(7): 1640.

[25] 张明发, 沈雅琴. 高良姜的温里药理研究. 陕西中医, 1996, 17(7): 324.

[26] 吴清和, 操电群, 黄萍, 等. 高良姜超临界萃取物对应激性溃疡大鼠溃疡形成及表皮生长因子和白介素-2水平的影响. 中药药理与临床, 2004, 20(6): 17.

[27]Francesca B, Angelo A I. The Plant Kingdom as a Source of Antiulce

Remedies. Phytother Res, 2000, 14(9): 581.

[28] 陈佃，何瑞，李彩君，等．高良姜镇痛止呕有效成分的研究．广州中医药大学学报,2001,18(3): 24.

[29] 操电群，吴清和．胃肠运动神经调节与高良姜胃肠解痉的可能途径．甘肃中医,2004,17(4): 7.

[30] Akhtar M S, Khan M A, Malik MT. Hypoglycaemic activity of Alpiniagalanga rhizome and its extracts in rabbits. Fitoterapia, 2002, 73: 623.

[31] Xia DZ, Yu XF, Wang HM, et al. Anti-obesity and hypolipidemic effects of ethanolic extract from Alpinia officinarum Hance(Zingiberaceae) in rats fed high-fat diet. J Med Food, 2010 Aug,13(4): 785.

[32] Moon Y H, Su J S, William W A. Anti-geno toxicity ofgalangin as a cancer chemo preventive agent. candidate. Mutation Res, 2001, 488:135.

[33] 陈南岳，赵明伦．PKG 抑制剂与六种海洋生物和中草药对鼻咽癌细胞生长的影响．中国病理生理杂志,1996,12(6): 596.

[34] 安川宪．高良姜的抗促癌作用．国外医学·中医中药分册,2003,25(1): 53.

[35] Lu Y H, Lin T, Wang T N, et al.Mechanism and inhibitory effect ofgalangin and its flavonoid mixture from Alpinia officinarum on mushroom tyrosinase and B16 murine melanoma cells. J Enzyme Inhib Med Chem, 2007, 22(4): 433.

[36] 罗辉，马超，汪亚君，等．高良姜素诱导肝癌 BEL-7402 细胞凋亡的研究．中药材,2008,31(8): 1024.

[37] 伍俊，文敏．高良姜素诱导肺癌 A549 细胞凋亡的研究．肿瘤防治研究,2011,38(11): 1228.

[38] 宋宇，赵琦．高良姜素对人骨肉瘤 MG-63 细胞增殖的影响及其机制的研究．中国医学工程,2012,20(5): 56.

[39] 王竹君，张强．高良姜素对人食管鳞癌 KYSE-510 细胞的抑制作用．中国生物化学与分子生物学报,2009,25(6): 563.

[40] 许青媛，于利森．高良姜及其主要成分对实验性血栓形成及凝血系统的影响．陕西中医,1991,5: 232.

[41] Kiuehi F, Iwakami S, Shibuya M, et al. Inhibition of postaglandin and leukotriene biosythesis bygingerols and dialheptanoids. Chem Pharm Bull Tokyo, 1992, 40(2): 387.

[42] 刘应柯，黄国峰．高良姜抗凝实验及对心肌脂质过氧化的影响．中国中医药科技,1997,4(1): 47.

[43] 张明发，段泾云．高良姜温经止痛的药理研究．陕西中医,1992,5: 232.

[44] 朱自平，陈光娟，张明发，等．高良姜的温中止痛药理研究．中药材,1991,14(10): 37.

[45] 陈艳芬，江涛，唐春萍，等．高良姜总黄酮抗炎镇痛作用的实验研究．广东药学院学报,2009,25(2): 188.

[46] 张明发，沈雅琴．高良姜对缺氧和受寒小鼠的影响．中药药理与临床,1990,6(6): 26.

[47] 陆景坤，王丽伟．不同类型黄酮对过氧化氢诱导的心肌细胞凋亡的影响．中药临床药理学与治疗学,2007,12(6): 620.

[48] 赵燕燕，刘新霞．高良姜不同提取物对急性脑缺血小鼠脑血管通透性的影响．中国实验方剂学杂志,2011,1(17): 142.

[49] 刘新霞，赵燕燕．高良姜不同提取物对小鼠记忆获得、巩固及再现障碍影响的比较．现代预防医学,2010,37(22): 4299.

[50] 刘新霞，赵燕燕．高良姜提取物对小鼠学习记忆能力及胆碱能神经系统功能的影响．中药药理与临床,2010,26(2): 49.

[51] 付联群，李秀英．高良姜素对衰老小鼠模型学习记忆的影响．医药导报,2012,31(7): 863.

[52] Lee S E, Hwang H J, Ha J S, et al. Screening of medicinal plant extracts for antioxidant activity. Life Science, 2003, 73: 167.

[53] 王蓓蓓，牛付阁．高良姜与大高良姜总黄酮抗氧化活性比较研究．食品科学,2011,32(7): 117.

[54] 刘小红，张尊听，段玉峰，等．市售天然植物香料的抗氧化作用研究．食品科学,2002,23(1): 143.

[55] 桂蜀华，蒋东旭，衰捷，等．花椒、高良姜挥发油体外抗真菌活性研究．中国中医药信息杂志,2005,12(8): 21.

[56] Eumkebg, Sakdarat S, Siriwong S. Reversing β -lactam antibiotic resistance of Staphylococcus aureus withgalangin from Alpinia officinarum Hance and synergism with ceftazidime. Phytomedicine. 2010, 18(1): 40.

[57] 宫毓静，安汝国，虞慧，等．164 种中药乙醇提取物抗真菌作用研究．中草药,2002,33(1): 43.

[58] Felice S, Francesca L, Francesca V, et al.Composition and antibacterial activity of the essential oil of Anisochilus carnosus(Linn. fil.)Benth. a Tamilplant acclimatized in Sicily. Flavour Fragr, 2003, 18(5): 202.

[59] Thongchai T, John F P, Saisamorn L. Isolation oendophytic actinomycetes from selected plants and their antifungal activity. World Journal of Microbiology&Biotechnology, 2003, 19(9): 381.

[60] 沈琦，李文姬．高良姜等中药对 5- 氟尿嘧啶的促渗作用．中药材,2000,23(11): 697.

[61] 周园，黎小妍．高良姜对小鼠急性酒精性肝损伤的保护作用．北方药学,2012,9(7): 30.

[62] 周园，黎小妍．高良姜水提物对大鼠尿液中内源性物质代谢的影响．华西药学杂志,2010,25(3): 266.

[63] 漆晓琼，黄丽萍．热性中药高良姜对大鼠能量代谢的影响．时珍国医国药·植物药分册,2009,20(12): 3057.

[64] Shin J E. 高良姜中的 3- 甲氧基高良姜黄素对胰脂酶的抑制作用．国外医药,2004,19(4): 170.

[65] 胡佳惠，闫明．高良姜的研究进展．时珍国医国药,2009,20(10): 2543.

[66] 泰树仙．黄芪良姜散化裁治疗消化性溃疡 36 例．云南中医中药杂志,2000,21(5): 25.

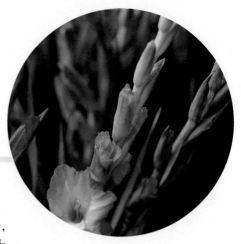

Tang chang pu
唐菖蒲

Gladioli Gandavensis Cormus
[英]Gladiola Bulb

【别名】标杆花、八百锤、千锤打、铜锤、搜山黄。

【来源】为鸢尾科植物唐菖蒲 *Gladiolus gandavensis* Van Houtte 的球茎。

【植物形态】草本。球茎扁圆球状，外包棕黄色膜质包被。叶基生，或于茎上互生，嵌叠状排成 2 列；叶片剑形，质硬，长 40 ~ 60cm，宽 2 ~ 3cm，先端渐尖，基部鞘状；主脉突出，具多条平行脉。花茎不分枝，下部具数片互生叶；穗状花序顶生，具卵形或宽卵形的苞片 2 枚；花单生苞片内，无柄，左右对称，具红、粉红、白、黄等艳丽色彩，花被裂片 6，排成 2 轮，内轮 3 片较大，花冠管漏斗状，向上多少弯曲而有一长形的管檐；雄蕊 3，着生花被管上，多少偏向花的一侧；花药蓝紫色；子房下位，椭圆形，绿色 3 室，花柱先端 3 裂。蒴果椭圆形，种子扁平，具膜质翅。

【分布】广西全区均有栽培。

【采集加工】秋季采挖。洗净，晒干备用或鲜用。

【药材性状】球茎扁圆球形，直径 1.5 ~ 3.5cm，厚 1 ~ 1.5cm。表面黄棕色、棕褐色或暗棕红色；基部具须根痕或偶见残根；上面中央为 1 尖突状顶芽，腋芽数个，较小，分列顶芽两侧而位于同一径向面上；全体尚见数个同心环状线纹，为鳞片痕，有时可见残存的膜质鳞叶基部。体重脆而易碎，断面淡棕褐色或污白色，显粉性。气微，味辣刺舌。

【品质评价】干品以干燥、粗大、无杂质、色黄棕者为佳。

【化学成分】本品球茎中主要含有羽扇豆醇（lupeol）、β- 香树脂醇（β-amyrenol）、木栓酮（friedelin）、木栓醇（friedelinol）、桦木醇（betulinol）、齐墩果酸（oleanolic acid）、桦木酸（betulinic acid）、2β,3β-二羟基- 齐墩果 -12- 烯 -23,28- 二羧酸（2β,3β-dihydroxyolean-12-en-23, 28-dioic acid）、2β,3β,16α- 三羟基 - 齐墩果 -12- 烯 -23,28- 二羧酸（2β,3β,16α-trihydroxyolean-12-en-23,28-dioic acid）、2β,3β- 二羟基 - 齐墩果 -12- 烯 -23,28-二羧酸-3-*O*-β-D- 吡喃葡萄糖苷（2β,3β-dihydroxyolean-12-en-23,28-dioic acid-3-*O*-β-D-glucopyranoside）、2β,3β,16α-三羟基 - 齐墩果 -12- 烯 -23,28- 二羧酸 -3-*O*-β-D- 吡喃葡萄糖苷（2β,3β,16α-trihydroxyolean-12-en-23,28-dioic acid-3-*O*-β-D-glucopyranoside）。又有 1- 甲基 -3,8- 二羟基 -6,7- 二氧亚甲基蒽醌 -2- 羧酸甲酯（3,8-di-hydroxy-1-methyl-6,7-methylenedioxy-anthraquinone-2-carboxylate）、1- 甲基 -3, 8- 二羟基 -6- 甲氧基蒽醌（3,8-dihydroxy-6-methoxy-

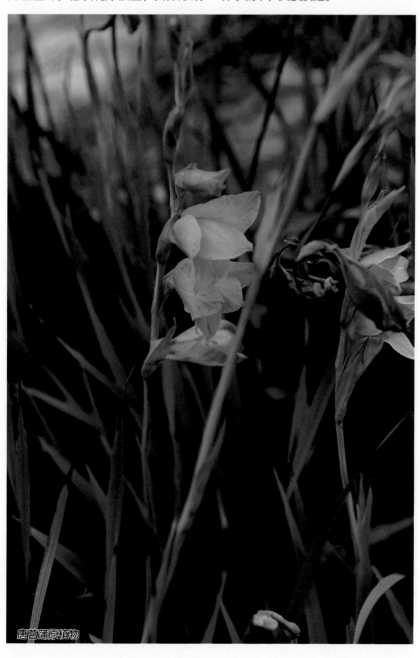

唐菖蒲原植物

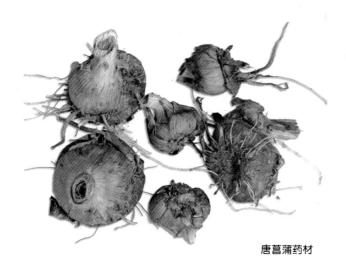

唐菖蒲药材

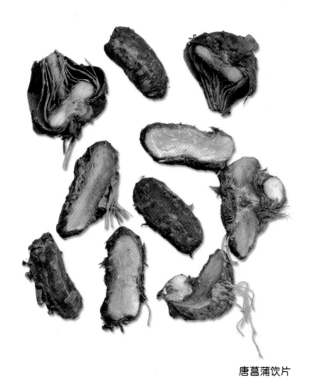

唐菖蒲饮片

1-methyl-anthraquinone）、1,7- 二羟基 -3,6- 二甲氧基蒽醌（1,7-dihydroxy-3,6-dimethoxy-anthraquinone）。尚有豆甾醇（stigmasterol）、β - 胡萝卜苷（β -daucosterol）、（22E,24R)-24- 甲 基 -5α- 胆 甾 -7,22- 二 烯 -3β- 醇 [（22E,24R）-24-methyl-5α-cholesta-7,22-dien-3β -ol]。还有（E）- 对羟基肉桂酸甲酯 [methyl（E）-p-hydroxycinnamate]、（E）- 对羟基肉桂酸[（E）-p-hydroxycinnamic acid]、咖啡酸乙酯（ethyl caffeoate）、咖啡酸（caffeic acid）[1]。

【性味归经】味苦、辛，性凉；有毒。归肺、肝经。

【功效主治】清热解毒，散瘀消肿。主治痈肿疮毒，咽喉肿痛，疟腮，痧证，跌打损伤。

【用法用量】内服：煎汤，3 ~ 9g。外用：适量，酒磨或水磨汁涂；或捣敷。

【使用注意】孕妇忌用。

【经验方】

1.疮毒　搜山黄捣烂，拌等份蜂蜜，敷患处。（《贵州民间药物》）

2.咽喉红肿　搜山黄研末，加冰片少许，取 0.3g 吹入喉中。（《贵州民间药物》）

3.腮腺炎　标杆花球茎在酒或水中磨成浓汁，外搽患处，每日 2 次。（《云南中草药》）

4.脘腹痛　唐菖蒲球茎 3g。白酒磨服。（《湖南药物志》）

5.跌打损伤　唐菖蒲 15g，泡酒 500g，早晚各服 9 ~ 15g。（《万县中草药》）

6.痧证　搜山黄 6g。切碎，开水吞服。（《贵州民间药物》）

7.虚热　搜山黄 15g。水煎服。（《贵州民间药物》）

【参考文献】

[1] 张涛, 叶其, 冯春, 等.唐菖蒲的化学成分研究.应用与环境生物学报, 2007,13(5): 635.

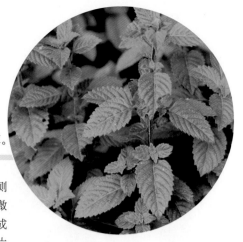

凉粉草

Liang fen cao

Mesonae Chinensis Herba
[英] Chinese Mesona Herb

【别名】大叶面豆果、大叶馒头果、毛叶算盘子、大红心、金龟树、仙人冻、仙草。

【来源】为唇形科植物凉粉草 Mesona chinensis Benth. 的全草。

【植物形态】草本。直立或匍匐。茎、枝四棱形，有时具槽，被脱落的长疏柔毛或细刚毛。叶狭卵圆形至阔卵圆形或近圆形，长 2 ~ 5cm，宽 0.8 ~ 2.8cm，先端急尖或钝，基部急尖、钝或有时圆形，边缘具或浅或深锯齿，纸质或近膜质，两面被细刚毛或柔毛，或仅沿下面脉上被毛，或变无毛，侧脉 6 ~ 7 对，与中肋在上面平坦或微凹下面微隆起。轮伞花序多数，组成间断或近连续的顶生总状花序；苞片圆形或菱状卵圆形；花萼开花时钟形，密被白色疏柔毛，二唇形，果时花萼筒状或坛状筒形；花冠白色或淡红色，小，冠筒极短，喉部极扩大，冠檐二唇形，上唇宽大，具 4 齿，2 侧齿较高，中央 2 齿不明显；雄蕊 4；花柱远超出雄蕊之上。小坚果长圆形，黑色。

【分布】广西主要分布于容县、博白。

【采集加工】夏季收割地上部分。晒干。或晒至半干，堆叠闷之使发酵变黑，再晒至足干。

【药材性状】干燥全草，多切成长约 20cm 的段。茎方形，被灰棕色长毛，外表棕褐色或黑色，有沟槽，幼茎常扭曲；质脆易断，中心有髓。叶对生，多皱缩，纸质，稍柔韧，不易捻碎，长圆形或卵圆形，两面皆被疏长毛。气微，嚼之味淡甘，有胶性。

【品质评价】以干燥、色黄绿、无杂质者为佳。

【化学成分】本品含多糖类（polyoses）、黄酮类（flavonoids）、三萜类（triterpenes）、微量元素（microelement）、挥发油（volatile oil）等多种化学成分。本品多糖类化合物中单糖的主要组成为葡萄糖（glucose）、半乳糖（galactose）、阿拉伯糖（arabinose）、木糖（xylose）和鼠李糖（rhamnose）等[1]。

黄酮类成分主要有槲皮素（quercetin）[2]、山柰酚（kaempferol）、高山黄芩素（scutalpin）[3]、槲皮素葡萄糖苷（quercetin glucoside）及槲皮素鼠李糖苷（quercetin rhamnoside）[4]。

三萜类成分主要有齐墩果酸（oleanolic acid）和熊果酸（ursolic acid）[2,3]，微量元素主要有钾（K）、钙（Ca）、镁（Mg）、铁（Fe）等[5]。挥发油中主要成分有正十六酸（n-hexadecanoic acid）、亚油酸（linoleic acid）、亚麻酸（linolenic acid）等[6]。

此外，本品还含有咖啡酸（caffeic acid）、3 -（4- 乙氧基 -3- 羟基 - 苯基）烯丙酸 [3-（4-ethoxy-3-hydroxy-phenyl）-acrylic acid]、咖啡酸乙酯（caffeic

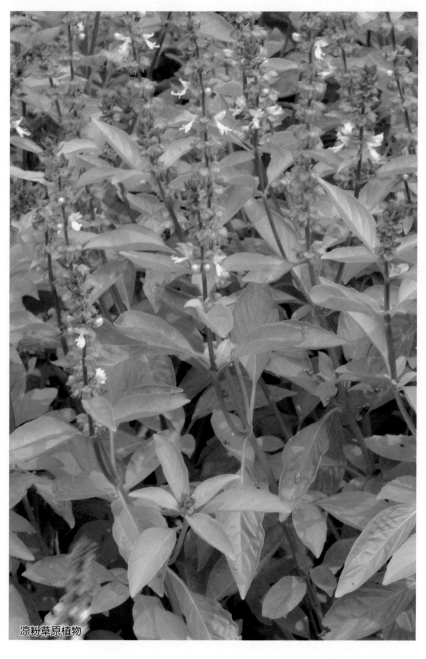

凉粉草原植物

acid ethylester）、2- 十六烷基 - 十八烷酸（2-hexadecyl-octadecylic acid）和豆甾醇（stigmasterol）[3]。

【药理作用】

1. 抗缺氧　从凉粉草体积分数为 65% 的乙醇提取物的氯仿层和乙酸乙酯层分离得到 8 个化合物，化合物 1、4、5、6、7、8 有一定的抗缺氧活性，化合物 4、5、7、8 有较好的抗缺氧活性[3]。

2. 保肝　仙草水提取物可降低大鼠体外肝匀浆中的丙二醛含量[7]。

3. 增强免疫机能，抑制肠瘤　仙草中的多糖成分，具有增强小白鼠机体免疫功能的功效，对小鼠肠瘤 S180 呈抑制作用，抑制率达 60%[8]。

4. 抗脂质过氧化　仙草多糖对大鼠肝匀浆具有抗脂质过氧化作用，能在一定浓度范围内保护细胞免受氧自由基对脱氧核糖核酸（DNA）的氧化损伤[7,9]。

5. 毒性反应　凉粉草合剂（含生药 2g/ml）半数致死量（LD_{50}）可信限为（84.4 ± 8.0）g/kg，可信限率为 95%[10]。

【性味归经】味甘、淡，性凉。归肝、脾、肾、大肠经。

【功效主治】消暑，清热，凉血，解毒。主治中暑，糖尿病，黄疸，泄泻，痢疾，高血压病，肌肉、关节疼痛，急性肾炎，风火牙痛，烧烫伤，丹毒，梅毒，漆过敏。

【用法用量】内服：煎汤，15 ~ 30g，大剂量可用至 60g。外用：适量，研末调敷；煎水洗；或鲜品捣敷。

【使用注意】脾胃虚寒者慎服。

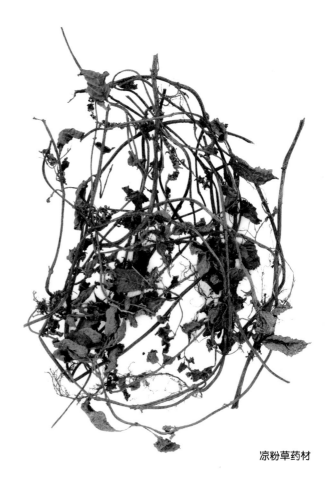

凉粉草药材

【经验方】

1. 丹毒（头面丹毒）　凉粉草 250g，水 1500ml，投铜器一件同煮浓汤，至温时淋洗头面 10min，洗完另用新汤以纱布、棉花浸湿敷患处，每日洗敷 3 次。（江西《草药手册》）

2. 烧伤、烫伤　凉粉草、黄柏、冰片，共研末，茶油调敷。（江西《草药手册》）

3. 糖尿病　鲜凉粉草 90g。水煎，代茶饮。（江西《草药手册》）

4. 暑热　凉粉草适量，捣烂水煮，待成黄褐色后，去渣，取汁和米浆煮熟，冷却成黑色胶状物，拌以砂糖，代茶饮。（江西《草药手册》）

5. 痢疾　凉粉草、败酱草各 30g。水煎服。（《福建药物志》）

6. 花柳毒入骨　仙人冻六两，蒸数次，加麻雀八只（连毛），浸双料酒四斤，浸二十天，每次服三两为度。（《岭南采药录》）

【参考文献】

[1] 林少琴，朱苏闽 . 仙草多糖的分离纯化及鉴定 . 天然产物研究与开发 ,1992,4(3): 42.

[2] 刘素莲 . 凉粉草化学成分的初步研究 . 中药材 ,1995,18(5): 247.

[3] 秦立红，郭晓宇，范明 . 凉粉草中抗缺氧化学成分 . 沈阳药科大学学报 ,2006,23(10): 633.

[4] 刘小玲，李艳，林莹，等 . 仙草保肝活性成分的分离纯化与结构探析 . 广西大学学报：自然科学版 ,2010,35(2): 330.

[5] 朱芳坤，曲黎，范文秀 . 梅州仙人草中微量元素含量的分析 . 光谱实验室 ,2011,28(3): 1199.

[6] 邓冲，李瑞明 . 凉粉草挥发油化学成分的气相色谱 – 质谱联用分析 . 中国当代医药 ,2012,19(13): 68.

[7] 杨敏 . 仙草提取物的体外抗氧化实验研究 . 中华预防医学杂志 ,2006,3(40): 203.

[8] 潘三元 . 治癌中药处方 700 种 . 台北：台湾八德教育出版社 ,1986.

[9] 杨敏 . 仙草提取物对小鼠脾淋巴细胞 DNA 氧化损伤保护作用的研究 . 浙江大学学报：医学版 ,2006,1(35): 34.

[10] 黄钦，许赖灿 . 凉粉草降糖制剂的研制与临床应用 . 海峡药学 ,1995,7(1): 778.

Ping er xiao cao
瓶尔小草

Ophioglossi Vulgati Herba
[英] Common Adder's-tongue Herb

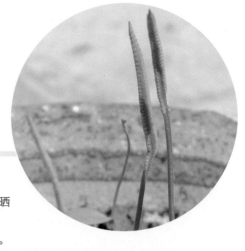

【别名】一支箭、矛盾草、一支枪、瓶儿小草。

【来源】为瓶尔小草科植物瓶尔小草 *Ophioglossum vulgatum* L.的带根全草。

【植物形态】根状茎短而直立，具一簇肉质粗根，如匍匐茎一样向四面横走，生出新植物。叶通常单生，总叶柄深埋土中，下半部为灰白色，较粗大；营养叶为卵状长圆形或狭卵形，先端钝圆或急尖，基部急剧变狭并下延，无柄，微肉质到草质，全缘，网状脉明显。孢子叶长 9 ~ 18cm 或更长，较粗壮，自营养叶基部生出，孢子穗长 2.5 ~ 3.5cm，宽约 2mm，先端尖，远超出于营养叶之上。

【分布】广西主要分布于陆川、博白、灵山、龙州、南宁、凤山、都安、融安、平乐、永福、凌云。

【采集加工】夏、秋季采收。洗净，晒干或鲜用。

【药材性状】全体呈卷缩状。根茎短。根多数，肉质，具纵沟，深棕色。叶通常 1 枚，总柄长 9 ~ 20cm。营养叶从总柄基部以上 6 ~ 9cm 处生出。皱缩，展开后呈卵状长圆形或狭卵形，长 3 ~ 6cm，宽 2 ~ 3cm，先端钝或稍急尖，基部楔形下延，微肉质，两面均淡褐黄色，叶脉网状。孢子叶线形，自总柄顶端生出。孢子囊穗长 2.5 ~ 3.5cm，先端尖，孢子囊排成 2 列，无柄。质地柔韧，不易折断。气微，味淡。

【品质评价】以色绿、无杂质者为佳。

【化学成分】本品叶中含丙氨酸(alanine)、丝氨酸（serine）、3-*O*- 甲基槲皮素 -7-*O*- 双葡萄糖苷 -4'-*O*- 葡萄糖苷（3-*O*-methylquercetin-7-*O*-diglucoside-4'-*O*-glucoside）[1]。

【药理作用】

抗胃溃疡　瓶尔小草乙醇提取物能促进大鼠乙酸型胃溃疡的愈合，溃疡愈合率可达到 62.5%，增加胃溃疡边缘组织内皮生长因子（EGF）的表达[2]。瓶尔小草倍半萜内酯苷类化合物 taraxinic

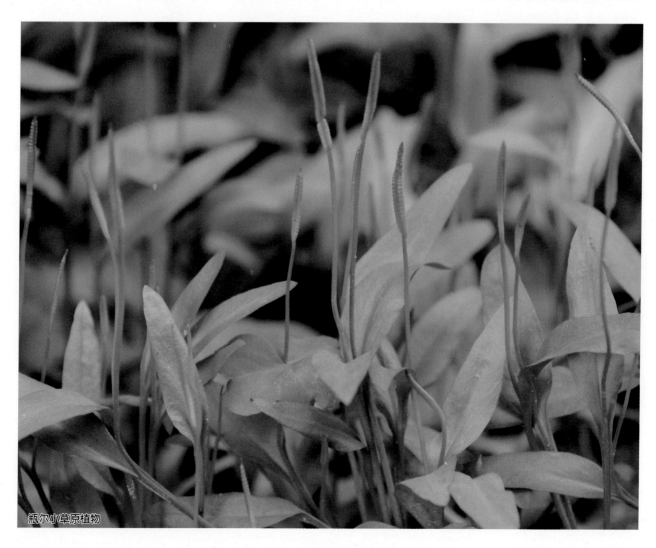

瓶尔小草原植物

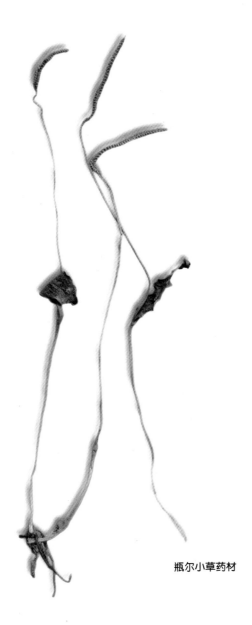

acid-1′-O-β-D-glucopyranoside 以 80mg/kg 的剂量灌胃给药，可以有效地抑制鼠体内由于阿司匹林导致的胃损伤，以 70mg/kg 的剂量静注不会影响鼠体胃内由组胺刺激产生的胃酸分泌物[3]。

【性味归经】味微甘、酸，性凉。归肺、胃、心、肝经。

【功效主治】清热凉血，镇痛，解毒。主治肺热咳嗽，劳伤吐血，肺痈，小儿高热惊风，目赤肿痛，胃痛，淋浊，痈肿疮毒，蛇虫咬伤，跌打损伤。

【用法用量】内服：煎汤，10～15g；或研末，每次 3g。外用：适量，鲜品捣敷。

【使用注意】脾胃虚寒者慎服。

【经验方】

1.胃热痛，肺结核潮热　瓶儿小草（全草）15～30g，水煎服；或用全草 30g，研粉，开水冲服。（《广西本草选编》）

2.肺炎　瓶儿小草 15g。水煎服。（《广西民族药选编》）

3.疔疮　一支箭 15g。水煎服，渣敷患处。（《广西民间常用中草药手册》）

4.小儿疳积　瓶儿小草 6g，使君子 6g，鸡内金 3g。水煎服。（《湖南药物志》）

【参考文献】

[1]Markhaml KR, Mabry TJ. 3-O-methylquercetin 7-O-diglucoside 4′-O-glucoside from the fern, Ophioglossum vulgatum. Phytochemistry, 1969, 8(2): 469.

[2] 毛令飞. 苗药一支箭乙醇提取物对乙酸型胃溃疡大鼠 EGF 表达的影响. 中国民族民间医药, 2010, 19(23): 8-9.

[3] 吴少华, 罗晓东, 马云保. 一支箭中抗胃溃疡的倍半萜内酯苷. 药学学报, 2002, 37(1): 33-36.

瓶尔小草药材

Fen fang ji

粉防己

Stephaniae Tetrandrae Radix
[英] Fourstamen Stephania Root

【别名】防己、粉寸己、汉防己、土防己、石蟾蜍、倒地拱、猪大肠。

【来源】为防己科植物粉防己 Stephania tetrandra S.Moore 的根。

【植物形态】缠绕藤本。根圆柱状，有时呈块状，外皮淡棕色或棕褐色。茎柔韧，圆柱形，枝光滑无毛，基部稍带红色。叶互生，质薄较柔，叶柄盾状着生，长与叶片相等；叶片外形近圆形，有 3 ~ 5 角，长 4 ~ 6cm，宽 4.5 ~ 6cm，先端锐尖，基部截形或稍心形，全缘，两面均被短柔毛，上面绿色，下面灰绿色。花小，雌雄异株，为头状的聚伞花序；雄花花萼 4，肉质，三角状，基部楔形，外面被毛，花瓣 4，略呈半圆形，边缘微向内弯，具爪，雄蕊 4，花药近圆形；雌花的花萼、花瓣与雄花同数，无退化雄蕊，心皮 1，花柱 3 枚。核果球形，熟时红色。

【分布】广西主要分布于合浦。

【采集加工】秋季采挖。洗净，除去粗皮，晒至半干，切段，个大者再纵切，干燥。

【药材性状】本品呈不规则圆柱形、半圆柱形或块状，多弯曲，长 5 ~ 10cm。直径 1 ~ 5cm。表面淡灰黄色，在弯曲处常有深陷横沟而成结节状的瘤块样。体重，质坚实，断面平坦，灰白色，富粉性，有排列较稀疏的放射状纹理。气微，味苦。

【品质评价】以个大、干燥、无杂质者为佳。

【化学成分】本品根含有粉防己碱（tetrandrine）、防己诺林碱（fangchinoline）[1-3]、轮环藤酚碱（cyclanoline）、氧防己碱（oxofangchirine）、防己菲碱（stephanthrine）[3]、小檗胺（berbamine）、2,2′-N,N-二氯甲基粉防己碱（2,2′-N,N-dichloromethyltetrandrine）[4]、粉防己碱（tetrandrine）A-D[5]、粉防己碱 D 盐酸盐（fenfang jine D hydrochloride）、荷苞牡丹碱 [(+) -dicentrine]、tazopsine[6]。

地上部分含有防己双黄酮甲（stephaniaflavone A）、防己双黄酮乙（stephaniaflavone B）、β - 谷甾醇（β -sitosterol）和正三十五烷（n-pentatriacontane）[7]。

叶含挥发油成分有 2,2- 二羟基 - 苯

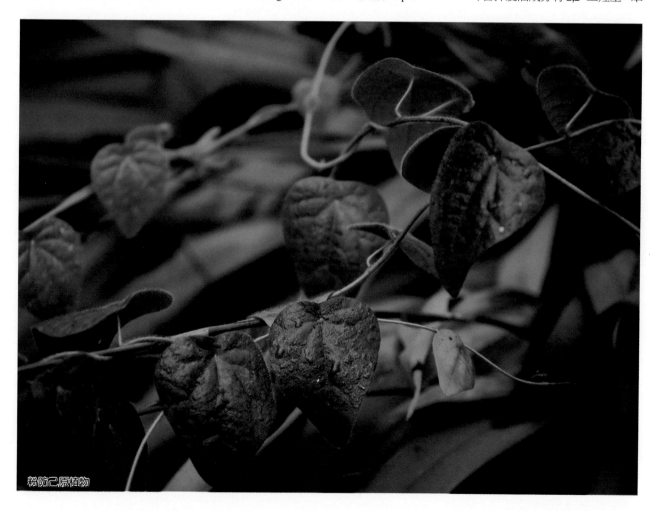

粉防己原植物

并呋喃（2,2-dihydroxy-benzofuran）、3,7,11- 三甲基 -1,6,10- 十二碳三烯 -3- 醇（3,7,11-trimethyl-1,6,10-cyclododecatriene-3-ol）、环己酮（cyclohexanone）和2- 甲氧基 -4- 乙基 - 苯酚（2-methoxy-4-ethyl-phenol）等[8]。

【药理作用】

1. 对心血管系统的影响

（1）对血管平滑肌细胞作用。粉防己中粉防己碱可降低主动脉壁胶原含量，并可呈浓度依赖型抑制 ^{3}H- 脯氨酸掺入血管紧张素 II 或去甲肾上腺素诱导的血管平滑肌细胞（VSMC），粉防己碱抑制 VSMC 胶原合成和动脉壁胶原沉积是其逆转血管重构作用的机制之一[9]。粉防己碱在降低自发性高血压大鼠血压的同时，能减少 VSMC 的线粒体、粗面内质网和 ^{3}H- 胸腺嘧啶核苷参入量，并能逆转 VSMC 增殖时血小板衍生因子 B、碱性纤维细胞生长因子抗原及 c-sis、c-myc mRNA 的表达增强，粉防己碱抑制自发性高血压大鼠的 VSMC 增殖与生长因子及癌基因调控的分子生物学机制有关[10]。

（2）抗心律失常。粉防己碱有抗氯化铯诱发早期后除极（EAD）及室性心律失常作用。其机制可能是粉防己碱抑制慢钙通道，减少内向电流，因而降低了 EAD 幅度，减少了室性心律失常的发生[11]。粉防己碱可使心肌细胞内 Na^+、Ca^{2+} 水平降低，可使心房肌间隙连接蛋白（Cx40）的降解和心房肌细胞损伤的超微结构变化减轻。粉防己碱能防止快速心房起搏引起的 Cx40 降解，对快速起搏造成的心肌细胞损伤有保护作用[12]。

（3）对心肌作用。粉防己碱 0.3μmol/L 再灌注后能使缺血心脏的舒张功能较好恢复，促进缺血复灌后心输出量恢复，增加冠脉流量，同时在再灌注期间，使心率恢复[13]。粉防己碱可对抗缺血和再灌注时内质网 Ca^{2+}-ATP 酶活性的降低[14]。

（4）抗高血压。粉防己碱可降低麻醉猫、狗、豚鼠、清醒的正常大鼠和高血压大鼠的血压[10,15-17]。静脉注射粉防己碱 13mg/kg，即刻引起舒张压和平均脉压下降，而心率和收缩压不变，其降压作用是由动脉平滑肌舒张引起的[18]。粉防己碱可竞争性抑制狗主动脉肌膜上 ^{3}H- 哌唑嗪的结合，其舒张血管作用与 α_1 受体有关[19]。

（5）对 L 型 Ca^{2+} 通道作用。32μmol/L 粉防己碱对猫离体乳头肌具有负性肌力作用，可抑制肾上腺素引起的收缩力，使左心室内压最大上升及下降速率和自律性增加。对离体猫和大鼠右心房有负性频率作用。粉防己碱对心肌收缩力的抑制作用可被外钙加入而逆转。粉防己碱可抑制高 K^+ 引起的肾、肺、肠系膜动脉及冠状动脉的收缩，此外，还可松弛高钾和催产素引起的大鼠离体子宫收缩[20]。粉防己碱的降压作用也通过 Ca^{2+} 通道起效，与典型的 Ca^{2+} 通道阻滞剂维拉帕米作用类似，但维拉帕米作用更强一些。粉防己碱可抑制大鼠垂体瘤 GH3 细胞上具有高电压阈值的 L 型 Ca^{2+} 通道，半数抑制浓度（IC_{50}）为 4μmol/L[21]。

（6）对 T 型 Ca^{2+} 通道作用。粉防己碱 6μmol/L 对 GH3 细胞保持电压为 −60mV 时瞬时 Ca^{2+} 电流无影响，可抑制细胞保持电压为 −80 ~ 90mV 时的 Ca^{2+} 电流，且其抑制牛肾小球细胞的 T 型 Ca^{2+} 通道不需要通道激活，而与醛固

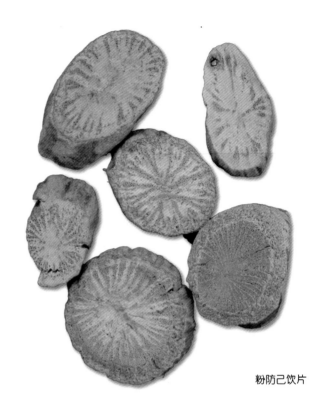

粉防己饮片

酮的释放减少有关。粉防己碱高于 33μmol/L 时可抑制垂体神经末梢 ω contoxingVIA 敏感的瞬时 Ca^{2+} 通道电流[22]。

2. 抗肿瘤

（1）抑制肿瘤生长。粉防己碱可以逆转人口腔上皮癌多药耐药（MDR）细胞株 KB-MRP1 细胞的 MDR，逆转效果与药物浓度有关，其逆转机制可能与增加细胞内化疗药物蓄积和增强化疗药物诱导的细胞凋亡有关[23]。粉防己碱能抑制阿霉素诱导的 MDR1 mRNA 和 P- 糖蛋白的表达，其机制可能与粉防己碱降低阿霉素诱导的转录因子 NF-κB mRNA 和蛋白水平的表达有关[24]。粉防己碱可增加小鼠 MDR 肉瘤 S180 细胞凋亡基因 Fas 表达率和细胞凋亡率[25]。粉防己碱可诱导鼻咽癌 CNE 的细胞凋亡，机制可能与其上调 bax 和下调 bcl-2 表达有关[26]。粉防己碱能降低角膜新生血管 HIF-1α 和血管内皮生长因子的表达[27]。

（2）抗氧化。粉防己碱具有良好的清除自由基、抗氧化作用，能抑制过氧化氢等自由基对机体多种组织、细胞的损伤，从而减低肿瘤的发生[28]。

（3）放射增敏。在 p53 突变型人乳腺癌细胞 / 耐阿霉素（MCF-7/ADR）细胞中，粉防己碱可增加 X 射线的杀伤作用，其增敏比为 1.51，降低照射后对细胞 G2 期的阻滞。而在 p53 野生型 MCF-7 细胞中，粉防己碱增加 X 射线的杀伤作用不明显，增敏比为 1.10；在 X 射线照射后，细胞阻滞于 G1 期，部分阻滞于 G2 期，加入粉防己碱，对于这种阻滞作用降低也不明显[29]。粉防己碱可以清除 HT29 细胞在受到 X 射线照射后在 G2/M 期的阻滞，起到增敏作用，其增敏比为 1.63。粉防己碱可使受到 X 射线照射后的 HT29 细胞 Chkl 蛋白表达水平降低，Cyclin B1 的表达水平增高，分裂指数增高。粉防己碱可使受照射小鼠结肠癌 C26 细胞生长延缓[30]。

3. 抗炎及免疫抑制 粉防己碱灌胃，可抑制巴豆油所致的大鼠皮下气囊肿和小鼠耳郭水肿[31,32]、关节炎[33]、完全佛氏佐剂所形成的大鼠原发性关节炎和继发性关节炎[31]，还可抑制肉芽组织增生、肉芽内血管形成、炎症细胞浸润和液体渗出，其作用与氢化可的松似而弱[34]。粉防己碱静脉注射，能减少烟雾吸入伤家兔支气管肺泡灌洗液中白细胞数量，减轻肺组织水肿、炎症细胞浸润及肺泡巨噬细胞体积增大，使伪足增多和溶酶体排空，抑制巨噬细胞合成白三烯 B4 等[35,36]。30mg/kg 粉防己碱灌胃，可抑制卵白蛋白致敏大鼠吸入抗原后肺灌洗液中的白细胞数量增多，减轻细支气管和小血管周围嗜酸性细胞浸润及管壁水肿[37]。20μg/ml 粉防己碱对血小板活化因子、胶原、凝血酶、肾上腺素和二磷酸腺苷（ADP）诱导的人血小板聚集反应也有的抑制作用[38]。粉防己碱 250μmol/L 能抑制钙离子载体 A23187 或天花粉诱导的大鼠肥大细胞脱颗粒及释放组胺，同时抑制肥大细胞动员及利用内源性钙[39]。粉防己碱 50mg/kg 腹腔注射可降低晶体蛋白诱导的家兔前色素膜炎模型虹膜中前列腺素 E 总量[40]；3mg/kg 静脉注射可降低缺血再灌注后炎症白细胞肿瘤坏死因子（TNF）和白介素-1（IL-1）水平[41]。粉防己碱 20 ~ 30mg/kg 灌胃，可直接抑制 IL-1 和 TNF 诱导的大鼠皮下气囊肿炎性白细胞浸润[42]。预先给小鼠皮下注射粉防己碱 6.25 ~ 25.0mg/kg 可抑制重组 IL-8 诱导的中性粒细胞向腹腔游走[43]。粉防己碱 20μg/ml 对大鼠肥大细胞释放组胺有抑制作用，其作用强度与茶碱和色甘酸钠相当[44]。粉防己碱 20 ~ 80mg/kg 灌胃能剂量依赖性地抑制磷脂酶 A2 活性，其机制与粉防己碱降低细胞内游离钙浓度和钙调素活性有关[45]。粉防己碱 3 ~ 100μmol/L 可浓度依赖地抑制由 Fe^{2+} 诱导的生物膜过氧化作用，从而保护细胞膜不受损伤[46]。粉防己碱 5 ~ 50μg/ml 以时间和剂量依赖方式抑制刀豆蛋白 A 刺激的人淋巴细胞磷脂肌醇代谢使磷酸肌醇的总量减少同时降低胞浆 Ca^{2+} 浓度和蛋白激酶 C 活性[47]。粉防己碱 20 ~ 100mg/kg 灌胃可使大鼠胸膜炎炎症白细胞内环磷酸腺苷（cAMP）的浓度升高[48]。粉防己碱 100 ~ 300μmol/L 能抑制钙调素依赖性环核苷酸磷酸二酯酶的活性[49]。

4. 保肝 粉防己碱能增加四氯化碳（CCl₄）致肝损模型的细胞膜流动性，使乳酸脱氢酶释放和丙二醛形成减少，细胞内 Ca^{2+} 浓度降低[50]。粉防己碱呈浓度依赖性促进 G1 期向 S 期转化，可使 S 期 DNA 含量及 G1、G2 期细胞蛋白质含量增加。粉防己碱促进肝细胞增殖的作用与阻断 Ca^{2+} 内流无关[51]。

【临床研究】

1. 急性出血性坏死型胰腺炎 两组病例基本治疗方案相同，均行手术治疗，术后常规禁食，胃肠减压，液体治疗和胃肠外营养治疗等。治疗组 13 例患者于入院当日开始口服粉防己碱片剂（浙江金华制药厂提供，规格 0.02g），或以生理盐水溶解后灌胃、夹管 0.5h，2 片/次，3 次/天，1 周为 1 个疗程，连续治疗 1 ~ 2 个疗程。对照组 13 例予基本治疗方案治疗。结果：两组主要并发症如呼吸衰竭（ARDS）、多器官功能衰竭（MOF1）、脓毒血症的发生率、病死率及 Binder's 合并症积分有显著性差异（$P<0.01$）。粉防己碱为

控制胰腺炎病变发展，减轻多脏器损伤，减少并发症发生、降低胰腺炎死亡率的有效药物[52]。

2. 脑血管疾病 治疗组 48 例单用粉防己碱 120 ~ 150mg 加入 10% 葡萄糖 500ml 中静脉滴注，40 ~ 50 滴/分，一日一次，2 周为 1 个疗程，必要时间隔 3 ~ 5 天可行第 2、3 个疗程；对照组 46 例则给予相应的综合治疗：低分子右旋糖酐、羟乙基芦丁、维脑路通、乙酰水杨酸等降压、止血、脱水等综合治疗。结果：经过 4 周治疗，治疗组总有效率为 91.7%，对照组总有效率为 82.6%，两组对比有差异（$P<0.05$）[53]。

【性味归经】味苦，性寒。归膀胱、肾、肝经。

【功效主治】利水消肿，祛风止痛。主治风湿痹证，肾炎水肿，淋证，坐骨神经痛，脚气水肿，咽喉炎，中暑，高血压病，蛇虫咬伤。

【用法用量】内服：煎汤，5 ~ 10g。

【使用注意】本品苦寒较甚，易伤胃气，故不宜大量使用。食欲不振及阴虚无湿热者忌用。

【经验方】

1. 皮水为病，四肢肿者 防己三两，茯苓六两，黄芪三两，桂枝三两，甘草二两。水煎服。（《长沙药解》防己茯苓汤）

2. 鼻衄 防己（生用）四两，捣罗为细散。每服二钱匕，新汲水调下；老人、小儿酒调一钱匕服。更用热汤调少许，鼻中喘气，佳。（《圣济总录》）

3. 膀胱水蓄胀满，几成水肿 汉防己 8g，车前、韭菜子、泽泻各 12g。水煎服。（《本草切要》）

4. 肺痿咯血多痰 （防己）合葶苈子等份，为末。糯米饮调服。（《本草品汇精要》）

5. 遗尿，小便涩 防己、葵子、防风各一两。上三味，以水五升，煮取二升半，分三服，散服亦佳。（《备急千金要方》）

6. 雄黄毒 防己一两。为细末。每服二钱，以温水调下，连进三服。一方，取汁解之并瘥。（《普济方》）

【参考文献】

[1] 黄泽春，王益群. 高效液相色谱法测定防己药材中粉防己碱与防己诺林碱的含量. 中南药学,2008,6(5): 541.

[2] 邢其毅，张景样. 防己诺林碱的结构. 化学学报,1957,23(5): 405.

[3] 胡廷默，赵守训. 粉防己化学成分氧化防己碱和防己菲碱的化学结构. 药学学报,1986,21(1): 29.

[4] Deng JZ, Zhao SX, Lu T, et al. An artifact bisbenzylisoquinoline alkaloid from the root of Stephania tetrandra. Chin Chem lett, 1991, 2(3): 231.

[5] Ogino T, Sato T, Ataski H, et al. Four new bisbenzylisoquinolinealkaloids from root of Stephania tetrandra. Heterocycles, 1988, 27(5): 1149.

[6] 李行诺，闫海霞，沙娜. 粉防己生物碱化学成分的分离与鉴定. 沈阳药科大学学报,2009,26(6): 430.

[7] 司端运，赵守训. 粉防己地上部分的非生物碱成分. 济宁医学院学报,1993,16(2): 2.

[8] 巩江，倪士峰，骆蓉芳，等. 汉防己叶挥发油成分 GC-MS 分析. 安徽农业科学,2011,39(12): 7076.

[9] 李庆平, 陆泽安, 饶曼人. 粉防己碱抑制血管平滑肌细胞胶原合成. 药学学报, 2001,36(7): 481.

[10] 熊一力, 王宏伟, 姚伟星. 粉防己碱对自发性高血压大鼠血管平滑肌细胞增殖及对 PDGF-B,bFGF 和相关癌基因表达的影响. 中国药理学与毒理学杂志, 1998,12(2): 30.

[11] 蒋桔泉, 曾秋棠, 曹林生, 等. 粉防己碱抗氯化铯诱发家兔在体心脏早期后除极化及心律失常的作用. 中国药物与临床, 2002,2(3): 163.

[12] 李大强, 冯义伯, 张家明, 等. 粉防己碱防止家兔快速心房起搏间隙连接蛋白 40 降解. 第四军医大学学报, 2004,25(2): 150.

[13] 钟宁, 钱家庆. M 受体机制在粉防己碱保护心脏缺血再灌注损伤作用中的影响. 中国药理学通报, 2000,16(3): 282.

[14] 陈金明, 吴宗贵, 陈思聪, 等. 粉防己碱对大鼠心肌缺血再灌注时心肌 ATP 酶活性的影响. 中国应用生理学杂志, 1998,14(1): 31.

[15] 李庆平, 陆泽安, 饶曼人. 粉防己碱对高血压大鼠血管平滑肌细胞增殖的抑制作用. 中国药理学与毒理学杂志, 2001,15(2): 145.

[16] Liu TB, Lin HC, Huang YT, et al. Portal hypotensive effects of tetrandrine and verapamil in portal hypertensive rats. J Pharm Pharmacol, 1997, 49(1): 85.

[17] 徐毅, 饶曼人. 粉防己碱对 DOCA 盐性高血压心肌肥厚大鼠心脏血流动力学的影响. 药学学报, 1995,30(2): 86.

[18] Liu QY, Li B,gang JM, et al. Tetrandrine, a Ca²⁺ antagonist: effects and mechanisms of action in vascular smooth muscle cells. J Pharmacol Exp Ther, 1995, 273(1): 32.

[19] Kwan CY, Chen YY, Ma MF, et al. Tetrandrine, a calcium antagonist of Chinese herbal origin, ineracts with vascular muscle alpha 1-adrenoceptor. Life Sci, 1996, 59(23): 359.

[20] Imoto K, Takemura H, Kwan CY, et al. Inhibitory effects of tetrandrine and hernandezine on Ca²⁺ mobilization in ratglioma C6 cells. Res Commun Mol Pathol Pharmacol, 1997, 95(2): 129.

[21] Wang HX, Kwan CY, Wong TM. Tetrandrine inhibits electrically induced i transient in the isolated single rat cardiomyocyte. Eur J Pharmacol, 1997, 319(1): 115.

[22] 傅丽英, 李泱, 曾玉杰, 等. 用 β-escin 穿孔膜片技术研究粉防己碱对豚鼠心室肌钙电流的作用. 药学学报, 2002,37(11): 853.

[23] Chen XS, Bao MH, Mei XD. Reversing multidrug resistance of epidermoid carcinoma drug-resistant cell line KB-MRP1 by tetrandrine. Ai Zheng, 2007, 26(8): 846.

[24] Shen H, Xu W, Chen Q, et al. Tetrandrine prevents acquired drug resistance of K562 cells through inhibition of mdr1gene transcription. J Cancer Res Clin Oncol, 2010, 136(5): 659.

[25] 隋在云, 孙付军, 李贵海, 等. 粉防己碱干预小鼠 S180 肿瘤细胞产生多药耐药的研究. 中药药理与临床, 2006,22(1): 33.

[26] Sun X, Xu R, Deng Y, et al. Effects of tetrandrine on apoptosis and radiosensitivity of nasopharyngeal carcinoma cell line CNE. Acta Biochim Biophys Sin, 2007, 39(11): 869.

[27] 孙广莉, 张明昌, 程蕾, 等. 粉防己碱对大鼠角膜新生血管 HIF-1α 和 VEGF 表达的影响. 眼科新进展, 2007,27(2): 102.

[28] 张萌, 曹剑伟, 陈士林, 等. 粉防己碱的抗氧化能力与心肌保护作用的相关性研究. 世界科学技术 - 中医药现代化, 2008,10(3): 21.

[29] 孙新臣, 王俊杰, 甄永苏, 等. 粉防己碱增加人乳腺癌细胞对 X 射线敏感性及其机理研究. 中华放射医学与防护杂志, 2003,23(3): 19.

[30] 孙新臣, 王俊杰, 甄永苏, 等. 粉防己碱对放射线的增敏作用与机理研究. 中华放射医学与防护杂志, 2004,24(2): 13.

[31] 张乐之, 李新芳, 吕金胜, 等. 粉防己碱的抗炎作用. 中药药理与临床, 1992,8(增刊): 33.

[32] Choi HS, Kim HS, Min KR, et al. Anti-inflammatory effects of fangchinoline and tetrandrine. J Ethnopharmacol, 2000, 69(2): 173.

[33] Whitehouse MW, Fairlie DP, Thong YH. Anti-inflammatory activity of the isoquinoline alkaloid, tetrandrine, against established adjuvant arthritis in rats. Agents Actions, 1994, 42(3-4): 123.

[34] Kobayashi S, Inaba K, Kimura I, et al. Inhibitory effects of tetrandrine on angiogenesis in adjuvant-induced chronic inflammation and tube formation of vascular endothelial cells. Biol Pharm Bull, 1998, 21(4): 346.

[35] Zhang M, Huang YH, Li A, et al. Effects of tetrandrine on functions and ultrastructure of alveolar macrophages in smoke inhalation-injured rabbits. Acta Pharm Sin, 1993, 14(6): 529.

[36] 张敏, 黎鳌, 杨宗诚, 等. 粉防己碱对烟雾吸入伤家兔炎症细胞合成释放白三烯 B4 的影响. 解放军医学杂志, 1992,17(6): 430.

[37] 赵孟辉, 张丽芬, 张纬萍, 等. 几种药物对大鼠过敏性气道炎症的抑制作用. 中国药理学与毒理学杂志, 1997,11(4): 28.

[38] Teh BS, Ioannoni B, Seow WK, et al. Suppression by tetrandrine of human platelet aggregation induced by platelet-activating factor and other stimulants. Int Arch All ergy Appl Immunol, 1989, 88(3): 267.

[39] 李玮, 周汉良, 杨秋火, 等. 粉防己碱对肥大细胞功能的抑制. 中国药理学报, 1987,8(5): 450.

[40] 肖继皋, 吴树扬, 李晶阁, 等. 汉防己甲素对家兔实验性前色素膜炎的抑制作用. 南京医科大学学报, 1994,14(2): 142.

[41] 关怀敏, 刘瑞云, 黄振文. 粉防己碱对实验性心肌缺血再灌注损伤影响的研究. 临床心血管病杂志, 1998,14(5): 296.

[42] Wong CW, Seow WK, O' Callaghan JW, et al. Comparative effects of tetrandrine and berbamine on subcutaneous air pouch inflammation induced by interleukin-1, tumour necrosis factor and platelet-activating factor. Agents Actions, 1992, 36(1-2): 112.

[43] 庞林华, 胡友梅, 程天民. 几种药物对 hrIL-8 诱导 BALB/c 小鼠腹腔中性粒细胞游走的影响. 第三军医大学学报, 1995,17(6): 485.

[44] Teh BS, Seow WK, Chalmers AH, et al. Inhibition of histamine release from rat mast cells by the plant alkaloid tetrandrine. Int Arch Allergy Appl Immunol, 1988, 86(2): 220.

[45] 何华美, 李新芳, 张敏. 粉防己碱对炎症白细胞磷脂酶 A2 的作用及其机理探讨. 中国药理学通报, 1995,11(1): 53.

[46] Shiraishi N, Arima T, Aono K, et al. Inhibition by biscoclaurine alkaloid of lipid peroxidation in biological membranes. Physiol Chem Phys, 1980, 12(4): 299.

[47] Ioannoni B, Chalmers AH, Seow WK, et al. Tetrandrine and transmembrane signal transduction: effect on phosphoinositide metabolism, calcium flux and protein kinase C translocation in human lymphocytes. Int Arch Allergy Appl Immunol, 1989, 89(4): 349.

[48] 何纵慈, 唐汝愚, 姚丹帆. 粉防己碱对急性炎症血管通透性和嗜中性白细胞功能的影响. 中国药理学报, 1989,10(3): 249.

[49] 高中华. 汉防己甲素对钙调蛋白依赖性环核苷酸磷酸二酯酶的双相作用研究. 现代应用药学, 1989,6(3): 1.

[50] Chen XH, Hu YM, Liao YQ. Protective effects of tetrandrine on CCl4-injured hepatocytes. Acta Pharmacologica Sinica, 1996, 17(4): 348.

[51] 刘玉兰, 李定国, 陆汉明, 等. 汉防己甲素对肝细胞生长增殖的影响. 上海第二医科大学学报, 1995,15(3): 212.

[52] 蒋志洪, 喻坚柏, 余江. 粉防己碱治疗急性出血性坏死型胰腺炎. 湖南中医学院学报. 2000,20(1): 47.

[53] 赵敏红, 卢焰山. 粉防己碱治疗脑血管疾病的临床观察. 中国现代医生, 2007,45(18): 82.

Fen dan zhu
粉单竹

Bambusae Chungii Folium
[英] Chungii Bambusa Leaf

【别名】单竹、丹竹、白粉单竹。

【来源】禾本科植物粉单竹 *Bambusa chungii* McClure 的嫩叶。

【植物形态】乔木状竹。顶端下垂甚长，秆表面幼时密被白粉，节间长30～60cm。每节分枝多数且近相等。箨鞘坚硬，鲜时绿黄色，被白粉，背面遍生淡色细短毛；箨叶落后箨环上有一圈较宽的木栓质环；箨耳长而狭窄；箨叶反转，卵状披针形，近基部有刺毛。每小枝有叶4～8枚，叶片线状披针形，长20cm，宽2cm，质地较薄，背面无毛或疏生微毛。

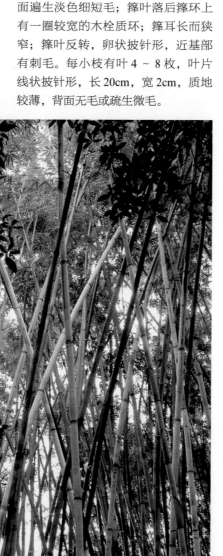

粉单竹原植物

【分布】广西全区均有分布。

【采集加工】全年均可采摘。晒干备用。

【药材性状】多卷成针状，展开后呈披针形，长15～20cm，直径1.2～1.8cm，先端渐尖，基部歪形，全缘，直出平行脉；上表面略粗糙，下表面光滑，嫩绿色，无叶柄。气微，味清香。

【品质评价】以身干、色绿者为佳。

【化学成分】本品含乔木萜酮（arborinone）、异乔木萜醇（*iso*-arborinol）、赤杨酮（glutinone）、β-粘霉烯醇（β-glutinol）、epiglutionol、乔木萜醇（arborinol）、无羁萜（friedelin）、α-香树烯酮（α-amyrenone）、β-香树烯酮（β-amyrenone）、α-香树素（α-amyrin）、β-香树素（β-amyrin）[1]。

【药理作用】

1. 抗炎　粉单竹50%乙醇洗脱组分可抑制炎症小鼠巨噬细胞分泌白细胞介素-1（IL-1）、白细胞介素-6（IL-6）和肿瘤坏死因子-α（TNF-α）[2]。

2. 清除自由基　粉单竹提取物有清除DPPH·的能力，其主要成分是竹叶黄酮[3]。

【性味归经】味苦，性寒。归心、肝经。

【功效主治】清热除烦，消暑止渴。主治热病烦渴，小儿惊痫，咳逆吐衄，肝炎，小便短赤，口糜舌疮，烧烫伤。

【用法用量】内服：煎汤，2～5g，鲜品6～12g。外用：适量，煅存性研末调敷。

【使用注意】脾胃虚寒者慎服。

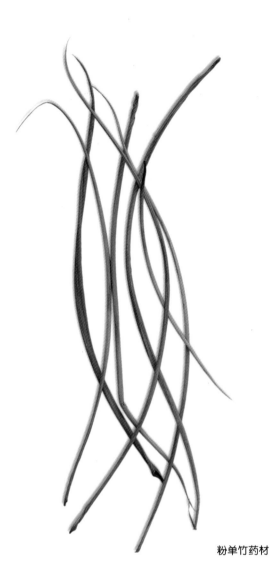

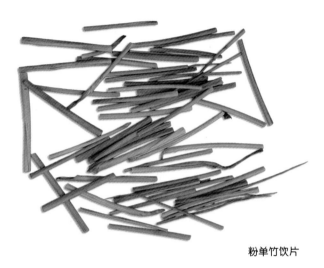

粉单竹饮片

粉单竹药材

【参考文献】

[1]Akihisa T, Yamamoto K, Tamura T, et al. Triterpenoid Ketones from Lingnania chungii McClure: arborinone, friedelin,glutinone. Chem Pharm Bull, 1992, 40(3): 789.

[2] 姚曦, 岳永德, 汤锋, 等. 苦竹、粉单竹竹叶提取物抗炎活性研究. 第九届中国林业青年学术年会论文摘要集, 2010: 197.

[3] 郑德勇, 安鑫南. 丛生竹叶提取物的成分与清除自由基的能力. 福建林学院学报, 2004, 24(3): 193-196.

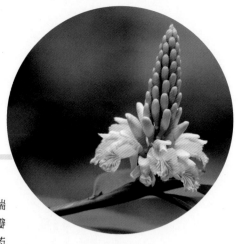

益智

Yi zhi

Alpiniae Oxyphyllae Fructus
[英] Sharpleafglangal Fruit

【别名】益智子、益智仁。

【来源】为姜科植物益智 *Alpinia oxyphylla* Miq. 的果实。

【植物形态】草本。叶片披针形，长20～35cm，宽3～6cm，先端尾状渐尖，基部宽楔形，边缘具脱落性小刚毛，两面无毛；叶舌膜质，二裂，被淡棕色柔毛。总状花序顶生，在花蕾时包藏于鞘状的总苞片内；苞片膜质，棕色；花萼管状，先端3浅齿裂，一侧深裂，外被极短柔毛；花冠管与萼管几等长，裂片3，长圆形，上方1片稍大，先端略呈兜状，白色，外被短柔毛；唇瓣倒卵形，雄蕊1，花丝扁平，线形，药隔先端具圆形鸡冠状附属物；子房下位，密被绒毛。蒴果球形或椭圆形，果皮上有明显的纵向维管束条纹，不开裂，果熟时黄绿色或乳黄色。种子多数，不规则扁圆形，被淡黄色假种皮。

【分布】广西主要分布于桂平、陆川、浦北。

【采集加工】除去杂质及外壳。用时捣碎。

【药材性状】果实纺锤形或椭圆形，两端渐尖，长1.2～2cm，直径1～1.3cm表面棕色或灰棕色，有凹凸不平的断续状隆起线13～20条，先端有花被残基，基部残留果柄或果柄痕，果皮薄韧，与种子紧贴，种子团因隔膜分成3室，每室有种子6～11颗，种子呈不规则多面形，直径3～4mm，灰褐色，具淡黄色假种皮，腹面中央有凹陷的种脐，种脊沟状。气芳香，味辛、微苦。

【品质评价】以个大、饱满、气味浓者为佳。

【化学成分】本品含有二芳基庚烷类、倍半萜（sesquiterpenes）、黄酮（flavonoids）、甾体（steroids）和有机酸（organic acids）等化学成分。

二芳基庚烷类成分有益智新醇（neonootkatol）[1]、（2*E*,4*E*）-6-羟基-2,6-二甲基-2,4-庚二烯醛 [（2*E*,4*E*）-6-hydroxy-2,6-dimethyl-2,4-heptadienal][3]、益智酮B（yakuchinone B）[1-3]、益智醇C（oxyphyllol C）[4]、益智酮A（yakuchinone A）[1-4,5,6,7]、益智醇（oxyphyllacinol）[2,6,8]。倍半萜类成分有诺卡酮（nootkatone）[1,2]、诺卡醇（nootkanol）、朱栾倍半萜（valencene）[2]、（−）-刺参酮 [（−）-oplopanone][3]、刺参酮（oplopanone）[4]、oxyphyllenodiol A、oxyphyllenodiol B、努特卡酮（nootkatone）、脱氢努特卡酮（dehydronootkatone）、oxyphyllenone A、oxyphyllenone B[6]、7-表-香科酮（7-*epi*-teucrenone）[4,6,7]、11*S*-努特卡酮-11,12-二醇（11*S*-nootkatone-11,12-diol）[7]、oxyphyllone E、oxyphyllone F[9]。

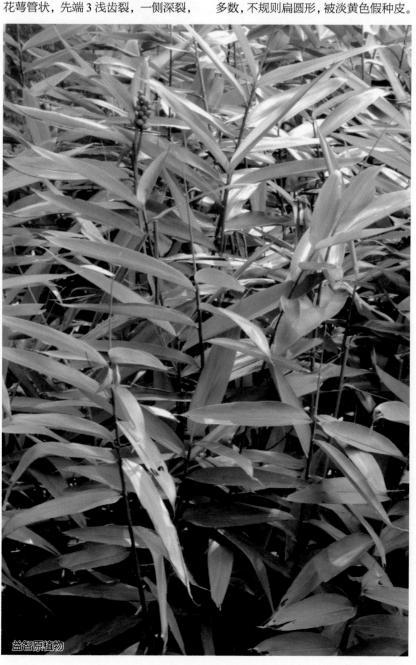

益智原植物

黄酮类成分有白杨素（chrysin）[2,6]、杨芽黄素（tecto-chrysin）[1,3-5,7,8,10]、山柰酚-4′-O-甲醚（kaempferol- 4′-O-methyl ether）[8]、鼠李柠檬素（rhamnocitrin）[6]、良姜素（izalpinia）[7]。

甾体类成分有谷甾醇棕榈酸酯（sitosteryl palmitate）[5]、豆甾醇（stigmasterol）[5]、β-胡萝卜苷（β-daucoste-rol）[1-2,4,5,7,8,10]、β-谷甾醇（β-sitosterol）[1-2,4,7,8,10]、胡萝卜苷棕榈酸酯（daucosterol palmitate）[4,11]。

脂肪酸类成分有二十六碳酸（cerinic acid）、二十五碳酸（pentacosanoic acid）、二十四碳酸（tetracosanic acid）、二十三碳酸（tricosanic acid）、二十二碳酸（behenic acid）[2]、棕榈酸（palmitic acid）[5]、琥珀酸（succinic acid）[6]。

挥发油主要有天竺葵酮（furopelargone）、α-蒎烯（α-pinene）、β-蒎烯（β-pinene）、对伞花烃（p-cymene）、芳樟醇（linalool）、桃金娘醛（myrtenal）、松油烯-4-醇（terpinen-4-ol）、朱栾倍半萜（valencene）[11,12]。又有5-苯基-2-庚烯-6-酮（5-phenyl-2-heptene-6-one）、1,2,3,5,6,7,8,8a-八氢-1,8a-二甲基-7-（1-甲基乙烯基）-萘[1,2,3,5,6,7,8,8a-octahydro-1,8a-dimethyl-7-（1-methylvinyl）-naphthalene]、2,2,7,7-四甲基三环[6,2,1,0（1,6）]-4-烯-3-酮{2,2,7,7-tetramethyltricyclic[6,2,1,0（1,6）]hendeca-4-en-3-one}、4,5-二氢异长叶烯（4,5-dihydroisolongifolene）、4-{2,5,5-三甲基-3-氧三环[5,1,0,0（2,4）]-4-甲基}-3-丁烯-2-酮（4-{2,5,5-trimethyl-3-oxo-tricyclic [5,1,0,0（2,4）]deca-4-methyl}-3-butylen-2-one）、1-羟基-6-（3-异丙基-环丙基-1-烯基）-6-甲基-庚烷-2-酮[1-hydroxy-6-（3-isopropyl-cyclopropyl-1-en）-6-methyl-heptan-2-one][13]。还有圆柚酮（nootkatone）、（+）-氧-α-衣兰烯[（+）-oxo-α-ylangene]、葎草烯氧化物（humulene oxide）、石竹烯氧化物（caryophyllene oxide）、4-异丙基-6-甲基-1,2,3,4-四氢萘-1-酮（4-isopropyl-6-methyl-1,2,3,4-tetrahydronaphthalen-1-one）等；青松产益智果实挥发油中主要有：圆柚酮（nootkatone）、大根香叶烯B（germacrene B）、（+）-氧-α-衣兰烯[（+）-oxo-α-ylangene]、葎草烯氧化物（humulene oxide）、石竹烯氧化物（caryophyllene oxide）[14]。

其他类成分有（9E）-蛇麻烯-2,3,6,7-二环氧化物[（9E）-humulene-2,3,6,7-diepoxide]、3（12）,7（13）,9（E）-蛇麻三烯-2,6-二醇[3（12）,7（13）,9（E）-humulatriene-2,6-diol][3]、4-甲氧基-1,2-二羟基环丁苯（4-methoxy-1,2-dihydrocyclobutabenzene）、原儿茶酸（protocatechuic acid）[5,6,10]、teuhetenone A、α-羟甲基糠醛（α-hydroxymethyl furfural）、邻苯二甲酸二丁酯（dibutylphthalate）、丁二酸-1-（5′-甲酰基-2′-呋喃）甲酯-4-正丁酯[1-n-butyl-4-（5′-formyl-2′-furanyl）methyl succinate]、正壬烷基木糖醇（1-O-nonyl-xylitol）[10]、4S-isopropyl-6-methyl-1-tetralone、香草酸（vanillic acid）、3,5-二羟基-4-甲氧基苯甲酸（3,5-dihydroxy-4-methoxybenzoic acid）[7]。

【药理作用】

1. 对胃肠道的影响 益智仁50%乙醇提取液有抗溃疡作用，促进大鼠乙酸型胃溃疡愈合，其机制与增加溃疡胃黏膜组织表皮生长因子（EGF）表达有关；能抑制正常小鼠胃排空、小肠推进和家兔离体肠肌收缩，对氯化乙酰胆碱致肠肌兴奋有拮抗作用[15-17]。益智仁水提物能对抗番泻叶所致的小鼠泄泻，影响鼠小肠中磺胺脒吸收，有止泻作用[18,19]。益智仁丙酮提取物和倍半萜化合物nootkatone[20]口服均能抑制盐酸或乙醇致大鼠胃损伤。

2. 神经保护 益智果实乙醇提取物（AOE）有保护原代培养的鼠神经细胞和抑制神经细胞tau蛋白磷酸化的作用，减轻谷氨酸致神经细胞损伤，并能有效地抑制谷氨酸兴奋毒性诱发神经细胞凋亡。AOE能保护6-羟多巴胺（6-OHDA）致肾上腺嗜铬细胞瘤细胞（PC12）损伤，其作用机制与降低一氧化氮（NO）产生和诱导型一氧化氮合酶（iNOS）表达有关[21-23]。益智仁水提物通过清除NO介导的自由基形成或抑制其毒性而对β-淀粉样蛋白Aβ介导及局部缺血致神经细胞损伤有保护作用[24]。益智仁水提取物能降低束缚应激大鼠海马CA1区和CA3区天冬氨酸（NMDA）受体亚基NR2B表达，对海马CA3区锥体细胞损伤有保护作用[25,26]。益智仁乙酸乙酯提取物中分离到的原儿茶酸可对抗MPP^+诱导PC12细胞的神经毒性，对由H_2O_2诱导的PC12细胞氧化死亡具有保护作用[27,28]。

3. 抗肿瘤 益智水提取物对小鼠腹水型肉瘤（saroma 180 ascites）细胞增殖、甲醇提取物对小鼠皮肤癌细胞和急性早幼粒白血病（HL-60）细胞增殖均有抑制作用[29,30]。益智酮甲、益智酮乙可通过抑制由对苯二甲酸（TPA）致皮肤癌的核内转录因子（NF-Kappa B）、2-加氧酶和诱导型一氧化氮合酶（iNOS）活性而发挥抗肿瘤作用[31]。

4. 对心血管系统的影响 益智甲醇提取物对豚鼠左心房有正性肌力作用，益智酮甲可以抑制心肌钠泵、钾泵达到强心作用[32]，益智仁中yakuchinone-A呈剂量依赖地抑制心肌钠泵、钾泵而增强豚鼠右心房收缩力[33]。益智中圆柚醇通过拮抗钙活性而舒张兔大动脉[32]。

5. 抑制前列腺素合成 益智提取物及益智酮甲能抑制前列腺素合成酶活性，可升高小鼠外周血液白细胞数量[34,35]。

6. 镇痛 益智仁氯仿提取物和水提物对小鼠均有镇痛作用，且氯仿提取物镇痛效果比水提物快而持久[36]。

7. 免疫调节 益智水提取部位经腹腔或口服给药对免疫球蛋白E介导的过敏性反应有抑制作用[37,38]。益智甲醇提取部位和80%丙酮水提物具有抑制脂多糖（LPS）活化鼠腹膜巨噬细胞产生NO的作用，可抑制由抗原诱导RBL-2H3细胞脱颗粒[39,40]。

8. 抗氧化 益智酮乙和姜黄素成分对酪氨酸酶有抑制作用，原儿茶酸能提高嗜铬细胞瘤细胞（PC12）中超氧化物歧化酶（SOD）和过氧化氢酶（CAT）活性，抑制过氧化氢（H_2O_2）或钠硝基氢氰酸盐（SNP）诱导的PC12细胞死亡[27,41]。益智及益智酒分别具有清除H_2O_2、羟自由基（·OH）作用，且发酵有助于提高其对羟自由基的清除作用[42]。益智仁经提取挥发油后的渣及益智茎、叶提取物对猪油脂质有抗氧化作用；对超氧阴离子自由基（$O^{2-}·$）有清除作用，清除能力大小依次为：益智叶、茎、提取挥发油后的益智种子[43,44]。益智渣H_2O_2清除能力强于益智乙醇提取物[45]。益智乙酸乙酯提取物在还原能力、清除1,1-二苯基-2-三硝基苯肼自由基（DPPH·）、·OH方面显示呈明显剂量依赖性[46]。

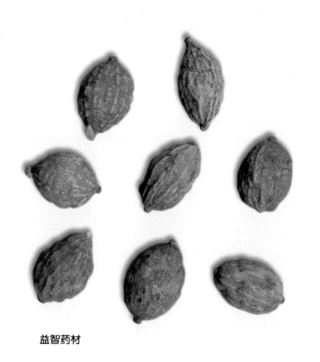

益智药材

9. 抗应激　益智仁水提取物能延长小鼠游泳时间和小鼠耐高温存活时间，具有抗疲劳和抗高温作用[47]。益智仁氯仿提取物和水提物能提升小鼠常压及异丙肾上腺素作用下耐缺氧能力，在异丙肾上腺素作用下，氯仿提取物能延长心肌耗氧量增加情况下耐缺氧存活时间，上述二种提取物有促皮质激素样作用[36,48]。

10. 对神经中枢的影响　益智仁氯仿提取物和水提物对小鼠有中枢抑制作用，小鼠睡眠时间和睡眠率与剂量成正比关系。益智仁口服液（YZR）能抑制小鼠自发活动，与戊巴比妥钠合用有协同作用，加强镇静、催眠效果。益智精油通过升高大鼠脑内氨基丁酸（GABA）含量而减少小鼠自发性活动和对抗咖啡因诱导小鼠自发性活动增强[49,50]。

11. 抗衰老　益智仁水提取液对多刺裸腹蚤的生长发育、繁殖和寿命方面都有促进作用，延缓多刺裸腹蚤衰老[51]。

12. 对泌尿系统的影响　益智仁盐炙前后能改善腺嘌呤所致肾阳虚多尿模型大鼠肾脏指数和病理变化；拮抗乙酰胆碱致膀胱逼尿肌兴奋，其机制可能与降低肌条平均收缩张力有关，并且盐炙品效果优于生品[52-54]。

13. 对学习记忆的影响　益智仁水提取物可抑制乙酰胆碱酯酶活性，减少乙酰胆碱分解，提高海马脑蛋白含量，对东莨菪碱所致记忆获得障碍具有改善作用[55]；可改善 D-半乳糖致脑老化小鼠学习记忆能力，与益智仁抗氧化作用有关[56]；降低大鼠脑水肿程度，降低脑梗死体积，显著改善学习记忆能力从而对大鼠局灶性脑缺血再灌注损伤有保护作用[57]。益智仁挥发油有遏制帕金森（PD）小鼠学习记忆能力下降的作用，其机制与增加 PD 小鼠脑内纹状体单胺类神经递质释放、减轻氧化应激反应以及减少黑质致密部神经元凋亡等因素有关[58-60]。

14. 保肝作用　益智仁水提取物对肝脏损伤有保护作用，可降低小鼠血清谷丙转氨酶（ALT）活性，提高肝脏组织抗自由基氧化能力，同时对肝脏细胞超微结构具有保护作用[61]。

15. 抑菌、杀虫　益智挥发油对细菌、酵母、霉菌有抑制作用，对一些由微生物引起的皮肤腐烂有效[62]。益智挥发油对金黄色葡萄球菌、大肠杆菌和铜绿假单胞菌均有抑制作用，通过相关性分析发现益智的 α-紫穗槐烯、石竹烯、香橙烯、乙酸香茅酯、榄香烯、大根香叶烯、愈创木烯和榄香醇等 8 种化合物与抑制金黄色葡萄球菌相关[63,64]。益智甲醇提取物有杀灭黑腹果蝇幼虫活性，活性成分为 nootkatone 和 yakuchinone A[36]。

16. 毒性反应　益智水提取物蓄积性毒性试验，起始剂量为 1.5g/kg，终止剂量 11.25g/kg，累加总剂量为 80g/kg，蓄积系数 K>5.3，说明益智属弱蓄积级物质[65]。益智挥发油的急性毒性，以益智仁乳剂按 0.2ml/10g 体重给予动物一次性灌胃，即刻观察给药后毒性反应，得半数致死量（LD_{50}）为 8.3269ml/kg，相当于益智仁生粉 2498.07g/kg 的给药量[66]。

【临床研究】

1. 遗尿　用自拟益智仁猪脬汤治疗，方药组成：猪脬（即猪的膀胱）30～50g，益智仁 3～10g，桑螵蛸 3～10g，补骨脂 5～10g，金樱子 5～10g，菟丝子 3～10g，党参 10～15g，大枣 10～15g，怀山药 10～20g，五味子 3～5g，糯米 30～50g。加味：食欲不振加神曲 5～10g，便溏加炒白术 5～10g。将糯米纳入猪脬扎好口，加清水 800ml，食盐适量，与诸药共炖。煎取药液至 200ml 即可。3～10 岁每次服 60ml，11～19 岁每次服 100ml，每日 2 次，与猪脬及糯米同服，每日 1 剂，5 剂为 1 个疗程，间隔 3 天，若无效再服第 2 个疗程。结果：治疗 33 例，痊愈 29 例，好转 3 例，无效 1 例，总有效率为 96.97%。疗程最短 5 天，最长 10 天，平均 8 天[67]。

2. 习惯性流产　益智仁 15g，升麻 10g，白术 10g，艾叶 10g。每日 1 剂，水煎服。加减法：若胎元不安兼见阴道流血者，上方加阿胶、黄芪；若腰痛则加杜仲、续断；若腹痛、心烦、失眠、口苦、口干加黄芩、白芍。结果：治疗 33 例，平均每人服药 3～9 剂，均见阴道流血止，腹痛、腰痛明显减轻，为巩固疗效一般服药 30 剂，即能全部症状消失，妊娠期满顺产，产下婴儿均无发育不良或畸形，追踪 4 年，小孩智力良好，健康活泼[68]。

【性味归经】味辛，性温。归脾、肾经。

【功效主治】温脾止泻摄唾，暖肾固精缩尿。主治脾胃虚寒，呕吐，泄泻，腹中冷痛，口多唾涎，肾虚遗尿，尿频，遗精，白浊。

【用法用量】内服：煎汤，3～9g；或入丸、散，每次 1.5g。外用：适量，鲜根茎捣敷。

【使用注意】阴虚火旺者禁服。

【经验方】

1. 崩漏下血　益智仁半两，缩砂仁一两，为末。每服三钱，空心白汤下，日二服。（胡氏《济阴方》）

2. 妇人崩中　益智子，炒研细。米饮入盐服一钱。（《经效产宝》）

【参考文献】

[1] 张起风，罗仕德，王惠英，等.中药益智仁化学成分的研究.中草药,1997,28(3): 131.

[2] 罗秀珍，余竞光，徐丽珍，等.中药益智化学成分的研究.药学学报,2000,35(3): 204.

[3] 徐俊驹，谭宁华，曾广智，等.益智仁化学成分的研究.中国中药杂志,2009,34(8): 990.

[4] 刘楠，于新宇，赵红，等.益智仁化学成分研究.中草药,2009,40(1): 29.

[5] 邸磊，王治元，王志，等.益智仁的化学成分.植物资源与环境学报,2011,20(2): 94.

[6] 侯蕾，吕秀香，谢彬彬，等.中药益智的化学成分研究.天然产物研究与开发,2013,25(7): 878.

[7] 王红程，李建绪，李华，等.益智仁的化学成分研究.药学研究,2013,32(10): 559.

[8] 岳洋，刘玉强，孙莉，等.益智仁化学成分的分离与鉴定.亚太传统医药,2011,7(4): 19.

[9]Xu JJ, Tan NH, ZenggZ, et al.Two new norsesquiterpenes from the fruits of Alpinia oxyphylla. Chin J Nat Med, 2010, 8(1): 6.

[10] 石绍淮，张晨宁，刘爱敏，等.益智仁化学成分的分离与鉴定.中国实验方剂学杂志,2013,19(17): 97.

[11] 罗秀珍，余竞光，徐丽珍，等.中药益智挥发油化学成分.中国中药杂志,2001, 26(4): 262.

[12] 林敬明，贺巍，吴旻明，等.益智挥发油成分的GC-MS分析.中药材,2000, 23(8): 448.

[13] 梁振益，易美华，肖红.益智挥发油化学成分的研究.中国食品学报,2003, (z1): 376-379.

[14] 郑云柯，翟红莉，王辉，等.海南白沙产益智果实挥发油成分的GC-MS.分析热带农业科学,2013,33(8): 66.

[15]Kubo M, Matsuda H, Suo T, et al. Study on Alpiniae Fructus. I. Pharmacological evidence of efficacy of Alpniae Fructus on ancient herbal literature. Yakugaku Zasshi, 1995, 115(10): 852.

[16] 李兴华，胡昌江.益智仁乙醇提取物对乙酸型胃溃疡大鼠EGF表达的影响.中国中医药,2010,8(24): 165.

[17] 李兴华，胡昌江.益智仁醇提取物对动物胃肠运动的影响.中国药房,2010,21(39): 3649.

[18]Sakai K, O shima N, Kutsuna T, et al. Pharmaceutical studies on crude drugs. I. Effect of the Zingiberaceae crude drug extracts on sulfaguanidine absorption from rat small intestine. YakugaZasshi, 1986, 106(10): 947.

[19] 李兴华，胡昌江.益智仁止泻作用初步研究.时珍国医国药,2009,20(10): 2498.

[20]Yamahara. Antiulcer effect in rats of bitter cardamon constituents. Chem Pharm Bull, 1990, 38(11): 3053.

[21]Yu Xin yu, An Li jia, Wang Yong qi, et al. Neuroprotective effect of Alpinia oxyphylla Miq. Fruits againstglutamate-induced apoptosis in corticalneurons. Toxicol Lett, 2003, 144(2): 205.

[22]Wong K K, Wan C C, Shaw P C. Ethanol extract of Alpinia oxyphylla fructus shows inhibition of tau protein phosphorylation in cell culture. Neurobiol Aging, 2004, 25(2): 595.

[23] 廖婉莹，张在军.益智仁醇提物通过抑制iNOS-NO保护6-OHDA引起的PC12细胞损伤.中药药理与临床,2010, 26(4): 31.

[24]KooBS, LeeWC, ChangYC, et al.Protective effect of Alpinae Oxyphyllae Fructus(Alpina oxyphylla MIQ) water-extracts on neurons from ischemic damage and neuronal cell toxicity. Phytoter Res, 2004, 18(2): 142.

[25] 孙莉，陈英杰.益智仁对束缚应激大鼠海马神经元损伤的影响.大连大学学报,2009,6: 87.

[26] 孙莉，解霞.益智仁对束缚应激致大鼠海马神经元NMDA受体亚基NR2B表达的调节作用.大连大学学报,2012,33(3): 62.

[27]An Li Jia,guan Shui, Shigui Fang, et al.Protocatechuic acid from Alpinia oxyphylla against MPP$^+$-induced neurotoxicity in PC12 cells. Food Chem Toxicol, 2006, 44(3): 436.

[28]Guan Shui, Bao YongMing, Jing Bo, et al. Protective effect of protocatechuic acid from Alpinia Oxyphylla om hydrogen peroxiduced oxidative PC12 cell death. European Joumal of Phamacology, 2006, 5(38): 73.

[29]Hidji Itokawa. Screening test for antitumor activity of crude drugs. Shoyakugaku Zasshi, 1979, 33: 95.

[30]Lee E, Park KK, Lee JM, et al. Suppression of mouseskin tumor promotion and induction of apoptosis in HL-60 cells by Alpinia oxyphylla Miquel(Zingiberaceae). Carcinogenesis, 1998, 19(8): 1377.

[31]Chun K S, Kang J Y, Kim O H, et al. Effects of yakuchinone A and yakuchinone B on the phorbol ester-induced expression of COX-2 and iNOS and activation of NF-kappaB in mouse skin. J Environ Pathol ToxicolOncol, 2002, 21(2): 131.

[32]Sho ji N, Umeryama A, Takemoto T, et al. Isolation of a cardiotonic principle from Alpinia oxyphlla Planta Med. 1984, 50(2): 186.

[33]Noboru Shoji. Isolation of a cardiotinic principlefromAlpinua oxyphylla. Planta Med. , 1984, 50: 186.

[34] 汪锦邦，付晴鸥.益智果实的成分分析.中国中药杂志,1990,8: 44.

[35]Muraoka O, Fuji mo to M, Tanabeg, et al. Absolutestereo structures of nove andtrinoreudesmane type esquiterpenes with nitri-coxide production inhibitoryactivity fom Alpiniaoxyphylla. Bioorg Med Chem L et t, 2001, 11(16): 2217.

[36] 黄凤和.益智仁药理作用初步研究.广东医药学院学报,1989,5(2): 48.

[37]Kim S H, Choi Y K, Jeong H J, et al. Suppressionof immunoglobulin E-mediated anaphylactic reaction by Alpinia oxyphylla in rats. Immunopharmacol Immunotoxicol, 2000, 22(2): 267.

[38]ShinTY, WonJH, KimHM, et al. Effect of Alpinia oxyphylla fruit extract on Compound 48/80-induce danaphylactic reactions. Am J Chin Med, 2001, 29(2): 293.

[39]Osamu Muraoka, Manabu Fujimoto,genzoh Tanabe,et al. Absolute stereostructures of novel norcadinane-andtrinoreudesmane-type sesquiterpenes with nitric oxide production inhibitory activity from Alpinia oxyphylla. Bioorg Med Chem Lett, 2001, 11(16): 2217.

[40]Toshio Morikawa, Hisashi Matsuda, I wao Toguchida, et al. Absolute stereostructures of three new sesquiterpenes from the fruit of Alpinia oxyphylla with inhibitory effects on nitric oxide production and degranulation in RBL-2H3 cells. J Nat Prod, 2002, 65(10): 1468.

[41]Shirota, Sachiko. Tyrosinase inhibitors from crude drugs. Biol Pharm Bull, 1994, 17: 766.

[42] 阳辛凤，利美莲.益智与益智酒抗氧化活性的研究.华南热带农业大学学报,2001,7(3): 20.

[43] 易美华，薛献明，肖红，等.益智提取物对油脂抗氧化作用研究.海南大学学报,2002, (1): 28.

[44] 易美华，肖红，尹学琼，等.益智提取物对超氧阴离子自由基清除作用研究.中国食品学报,2002,2(4): 21.

[45] 刘红，郭祀远.益智有效抗氧化成分的分离条件的研究.广西植物,2005,25(5): 469.

[46] 刘红，郭祀远.益智的抗氧化作用.天然产物研究与开发,2006,18: 768.

[47] 王鲁，梁支明.益智仁提取液抗应激作用试验.中国兽医杂志,2009,45(5): 49.

[48]Miyazawa M, Nakamura Y, Ishikawa. Insecticidalsesquiterpene from Alpinia oxyphylla against D rosophila melanogaster. Journal of Agricultural and Food Chemistry, 2000, 48(8): 36.

[49] 钟恒亮, 王荔萍, 陈力. 益智仁口服液镇静催眠作用实验研究. 贵阳医学院学报, 2002, (2): 132.

[50] 黄凤和. 益智精油的中枢抑制作用及其对脑中 γ-氨基丁酸的影响. 广东医药学院报, 1992,8(1): 1.

[51] 李啸. 益智仁对多刺裸腹蚤的生物学效应. 生物学杂志, 2005,22(3): 39.

[52] 李文兵. 益智仁盐炙前后对肾阳虚多尿大鼠肾脏改善作用研究. 中成药, 2012,34(9): 1767.

[53] 帅小翠, 胡昌江. 益智仁盐炙前后对缩泉丸缩尿作用的影响. 成都中医药大学学报, 2011,34(3): 69.

[54] 黄勤挽, 胡昌江. 益智仁盐炙对豚鼠膀胱逼尿肌活动影响的研究. 时珍国医国药, 2009,20(12): 2932.

[55] 黄勤挽, 胡昌江. 益智仁水提取物对东莨菪碱所致记忆获得障碍大鼠的干预效应. 中国临床康复, 2005,9(28): 120.

[56] 嵇志红, 于新宇. 益智仁水提取物对 D-半乳糖诱导脑老化小鼠学习记忆的影响. 东北大学学报, 2007,39(2): 139.

[57] 裴家森, 刘永平. 益智仁水提取物对大鼠局灶性脑缺血再灌注损伤的保护作用. 中国民族民间医药, 2010, (22): 3.

[58] 黄凌, 朱毅. 益智仁挥发油对帕金森病模型小鼠脑内纹状体和黑质损伤的影响. 中国药理学与毒理学杂志, 2009,23(3): 176.

[59] 黄凌, 朱毅. 益智仁挥发油抗帕金森模型小鼠黑质神经元凋亡的作用研究. 中国药房, 2011,22(47): 4430.

[60] 黄凌, 朱毅. 益智仁挥发油急性毒性实验及对帕金森小鼠行为学和纹状体多巴胺含量的影响. 中药材, 2008,31(5): 722.

[61] 由文华, 何胜. 益智仁水提取物对运动训练小鼠肝组织自由基代谢和超微结构的影响. 第四军医大学学报, 2007,28(23): 2160.

[62] 林启寿. 中草药成分化学. 北京: 科学出版社, 1977: 486.

[63] 陈新, 刘晓静. 益智果实挥发油化学成分及抑菌活性研究. 中国农学通报, 2010,2(22): 366.

[64] 罗琴, 李星. 益智仁挥发油的水蒸气蒸馏法提取工艺优化及其体外抑菌活性的研究. 华西药学杂志, 2011,26(2): 147.

[65] 李远志, 简洁莹. 益智的主要化学成分及毒理学分析. 华南农业大学学报, 1996,10(8)254.

[66] 黄凌, 朱毅. 益智仁挥发油急性毒性实验及对帕金森小鼠行为学和纹状体多巴胺含量的影响. 中药材, 2008,31(5): 722.

[67] 韦佩华. 益智仁猪脬汤治疗遗尿 33 例. 广西中医药, 1999,22(4): 26.

[68] 邱志楠. 益智仁合剂治验习惯性流产. 广州医学院学报, 1983, (4): 80.

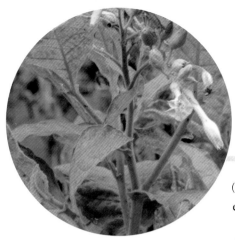

Yan cao

烟 草

Nicotianae Tabaci Folium

[英] Tabacco

【别名】野烟、金丝烟、水烟、土烟草、金鸡脚下红、烟叶。

【来源】为茄科植物烟草 Nicotiana tabacum L. 的叶。

【植物形态】草本。全株被腺毛。根粗壮。茎高 0.7 ~ 2m，基部稍木质化。叶互生，长圆状披针形，披针形，长圆形或卵形，先端渐尖，基部渐狭至茎成耳状而半抱茎，长 10 ~ 30cm，宽 8 ~ 15cm，柄不明显或成翅状柄。圆锥花序顶生，多花；花萼微状或筒状钟形，裂片三角状披针形，长短不等；花冠漏斗状，淡红色，筒部色更淡，稍弓曲，檐部宽，裂片 5，先端急尖；雄蕊 5，其中 1 枚较其余 4 枚短，不伸出花冠喉部，花丝基部有毛；雌蕊 1，花柱长，柱头圆形，子房上位，2 室。蒴果卵状或长圆状，长约等于宿存萼。种子圆形或宽圆形，褐色。

【分布】广西全区均有栽培。

【采集加工】常于 7 月间，当烟叶由深绿变成淡黄，叶尖下垂时，可按叶的成熟先后，分数次采摘。采后晒干或烘干，再经回潮、发酵、干燥后即可。亦可鲜用。

【药材性状】完整叶片卵形或椭圆状披针形，长约 60cm，宽约 25cm，先端渐尖，基部稍下延成翅状柄，全缘或带微波状，上面黄棕色，下面色较淡，主脉宽而突出，具腺毛，稍经湿润，则带黏性。味苦、辣，作呕性。

【品质评价】以干燥、色黄绿、无杂质者为佳。

【化学成分】本品含生物碱类（alkaloids）、有机酸类（organic acids）、烯醇类（enols）、烯酮类（ketenes）和挥发油（volatile oil）等多种化学成分。叶中生物碱类（alkaloids）成分主要有烟碱，即尼古丁（nicotine）[1]、去甲烟碱（nornicotine）、毒藜碱（anabasine）[1,2]、去氢毒藜碱（anatabine）[2]、烟碱烯（nicotyrine）[3]、N'- 乙基去甲烟碱（N'-ethylnornicotine）[4]；又有 2,4'- 联吡啶（2,4'-dipyridyl）、4,4'- 联吡啶（4,4'-dipyridyl）[5]；尚有烟草香素（nicotianine）[6]、烟胺（nicotianamine）[7]。有机酸类成分主要有甲酸（formic acid）、乙酸（acetic acid）、丙酸（propionic acid）、丁酸（butyric acid）、异缬草酸（isovaleric acid）、缬草酸（valeric acid）、己酸（hexanoic acid）、辛酸（octanoic acid）[3]；还有顺式和反式 - 咖啡酸（cis, trans-caffeic acid）、杜鹃花酸（azelaic acid）、D-β- 苯基乳酸（D-β-phenyllactic acid）、2- 异丙基苹果酸（2-isopropylmalic acid）、β- 甲基缬草酸（β-methylvaleric acid）、2- 异丙基 -5- 氧代己酸（2-isopropyl-5-oxohexanoic acid）、alloisoleucic acid、α - 羟基异己酸（α-hydroxyisocaproic acid）、

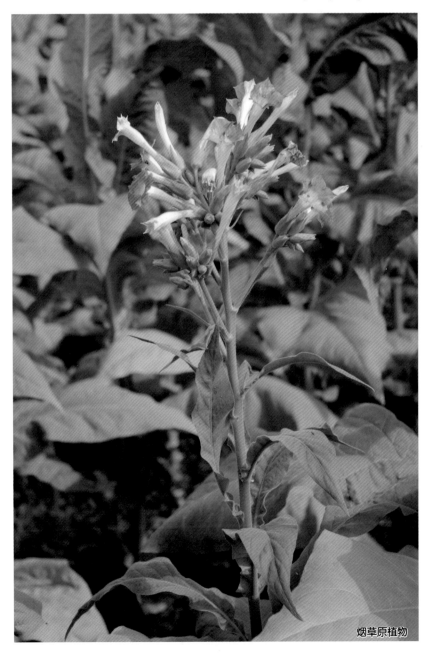

烟草原植物

α- 羟基异缬草酸（α-hydroxyisovaleric acid）、β- 羟基 -β- 甲基缬草酸（β-hydroxy-β-methylvaleric acid）[8]；尚有顺式和反式 - 对 - 香豆酸（cis,trans-p-coumaric acid）、顺式和反式 - 阿魏酸（cis,trans-ferulic aicd）、顺式和反式 - 芥子酸（cis,trans-sinapic acid）、邻 -、间 - 和对 - 羟基苯甲酸（o-,m-,p-hydroxybenzoic acid）、邻 - 羟基苯乙酸（o-hydroxyphenylacetic acid）、2,5- 二羟基苯甲酸（2,5-dihydroxybenzoic acid）、3,4- 二羟基苯甲酸（3,4-dihydroxyhenzoic acid）、二羟基萘甲酸（dihydroxynaphthoic acid）、丙二酸（malonic acid）、琥珀酸（succinic aicd）、延胡索酸（fumaric acid）、苹果酸（malic acid）、枸橼酸（citric acid）[9]；还有 4- 和 5-O-咖啡酰奎宁酸（4-and 5-O-caffeoylquinic acid）[10]、酵母氨酸（saccharopine）[11]、绿原酸（chlorogenic acid）[12]。烯醇类（enols）成分主要有 15- 去甲 -8- 羟基 -12E- 半日花烯 -14-醛（15-nor-8-hydroxy-12E-labden-14-al）、（7S,12Z）-12,14-半日花二烯 -7,8- 二醇[（7S,12Z）-12,14-labdadiene-7,8-diol][13]、茄尼醇（solanesol）[14]。另外，本品叶中还含有芸香苷（rutin）、山柰酚 -3- 鼠李葡萄糖苷（kaempferol-3-rhamnoglucoside）、东莨菪素（scopoletin）、东莨菪苷（scopolin）[10]、13- 羟基茄环丁萘酮 -β- 吡喃葡萄糖苷（13-hydroxysolanascone-β-glucopyranoside）、15-羟基茄环丁萘酮 -β- 吡喃葡萄糖苷（15-hydroxysolanascone-β-glucopyranoside）[15]、马栗树皮素（esculetin）、1,2,4- 三羟基苯（1,2,4-trihydroxybenzene）、2-异丙基氢醌（2-isopropylhydroquinone）[16]、1β- 乙酰氧基 -德贝利烟草醇 -12-O- 四乙酰基 -β-D- 吡喃葡萄糖苷（1β-acetoxy-debneyol-12-O-tetraacetyl-β-D-glucopyranoside）[17]、2,3- 二羟基苯甲醛（2,3-dihydroxybenzaldehyde）、2,5- 二羟基苯甲醛（2,5-dihydroxybenzaldehyde）、3,4- 二羟基苯甲醛（3,4-dihydroxybenzaldehyde）、二羟基桂皮醛（dihydroxycinnamaldehyde）[9]。叶中尚有一种含肌醇的糖基磷神经鞘脂类物质[18]。

花中含烯醇类（enols）化学成分，主要有（1S,2E,4S,6E,8S,11S）-2,6,12（20）- 烟草三烯 -4,8,11- 三醇[（1S,2E,4S,6E,8S,11S）-2,6,12（20）-cembratriene-4,8,11-triol]、（1S,2E,4S,6E,8S,10E）-2,6,10- 烟草三烯 -4,8,12- 三醇的 12S- 和 12R- 表异构体 [12S-and12R-epimers of（1S,2E,4S,6E,8S,10E）-2,6,10-cembratriene-4,8,12-triol]、（1S,2E,4R,6E,8S,10E）-2,6,10-烟草三烯 -4,8,12- 三醇的 12S- 和 12R- 的表异构体 [12S-and12R-epimers of（1S,2E,4R,6E,8S,10E）-2,6,10-cembratriene-4,8,12-triol][19]、烟草三烯 -4,6- 二醇（cembratriene-4,6-diol）[20]、丁香烯（caryophyllene）[21]。

干叶和新鲜花中的有烯醇类（enols）成分主要有（12S,13S）、（12R,13R）和（12R,13S）的 8,13- 环氧 -14- 半日花烯 -12-醇[（12S,13S）-、（12R,13R）-and（12R,13S）-8,13-epoxy-14-labden-12-ol]、12,15- 环氧 -12,14- 半日花二烯 -8- 醇（12,15-epoxy-12,14-labdadiene-8-ol）、（11E,13S）和（11E,13R）的 11,14- 半日花二烯 -8,13- 醇[（11E,13S）-and（11E,13R）-11,14-labdadiene-8,13-ol]、（13E）-15- 乙酰氧基 -13- 半日花烯 -8- 醇[（13E）-15-acetoxy-13-labden-8-ol] 等化合物[22]。

全草中所含的烯醇和烯酮类成分还有（3E,6E）-2,6- 二甲基 -10- 氧代 -3,6- 十一碳二烯 -2- 醇 [（3E,6E）-2,6-dimethyl-10-oxo-3,6-undecadien-2-ol]、（2E）-3- 甲基 -4- 氧代 -2- 壬烯 -8-醇 [（2E）-3-methyl-4-oxo-2-nonen-8-ol][23]、3ε- 羟基 -4ε,9-二甲基 -6E,9E- 十二碳二烯二酸（3ε-hydroxy-4ε,9-dimethyl-6E,9E-dodecadienedioic acid）[24]、4,8- 二甲基 -11- 异丙基 -6,8-二羟基十五碳 -4,9- 二烯 -14- 酮 -1- 醛（4,8-dimethyl-11-isopropyl-6,8-dihydroxypentadeca-4,9-dien-14-on-1-al）[25]、（1S,2E,4S,6R,7E,11S）-2,7,12（20）- 烟草三烯 -4,6,11- 三醇 [（1S,2E,4S,6R,7E,11S）-2,7,10-cembratriene-4,6,11- triol]、（1S,2E,4S,7E,10E,12S）-2,7,12（20）- 烟草三烯 -4,12- 二醇 [（1S,2E,4S,7E,10E,12S）2,7,10-cembratriene-4,12-diol]、（1S,2E,4S,7E,11S,12S）-11,12- 环氧 -2,7- 烟草二烯 -4,6- 二醇[（1S,2E,4S,7E,11S,12S）-11,12-epoxy-2,7-cembradiene-4,6-diol][26]、4-O,8-O- 二甲基 -（1S,2E,4R,6E,8S,11E）-2,6,11- 烟草三烯 -4,8-二醇 [4-O,8-O-dimethyl-（1S,2E,4R,6E,8S,11E）-2,6,11-cembratriene-4,8-diol]、4-O- 甲基 -（1S,2E,4R,7E,11E）-2,7,11-烟草三烯 -4,6- 二醇 [4-O-methyl-（1S,2E,4R,7E,11E）-2,7,11-cembratriene-4,6-diol]、4-O,6-O- 二甲基 -（1S,2E,4R,7E,11E）-2,7,11-烟草三烯 -4,6- 二醇 [4-O,6-O-dimethyl-（1S,2E,4R,7E,11E）-2,7,11-cembratriene-4,6-diol][27]、（1S,2E,4S,7E,11S,12S）-11,12-环氧 -4- 羟基 -2,7- 烟草二烯 -6- 酮 [（1S,2E,4S,7E,11S,12S）-11,12-epoxy-4-hydroxy-2,7-cembradiene-6-one]、（1S,2E,4S,7E,10E,12S）-4,12- 二羟基 -2,7,10- 烟草三烯 -6- 酮 [（1S,2E,4S,7E,10E,12S）-4,12-dihydroxy-2,7,10-cembratriene-6-one]、（1S,2E,4S,8R,11S,12E）-8,11- 环氧 -2,12- 烟草二烯 -6-酮 [（1S,2E,4S,8R,11S,12E）-8,11-epoxy-2,12-cembradiene-6-one]、（1S,2E,4S,8R,11S）-8,11- 环氧 -4- 羟基 -2,12（20）-烟草二烯 -6- 酮 [（1S,2E,4S,8R,11S）-8,11-epoxy-4-hydroxy-2,12（20）-cembradiene-6-one]、（1S,2E,4S,8R,11S,12R）-4,12- 二羟基 -8,11- 环氧 -2- 烟草烯 -6- 酮[（1S,2E,4S,8R,11S,12R）-4,12-dihydroxy-8,11-epoxy-2-cembren-6-one][28]、3,7,11,15-烟草四烯 -6- 醇（3,7,11,15-cembratetrene-6-ol）[29]、12α-氢过氧基 -4α,6α- 二羟基 -4β,12β- 二甲基 -2,7,10- 烟草三烯（12α-hydroperoxy-4α,6α-dihydroxy-4β,12β-dimethyl-2,7,10-cembratriene）、12β- 氢过氧基 -4α,6α- 二羟基 -4β,12α- 二甲基 -2,7,10- 烟草三烯（12α-hydroperoxy-4α,6α-dihydroxy-4β,12α-dimethyl-2,7,10-cembratriene）、12- 氢过氧基 4β,6α- 二羟基 -4α,12β- 二甲基 -2,7,10-烟草三烯（12α-hydroperoxy-4β,6α-dihydroxy-4α,12β-dimethyl-2,7,10-cembratriene）、12（20）- 去氢 -11α- 氢过氧基 -4α,6α- 二羟基 -4β- 甲基 -2,7- 烟草二烯 [12（20）-dehydro-11α-hydroperoxy-4α,6α-dihydroxy-4β-methyl-2,7-cembradiene]、12（20）- 去氢 -11α- 氢过氧基 -4β,6α-二羟基 -4α- 甲基 -2,7- 烟草二烯 [12（20）-dehydro-11α-hydroperoxy-4β,6α-dihydroxy-4α-methyl-2,7-cembradiene][30]。全草所含多元醇（polyalcohol）成分有 1,3- 二酰基甘油（1,3-diacylglycerol）、1,2- 二酰基甘油（1,2-diacylglycerol）[31]、甘油（glycerine）、丙二烯醇（propylene-glycol）、三甘醇（triethyleneglycol）[32]。尚含有茄环丁萘酮（solanascone）[33]、茄萘醌（solanoquinone）[34]、11- 去甲 -8- 羟基 -9- 辛辣木烷

酮（11-nor-8-hydroxy-9-drimanone）[35]、真鞘碱（octopine）[36]、呋甾醇苷（furostanolglycoside）、螺甾烷苷（spirostanglycoside）[37]、新植二烯（neophytadiene）[38]、14-二十七烷酮（14-heptacosanone）即肉豆蔻酮（myristone）[39]。

全草中还含有正二十四烷（tetracosane）、对羟基正二十烷酸苯乙酯（4-hydroxyphenethyl icosanoate）、β-谷甾醇（β-sitosterol）、豆甾醇（stigmasterol）、东莨菪苷（scopolin）、豆甾醇-3-O-葡萄糖苷（stigmasterol-3-O-glucopyranoside）[40]，又有十四烷酸（myristic acid）、4,4′-二（N,N-二甲氨基）二苯甲酮 [4,4′-bis（N,N-dimethylamino）benzophenone]、东莨菪素（scopoletin）[41]，尚有山柰酚-3-O-新橙皮糖苷（kaempferol-3-O-neohesperidoside）、7,8-二氢-3-氧代-α-紫罗兰醇-β-D-吡喃葡萄糖苷（7,8-dihydro-3-oxo-α-ionol-β-D-glucopyranoside）和异香豆素葡萄糖苷（delphoside）[42]。

种子富含蛋白质（protein）和脂类成分，脂肪酸包括亚油酸（linoleic acid）、棕榈酸（palmitic acid）[43]，还有硬脂酸（stearic acid）和芥酸（erucic acid）[44]。三酰甘油类（triacylglycerols）成分主要有甘油三亚油酸酯（trilinolein）和甘油棕榈酸二亚油酸酯（palmitodilinolein）[45]。甾醇类（sterols）成分主要有胆甾醇（cholesterol）[45-47]、β-谷甾醇（β-sitosterol）、豆甾醇（stigmasterol）、菜油甾醇（campesterol）[47]。三萜醇类（triterpenols）成分主要有环木菠萝烯醇（cycloartenol）[45,48]、环木菠萝烷醇（cycloartanol）、24-亚甲基环木菠萝烷醇（24-methylenecycloartanol）[48]。全草含挥发油（volatile oil），其成分主要有糖醛（furfural）、2-甲基糖醛（2-methylfurfural）、苯甲醛（benzaldehyde）、5-甲基糖醛（5-methylfurfural）、2-糖醇（fufruryl-2-ol）、苯甲醇（benzyl alcohol）、苯乙醇（phenylethyl alcohol）、α-吡咯基甲酮（α-pyrryl methyl ketone）、吡咯-2-甲醛（pyrryl-2-methyl aldehyde）、戊醇（pentanol）、2-甲基-5-乙酰基呋喃（2-methyl-5-acetylfuran）[49]。其他挥发性成分有十六酸（hexadecanoic acid）、黑松醇（enzogenol）、苦参酮（kurarinone）等[50]。

另外，烟草中还含芳香性成分，主要有（E）-3-甲基-2-壬烯-4-酮 [（E）-3-methyl-non-2-en-4-one]、（E）-1-（2,3,6-三甲基苯基）-2-丁烯-1-酮 [（E）-1-（2,3,6-trimethylphenyl）-but-2-en-1-one]、15-十五酸内酯（pentadecan-15-olide）、8α,13:9α,13-二环氧-15,16-二去甲半日花烷（8α,13:9α,13-diepoxy-15,16-dinorlabdane）、（Z）-9-十八碳烯酸-18-内酯 [（Z）-octadec-9-en-18-olide]、（E）-2-亚乙基-6,10,14-三甲基十五醛 [（E）-2-ethylidene-6,10,14-trimethylpentadecanal]、辛辣木-8-烯-11-醛（drim-8-en-11-al）、13,14,15,16-四去甲半日花-8-烯-12-醛（13,14,15,16-tetranorlabd-8-en-12-al）、13,14,15,16-四去甲半日花-8（17）-烯-11-醛 [13,14,15,16-tetranorlabd-8（17）-en-11-al]、15,16-二去甲半日花-8-烯-13-酮（15-16-dinorlabd-8-en-13-one）、15,16-二去甲半日花-8（17）-烯-13-酮 [15,16-dinorlabd-8（17）-en-13-one]、8,13-环氧-15,16-二去甲半日花烷（8,13-epoxy-15,16-dinorlabdane）、2-十三酮（tridecan-2-one）、2-苯乙醇异缬草酸酯

（2-phenylethyl isovalerate）[51]。

【药理作用】

1. 兴奋中枢神经　适当剂量烟碱可产生震颤，较大剂量则震颤随之转为惊厥；亦可兴奋呼吸，大量时可直接作用于延髓，小量兴奋颈动脉窦和主动脉体化学感受器反射性增加呼吸；中枢神经系统兴奋后随之抑制，由于中枢麻痹及外周呼吸肌阻断，可产生呼吸衰竭而导致死亡[52]。

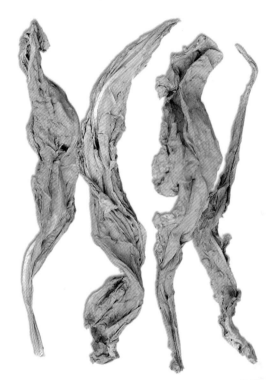

烟草药材

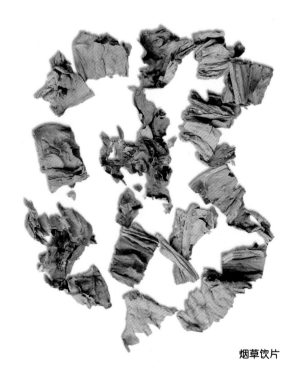

烟草饮片

2. 耐受性和依赖性　烟碱对植物神经节的兴奋作用可能由其 N- 胆碱受体的脱敏感而迅速耐受，应用大剂量烟碱时，这种脱敏感使神经节传导阻断而不是兴奋，也可能发生耐受性和有一些躯体依赖性，有短时间停药症状 [53]。

3. 影响外周神经　烟碱的主要作用是先短暂兴奋随后较持久抑制全部植物神经节，小量时直接刺激节细胞，易化冲动传导；较大剂量时，首先兴奋，随后很快阻断神经节传导。烟碱对肾上腺髓质也有双向作用，小量引起儿茶酚胺分泌，大量则可防止内脏神经刺激引起的儿茶酚胺释放。在一些离体器官，烟碱引起儿茶酚胺释放 [52]。烟碱对外周神经系统作用的结果主要表现为心率加快，心输出量增加，动脉压升高、胃肠运动和出汗减少。人第 1 次吸烟通常有恶心，有时呕吐，可能因为刺激了延脑最后区催吐化学感受区，还激活了呕吐反射通路中来自感觉输入的迷走纤维和脊髓的传入纤维。如反复吸烟，尽管中枢作用保留，但外周作用逐渐减少。由于垂体后叶释放抗利尿素，使尿量减少。可能由于交感兴奋和肾上腺素分泌，血浆游离脂肪酸浓度增加 [52,54]。烟碱对神经肌肉连接点的作用与神经节相似，先为兴奋，随后也可因受体脱敏而产生神经肌肉阻断 [52]。

4. 体内过程　烟碱从呼吸道、口腔黏膜和皮肤均容易吸收，曾有经皮肤吸收而产生严重中毒者。烟碱是较强的碱，除非胃液 pH 升高，从胃吸收是有限的，在肠内的吸收要高得多 [52]。吸雪茄和烟斗时的烟为碱性（pH8.5），烟碱呈相对非解离状态，为脂溶性，易在口腔吸收。香烟的烟为酸性（pH5.3），烟碱相对处于游离状态，且不溶于脂质，不易从口腔吸收，所需烟碱只能从肺吸收 [53]。一支香烟平均含烟碱 8 ~ 9mg。吸烟者吸收到全身的烟碱只有约 1mg，由于吸烟者吸的深度和技巧，其生物利用度可增加多达 3 倍 [52]。

5. 急性毒性反应　烟碱致死量约为 4mg，相当于 1 滴纯烟碱 [52]。

【临床研究】

寻常疣　方法：先取一张硬纸板，根据疣体大小在其中间剪个洞，再将纸板盖在患处，只露出疣体，然后用点燃的香烟在疣体上熏灼，距离以最接近疣体而又无灼痛感为佳，若有灼痛感应重新调节距离，以免烫伤皮肤，多个疣体者，应先灸原发疣（即母疣，当原发疣治愈后，继发疣往往自行消退），每天可灸 1 ~ 3 次左右，每次 1 支，灸治过程中疣体表面不断地被灼焦，如此反复，直至整个疣体干枯脱落，皮肤恢复正常。结果：30 例患者全部治愈，1 年内随访无 1 例复发。治愈时间最短者 5 天，最长者 26 天，治疗过程中患处一般无不适感，个别患者可有轻微痒感 [55]。

【性味归经】味辛，性温；有毒。归胃、肝、肺经。

【功效主治】行气止痛，燥湿，解毒消肿，杀虫。主治食滞饱胀，气结疼痛，关节痹痛，痈疽，疔疮，疥癣，湿疹，毒蛇咬伤，扭挫伤。

【用法用量】内服：煎汤，鲜叶 9 ~ 15；或点燃吸烟。外用：适量，煎水洗；或捣敷；或研末调敷。

【使用注意】肺病咳嗽咯血及一切喉证忌服，气虚、阴虚者慎用。

【经验方】

1. 无名肿毒，对口疮，委中毒　烟草鲜叶和红糖捣烂敷之。（《福建中草药》）
2. 背痛　鲜烟叶 9 ~ 15g，酒水煎服；另取鲜叶和鲜海蜇肉捣烂外敷。（《福建中草药》）
3. 金疮　烟末上之。（《良朋汇集》）

【参考文献】

[1] Nagarajg, Nagarajan S. Alkaloid composition of some Indian tobacco types. Tobacco Research, 1982, 8(2): 182.

[2] Rao BVK, Murthy PSN, Chakraborty MK. Chemical studies on Lanka tobacco and its smoke: 2. alkaloids. Tobacco Research, 1986, 12(2): 196.

[3] Nagarajg, Chakraborty MK. Alkaloids and volatile acids of natu tobacco(Nicotiana tabacum). Indian Journal of Chemistry, Section B: Organic Chemistry Including Medicinal Chemistry, 1979, 17B(6): 648.

[4] Braumann T, Nicolausg, Hahn W, et al. N'-ethylnornicotine from burley tobacco. Phytochemistry, 1990, 29(11): 3693.

[5] Nyiredy Sz, grossgA, Sticher O. Minor Alkaloids from Nicotiana tabacum. J Nat Prod, 1986, 49(6): 1156.

[6] Noguchi M, Sakuma H, Tamaki E. The isolation and identification of nicotianine: A new amino acid from tobacco leaves. Phytochemistry, 1968, 7(10): 1861.

[7] Norna M, Noguchi M, Tamaki E. New amino acid, nicotianamine, from tobacco leaves. Tetrahedron Lett, 1971, 12(22): 2017.

[8] Fukuzumi T. Flavor components of oriental tobacco leaves. Okayama Tabako Shikenjo Hokoku, 1971, (30): 103.

[9] Snook ME, Fortson PJ, Chortyk OT. Isolation and identification of phenolic acids from tobacco leaf. Beitr Tabakforsch Int, 1981, 11(1): 19.

[10] Court WA, Hendel JG. Phenolic constituents of flue-cured tobacco at different stages of plantgrowth. Tob Sci, 1985(29): 73.

[11] Noma M, Inoue N, Kawashima N, et al. Metabolism of 5-acetoamino-2-hydroxyvaleric acid in tobacco leaves. Phytochemistry, 1978, 17(5): 991.

[12] 艾心灵，王洪新，朱松 . 烟草有效成分的提取及烟草绿原酸的初步分离 . 河南工业大学学报（自然科学版），2006,27(6): 39.

[13] Wahlberg I, Vogt C, Wallin I, et al. Tobacco chemistry. 57. two new labdanic compounds from tobacco. Acta Chem Scand B, 1982, B36(8): 573.

[14] Nisshin Flour Milling Co Ltd. Isolation of polyprenoid ketones from plants. Jpn. Kokai Tokkyo Koho, 1981, JP 56025129 A.

[15] Tazaki H, Kodama H, Fujimori T, et al. Hydroxysolanasconeglucosides from flue-cured tobacco leaves. Agric Biol Chem, 1986, 50(9): 2231.

[16] Hayashi K, Shimizu Y, Takahara H. Extraction of nervegrowth factor biosynthesis promoters from tobacco. Jpn Kokai Tokkyo Koho, 1992, JP 04210643.

[17] Tazaki H, Kodama H, Ohnishi A, et al. Structure of sesquiterpenoid glucoside from flue-cured tobacco leaves. Agric Biol Chem, 1991, 55(7): 1889.

[18] Kaul K, Hsieh Thomas CY, Laine Roger A, et al. Characterization of glycophosphosphingolipids from tobacco leaves. Glycocojugate Res Proc Int Symp, 1979, (1): 181.

[19] Olsson E, Eklund AM, Wahlberg I. Tobacco chemistry. 72. Five new cembratrienetriols from tobacco. Acta Chemica Scandinavica, 1991, 45(1): 92.

[20] Ueda N, Uegaki R, Fujimori T, et al. The constituents of the flower of tobacco. Tottori Daigaku Kogakubu Kenkyu Hokoku, 1988, 19(1): 59.

[21]Loughrin JH, Hamilton-Kemp TR, Andersen RA, et al. Headspace compounds from flowers of Nicotiana tabacum and related species. J Agric Food Chem, 1990, 38(2): 455.

[22]Wahlberg I, Wallin I, Nordfors K, et al. Tobacco chemistry. 49. New labdanic diterpenoids isolated from tobacco. Acta Chem Scand B, 1979, B33(7): 541.

[23]Behr D, Wahlberg I, Nishida T, et al.Tobacco chemistry. 34. (3E, 6E)-2, 6-dimethyl-10-oxo-3, 6-undecadien-2-ol and(2E)-3-methyl-4-oxo-2-nonen-8-ol. Two new constituents ofgreek Nicotiana tabacum L. Acta Chem Scand B, 1977, B31(7): 573.

[24]Churnan T, Noguchi M, Ohkubo A, et al.The structure of a novel terpenoid acid "3 ξ -hydroxy-4 ξ , 9-dimethyl-6E, 9E-dodecadienedioic acid" isolated from Turkish tobacco. Tetrahedron Lett, 1977, (35): 3045.

[25]Sinnwell V, Heemann V, Bylov AM, et al.A new cembranoid from tobacco, IV. Zeitschrift fuer Naturforschung, C: J Biosci, 1984, 39C(11-12): 1023.

[26]Wahlberg I, Wallin I, Narbonne C, et al.Tobacco chemistry. 55. Three new cembranoids fromgreek tobacco. The stereochemistry of(1S, 2E, 4S, 6R, 7E, 11E)-2, 7, 11-cembratriene-4, 6-diol. Acta Chem Scand B, 1982, B36(3): 147.

[27]Bylov AM, Bruemmer U, Hass W, et al. New cembranoids from tobacco. Ⅱ. Zeitschrift fuer Naturforschung, C: J Biosci, 1983, 38C(7-8): 515.

[28]Wahlberg I, Forsblom I, Vogt C, et al.Tobacco chemistry. 62. Five new cembranoids from tobacco. J Org Chem,1985, 50(23): 4527.

[29]Heemann V, Bylov AM, Bruemmer U, et al. 3, 7, 11, 15-Cembratetraen-6-ol, a new cembranoid from tobacco.Ⅲ. Zeitschrift fuer Naturforschung, C: J Biosci, 1983, 38C(7-8): 517.

[30]Wahlberg I, Nordfors K, Vogt C, et al. Tobacco chemistry. 60. Five new hydroperoxycembratrienediols from tobacco. Acta Chem Scand B, 1983, B37(7): 653.

[31]Matsazaki T, Koiwai A, Kubo S. 1, 3-Diacylglycerol and 1, 2-diacylglycerol types of multiacylglycerol in stigma lipids of tobacco . Agric Biol Chem, 1986, 50(6): 1581.

[32]Giles JA. Collaborative study on the determination of propyleneglycol, glycerine, and triethyleneglycol in tobacco. J Assoc. Off Anal Chem, 1970, 53(4): 655.

[33]Fujimori T, Kasuga, R, Kaneko H, et al. Solanascone: a novel sesquiterpene ketone from Nicotiana tabacum. X-ray structure determination of the corresponding oxime. J Chem Soc, Chem Commun. 1978, (13): 563.

[34]Ferguson R N, Whidby JF, Sanders EB, et al. Isolation and identification of 2, 3-dimethyl-6-(4, 8, 12-trimethyltridecyl)-1, 4-naphthoquinone from tobacco and smoke. Tetra Lett, 1978, 19(30): 2645.

[35]Aasen AJ, Enzell CR. Tobacco chemistry. 30. Absolute configuration of 11-nor-8-hydroxy-9-drimanone, a constituent of greek Nicotiana tabacum. Acta Chem Scand B, 1974, B28(10): 1239.

[36]Johnson R,Guderian RH, Eden F, et al. Detection and quantitation of octopine in normal plant tissue and in crowngall tumors. Proc Nat Acad Sci USA 1974, 71(2): 536.

[37]Volynets AP, Karoza SE, Kintya PK. Antigibberllin activity of steroidalglycosides. Doklady Akademii Nauk Belarusi, 1992, 36(1): 85.

[38]Enzell CR, Appleton RA, Kimland B. Tobacco chemistry. 3. Unsaturated hydrocarbon constituents ofgreek tobacco. Beitr. Tabakforsch, 1970, 5(6): 266.

[39]Ivanov N, Ognyanov I. Myriston(14-heptacosanone) in Bulgarian oriental tobacco. Doklady Bolgarskoi Akademii Nauk, 1969, 22(7): 743.

[40]孙浩冉，姚虹，史高峰．废弃烟叶化学成分研究（一）．安徽农业科学,2010,38(5): 2324.

[41]孙浩冉，姚虹，史高峰．废弃烟叶化学成分研究（二）．安徽农业科学,2010,38(16): 8394.

[42]陈永宽，王燕，王昆淼，等．云南烤烟型烟叶中糖苷类化学成分的研究．天然产物研究与开发,2012,(24): 1561.

[43]Aghaji AS, Terry DE, Agbaji EB. Composition of tobacco(Nicotiana tabacum) seed and seed oilgrown in Nigeria. Rivista Italiana delle Sostanzegrasse, 1993, 70(9): 453.

[44]Lago R C A, Kazan E, Nogueira FD, et al.The composition of Brazilian tobacco seed oils. Pesquisa Agropecuaria Brasileira, 1978, 3(2): 93.

[45]Frega N, Bocci F, Conte LS, et al.Chemical composition of tobacco seeds(Nicotiana tabacum L.). JAOCS, 1991, 68(1): 29.

[46]Yasaei P, Sheppard AJ, Rudolf TS, et al. Structural proof of cholesterol isolated from plants. I. Isolation and preliminary identification by chromatography and infrared spectroscopy. Journal of Micronutrient Analysis, 1989, 5(4): 245.

[47]Sengupta P, Sil S, Roy BR. Sterols in tobacco seed oil. Journal of the Oil Technologists′ Association of India(Mumbai, India), 1982, 14(2): 59.

[48]Itoch T, Tamura T, Matsumoto T. Triterpene alcohols in the seeds of solanaceae . Phytochemistry, 1977, 16(11): 1723.

[49]Richter M. The composition of essential oils in tobacco. V. Analysis of the basic fraction. Berichte des Instituts fur Tabakforschung, 1977, (24-25): 92.

[50]回瑞华，侯冬岩，李铁纯，等．烟草化学成分的气相色谱 - 质谱分析及尼古丁含量的测定．鞍山师范学院学报,2011,13(6): 26.

[51]Demole E, Enggist P. Identification of twenty-one novel constituents of oriental tobacco flavor(Nicotiana tabacum L.)including(E)-3-methyl-non-2-en-4-one, pentadecan-15-olide, 8 α , 13: 9 α , 13-diepoxy-15, 16-dinorlabdane, (Z)-octadec-9-en-18-olide, and(E)-2-ethylidene-6, 10, 14-trimethylpentadecanal. Helvetica Chimica Acta, 1978, 61(7): 2318.

[52]Hardmang, et al.goodman &gilman's The Pharmacological Basis of Therapeutics. 9th Ed. New Youk: Mcgrsw-Hill Health Proles-sions Division, 1996: 192.

[53]Laurence D R, et al.Clinical Pharmacology. 7th Ed. Edinburgh: Churchill Livingstone,1992: 326.

[54]Rang HP. et al. Pharmaoology. 3rd Ed. Edinburgh: Churchill Livingscone, 1995: 648.

[55] 许素琴．烟草灸治疗寻常疣 30 例．针灸临床杂志,2005,21(2): 43.

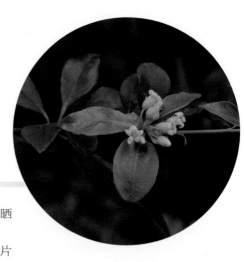

Hai   tong

海 桐

Pittospori Tobirae Folium
[英] Tobira Pittosporum Leaf

【别名】寡鸡蛋、垂青树、海桐花、金边海桐、七里香、山矾、水香花、山瑞香、寡鸡蛋树。

【来源】为海桐花科植物海桐 *Pittosporum tobira*（Thunb.）Ait. 的叶和树皮。

【植物形态】常绿灌木或小乔木。嫩枝被褐色柔毛，有皮孔。叶聚生于枝顶，革质，嫩时上下两面有柔毛，以后变秃净，倒卵形或倒卵状披针形，长4～9cm，宽1.5～4cm，上面深绿色，发亮、干后暗晦无光，先端圆形或钝，常微凹入或为微心形，基部窄楔形，全缘，干后反卷。伞形花序，密被黄褐色柔毛。花白色，有芳香，后变黄色；萼片卵形，被柔毛；花瓣倒披针形，离生；雄蕊2型，退化雄蕊的花丝长2～3mm，花药近于不育；正常雄蕊的花丝长5～6mm，花药长圆形；子房长卵形，密被柔毛。蒴果圆球形，有棱或呈三角形，3片裂开，果片木质。种子多数，红色。

【分布】广西全区均有栽培。

【采集加工】全年均可采收。切段，晒干。

【药材性状】干燥叶边缘稍卷曲。叶片革质，展平呈倒卵形或倒卵状长圆形，先端圆或钝而微缺，基部狭楔形，全缘，上面灰绿色、黄绿色或黄褐色，下面色稍淡。

【品质评价】以干燥、色黄绿、无杂质者为佳。

【化学成分】本品叶中含挥发油成分，主要为绿花白千层醇（viridiflorol）、十六烷（hexadecane）等[1]。

果实中含棕榈酸（palmitic acid）和油酸（oleic acid）等[2]。

【药理作用】

免疫调节 复方海桐皮袋泡剂能促进家兔膝关节功能障碍恢复[3]。

【临床研究】

1. 骨质增生症 用海桐皮汤（药用海桐皮18g，透骨草18g，乳香12g，没药12g，当归15g，川椒15g，川芎10g，红花10g，威灵仙10g，防风10g，甘草6g，白芷6g煎水）内服，用药渣敷熨患处，每日1剂，每日2～3次，每次约20min。连用7天为1个疗程，一般用药1～6个疗程。结果：共治疗448例，痊愈238例，占53.12%，显效120例，占26.79%，好转81例，占18.08%，无效9例，占2.01%，总有效率为98%[4]。

2. 热痹 用海桐皮汤［海桐皮、铁线透骨草、明净乳香、没药各6g，当归4.5g（酒洗），川椒9g，川芎、红花各3g，威灵仙、白芷、甘草、防风各2.4g］，

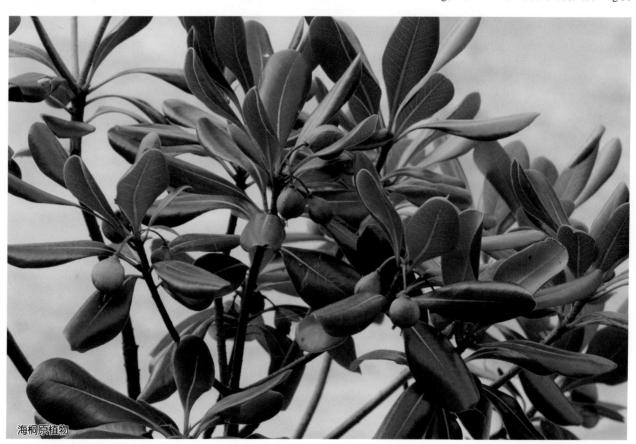

海桐原植物

每日 1 剂，反复敷洗患部 5 遍。结果：共治疗 30 例，临床治愈 5 例，显效 12 例，好转 9 例，无效 4 例，总有效率为 86.67%[5]。

3. 足跟痛　用海桐皮汤（海桐皮 12g，透骨草 9g，伸筋草 9g，当归 9g，红花 9g，苏木 9g，威灵仙 9g，五加皮 6g，羌活 6g，独活 6g，白芷 6g，川椒 3g）擦洗足跟部，每日早晚各 1 次，每次 30min，每剂药使用 2 天，6 天为 1 个疗程。结果：共治疗 124 例，痊愈 101 例（81.45%），显效 21 例（16.94%），有效 2 例（1.61%），总有效率为 100%。用药最少 1 剂（熏洗 2 次），最多 6 剂（熏洗 12 次），平均用药 3.6 剂，熏洗 5.6 次[6]。

4. 柯氏骨折后腕关节僵硬　用海桐皮汤加减（海桐皮 30g，透骨草 15g，乳香 6g，没药 6g，当归 15g，防风 15g，红花 9g，川芎 15g，威灵仙 25g，川椒 10g，白芷 15g，桂枝 10g）熏洗。每日 3 次，1 日 1 剂。结果：共治疗 56 例，疗效优 31 例，良 20 例，可 3 例，差 2 例，总优良率 91%[7]。

5. 膝骨性关节炎　熏洗组 55 例用海桐皮汤〔海桐皮、铁线透骨草、明净乳香、没药各 10g，当归（酒洗）7.5g，川椒 15g，红花、川芎各 5g，防风、白芷、威灵仙、甘草各 4g〕加热后直接熏洗患处，5 次/周，连续治疗 1 个月。对照组 55 例予扶他林乳剂，局部外用，3 次/天，连续 1 个月。结果：熏洗组的控显率为 57.45%，总有效率为 95.74%；对照组的控显率为 36.96%，总有效率为 78.26%；熏洗组优于对照组（$P<0.05$）[8]。

6. 桡骨远端骨折后期　用中药方（海桐皮、透骨草、酒当归、威灵仙各 15g，乳香、没药、川椒、红花、川芎、防风、白芷各 10g，甘草 5g）熏洗，每剂使用 2 次，2 次/天，10 天为 1 个疗程，共治疗 2～3 个疗效。结果：共治疗 92 例，优 64 例，良 22 例，可 4 例，差 2 例，总有效率 97.8%[9]。

【性味归经】味苦、涩，性凉。归脾、肾经。

【功效主治】收敛止血，消肿止痛，解毒。主治吐血，鼻衄，崩漏，便血，外伤出血，风湿痹痛，腰腿疼痛，跌打损伤，无名肿毒，毒蛇咬伤。

【用法用量】内服：煎汤，15～30g，或浸酒。外用：适量，鲜品捣敷；或干品研末撒。

【使用注意】瘀血内阻之出血不宜用。

【经验方】

1. 外伤出血，毒蛇咬伤，无名肿毒，骨折　寡鸡蛋树皮 15～30g。煎服。外用鲜品捣烂敷患处，或用干品研末撒布患处。（《云南中草药》）

2. 胃及十二指肠溃疡出血，鼻衄，产后流血不止，月经过多，黄疸，心悸，失眠，小儿麻痹后遗症，瘫痪　寡鸡蛋树皮 15～30g。煎服。（《云南中草药》）

3. 风湿疼痛，坐骨神经痛，跌打损伤　寡鸡蛋树皮 30～60g。泡酒服或煎服。（《云南中草药》）

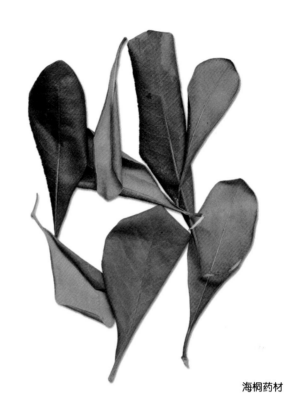
海桐药材

附：海桐树子

味甘、涩，性凉。归心、胃、大肠经。功效清热生津，止痢。主治虚热心烦，口渴咽痛，泄泻，痢疾。内服：煎汤，9～15g。

【参考文献】

[1] 苏秀芳，梁振义. 广西产海桐叶、花挥发油的化学成分. 中国实验方剂学杂志，2011,17(3): 96.

[2] 石磊，王金梅，康文艺. 海桐果壳和种子脂肪酸成分研究. 中国药房，2008,19(21): 1634.

[3] 刘晓清，沈杰枫，孙玉明，等. 复方海桐皮袋泡剂熏洗治疗家兔膝关节功能障碍的实验研究. 中国临床康复，2004,8(5): 914.

[4] 杨继源. 海桐皮汤熏洗敷熨治疗骨质增生症 448 例. 中医药学刊，2001,19(4): 357.

[5] 陈志成，张贵锋，黄泳，等. 温针灸合用海桐皮汤外洗治疗热痹的疗效观察. 中医外治杂志，2010,20(6): 3-5.

[6] 乔玉成. 海桐皮汤熏洗辅以手法按摩治疗足跟痛 124 例疗效观察. 中国运动医学杂志，2006,25(2): 230-231.

[7] 汪亚强，江蓉星，樊效鸿，等. 海桐皮汤熏洗治疗柯氏骨折后腕关节僵硬 56 例. 成都中医药大学学报，2002,25(2): 58-60.

[8] 吴广文，张翼，林木南，等. 海桐皮汤熏洗治疗膝骨性关节炎与扶他林乳剂的比较. 中国组织工程研究与临床康复，2010,14(20): 3682-3685.

[9] 王珍萍，黄振蓉. 海桐皮汤熏洗在桡骨远端骨折后期中的应用. 浙江中医杂志，2012,47(6): 432.

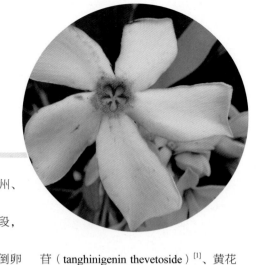

Hai mang guo

海杧果

Cerberae Manghdis Folium
[英] Manghas Cerbera Leaf

【别名】黄金茄、牛心荔、牛心茄、山杧果、牛金茄、山样子、香军树。

【来源】为夹竹桃科植物海杧果 *Cerbera manghas* L. 的叶。

【植物形态】乔木。树皮灰褐色；枝条粗厚，绿色，具不明显皮孔；全株具丰富乳汁。叶厚纸质，倒卵状长圆形或倒卵状披针形，稀长圆形，顶端钝或短渐尖，基部楔形，长 6 ~ 37cm，宽 2.3 ~ 7.8cm，叶面深绿色，叶背浅绿色；中脉和侧脉在叶面扁平，在叶背突起，侧脉在叶缘前网结。花白色，芳香；花萼裂片长圆形或倒卵状长圆形，不等大，向下反卷，黄绿色；花冠筒圆筒形，上部膨大，下部缩小，外面黄绿色，无毛，内面被长柔毛，喉部染红色，具 5 枚被柔毛的鳞片，花冠裂片白色，背面左边染淡红色，倒卵状镰刀形，水平张开；雄蕊着生在花冠筒喉部；心皮 2，离生。核果双生或单个，阔卵形或球形，顶端钝或急尖，外果皮纤维质或木质，未成熟绿色，成熟时橙黄色。种子通常 1 颗。

【分布】广西主要分布于合浦、钦州、东兴、浦北。

【采集加工】全年均可采收。切段，晒干。

【药材性状】本品常皱缩，展平呈倒卵状长圆形或倒卵状披针形，稀长圆形，顶端钝或短渐尖，基部楔形，两面无毛，表面黑褐色；中脉和侧脉在叶背突起。叶柄长 2.5 ~ 5cm。气微，味淡。

【品质评价】以干燥、色黄绿、无杂质者为佳。

【化学成分】本品叶和树皮中含强心苷类（cardiacglycosides）、黄酮类（flavonoids）、木脂素类（lignanoids）等多种化学成分。

强心苷类成分主要有 gentiobiosyl deacetyltanghin、双乙酰毒海杧果素（deacetyltanghinin）、洋地黄苷元黄甲苷（digitoxigenin thevetoside）、唐吉苷元 - 葡萄糖基 - 黄甲苷（tanghinigenin-glucosyl-thevetoside）、唐吉苷元黄甲苷（tanghinigenin thevetoside）[1]、黄花次苷乙（17β-neriifolin）、17β-cerdollaside、17α-cerdollaside、17β-solanoside、17α-solanoside、17β-tanghinigenin-α-L-acofrioside、cerleaside A[2]、17β-洋地黄苷元 -β-D- 龙胆二糖基 -（1→4）-α-L- 黄甲苷 [17β-digitoxigenin-β-D-gentiobiosyl-(1→4)-α-L-thevetoside]、17α- 洋地黄苷元 -β-D- 葡萄糖基 -3- 酮糖基 -（1→4）-α-L- 黄甲苷 [17α-digitoxigenin-β-D-glucosyl-3-ulosyl-（1→4）-α-L-thevetoside]、17β- 洋地黄苷元 -β-D- 葡萄糖基 -（1→4）-α-L- 黄甲苷 [17β-digitoxigenin-β-D-glucosyl-(1→4)-α-L-thevetoside]、17α- 洋地黄苷元 -β-D- 葡萄糖基 -（1→4）-α-L- 黄甲苷 [17α-digitoxigenin-β-D-

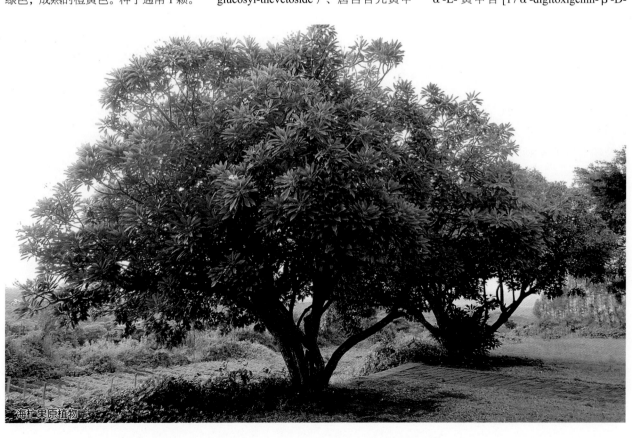

海杧果原植物

glucosyl-（1→4）-α-L-thevetoside）、17α-唐吉苷元-β-D-葡萄糖基-3-酮糖基-（1→4）-α-L-黄甲苷 [17α-tanghinigenin-β-D-glucosyl-3-ulosyl-（1→4）-α-L-thevetoside]、17β-唐吉苷元-β-D-葡萄糖基-（1″-4′）-β-L-黄甲苷 [17β-tanghinigenin-β-D-glucosyl-（1″-4′）-β-L-thevetoside]、cerleaside B[3,4]。

黄酮类成分主要有烟花苷（nicotiflorin）、芦丁（rutin）[5]、海杧果素（manghaslin）、蝶豆素（clitorin）[6]。

木脂素类成分主要有橄榄脂素-4-O-β-D-葡萄糖苷（olivil-4-O-β-D-glucoside）、橄榄脂素-4′-O-D-葡萄糖苷（olivil-4′-O-D-glucoside）[7]。

此外本品叶和树皮中尚含有栀子醛（cerbinal）、10-carboxy-（cerberic acid）、11-carboxy-（cerberinic acid）、缬草醛（baldrinal）[4]、10-O-苯甲酰黄花夹竹桃臭蚁苷甲（10-O-benzoyltheveside）、10-脱氢京尼平苷（10-dehydrogeniposide）[8]、黄花夹竹桃臭蚁苷乙（theviridoside）、黄花夹竹桃臭蚁苷甲（theveside）[9]。又含有马钱素（loganin）、10-羧基马钱素（10-caboxyloganin）、3-羟异丙基戊烷-1,4-二醇-1-O-β-D-葡萄糖苷 [3-（hydroxyisopropyl）pentane-1,4-diol-1-O-β-D-glucoside]、3-羟异丙基戊烷-1-醇-1-O-β-D-葡萄糖苷 [3-（hydroxyisopropyl）pentane-1-ol-1-O-β-D-glucoside]、（Z）-3-异丙基-3-戊烷-1,5-二醇-1-O-β-D-葡萄糖苷 [（Z）-3-isopropyl-3-pentene-1,5-diol-1-O-β-D-glucoside]、（3ξ,4ξ）-3-异丙基-3,4-环氧戊烷-1,5-二醇-1-O-β-D-葡萄糖苷 [（3ξ,4ξ）-3-isopropyl-3,4-epoxypentane-1,5-diol-1-O-β-D-glucoside][10]。还含有cyclocerberidol-3-O-β-D-glucoside、cerberidol-3-O-β-D-allopyranoside、cerberidol-3,10-bis-O-β-D-allopyranoside、epoxycerberidol-β-D-glucoside、epoxycerberidol-3-O-β-D-allopyranoside、cerberidol-β-D-alloside、cyclocerberidol、cerberidol、cerberidocyclocerberidol-3-O-β-D-allopyranoside、epoxycerberidoll[11]、布卢门醇A（blumenol A）、野鸦椿素B（euscaphin B）、野鸦椿素A（euscaphin A）[12]。

本品种子中含有黄花夹竹桃苷B（thevetin B）、2′-O-乙酰黄夹苷B（2′-O-acetyl thevetin B）、黄花次苷乙（neriifolin）、海杧果苷（cerberin）、唐吉苷元（tanghinigenin）、双乙酰毒海芒果素（deacetyltanghinin）[1]、脱氢海杧果苷（7,8-dehydrocerberin）、2′-O-acetyl-cerleaside A、坦杧果素（tanghinin）[13]、2′-O-乙酰黄夹苷（2′-O-acetyl thevetin）[14]。还含有黄花夹竹桃臭蚁苷乙（theviridoside）、黄花夹竹桃臭蚁苷甲（theveside）[9]。

本品茎中含强心苷类（cardiacglycosides）和木脂素类（lignanoids）等多种化学成分。

强心苷类成分主要有17α-洋地黄苷元芹糖-葡萄糖-黄甲苷（17α-digitoxigenin apiosyl-glucosyl-thevetoside）、17α-洋地黄苷元纤维素二糖-黄甲苷（17α-digitoxigenin cellobiosyl-thevetoside）、17α-洋地黄苷元龙胆双糖基-黄甲苷（17α-digitoxigeningentiobiosyl-thevetoside）[15]。

木脂素类成分主要有（−）-环橄榄脂素 [（−）-cycloolivil][16]、（−）-橄榄脂素 [（−）-olivil]、5′,5‴-环橄榄脂素（5′,5‴-bis-olivil）、5′,5″-环橄榄脂素（5′,5″-bis-olivil）、（+）-环橄

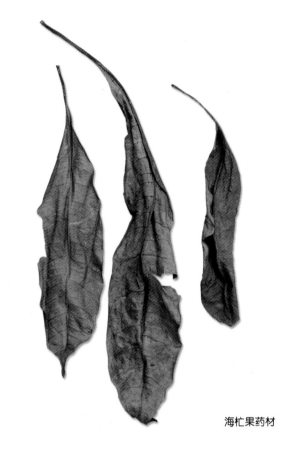

海杧果药材

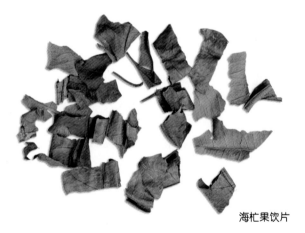

海杧果饮片

榄脂素 [（+）-cycloolivil][13]、海杧果木酚素A,D-L（cerberalignanA,D-L）[17]、海杧果木酚素B,C,J-N（cerberalignanB,C,J-N）[16]。

此外，本品茎中尚含有川芎内酯 [（Z）-ligustilide][18,19]、松柏醛（coniferyl aldehyde）[19,20]、ethyl（2E）-3-（4-methoxyphenyl）-2-propenoate[19,21]、p-hydroxyphenylethyl anisate[19,22]、紫花前胡苷（nodakenin）[19]、异前胡醚（isoimperatorin）[19,23]、乙酰基羽扇醇（3β-acetyl-lupeol）[19,23]、降毛茛醛（norviburtinal）[24]。还含有D-葡萄糖（D-glucose）[24]、1,3-二-间羧基苯基-丙-2-酮 [1,3-bis（m-carboxylphenyl）-propan-2-one]、2-（间羧基苯基-3-间羧基苯基）丁二酸 [2-（m-carboxylphenyl）-3-（m-carboxylphenyl）-succinic acid][25]。

本品根中含 [（−）-14-hydroxy-3β-（3-O-methyl-6-deoxy-α-L-rhamnosyl）-11a,12-epoxy-（5β,14β,17βH）-card-20

（22）-enolide]、[（－）-14-hydroxy-3β-（3-O-methyl-6-deoxy-α-L-glycopyranosyl）-11a,12-epoxy-（5β,14β,17βH）-card-20（22）-enolide]、黄花次苷乙[（－)-17βH-neriifolin][26]。

【药理作用】

1. 强心　海杧果种仁乙醇浸出液有强心苷样作用[27]。

2. 抗肿瘤　海杧果根中分离的化合物，能抑制人体结肠癌（Col2）细胞系和伊沙科娃（Ishikawa）细胞系[28]。从海杧果种子中分离到的化合物具有抗人体口腔表皮细胞癌、乳腺癌和肺癌活性[29]。

【性味归经】味苦，性凉；有毒。归胃、心经。

【功效主治】催吐，泻下，强心，祛风湿。主治宿食，便秘，痹证。

【用法用量】外用：适量，捣敷。

【使用注意】本品有毒，只宜外敷，禁止内服。

【参考文献】

[1]Fumiko A, Tatsuo Y. Studies on Cerbera.I.Cardiacglycosides in the seed, bark,and leaves of Cerbera manghas L. Chem Pharm Bull, 1977, 25(10): 2744.

[2]Tatsuo Y, Fumiko A, Alfred SCW. Cardenolide monoglycosides from the leaves of Cerbera odollam and Cerbera manghas(Cerbera. Ⅲ). Chem Pharm Bull, 1987, 35(7): 2744.

[3]Tatsuo Y, Fumiko A, Alfred SCW. Studies on Cerbera. Ⅳ.Polar cardenolideglycosides from the leaves of Cerbera odollam and Cerbera manghas. Chem Pharm Bull, 1987, 35(12): 4813.

[4]Fumiko A, Okabe H, Tatsuo Y. Studies on Cerbera. Ⅱ.Cerbinal and its derivatives,yellow pigments in the bark of Cerbera manghas L. Chem Pharm Bull, 1977, 25(12): 3422.

[5]Akiyo S, Sansei N, Sueo H, et al. Studies on the Constituents of Apocynaceae Plant, isolation of Flavonolglycsides and Some Other Components from the Leaves of Cerbera manghas L. Yakugaku Zasshi, 1976, 96(8): 1046.

[6]Akiyo S, Sueo H, Yukio O, et al. Studies on the Constituents of Apocynaceae Plant,gas Chromatograpjy-Mass Spectrometrc determination of new flavonoid triglycosides from the leaves of Cerbera manghas L. Chem Pharm Bull, 1980, 28(4): 1219.

[7]Fuiko A, Tatsuo Y, Alfred SCW. Lignans related to olivil fromgenus Cerbera(Cerbera. Ⅵ). Chem Pharm Bull, 1988, 36(2): 795.

[8]Tatsuo Y, Fumiko A, Alfred SCW. 10-O-benzoyltheveside and 10-dehydrogeniposide from the leaves of Cerbera manghas. Phytochemistry, 1990, 29(7): 2327.

[9]Inouye H, Nishimura T. Iridoidglucosides of Cerbera manghas. Phytochemistry, 1972, 11(5): 1852.

[10]Fumio A, Tatsuo Y. 10-caboxyloganin, normonoterpenoidgluosides and dinormonoterpenoidglucosides from the Leaves of Cerbera manghas(Studies on Cerbera.10). Chem Pharm Bull, 1966, 44(10): 1797.

[11]Fumiko A, Tatsuo Y, Alfred SCW. Normonoterpenoids and their allopyranosides from the leaves of Cerbera species(Studies on Cerbera. Ⅷ). Chem Pharm Bull, 1989, 37(10): 2639.

[12]张小波, 林文翰, 邓志威, 等. 海芒果叶的化学成分研究. 中草药,2006,37(10): 1447.

[13]Sarot C, Chatchanok K, Yanisa Rat-A-Pa, et al.New cytotoxic cardenolideglycoside form the seeds of Cerbera manghas. Chem Pharm Bull, 2004, 52(8): 1023.

[14]Surat L, Sarot C, Chatchanok K, et al. Cytotoxic cardenolideglycoside from the seeds of Cerbera odollam. Phytochemistry, 2004, 65(4): 507.

[15]Tatsuo Y, Fumiko A, Alfres SCW. Studies on Cerbera.V.Minorglycosides of 17α-digitoxigenin from the stems ofgenus Cerbera. Chem Pharm Bull, 1987, 35(12): 4993.

[16]Fumiko A, Tatsuo Y, Alfred SCW. Cerberalignans J-N, oligolignans from Cerbera manghas. Phytochemistry, 1989, 28(12): 3473.

[17]Fumiko A, Tatsuo Y, Alfred SCW. Sesqui-, sester-and trilignans from stems of Cerbera manghas and C.odollam. Phytochemistry, 1988, 27(11): 3627.

[18]John BJ, Frank RS. Addition of methyl thioglycolate and benzylamine to(Z)-ligustilide,a bioactive unsaturated lactone constituent of several herbal medicines.An improved synthesis of(Z)-ligustilide. J Nat Prod, 1995, 58(7): 1047.

[19]王继栋, 董美玲, 张文, 等. 红树林植物海杧果的化学成分研究. 天然产物研究与开发,2007,19(1): 59.

[20]Lai KS, Geoffrey DB. Coniferaldehyde derivatives from tissue culture of Artemisia annua and Tanacetum parthenium. Phytochemistry, 1999, 50(5): 781.

[21]Dai WM, Wu JL, Fong KC, et al. Regioselective synthesis of acyclic cis-enediynes via an acid-catalyzed rearrangement of 1,2-dialkynylallyl alcohols.Syntheses,computational calculation,and mechanism. J Org Chem, 1999, 64(14): 5062.

[22]Mitsugi K, Masayo F, Youko M, et al. Chemical studies on the constituents of the Chinese crude drug "Quiang Huo". Chem Pharm Bull, 1983, 31(8): 2712.

[23]Takahiro M, Mitsuo A. Psoralen and other linear furanocoumarins as phytoalexins inglehnia littoralis. Phytochemistry, 1998, 47(1): 13.

[24]张小坡, 张俊清, 刘明生, 等. 海杧果茎皮化学成分的研究. 中草药,2008,39(8): 1138.

[25]Zhang XP, Liu MS, Zhang JQ, et al.Chemical constituents from the bark of Cerbera manghas. J Asian Nat Prod Res, 2009, 11(1): 758.

[26]Chang LC,gills Joell J, Bhat Krishna PL, et al.Activity-guided isolation of constituents of Cerbera manghas with antiproliferative and antiesrogenic activities. Bioorg Med Chem Lett, 2000, 10(21): 2431.

[27]黄泰康. 现代本草纲目（上卷）. 北京：中国医药科技出版社,2001: 505.

[28]Chang LC,gills JJ, Bhat KP, et al.Activity-guided isolation of constituents of Cerbera manghas with antiproliferative and antiestrogenic activities. Bioorg Med Chem Lett, 2000, 10(21): 2431.

[29]Laphookhieo S, Cheenpracha S, Karalai C, et al.Cytotoxic cardenolide glycoside from the seeds of Cerbera odollam. Phytochemistry,2004, 65(4): 507.

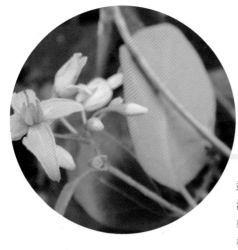

海南茄

Solani Procumbentis Radix seu Folium
[英] Hainan Nightshade Root or Leaf

【别名】小丁茄、雀耳环草、鸡公刺子、金钮头、衫钮藤、细颠茄。

【来源】为茄科植物海南茄 Solanum procumbens Lour. 的叶、根。

【植物形态】灌木。茎直立或平卧，多分枝，小枝无毛，具土黄色基部宽扁的倒钩刺，嫩枝、叶下面、叶柄及花序柄均被分枝多、无柄或具短柄的星状短绒毛及小钩刺。叶互生；叶片卵形至长圆形，先端钝，基部楔形或圆形不相等，近全缘或作5个粗大的波状圆浅裂。蝎尾状花序顶生或腋外生；花萼杯状，4裂，裂片三角形，两面先端均被星状绒毛；花冠淡红色，先端深4裂，裂片披针形，外被星状绒毛；雄蕊4；子房球形，先端被星状毛，花柱先端2裂。浆果球形，熟时红色，光亮。种子淡黄色，近肾形，扁平。

【分布】广西主要分布于钦州、防城、北海、合浦。

【采集加工】秋、冬季挖取地下根。洗净，晒干。

【药材性状】根圆柱形，分枝多，稍弯曲。嫩枝、叶下面、叶柄被星状短绒毛及小钩刺。叶互生，皱缩，展开后呈卵形至长圆形，近全缘或浅裂。味辛，微苦。

【品质评价】根以大小均匀者为佳。叶以完整、无杂质者为佳。

【性味归经】味辛、微苦，性凉。归肺、肝经。

【功效主治】疏风散热，活血止痛。主治感冒，头痛，咽喉肿痛，关节肿痛，月经不调，跌打损伤。

【用法用量】内服：煎汤，30～60g。

【使用注意】孕妇慎用。

【经验方】

1. 毒蛇咬伤 根半斤，水煎外洗伤处。(《广西本草选编》)
2. 急性扁桃体炎，咽喉炎 根1～2两，水煎服。(《广西本草选编》)
3. 跌打损伤 根3～5钱，水煎加酒少许冲服。(《广西本草选编》)

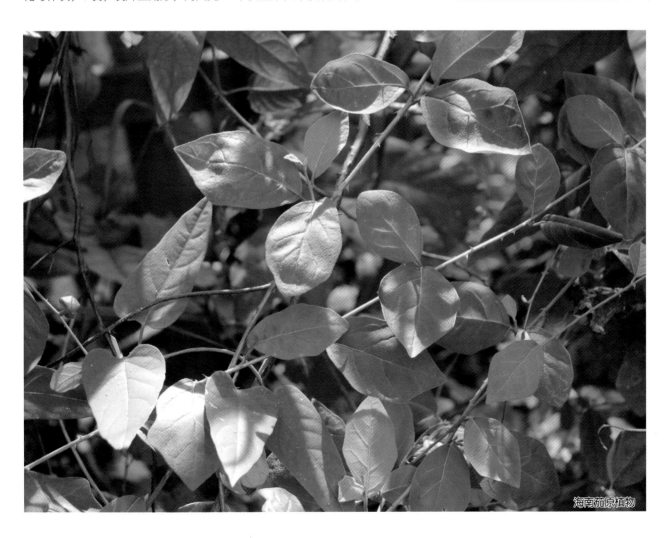

海南茄原植物

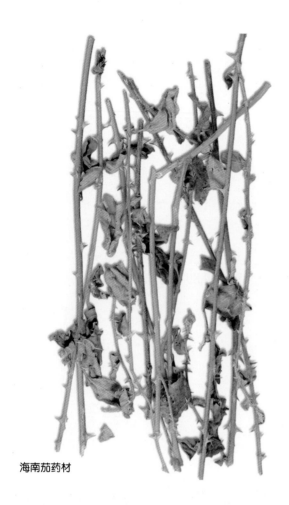

海南茄药材

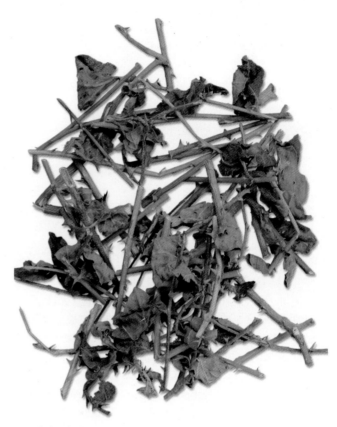

海南茄饮片

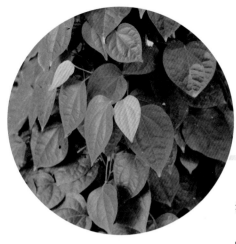

Hai nan ju

海南蒟

Piper Hainanenses Herba
[英] Hainan Piper Herb

【别名】山胡椒、上树胡椒。

【用法用量】内服：煎汤，10 ~ 15g，或浸酒。外用：适量，煎水洗。

【使用注意】内有实热及阴虚火旺者禁服。

【来源】为胡椒科植物海南蒟 *Piper hainanense* Hemsl. 的全草。

【植物形态】木质藤本。除花序轴外无毛；枝有细纵纹。叶薄革质，卵状披针形或椭圆形，长 7 ~ 12cm，宽 3 ~ 5cm，顶端短尖至尾状渐尖，基部圆或阔楔形，呈不明显的微凹，凹缺之宽度通常狭于叶柄之宽度，腹面光亮，背面被白粉霜；叶脉均自基出；叶鞘长为叶柄之半或稍过之。花单性，雌雄异株，聚集成与叶对生的穗状花序；苞片倒卵形至倒卵状长圆形，盾状，表面有腺点；雄蕊 3 ~ 4 枚，花丝短。雌花序于果期延长；总花梗与雄株的相同；花序轴被毛；苞片长圆形或倒卵状长圆形，腹面贴生于花序轴上，边缘分离，盾状；子房倒卵形，无柄，柱头 4。浆果纺锤形，表面有疣状突起。

【分布】广西主要分布于防城、钦州、宁明、龙州。

【采集加工】全年均可采收。洗净扎把晒干。

【药材性状】茎枝圆柱形，直径 2 ~ 4mm；表面有细纵纹，节膨大，生有不定根。叶片近革质，卵形或椭圆形，先端短尖，基部圆或阔楔形，有时歪斜，全缘，上表面黄绿色，下表面色较浅并常有白色粉霜，叶脉 5 条(少为 7 条)，基出，形成掌状；叶柄较长，具叶鞘。有时带有与叶对生的穗状花序或有细皱纹的浆果。气香，味辛辣。

【品质评价】以干燥、无泥沙、叶完整者为佳。

【性味归经】味辛，性温。归胃、脾、肝经。

【功效主治】温中健脾，祛风除湿，敛疮。主治脘腹冷痛，消化不良，风湿痹痛，下肢溃疡，湿疹。

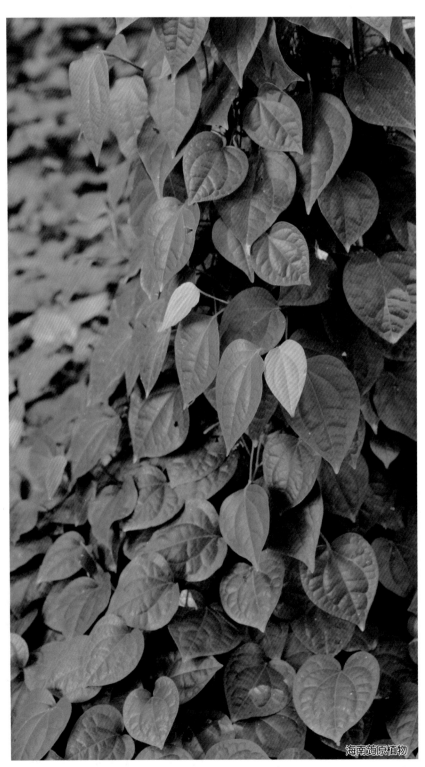

海南蒟原植物

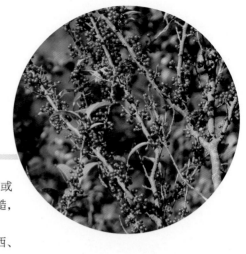

Hai nan dong qing

海南冬青

Ilicis Hainanensis Folium
[英] Hainan Holly Leaf

【别名】山绿茶。

【来源】为冬青科植物海南冬青 Ilex hainanensis Merr. 的叶。

【植物形态】常绿小乔木。小枝具4棱，被疏柔毛。叶互生；托叶三角形；叶片薄革质或纸质，阔椭圆形、倒卵状长椭圆形，长4.5~5.5cm，宽1.5~2.5cm；先端骤狭的短渐尖，基部阔急尖，干后榄绿色或栗褐绿色，背面暗淡，全缘，中脉上面凹陷，侧脉每边8~10条。伞形花序着生在二年枝上或呈圆锥状着生在当年枝上；花淡红色；苞片三角形，常脱落；雄花序每枝3~5朵花，花5~6基数，萼浅盘状，裂片卵状三角形，花瓣卵形，雄蕊短于花瓣的1/4；雌花序簇生，每枝由1~3花组成的聚伞花序，花萼和花冠与雄花相似，退化雄蕊长为花瓣的1/2，子房上位。果近球状椭圆形，干时表面有纵槽，宿存柱头厚盘状或乳头状，花柱有时可见，分核6，间或有4或5，椭圆形，两头尖，背面粗糙，具1槽。

【分布】广西主要分布于桂东南、桂西、桂北、桂东北等地。

【采集加工】四季均可采。晒干备用。

【药材性状】本品呈卷曲状，多破碎不全，主脉在加工过程中多与叶肉相剥离而呈纤维状。完整的叶片呈宽椭圆形或椭圆形，长3~5cm，宽1.5~2.5cm，顶端渐尖，基都楔形，全缘。绿褐色或绿黄色。质脆，易破碎。气清香，味苦。

【品质评价】以干燥、色绿、无杂质者为佳。

【化学成分】本品根茎中主要含有的挥发油成分有：糠醛（furfural）、3-己烯-1-醇（3-hexen-1-ol）、2,4-己二烯 [（2E, 4E）-hexadiene]、（Z）-2,6-二甲基-2,6-辛二烯 [（6Z）-2,6-dimethyl-2,6-octadiene]、乙酸叶醇酯（leaf acetate）、乙酸己酯（hexyl acetate）、双戊烯（dipentene）、苯乙醛（phenylacet aldehyde）、正辛醇（1-octanol）、顺-α,α-5-三甲基-5-乙烯基四氢化呋喃-2-甲醇（5-ethenyl-ltetrahydro-α,α-5-trimethyl-cis-2-furanmethanol）、萜品油烯（terpinolene）、芳樟醇（linalool）、α-松油醇（α-terpineol）、对-1-孟烯-9-醛（p-menthene-8-al）、β-环柠檬醛（β-cyclocitral）、橙花醇 [（Z）-geraniol]、香叶醇（geraniol）、反式-2-癸烯醛（trans-2-decenal）、水杨酸乙酯（ethyl salicylate）、己酸环己酯（cyclohexyl n-hexanoate）、L-

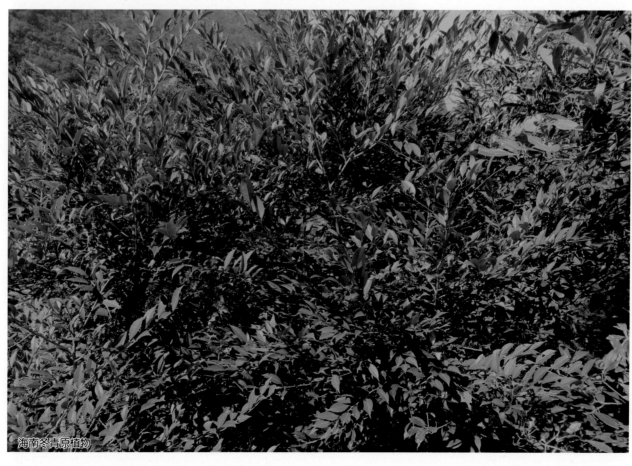

海南冬青原植物

石竹烯（L-caryophyllene）、β-紫罗兰酮（β-ionone）、植酮（phytone）、丁基邻苯二甲酸二辛酯（butyl octyl phthalate）[1]。

本品叶中主要含有的黄酮类、三萜类、皂苷类、挥发油等多种化学成分。

黄酮类化合物主要有：芦丁（rutin）[2]、圣草酚（eriodictyol）、槲皮素（quercetin）、双氢山柰酚（dihydrokaempferol）、（2R,3R）-dihydroquercetagetin、金丝桃苷（hyperin）、槲皮素-3-O-α-L-吡喃鼠李糖苷（quercetin-3-O-α-L-rhamnopyranoside）、槲皮素-3-β-D-吡喃葡萄糖苷（quercetin-3-β-D-glucopyranoside）、山柰酚-3-O-α-L-吡喃鼠李糖苷（kaempferol-3-O-α-L-rhamnopyranosyl）、杨梅素-3-O-α-L-吡喃鼠李糖苷（myricetin-3-O-α-L-rhamnopyranosyl）、山柰酚-7-O-β-D-吡喃葡萄糖苷（kaempferol-7-O-β-D-glucopyranoside）、槲皮素-7-O-β-D-吡喃葡萄糖苷（quercetin-7-O-β-D-glucopyranoside）、木犀草素-7-O-β-D-吡喃葡萄糖苷（luteolin-7-O-β-D-glucopyranoside）、北美圣草素-7-O-β-D-吡喃葡萄糖苷（eriodictyol-7-O-β-D-glucopyranoside）、prunin、山柰酚-3-O-β-刺槐双糖苷（kaempferol-3-O-β-robinobioside）、山柰酚-3-O-β-芸香糖苷（kaempferol-3-O-β-rutinoside）、5,7-二羟基色原酮（5,7-dihydroxy-chromanone）、5,7-二羟基色原酮-7-O-β-D-吡喃葡萄糖苷（5,7-dihydroxy-chromanone-7-O-β-D-glucopyranoside）[3]。

咖啡酰奎宁酸类主要有：3′,5′-二咖啡酰基奎宁酸（3′,5′-O-dicaffeoyl quinic acid）、3′,5′-二咖啡酰基奎宁酸甲酯（3′,5′-O-dicaffeoyl quinic acid methyl ester）、3′,5′-O-二咖啡酰基奎宁酸乙酯（3′,5′-O-dicaffeoyl quinic acid ethyl ester）、3′,5′-O-二咖啡酰基奎宁酸丁酯（3′,5′-O-dicaffeoyl quinic acid butyl ester）、4′,5′-O-二咖啡酰基奎宁酸（4′,5′-O-dicaffeoyl quinic acid）、4′,5′-O-二咖啡酰基奎宁酸甲酯（4′,5′-O-dicaffeoyl quinic acid methyl ester）、4′,5′-O-二咖啡酰基奎宁酸乙酯（4′,5′-O-dicaffeoyl quinic acid ethyl ester）、4′,5′-O-二咖啡酰基奎宁酸丁酯（4′,5′-O-dicaffeoyl quinic acid butyl ester）、3′,4′-O-二咖啡酰基奎宁酸甲酯（3′,4′-O-dicaffeoyl quinic acid methyl ester）、3′,4′,5′-O-三咖啡酰基奎宁酸丁酯（3′,4′,5′-O-tricaffeoyl quinic acid butyl ester）[3]。

三萜类化合物主要有：香树脂素（amyrin）、2α,3β,23-三羟基乌索-12-烯-28-羧酸（2α,3β,23-trihydroxyurs-12-en-28-oic-acid）、3β,19α,20β-三羟基乌索-12-烯-24,28-二羧酸（3β,19α,20β-trihydroxyurs-12-en-24,28-dioic acid）、3β,19α-二羟基乌索-12-烯-23,28-二羧酸（3β,19α-dihydroxyurs-12-en-23,28-dioic acid）[2]、乌索酸（ursolic acid）、3β,19α-二羟基乌索-12-烯-24,28-二羧酸（3β,19α-dihydroxyurs-12-en-24,28-dioic acid）[3]、3β,30-二羟基乌索-12-烯-24,28-二羧酸（3β,30-dihydroxyurs-12-en-24,28-dioic acid）、3β,19α,30-三羟基乌索-12-烯-24,28-二羧酸（3β,19α,30-trihydroxyurs-12-en-24,28-dioic acid）、3β,19α,22α-三羟基乌索-12-烯-24,28-二羧酸（3β,19α,22α-trihydroxyurs-12-en-24,28-dioic acid）、3β,19α-二羟基-11-氧代乌索-12-烯-24,28-二羧酸（3β,19α-dihydroxy-11-oxo-urs-12-en-24,28-dioic acid）、2α,3β,19α,23-四羟基乌索-12-烯-28-

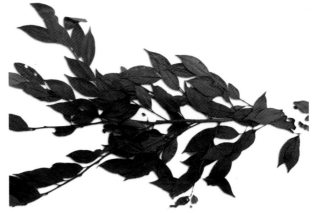

海南冬青药材

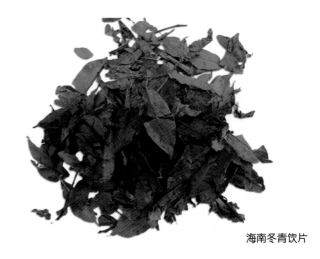

海南冬青饮片

羧酸（2α,3β,19α,23-tetrahydroxyurs-12-en-28-oic acid）、2α,3β,19α-三羟基乌索-12-烯-23,28-二羧酸（2α,3β,19α-trihydroxyurs-12-en-23,28-dioic acid）、2α,3β,19α-三羟基齐墩果-12-烯-23,28-二羧酸（2α,3β,19α-trihydroxyolean-12-en-23,28-dioic acid）、2α,3β,19α-三羟基乌索-12-烯-24,28-二羧酸（2α,3β,19α-trihydroxyurs-12-en-24,28-dioic acid）、3β,19α-二羟基齐墩果-12-烯-24,28-二羧酸（3β,19α-dihydroxyolean-12-en-24,28-dioic acid）、3β,29-二羟基齐墩果-12-烯-24,28-二羧酸（3β,29-dihydroxyolean-12-en-24,28-dioic acid）、3β,19α,23-三羟基乌索-12-烯-24,28-二羧酸（3β,19α,23-trihydroxyurs-12-en-24,28-dioic acid）、3β,19α,23-三羟基齐墩果-12-烯-24,28-二羧酸（3β,19α,23-trihydroxyolean-12-en-24,28-dioic acid）、3β,19α,23,24-四羟基乌索-12-烯-28-羧酸（3β,19α,23,24-tetrahydroxyurs-12-en-28-oic acid）[3]。

三萜皂苷主要有：齐墩果烷-12-烯23α,28β-二酸3β,16α-二羟基-β-D-（1′→28）葡萄糖苷[olean-12-en 23α,28β-dioc acid 3β,16α-dihydroxyl-β-D-（1′→28）-glucoside][4]、3β,19α-二羟基乌索-12-烯-24,28-二羧酸-28-O-β-D-吡喃葡萄糖苷（3β,19α-dihydroxyurs-12-en,24,28-dioic acid-28-O-β-D-glucopyranoside）[5]、丁香脂素-4-O-β-D-吡喃葡萄糖苷（syringaresinol-4-O-β-D-glucopyranoside）[6]、3β,19α-

二羟基乌索 -12- 烯 -28- 羧酸 -3-*O*-β-D- 吡喃葡萄糖苷（3β,19α- dihydroxyurs-12-en-28-oic acid-3-*O*-β-D-glucopyranoside）、3β,19α- 二羟基齐墩果 -12- 烯 -24,28- 二羧酸 -28-*O*-β-D- 吡喃葡萄糖苷（3β,19α-dihydroxyolean-12-en-24,28-dioic acid-28-*O*-β-D-glucopyranoside）、3β,29- 二羟基齐墩果 -12- 烯 -24,28- 二羧酸 -28-*O*-β-D- 吡喃葡萄糖苷（3β,29-dihydroxyolean-12-en-24,28-dioic acid-28-*O*-β-D-glucopyranoside）、3β- 羟基乌索 -12,18- 二烯 -24,28- 二羧酸 -28-*O*-β-D- 吡喃葡萄糖苷（3β-hydroxyurs-12,18-dien-24,28-dioic acid-28-*O*-β-D-glucopyranoside）、3β,30- 二羟基乌索 -12,9- 二烯 -24,28- 二羧酸 -28-*O*-β-D- 吡喃葡萄糖苷（3β,30-dihydroxyurs-12,9-dine-24,28-dioic acid-28-*O*-β-D-glucopyranoside）、3β,19α- 二羟基齐墩果 -12- 烯 -24,28- 二羧酸 -28-*O*-β-D- 吡喃葡萄糖苷 -(1→6)-β-D- 吡喃葡萄糖苷[3β,19α-dihydroxyolean-12-en-24,28-dioic acid-28-*O*-β-D-glucopyranoside-（1→6）-β-D-glucopyranoside][3]。

半萜苷（酯）类主要有：2- 咖啡酰氧甲基 -3- 羟基 -1- 丁烯 -4-*O*-β-D- 吡喃葡萄糖苷 [2-caffeoyloxy methyl-3-hydroxy-1-butane-4-*O*-β-D-glucopyranoside]、(2*E*)-2- 甲基 -2- 丁烯 -1,4- 二醇 -4-*O*-β-D-（6″-*O*- 咖啡酰基）- 吡喃葡萄糖苷 [（2*E*)-2-methyl-2-butene-1,4-diol-4-*O*-β-D-（6″-*O*-caffeoyl）-glucopyranoside]、1-*O*- 咖啡酰 -(2*E*)-2- 甲基 -2- 丁烯 -1,4- 二醇 -4-*O*-β-D- 吡喃葡萄糖苷 [1-*O*-caffeoyl-（2*E*）-2-methyl-2-butene-1,4-diol-4-*O*-β-D-glucopyranoside][6]、2- 羟甲基 -3- 咖啡酰氧 -1- 丁烯 -4- 醇（2-hydroxymethyl-3-caffeoyloxy-1-butane-4-ol）、2- 羟甲基 -4- 咖啡酰氧 -1- 丁烯 -3- 醇（2-hydroxymethyl-4-caffeoyloxy-1-butane-3-ol）、2- 咖啡酰氧基 -1- 丁烯 -3,4- 二醇（2-caffeoyloxy-1-butane-3,4-diol）、(2*E*)-2- 甲基 -2- 丁烯 -1,4- 二醇 -4-*O*- 咖啡酸酯 [（2*E*）-2-methyl-2-butane-1,4-diol-4-*O*-caffeic acid ester]、（2*E*）-2- 甲基 -2- 丁烯 -1,4- 二醇 -1-*O*- 咖啡酸酯 [（2*E*）-2-methyl-2-butane-1,4-diol-1-*O*-caffeic acid ester]、2- 羟甲基 -3- 咖啡酰氧 -1- 丁烯 -4-*O*-β-D- 吡喃葡萄糖苷（2-hydroxymethyl-3-caffeoyloxy-1-butane-4-*O*-β-D-glucopyranoside）、2- 羟甲基 -3- 羟基 -1- 丁烯 -4-*O*-β-D-（6″-*O*- 咖啡酰基）- 吡喃葡萄糖苷 [2-hydroxymethyl-3-hydroxy-1-butane-4-*O*-β-D-（6″-*O*-caffeoyl）-glucopyranoside]、2- 羟甲基 -3- 咖啡酰氧 -1- 丁烯 -4-*O*-β-D-（6″-*O*- 咖啡酰基）- 吡喃葡萄糖苷 [2-hydroxymethyl-3-caffeoyloxy-1-butane-4-*O*-β-D-（6″-*O*-caffeoyl）-glucopyranoside][3]。

挥发油主要有：糠醛（furfural）、青叶醛（*trans*-2-hexenal）、2,4- 己二烯 [（2,4）-hexadiene]、正己醇（hexyl alcohol）、2- 庚醇（2-heptanol）、4- 甲基 -1,4- 己二烯（4-methyl-1,4-hexadiene）、苯甲醛（benzaldehyde）、(6*Z*）-2,6- 二甲基 -2,6- 辛二烯 [（6*Z*）-2,6-dimethyl-2,6-octadiene]、月桂烯（myrcene）、(*E*）-2,6- 二甲基 -2,6- 辛二烯 [（*E*）-2,6-

dimethyl-2,6-octadiene]、3- 氨基巴豆腈（3-aminocrotononitrile）、乙酸己酯（hexyl acetate）、双戊烯（dipentene）、3,7- 二甲基 -1,3,6- 辛三烯、[（3*E*）-ocimene]、罗勒烯（ocimene）、正辛醇（1-octanol）、顺 -α,α-5- 三甲基 -5- 乙烯基四氢化呋喃 -2- 甲醇、萜品油烯（terpinolene）、芳樟醇（linalool）、α- 松油醇（α-terpineol）、冬青油（methyl salicylate）、β- 环柠檬醛（β-cyclocitral）、橙花醇 [（*Z*）-geraniol]、香叶醇（geraniol）、1,1,6- 三甲基 -1,2- 二氢萘（1,1,6-trimethyl-1,2-dihydronaphthalene）、（*Z*）- 己酸 -3- 己烯酯、己酸环己酯（cyclohexyl *n*-hexanoate）、β- 大马士酮（β-damascenone）、α- 大马酮（α-damasone）、β- 紫罗兰酮（β-ionone）、反式 - 橙花叔醇（nerolidol）、3,5,5- 三甲基 -4-（1*E*）-1,3- 丁二烯基 -1- 酮 -2- 环己烯 [2-cyclohexen-1-one,4-（1*E*）-1,3-butadienyl-3,5,5-trimethyl]、邻苯二甲酸丁基异丁基（butyl isobutyl phthalate）[1]。

本品叶中的其他化学成分有：胡萝卜苷（daucosterol）[5]、邻苯二甲酸二丁酯（dibutyl phthalate）[6]、逆没食子酸（ellagic acid）、咖啡酸（caffeic acid）、对羟基肉桂酸（*p*-hydroxycinnamic acid）、正三十一烷（hentriacontane）、正四十烷（tetracontane）、正三十二烷醇（1-hydroxytriacontane）、正三十四烷醇（*n*-tetratriacontanol）、正十六烷酸（hexadecanoic acid）、葡萄糖（glucose）、（+）- 环合橄榄树脂素 [（+）-cycloolivii]、breynioside A、（2*E*）-3-（3- 羟甲基 - 苯基）-2- 丙烯 -1- 醇 [（2*E*）-3-（3-hydroxymethyl-benzyl）-2-propen-1-ol]、β- 谷甾醇（β-sitosterol）[3]。

【性味归经】味苦、甘，性平。归肝、肺、心经。

【功效主治】清热平肝，活血通脉，清热解毒。主治头痛眩晕，半身不遂，风热感冒，肺热咳嗽，喉头水肿，咽喉肿痛，痢疾泄泻等。

【用法用量】内服，煎汤，6～9g。外用：适量。

【使用注意】孕妇慎用。

【参考文献】

[1] 张龙，郑锡任，陈勇，等 . 山绿茶茎和叶中挥发油成分 GC-MS 比较分析 . 中国实验方剂学杂志,2013,19(1): 70.

[2] 闵知大，覃开活 . 海南冬青中的一个新三萜甙 . 药学学报,1984,19(9): 691.

[3] 周思祥 . 山绿茶的化学成分和生物活性研究 . 北京：中国协和医科大学,2007.

[4] 程齐来，李洪亮，彭金年 . 山绿茶化学成分的研究 . 光谱实验室,2010,27(1): 131.

[5] 文东旭，郑学忠，井上谦一郎 . 海南冬青的化学成分研究 . 中国中药杂志,1999,24(4): 223.

[6] 彭博，黄卫华，赵静，等 . 山绿茶化学成分研究 . 中药材,2012,35(8): 1251.

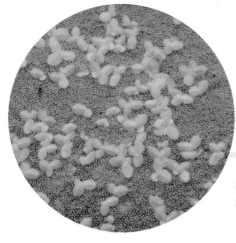

Fu   ping

浮 萍

Spirodelae Herba
[英] Common Duckweed Herb

【别名】水萍、水萍草、浮萍草、萍子草、小萍子。

【来源】为浮萍科植物紫萍 *Spirodela polyrrhiza*（L.）Schleid 或青萍 *Lemna minor* L. 的全草。

【植物形态】漂浮植物。叶状体对称，表面绿色，背面浅黄色或绿白色或紫色，近圆形，倒卵形或倒卵状椭圆形，全缘，长 1.5～5mm，宽 2～3mm，上面稍突起或沿中线隆起，脉 3，不明显，背面垂生丝状根 1 条，根白色，根鞘无翅；叶状体背面一侧具囊，新叶状体于囊内形成浮出，以极短的细柄与母体相连，随后脱落。雌花具弯生胚珠 1 枚，果实无翅，近陀螺状，种子具突出的胚乳。

【分布】广西全区均有分布。

【采集加工】6～9 月间捞取。晒干。

【药材性状】本品叶状体扁平细小，呈椭圆形、倒卵形或近圆形，长 2～6mm，宽 2～3mm，上表面淡绿至灰绿色，下表面深绿至紫棕色，边缘整齐或微卷，上表面两侧各有一小凹陷，下表面该处生有数条须根。质轻而薄，松软，易碎。气微香，味淡。

【品质评价】以色绿、干燥、无杂质者为佳。

【化学成分】本品全草含反式 -1,3- 植二烯（*trans*-1,3-phytadiene）、植醇（phytol）、4*R*-4- 羟基异植醇(4*R*-4-hydroxyisophytol)[1]、谷甾醇（sitosterol）、十氢番茄红素（lycopersene）、（10*R*）-羟基 -7Z,11*E*,13Z- 十六碳三烯酸[(10*R*)-hydroxyhexadeca-7Z,11*E*,13Z-trienoic acid]、11Z- 十六碳烯酸（11Z-hexadecenoic acid）及 7Z,10Z,13Z- 十六碳三烯酸（7Z,10Z,13Z-hexadecatrienoic acid）[2]。

【药理作用】

1. 对心血管的作用　1% 浮萍煎剂对奎宁引起衰竭的蛙心有强心作用，钙剂能增强此强心作用；如剂量过大，可使心跳停止在舒张期。此外，浮萍尚有收缩血管和升高血压作用[3,4]。

2. 抗感染　1∶20 浓度浮萍煎剂对肠道埃可病毒有抑制作用，在感染同时或感染后给药均可延缓人胚肾原代单层

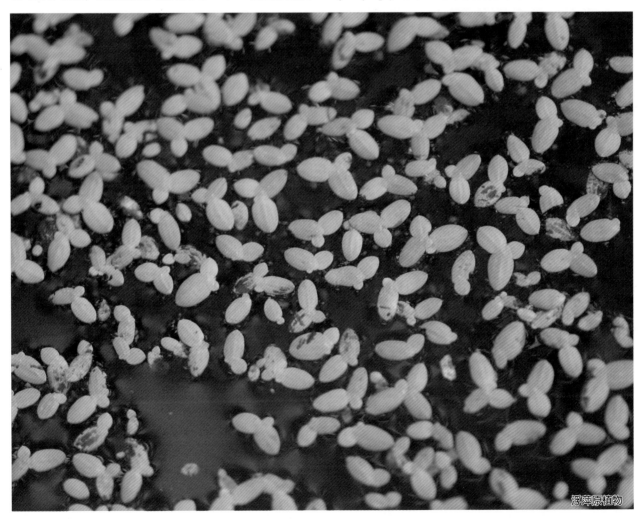

浮萍原植物

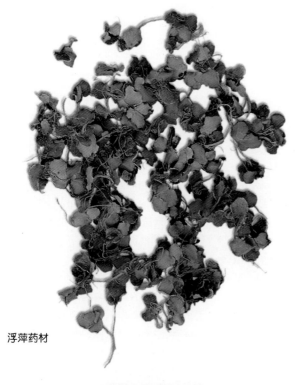

浮萍药材

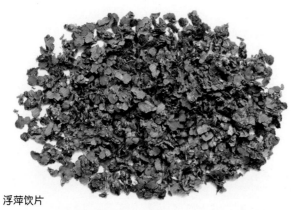

浮萍饮片

细胞病变的出现时间[5]。

3. 利尿　浮萍对大鼠有利尿作用，其最大排尿量在前两个小时，第一小时和第二小时的排尿量占总排量的 50% 以上，排尿同时有排钠、排钾作用[6]。

4. 解热　浮萍煎剂或浸剂 2g（生药）/kg 灌胃，对静脉注射伤寒混合菌苗所致发热的家兔有微弱的解热作用[7]。

5. 其他　浮萍能使牛凝血酶和人血纤维蛋白原的凝聚时间延长，有一定抗凝作用[6]。浮萍醇提物对豚鼠离体气管有抗组胺作用[8]。浮萍对库蚊幼虫和蚊蛹有杀灭作用，能抑制蚊类幼虫生长，降低蚊类幼虫密度[9,10]。

【临床研究】

1. 痤疮　温水清洁面部，常规消毒炎症性皮疹、黑头粉刺，用痤疮针或小镊子清除脓疱、角栓，涂擦红霉素软膏于伤口，离子喷雾 5min；浮萍散（浮萍 10g，珍珠层粉 1g，研细过 100 目筛，封装备用）适量加 2/3 蒸馏水、1/3 蜂蜜调成稀

糊状，均匀涂于面部（眼口除外）厚约 4mm，30～40min 后洗净，外涂维生素 B₆ 软膏，5～7 天 1 次，4 次为 1 个疗程。结果：痊愈 152 例，有效 68 例；最短 2 次，最长 3 个疗程，总有效率为 100%[11]。

2. 牛皮癣　防己浮萍汤（浮萍 10g，赤芍 9g，紫草 10g，官桂 6g，当归 10g，土茯苓 10g，地肤子 9g，党参 10g，蝉蜕 10g。加减运用：血热加生地、牡丹皮、金银花、蒲公英、地骨皮等；风湿加荆芥、白鲜皮、茵陈、川芎等；气虚加白术、黄芪等；阴虚加枸杞果、白芍、玄参、麦冬等；食欲不振加谷芽、炒莱菔子）。结果：治疗 120 例，痊愈率为 35%，有效率为 39%，无效率为 26%[12]。

3. 荨麻疹　①桂枝、苍术、防风、薏苡仁各 15g，浮萍、皂角刺各 10g，地肤子 20g，蚕沙 25g，每日 1 剂，水煎 2 次取汁 300ml 混匀，早晚温服，晚间服药后覆被取微汗。忌食鱼虾蛋类食物。加减法：风热挟湿证加金银花、茵陈蒿；风寒挟湿证加麻黄、荆芥、生姜；正虚邪恋证加黄芪、当归。结果：治愈 46 例，好转 3 例，无效 1 例[13]。②桂枝浮萍汤（浮萍 12g，桂枝 9g，地肤子 6g，苍术 15g，炒薏米 24g，茵陈 10g，防风 6g，猪苓 12g，金银花 30g，紫花地丁 18g），瘙痒剧者加皂刺 4.5g。结果：治疗 23 例，痊愈 18 例，占 78.3%，好转 4 例，无效 1 例，其中 7 例（慢性病例）系本院工作人员，治愈后 3 年未复发，余者未作随防，远期效果不详[14]。③浮萍 20g，蝉衣 20g，防风 20g，白鲜皮 15g，胡麻仁 15g，甘草 10g，水煎服。辨证加减：偏风热加牛蒡子 15g，苦参 15g，连翘 15g；偏风寒加麻黄 15g，桂枝 15g；奇痒难忍，发作频繁加地龙 15g，苍耳子 20g，白蒺藜 10g。每日服 1 剂，药渣用沸水 1000ml 浸泡外洗。结果：本组 50 例（男性 33 例，女性 17 例），均为久治不愈、反复发作之患，经治疗痊愈 48 例，2 例有效[15]。

4. 湿疹　浮萍 30g，薄荷 10g，苏叶 12g，生甘草 15g，土茯苓 30g，萆薢 20g。水煎，每日 1 剂。加减法：发热、痒甚者加蝉衣 12g；湿热毒盛，患处分泌物增多者，酌加金银花 20g，连翘 15g，黄芩、黄柏、黄连各 10g，苦参 12g。结果：治愈 41 例，显效 24 例，有效 10 例，无效 6 例[16]。

5. 鹅掌风　浮萍、僵蚕、皂荚、荆芥、防风、制川乌、制草乌、羌活、独活、白鲜皮、黄精、威灵仙各 10g，鲜凤仙花 1 株，陈醋 1kg，上药用陈醋浸泡 24h 后，放在小火上煮沸，滤去药渣备用。每日用药醋浸泡患部 2 次，每次 10～20min，泡后拭干皮肤。以 3 剂药为 1 个疗程，一般需 1～2 个疗程。治疗时间以伏天为宜，取冬病夏治之理。结果：共治疗 80 例，治愈 60 例；有效 18 例；无效 2 例。总有效率为 97.5%[17]。

6. 小儿急性肾炎　浮萍 6～12g，地胆草 10g，马鞭草 6～10g，益母草 15g，水煎分 4～5 次服。以上为 5 岁用量，不同年龄可随之增减。咽喉肿痛加一枝黄花、酢浆草，风热盛者加白茅根、蝉衣、木贼草，疮毒疖肿加地肤子、七叶一枝花，血尿明显者加茜草、紫珠草，高血压者加草决明、黄芩、车前子。结果：共治疗 260 例，痊愈 218 例，好转 37 例，无效 5 例，总有效率为 98.1%[18]。

7. 下肢深静脉血栓形成　对照组给予常规西药治疗，口服抗凝剂、血管扩张剂、钙离子拮抗剂等。治疗组在对照组

治疗基础上，加用槐米浮萍胶囊（主要由槐米、浮萍、水蛭、乳香、没药、茯苓、白鲜皮、蛇床子、怀牛膝、黄芩、苦参、甘草等组成，共研细末，过100目筛，装胶囊，每粒含生药0.39g），每次8粒，每天3次。2组均以4周为1个疗程，连续用药1～3疗程。结果：治疗组临床治愈103例，显效126例，有效5例，无效6例，总有效率为97.2%；对照组临床治愈69例，显效67例，有效31例，无效73例，总有效率为69.6%。2组治愈率、总有效率比较，有显著性差异（$P<0.01$）。治疗组血液流变学各项指标均较治疗前有改善，与治疗前比较，有差异或显著性差异（$P<0.05$，$P<0.01$）；而对照组仅有血浆黏度、纤维蛋白原与治疗前比较，结果有差异（$P<0.05$）。2组全血黏度、红细胞压积、血小板聚集治疗后比较，有显著性差异（$P<0.01$）[19]。

【性味归经】味辛，性寒。归肺、肝、小肠经。

【功效主治】发汗解表，祛风清热，利水消肿。主治麻疹不透，风热瘾疹，风疹瘙痒，水肿尿少，经闭，疮癣，丹毒，烫伤。

【用法用量】煎服，5～10g。外用：适量，煎汤浸洗。

【使用注意】表虚自汗、血虚肤燥、气虚风痛者不宜用。

【经验方】

1. 热毒　浮萍捣汁，敷之令遍。（《子母秘录》）

2. 时行热病，发汗　浮萍草一两，麻黄、桂心、附子各半两。四物捣细筛。每服二钱，以水一中盏，生姜半分，煎至六分，不计时候，和滓热服。（《本草图经》）

3. 皮肤风热，遍身生瘾疹　牛蒡子、浮萍等份。以薄荷汤调下二钱，日二服。（《养生必用方》）。

4. 消渴　干浮萍、栝楼根等份。上二味为末，以人乳汁和丸如梧子。空腹饮服二十丸，日三。（《千金方》）

【参考文献】

[1]Previtera L, Monaco P. A linear diterpene diol from Lemna minor. Phytochemistry, 1984, 23(1): 194.

[2]Previtera L, Monaco P. Fatty acid composition in Lemna minor-characterization of a novel hydroxy C16 acid. Phytochemistry, 1983, 22(6): 1445.

[3] 刘寿山 . 中药研究文献摘要 (1820-1961). 北京 : 科学出版社 ,1963: 497.

[4] 《全国中草药汇编》编写组 . 全国中草药汇编 (上册). 北京 : 人民卫生出版社 ,1976: 643.

[5] 中医研究院中药研究所病毒组 . 中草药对呼吸道病毒致细胞病变作用的影响（续报）. 新医药学杂志 ,1973,(12): 478.

[6] 凌云，鲍燕燕，吴奇，等 . 三种浮萍利尿作用比较 . 中药材 ,1998, 10(21): 526.

[7] 孙世锡 . 中华医学杂志 ,1956,42(10): 964.

[8] 欧兴长 , 等 . 中草药 ,1987,18(4): 165.

[9] 向仁德 , 等 . 中草药 ,1985,15(2): 70.

[10] 孝感县卫生防疫站 . 医学科学参考资料 ,1960,(8): 15.

[11] 刘桂华，孙经善，张丽芹 . 浮萍散面膜治疗痤疮 220 例 . 中医外治杂志 ,1997,(2): 24.

[12] 张银芝，龚振岭 . 防己浮萍汤治疗牛皮癣 120 例总结 . 河北中医 ,1983,(2): 5.

[13] 王集智，林海峰 . 桂枝浮萍汤治疗荨麻疹 50 例 . 中医药学报 ,1998,(3): 43.

[14] 牟德峻 . 桂枝浮萍汤治疗 23 例荨麻疹疗效观察 . 江苏中医 ,1964,(5): 13.

[15] 高玉升 . 浮萍蝉防汤治顽固性荨麻疹 50 例 . 吉林中医药 ,1986,(1): 31.

[16] 宋广振 . 浮萍汤加减治疗湿疹 81 例 . 湖北中医杂志 ,1987,(6): 35.

[17] 陈金兰 . 浮萍醋浸泡剂治疗鹅掌风 80 例 . 湖北中医杂志 ,2002,24(6): 35.

[18] 赵伟强 . 浮萍三草汤治疗小儿急性肾炎 260 例 . 陕西中医 ,1993,14(9): 394.

[19] 缠双鸢，崔茂香，刘丽华，等 . 槐米浮萍胶囊治疗下肢深静脉血栓形成 240 例疗效观察 . 新中医 ,2005,37(5): 22.

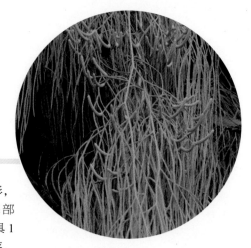

Jin gu feng

浸骨风

Lycopodiastri Herba
[英] Beefwood-like Clubmoss Herb

【别名】舒筋草、藤石松、石子藤、石子藤石松、木贼叶石松。

【来源】为石松科植物藤石松 *Lycopodiastrum casuarinoides* (Spring) Holub 的地上部分。

【植物形态】大型土生植物。地下茎长而匍匐，地上主茎木质藤状，伸长攀缘达数米，圆柱形，具疏叶。叶螺旋状排列，贴生，卵状披针形至钻形，长 1.5 ~ 3.0mm，宽约 0.5mm，基部突出，弧形，无柄，先端渐尖，具 1 膜质，长 2 ~ 5mm 的长芒或芒脱落。不育枝柔软，黄绿色，圆柱状，多回不等位二叉分枝；叶螺旋状排列，但叶基扭曲使小枝呈扁平状，密生，上斜，钻状，上弯，基部下延，无柄，先端渐尖，具长芒，边缘全缘，背部弧形，腹部有凹槽，无光泽，中脉不明显，草质。能育枝柔软，红棕色，小枝扁平，多回二叉分枝；孢子囊穗每 6 ~ 26 个一组生于多回二叉分枝的孢子枝顶端，排列成圆锥形，具直立的总柄和小柄，弯曲，长 1 ~ 4cm，直径 2 ~ 3mm，红棕色；孢子叶阔卵形，覆瓦状排列，先端急尖，具膜质长芒，边缘具不规则钝齿，厚膜质；孢子囊生于孢子叶腋，内藏，圆肾形，黄色。

【分布】广西主要分布于融水、龙胜、德保、靖西、那坡、隆林、钟山、富川、金秀、百色、资源、全州、灌阳、桂林、阳朔、三江、临桂、苍梧、梧州、藤县、贵港、贺州、东兰、罗城、宜州、大新。

【采集加工】全年可采收。除去杂质，晒干。

【药材性状】本品茎呈多回二叉分枝，长短不一，下部圆柱形，淡棕红色，直径 1.5 ~ 4mm，质硬，切断面皮层宽广，黄白色。内侧红棕色，木质部灰白色，与韧皮部稍分离，叶疏生，钻状披针形，顶部长渐尖，膜质，灰白色，末回小枝扁平。宽约 1mm，质柔软，易碎断，叶贴生小枝上。三角形或针形，皱缩弯曲。有的小枝顶端有圆柱形的孢子囊穗。气微，味淡。

【品质评价】以干燥、叶多、无杂质者为佳。

【化学成分】本品含 α-芒柄花醇及二表千层塔烯二醇等萜类化合物 [1]。

本品还含有 huperzinine、*N*-demethylhuperzinine、huperzinine *N*-oxide、huperzine D、huperzine B、huperserrine A、*N,N*-二乙基丁胺、α-onocerin、26-

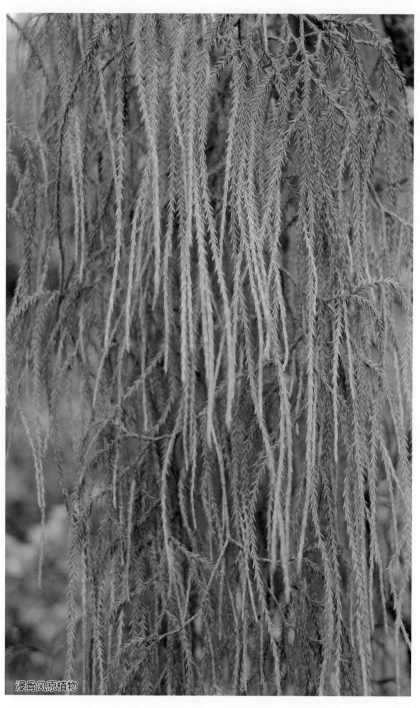

浸骨风原植物

nor-8-oxo-α-onocerin、β-sitosterol 等[2]。

【性味归经】味微甘，性平。归肝经。

【功效主治】祛风除湿，舒筋活血，明目，解毒。主治风湿痹痛，腰肌劳损，跌打损伤，月经不调，盗汗，目赤肿痛，雀目夜盲，水火烫伤，疮疡肿毒。

【用法用量】内服：煎汤，15～30g，或泡酒。外用：适量，煎水洗或捣敷。

【使用注意】孕妇慎服。

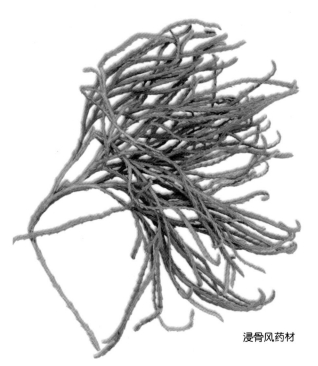

浸骨风药材

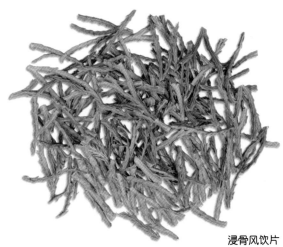

浸骨风饮片

【经验方】

1. 小儿盗汗　舒筋草、麦秆。煮水外洗。(《广西实用中草药新选》)

2. 夜盲　舒筋草嫩苗30g，鸡眼草15g。煎服。(《中国药用孢子植物》)

3. 气虚脚肿　穿山甲前爪用砂炒泡，与砂仁3g打成粉，以舒筋草30g泡水，每日2次吞服，每次用硬币(五分)取药粉为度。(《重庆草药》)

4. 脚转筋　舒筋草30g，伸筋草60g，煎水或加松甲3个炖猪后脚蹄筋。每日早晚内服2次。(《重庆草药》)

5. 筋络受伤后手脚不能伸直者　舒筋草60g。配猪蹄筋与猪骨炖服，可连服数剂。(《重庆草药》)

6. 风湿关节痛，跌打损伤　舒筋草茎15～30g，五加皮、接骨金粟兰各9～15g，上肢加桂枝9g，下肢加牛膝9g。水煎服。(《湖南药物志》)

【参考文献】

[1] 杨纯瑜. 中药石松学名的订正及其资源. 中药通报,1981,6(6): 12.

[2] 吴兴德. 蛇足石杉及其两种近缘亲属植物的化学成分研究. 昆明：昆明医学院,2009.

Kuan jin teng

宽筋藤

Tinosporae Sinensis Caulis
[英] Chinese Tinospora Stem

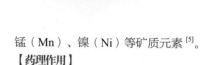

【别名】无地生须、青宽筋藤、伸筋藤、青筋藤、软筋藤、松筋藤、大接筋藤、中华青牛胆。

【来源】为防己科植物中华青牛胆 *Tinospora sinensis*（Lour.）Merr.的藤茎。

【植物形态】落叶藤本。老茎肥壮，表皮褐色，膜质，有光泽，散生瘤突状皮孔，叶痕明显；嫩枝绿色，有条纹，被柔毛。叶膜质或纸质；叶柄被柔毛；叶片阔卵状圆形，长 7 ~ 15cm，宽 5 ~ 14cm，先端急尖，具尖头，基部浅心形至深心形，弯缺有时很宽，两面被短柔毛，下面基密，掌状脉 5 条。总状花序先叶抽出，单生或簇生叶腋；花单性异株，淡绿色；雄花萼片 6，外轮 3 片小；内轮阔卵形；花瓣 6，有爪；雄蕊 6；雌花心皮 3。核果红色，近球形，内果皮卵状半球形，有明显的背肋和许多小瘤状突起。

【分布】广西主要分布于桂南。

【采集加工】全年可采。洗净切碎，晒干。

【药材性状】藤茎为圆柱形，如对剖则呈半圆柱形、略扭曲、长短不一的节块，粗 5 ~ 20mm，栓皮外表呈黄绿色，较光滑或具皱纹，有明显的皮孔及叶痕。质硬，可折断，断面灰白色，木部呈放射状纹理，可见众多的细小圆孔；剖开时，向一方扭曲，木部从射线部分分裂呈折纸扇的扇骨状张开样。气微，味微苦。

【品质评价】以干燥、色黄绿、无杂质者为佳。

【化学成分】本品含 L-1,2,4/3,5 环己五醇 [1]、盐酸巴马汀（palmatine hydrochloride）[2]、棕榈碱（palmatine）、胆碱（choline）[3]、反式丁香苷（*trans*-syringin）、3′-去甲基 - 连翘苷（3′-demethyl-phillyrin）、半萜苷（sesquiterpeneglycoside）、香草醛（vanillin）、胡萝卜苷（daucosterol）、β - 谷甾醇（β -sitosterol）[4]，还含有镉（Cd）、钴（Co）、铬（Cr）、铜（Cu）、锰（Mn）、镍（Ni）等矿质元素 [5]。

【药理作用】

抗辐射　宽筋藤可使辐射损伤小鼠外周血红细胞、血小板、骨髓有核细胞计数及骨髓 DNA 含量增加，能促进放疗后骨髓造血功能恢复，具抗辐射作用 [6]。

【临床研究】

坐骨神经痛　①治疗组 62 例取患侧肾俞、环跳、承扶、委中、阳陵泉、阿是穴，用复方风湿宁注射液（由宽筋藤、两面针、七叶莲、过岗龙、威灵仙、鸡骨香等组成，罗浮山药业生产）4ml 行穴位注射，穴位常规消毒，用快速进针法，缓慢、准确地刺入穴位，

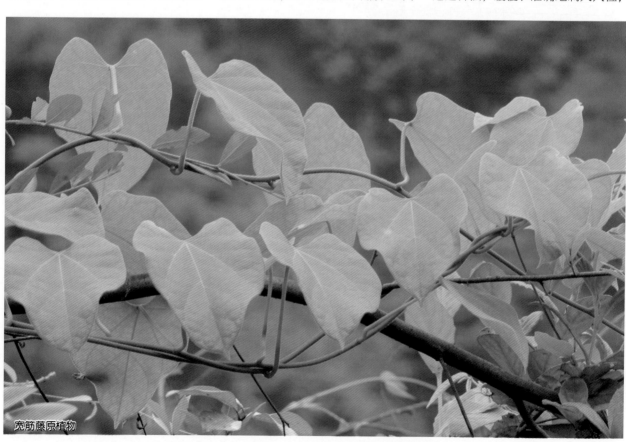

宽筋藤原植物

有得气感后回抽，如无回血，可中速推入药液，1 次 / 天，2ml/ 穴，7 次为 1 个疗程，连续治疗 2 ～ 3 个疗程后判定疗效。对照组 40 例取穴、注射方法及疗程同治疗组。结果：治疗组显效 42 例、好转 15 例、无效 5 例，总有效率 92%，显效率 67.7%；对照组显效 10 例、好转 15 例、无效 15 例，总有效率为 62.5%，显效率为 25%。两组在治疗期间未发现药物毒副反应及局部异常反应 [7]。②宽筋藤、白芍药、海风藤、络石藤、鸡血藤、石楠藤各 30g，威灵仙 20g，入地金牛、延胡索各 15g，甘草 12g。以上中药浓煎成 300ml 药液，每日 1 剂，分 2 次空腹温服。药渣复煎外洗患肢 1 次。加减：如腰痛加桑寄生 30g，杜仲、骨碎补各 15g；下肢疼痛甚而又偏寒加川木瓜 15g，制川乌（先煎）6g；如风湿热痛加桑枝、薏苡仁各 30g，黄柏 15g。结果：治疗坐骨神经痛 52 例，其中显效 38 例，好转 12 例，无效 2 例，总有效率为 96.1%，疗程最短 7 天，最长 92 天，平均治疗天数 21 天 [8]。

【性味归经】味苦，性凉。归肝经。

【功效主治】祛风止痛，舒筋活络，清热利湿。主治风湿骨痛，腰肌劳损，无名肿毒，跌打损伤，外伤出血，肝热目赤肿痛。

【用法用量】内服：煎汤，10 ～ 30g。外用：鲜品适量，捣敷。

【使用注意】孕妇慎用。

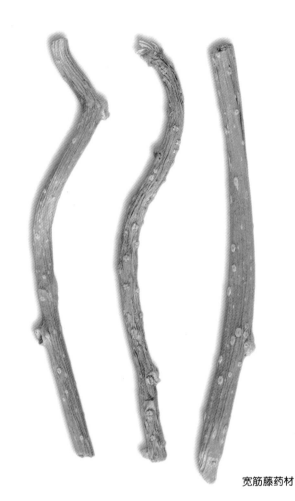

宽筋藤药材

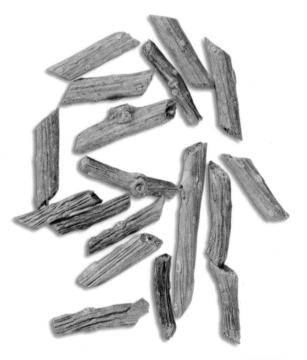

宽筋藤饮片

【经验方】

1. 乳腺炎，无名肿毒　用（宽筋藤）鲜茎、叶捣烂外敷。（《广西本草选编》）

2. 外伤出血　用藤（宽筋藤）9 ～ 15g，煎服；外用其藤研末撒于患处。（《云南中草药》）

3. 骨折，跌打损伤　每用藤（宽筋藤）9 ～ 15g，煎服；外用其鲜藤、叶，捣烂敷患处。（《云南中草药》）

4. 风湿，筋骨痛，半身不遂　每用藤（宽筋藤）9 ～ 15g，煎服或泡酒服。（《云南中草药》）

5. 风湿性关节炎　①宽筋藤 15 ～ 30g，桑枝、地苓、松节各 30g。水煎服。②宽筋藤、山苍子根、大血藤、骨碎补各 15g。水煎服。（《全国中草药汇编》）

【参考文献】

[1] 张教，李苑，李海棠 . 宽筋藤 L-1,2,4/3,5 环己五醇的分离鉴定 . 中药材 ,1993,16(12): 25.

[2] 冼艳婷 . 宽筋藤的鉴别研究 . 中药材 ,2008,31(9): 1330.

[3] Bisset NG, Nwaiwu J. Quaternary alkaloids of Tinospora species. Planta Med, 1983, 48(8): 275.

[4] 任艳丽，唐前瑞，张桢，等 . 中华青牛胆的化学成分研究 . 天然产物研究与开发 ,2008,20(2): 278.

[5] 翟锐锐，李娟，符小文 . 微波消解 /ICP-AES 法测定中华青牛胆中微量元素含量 . 海南医学院学报 ,2010,16(1): 7.

[6] 段伟，毕良文，李文辉 . 宽筋藤对辐射损伤小鼠造血功能的影响 . 中国辐射卫生 ,2008,17(2): 138.

[7] 甘景霞 . 罗浮山复方风湿宁注射液穴位注射治疗坐骨神经痛的疗效观察 . 健康报 ,2009,12: 1.

[8] 卢桂梅 . 芍甘五藤汤治疗坐骨神经痛 52 例 . 新中医 ,1994,(12): 34-35.

通 草

Tong cao

Tetrapanacis Medulla
[英] Ricepaperplant Pith

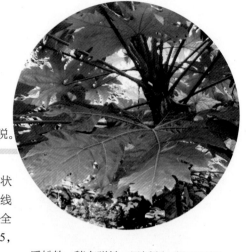

【别名】通花根、大通草、白通草、方通、泡通、通花、方草、通脱木、寇脱。

【来源】为五加科植物通脱木 *Tetrapanax papyriferus*（Hook.）K.Koch 的茎髓。

【植物形态】常绿灌木或小乔木。树皮深棕色；新枝淡棕色或淡黄棕色，有明显的叶痕和大形皮孔，幼时密生黄色星状厚绒毛，后毛渐脱落。叶大，集生茎顶；叶片纸质或薄革质，长 50 ~ 75cm，宽 50 ~ 70cm，掌状 5 ~ 11裂，倒卵状长圆形或卵状长圆形，通常再分裂为 2 ~ 3 小裂片，先端渐尖，上面深绿色，下面密生白色厚绒毛，边缘全缘或疏生粗齿；叶柄粗壮；托叶和叶柄基部合生，锥形，密生淡棕色或白色厚绒毛。圆锥花序，分枝多；

苞片披针形，密生白色或淡棕色星状绒毛；伞形花序有花多数；小苞片线形；花淡黄白色；萼边缘全缘或近全缘，密生白色星状绒毛；花瓣 4，稀 5，三角状卵形，外面密生星状厚绒毛；雄蕊和花瓣同数；子房 2 室；花柱 2，离生，先端反曲。果实球形，紫黑色。

【分布】广西主要分布于田东、田阳、隆林。

【采集加工】秋季割取茎。截成段，趁鲜取出髓部，理直，晒干。

【药材性状】茎髓呈圆柱形，直径 1 ~ 2.5cm。表面白色或淡黄色，有浅纵沟纹，常横切成 2 ~ 3mm 厚的薄片。体轻，质松软，稍有弹性，易折断，断面平坦，显银白色光泽，内有直径 0.3 ~ 1.5cm 的空心或半透明的薄膜，纵剖面呈梯状排列，实心者（仅在细小茎髓中的某小段）少见。无臭，无味。

【品质评价】以条粗壮、色洁白、有弹性、空心有隔膜者为佳。

【化学成分】本品茎髓含有灰分（ash content）、蛋白质（protein）、脂肪（fat）、粗纤维（crude fiber）、糖醛酸（uronic acid）及戊聚糖（pentosans），还含苏氨酸（threonine）、谷氨酸（glutamate）、天冬氨酸（aspartate）、苯丙氨酸（phenylalanine）等 13 种氨基酸以及钙（Ca）、钡（Ba）、镁（Mg）、铁（Fe）等 18 种矿质元素 [1,2]。

【药理作用】

利尿 4g/kg 通脱木大鼠灌胃，能增加大鼠尿中钾离子的排出，而对尿钠、尿氮无影响，说明利尿与排钾有关 [3]。

【临床研究】

1. 慢性鼻炎 通草、珍珠、枯矾、细辛四味药以 2：1：4：4 的比例研末，用枣核大脱脂棉球蘸取上述药末两鼻孔交替塞鼻各 20 min，6h 用 1 次，10 天为 1 个疗程，治疗 3 个疗程，治疗期间忌辛辣、鱼虾类食物。结果：治疗 136 例，本组治愈 102 例，占 75%；好转 34 例，占 25%，总有效率 100%[4]。

2. 乳痈 按摩乳房解除奶胀后给予通草汤口服 3 天。药用：通草 20g，加凉水 200ml 下锅，水开后计时，煮 20min，取汁 50ml，于按摩后服用。次日根据乳房乳汁淤积情况而确定是否需要再次手法按摩治疗。结果：治疗乳痈 40 例，32 例在治疗 1 天后乳房红肿疼痛消失，乳汁排出通畅，体温正常；8 例经 2 ~ 3 天治疗后恢复正常，有效率达 100%[5]。

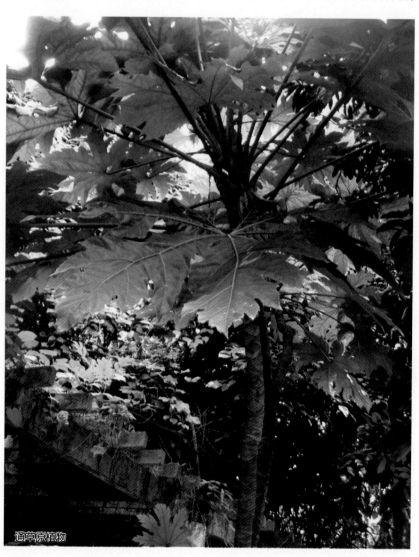

通草原植物

3. 预防产后乳胀 随机将 72 例产妇分为观察组和对照组各 36 例，对照组产后行常规护理，指导普通饮食。观察组除常规护理外，产后当天开始食通草鲫鱼汤（通草 15 ~ 20g、鲫鱼 1 条约 500g、红枣数颗、清水 1000 ~ 1500ml，同锅煮熟，入盐、油、姜、味精适量调味即可），每日 3 次，连服 3 ~ 4 天。结果：产后第 1 天，两组产妇乳胀情况比较，差异无显著性意义（$P>0.05$）；产后第 2 天观察组中度乳胀率显著高于对照组，第 3、4 天重度乳胀率明显低于对照组，两组比较差异有显著性意义（$P<0.05$）[6]。

【性味归经】味甘、淡，性微寒。归膀胱、胃、肾经。

【功效主治】清热利水，通经下乳。主治淋证涩痛，小便不利，水肿，黄疸，湿温病，小便短赤，产后乳少，经闭，月经不调，带下。

【用法用量】内服：煎汤，2 ~ 5g。

【使用注意】气阴两虚、内无湿热者及孕妇禁服。

【经验方】

1. 气热淋疾，小便数急痛，小腹虚满 通草煎汤，并葱食之。（《普济方》）

2. 热气淋涩，小便赤如红花汁者 通草三两，葵子一升，滑石四两（碎），石韦二两。上切，以水六升，煎取二升，去渣，分温三服，如人行八九里，又进一服。忌食五腥，热面、炙煿等物。（《普济方》通草饮子）

3. 产后乳汁不通 通草 9g，与猪蹄炖汤同服，或通草 9g，王不留行 4.5g，水煎服。体弱加炙黄芪 12g，同煎服。（《青岛中草药手册》）

4. 下乳 雄猪蹄四只，通草、川芎各二两，穿山甲（炒黄）14 片，甘草一钱。水 5 升，煎半。分三服，先以温葱汤洗乳房。（《杂病源流犀烛》通乳汤）

5. 急性肾炎 通草 6g，茯苓皮 12g，大腹皮 9g。水煎服。（《浙江药用植物志》）

6. 湿热稽留，小便不利 通草、白蔻仁各 3g，金银花、薏苡仁各 9g，滑石 12g，苦杏仁 6g。煎服。（《安徽中草药》）

7. 膀胱积热尿闭 通草、车前子、龙胆草、瞿麦各 9g。水煎服。（《曲靖专区中草药》）

8. 水肿，小便不利，淋浊 通草、茯苓皮、滑石、泽泻、白术各 9g。水煎服。（《常用中草药图谱》）

9. 月经不调 通草 6g，归尾 3g，桃仁 12g，红花 6g。煎服。（《云南中草药选》）

10. 白带过多 大通草茎髓 30 ~ 60g。炖肉吃。（《恩施中草药手册》）

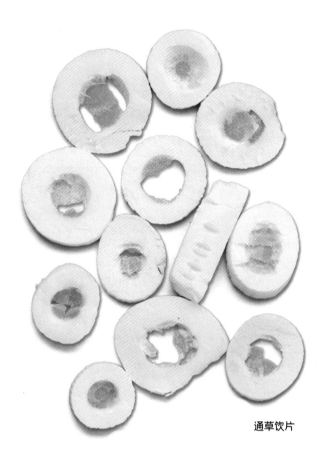

通草饮片

【参考文献】

[1] 王磊. 通草中微量元素及氨基酸的分析测定. 中草药,1986,17(8): 369.

[2] Shinoda Y, Tanada T, Kawamura I. Chemical properties of lignin in light woods.gifu Daigaku Nogakubu Kenkyu Hokoku, 1978, (41): 87.

[3] 贾敏如, 沈映君, 蒋麟, 等. 七种通草对大鼠利尿作用的初步研究. 中药材.1991,14(9): 40.

[4] 王银灿. 通草散塞鼻治疗慢性鼻炎 136 例. 中国民间疗法,2014,22(1): 26.

[5] 薛汝萍, 孙静怡. 改良手法摩揉乳周与通草汤联合治疗乳痈 40 例的体会. 贵阳中医学院学报,2012,34(4): 100-101.

[6] 肖晓琴. 通草鲫鱼汤预防产后乳胀效果观察. 护理学杂志: 外科版,2004,19(4): 61-62.

Tong cheng hu

通城虎

Aristolochiae Fordianance Radix seu Herba
[英] Ovalleaf Dutchmanspipe Rootor Herb

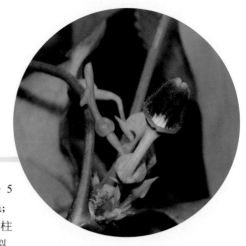

【别名】五虎通城、定心草、万丈藤、大散血、血蒟、天然草、血藤暗消。

【来源】为马兜铃科植物通城虎 Aristolochia fordiana Hemsl. 的全株。

【植物形态】草质藤本。叶互生；叶片卵状心形或卵状三角形，长10～20cm，宽5～8cm，先端长渐尖或短渐尖，基部心形，两侧裂片近圆，下垂或扩展，边全缘，下面仅网脉上密被茸毛，基出脉5～7条，网脉在下面突起。总状花序有花3～4朵或有时仅1朵，腋生；苞片或小苞片卵形或钻形，先端急尖，基部圆形或楔形，具短柄，下面被短柔毛；花被管基部膨大呈球形，外面绿色，向上急剧收狭成一长管，管口扩大呈漏斗状；檐部一侧极短，边缘有时向下翻，另一侧延伸成舌片；舌片卵状长圆形，先端钝而具突尖，暗紫色，有3～5条纵脉和网脉，被稀疏短柔毛或无毛；花药着生于合蕊柱近基部；子房圆柱形，具6纵棱；合蕊柱粗厚，先端6裂，裂片先端钝，向下延伸成6裂的圆环。蒴果长圆形或倒卵形，成熟时由基部向上6瓣开裂，果梗亦随之开裂。种子卵状三角形，背面平突状，具小疣点。

【分布】广西主要分布于武鸣、马山、上林、苍梧、岑溪。

【采集加工】夏、秋季采集。洗净，切片，晒干。

【药材性状】根细圆柱形，稍弯曲，直径2～10mm。表面灰棕色，有横向环纹。断面较平坦，木部黄色。气微，味辛。

【品质评价】以干燥、条粗、色黄绿、无杂质者为佳。

【化学成分】本品根含马兜铃酸A及木兰花碱，马兜铃总酸性成分含量为0.60%[1]。

【药理作用】

1. 镇痛、抗炎 通城虎对小鼠热板致痛有镇痛作用[2]；对二甲苯致鼠耳肿胀抑制作用显著；20/kg、10/kg、5g/kg剂量均能显著抑制角叉菜胶所致小鼠足跖肿胀，而且效果持续时间较长，但抑制程度较地塞米松稍弱[2,3]。

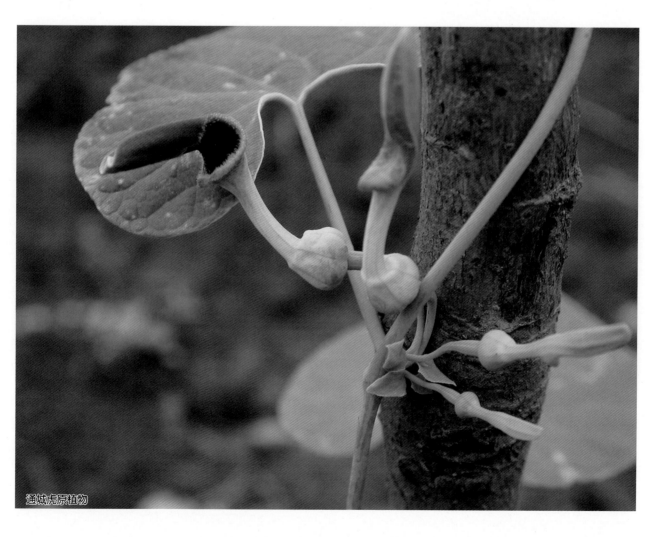

通城虎原植物

2.急性毒性反应　小鼠灌胃通城虎后，大部分动物出现活动减少、蜷曲、呼吸减慢，并多在 72h 内中毒死亡[4]。

【临床研究】

1.膝骨关节炎　复方通城虎散剂（组成：通城虎、毛老虎、仙虎、虎杖、九节风、黑节风、络石藤、石楠藤、伸筋藤，取各药等量，打粉过 20 目筛备用）。观察组视病变关节面积情况，用药粉适量加入 30% 医用乙醇及少量食醋调匀药粉，以抓于手中成药团为度。将药蒸热在 30 ～ 40℃时敷于患处 60min，每天敷药 1 次，5 次为 1 个疗程，共观察 5 个疗程。每疗程结束后停止治疗 1 天。对照组：视病变关节面积情况，使用复方南星止痛膏外贴，每天换药 1 次，5 次为 1 个疗程，每疗程结束后休息 1 天，共治疗 5 个疗程。两组在治疗期间禁用其他药物治疗，结束后在 3 天内进行指标检测。结果：观察组 20 例，其中临床控制 7 例占 35%，显效 8 例占 40%，有效 4 例占 20%，无效 1 例占 5%，总有效率为 95%；对照组 20 例，其中临床控制 3 例占 15%，显效 4 例占 20%，有效 9 例占 45%，无 4 例占 20%，总有效率为 80%。两组疗效对比，复方通城虎散剂明显优于复方南星止痛膏[5]。

2.骨折后期　按骨折部位大小，取医用棉垫，中间用油纸隔开，将通城虎膏（由通城虎、红花、桃仁、骨碎补、冰片等药材和花生油组成，以上药材除冰片外采用黑膏药制作方法，高温油炸提取后，浓缩后去火毒后加入冰片调和而成备用）均匀搽抹于棉垫上，厚度约 3mm，膏面盖上棉纱，覆盖于患处，用胶布或绷带固定。对照组外用伤科万花油，规格为每瓶 8ml 浸泡棉纱，用浸过的棉纱外敷患处。两组均每天用药 1 次，10 天为 1 个疗程。两组均小夹板或石膏固定，开始早期功能锻炼，待骨性愈合后，在夹板的保护下，逐渐增加患肢负荷。结果：全部病例均愈合，无发生并发症及死亡者，两组中通城虎膏组愈合快于对照组。两组临床愈合时间通城虎组短于对照组。说明通城虎膏有促进骨折愈合的作用[6]。

【性味归经】味苦、辛，性温；有小毒。归肺、胃、肾经。

【功效主治】祛风除湿，消肿解毒，止痛。主治风湿骨痛，胃脘痛，腹痛，咽喉疼痛，跌打损伤，小儿惊风，毒蛇咬伤。

【用法用量】煎服，3 ～ 9g。外用适量。

【使用注意】孕妇慎用。

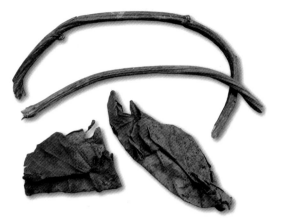

通城虎药材

【经验方】

1.毒蛇咬伤　①通城虎、八角莲、山鸡椒根二层皮各 30g，共捣烂，用第二次淘米水调涂伤口周围。②通城虎根 30g，研末冲开水冷服；另取通城虎带根全草适量，捣烂敷伤口周围。（《广西民族医药验方汇编》）

2.小儿惊风　通城虎、钩藤、地龙适量。煎服。（《广西民族医药验方汇编》）

3.喉炎　通城虎 3g，金线风 15g。水煎服。（《广西民族医药验方汇编》）

4.胃痛　通城虎 3g，小毛姜 10g。水煎服。（《广西民族医药验方汇编》）

【参考文献】

[1] 冯毓秀，林寿全，张秀琴.国产马兜铃属的植物和生药研究：资源利用.药学学报,1983,18(4): 291.

[2] 徐叔云,卞如濂,陈修.药理实验方法学.北京：人民卫生出版社,2002:882-883,886-887,911-913.

[3] 陈奇.中药药理研究方法学.北京：人民卫生出版社,2000:23,232,305-307,364.

[4] 韦健全，罗莹，黄健.通城虎镇痛抗炎作用及急性毒性的实验研究.中国老年学杂志,2011,31(20): 3960-3962.

[5] 李成林，唐业建.复方通城虎散剂敷治膝骨关节炎疗效观察.亚太传统医药,2012,8(8): 66.

[6] 梁波.运用通城虎膏治疗骨折后期 246 例临床观察.辽宁中医杂志,2010,37(增刊): 169.

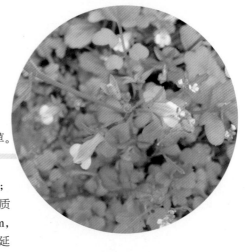

Tong quan cao

通泉草

Mazi Japonici Herba
[英]Japanese Mazus Herb

【别名】脓泡药、汤湿草、猫儿草、五角星、野紫菜、地金钟、石淋草、通灵草。

【来源】为玄参科植物通泉草 Mazus japonicus（Thunb.）O.Kuntze 的全草。

【植物形态】草本。无毛或疏生短柔毛。主根垂直向下或短缩，须根纤细。茎直立或倾斜，通常基部分枝多。基生叶少至多数，有时呈莲座状或早落；叶片倒卵状匙形至卵状披针形，膜质至薄纸质，长 2～6cm，宽 0.6～1.5cm，先端全缘或具疏齿，基部楔形，下延成带翅的叶柄；茎生叶对生或互生，少数，与基生叶相似或几乎等大。疏散总状花序生于茎枝顶端，花稀疏；花萼钟状，果期增大，萼片与萼筒近等长，卵形，先端急尖；花冠紫色或蓝色，上唇短而直立，2 裂，裂片卵状三角形，下唇中裂片较小突出，倒卵圆形；雄蕊 4，两两成对；子房无毛，花柱 2 裂。蒴果球形，与萼筒平。种子小而多数，黄色，种皮上有不规则的网纹。

【分布】广西主要分布于龙胜、桂林、融水、柳州、柳江、东兰、凤山、凌云、邕宁、上思。

【采集加工】春、夏季采收。洗净，晒干备用。

【药材性状】全长 5～15cm，茎被疏毛。根纤细。茎丛生，较细，有细棱，基部多分枝，表面暗紫色，嫩茎暗绿色。叶对生，叶柄长 0.5～1.5cm 或近无柄；叶片皱缩，展平后呈倒卵形或广披针形，长 1.5～3cm，宽 0.5～1cm，先端钝，基部楔形，质脆易碎。宿存花萼留于花枝上，花冠橙黄色。气微。

【品质评价】以色绿、完整、株大者为佳。

【性味归经】味苦、微甘，性凉。归肺、肝、脾、膀胱经。

【功效主治】清热解毒，利湿通淋，健脾消积。主治热毒痈肿，脓疱疮，疔疮，烧烫伤，尿路感染，腹水，黄疸型肝炎，消化不良，小儿疳积。

【用法用量】内服：煎汤，10～15g。外用：鲜品适量，捣敷。

【使用注意】脾胃虚寒者慎服。

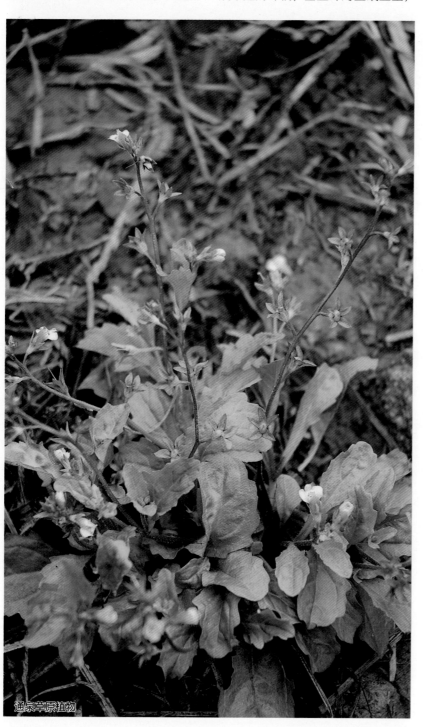

通泉草原植物

【经验方】

1. 痈疽疮肿　干（通灵草）全草。研细末，冷水调敷患处，每日1换。（《泉州本草》）

2. 脓疱疮　脓疱药适量。研末，调菜油搽患处。（《贵州草药》）

3. 心脏性水肿　鲜通灵草适量，陈萝卜子捣烂，加皮硝拌匀，包敷肚脐上。（《浙江药用植物志》）

4. 乳痈　通灵草30g，蒲公英30g，橘叶12g，生甘草6g。水煎服。（《四川中药志》1982年）

5. 尿路感染　通灵草、车前草各30g，金银花15g，瞿麦、萹蓄各12g。煎服。（《安徽中草药》）

6. 消化不良，疳积　通灵草、葎草各15g。煎服。（《安徽中草药》）

7. 黄疸型肝炎　鲜通灵草、茵陈、蒲公英各30g，赤小豆、败酱草各15g。煎服。（《安徽中草药》）

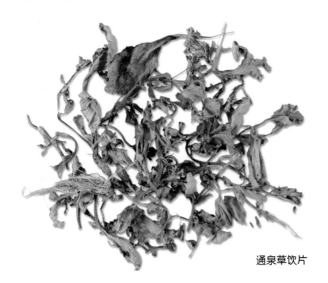

通泉草饮片

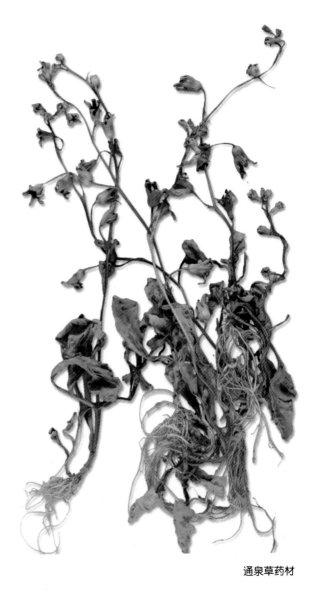

通泉草药材

继木

Ji mu

Loropet ali Chinenses Radix
[英] Chinese Loropet alum Root

【别名】白花树、螺砚木。

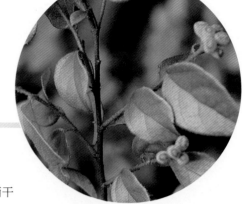

【来源】为金缕梅科植物继木 *Loropet alum chinense*（R.Br.）Oliv. 的根。

【植物形态】落叶灌木或小乔木。幼枝褐色，具星状毛。叶薄革质，椭圆形或卵形，长 2～5cm，宽 1～3cm，先端钝，基部偏斜，两面有灰褐色星状毛。花 3～8 朵聚生于小枝顶部；花 4 数；萼筒被星状毛，萼齿卵形；花瓣白色，带状；退化雄蕊鳞片状，与雄蕊互生；子房有星状毛，花柱短。蒴果卵圆形，被星状毛。

【分布】广西全区均有分布。

【采集加工】挖取根。洗净泥土，晒干备用。

【药材性状】根圆柱形、拐状不规则弯曲或不规则分枝状，长短粗细不一。表面灰褐色或黑褐色，具浅纵纹，有圆形的茎痕及支根痕；栓皮易呈片状剥落而露出棕红色的皮部。体重，质坚硬，不易折断，断面灰黄色或棕红色。气微，味淡、微苦涩。

【品质评价】以条长、粗大、体实者为佳。

【化学成分】本品茎叶中含反植醇（*trans*-phytol）、glycerol 1-（14- methlpentade-canoate）、methyl-（7*R*,8*R*）-4-hydroxy-8′,9′-dinor-4′,7-epoxy-8,3′-neolignan-7′-ate、*trans*-*p*-coumaric acid ethyl ester、落叶松树脂酸（laricinolic acid）、tiliroside[1]。

【药理作用】

止血　继木研粉，经麻醉狗股动脉横断法证明有止血作用[2]。

【性味归经】味甘、苦、涩，性凉。归肝、胃、大肠经。

【功效主治】收敛止血，清热解毒，止泻。主治咯血、呕血，妇女血崩，血痢，泄泻，热毒疮疡，水火烫伤。

【用法用量】煎服，9～12g，外用适量。

【使用注意】出血有瘀者慎用。

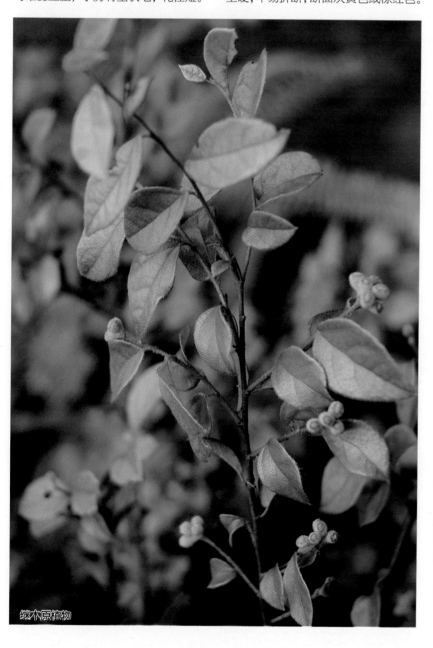

继木原植物

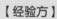
【经验方】

1. 外伤出血　用粉末撒患处，或用鲜叶捣烂敷患处。（《广西中草药》）
2. 鼻衄，血崩，遗精　继木适量单味水煎服。（《中草药原植物鉴别图集》）
3. 痢疾　继木、骨碎补、荆芥、青木香，适量水煎服。（《中草药原植物鉴别图集》）
4. 痢疾，腹泻，跌打损伤，吐血　继木9～15g，水煎服。（《广西中草药》）

【参考文献】

[1] 王刚，刘劲松，李红艳，等.继木化学成分研究.天然产物研究与开发,2011,23(2): 267.
[2]《浙江省药用植物志》编写组.浙江药用植物志.杭州：浙江科学技术出版社,1980: 471.

十一画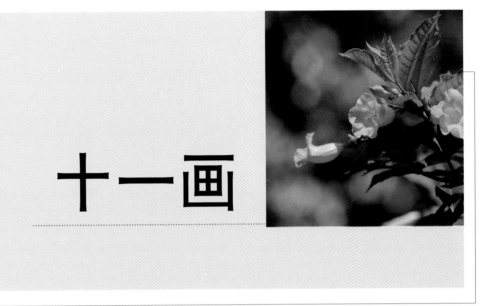

菝葜叶铁线莲
Ba qia ye tie xian lian

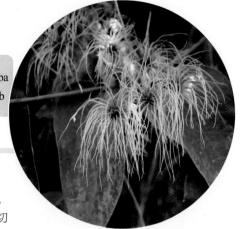

Clematidis Loureirianae Herba
[英] Loureiro Clematis Herb

【别名】金丝木通、滑叶木通、大见血飞。

【来源】为毛茛科植物菝葜叶铁线莲 Clematis loureiriana DC. 的全草。

【植物形态】木质藤本。茎粗壮，圆柱形，无毛，有纵纹。叶对生；单叶；叶柄粗壮，常卷曲；叶片厚革质，宽卵圆形，或心形，长 10 ~ 16cm，宽6.5 ~ 13cm，先端钝圆或钝尖，基部盾状心形，两面无毛，全缘，有时具浅波状小齿，基出脉 5 ~ 7 条，上面微突起，下面显著隆起，侧脉不明显。圆锥花序腋生，花较稀疏，花梗密生锈色绒毛；苞片、小苞片狭倒卵形或线形；花两性；萼片 4 ~ 5，长圆形或狭倒卵形，蓝紫色，花后反卷，外面密生锈色绒毛，内面无毛；花瓣无；雄蕊多数，外轮与萼片近等长，内轮较短，花丝线形，无毛，药隔延长；心皮多数，被毛。瘦果狭卵形，有黄色短柔毛，宿存花柱羽毛状。

【分布】广西主要分布于钦州、武鸣。

【采集加工】全年均可采收。洗净，切片，晒干。

【药材性状】茎藤较长，缠绕或截断成段，圆柱形，直径 0.5 ~ 1cm。单叶对生，叶柄长 3 ~ 6cm，常扭曲；叶片多破碎，完整的叶片心形，长 10 ~ 16cm，宽6 ~ 13cm，先端钝尖，基部浅心形，全缘或具浅齿，绿色或枯绿色，可见5 ~ 7 条基出叶脉；厚革质。有时可见腋生的花序，密生锈色绒毛。气微，味微苦辛。

【品质评价】以身干、色绿、无杂质者为佳。

【性味归经】味苦、辛，性微温。归肝、膀胱、肺经。

【功效主治】舒筋活络，利尿通淋，祛风解表。主治风湿性关节炎，腰腿疼痛，水肿，淋证，风寒感冒。

【用法用量】内服：煎汤，9 ~ 15g；或浸酒。

【使用注意】孕妇慎服。

【经验方】

风湿性关节炎，腰腿痛 金丝木通加黑皮铁打、苦楝棒，泡酒服。(《云南思茅中草药选》)

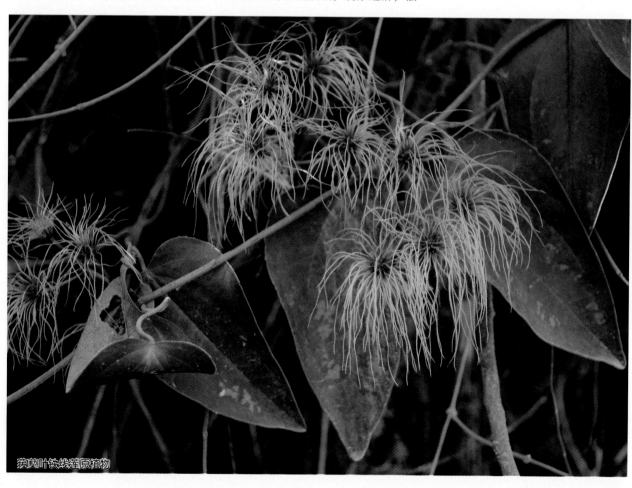

菝葜叶铁线莲原植物

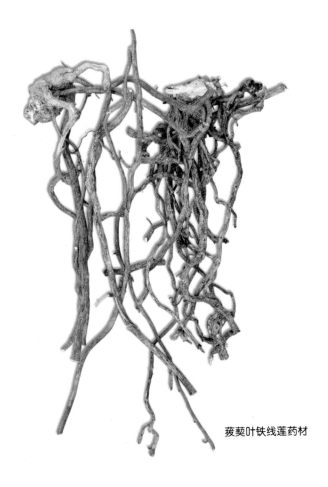

菝葜叶铁线莲药材

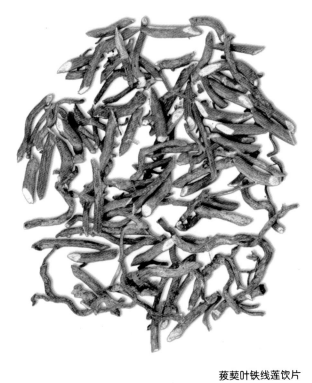

菝葜叶铁线莲饮片

Huang ma

黄 麻

Corchori Capsularidis Radix seu Folium
[英] Jute Root or Leaf

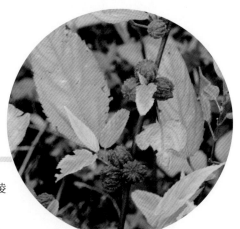

【别名】苦麻叶、老麻叶、麻叶、麻仔叶、嫩叶心、络麻、圆蒴黄麻。

【来源】为椴树科植物黄麻 *Corchorus capsularis* L. 的根、叶。

【植物形态】直立木质草本。无毛。叶纸质，卵状披针形至狭窄披针形，长5～12cm，宽2～5cm，先端渐尖，基部圆形，两面均无毛，三出脉的两侧脉上行不过半，中脉有侧脉6～7对，边缘有粗锯齿；叶柄有柔毛。花单生或数朵排成腋生聚伞花序，有短的花序柄及花柄；萼片4～5片，花瓣黄色，倒卵形，与萼片约等长；雄蕊18～22枚，离生；子房无毛，柱头浅裂。蒴果球形，顶端无角，表面有直行钝棱及小瘤状突起，5爿裂开。

【分布】广西主要分布于东兰、上林、博白、玉林、苍梧。

【采集加工】根于11月到第二年2月间挖取。抖去泥上，晒干或烘干。

【药材性状】根呈圆柱形，主根直径约1.5cm。有分枝，表面土黄色，皮孔点状，较多。质韧，断面纤维性，白色。皮部与木部易于分离。气微，味淡。

【品质评价】以身干、无泥沙、粗壮者为佳。

【性味归经】味苦，性温。归肺、肝、胃、大肠经。

【功效主治】理气，止血，解毒，排脓。主治咯血，吐血，血崩，便血，腹痛，痢疾，疮痈。

【用法用量】煎服，6～10g。外用：适量，鲜品捣敷。

【使用注意】孕妇慎服。

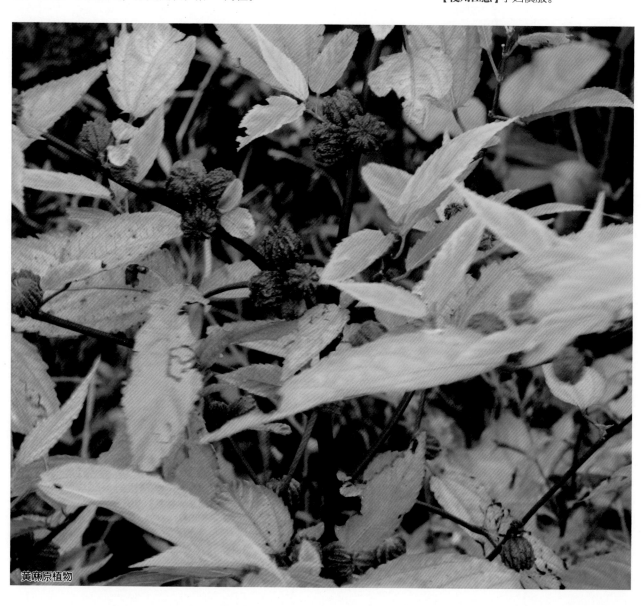

黄麻原植物

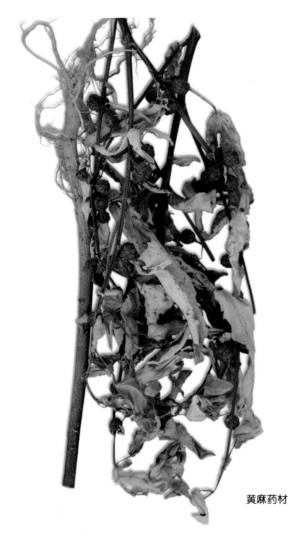

黄麻药材

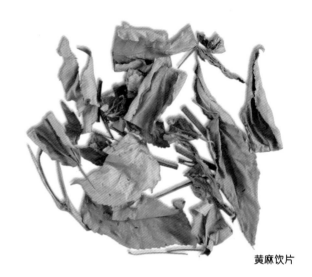

黄麻饮片

【经验方】

1.疮疖　黄麻叶适量捣烂外敷；或加野菊花叶，捣烂外敷。（《浙江药用植物志》）

2.预防中暑，中暑发热　黄麻嫩叶30g。水煎加红糖服；或加番薯同煎，加红糖服。（《浙江药用植物志》）

3.咯血，吐血　黄麻叶、虎杖、龙牙草各9g。水煎服。（《福建药物志》）

4.腹痛，痢疾　鲜黄麻叶15～30g。水煎服。（《天目山药用植物志》）

5.血崩　黄麻根连叶捣烂，酒煎露一宿，次早服之。（《年希尧集验良方》）

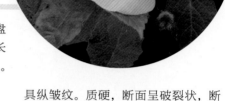

Huang　　kui

黄　葵

Abelmoschi Moschati Radix seu Folium
[英] Ambrette Root or Leaf or flower

【别名】山油麻、黄蜀葵、野油麻、野棉花、芙蓉麻、鸟笼胶、假三稔、山芙蓉、香秋葵。

【来源】为锦葵科植物黄葵 *Abelmoschus moschatus*（L.）Medic. 的根、叶、花。

【植物形态】草本。被粗毛。叶通常掌状 5～7 深裂，直径 6～15cm，裂片披针形至三角形，边缘具不规则锯齿，偶有浅裂，基部心形，两面均疏被硬毛；叶柄疏被硬毛；托叶线形。花单生于叶腋间，花梗被倒硬毛；小苞片 8～10，线形；花萼佛焰苞状，5 裂，常早落；花黄色，内面基部暗紫色；雄蕊柱平滑无毛；花柱分枝 5，柱头盘状。蒴果长圆形，顶端尖，被黄色长硬毛；种子肾形，具腺状脉纹，具香味。

【分布】广西主要分布于龙州、武鸣、邕宁、灵山、桂平、金秀、平南、岑溪、苍梧、梧州、昭平、钟山、贺州。

【采集加工】根全年可采挖。洗净切成块晒干。

【药材性状】干燥根呈圆柱形，略弯曲，多分枝，上生多数须根，表面淡黄色，具纵皱纹。质硬，断面呈破裂状，断面木部黄白色。气微，味淡。

【品质评价】以身干、无杂质、色黄绿者为佳。

【化学成分】本品叶中含 β- 谷甾醇（β -sitosterol）、胡萝卜苷（daucosterol）[1-3]。

本品种子含 α- 脑磷脂（α -cephalin）、磷脂酰丝氨酸（phosphatidylserine）、磷脂酰丝氨酸缩醛磷脂（phosphatidylserine plasmalogen）、胆碱缩醛磷脂（phosphatidylcholine plasmalogen）[1]。种子还含有挥发油，主要成分有乙酸金合欢酯（farnesyl acetate）、氧代环十七碳 -8- 烯 -2- 酮（oxacycloheptadec-8-en-2-one）[4]。

本品花中含有杨梅素（myricetin）、杨梅素 - 葡萄糖苷（myricetin-glucoside）[1]。尚有菜油甾醇（campesterol）、豆甾醇（stigmasterol）、胆甾醇（cholesterol）、麦角甾醇（ergosterol）[3]。花和干果壳中均含 β- 谷甾醇（β -sitosterol）、胡萝卜苷（daucosterol）[1-3]。

【药理作用】

抑菌、杀虫　黄葵叶具有体外抗菌作用，地上部分及果实有杀昆虫作用[5]。

附：黄葵籽药理作用

1.抗氧化　黄葵籽挥发油对 2,2- 联氮－二（3- 乙基 - 苯并噻唑 -6- 磺酸）二铵盐自由基（ABTS＋）具有清除作用，清除率达 78.3%[4]。

2.其他　种子可用于头痛。它还有相当于炭末的 45% 的吸附能力，能使蛇毒灭活[5]。

【临床研究】

疮痈　取黄秋葵花（又名黄葵）浸盐卤内备用。治疗时取花瓣敷于患处，

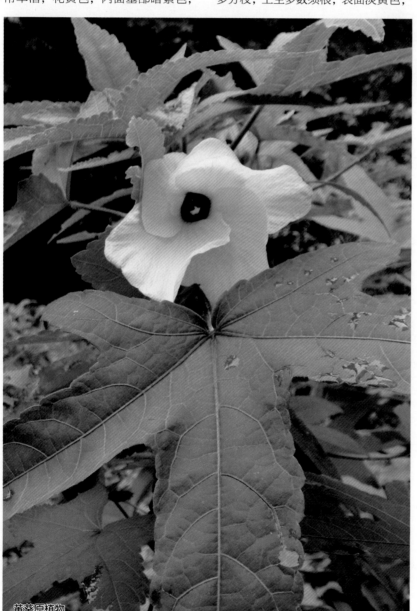

黄葵原植物

待其自干或以塑料薄膜包扎。根据病情轻重，6h 或 12h 更换一次。结果：治疗 30 例，痊愈 22 例，好转 8 例。本法对疗、疖、痈初期有较满意的疗效，且无副作用；对已化脓的疮痈有控制炎症发展、加速穿头以及提前愈合的倾向。应用于带状疱疹也可短期内使疼痛减轻，1～2 天后即可结痂而愈 [6]。

【性味归经】味微甘，性寒。归肺、脾、大肠经。

【功效主治】清热解毒，下乳，通便，散瘀消肿。主治高热不退，肺热咳嗽，产后乳汁不通，痢疾，大便秘结，骨折，痈疮脓肿，无名肿毒，水火烫伤。

【用法用量】内服：煎汤，9～15g。外用：适量，鲜品捣敷。

【使用注意】孕妇忌服。

【经验方】

1. 跌打损伤　黄葵根、透骨消、红牛膝、散血草、泽兰、血通、香樟根各 15g。水煎服。（《万县中草药》）

2. 肺热咳嗽　黄葵根 20g。水煎，酌加冰糖化服。（江西《草药手册》）

3. 产后乳少　①黄葵根 30g。煮黄豆或猪腿服。（江西《草药手册》）②黄蜀葵根 60g，玉竹 60g，通草 10g。炖猪蹄服。（《四川中药志》）

4. 腹水　黄葵根、蜂蜜各 30g。煨水服。泄水后另用槲寄生 15g，煨水服，可防复发。（《贵州草药》）

5. 水肿　黄葵根、水杨柳、水灯草根各 9～15g。煨水服。（《贵州草药》）

6. 淋证　每用黄葵根五钱至一两五钱，水煎服。（《岭南采药录》）

【参考文献】

[1]Srivastava KC, Rastogi SC. Phospholipids from the seeds of Hibiscus abelmoschus. Planta Med, 1969, 17(2): 189.

[2]Misra G, Nigam SK, Mitra CR. Chemical examination of Abelmoschus moschatus [Hibiscus abelmoschus] leaf, flower and fruit. Acta Phytotherapeutica, 1971, 18(7): 134.

[3]Chauhan UK. Sterols of some malvaceous plants with particular emphasis on cholesterol occurrence. Proceedings of the National Academy of Sciences, India, Section B: Biological Sciences, 1984, 54(3): 236.

[4] 李培源, 苏炜, 霍丽妮, 等. 黄葵籽挥发油化学成分及其抗氧化活性研究. 时珍国医国药, 2012, 23(3): 603.

[5]Medicinal and Poisonous Plants of Southern and Eastern Africa (Watt, J. M.) 2Ed. 736, 1962.

[6] 王焕欣. 单方黄秋葵花治疗疮痈. 中医杂志, 1983, (3): 70.

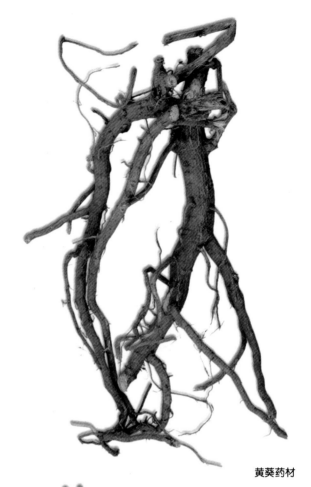

黄葵药材

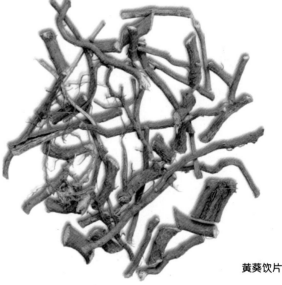

黄葵饮片

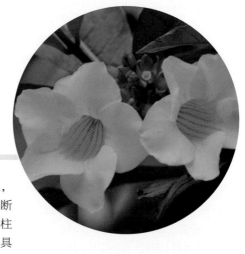

Huang chan

黄 蝉

Allamandae Neriifoliae Herba
[英]Neriifolia Allamanda Herb

【别名】硬枝黄蝉、没心没肺花、黄兰蝉。

【来源】为夹竹桃科植物黄蝉 *Allemanda neriifolia* Hook. 的全株。

【植物形态】直立灌木，具乳汁。叶 3 ~ 5 片轮生，椭圆形或倒披针状矩圆形，长 5 ~ 12cm，宽 1.5 ~ 4 cm，被短柔毛；叶脉在下面隆起。聚伞花序顶生，花梗被镰状短柔毛；花冠黄色漏斗状，花冠筒基部膨大，喉部被毛，花冠裂片 5 枚，向左覆盖，圆形或卵圆形，顶端钝；雄蕊 5 枚，着生冠筒喉部，花药与柱头分离。蒴果球形，具长刺。

【分布】广西全区均有栽培。

【采集加工】全年可采挖，洗净切成块晒干。

【药材性状】根呈圆柱形，稍弯曲，有分枝，长 20 ~ 42cm，直径 1.5 ~ 7mm，表面黄棕色，具纵向皱纹及根痕。味微，质脆，易折断，断面皮部黄褐色，木部黄白色，中央具较大的髓部，断面有细小的放射状纹理。茎呈圆柱形，直径 3 ~ 8mm，表面黄棕色，具皮孔及纵沟纹，枝粗壮，叶痕大而明显。叶暗绿色，稍皱缩，叶片纸质，披针形或卵状披针形，完整者展开长 5 ~ 6.5cm，宽 1.8 ~ 2.6cm。气微，味淡。

【品质评价】以身干、无杂质、色黄绿者为佳。

【化学成分】本品主要含环烯醚萜类（iridoids）、木脂素（lignanoids）等化学成分。

环烯醚萜类成分有原鸡蛋花素 A（protoplumercin A）、去葡萄糖基鸡蛋花苷（deglucosyl-plumieride）、13-*O*-*p*-coumaroyl plumieride、鸡蛋花苷（plumieride）[1]、isoallamandicin、allamcin、3-*O*-methylallamcin、allamancin、3-*O*-methylallamancin、β-allamcidin glucoside、13-*O*-乙酰基鸡蛋花苷（13-*O*-acetyl plumieride）、原鸡蛋花素 B（protoplumericin B）、鸡蛋花环氧化物（plumiepoxide）、10-去氢栀子苷（10-dehydrogardenoside）、栀子苷（gardenoside）、fulvopumierin[2]、鸡蛋花素（plumericin）、异鸡蛋花素（isoplumericin）、allamandin[2]。

木脂素类成分有（+）-松脂素 [（+）-pinoresinol]、4-*O*-葡萄糖松脂

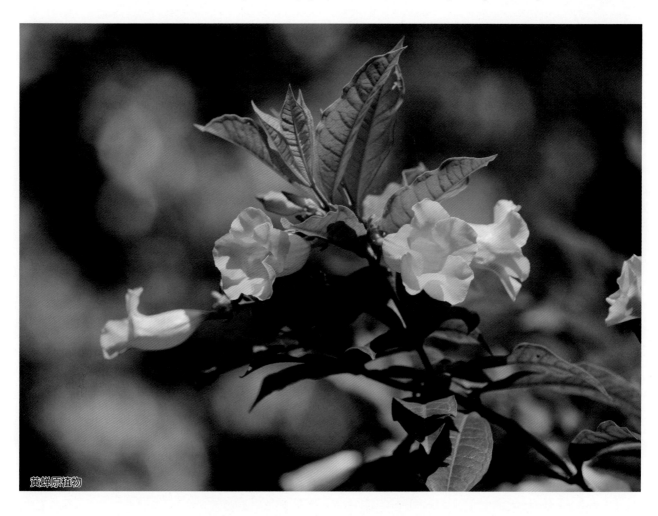

黄蝉原植物

素（4-*O*-glucoside pinoresinol）、4,4′-*O*- 反式葡萄糖松脂素
（4,4′-*O*-bisglucoside pinoresinol）、9-α- 羟基松脂素（9-α-
hydroxy-pinoresinol）、（＋）-栲皮树脂醇 [（＋）-medioresinol]、
4,4′-*O*- 反式栲皮树脂醇（4,4′-*O*-bisglucoside medioresinol）、
（＋）- 丁香脂素 [（＋）-syringaresinol]、4,4′-*O*- 反式葡萄糖
丁香脂素（4,4′-*O*-bisglucoside syringaresinol）[3]。

此外，本品还含有滨蒿内酯（scoparone）和东莨菪内
酯（scopoletin）[4]。

【药理作用】

1. 抗原虫　黄蝉根、茎、叶体外抗 Leishmania amazonensis 和 L.
brasiliensis 的半数抑制率（IC$_{50}$）范围为 1.4 ～ 2.0μg/ml。
Plumericin 是其主要活性成分，对两种原虫的 IC$_{50}$ 分别为
0.3μg/ml 和 0.04μg/ml[5]。

2. 抗肿瘤　黄蝉根乙醇提取物 80mg/ml 浓度体外可抑制
K562 细胞生长，而在 400mg/ml 浓度下则表现出很强的细
胞毒作用，在较低浓度下对内皮细胞也有相似的抑制细胞
生长和细胞毒效应[6]。

【性味归经】味苦，性寒；有毒。归大肠经。

【功效主治】泻下通便。主治便秘。

【用法用量】内服：煎汤，3 ～ 6g。

【使用注意】本品有毒，人食后可引起腹痛、腹泻，故不可
过量。

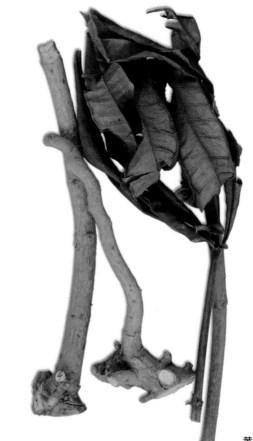

黄蝉药材

【参考文献】

[1]Yamauchi T, Abe F, Taki M. Protoplumericin, an iridoid bis-glucoside in Allamanda neriifolia. Chem PharmBull, 1981, 29(10): 3051.

[2]Abe F, Mori T, Yamauchi T. Iridoids of apocynaceae. Ⅲ. Minor Iridoids from Allamanda neriifolia. Chem Pharm Bull, 1984, 32(8): 2947.

[3]Abe F, Yamauchi T. 9-α-hydroxypinoresinol, 9-α-hydroxy medioresinol and related lignans from Allamanda neriifolia. Phytochemistry, 1988, 27(2): 575.

[4]Anderson JE, Chang CJ, Mclaughlin JL. Bioactive components of Allamanda schottii. J Nat Prod, 1988, 51(2): 307.

[5]Filho VC, Meyre-Silva C, Niero R, et al.Evaluation of antileishmanial activity of selected brazilian plants and identification of the active principles.Evidence-Based Complementary and Alternative Medicine.2013-05-24.http://dx.doi.org/10.1155/2013/265025.

[6]Yunes RA,Schaab EH, Macheiros A.et al. Evaluation of the anti-proliferative effect the extracts of Allamanda blanchetti and A. schottii on the growth of leukemic and endothelial cells. J Pharm Pharm Sci, 2006, 9(2): 200-208.

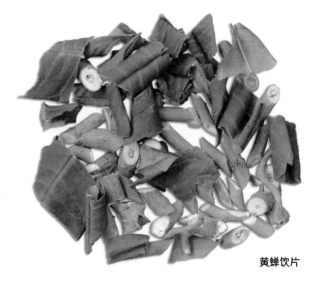

黄蝉饮片

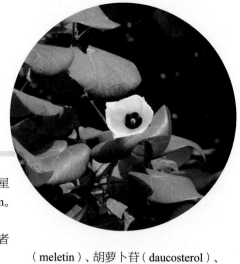

Huang jin

黄 槿

Hibisci Tiliacei Folium
[英] Linden Hibiscus Leaf

【别名】海麻桐、木麻、公背树、黄木槿。

【来源】为锦葵科植物黄槿 Hibiscus tiliaceus L. 的叶。

【植物形态】常绿灌木或小乔木。树皮灰白色，纤维丰富，可代麻。单叶互生，革质，近圆形，长宽7～15cm，顶端短尖，基部心形，边全缘或为浅波状，上面绿色，下面灰白色，密被星状绒毛；托叶大，早落。花顶生或腋生，常数朵排成聚伞花序；萼基部合生，裂片5，披针形；花冠黄色，花瓣内面基部暗紫色。蒴果木质，椭圆形，密被黄色柔毛，5瓣裂。

【分布】广西主要分布于合浦、浦北、玉林、钦州、防城。

【采集加工】茎、叶全年可采。茎采收切片，晒干；叶鲜用或晒干用。

【药材性状】叶大多破碎或皱缩，完整叶近圆形或卵形，直径7～14cm，先端突尖，有时短渐尖，基部心形，全缘或具不明显细圆齿，叶下面密被星状柔毛，叶脉7～9条；叶柄长3～8cm。质脆，气微，味淡。

【品质评价】以叶多、色绿、大而厚者为佳。

【化学成分】本品茎、叶中含有木栓酮（friedelin）、粉蕊黄杨二醇（pachysandiol）、β-黏霉烯醇（β-glutinol）、羽扇豆醇（lupeol）、日耳曼醇（germanicol）、豆甾-4-烯-3-酮（stigmast-4-en-3-one）、豆甾-4,22-二烯-3-酮（stigmast-4,22-dien-3-one）、麦角甾-4,6,8(14)22-四烯-3-酮[ergosta-4,6,8(14)22-tetraen-3-one]、β-谷甾醇（β-sitosterol）、豆甾醇（stigmasterol）[1]、香草醛（vanillin）、木槿素A（syriacusin A）、hibiscolactone、莨菪亭（gelseminic acid）、臭矢菜素（cleomiscosin）、反式丁烯二酸（fumaric acid）、山柰酚（nimbecetin）、槲皮素（meletin）、胡萝卜苷（daucosterol）、壬二酸（azelaic acid）、丁二酸（amber acid）、芦丁（rutin）[2]。还含有3,4-seco-olean-11,13-dien-4,7β,22β,24-tetraol-3-oic acid、3,4-seco-olean-11,13-dien-4,15α,22β,24-tetraol-3-oic acid、3,4-seco-olean-13-en-4,15,22,24-tetraol-3-oic acid、3,4-seco-olean-13-en-4,7,15,22,24-pentaol-3-oic acid[3]、27-oic-3-oxo-28-friedelanoic acid[4]、香草酸（vanillic acid）、对羟基苯甲酸（p-hydroxybenzoic acid）、丁香酸（syringic acid）、对羟基苯甲醛（p-hydroxybenzaldehyde）、东莨菪亭（scopoletin）、N-反式阿魏酰酪胺（N-trans-feruloyltyramine）、N-顺式阿魏酰酪胺（N-cis-feruloyltyramine）[5]、（20E）-22-hydroxynigrum-20-en-3-one、21α-hydroxynigrum-29-en-3-one、21β-hydroxynigrum-22-en-3-one、β-香树素（β-amyrin）、软木三萜酮（friedelin）、齐墩果酸（oleanolic acid）、白桦醇（betulin）、松柏醛（coniferaldehyde）、3,4-二羟基苯甲酸甲酯、松脂醇（pinoresinol）、格榄酮（gramrione）、黄芪苷（astragalin）、叶绿醇（phytol）、胆甾-5-烯-3β,7α-二醇（cholest-5-en-3β,7α-diol）、胆甾-5-烯-3β,7β-二醇（cholest-5-ene-3β,7β-diol）、胆甾醇（cholesterol）、β-胡萝卜苷（β-daucosterol）[6]、19（10→9）-abeo-8α,9β,10α-eupha-5,25（26）-dien-3β,24-diol、羊齿烯醇（fernenol）、19（10→9）-abeo-8α,9β,10α-tircalla-5,25（26）-dien-3β,24-diol、羊齿烯酮（fernenone）、19（10→9）-abeo-8α,9β,10α-tircalla-5,23-dien-3β,25-diol、β-香树脂酮（β-amyrenone）、齐墩果烷-18（19）-烯-3-酮、3β-羟基豆甾-5,22-二烯-7-酮

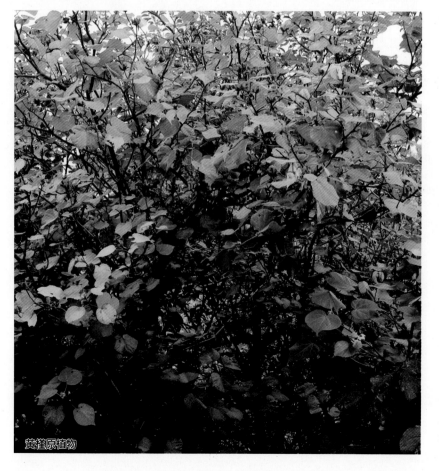

黄槿原植物

（3β-stigmast-5,22-dien-3-ol-7-one）、7-羰基-β-谷甾醇[7]。

本品含挥发油（essential oil），其主要成分有苯乙醇（benzene alcohol）、2-乙烯呋喃（2-vinylfuran）、3,4,4-三甲基-2-环戊烯-1-酮、邻甲氧基苯酚（o-methoxyphenol）、吡咯（pyrrole）、对甲基苯酚（p-cresol）、吲哚（benzopyrrole）、对乙基苯酚（p-ethyl-phenol）等[8]。

此外，本品中还含有棕榈酸（palmic acid）、亚油酰氯（γ-linolenoyl chloride）、亚油酸（linoleic acid）、十四酸甲酯（methyl myristate）、十八酸甲酯（methyl stearate）等[8]。

【药理作用】

1. 抗肿瘤　黄槿醋酸乙酯提取物可抑制人宫颈癌细胞生长，半数抑制率（IC_{50}）为12.5μg/ml[9]。黄槿茎和叶的甲醇提取物具有细胞毒活性[5]。从黄槿的内生真菌 Penicilliumsp.LD-68 分离得到的弯孢霉菌素化合物curvularin（1）、dehydrocurvularin（2）、11-β-Hydroxy-12-Oxocurvularin（3）、11-β-Hydrocurvularin（4）、11-α-Hydrocurvularin（5）对人肺癌 A549、宫颈癌 Hela、肝癌 Bel-7402、白血病 K562 细胞具有不同程度的抑制作用，其中化合物 2～5 对 HeLa 细胞具有较好的抗肿瘤细胞活性，IC_{50}分别为3.99μmol/L、7.75μmol/L、10.00μmol/L、5.10μmol/L[10]。

2. 抗氧化　黄槿甲醇提取物对 V79 细胞的生长无促进作用，具抗氧化活性，可对抗 DNA 的氧化损伤[11]。

3. 抗炎　黄槿 70% 乙醇提取物及乙酸乙酯萃取物对二甲苯所致小鼠耳肿胀、醋酸致小鼠毛细血管通透性增加均有抑制作用[12]。

4. 抗抑郁　黄槿对小鼠具抗抑郁作用，且无副作用[13]。

【临床研究】流行性腮腺炎　黄槿根二层皮 20g，黄糖 20g。水煎服，每日 3 次。结果：30 例中，服药 2 天治愈 14 例，3 天治愈 16 例[14]。

【性味归经】味甘、淡，性微寒。归肺经。

【功效主治】清肺止咳，解毒消肿。主治肺热咳嗽，疮疖肿痛，木薯中毒。

【用法用量】内服：煎汤，30～60g；或捣汁。外用：适量，捣烂敷。

【使用注意】脾胃虚寒者慎服。

【经验方】

1. 疮疖肿毒　（黄槿）鲜嫩叶或鲜树皮，捣烂外敷。（《全国中草药汇编》）

2. 木薯中毒　（黄槿）鲜花或鲜嫩叶 30～60g。捣烂取汁冲白糖水服，重者可口服 2～3 剂。（《全国中草药汇编》）

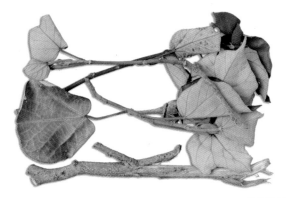

黄槿药材

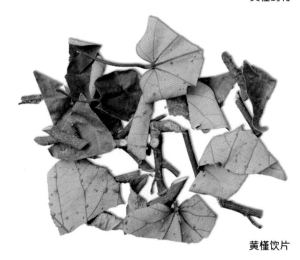

黄槿饮片

phomopsis sp(strain HKI0458) isolated from the mangrove plant Hibiscus tiliaceus. Phytochemistry, 2008, 69(2): 511.

【参考文献】

[1] 王忠昭，李俊，唐旭利，等．半红树植物黄槿中的三萜和甾醇成分．中国天然药物，2011,9(3): 191.

[2] 张小坡，张俊清，裴月湖，等．黄槿化学成分的研究．中草药,2012,43(3): 440.

[3] Li L, Sattler I, Deng ZW, et al.A-seco-oleane-type triterpenes from

[4] Li L, Huang X, Sattler I, et al. Structure elucidation of a new friedelane triterpene from the mangrove plant Hibiscus tiliaceus. Magn Reson Chem, 2006, 44(6): 624.

[5] Chen JJ, Huang SY, Duh CY, et al. A new cytotoxic amide from the stem wood of Hibiscustiliaceus. Planta Med, 2006, 72(10): 935.

[6] 冯超．两种红树林植物黄槿和长梗黄槿化学成分研究．北京：中国科学院,2008.

[7] 王忠昭．半红树植物黄槿的化学成分及生物活性研究．青岛：中国海洋大学,2009.

[8] 李晓菲，秦培文，纪丽丽，等．黄槿叶片挥发油和脂肪酸成分的GC-MS 分析．湖北农业科学,2011,50(9): 1983.

[9] 戴好富，梅文莉，洪葵，等．海南 16 种红树植物的肿瘤细胞毒活性筛选．中国海洋药物，2005,24(6): 44.

[10] 李丹，朱天骄，顾谦群，等．黄槿内生真菌的次级代谢产物及其生物活性研究．中国海洋药物杂志,2012,31(6): 17.

[11] Rosa RM, Moura DJ, Melecchi MI, et al.Protective effects of Hibiscus tiliaceus L. methanolic extract to V79 cells against cytotoxicity and genotoxicity induced by hydrogen peroxide and tert-butyl-hydroperoxide. Toxicol In Vitro, 2007,21(8):1442.

[12] 谭银丰，李志锋，张彩云，等．黄槿抗炎活性部位的初探．中国医药指南,2012,10(27): 77.

[13] Vanzella C, Bianchetti P, Sbaraini s, et al.Antidepressant-like effects of methanol extract of Hibisceus flowers in mice. BMC Complement Altern Med, 2012,12:41.

[14] 林桧文．黄槿治疗流行性腮腺炎 30 例．广西中医药,1987,(4): 48.

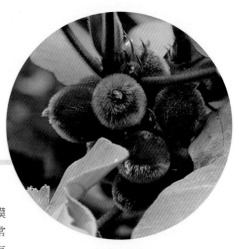

Huang mao rong

黄毛榕

Fici Esquirolianae Cortex
[英]Esquiroliana Ficus Bark

【别名】土桑白皮、土黄芪、麻婆风、大摇风、老鸦风。

【来源】为桑科植物黄毛榕 *Ficus esquiroliana* Lévl. 的根皮。

【植物形态】小乔木或灌木。小枝圆柱形，中空，密被黄褐色粗毛。单叶互生；叶柄密被黄褐色硬毛；托叶卵状披针形，红褐色，先端急尖呈尾状，外面密被褐色长粗毛和柔毛；叶片膜质，卵形或宽卵形，先端骤尖，通常3～5浅裂或深裂，基部心形，边缘有细锯齿，上面疏被长硬毛，下面密被短柔毛和长粗毛，基生脉5～7对，主脉和侧脉上密生金黄色长硬毛。花序托成对腋生，无柄，球形至卵球形，顶部具明显的脐状，密被黄褐色粗毛；顶生苞片披针形，边缘有锯齿；基生苞片3，红褐色；雄花、瘿花着生于同一花序托中，雄花生于近口部，梗短，花被片4，雄蕊2，花丝短；瘿花有梗或无梗，花被片4～5，花柱侧生，短；雌花生于另一花序托内，多数，具梗，花被片同瘿花，子房斜卵圆形，花柱长，侧生。瘦果斜卵形，表面有小瘤体。

【分布】广西主要分布于邕宁、宁明、南宁、上思、博白。

【采集加工】全年均可采。洗净，晒干。

【药材性状】根皮常卷缩成筒状。表面红褐色。具有多数纵向皱缩而裂开的皮，可见侧根痕。纤维性强，不易折断，切开断面多呈黄白色。气微，味淡。

【品质评价】以根皮厚、整齐、黄褐色、无杂质者为佳。

【性味归经】味甘，性平。归脾、肝经。

【功效主治】益气健脾，活血祛风。主治中气虚弱，阴挺，脱肛，便溏腹泻，水肿，风湿痹痛。

【用法用量】内服：煎汤，15～30g。外用：适量，捣敷。

【使用注意】孕妇慎用。

【经验方】

风湿痹痛，脱肛，便溏泄泻，子宫下垂，气血虚弱，水肿 用根皮30～60g。水煎服。（《广西本草选编》）

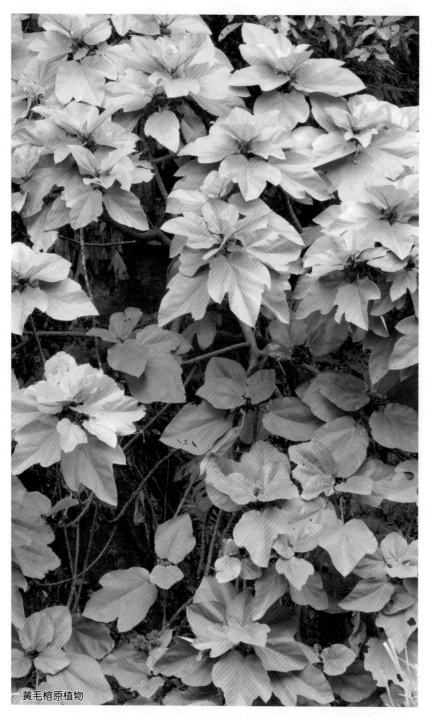

黄毛榕原植物

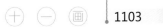

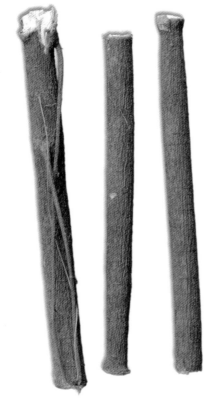

黄毛榕药材

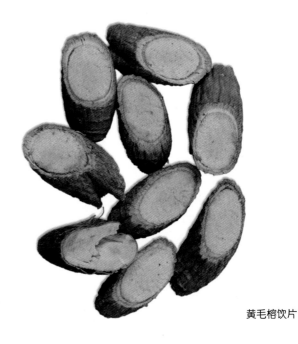

黄毛榕饮片

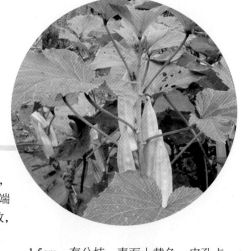

Huang qiu kui

黄秋葵

Abelmoschi Esculenti Radix
[英] Esculente Abelmoschus Root

【别名】毛茄、羊角豆、咖啡黄葵、木丝瓜、黄葵、越南芝麻。

【来源】为锦葵科植物咖啡黄葵 *Abelmoschus esculentus*（L.）Moench 的根或果。

【植物形态】草本。茎圆柱形，疏生散刺。叶互生；叶柄被长硬毛；托叶线形，被疏硬毛。叶掌状 3 ~ 7 裂，直径 10 ~ 30cm，裂片阔至狭，两面均被疏硬毛，边缘具粗齿及凹缺。花单生于叶腋间，疏被糙硬毛；花萼钟形，较长于小苞片，密被星状短绒毛；花黄色，内面基部紫色，直径 5 ~ 7cm，花瓣倒卵形。蒴果筒状尖塔形，先端具长喙，疏被糙硬毛。种子球形，多数，具毛脉纹。

【分布】广西全区均有栽培。

【采集加工】根于 11 月到第二年 2 月前挖取，抖去泥土，晒干或烘干。果实成熟时采摘，晒干。

【药材性状】根呈圆柱形，主根直径约 1.5cm。有分枝，表面土黄色，皮孔点状，较多。质韧，断面纤维性，白色。皮部与木部易于分离。气微，味淡。果长筒形，黄棕色，被糙硬毛，具 4 ~ 6 棱，棱间稍扁缩。果先端喙，常带有果柄残基。质轻，松泡，断面多中空。气微，味淡。

【品质评价】根以身干、无泥沙、粗壮者为佳。果以体干、个大者为佳。

【化学成分】本品果实含有甾醇（sterols）、核苷（nucleosides）、氨基酸（amino acids）和挥发油（volatile oils）等多种成分。

甾醇类化学成分主要有 9,19-23(Z)-环阿尔廷烯 23- 烯 -3β-25- 二醇 [9,19-23（Z）-cycloart-23-en-3β,25-diol]、麦角甾 -7,22- 二烯 -3β,5α,6β- 三醇（ergost-7,22-dien-3β,5α,6β-triol）、5α,6α- 环氧麦角甾 -8（14），22- 二烯 -3β,7α- 二醇 [5α,6α-epoxyergost-8（14）,22-dien-3β,7α-diol]、5α,8α- 过氧麦甾 -22- 烯 -3β- 醇（5α,8α-epidioxyergost-22-en-3β-ol）、豆甾 -5- 烯 -3β,7α- 二醇（stigmast-5-en-3β,7α-diol）、豆甾 -5,22- 二烯 -3β,7α- 二醇（stigmast-5,22-dien-3β,7α-diol）、豆甾 -4- 烯 -3β,6β- 二醇（stigmast-4-en-3β,6β-diol）、豆甾 -4,22- 二烯 -3β,6β- 二醇（stigmast-4,22-dien-3β,6β-diol）、豆甾 -4- 烯 -3,6- 二酮（stigmast-4-en-3,6-dione）、豆甾 -4- 烯 -3- 酮（stigmast-4-en-3-one）、β- 谷甾醇（β-sitosterol）、β- 胡萝卜苷（daucosterol）[1]。尚有 6- 羟基豆甾 -4- 烯 -3- 酮（6-hydroxy-stigmast-4-en-3-one）、6β- 羟基豆甾 -4,22- 二烯 -3- 酮（6β-hydroxy-stigmast-4,22-dien-3-one）、3β- 羟基豆甾 -5- 烯 -7- 酮（3β-hydroxy-stigmast-5-en-7-one）、3β- 羟基豆甾 -5,22- 二烯 -7- 酮（3β-

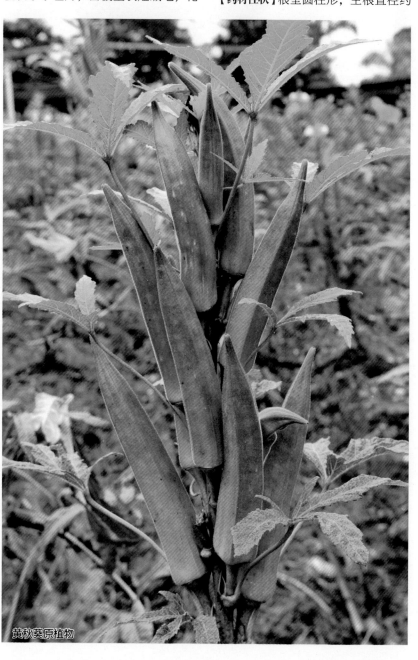

黄秋葵原植物

hydroxy-stigmast-5,22-dien-7-one）、豆甾 -5- 烯 -3β,7β - 二醇（stigmast-5-en-3β,7β -diol）、豆甾 -5,22- 二烯 -3β,7β - 二醇（stigmast-5,22-dien-3β,7β -diol）、豆甾 -4,22- 二烯 -3,6- 二酮（stigmast-4,22-dien-3,6-dione）、豆甾 -4,22- 二烯 -3- 酮（stigmast-4,22-dien-3-one）、麦角甾 -7,22- 二烯 -3β - 醇（ergosta-7,22-dien-3β -ol）、环阿尔廷 -25- 烯 -3,24- 二醇（cycloart-25-en-3,24-diol）、羽扇豆醇（lupeol）、豆甾醇（stigmasterol）[2]。

核苷类成分主要有尿嘧啶（uracil）、尿嘧啶核苷（uridine）、尿嘧啶脱氧核苷（deoxyuridine）、腺嘌呤（adenine）、腺嘌呤核苷（adenosine）、3′- 脱氧腺苷（3′-deoxyadenosine）、鸟嘌呤核苷（guanosine）、鸟嘌呤脱氧核苷（deoxyguanosine）。还有次黄嘌呤（hypoxanthine）、3′- 脱氧次黄嘌呤核苷（3′-deoxyinosine）、胸腺嘧啶脱氧核苷（thymidine）、黄嘌呤（xanthine）[3]。

氨基酸类成分主要有苯丙氨酸（phenylalanine）、酪氨酸（tyrosine）、亮氨酸（leucine）、异亮氨酸（isoleucine）[4]、色氨酸（tryptophan）[3]。

其他成分还有橙酰胺乙酸酯（aurantiamide acetate）、棕榈酸（hexadecanoic acid）[2]、3,4- 二羟基苯甲酸甲酯（3,4-dihydroxy benzoate）、次黄苷（inosine）、金色酰胺醇酯（aurantiamide acetate）、乙基 -β-D- 木糖苷（ethyl-β -D-xyloside）、乙基 -α-D- 阿拉伯吡喃糖苷（ethyl-α -D-arabinofuranoside）[3]。还含有三十烷酸（triacontanoic acid）、叶绿醇（phytol）、十八碳二烯酸单甘油酯（glycerol-1-linoleate）、亚油酸甘油三酯（trilinolein）、蕨内酰胺（pterolactam）、对羟基苯甲醛（p-hydrobenzaldehyde）[4]、3,7- 二羟基 -5- 豆甾烯（stigmast-5-en-3,7-diol）、达玛 -24- 烯 -3- 乙酰氧基 -20- 醇（dammar-24-en-3-acetoxy-20-ol）、达玛 -3,25- 二醇 -20,24- 环氧 -3- 乙酰酯（dammar-3,25-diol-20,24-epoxy-3-acetate）、α - 棕榈精（α -monpalmitin）、异降香萜烯醇乙酸酯（isobauerenyl acetate）、丁香脂素（syringaresinol）和黑立脂素苷（liriodendrin）[5]、东莨菪内酯（scopoletin）、克利米可辛 A（cleomiscosin A）、克利米可辛 C（cleomiscosin C）、熊果酸（ursolic acid）、槲皮素（quercetin）[5,6]。

本品果实中尚含有蛋白质（proteins）、多糖（polysaccharides）、脂肪（fat）、黄酮（flavones）等多种化学成分[7]。

本品种子中含有挥发油（volatile oils）和脂肪酸（fatty acids）。挥发油主要成分有正癸烷（n-decane）、甲基环戊烷（methyl cyclopentane）、正辛烷（n-octane）、正十二烷（n-dodecane）、正十四烷（n-tetradecane）、桥式四氢化双环戊二烯（endo-tetrahydrodicyclopentadiene）、2,4- 二甲基乙苯（2,4-dimethylethylbenzene）、1,2,4,5- 四甲基苯（1,2,4,5-tetrabenzene）、萘（naphthalene）、正十八烷（n-octadecane）。脂肪酸主要成分有豆蔻酸（myristic acid）、棕榈酸（palmitic acid）、棕榈油酸（palmitoleic acid）、十七碳酸（heptadecanoic acid）、2- 己基环丙烷辛酸（2-hexyl cyclopropanoctoic acid）、9,12- 碳十六二烯酸（9,12-hexadecadienoic acid）、硬脂酸（stearic acid）、油酸（oleic acid）、亚油酸（linoleic acid）、10- 十九烯酸（10-nonadecenoic

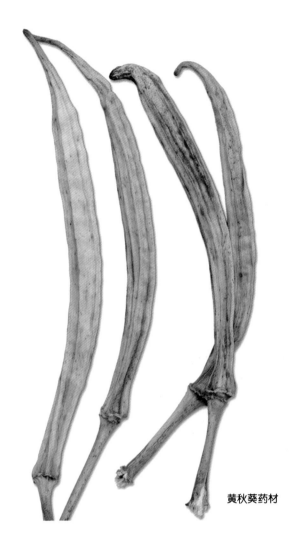

黄秋葵药材

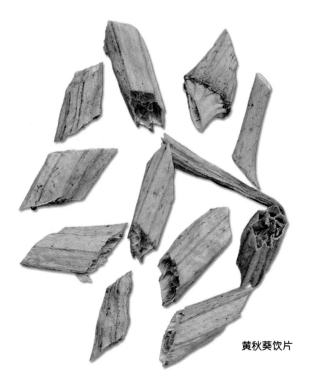

黄秋葵饮片

acid)、亚麻酸（linolenic acid）、花生酸（arachidic acid）、6,12,15- 十八碳三烯酸（6,12,15-octadecatrienoic acid）[8]。

【药理作用】

1. 抗氧化　黄秋葵粗多糖（RPS）具有体外抗氧化能力[9]，呈剂量依赖性清除 1，1- 二苯基 -2- 三硝基苯肼自由基（DPPH•）、羟基自由基（•OH）和超氧阴离子自由基（O_2-•）。

2. 抗肿瘤　RPS 体外对人体卵巢癌细胞（OVCAR-3）、乳腺癌细胞（MCF-7）、宫颈癌细胞（HeLa）、胃腺癌细胞（MCG-803）[10] 有抑制作用。

3. 抗疲劳、抗应激　黄秋葵水提液能提高小鼠耐力、耐缺氧能力、耐寒及耐热能力，降低小鼠剧烈运动后血中乳酸水平[11] 及血清尿素氮含量[12]。

【性味归经】味淡，性寒。归肺、肝经。

【功效主治】利咽，通淋，下乳，调经。主治咽喉肿痛，淋证，产后乳汁稀少，月经不调。

【用法用量】内服：煎汤，9 ~ 15g。

【使用注意】脾胃虚弱者慎用。

【参考文献】

[1] 贾陆，李东，敬林林，等．黄秋葵石油醚部位化学成分研究．中药材,2010,33(8): 1262.

[2] 贾陆，郭明明，李东，等．黄秋葵石油醚部位化学成分研究Ⅱ.中国中药杂志,2011,36(7): 891.

[3] 贾陆，钟丽君，李焕芬，等．黄秋葵水溶性部位化学成分研究．中草药,2011,42(11): 2186.

[4] 贾陆，李焕芬，敬林林．黄秋葵正丁醇部位化学成分的研究．中草药,2010,41(11): 1771.

[5] 石金敏，李震，敬林林，等．黄秋葵氯仿部位化学成分研究．中国医药工业杂志,2012,43(12): 987.

[6] 徐寅鹏，石金敏，郭明明，等．黄秋葵乙酸乙酯部位化学成分的研究．天然产物研究与开发,2013,25(1): 56.

[7] 黄阿根，陈学好，高云中，等．黄秋葵的成分测定与分析．食品科学,2007,28(10): 451.

[8] 李健，王雯，孙小红．黄秋葵种子的挥发油和脂肪酸 GC-MS 分析．湖北农业科学,2012,51(5): 1006.

[9] 赵焕焕，贾陆，裴迎新．黄秋葵粗多糖体外抗氧化活性测定．郑州大学学报（医学版）,2012,47(1)：40.

[10] 任丹丹，陈谷．黄秋葵多糖组分对人体肿瘤细胞增殖的抑制作用．食品科学,2010,31(21): 353.

[11] 王君耀，周峻，汤谷平．黄秋葵抗疲劳作用的研究．中国现代应用药学杂志,2003,20(4): 316.

[12] 李建华，陈珊．黄秋葵水提液抗疲劳的药效学观察．中国运动医学杂志,2004,23(2): 196.

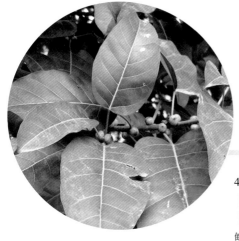

Huang ge shu

黄葛树

Fici Laciris Radix
[英]Lacor Ficus Root

【别名】万年青、雀榕、山榕、大叶榕、万年阴、马尾榕、小无花果。

【来源】为桑科植物黄葛树 *Ficus lacor* Buch.-Ham. 的根。

【植物形态】叶大乔木。叶互生，坚纸质，椭圆状矩圆形或卵状矩圆形，长8 ~ 16cm，宽4 ~ 7cm，先端短渐尖，基部钝或圆形，全缘。花序托单生或成对生于叶腋，或3 ~ 4个簇生于老枝上，近球形，无梗，熟时黄色或红色，基部有苞片3；雄花花被片3，雄蕊生于同一花序托中；瘿花及雌花花被片

4。瘦果微有皱纹。

【分布】广西全区均有分布。

【采集加工】全年可采。洗净，切碎，鲜用或晒干。

【药材性状】根呈圆柱状，少分枝。表面灰红棕色，上具纵皱纹，少量支根痕及横长或随缘形皮孔，外皮有时脱落、露出处灰白色。质柔韧，难折断，皮部纤维性强，断面皮部浅红棕色，木部浅棕色，色线放射状，形成层环浅黄色。断面有时可见褐色分泌物。气微、味淡。

【品质评价】根以粗、断面红棕色、无杂质者为佳。

【性味归经】味辛，性凉。归肺、肝经。

【功效主治】祛风除湿，清热解毒。主治风湿骨痛，感冒，扁桃体炎，眼结膜炎。

【用法用量】内服：煎汤，15 ~ 25g。外用：适量，捣烂敷患处。

【使用注意】脾胃虚寒者慎用。

黄葛树叶

【性味归经】味涩，性平。归肝经。

【功效主治】消肿止痛。外用主治跌打肿痛。

【用法用量】外用：适量，捣烂敷患处。

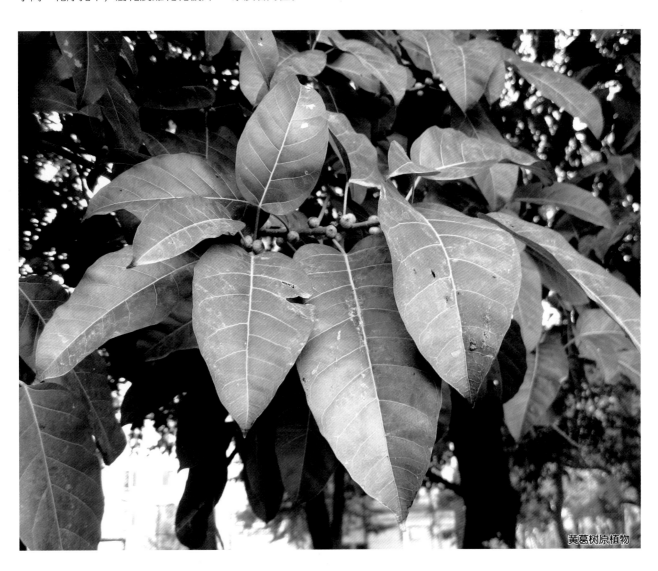

黄葛树原植物

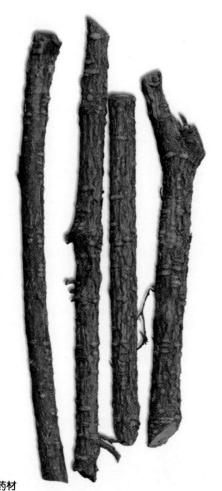

黄葛树药材

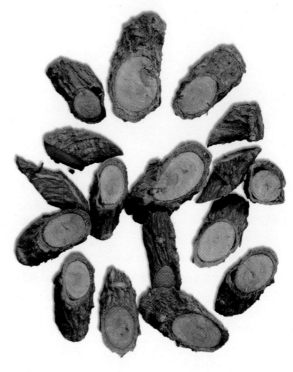

黄葛树饮片

【经验方】

背脊痛，劳伤腰痛　泡酒服。(《重庆草药》)

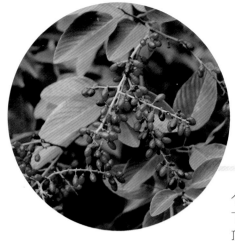

Huang shan teng

黄鳝藤

Berchemiae Floribundae Caulis et Folium
[英] Manyflower Supplejack Stem and Leaf

【别名】小通花、金刚藤、勾儿茶、钩儿茶、多花勾儿茶、
多叶勾儿茶、熊柳。

【来源】为鼠李科植物多花勾儿茶 *Berchemia floribunda*（Wall.）Brongn. 的根茎、叶。

【植物形态】藤状或直立灌木。幼枝黄绿色，光滑无毛。叶纸质，上部叶较小，卵形或卵状椭圆形至卵状披针形，长4～9cm，宽2～5cm，顶端锐尖，下部叶较大，椭圆形至矩圆形，顶端钝或圆形，稀短渐尖，基部圆形或稀心形，上面绿色，无毛，下面干时栗色，无毛，或仅沿脉基部被疏短柔毛，侧脉每边9～12条，两面稍突起；托叶狭披针形，宿存。花多数，通常数个簇生排成顶生宽聚伞圆锥花序，或下部兼腋生聚伞总状花序；萼三角形，顶端尖；花瓣倒卵形，雄蕊与花瓣等长。核果圆柱状椭圆形，基部有盘状的宿存花盘。

【分布】广西主要分布于陆川、邕宁、南宁、田林、天峨、南丹、防城、藤县、资源。

【采集加工】茎、叶全年可采。茎采收切片，晒干；叶鲜用或晒干用。

【药材性状】茎圆柱形，黄绿色，略光滑，有黑色小斑。叶互生，多卷曲，展平后呈狭卵形至卵状椭圆形，长3～8cm，宽1～4cm，顶端尖，基本圆或近心形，全缘。气微，味淡微涩。

【品质评价】以叶多、色绿、大而厚者为佳。

【化学成分】本品含黄酮（flavone）、蒽醌（anthraquinone）、蒽酮（anthranone）等化学成分。

本品含黄酮类成分：香橙素[（+）-aromadendrin]、圣草酚（eriodictyol）、山柰酚（kaempferol）、槲皮素（quercetin）、槲皮素-3-O-（2-乙酰基）-α-L-阿拉伯呋喃糖苷[quercetin-3-O-（2-acetyl）-α-L-arabinofuranoside]、山柰酚阿拉伯呋喃糖苷（kaempferol arabinofuranoside）、（+）-二氢槲皮素[（+）-dihydroquercetin]、槲皮素-3-O-α-L-阿拉伯呋喃糖苷（quercetin-3-O-α-L-arabinofuranoside）、槲皮素-3'-甲基醚-3-O-α-L-阿拉伯呋喃糖苷（quercetin-3'-methyl ether,3-O-α-

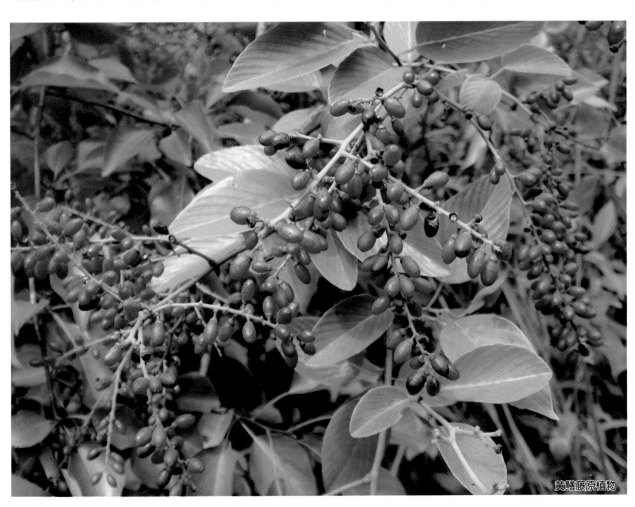

黄鳝藤原植物

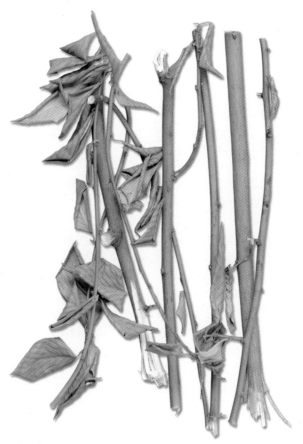

黄鳝藤药材

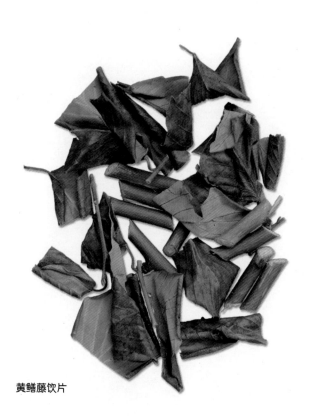

黄鳝藤饮片

L-arabinofuranoside）、（±）-maesopsin。还含苯酚及其苷类：berchemiaside A 和 berchemiaside B[1]。根中含蒽醌 - 苯丙异色烷醌二聚体：多花勾儿茶醌A,B,C,D(floribundiquinone A-D）。还含蒽酮：大黄素甲醚（physcion）、大黄酚（chrysophanol）[2]。

【药理作用】

多花勾儿茶 95% 乙醇提取物的乙酸乙酯层和正丁醇层对半乳糖胺引起的肝细胞损伤具有明显的保护活性，其中乙酸乙酯层中含有保肝活性较强的化合物成分多花二醌 C 和多花二醌 D[1]。

【临床研究】

原发性血小板减少性紫癜 黄鳝藤 45g，白及 15g，茅根 15g，丹参 15g，红枣 10g。将上药熬水，浓缩，制成 5g 重糖衣片，为成人 1 日量，分两次服。儿童酌减。连续服用 10 天为 1 个疗程。结果：治疗 34 例，1 ~ 3 个疗程后，痊愈 14 例（41.2%），显效 14 例（41.2%），好转 5 例（14.7%），无效 1 例（2.9%）[3]。

【性味归经】味甘、微涩，性微温。归肝、胃经。

【功效主治】祛风除湿，活血止痛。主治风湿痹痛，胃痛，痛经，产后腹痛，跌打损伤，骨关节结核，骨髓炎，小儿疳积，肝炎、肝硬化。

【用法用量】内服：煎汤，15 ~ 30g，大剂量 60g ~ 120g。外用：适量，鲜品捣敷。

【使用注意】孕妇慎用。

【经验方】

1. 损伤肿痛 ①多花勾儿茶 60g，山木蟹根及八角枫各 30g。75% 乙醇 500ml 浸泡 10 天，去渣取液外搽患处。(《浙南本草新编》）②黄鳝藤鲜根皮捣烂，或干根研末，调红酒外敷。(《福建中草药》）

2. 肺结核，内伤咯血 钩儿茶 30 ~ 60g。水煎服。(《陕西中草药》）

3. 心胃痛，湿热黄疸，小儿脾积风 熊柳根 30g。煎服。(《闽东本草》）

4. 小儿疳积 黄鳝藤干根 15 ~ 30g。水煎服。(《福建中草药》）

5. 产后腹痛 多花勾儿茶 30g，黄酒 250ml，隔汤炖后，去渣加红糖 30g 内服。(《浙南本草新编》）

6. 湿热黄疸 熊柳藤 30 ~ 60g，玉柏（金不换草）12 ~ 15g。水煎服。(《福建民间草药》）

7. 肝硬化 勾儿茶根、拓树根各 45g。水煎服。(《福建药物志》）

8. 荨麻疹 多花勾儿茶 60g，红糖 30g，黄酒 250ml。隔汤炖 1h，分 2 次服。(《浙南本草新编》）

9. 风湿关节痛 勾儿茶根 60g，五加皮根、钩藤根各 30g，猪脚 1 个。水煎服。(《福建药物志》）

10.风毒流注　熊柳根 90～120g，羊肉 120g。酌加酒、水各半或用开水炖服。（《福建民间草药》）

11.慢性骨髓炎　勾儿茶、白筋花根各 60g，羊肉 125g。酌加酒水炖服。（《福建药物志》）

12.静脉炎或淋巴结炎　多花勾儿茶 60g，蒲公英 30g，苍耳子 15g。水煎服。（《浙南本草新编》）

13.血小板减少症　勾儿茶、胡颓子根、盐肤木根、金樱子根各 30g。水煎服。（《福建药物志》）

【参考文献】

[1] Wang YF, Cao JX, Efferth T, et al. Cytotoxic and new tetralone derivatives from Berchemia floribunda (Wall.) Brongn. Chemistry&Biodiversity, 2006,3(6):646-653.

[2] Wei X, Jiang JS, Feng ZM, et al. Four novel naphthoquinone-the roots of Berchemia floribunda. Chem Pharm Bull, 2008, 56(9):1248-1252.

[3] 杨福廷, 吴业修, 黎德强. "复黄片"治疗原发性血小板减少性紫癜近期疗效观察. 广西卫生,1975,(2): 42-44.

黄毛楤木

Huang mao cong mu

Araliae Decaisneanae Radix
[英] Spine Aralia Root

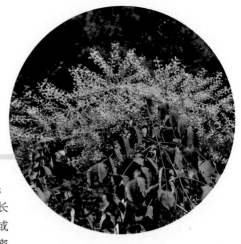

【别名】鸟不企、鹰不扑、鹰不泊、鸟不宿、鹰不泊、楤木、雀不站。

【来源】为五加科植物黄毛楤木 *Aralia decaisneana* Hance 的根。

【植物形态】灌木。茎皮灰色，有纵纹和裂隙；新枝密生黄棕色绒毛，有刺；刺短而直，基部稍膨大。叶为二回羽状复叶；叶柄粗壮，疏生细刺和黄棕色绒毛；托叶和叶柄基部合生，先端离生部分锥形，外面密生锈色绒毛；叶轴和羽片轴密生黄棕色绒毛；羽片有小叶 7 ~ 13，基部有小叶 1 对；小叶片革质，卵形至长圆状卵形，长 7 ~ 14cm，宽 4 ~ 10cm，先端渐尖或尾尖，基部圆形，稀近心形，上面密生黄棕色绒毛，下面毛更密，边缘有细尖锯齿，侧脉 6 ~ 8 对，两面明显。圆锥花序大；密生黄棕色绒毛，疏生细刺；伞形花序有花 30 ~ 50 朵；苞片线形，外面密生绒毛；花梗密生细毛；小苞片宿存；花淡绿白色；萼无毛，边缘有 5 小齿；花瓣卵状三角形；雄蕊 5，花药白色；子房 5 室；花柱 5，基部合生，上部离生。果实球形，黑色，有 5 棱。

【分布】广西主要分布于平南、桂平、贵港、梧州、藤县、南宁、武鸣、邕宁。

【采集加工】全年均可采收。洗净，切段，晒干。

【药材性状】干燥根呈圆柱形，有分枝，表面棕黄色，具少数须根，具纵皱纹。质硬，不易折断，断面皮部易与木部分离。气微，味淡。

【品质评价】以干燥、块大、色黄绿、无杂质者为佳。

【化学成分】本品含有楤木皂苷 A（araloside A）、3-*O*-[α-L-阿拉伯呋喃糖-（1→4）-β-D-葡萄吡喃糖醛酸]-齐墩果酸苷{3-*O*-[α-L-arabino-furanosyl-（1→4）-β-D-glucuro-nopyranosyl-]-oleanolic acid}、3-*O*-[β-D-半乳吡喃糖-（1→4）-β-D-半乳吡喃糖-（1→3）-β-D-葡萄吡喃糖醛酸]-齐墩果酸-28-*O*-β-D-葡萄吡喃糖苷{3-*O*-[β-D-galactopyranosyl-（1→4）-β-D-galactopyranosyl-（1→3）-β-D-glucuronopyranosyl]-oleanolic acid-28-*O*-β-D-glucopyrano-side}、3-*O*-[β-D-半乳吡喃糖-（1→4）-β-D-半乳吡喃糖-（1→3）-β-D-葡萄吡喃糖醛酸]-齐墩果酸{3-*O*-[β-D-galactopyranosyl-（1→4）-β-D-galactopyranosyl-（1→3）-β-D-glucuronopyranosyl]-oleanlic acid}[1]。又有 3-*O*-[β-D-半乳吡喃糖（1→4）-β-D-半乳吡喃糖-（1→3）-β-D-葡萄吡喃糖醛酸]-齐墩果酸苷{3-*O*-[β-D-galactopyranosyl-（1→4）-β-D-galactopyranosyl-（1→3）-β-D-

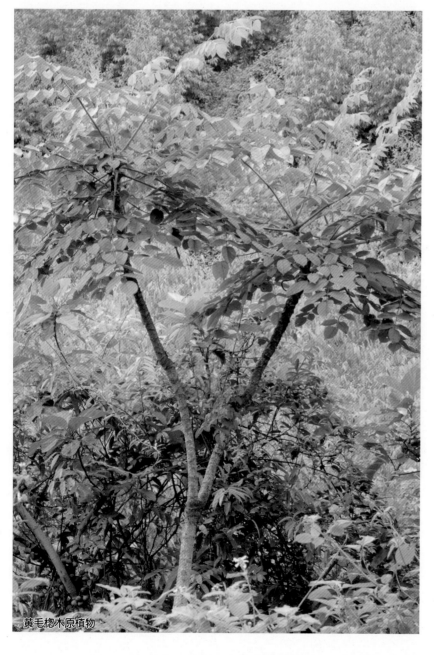

黄毛楤木原植物

glucuronopyranosyl]-oleanoyic acid}、竹节参皂苷Ⅳa（chiku-setsusaponin Ⅳa）、去葡萄糖竹节参皂苷Ⅳa（deglucose chikusetsusaponin Ⅳa）、软脂酸（palmitic acid）、β-谷甾醇（β-sitosterol）、齐墩果酸（oleanolic acid）[2]。尚有 3-O-β-D-xylopyranosyl-（1→3）-β-D-glucopyranosyl-（1→3）-[β-D-xylopyranosyl-（1→2）]-α-L-arabinopyranosyl oleanolic acid 28-O-β-D-glucopyranosyl ester、3-O-β-D-glucopyranosyl-（1→3）-α-L-arabinopyranosyl oleanolic acid 28-O-β-D-glucopyranosyl-（1→6）-β-D-glucopyranosyl ester、3-O-β-D-glucopyranosyl-（1→3）-[β-D-xylopyranosyl-（1→2）]-α-L-arabinopyranosyl oleanolic acid 28-O-β-D-glucopyranosyl-（1→6）-β-D-glucopyranosyl ester、3-O-β-D-glucopyranosyl-（1→3）-[β-D-xylopyranosyl-（1→2）]-β-D-glucopyranosyl oleanolic acid 28-O-β-D-glucopyranosyl ester、3-O-β-D-glucopyranosyl-（1→3）-[β-D-xylopyranosyl-（1→2）]-β-D-galactopyranosyl oleanolic acid、3-O-β-D-glucopyranosyl-（1→3）-[β-D-xylopyranosyl-（1→2）]-β-D-galactopyranosyl oleanolic acid 28-O-β-D-glucopyranosyl ester、3-O-β-D-glucopyranosyl-（1→3）-[β-D-xylopyranosyl-（1→2）]-β-D-galactopyranosyl oleanolic acid 28-O-β-D-glucopyranosyl-（1→6）-β-D-glucopyranosyl ester、3-O-β-D-glucopyranosyl-（1→3）-[β-D-xylopyranosyl-（1→2）]-α-L-arabinopyranosyl ursolic acid 28-O-β-D-glucopyranosyl ester、3-O-β-D-glucopyranosyl-（1→3）-[β-D-xylopyranosyl-（1→2）]-α-L-arabinopyranosyl ursolic acid、3-O-β-D-glucopyranosyl-（1→3）-α-L-arabinopyranosyl ursolic acid 28-O-β-D-glucopyranosyl-（1→6）-β-D-glucopyranosyl ester、3-O-β-D-glucopyranosyl-（1→3）-[β-D-xylopyranosyl-（1→2）]-β-D-glucopyranosyl ursolic acid 28-O-β-D-glucopyranosyl ester[3]。还有熊果酸（ursolic acid）、甘露醇（mannitol）、蔗糖（sucrose）、胡萝卜苷（daucosterol）、木酮（aralone）[4]、楤木皂苷Ⅻ（araliasaponin Ⅻ）、楤木皂苷ⅪⅤ（araliasaponin ⅪⅤ）、楤木皂苷ⅪⅤ（araliasaponin ⅪⅤ）、黄毛楤木皂苷D（aradecoside D）、楤木皂苷ⅩⅤ（araliasaponin ⅩⅤ）[5]。

【药理作用】

1. 对心血管系统的影响　黄毛楤木总皂苷可对抗垂体后叶素致大鼠急性心肌缺血反应，使离体心脏心率减慢，轻度增加心肌收缩幅度，对冠脉流量无影响[6]。

2. 降血糖　黄毛楤木总皂苷可使正常小鼠、肾上腺素性高血糖和四氧嘧啶性糖尿病小鼠血糖下降，但对葡萄糖性高血糖小鼠无作用，对四氧嘧啶性糖尿病大鼠的葡萄糖耐量无影响，说明其对外源性血糖升高无对抗作用[7]。

3. 抗应激　黄毛楤木总皂苷能提高小鼠常压耐缺氧能力，延长小鼠常压缺氧存活时间，延长小鼠强迫游泳的时间，但对异丙肾上腺所致耐缺氧时间缩短无拮抗作用；可提高正常小鼠耐低温能力，延长氢化可的松所致"阳虚"小鼠在低温环境中的存活时间[6-9]。

4. 保肝　黄毛楤木总皂苷可使四氯化碳（CCl₄）致肝损伤小鼠血清谷草转氨酶（AST）活力降低，对CCl₄所致急性肝损伤有保护作用[10]。

5. 对消化系统的影响　黄毛楤木总皂苷对吲哚美辛致大鼠胃及肠溃疡有保护作用，影响前列腺合成是其抗溃疡作用机制[11]。

6. 抗肿瘤　黄毛楤木乌苏酸及其次生产物都可促进耐药肝癌细胞发生凋亡，下调热休克蛋白105（HSP）和环氧化酶-2（COX-2）的表达，且有时间和剂量依赖关系[12]。

7. 抗氧化、延缓衰老　楤木皂苷能提高小鼠血液中超氧化物歧化酶（SOD）和过氧化氢酶（CAT）活力，从而有效地保护组织细胞，延缓衰老[13]。

8. 毒性反应　急性毒性：以13.4g/kg黄毛楤木醇提物灌胃7天，小鼠无死亡，生长良好。小鼠灌胃给予黄毛楤木总苷的半数致死量（LD₅₀）为820.54mg/kg（相当于生药量27351mg/kg）；腹腔注射给药，LD₅₀为65.54mg/kg（相当于生药量2184.60mg/kg）。亚急性毒性：家兔口服13.67g/kg黄毛楤木醇提物对家兔的生长、血象、心电图、肝肾功能均无影响，重要脏器组织亦无明显病理改变[14]。

【性味归经】味苦、辛，性凉。归肺、肝、胃经。

【功效主治】祛除风湿，活血通络，清热解毒，消肿止痛。主治风湿痹痛，湿热黄疸，风热感冒，头痛咳嗽，淋浊，带下，腰酸腿痛，咽喉肿痛，胃脘痛，牙龈肿痛，跌打肿痛。

【用法用量】内服：煎汤，6～15g，或泡酒。外用：适量，捣敷。

【使用注意】孕妇禁服。

【经验方】

1. 牙龈炎　鲜楤木根皮适量，茶油饼少许。捣烂，外敷患侧面颊部。每日换药2次。（《常用青草药选编》）

2. 无名肿毒　鲜楤木根二层皮，捣，洗米水调，外敷患处，每日换2～3次。（《常用青草药选编》）

3. 感冒风热头痛　鹰不泊30g，杨桃树30g，涩皮藤30g，蛇泡籽30g，榕树须15g，鸡眼藤45g。水4碗，煎至1碗服。儿童酌减。（《新会草药》）

4. 风湿头痛　楤木、肖梵天花、六棱菊、臭牡丹干根各15g。水煎服。（《常用中草药选编》）

5. 慢性胃炎，胃溃疡，胃癌初起　雀不站30g。煎服。（蓬溪《常用中草药手册》）

6. 急性肝炎，淋巴结肿大，咽喉炎，肾炎水肿　鸟不企15～30g。水煎服。（广州空军《常用青草药手册》）

7. 关节酸痛　干楤木根60g。水酒适量，猪脚1个。水炖服，连用数剂。（《常用中草药选编》）

8. 风湿　鹰不泊30g，牛大力30g，千斤拔30g，石南藤24g，猪瘦肉。水煎服。（《新会草药》）

9. 痰火闭筋　鹰不泊45g，牛奶树根60g，假蒌24g，酸筹根（入地牛）30g。水煎服。（《新会草药》）

10. 产后风痛　干楤木根60g，黄鳝藤干根60g。水炖服。（《常用青草药选编》）

11. 闭经　鲜楤木根90g（切碎），鸡蛋2个（去壳）。水煎分2次服。（《常用青草药选编》）

12. 糖尿病　雀不站根30g，草决明30g。水煎服。（蓬溪《常用中草药手册》）

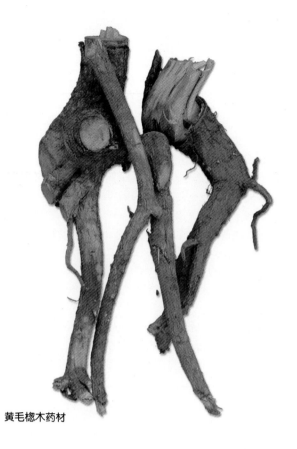

黄毛楤木药材

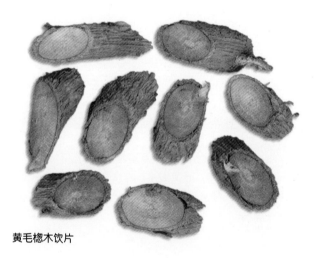

黄毛楤木饮片

附：黄毛楤木叶

味甘，性平。归肝经。功效平肝，解毒。主治头目眩晕，肿毒。内服：煎汤，9~15g。外用：适量，捣敷。

经验方 头晕：嫩叶水煎冲鸡蛋服。（《广西民族药简编》）

【参考文献】

[1] 方乒浦，周迎新，曾宪仪.黄毛楤木皂苷的分离鉴定.植物学报，1992,34(6): 464.

[2] 曾宪仪，周迎新，方乒浦.黄毛楤木化学成分研究.中国中药杂志,1994,19(9): 550.

[3] Miyase T, Shiokawa KI, Zhang DM, et al.Araliasaponins I–XI, triterpene saponins from the roots of Aralia decaisneana. Phytochemistry, 1996, 41(5): 1411.

[4] 林耕，许旭东，刘东，等.黄毛楤木化学成分的研究Ⅰ.中国药学杂志，2000,35(5): 298.

[5] 林耕，杨峻山.黄毛楤木化学成分的研究Ⅱ.中国药学杂志,2000,39(8): 575.

[6] 熊筱娟，陈武，李开泉，等.黄毛楤木总苷的抗应激作用.中草药,1996,27(6): 143.

[7] 王大元，俞红，胡盛珊，等.黄毛楤木皂苷的降血糖作用.中国药学杂志,1995,30(7): 407.

[8] 高应东，陈武，熊筱娟，等.楤木皂苷对大小鼠应激能力的影响.中国心理卫生杂志,2005,19(2): 109.

[9] 高应东.楤木皂苷对应激状态小鼠作用的实验研究.宜春学院学报,2006,26(4): 103.

[10] 熊筱娟，徐晓清，张国全，等.江西黄毛楤木对小鼠实验性肝损伤的影响.中药材,1992,15(2): 36.

[11] 吕志萍，裘名宜，邹国林，等.毛楤木皂苷对消炎痛引起大鼠胃肠溃疡的影响.江西医学院学报,1994,34(2): 17.

[12] Tian Ze, Tian Z, Lin Geng, et al.Anti-hepatoma activity and mechanism of ursolic acid and its derivatives isolated from Aralia decaisneana. World J Gastroenterol, 2006, 12(6): 874.

[13] 裘名宜，冯龙飞.黄毛楤木皂苷的抗衰老作用研究.时珍国医国药,2006,17(12): 2480.

[14] 熊筱娟，郑织霞，徐晓清，等.江西黄毛楤木的毒性实验研究.中医药学报,2005,33(3): 49.

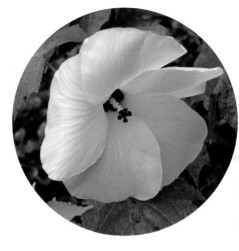

Huang shu kui hua

黄蜀葵花

Abelmoschi Manihot Flos seu Herba
[英]Sunset Abelmoschus Flower

【别名】野棉花、水芙蓉、豹子眼睛花、霸天伞、棉花蒿、秋葵。

【来源】为锦葵科植物黄蜀葵 *Abelmoschus manihot*（L.）Medic. 的花。

【植物形态】草本。疏被长硬毛。叶掌状 5 ~ 9 深裂，裂片长圆状披针形，长 8 ~ 18cm，宽 1 ~ 6cm，具粗钝锯齿，两面疏被长硬毛；叶柄疏被长硬毛；托叶披针形。花单生于枝端叶腋；小苞片 4 ~ 5，卵状披针形，疏被长硬毛；萼佛焰苞状，5 裂，近全缘，较长于小苞片，被柔毛，果时脱落；花大，淡黄色，内面基部紫色；雄蕊柱状，花药近无柄；柱头紫黑色，匙状盘。蒴果卵状椭圆形，被硬毛；种子多数，肾形，被柔毛组成的条纹多条。

【分布】广西主要分布于防城、上林、马山、田东、靖西、那坡、隆林、乐业、凌云、南丹、东兰、全州、钟山。

【采集加工】秋季采收花。去除杂质，晒干或烘干。

【药材性状】花多皱缩或折叠，长 6 ~ 9cm，花萼长 2 ~ 3cm，佛焰苞状，5 裂，近全缘，黄绿色，花瓣淡黄色，长 4 ~ 8cm，内面基部紫色；雄蕊柱状，柱头紫黑色，匙状盘形。

【品质评价】以干燥、色黄绿、气微香、味微苦而略酸者为佳。

【化学成分】本品花中成分主要为黄酮类（flavonoids）、有机酸类（organic acids）和甾醇类（sterols）等多种成分。

黄酮类化合物成分含有大麻苷（can-nabiscitrin）[1]、槲皮素-3′-O 葡萄糖苷（quercetin-3′-O-glucoside）[1-5]、杨梅素（myricetin）[1,2,5]、金丝桃苷（hyperin）[2,4,6]、槲皮素-3-O-β-D-葡萄糖苷（quercetin-3-O-β-D-glucopyranoside）[4]、槲皮素（quercetin）[2,4]、杨梅素-3-O-β-D-葡萄糖苷（myricetin-3-O-β-D-glucopyranoside）[2,5,6]、木槿苷（hibiscetin-3-O-glucoside）[2]、异槲皮苷（isoquercetin）[3,6]、棉皮素-3′-O-β-葡萄糖苷（gossypetin-3′-O-β-glucoside）[6]、槲皮素-3-O-β-D-6″-乙酰葡萄糖苷（quercetin-3-O-β-D-6″-acetylglucopyranoside）、槲皮素-3-O-芸香糖苷（quercetin-3-O-rutino-side）、槲皮素-3-O-β-D-木糖基-（1→2）-β-D-半乳糖苷 [quercetin-3-O-β-D-xylopyranosyl-（1→2）-β-D-galacto-pyranoside]、槲皮素-7-O-β-D-葡萄糖苷（quercetin-7-O-β-D-glucopyranoside）[5]、杨梅素-3-O-刺槐糖苷（myricetin-3-O-robinoside）[4,5]、杨梅素-3-O-β-D-半乳糖吡喃糖苷（myricetin-3-O-β-D-galactopy-ranoside）、杨梅素-3-O-芸香糖苷（myricetin-3-O-rutinose）、杨梅素-3-O-β-D-木糖吡喃糖基-（1→2）-β-D-葡萄糖吡喃糖苷 [myricetin-3-O-

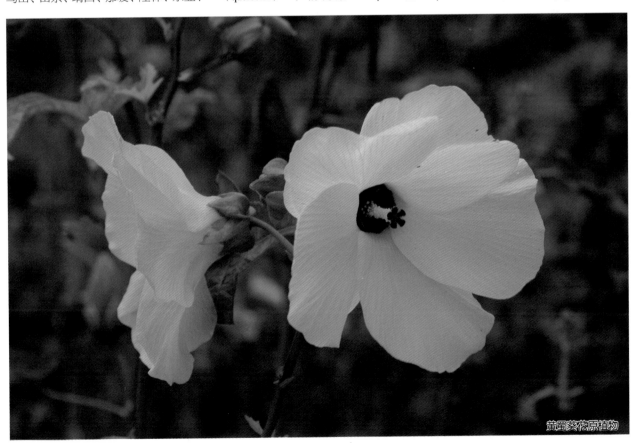

黄蜀葵花原植物

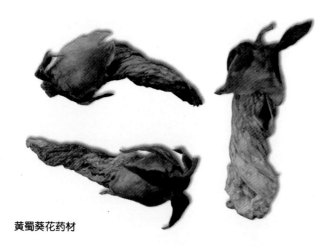

黄蜀葵花药材

β-D-xylopyranosyl-（1→2）-β-D-glucopyranoside][5]、棉皮素-8-O-β-D-葡萄糖醛酸苷（gossypetin-8-O-β-D-glucuronide）、棉皮素-3-O-β-D-葡萄糖-8-O-β-D-葡萄糖醛酸（gossypetin-3-O-β-D-glucoside-8-O-β-glucuronic acid）、棉皮素3'-O-β-D-葡萄糖苷（gossypetin-3'-O-β-D-glucopyranoside）、山奈酚香豆酰基葡萄吡喃糖苷（tiliroside）、山奈酚-3-O-{[3″-O-乙酰基-6″-O-（E）-对羟基桂皮酰基]}-O-β-D-葡萄糖苷（kaempferol-3-O-{[3″-O-acetyl-6″-O-（E）-p-hydroxy-cinnamyl]}-O-β-D-glucoside）、槲皮素-3-O-[β-D-木糖基（1→2）-α-L-鼠李糖基（1→6）]-O-β-D-半乳糖苷{quercetin-3-O-[β-D-xyl（1→2）-α-L-rhamnosyl（1→6）]-O-β-D-galactoside}[7]。

有机酸类成分有咖啡酸（caffeic acid）[3]、2,4-二羟基苯甲酸（2,4-dihydroxy benzoic acid）[6]、4-羟基苯甲酸-β-D-葡萄糖酯（4-hydroxybenzoic acid-β-D-glucose ester）、原儿茶酸（protocatechuic acid）、原儿茶酸-3-O-β-D-葡萄糖苷（protocatecheuic acid-3-O-β-D-glucoside）[7]。

甾醇类成分有α-菠甾醇（α-spinasterol）、豆甾醇（stigmasterol）[3]、β-谷甾醇（β-sitosterol）、β-谷甾醇-3-O-β-D-葡萄糖苷（β-sitosterol-3-O-β-D-glucoside）[3,6]。

其他成分有6-甲氧基-7-羟基香豆素（6-methoxy-7-hydroxy-coumarin）[3]、1-O-十六烷酸甘油酯（1-O-hexa-decanolenin）、鸟苷（guanosine）、腺苷（adenosine）、顺丁烯二酸（maleicacid）、正三十七烷酸（n-heptatriacontanoic acid）、正三十烷醇（n-triacontanol）、正二十四烷（n-tetracosane）[6]。

【药理作用】

1. 抗炎、解热、镇痛　花中甲花素对醋酸所致小鼠腹腔炎症及毛细血管通透性增加、二甲苯性小鼠耳郭炎症有抑制作用，能抑制组胺性小鼠皮肤毛细血管通透性及组胺性大鼠足浮肿炎症程度[8]。花提取物能抑制脂多糖（LPS）诱导的人中性粒细胞白介素-8（IL-8）分泌[9]。总黄酮组分（TFA）可降低由皮下注射松节油或静脉注射大肠杆菌液诱发的家兔体温升高[10]。TFA对同侧腹腔注射福尔马林所致疼痛有抑制作用，可减轻小鼠扭体反应及福尔马林致小鼠疼痛Ⅱ相反应，动脉注射TFA可减轻氯化钾（KCl）诱发的家兔疼痛反应，且连续用药无成瘾性[11]。

2. 保护心肌缺血性损伤及促进血管新生　在缺血性损伤修复过程中，TFA促进新生血管生成，利于缺血性损伤组织中微血管及侧支循环形成而加快组织修复[12]。TFA预处理对家兔心肌缺血再灌注损伤有保护作用，表现为降低心律失常发生率、抑制心肌组织中乳酸脱氢酶（LDH）漏出、上调bcl-2 mRNA表达，下调p53 mRNA及缺血心肌组织中细胞间黏附分子ICAM-1 mRNA表达[13,14]。

3. 保护脑缺血损伤　TFA能抑制脑水肿程度，减轻脑组织病理学改变，提高脑组织中一氧化氮（NO）含量，降低脑梗死重量[15]。TFA通过减少凋亡脑细胞数目而发挥脑缺血损伤保护作用[16]。

4. 保肝　金丝桃苷通过降低肝组织中丙二醛（MDA）含量，增加超氧化物歧化酶（SOD）活力等抗脂质过氧化反应及清除自由基效应发挥保肝作用[17]。金丝桃苷对鸭乙型肝炎病毒（DHBV）感染所致雏鸭肝损伤有保护作用，不但能抑制鸭乙肝模型中DHBV-DNA复制，同时对其复制模版cccDNA也有清除作用，在HepG2.2.15细胞模型和DHBV模型中对乙肝病毒e抗原（HBeAg）和乙型肝炎表面抗原（HBsAg）均有抑制作用[18]，其作用机制与抑制氧化应激和提高抗氧化能力有关[19,20]。金丝桃苷体外能诱导Th1型细胞因子白介素-12（IL-12）及干扰素-γ（IFN-γ）分泌，通过改善Th1细胞功能，促进细胞因子分泌，调节机体免疫功能而阻止乙型肝炎病毒（HBV）感染细胞[21]。

5. 对肾炎和肾纤维化影响　TFA可以提高红细胞免疫黏附力，促进循环免疫复合物（CIC）转运与清除，从而减轻CIC介导性肾损伤[22]。TFA能够提高湿热型慢性肾炎大鼠红细胞免疫黏附功能、抑制系膜细胞增殖和基质增生，改善肾功能[23]。可减轻大鼠单侧输尿管梗阻（UUO）术后肾脏病理改变，降低肾脏结缔组织生长因子（CTGF）和骨桥蛋白（OPN）表达，上调肾组织中Smad7和Smad核转录共抑制因子SnoN蛋白表达，减轻肾小管损伤并延缓肾纤维化进展[24]。

6. 降血脂　TFA使小鼠总胆固醇下降，高密度脂蛋白胆固醇上升，改善糖尿病小鼠脂代谢紊乱，这与其提高抗氧化能力有关[25]。

7. 对骨影响　叶能预防小鼠卵巢切除后骨丢失，提高股骨及其干骺端和骨干亚区骨矿物质含量（BMC）和骨矿物质密度（BMD）[26]。

8. 抗病毒、抑菌　TFA对单纯疱疹病毒（HSV1和HSV2）和表皮葡萄球菌、金黄色葡萄球菌及白色念珠菌均有抑制作用[27,28]。

9. 毒性反应　金丝桃苷5000 mg/kg一次性灌胃，观察14天，动物行为活动正常，无死亡；在细菌回复突变实验中，未表现出遗传毒性[29]。

【临床研究】

1. 肾炎　（1）应用黄蜀葵花粉剂或汤剂口服。粉剂制法：将叶、花晒干或焙干，籽炒熟，分别碾成粉，过筛合在一起即得（如生粉剂须焙熟）。汤剂制法：将花、果壳或洗净切碎晒干的根，用开水浸泡或煮成具有黏性的水液即成。此种水剂宜现用现制。急性者内服3~4次/日，慢性者内服 1 ~ 2 次 / 日；粉剂每次服一小匙（约 2.5g），汤剂每次 300ml 左右。小孩用量不必减半，不忌盐食。妇女经期须停服，孕妇禁服，服药期避免劳累或受凉。治疗肾炎 14 例、肾盂肾炎 18 例，共 32 例，结果：治愈 25 例，治愈时间短者 8 天，长者 3 个多月。另 7 例因缺药而未治愈[30]。②应用苏中制药厂生产的黄葵胶囊（0.5g/粒，主要成分为黄蜀葵花，又名秋葵），每次 5 粒，每日 3 次，8 周为 1 个疗程，连续观察 2 个疗程。伴有高血压者继续加服原有降压药。结果：临床治疗慢性肾炎 50 例，其中显效 16 例，有效 23 例，无效 11 例，总有效率为 78%[31]。

2. 原发性肾病综合征　对照组 45 例，采用激素加免疫抑制剂等常规西药治疗；治疗组 51 例，在对照组治疗基础上加用黄葵胶囊 5 粒，口服，每天 3 次。结果：治疗组与对照组总有效率分别为 94.00% 和 78.26%，2 组比较差异有统计学意义（$P < 0.05$）；治疗后，2 组尿蛋白定量、血浆白蛋白、血脂等各项指标比较，差异有统计学意义（$P < 0.05$），治疗组明显优于对照组[32]。

3. 疗疮疖肿　鲜黄蜀秋葵叶 10 余片，加蜂蜜适量，共捣为泥状，用时取适量摊于纱布上，敷患处并以胶布固定，每日换药 1 ~ 2 次。共治疗 58 例。结果：疗疮 13 例，除 3 例面部抓破感染，加用青霉素、链霉素未列入统计外，其余 10 例均以外敷治愈，治愈时间平均均为 4 天；疖肿 46 例，亦以上法外敷，在 3 ~ 4 天内治愈[33]。

【性味归经】味淡，性寒。归心、肝、小肠经。

【功效主治】利咽，通淋，下乳，调经。主治咽喉肿痛，小便淋涩，产后乳汁稀少，月经不调。

【用法用量】内服：9 ~ 15g，煎汤。

【使用注意】素体虚寒者慎用。

【经验方】

1. 痈疽　鲜秋葵茎叶一握，洗净后和冬蜜共捣烂，敷患处，日换两次。（《福建民间草药》）
2. 烫火伤　鲜秋葵茎叶，捣敷。（《中草药手册》）
3. 尿路感染　秋葵茎叶 9g，煎服。（《安徽中草药》）

【参考文献】

[1] 赖先银，赵玉英，梁鸿 . 黄蜀葵花化学成分的研究 . 中国中药杂志 ,2006,31(19): 1597.

[2] 张元媛，贾晓妮，曹永翔，等 . 黄蜀葵花化学成分研究 . 西北药学杂志 ,2008,23(2): 80.

[3] 陈刚，张慧娟，屠爱萍 . 黄蜀葵花的脂溶性成分研究 . 中草药 ,2007,38(6): 827.

[4] 李春梅，王涛，张祎，等 . 中药黄蜀葵花化学成分的分离与鉴定（Ⅱ）. 沈阳药科大学学报 ,2010,27(10): 803.

[5] 李春梅，王涛，张祎，等 . 中药黄蜀葵花化学成分的分离与鉴定（Ⅰ）. 沈阳药科大学学报 ,2010,27(9): 711.

[6] 王先荣，周正华，杜安全，等 . 黄蜀葵花黄酮成分的研究 . 中国天然药物 ,2004,2(2): 91.

[7] 李春梅，安雅婷，王涛，等 . 中药黄蜀葵花化学成分的分离与鉴定（Ⅲ）. 沈阳药科大学学报 ,2011,28(7): 520.

[8] 郑霞，潘苏华 . 黄蜀葵花抗炎作用的实验研究 . 徐州医学院学报 ,1994,14(3): 226.

[9] 崔桅，陈玉兰，王玉亮 . 黄蜀葵提取物对人中性粒细胞活化及分泌 IL-8 的影响 . 天津药学 ,2003,15(4): 1.

[10] 范丽，董六一，江勤，等 . 黄蜀葵花总黄酮抗炎解热作用 . 安徽医科大学学报 ,2003,38(1): 25.

[11] 范丽，董六一，陈志武，等 . 黄蜀葵花总黄酮镇痛作用研究 . 中药药理与临床 ,2003,19(1): 12.

[12] 李庆林，王成永，彭代银，等 . 黄蜀葵花总黄酮对心肌再灌注损伤的保护作用研究 . 中国实验方剂学杂志 ,2006,12(2): 39.

[13] 潘武，蒋萌 . 黄蜀葵花总黄酮对人脐静脉血管内皮细胞形成新生血管的影响 . 徐州医学院学报 ,2010,30(6): 359.

[14] 范丽，袁丽萍，陈志武，等 . 黄蜀葵花总黄酮药理性预适应对家兔心肌缺血再灌注损伤的保护作用 . 中国药学杂志 ,2005,40(11): 536.

[15] 高杉，范丽，董六一，等 . 黄蜀葵总黄酮对 MCAO 大鼠脑细胞凋亡的影响 . 中国药理学通报 ,2003,19(6): 704.

[16] 文继月，陈志武 . 黄蜀葵花总黄酮预处理对大鼠脑缺血再灌注性损伤的保护作用 . 安徽医科大学学报 ,2006,41(6): 667.

[17] 胡克章，曹文斌，何书桃，等 . 黄蜀葵花胶囊对四氯化碳致小鼠肝损伤的保护作用 . 解放军药学学报 ,2011,27(1): 17.

[18] WU LL, YANG XB, HUANG ZM, et al.In vivo and vitro antiviral activity of hypezeside extrated from Abelmoschus manihot(L)medik, Acta Pharmacol sin 2007, 28(1): 407.

[19] 鲁小杰，黄正明，杨新波，等 . 金丝桃苷对鸭乙肝病毒感染的保护作用 . 中药药理与临床 ,2007,23(2): 10.

[20] 鲁小杰，杨新波，耿森，等 . 鸭乙肝模型氧化应激反应及金丝桃苷的干预 . 中国组织工程研究与临床康复 ,2007,11(43): 8729.

[21] 耿森，王建华，陈红艳，等 . 金丝桃苷对鸭乙肝病毒 cccDNA 清除及免疫调节作用探讨 . 药学学报 ,2009,44(12): 1440.

[22] 余江毅，熊宁宁，余承惠 . 黄蜀葵花对家兔肾炎模型免疫功能的影响 . 南京中医学院学报 ,1993,01: 23.

[23] 胡翠云，戴敏，陈君君，等 . 黄蜀葵花总黄酮对大鼠湿热型慢性肾炎的作用及其对红细胞免疫黏附功能的影响 . 安徽中医学院学报 ,2011,30(1): 57.

[24] 冯媛，刘敏，张苗，等 . 黄蜀葵花总黄酮对单侧输尿管梗阻大鼠肾间质纤维化的影响 . 中国中西医结合肾病杂志 ,2010,11(11): 1006.

[25] 王晓玉，魏文，何计国 . 金花葵黄酮对糖尿病模型小鼠脂代谢的影响 . 中国农学通报 ,2011,29: 102.

[26] PUEL C, MATHEY J, KATI-COULIBALY S, et al. Preventive effect of Abelmoschusmanihot(L.)Medik.on bone loss in the ovariectomised rats. Journal of Ethnopharmacology, 2005,(99): 55.

[27] 江勤，董六一，方明，等 . 黄蜀葵花总黄酮体外抗单纯疱疹病毒作用 . 安徽医药 ,2006,10(2): 93.

[28] 张红艳，董六一，江勤，等 . 黄蜀葵花总黄酮抗感染性口腔黏膜溃疡及体外抗菌作用 . 安徽医药 ,2006,10(11): 810.

[29] 艾国，黄正明，王德文，等 . 黄蜀葵花提取物金丝桃苷的急性毒性和遗传毒性评价（英文）.Journal of Chinese Pharmaceutical Sciences,2012,05: 477.

[30] 孔押根 . 黄蜀葵治疗肾炎、疖痛 . 人民军医 ,1976,(12): 95.

[31] 吴锦美 . 黄葵胶囊治疗慢性肾炎 50 例疗效观察 . 现代中西医结合杂志 ,2007,16(8): 1064.

[32] 李侠，王文革 . 黄葵胶囊治疗原发性肾病综合征的疗效观察 . 中国药房 ,2011,22(4): 358.

[33] 陈天培 . 秋葵叶外敷治疗疗疮疖肿 58 例 . 福建医药杂志 ,1980,(3): 39.

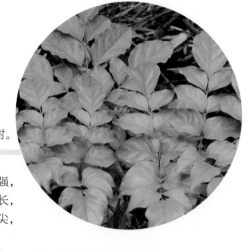

菜豆树

Radermacherae Sinicae Radix seu Folium
[英]Asia Belltree Root or Leaf

【别名】牛尾豆、大朗伞、豆角树、白鹤参、牛尾木、蛇树、辣椒树、虹豆树。

【来源】为紫葳科植物菜豆树 *Radermachera sinica*（Hance）Hemsl. 的根、叶。

【植物形态】小乔木。根直，根皮肥厚，色白。树皮锈黑色，枝叶聚生于杆顶。叶对生；二至三回羽状复叶；小叶卵形至卵状披针形，长 4 ~ 7cm，宽 2 ~ 3.5cm，先端尾状渐尖，基部阔楔形，全缘，两面均无毛，侧生小叶片在近基部的一侧疏生少数盘菌状腺体。顶生圆锥花序，直立，苞片线状披针形，早落；花萼蕾时封闭，锥形，内包有白色乳汁，萼齿 5，卵状披针形，中肋明显；花冠钟状漏斗形，白色至淡黄色，裂片 5，圆形，具皱纹；雄蕊 4，二强，光滑；子房光滑，柱头 2 裂。蒴果细长，下垂，圆柱形，稍弯曲，多沟纹，渐尖，果皮薄革质。种子椭圆形。

【分布】广西主要分布于桂林、柳州、平南、防城、邕宁、龙州、大新、天等、都安、百色。

【采集加工】根全年均可采收。洗净。切片晒干；叶夏季采收，洗净，晒干。

【药材性状】根直，根皮肥厚，色白，具细皱棱，直径约 0.5 ~ 2 cm；横切面黄白色。树皮锈黑色，密生黄棕色皮孔，枝叶聚生于干枝。叶对生；二至三回羽状复叶，叶轴长约 30 cm；小叶展平后卵形至卵状披针形，长 4 ~ 7 cm，宽 2 ~ 3.5 cm，先端尾状渐尖，基部阔楔形，全缘，两面均无毛。味苦。

【品质评价】根以身干、无泥沙、色浅棕黄者为佳。叶以干燥、色黄绿者为佳。

【化学成分】本品含萘醌类（naphtho-quinones）、苷类（glycosides）、有机酸类（organic acids）等化学成分。根皮和叶中含毛子草苷（amphicoside）、米内苷（minecoside）、8- 羟基 -2,6- 二甲基 -（2E,6E）- 辛二烯酸 [8-hydroxy-2,6-dimethyl-（2E,6E）-octadienoic acid]、6-O-4″- 羟氧基 -3″- 苯甲酰基黄金树苷、8- 羟基 -2,6- 二甲基 -（2E,6E）- 辛二烯酸吡喃葡萄糖酯 [glucopyranosyl ester-8-hydroxy-2,6-dimethyl-（2E,6E）-octadienoate]、筋骨草醇（6-O-4″-hydroxy-3″-methoxy-benzoyl ajugol）、8,10- 二羟基 -2- 甲基 -（2E,6E）- 辛二类酰基梓醇 [8, 10-dihydroxy-2-methyl-（2E,6E）-octadienoyl catalpol]、林生钓钟柳苷（nemoroside）、秋水仙碱（speciosine）[1]。

本品还含萘醌类成分：菜豆树萜内酯（radrmasinin）[2]、拉杷醌醇（lapachol）、去氢 -α- 拉杷醌（dehydro-α-lapachone）、异去氢 -α- 拉杷醌（dehyroiso-α-lapachone）、3- 异去氢羟基 -α- 拉杷醌（3-hydroxydehy-droiso-α-lapachone）、3- 羟基 -6- 异去氢甲氧基 -α- 拉杷醌（3-hydroxy-6-methoxy-dehydroiso-α-lapachone）、2- 异丙烯基萘并（2,3-6）呋喃 -4,9- 醌 [2-iso-propenylnaphtho（2,3-6）furan-4,9-quinone]、3,6- 异去氢甲氧基 -α- 拉杷醌（3,6-dimethoxydehydroiso-α-lapachone）、3,5- 二羟基 -6- 甲氧基去氢异 -α- 拉杷醌（3,5-dihydroxy-6-methoydehydroiso-

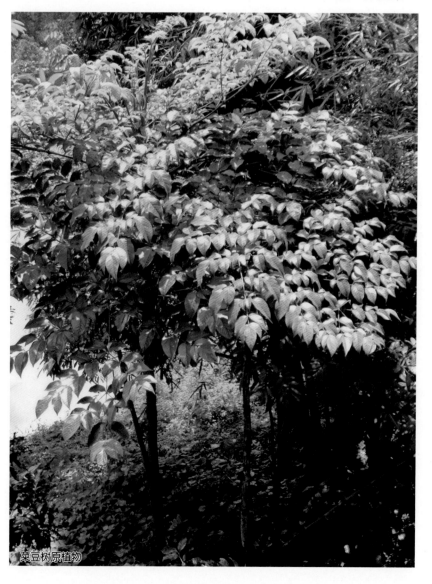

菜豆树原植物

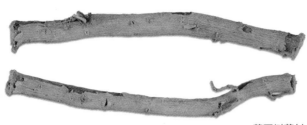

菜豆树药材

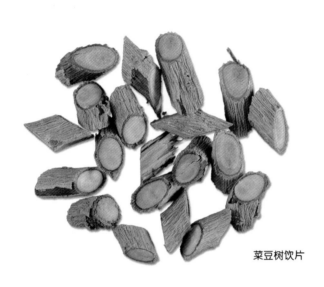

菜豆树饮片

α -lapachone）[3]。

【性味归经】味苦，性寒。归心、肝经。

【功效主治】清暑热，解毒，散瘀消肿。主治伤暑发热，痈肿，毒蛇咬伤，跌打骨折。

【用法用量】内服：煎汤，9～15g。外用：适量，捣敷，或煎水洗。

【使用注意】脾胃虚寒者及孕妇慎服。

【经验方】

1.伤暑发热　菜豆树鲜叶适量。水煎洗全身。（《广西中草药》）

2.跌打损伤　菜豆树根30～60g。水煎或浸酒服。（《广西中草药》）

【参考文献】

[1]Tetsuo I, Hiroaki A, Tsunao H, et al. Monoterpenoids from Radermachia sinica. Phytochemistry, 1990, 29(6): 1913.

[2]Rice GK, Gregory K,Yokoi T, et al. Structure and stereochemistry of radermasinin, a novel cytotoxic triterpene lactone from Radermachia sinica.X-ray crystal structure of radermasinin monohydrate. J Chem Soc, Chemical Communications, 1986,(18): 1397.

[3]Kenichiro I, Cheng C C, Hiroyuki I, et al. Quinones and related compounds in higher plants.Part 16.Naphthoquinones from Radermachera sinica Hemsl.(Bignoniaceae). J Chem Soc, 1981,(11): 2764.

Pai qian cao
排钱草

Phyllodii Pulchelli Radix seu Herba
[英] Beautiful Phyllodium Root or Herb

【别名】午时合、金钱草、午时灵、叠钱草、钱排草、双排钱、金钱豹、钱串草、双金钱。

【来源】为豆科植物排钱树 *Phyllodium pulchellum*（L.）Desv. 的根或茎叶。

【植物形态】直立亚灌木。枝圆柱形，柔弱，被柔毛。为三出复叶，具柄；叶片革质，顶端小叶长圆形，长6～12cm，侧生小叶比顶生小叶小约2倍，先端钝或近尖，基部近圆形，边缘略波状，上面绿色，无毛，或两面均有柔毛。总状花序顶生或侧生，由多数伞形花序组成，每一伞形花序隐藏于2个圆形的叶状苞片内，形成排成串的铜钱，故名"排钱草"；萼裂齿披针形，有柔毛；花冠蝶形，白色，旗瓣椭圆形，翼瓣贴生于龙骨瓣；雄蕊10，二体；雌蕊1，花柱内弯。荚果长圆形，无毛或有柔毛，边缘具睫毛，通常有2节，先端有喙。种子褐色。

【分布】广西全区均有分布。

【采集加工】夏、秋采收。鲜用或切片晒干。

【药材性状】根细长圆柱形，常有弯曲。表面黄棕色至暗棕色，有细微皱纹及稀疏细根或突起的细根痕，外皮易成片脱落。质硬，不易折断，断面不整齐，纤维性。茎枝圆柱形，直径0.5～2cm；外皮黄绿色，被柔毛；三出复叶，叶革质，长圆形，顶生小叶长6～12cm，比侧生小叶长约2倍，被柔毛；花序成排，形似成串的铜钱，被柔毛。气微，味苦。

【品质评价】以身干、叶绿、根粗者为佳。

【化学成分】本品全草含有蟾毒色胺（bufotenine），如 *N,N*- 二甲基色胺（*N,N*-dimethyltryptamine）、*N,N*- 二甲基色胺氧化物（*N,N*-dimethyltryptamine oxide）、5- 甲氧基 -*N*- 甲基色胺（5-methoxy-*N*-methyltryptamine）、5- 甲氧基 -*N,N*- 二甲基色胺（5-methoxy-*N,N*-dimethyl-tryptamine）、5- 甲氧基 -*N,N*- 二甲基色胺氧化物（5-methoxy-*N,N*-dimethyl-tryptamine oxide）和禾草碱（gramine）[1-3]，还含有 3- 二甲基氨甲基吲哚（3-dimethylaminomethylindole）、1- 甲基 -1,2,3,4,- 四氢 -β- 咔巴啉（1-methyl-1,2,3,4,-tetrahydro-β-carboline）[4]。

本品根含有 α- 香树脂醇（α-amyrin）、白桦脂醇（betulin）和 β- 谷甾醇（β-sitosterol）[1]。

本品种子含有大黄素甲醚 -1- 葡萄糖基鼠李糖苷（physcion-1-glucosyl rhamnoside）[5] 和半乳糖配甘露聚糖（galactomannan）[6]。

【药理作用】

1. 抗肝纤维化　排钱草水、醇提取物（相当于每日原生药 5g/kg、3g/kg）对皮下注射四氯化碳（CCl_4）大鼠，连续灌胃 6 周后，能降低肝脏羟脯氨酸（Hyp）含量及血清中谷丙转氨酶（ALT）、碱性磷酸酶（ALP）的活性，有抑制大鼠肝细胞坏死和肝内纤维增

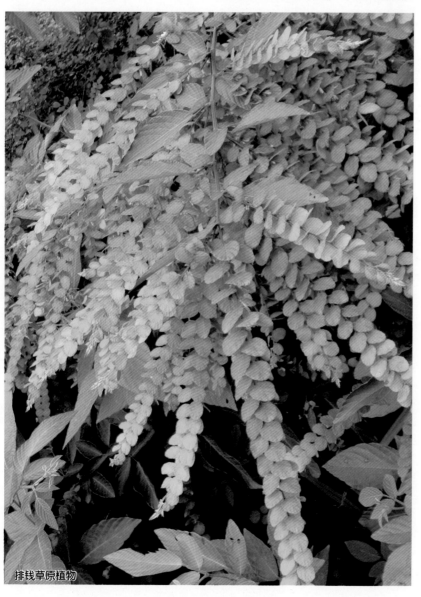

排钱草原植物

生的作用[7]。排钱草总生物碱能降低猪血清所致免疫性肝纤维化大鼠肝脏Ⅰ、Ⅲ型胶原 mRNA 的表达[8]，能提高免疫性肝纤维化大鼠血清干扰素 – γ（IFN- γ）的含量[9]。

2. 抗自由基　排钱草有清除 O_2^- 作用[10]。

3. 毒性反应　排钱草的醇提取物小鼠口服给药的 LD_{50}（半数致死量）为 61.49g 生药 /kg，长期毒性试验结果表明，试验剂量（相当于人临床拟用日剂量的 72 倍、30 倍）的排钱草对大鼠生长发育、血象、血液生化指标、主要脏器重量系数及器官组织无异常影响[11]。

【临床研究】

1. 小儿厌食症　治疗组 196 例用健食茶（主要成分为排钱草、芦笋、山甘草等，制成袋泡茶），每包 2g，每次 2 包，每日 4 次，冲开水后频饮。对照组 125 例用常规剂量葡萄糖酸锌治疗。两组疗程均为 1 周，无效再加 1 周。结果：治疗组显效 179 例，有效 17 例，无效 0 例，对照组显效 75 例，有效 47 例，无效 3 例[12]。

2. 急性传染性肝炎　排钱草根（干）30g，茵陈 15g，甘草 10g，制成浸膏片，为 1 日剂量，分 2 ~ 3 次口服。30 天为 1 个疗程，一般治疗 1 ~ 2 个疗程，必要时可服 3 个疗程。对有黄疸的病例每日加用脾菜、崩大碗、车前草各 15g，水煎，当茶饮，用至黄疸消退。结果：治疗 60 例，临床治愈 52 例，好转 3 例，无效 5 例[13]。

3. 肝硬化腹水　排钱草根 25g，红参 10g（另炖服），土炒白术 12g，茯苓 15g，甘草 3g，生地 12g，全当归 10g，川芎 5g，白芍 50g，杉木枝 20g，松木尖叶 15g。腹水较多，加车前草 50g，茅根 50g，大腹皮 15g。水煎服，日 1 剂，早晚分服。另用炮山甲、三七、蛤蚧各 100g，研为细末，装入医用胶囊。每次 2g，日 3 次，温开水送服。结果：治疗 45 例，临床治愈 10 例，显效 13 例，好转 15 例，无效 7 例[14]。

4. 肾结石　排钱草 15g，金钱草 30g，胡颓根 15g，算盘根 15g，苎麻根 20g，车前草 10g，旱莲草 10g，水杨梅 20g，路边菊 10g，白茅根 10g，岗梅 10g，金刚刺 30g，每天 1 剂，水煎服，20 天 1 个疗程，最多治疗 4 个疗程。结果：治愈 73 例，显效 11 例，无效 1 例[15]。

【性味归经】味淡、苦，性凉；有小毒。归脾、肝、肺、心经。

【功效主治】祛风湿，利水，活血消肿，清热解毒。主治痹证，水肿，瘀血肿痛，热毒疮痈。

【用法用量】煎服，6 ~ 15g，鲜品 60 ~ 120g; 或浸酒。外用：适量，捣敷。

【使用注意】孕妇忌服。

【经验方】

1. 跌打损伤　排钱树干茎、叶 60 ~ 90g。水煎调酒服。（《福建中草药》）

2. 关节炎　排钱草 60 ~ 120g，黄酒 60g。加水适量煎服。（《福建民间草药》）

3. 感冒、发热　排钱草干叶 9 ~ 18g。水煎服。（广州部队《常用中草药手册》）

4. 腹水　排钱草 60 ~ 90g。水煎服。（《福建民间草药》）

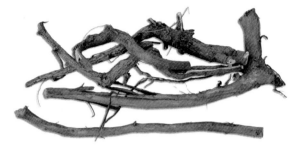

排钱草药材

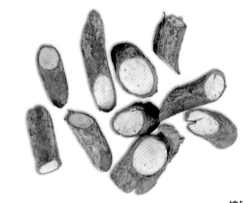

排钱草饮片

【参考文献】

[1] Ghosal S, Mukherjee B. Occurrence of 5-methoxy-N, N-dimethyltryptamine oxide and other tryptamines in Desmodium pulchellum Benth ex Baker. ChemInd,1965, (19):793.

[2] Ghosal S, Mukherjee B. Alkaloids of Desmodium pulchellum Benth ex Baker. Chemistry & Industry, 1964, (43): 1800.

[3] Ghosal S, Mukherjee B. Indole-3-alkylamine bases of Desmodium pulchellum. J. Org. Chem., 1966, 31(7): 2284.

[4] Ghosal S, Banerjee SK, Bhattacharya SK, et al. Chemical and pharmacological evaluation of Desmodium pulchellum. Planta Med, 1972, 21(4): 398.

[5] Tiwari RD, Bansal RK. Physcion-1-glucosyl rhamnoside from seeds of Desmodium pulchellum. Phytochemistry, 1971, 10(8): 1921.

[6] Tiwari RD, Sinha MP. The structure of a galactomannan from the seeds of Desmodium pulchellum. Phytochemistry,1970, 9(8): 1881.

[7] 钟鸣，黄琳芸，余胜民，等 . 排钱草对大鼠实验性肝纤维化的影响 . 中西医结合肝病杂志 ,1999,9(4): 22.

[8] 钟鸣，余胜民，农朝赞，等 . 排钱草总生物碱对肝纤维化大鼠Ⅰ、Ⅲ型胶原 mRNA 表达的影响 . 中西医结合肝病杂志 ,2003,13(5): 272.

[9] 黄琳芸，钟鸣，杨增艳，等 . 排钱草总生物碱对肝纤维化大鼠血清干扰素 γ 和肝脏组织病理学的影响 . 中国中医药科技 ,2006,13(2): 101.

[10] 钟鸣，张树球，蒙金秋，等 . 排钱草及其复方三草胶囊对 O_2^- 的影响 . 现代中西医结合杂志 ,2003,12(8): 795.

[11] 黄琳芸，杨增艳，余胜民，等 . 排钱草的毒性研究 . 云南中医中药杂志 ,2001,22(4): 37.

[12] 张若夫，范毅雄，郑功卿 . 健食茶治疗小儿厌食症疗效观察 . 中国中西医结合脾胃杂志 ,1994,4(2): 55.

[13] 中国人民解放军 191 医院传染病科 . 复方排钱草浸膏片治疗急性传染性肝炎 60 例临床观察小结 . 新医学 ,1970,(12): 25.

[14] 洪颜 . 中医与壮族民间医药配合治疗肝硬化腹水 45 例小结 . 中国民族医药杂志 ,2007,(6): 25.

[15] 秦际全，黄继珍 . 壮医药治疗肾结石 . 中国民族医药杂志 ,2008,(7): 36.

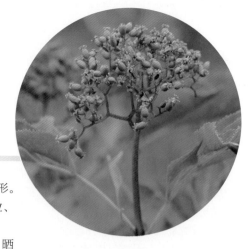

接骨木

Jie gu mu

Sambuci Williamsii Caulis et Folium
[英] Williams Elder Stem and Leaf

【别名】木蒴藋、续骨草、九节风。

【来源】为忍冬科植物接骨木 *Sambucus williamsii* Hance 的茎叶。

【植物形态】落叶灌木或小乔木。老枝淡红褐色，具明显的长椭圆形皮孔，髓部淡褐色。羽状复叶，侧生小叶片卵圆形、狭椭圆形至倒矩圆状披针形，长 5 ~ 15cm，宽 1.2 ~ 7cm，顶端尖、渐尖至尾尖，边缘具不整齐锯齿，有时基部或中部以下具 1 至数枚腺齿，基部楔形或圆形，两侧不对称，顶生小叶卵形或倒卵形，顶端渐尖或尾尖，基部楔形，叶搓揉后有臭气；圆锥形聚伞花序顶生；花小而密；萼筒杯状，萼齿三角状披针形，稍短于萼筒；花冠蕾时带粉红色，开后白色或淡黄色，筒短，裂片矩圆形或长卵圆形；雄蕊与花冠裂片等长；子房 3 室，花柱短，柱头 3 裂。果实红色，卵圆形或近圆形。

【分布】广西主要分布于那坡、乐业、田林、南丹、罗城、桂林、富川。

【采集加工】全年均可采收。切段，晒干。

【药材性状】茎圆柱形，稍皱缩，淡红褐色，具明显的长椭圆形皮孔，髓部淡褐色。羽状复叶，小叶片皱缩，展平呈卵圆形、狭椭圆形至倒矩圆状披针形，顶端尖、渐尖至尾尖，边缘具不整齐锯齿，有时基部或中部以下具 1 至数枚腺齿。

【品质评价】以身干、色黄绿、叶多者为佳。

【化学成分】本品含有酚酸类（phenolic acids）、三萜类（triterpenes）和甾醇类（sterols）等化学成分。

茎枝中含酚酸类成分，主要有香草酸（vanillin）、香草乙酮（acetvanillone）、松柏醛（coniferyl aldehydel）、丁香醛（syringaldehyde）、对羟基苯甲酸（4-hydroxybenzoic acid）、对羟基桂皮酸（4-hydroxycinnamic acid）、原儿茶酸（protocatechuic acid）[1]。还含三萜类成分，主要有包括白桦醇（betulin）、白桦酸（betulinic acid）、齐墩果酸（oleanolic acid）、熊果酸（ursolic acid）、α - 香树脂醇（α-amyrin）[2]。尚含甾醇类成分，主要有豆甾醇（stigmasterol）、胡萝卜苷（sitosterol-

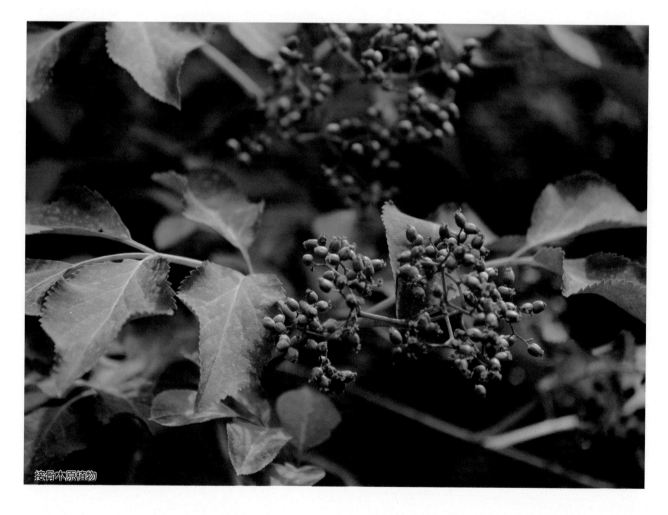

接骨木原植物

3-glucoside）、β-谷甾醇（β-sitosterol）和β-谷甾醇-β-D-葡萄糖苷（β-sitosterol-β-D-glucopyranoside）等[2,3]。此外，本品还含有棕榈酸蛇麻脂醇酯（lupeol-3-palmitate）、三十烷酸（triacontanoic acid）[3]。另含挥发油，主要有1-甲氧基-4-（2-丙烯基）苯[1-methoxy-4-(2-propenyl)benzene]、1-甲基-4-（1-丙烯基）-苯[1-methyl-4-(1-propenyl)benzene]、2-庚酮（2-heptanone）、4-甲氧基-6-（2-丙烯基）-1,3-氧杂环戊二烯基苯[4-methoxy-6-(2-propenyl)-1,3-oxocyclo-pentadienylbenzene]、辛醛（octanal）等[4]。

树皮中含酸性凝集素 SRLbm[5]。

【临床研究】

骨折　治120例骨折病人随机分成两组：三期治疗组，二期治疗组。所有病人均采用手法复位，小夹板（石膏）外固定，配合内服中（成）药非手术治疗。三期治疗组：根据中医骨折三期治则，将骨折愈合过程分为三期：早期，即血肿机化演进期，骨折后7天左右，选用肢伤一号方加减；中期，即原始骨痂形成期，骨折后7~15天左右，选用肢伤二号方加减；晚期，即骨痂改造塑形期，骨折15天以后，选用复方接骨木胶囊（由接骨木、骨碎补、川芎、黄芪等药物组成）。二期治疗组：将中医骨折三期治则的中期与晚期合并为一期，作为后期（即晚期）。早期：选用三期治疗组的早期方剂；晚期：选用复方接骨木胶囊。结果：临床观察15个月，有1例开放性骨折由于伤口感染，于伤后22天再次清创，骨折石膏固定，抗感染治疗1个月伤口愈合后行植骨手术，13个月后骨折愈合。1例股骨颈骨折8个月左右，无明显骨痂生长，行人工髋关节置换手术。其余骨折均在伤后约6~8个月愈合。全部病人功能恢复良好[6]。

【性味归经】味甘、苦，性平。归肝经。

【功效主治】祛风利湿，活血化瘀，止血。主治风湿痹痛，痛风，大骨节病，急慢性肾炎，风疹，跌打损伤，骨折肿痛，外伤出血。

【用法用量】内服：煎汤，15~30g；或入丸、散。外用：适量，捣敷或煎汤熏洗；或研末撒。

【使用注意】孕妇忌服。

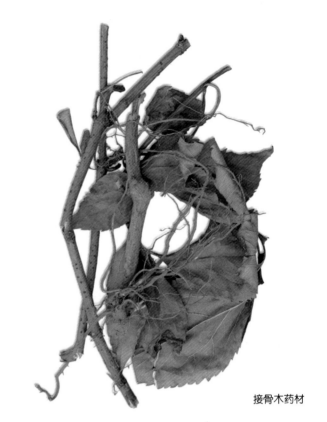

接骨木药材

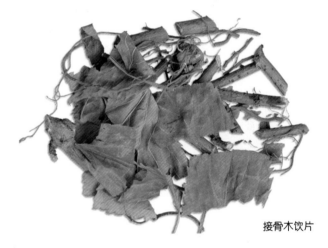

接骨木饮片

【经验方】

1.创伤出血　接骨木研粉，外敷。（《上海常用中草药》）

2.漆疮　接骨木茎叶四两。煎汤待凉洗患处。（《山西中草药》）

3.跌打损伤　接骨木半两，乳香半钱，赤芍药、川当归、川芎、自然铜各一两。上为末，用黄蜡四两溶入前药末，搅匀，候温软，众手丸如大龙眼。如打伤筋骨疼痛不堪忍者，用药一丸，酒一盏浸药，候药渍失开，承热呷之，痛绝便止。（《续本事方》）

4.肾炎水肿　接骨木三至五钱。煎服。（《上海常用中草药》）

【参考文献】

[1] 杨序娟，黄文秀，王乃利，等.接骨木中的酚酸类化合物及其对大鼠类成骨细胞 UMR106 增殖及分化的影响.中草药,2005,36(11): 1604.

[2] 杨序娟，王乃利，黄文秀，等.接骨木中的三萜类化合物及其对类成骨细胞 UMR106 的作用.沈阳药科大学学报,2005,22(6): 449.

[3] 郭学敏，章玲，全山丛，等.接骨木化学成分的研究.中草药,1998,29(11): 727.

[4] 付克，付戈妍，栾凤伟，等.蒙药材接骨木挥发油化学成分的 GC/MS 分析.内蒙古民族大学学报（自然科学版）,2008,23(1): 26.

[5] Rojo MA,Citores L, Jimenez P, et al. Isolation and characterization of a new D-galactose-binding lectin from Sambucus racemosa L. Protein and Peptide Letters, 2003,10(3):287.

[6] 林敏，梅娇，刘兴文.中医药治疗骨折临床疗效观察.现代医药卫生,2009,25(6): 901.

Xue xia hong

雪下红

Ardisiae Villosae Herba
[英]Villose Ardisia Herb

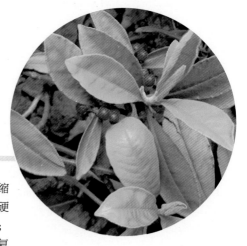

【别名】矮脚罗伞、小罗伞、矮茶风、毛罗伞、珊瑚珠、毛茎紫金牛。

【来源】为紫金牛科植物卷毛紫金牛 *Ardisia villosa* Roxb. 的茎叶。

【植物形态】直立灌木。具匍匐根茎；幼时几全株被灰褐色或锈色长柔毛或硬毛，毛常卷曲。叶互生；叶柄被长柔毛；叶片坚纸质，椭圆状披针形至卵形稀倒披针形，先端急尖或渐尖，基部楔形，近全缘或由边缘腺点收缩成波状细锯齿或圆齿，背面密被长硬毛或长柔毛；具腺点，以背面尤显；侧脉 15 对，多少连成边缘脉。单或复聚伞花序或伞形花序，被锈色长柔毛，侧生或着生于特殊花枝顶端；萼片长圆状披针形或舌形，与花瓣等长，两面被毛，外面尤密，具密腺点；花瓣淡紫色或粉红色，稀白色，卵形至广披针形，具腺点；雄蕊较花瓣略长或等长，子房卵珠形，被微柔毛。果球形，深红色或带黑色，具腺点，被毛。

【分布】广西主要分布于北流、陆川、博白、防城、上思。

【采集加工】秋、冬季采挖。洗净，鲜用或晒干。

【药材性状】茎圆柱形，长短不一，直径约 4mm，表面有铁锈色长柔毛。叶互生，叶片椭圆状披针形，上面中脉处有毛，下面密被铁锈色长柔毛，两面密布腺点，全缘或有微波状圆齿，坚纸质。有时可见伞形花序。气弱，味芳、涩。

【品质评价】以叶多、色绿、无杂质者为佳。

【性味归经】味苦、辛，性平。归肺、肝经。

【功效主治】祛除风湿，活血止痛。主治风湿痹痛，咳嗽吐血，腹痛，跌打损伤，痈疮肿毒。

【用法用量】煎服，6 ~ 12g。外用：适量，捣敷。

【使用注意】孕妇慎用。

【经验方】

1. 关节风湿痛　毛茎紫金牛干根 15 ~ 30g。水煎或调酒服。（《福建中草药》）

2. 扭伤肿痛、久年积伤痛　鲜毛茎紫金牛藤茎 15 ~ 30g。水煎调酒服；或用 60 ~ 90g 捣碎，浸酒 2 ~ 3 天，每次服 1 盏，每日 2 ~ 3 次。（《福建中草药》）

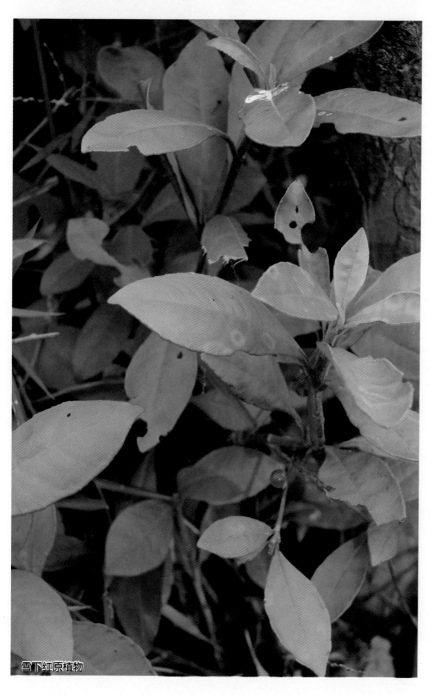

雪下红原植物

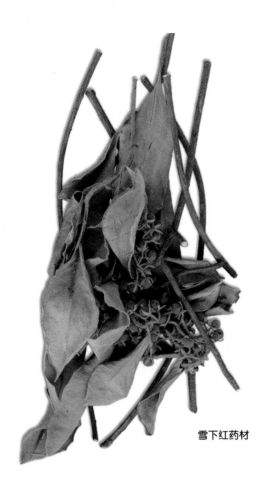

雪下红药材

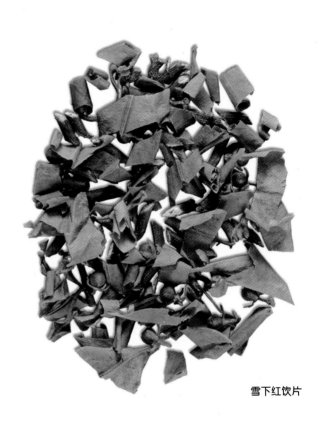

雪下红饮片

Chang chun teng

常春藤

Hederae Sinensis Caulis et Folium
[英] Hedera Helix Stem and Leaf

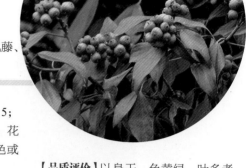

【别名】三角风、三角尖、中华常春藤、三角藤、上树蜈蚣、钻天风、爬树龙风藤、追风藤、散骨风、三角枫、尖叶薜荔、白风藤、龙鳞薜荔、打碗花。

【来源】为五加科植物中华常春藤 Hedera nepalensis k.koch var.sinensis（Tobl.）Rehd. 的茎叶。

【植物形态】常绿攀缘灌木。茎灰棕色或黑棕色，光滑，有气生根。单叶互生；叶柄有鳞片；无托叶；叶二型；不育枝上的叶为三角状卵形或戟形，长5～12cm，宽3～10cm，全缘或三裂；花枝上的叶椭圆状披针形、条椭圆状卵形或披针形，稀卵形或圆卵形，全缘；先端长尖或渐尖，基部楔形、宽圆形、心形；叶上表面深绿色，有光泽，下面淡绿色或淡黄绿色，无毛或疏生鳞片；侧脉和网脉两面均明显。伞形花序；花萼密生棕色鳞片，边缘近全缘；花瓣5，三角状卵形，淡黄白色或淡绿白色，外面有鳞片；雄蕊5；子房下位，5室，花柱合生成柱状；花盘隆起，黄色。果实圆球形，红色或黄色，花柱宿存。

【分布】广西主要分布于乐业、南丹、宾阳、金秀、阳朔、全州、资源、龙胜。

【采集加工】茎叶干用时在生长茂盛季节采收，切段晒干。鲜用时可随采随用。

【药材性状】茎呈圆柱形，长短不一，直径1～1.5cm，表面灰绿色或灰棕色，有横长皮孔，嫩枝有鳞片状柔毛；质坚硬，不易折断，断面裂片状，黄白色。叶互生，革质，灰绿色，营养枝的叶三角状卵形，花枝和果枝的叶椭圆状卵形、椭圆状披针形。花黄绿色。果实圆球形，黄色或红色。气微，味涩。

【品质评价】以身干、色黄绿、叶多者为佳。

【化学成分】本品茎含鞣质（tannins）、树脂（resin）。叶含有常春藤苷（hederacoside）、胡萝卜素（carotene）、肌醇（inositol）、糖类（carbohydrate），还含有鞣质（tannins）[1]。

挥发油（volatile oils）中含有氧化石竹烯（caryophyllene oxide）、花生酸（arachidic acid）、香紫苏内酯（sclareolide）、匙叶桉油烯醇（spathulenol）、葎草烯（humulene）、α-石竹萜烯（α-caryophyllene）[2] 等。

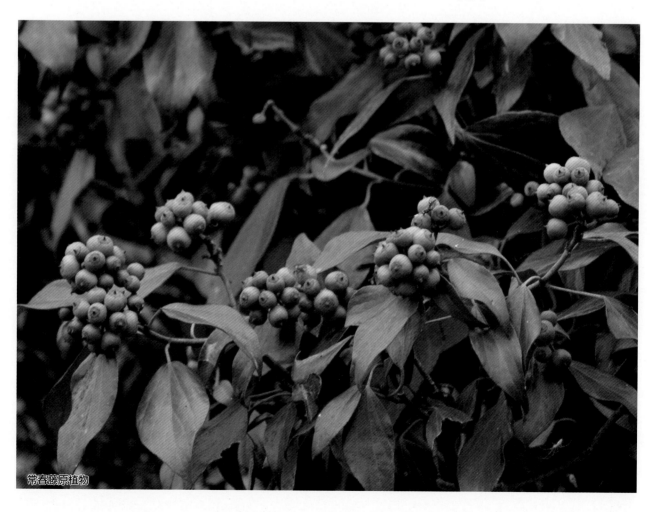

常春藤原植物

【药理作用】

1. 抗抑郁 常春藤皂苷元对不可预知温和应激建立的外源性抑郁模型及氯丙咪嗪所致的新生大鼠内源性抑郁模型具一定的抗抑郁作用，这种抗抑郁作用是慢性起效的[3]。

2. 抗真菌 常春藤中的挥发物单体 α－蒎烯、莰烯和桉树脑在 50μl/ml 时对枝孢霉、附球菌、链格孢、青霉和黑曲霉的抑菌率均达 100%；在 10μl/ml 时对黑曲霉的抑菌率分别为 92%、85%、23%；在 5μl/ml 时，对青霉的抑菌率分别为 60%、25%、74%。综合抑菌力的强弱为 α－蒎烯 > 桉树脑 > 莰烯[4]。

【临床研究】

蹠疣及寻常疣 摘新鲜打碗花（常春藤）叶茎适量，用清水冲洗干净，捣烂或取其叶茎中乳白色液体浸透 3～5 层纱布，加压敷贴疣体表面，最外层及周围用胶布密封固定，每隔 24h、48h 换新药一次。连续治疗至疣体全部自然脱落。结果：40 例中，蹠疣治愈 19 例，好转 2 例，无效 1 例；寻常疣治愈 14 例，好转 2 例，无效 2 例。总治愈 33 例（82.5%），好转 4 例（10%），无效 3 例（7.5%）。痊愈病例中，连续治疗时间最短 22 天，最长 56 天，平均为 32 天。好转与无效病例连续用药均在 2 个月以上。其中好转病例中有 2 例分别在停药后 1 个月左右疣体自然脱落[5]。

【性味归经】味辛、苦，性平。归肝、脾、肺经。

【功效主治】祛风除湿，和血，解毒。主治风湿痹痛，瘫痪，口眼歪斜，衄血，月经不调，跌打损伤，咽喉肿痛，疗疮痈肿，肝炎，蛇虫咬伤。

【用法用量】内服：煎汤，6～15g，研末；或浸酒，捣汁。外用：适量，捣敷或煎汤洗。

【使用注意】孕妇慎用。

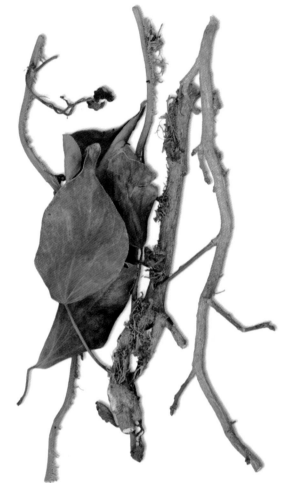

常春藤药材

【经验方】

1. 疮疖肿 三角藤一二叶，以河水洗去疮上恶毒，次用叶贴上。如疮未瘥，再用之。（《履巉岩本草》）

2. 疔疮 凡黑者中央凹，四畔黑肿用头发绳扎住，将尖叶薜荔叶捣细取汁，和蜜调一盏服之。又用葱白和蜜捣敷患处。（《普济方》）

3. 白皮肿毒 （阴疽）及一切痈疽肿毒 中华常春藤全草 9g。水煎服，连服数日。同时用七叶一枝花根茎 1 个，加醋磨汁，敷患处。（《浙江民间常用草药》）

4. 肤痒 三角风全草 500g。熬水沐浴，每 3 天 1 次，经常洗用。（《贵阳民间药草》）

5. 关节风痛及腰部酸痛 中华常春藤茎及根 9～12g。黄酒、水各半煎服，连服数日，并用水煎洗患处。（《浙江民间常用草药》）

6. 口眼歪斜 三角枫 15g，白风藤 15g，钩藤 7 个。泡酒 500g，每服药酒 15g，或蒸酒适量服用。（《贵阳民间药草》）

7. 妇女产后感风头痛 中华常春藤全草 9g，用黄酒炒加红枣 7 个。水煎，饭后服，连服数日。（《浙江民间常用草药》）

8. 胸膈闷痛 常春藤 30g，姜味草 9g，杨桃根 15g，天花粉 15g。水煎服。（《曲靖专区中草药》）

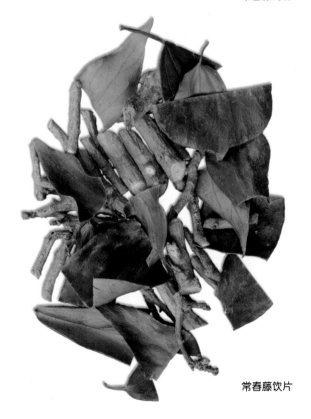

常春藤饮片

9. 慢性肝炎　①三角枫、猪集草各30g。水煎服。(《贵州草药》)②三角枫、败酱草各30g。水煎服。(《甘肃中草药手册》)

10. 跌打损伤，外伤出血，骨折　常春藤研细粉外敷；或常春藤60g，泡酒250g，泡7～10天后服，每服10～30ml，日服3次。(《云南中草药选》)

11. 鼻血不止　龙鳞薜荔研水饮之。(《普济方》)

12. 风火赤眼　中华常春藤30g。水煎服。(《浙江药用植物志》)

13. 一切痛疽　龙鳞薜荔一握。细研，以酒解汁，温服。利恶物为妙。(《外科精要》)

【参考文献】

[1] 江苏新医学院, 中药大辞典(下册). 上海: 上海科学技术出版社, 1977: 2103.

[2] 童星, 陈晓青, 蒋新宇, 等. 常春藤挥发油的提取及GC-MS分析. 精细化工, 2007, 24(6): 559.

[3] 梁宝方, 郭海彪, 袁欣, 等. 常春藤皂苷元抗抑郁药效评价. 中国药理学与毒理学杂志, 2012, 26(03): 447.

[4] 孟雪, 王志英, 吕慧. 绿萝和常春藤主要挥发性成分及其对5种真菌的抑制活性. 园艺学报, 2010, 37(6): 971.

[5] 褚京津, 王刚生, 郭文友. 打碗花治疗蹠疣及寻常疣40例. 中西医结合杂志, 1990, (11): 693.

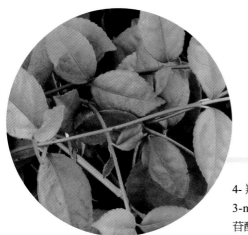

常春卫矛

Euonymi Hederacei Herba
[英] Hederacea Euonymun Herb

【别名】扶芳藤。

【来源】为卫矛科植物常春卫矛 *Euonymus hederaceus* Champ.ex Benth. 的地上部分。

【植物形态】多年生常绿攀缘灌木。小枝有气生根。叶对生；叶薄革质，卵圆形或稍窄，长 3 ~ 7cm，宽 2 ~ 4cm。聚伞花序短而腋生，有 3 ~ 7 花；花白绿色，4 数，花盘肥厚，花丝明显。蒴果少数，腋生，带紫色，圆形。种子具红色假种皮。

【分布】广西主要分布于全州、兴安、桂林、融水。

【采集加工】全年均可采收。砍取地上部分，除去杂质，干燥。

【药材性状】本品茎枝常有不定根，呈圆柱状，有纵皱纹，略弯曲，长短不一，茎棕褐色，表面粗糙，有较大且突起皮孔；枝灰褐色，有细疣状密集皮孔，幼枝灰褐色，扁圆柱形，质坚硬，不易折断，断面不整齐，呈纤维状，浅黄色。单叶对生，叶片薄革质，略皱缩，灰绿色或黄绿色，完整叶片展平后为长椭圆形或椭圆形，长 2 ~ 10cm，宽 2 ~ 4cm，先端渐尖，边缘有圆锯齿，基部楔形或近圆形，叶脉两面隆起，侧脉每边 5 ~ 6 条。聚伞花序；花 4 数。蒴果近球形，带紫色，果皮无刺。气微苦，味淡。

【品质评价】以干燥、叶多、无杂质者为佳。

【化学成分】本品中含有 3β- 甲氧基 - 齐墩果 -11- 酮 -18- 烯、3,11- 二羰基 - 齐墩果 -12- 烯、28- 羟基 - 齐墩果 -12- 烯 -3,11- 二酮 [1]、28- 羟基 - 木栓烷 -3- 酮 -29- 羧 酸（28-hydroxy-friedelin-3-one-29-acid）[2]、羽扇豆醇（lupeol）、木栓酮(friedelin)、羽扇豆酮(lupenone)、3- 羟基 -4- 甲氧基苯甲醛（isovanillin）、东莨菪内酯（seopoletin）、（＋）- 松脂醇 [(＋)-terpineol]、（－)-isoyatein、

4- 羟基 -3- 甲氧基肉桂醛（4-hydroxy-3-methoxycinnamaldehyde）、京尼平苷酸（geniposidic acid）、胆甾醇（cholesterol）、（8*R*,8′*R*,9*R*）-cubebin、（8*R*,8′*R*,9*S*）-cubebin、4- 羟基 -3,5- 二甲氧基肉桂醛（4-hydroxy-3,5-dimethoxy cinnamic aldehyde）、二十六碳酸 [3]、

28-hydroxyfriedelan-3-one-29-oic acid[4]。

【药理作用】

1. 止血散瘀 32.0g/kg、16.0g/kg 常春卫矛提取物能延长凝血时间、降低急性“血瘀”证大鼠全血黏度和血浆黏度，红细胞刚性指数，32.0g/kg 常春卫矛提取物还能降低红细胞压积、血沉和总

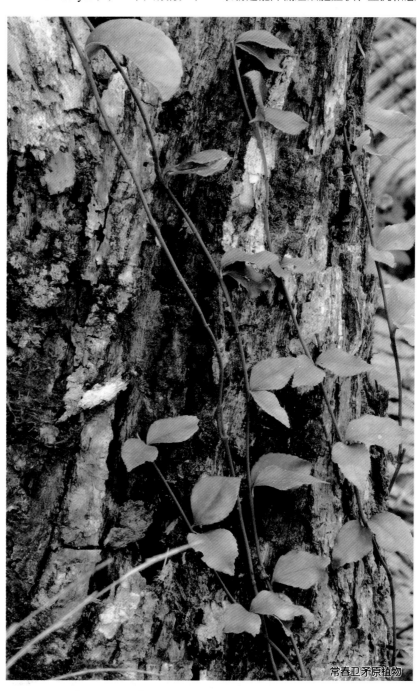

常春卫矛原植物

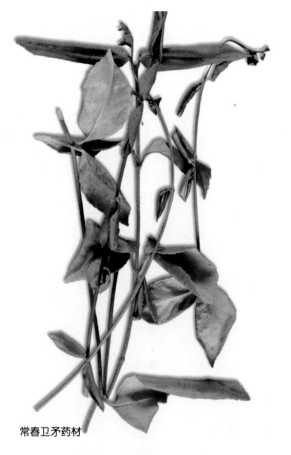

常春卫矛药材

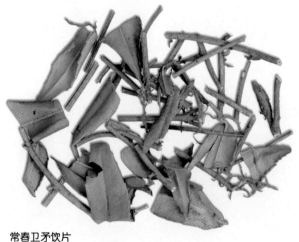

常春卫矛饮片

胆固醇、甘油三酯含量，具有抗凝血和活血化瘀作用[5]。

2. 抗炎镇痛　常春卫矛50%乙醇提取物能抑制巴豆油引起的小鼠耳郭肿胀，减少冰醋酸所致小鼠扭体次数[6]。

3. 免疫调节、抗疲劳　常春卫矛50%乙醇提取物能明显延长小鼠游泳耗竭时间，并降低血中乳酸和尿素氮含量，具有明显的抗疲劳、免疫增强作用[7]。

4. 毒性反应　急性毒性实验结果表明，常春卫矛50%乙醇提取物最大给药量为161.4 g/kg[6]。

【性味归经】味微苦，性微温。归肝、脾、肾经。

【功效主治】补肝肾，强筋骨，活血调经。主治肾虚腰痛，久泻，风湿痹痛，月经不调，跌打损伤。

【用法用量】内服：煎汤，15～30g；或浸酒。

【使用注意】孕妇慎用。

附：扶芳藤

　　"扶芳藤"，有广义和狭义之分，狭义"扶芳藤"主要指爬行卫矛（卫矛科植物扶芳藤 *Euonymus fortunei* (Turcz.) Hand.-Mazz.），广义"扶芳藤"则包括爬行卫矛、无柄卫矛（卫矛科植物无柄卫矛 *Euonymus subsessilis* Sprague）、冬青卫矛（卫矛科植物大叶黄杨 *Euonymus japonicus* Thunh.）等，本品常春卫矛也可作为广义扶芳藤的一个来源使用。

【参考文献】

[1] 任宛莉，胡合娇，潘远江．常春卫矛中五环三萜成分的研究．浙江大学学报（理学版），2006,33(2): 196.

[2] 胡合娇．药用植物常春卫矛中五环三萜的化学研究．杭州：浙江大学，2006.

[3] 王盈盈，刘寿柏，王昊，等．疏花卫矛化学成分的研究．热带亚热带植物学报，2012,20(6): 596.

[4]Sun CR, Hu HJ, Xu RS, et al.A new friedelane type triterpene from Euonymus hederaceus.Molecules, 2009, 14(7): 2650.

[5] 吴玉强，蒋林，钟正贤，等．常春卫矛及爬行卫矛提取物止血消瘀药效研究．中国实验方剂学杂志，2011,17(12): 132.

[6] 农毅清，蒋林，吴玉强，等．常春卫矛与爬行卫矛的镇痛抗炎作用及急性毒性研究．时珍国医国药，2012,23(6): 1384.

[7] 吴玉强，蒋林，钟正贤．常春卫矛与爬行卫矛提取物免疫调节抗疲劳作用对比研究．时珍国医国药，2011,22(8): 1842.

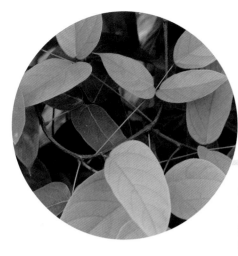

Chang chun you ma teng

常春油麻藤

Mucunae Sempervirenis Caulis
[英] Sempervirent Mucuna Stem

【别名】牛马藤、大血藤、常绿油麻藤、大鸡血藤、油麻血藤、鸡血藤。

【来源】为豆科植物常春油麻藤 *Mucuna sempervirens* Hemsl. 的藤茎。

【植物形态】常绿木质藤本。茎棕色或黄棕色，粗糙。小枝纤细，淡绿色，光滑无毛。复叶互生，小叶 3 枚；顶端小叶卵形或长方卵形，长 7 ~ 12cm，宽 5 ~ 7cm，先端尖尾状，基部阔楔形；两侧小叶长方卵形，先端尖尾状，基部斜楔形或圆形，小叶均全缘，绿色无毛。总状花序，花大，下垂；花萼外被浓密绒毛，裂片钝圆或尖锐；花冠深紫色或紫红色；雄蕊 10，二体；子房有锈色长硬毛。荚果扁平，木质，密被金黄色粗毛。种子扁，近圆形，棕色。

【分布】广西主要分布于那坡、南丹。

【采集加工】全年可采。除去枝叶，切片，晒干。

【药材性状】茎圆柱形，直径 3 ~ 15cm。表面灰褐色，粗糙，具有纵向的陷沟、横环纹和疣状突起的侧枝痕迹。横切面皮部薄，韧皮部具树脂状分泌物，呈棕褐色，木质部灰黄色，导管呈孔洞状，多放射性整齐排列。韧皮部与木质部相间排列呈数层同心性环，髓部细小。质坚体重，难折断，折断面纤维性。气微，味涩。

【品质评价】以粗大、身干、色黄者为佳。

【化学成分】本品叶含有 8-C-α-L- 阿拉伯糖基木犀草素（8-C-α-L-arabinosy-lluteolin）、6,8- 二 -C-α-L- 阿拉伯糖基芹菜素(6,8-di-C-α-L-arabinosylapigenin)和异荭草素（isoorientin）[1]。

本品种子含 L- 多巴（L-dopa）[2]。

【性味归经】味甘、微苦，性温。归肝、脾经。

【功效主治】行血通经，补血调经，舒筋活络。主治月经不调，痛经，闭经，产后血虚，贫血，关节风湿痛，跌打损伤，四肢麻木。

【用法用量】煎服，15 ~ 30g，或浸酒。外用：适量，捣敷。

【使用注意】孕妇慎用。

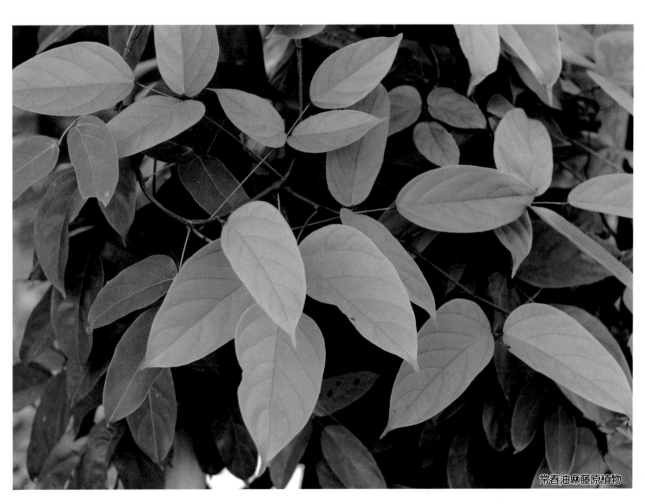

常春油麻藤原植物

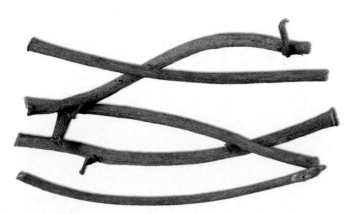

常春油麻藤药材

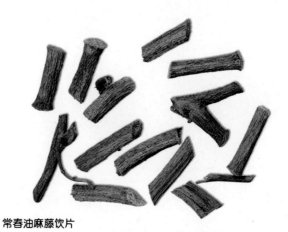

常春油麻藤饮片

【经验方】

1. 血滞经闭　牛马藤 30g，大鸡血藤 12g，泽兰 15g。水煎服（《四川中药志》1979 年）

2. 再生障碍性贫血　油麻血藤 30 ~ 60g，黄芪 30g，龟板、鳖甲各 9 ~ 15g。水煎，每日 3 次分服。（《中草药资料》）

3. 风湿关节痛，屈伸不利　牛马藤 30g，常春藤 30g，木瓜 15g。水煎服。（《四川中药志》1979 年）

【参考文献】

[1]Ishikura N, Yoshitama K. C-Glycosylflavones of Mucuna sempervirens. Phytochemisty, 1988, 27(5): 1555.

[2] 蔡军, 朱兆仪. 黎豆属药用植物中左旋多巴资源的研究. 中草药, 1990,21(3): 103.

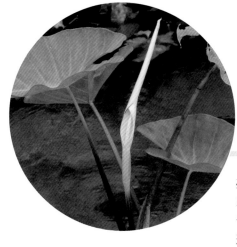

Ye yu tou

野芋头

Colocasiae Antiquori Rhizoma
[英] Elephant's-Ear Rhizome

【别名】尖尾野芋头、痕芋头、海芋、天荷。

【来源】为天南星科植物野芋 *Colocasia antiquorum* Schott 的根茎。

【植物形态】湿生草本。块茎球形，有多数须根；匍匐茎常从块茎基部外伸，长或短，具小球茎。叶柄肥厚，直立，长可达 1.2m；叶片薄革质，表面略发亮，盾状卵形，基部心形，长达 50cm 以上；前裂片宽卵形，锐尖，长稍胜于宽，Ⅰ级侧脉 4 ~ 8 对；后裂片卵形，钝，长为前裂片的 1/2、2/3 ~ 3/4 甚至完全联合，基部弯缺为宽钝的三角形或圆形，基脉相交成 30° ~ 40° 的锐角。花序柄比叶柄短许多。佛焰苞苍黄色；管部淡绿色，长圆形，为檐部长的 1/5 ~ 1/2；檐部狭长的线状披针形，先端渐尖；肉穗花序短于佛焰苞，雌花序与不育雄花序等长；能育雄花序和附属器各长 4 ~ 8cm；子房具极短的花柱。

【分布】广西全区均有栽培。

【采集加工】秋季采收。洗净，除去须根，切片，晒干。

【药材性状】根茎块状，表面粗糙，棕褐色，生有多数须根或可见须根痕。质硬，不易折断，断面淡黄色。气微，味微苦。

【品质评价】以干燥、块大、色黄白、无杂质者为佳。

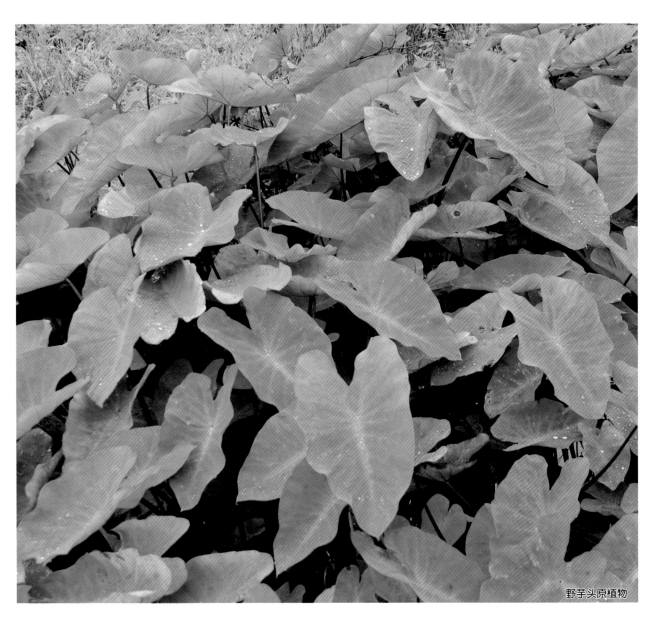

野芋头原植物

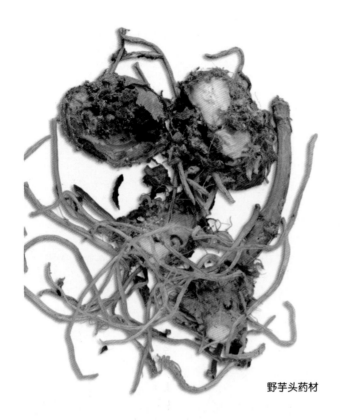

野芋头药材

头根茎250g，洗净，削皮，切片。加蜜枣3~4枚，放入纱布袋内，加水约2400ml，温火煎2~3h，煎至药液200ml，温服，每日1剂。对照组45例采用复方安息香酸酊10~15ml蒸气喷喉，每天2次，每次15min。结果：治疗组30例，痊愈9例，好转21例，无效1例，有效率为96.8%；对照组45例，痊愈2例，好转12例，无效31例，有效率为31.1%[5]。

2. 阑尾脓肿　①外敷野芋头：取新鲜野芋头适量，捣碎，加入少量食盐，再捣碎使之充分混匀，外敷于右下腹包块处，每天换药一次，直至包块消退、腹痛及压痛消失为止。②内服中药：金银花、牡丹皮、薏苡仁各15g，败酱草、大黄、延胡索、桃仁各9g，蒲公英12g，甘草6g。每日1剂，水煎分3次服。全身中毒症状重的病例酌情加用抗菌素，一般用药一周。入量不足者适当静脉输液。结果：治疗30例，一般用药2~3天后脓肿包块即行缩小，且压痛亦显著减轻，平均住院13.4天[6]。

【性味归经】味辛，性寒；有毒。归肺、大肠经。

【功效主治】清热解毒，行气止痛，散结消肿。主治流感，腹痛，肺结核，风湿骨痛，疔疮，痈疽肿毒，瘰疬，附骨疽，斑秃，疥癣，虫蛇咬伤。

【用法用量】内服：煎汤，6~9g；鲜品15~30g（需要切片与大米同炒至米焦后加水煮至米烂，去渣用。或久煎2h后用）。外用：适量，捣敷（不可以敷健康皮肤）或煨热搽。

【使用注意】本品有毒，不生食用。体虚者及孕妇慎用。

【化学成分】本品块茎含植物凝集素（lectins）[1]，还含有多糖（polysaccharides），包括中性糖（neutral sugars），如半乳糖（galactose）、甘露糖（mannose）、鼠李糖（rhamnose）和阿拉伯糖（arabinose）等；还含有阴离子糖，如半乳糖醛酸（galacturonic acid）和甘露糖醛酸（mannuronic acid）等[2]。此外，本品块茎尚含有20-二十四碳烯-1,18-二醇（tetracos-20-en-1,18-diol）、25-甲基三十烷酮（25-methyltriacontone）、10-二十八碳烯-1,12-二醇（octacos-10-en-1,12-diol）、三十五碳-1,7-二烯-12-醇（pentatriacont-1,7-dien-12-ol）、25-甲基三十三碳-21-烯-1,9,11-三醇（25-methyltritriacont-21-en-1,9,11-triol）、二十九烷（nonacosane）、β-谷甾醇（β-sitosterol）、豆甾醇（stigmasterol）和矢车菊素-3-葡萄糖苷（cyanidin-3-glucoside）[3]。

【药理作用】

毒性反应　人食用15g煮熟的野芋头后，出现口腔及咽部发痒难忍，疼痛流涎，胃部不适，用生姜15g口中反复嚼烂，咽下姜汁可对抗[4]。

【临床研究】

1. 口腔放疗反应　将鼻咽癌或口腔和头面部恶性肿瘤进行放射治疗的患者76例分为2组，治疗组31例取新鲜野芋

【经验方】

1. 感暑头痛身倦　（野芋头）芋根用湿纸封好，煨热之，以擦头额及腰脊、前后心、手弯脚弯。可令人遍身顺适。（《岭南采药录》）

2. 肠伤寒　野芋头（切片）120g，加米30g及生锈铁丁2枚炒黄，加水适量煎服。（《岭南草药志》）

【参考文献】

[1]Sarsuki K, et al. C A, 1987, 107: 170889s.

[2]Kanta PM, et al. C A, 1993, 119: 51651w.

[3]Ali M, et al. C A, 1993, 119: 266503k.

[4]张慧宗. 野芋头引起过敏性咽喉炎二例. 第一军医大学学报,1984,(Z1): 96.

[5]彭淑芳. 野芋头煎剂减轻口腔放疗反应的临床观察. 南方护理杂志,1997,4(1): 7.

[6]蒙秀木，韦俊田，兰宗广. 野芋头治疗阑尾脓肿30例初步观察. 卫生简讯,1977,(4): 36.

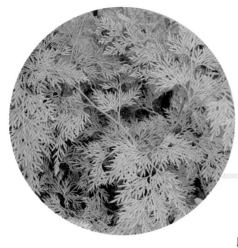

Ye ji wei

野鸡尾

Onychii Herba
[英]Japanese Clave Fern Herb

【别名】小野鸡尾、解毒蕨、解毒草、线鸡尾草、小金花草、光棍药、黑蕨、火汤蕨、乌蕨、水金鸡尾。

【来源】为中国蕨科植物金粉蕨 Onychium japonicum（Thunb.）Kze. 的全草。

【植物形态】根状茎长而横走，密被棕色卵状披针形鳞片。叶厚革质，近簇生；叶柄禾秆色，基部棕色；叶片长卵形至卵状披针形，长 20 ~ 30cm，宽 6 ~ 15mm，三至四回羽状分裂；羽片 8 ~ 15 对，有柄，互生，狭卵形，基部宽楔形，先端长渐尖；第 1 对羽片最大；二回羽片 8 ~ 12 对，近卵形；三回羽片 3 ~ 4 对，互生，椭圆形或倒卵形，羽状分裂；四回羽片 2 ~ 3 对，互生，倒披针形或披针形；叶脉分叉，营养叶末回裂片有小脉 1 条，孢子叶裂片具羽状并有边脉。孢子囊群线形；囊群盖长圆形或短线形，膜质，全缘，白色。

【分布】广西全区均有分布。

【采集加工】全年均可采收。洗净，切段，晒干。

【药材性状】根茎细长，略弯曲，直径 2 ~ 4mm，黄棕色或棕黑色，两侧着生向上弯的叶柄残基和细根。叶柄细长略呈方柱形，表面浅棕黄色，具纵沟。叶片卷缩，展开后呈卵状披针形或三角状披针形，长 10 ~ 30cm，宽 6 ~ 15cm，浅黄绿色或棕褐色，三至四回羽状分裂，营养叶的小裂片有齿；孢子叶末回裂片短线形，下面边缘生有孢子囊群，囊群盖膜质，与中脉平行，向内开口。质脆，较易折断。气微，味苦。

【品质评价】以干燥、无泥沙、色黄棕者为佳。

【化学成分】本品含山柰酚 -3,7- 二鼠李糖苷（kaempferitrin）[1]和蕨素 M（pterosin M）、蕨苷 M（pteroside M）[2]、菊苣酸（chicoric acid）、野鸡尾二萜醇 C（onychiol C）[3]、双旋覆花内酯甲（japonicone A）[4]。还含有 4,3',4'-trihydroxy-2,6-dimethoxychalcone、金圣草酚（chrysoeriol）、木犀草素（luteolin）、紫铆素（butin）、原儿茶酸（protocatechuic acid）、3,4-dihydroxy-acetophenone、咖啡酸（caffeic acid）、香草酸（vanillic acid）、对羟基水杨醛（2,4-dihydroxybenzal-dehyde）、丁香酸（syringic acid）和 β - 谷甾醇（β -sitosterol）[5]。

【性味归经】味苦，性寒。归肺、脾、膀胱、肝经。

【功效主治】清热解毒，利湿，止血。主治风热感冒，咳嗽，咽痛，泄泻，痢疾，湿热淋证，尿血便血，吐血咯血，湿热黄疸，疮疡，跌打损伤，毒蛇咬伤，烫火伤。

【用法用量】煎服，15 ~ 30g；鲜品用量加倍。外用：适量，研末调敷；或鲜品捣敷。

【使用注意】脾胃虚寒者慎服。

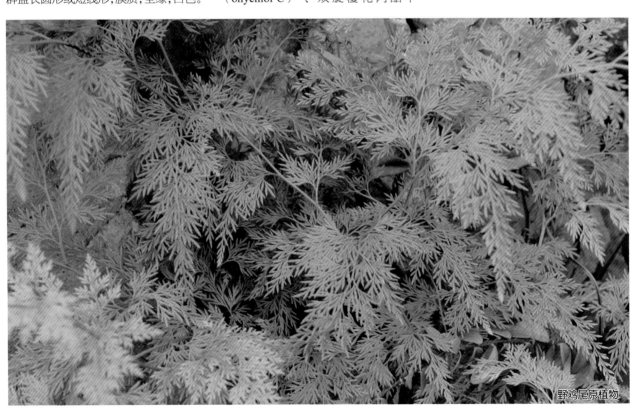

野鸡尾原植物

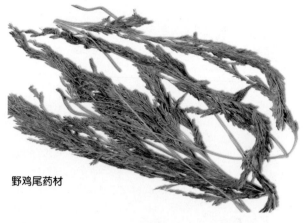

野鸡尾药材

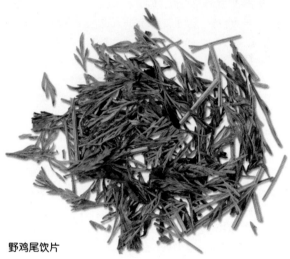

野鸡尾饮片

【经验方】

1. 感冒发热　野鸡尾草 30g，水蜈蚣 9g，鱼秋串 15g，野菊花 15g，忍冬藤 30g。水煎服。（《四川中药志》1982 年）

2. 急性黄疸型肝炎　野鸡尾草、虎杖、茵陈、金钱草各 15g，木通 12g。水煎服。（《四川中药志》1982 年）

3. 吐血，衄血，便血，尿血　乌蕨 30g。煎服。吐血加白茅根 30g，衄血加生栀子 9g，便血加槐花 9g，尿血加瞿麦 15g。（《安徽中草药》）

4. 腹痛(经痛)　水金鸡尾 15g，大血藤、小血藤、九龙盘、野桂皮各 9g。泡酒服。每次 15g，以痛止为度。（《贵州民间药物》）

【参考文献】

[1] Abaori S, Akabori Y, Hasegawa M, et al.Further structural studies of 1-indanone derivatives obtained from Onychium japonicum. Chem Pharm Bull, 1980, 28(4): 1311.

[2] Hasegawa M, Akabori Y. New indanone compounds from Onychium japonicum. Phytochemistry, 1974, 13(2): 509.

[3] Ho ST, Yang MS, Tsai SP, et al. Studies on the Taiwan folk medicine. II.pharmacological properties of Onychium japonicum(Thunb.) Kunze. Taiwan Yaoxue Zazhi, 1980, 32(1): 25.

[4] Li MC, Yao Z, Zhang YW, et al. A novel chalcone derivative from Onychium japonicum. Chin Chem Lett, 2007, 18(7): 840.

[5] 李明潺, 唐生安, 段宏泉. 野雉尾金粉蕨化学成分研究. 中草药, 2010,41(5): 685.

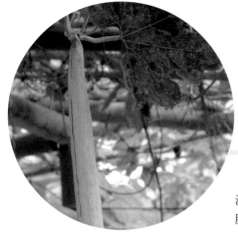

She gua

蛇 瓜

Trichosanthis Anguinae Radix seu Fructus
[英] Edible Snakegourd Root or Fruit

【别名】蛇王瓜、蛇豆、蛇丝瓜、大豆角。

【功效主治】清热化痰，润肺滑肠。主治肺热咳嗽，干咳痰少，痰难咳出，肠燥便秘。

【用法用量】内服：煎汤，5～10g。
【使用注意】大便溏泄者不宜服。

【来源】为葫芦科植物蛇瓜 *Trichosanthes anguina* L. 的根、果实。

【植物形态】攀缘藤本。茎具纵棱及槽，被短柔毛及疏被长柔毛状长硬毛。叶片膜质，圆形或肾状圆形，长 8～16cm，宽 12～18cm，浅裂、中裂或深裂，裂片极多变，通常倒卵形，两侧不对称，先端圆钝或阔三角形，叶基弯缺深心形；叶柄具纵条纹。卷须具纵条纹。花雌雄同株；雄花组成总状花序；苞片钻状披针形；花萼筒近圆筒形，顶端略扩大，密被短柔毛及疏被长柔毛状硬毛，裂片狭三角形；花冠白色，裂片卵状长圆形，流苏与花冠裂片近等长，退化雌蕊具 3 枚纤细分离的花柱。雌花单生，花梗密被长柔毛；花萼及花冠同雄花；子房棒状，密被极短柔毛及长柔毛状硬毛。果实长圆柱形，通常扭曲，幼时绿色，具苍白色条纹，成熟时橙黄色。种子长圆形，藏于鲜红色的果瓤内，灰褐色，边缘具浅波状圆齿，两面均具皱纹。

【分布】广西全区均有栽培。

【采集加工】根全年可采收。洗净，切段，晒干。果实于秋季采摘，多鲜用。

【药材性状】干燥果实长圆柱形，表面皱缩，扭曲，淡黄色或橙黄色，具浅色条纹。种子长圆形，两面均具皱纹。

【品质评价】根以身干、条大、无杂质、色黄棕者为佳。

【性味归经】味微甘，性凉。归肺、胃、大肠经。

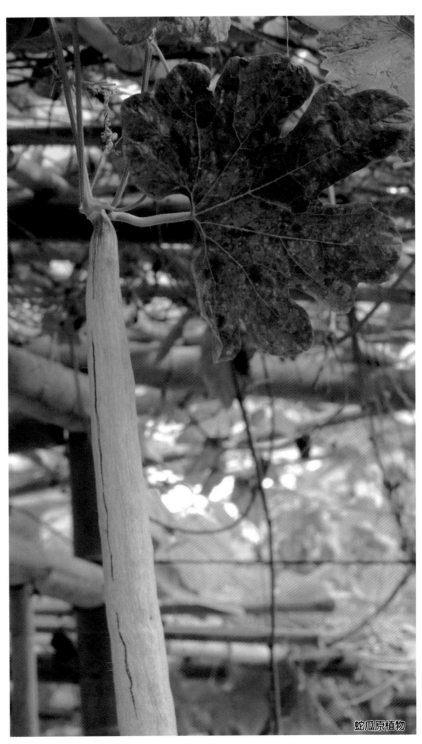

蛇瓜原植物

蛇含

She han

Potentillae Kleinianae Herba
[英] Klein Cinquefoil Herb

【别名】蛇衔、威蛇、小龙牙、紫背龙牙、紫背草、蛇含草、蛇包、五披风、五皮风。

【来源】为蔷薇科植物蛇含委陵菜 *Potentilla kleiniana* Wight et Arn. 的全草。

【植物形态】宿根草本。多须根。花茎上升或匍匐，常于节处生根并发育出新植株，被柔毛。基生叶为近于鸟足状，5 小叶；小叶近无柄；托叶膜质，淡褐色；小叶片倒卵形或长圆倒卵形，先端圆钝，基部楔形，边缘有多数急尖或圆钝锯齿，两面被疏柔毛；下部茎生叶有 5 小叶，上部茎生叶有 3 小叶，叶柄较短，托叶草质，卵形至卵状披针形。花两性；聚伞花序密集枝顶如假伞形，花梗密被开展长柔毛，下有茎生叶如苞片状；萼片 5，卵圆形，副萼片 5，披针形或椭圆披针形；花瓣 5，倒卵形，先端微凹，黄色；花柱近顶生。瘦果近圆形，一面稍平，具皱纹。

【分布】广西主要分布于隆林、乐业、百色、东兰、罗城、融水、资源。

【采集加工】栽种后每年可收 2 次，在 5 月和 9～10 月挖取全草，抖净泥沙，拣去杂质，晒干。

【药材性状】全体长约 40cm。根茎粗短，根多数，须状。茎细长，多分枝，被疏毛。叶掌状复叶；基生叶有 5 小叶，小叶倒卵形或倒披针形，长 1～5cm，宽 0.5～1.5cm，边缘具粗锯齿，上下表面均被毛，茎生叶有 3～5 小叶。花多，黄色。果实表面微有皱纹。气微，味苦、微涩。

【品质评价】以色绿、无杂质者为佳。

【化学成分】本品含 β-谷甾醇（β-sitosterol）、胡萝卜苷（daucosterol）、齐墩果酸（oleanic acid）、熊果醇（uvaol）、3α,19,24-三羟基-12-烯-28-乌苏酸（3α,19,24-trihydroxy-12-en-28-ursolic acid）、委陵菜酸（tormentic acid）、2α-羟基乌苏酸（2α-hydroxyursolic acid）、2α,3α,19α-三羟基-12-烯-28-乌苏酸（2α,3α,19α-trihydroxy-12-en-28-ursolic acid）、槲皮素-3-*O*-α-L-鼠李糖苷（quercetin-3-*O*-α-L-rhamnoside）、槲皮素-3-*O*-β-D-葡萄糖苷（quercetin-3-*O*-β-D-glucoside）、山柰酚-3-*O*-β-D-鼠李糖苷（kaempferol-3-*O*-β-D-rhamnoside）、2α,3β,19α,23-四羟基-12-烯-28-齐墩果酸（2α,3β,19α,23-tetrahydroxy-12-en-28-oleanic acid）、2α,3β,19α,23-四羟基-12-烯-28-乌苏酸（2α,3β,19α,23-tetrahydroxy-12-ene-28-ursolic acid）、熊果酸（ursolic acid）等 [1]。

【药理作用】

抑菌 蛇含全草 95% 乙醇提取物的乙酸乙酯萃取物对大肠杆菌、金黄色葡萄球菌、绿脓杆菌、枯草杆菌、藤黄微球菌均有抑菌活性，尤其对金黄色葡萄球菌有很强的抑菌活性，最小抑

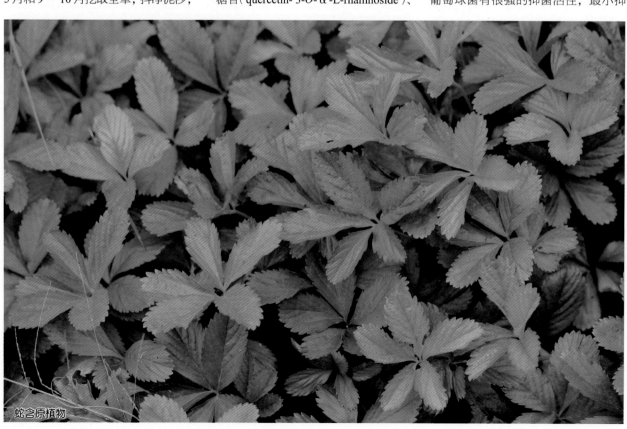

蛇含原植物

菌浓度（MIC）≤ 0.33mg/ml，而氯仿、正丁醇部分只对金黄色葡萄球菌有较弱抑制作用[2]。

【临床研究】

早期先兆流产　用蛇含 30g，紫背天葵 30g，鸡蛋 2 枚为基础方，食少体倦便溏加南瓜蒂、白术、砂仁；腰酸膝软尿频加菟丝子、杜仲、补骨脂；心烦焦虑口干加黄芩、银花炭、苎麻根；潮热盗汗不寐加知母、麦冬、旱莲草；跌打颠簸、劳损加党参、鸡血藤、蒲黄。水煎服，鸡蛋煎熟即食。结果：治疗 85 例，痊愈 58 例，占 68.2%；显效 19 例，占 22.3%；有效 6 例，占 7.1%；无效 2 例，占 2.3%；总有效率为 97.7%[3]。

【性味归经】味苦，性微寒；有小毒。归肝、肺经。

【功效主治】清热定惊，化痰止咳，截疟，解毒活血，止血。主治高热惊风，肺热咳嗽，百日咳，疟疾，痢疾，风火牙痛，疮疖肿毒，咽喉肿痛，目赤肿痛，虫蛇咬伤，风湿麻木，跌打损伤，月经不调，外伤出血。

【用法用量】内服：煎汤，9 ～ 15g。外用：适量，研末捣敷；煎水洗或捣敷；或捣汁涂；或煎水含漱。

【使用注意】不宜久服；孕妇慎服。

【经验方】

1. 咽喉肿痛　鲜蛇含捣汁含漱。（《青岛中草药手册》）

2. 痔疮　（蛇含）全草洗净捣烂，冲入沸水浸泡。趁热坐熏。（《天目山药用植物志》）

3. 无名肿毒　蛇含、天胡荽、半边莲（均鲜）各适量。捣烂外敷。（《江西草药》）

4. 急性乳腺炎初起　鲜蛇含、蒲公英各 30g。煎服；另用上药各等量捣烂敷患处，干则更换。（《安徽中草药》）

5. 毒蛇咬伤　鲜蛇含草，捣烂敷伤口周围；另用鲜蛇含、鲜鸭跖草各 30g，野菊花 15g。煎服。（《安徽中草药》）

6. 淋巴结核　蛇含 30g，星宿菜、葫芦茶各 9g，茅瓜 24g，豆腐 125g。水煎服。（《福建药物志》）

7. 麻疹后热咳　五皮风、白蜡花、枇杷花各 9g。研末，加蜂蜜蒸服。（《贵阳民间草药》）

8. 百日咳　五皮风 15g，生姜 3 片。煎水服。（《贵阳民间药》）

9. 肺脓疡　鲜蛇含 90g，或加百蕊草 30g。煎服。（《安徽中草药》）

10. 小儿惊风　①五皮风 15g，土升麻 9g，辰砂草 6g，银花藤 6g，土瓜根 6g。煎水服。②五皮风 9g，全虫 1 个，僵虫 1 个，朱砂 1.5g。各药研成细末，混合成散剂。开水吞服。（《贵阳民间药草》）

11. 疟疾并发高热　五匹风 16g，白蔹 6g，紫苏 10g。水煎服，于疟前 2h 服，每日 1 剂，连服 3 剂。（《贵州民间方药集》）

12. 细菌性痢疾，阿米巴痢疾　蛇含 60g。水煎加蜂蜜调服。（《全国中草药汇编》）

13. 雷公藤中毒　鲜蛇含全草 60 ～ 120g，鲜构树枝梢（连叶）7 ～ 8 枚。捣烂取汁，加鸭蛋清四只混匀，灌服。（《浙江民间常用草药》）

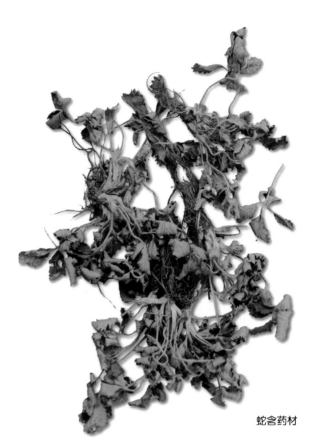

蛇含药材

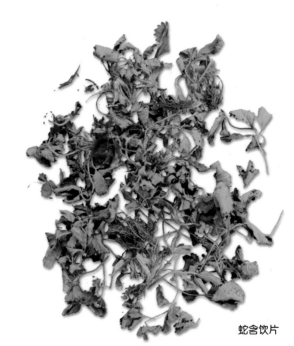

蛇含饮片

【参考文献】

[1] 李胜华，伍贤进，牛友芽，等 . 蛇含委陵菜化学成分研究 . 中草药，2011,42(11): 2200.

[2] 黄易安，黄思菊，国兴明 . 蛇含委陵菜提取物抑菌作用的研究 . 贵州大学学报，2008,25(3): 320.

[3] 王正苹 . 民间验方治疗早期先兆流产 85 例临床观察 . 中国民族民间医药杂志，2004,13(3): 165-166.

She teng

蛇藤

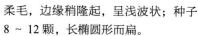
Acaciae Pennatae Folium
[英] Pennate Acacia Leaf

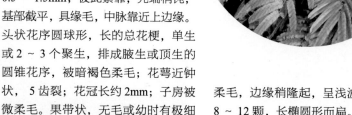

【别名】南蛇筋藤、臭菜藤、倒钩藤、红皮毒鱼藤、红藤、加力酸藤。

【来源】为豆科植物羽叶金合欢 Acacia pennata (L.) Willd. 的叶。

【植物形态】攀缘、多刺藤本。小枝和叶轴均被锈色短柔毛。总叶柄基部及叶轴上部羽片着生处稍下均有突起的腺体 1 枚；羽片 8 ~ 22 对；小叶 30 ~ 54 对，线形，长 5 ~ 10mm，宽 0.5 ~ 1.5mm，彼此紧靠，先端稍钝，基部截平，具缘毛，中脉靠近上边缘。头状花序圆球形，长的总花梗，单生或 2 ~ 3 个聚生，排成腋生或顶生的圆锥花序，被暗褐色柔毛；花萼近钟状，5 齿裂；花冠长约 2mm；子房被微柔毛。果带状，无毛或幼时有极细柔毛，边缘稍隆起，呈浅波状；种子 8 ~ 12 颗，长椭圆形而扁。

【分布】广西主要分布于武鸣、梧州、博白、靖西、隆林、扶绥、龙州。

【采集加工】夏、秋季采收。晒干备用。

【药材性状】羽片多脱落，稍皱缩，展平呈线形，长 5 ~ 10mm，宽 0.5 ~ 1.5mm，先端稍钝，基部截平，具缘毛，中脉靠近上边缘。总叶柄基部及叶轴细长，均有腺体 1 枚。气微，味淡。

【品质评价】以干燥、无杂质、色绿者为佳。

【化学成分】本品叶含有 quercetin-4′-O-α-L-rhamnopyranosyl-3-O-β-D-allopyranoside、apigenin-6-C-[2″-O-(E)-feruloyl-β-D-glucopyranosyl]-8-C-β-glucopyranoside、isorhamnetin-3-O-α-L-rhamnopyranoside、kaempferol-3-O-α-L-rhamnopyranosyl-(1→4)-β-D-glucopy-ranoside 和异牡荆苷(isovitexin)[1]。

【药理作用】

1. 抗肿瘤　二萜成分 taepeeninD 和倍半萜成分 (+)-drim-8-ene 对胰腺癌细胞株 PANC1 和前列腺癌细胞株 DU145T 有细胞毒性，半数抑制量（IC_{50}）分别为 3.2μmol/L、3.4μmol/L 和 13.5μmol/L、23.2μmol/L[2]。

2. 抗炎　叶中类黄酮成分对环氧化酶（COX-1，2）均有抑制作用[1]。

3. 抗生育　水煎剂及其正丁醇提取部位有抗生育、抗着床作用[3]。

4. 急性毒性反应　水煎液 160g（生药）/kg 在 24h 内分 2 次灌胃给药，连续观察 7 天，动物无中毒症状及死亡发生[3]。

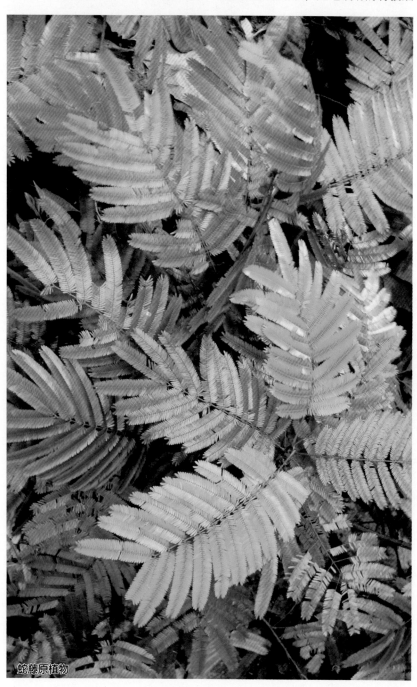
蛇藤原植物

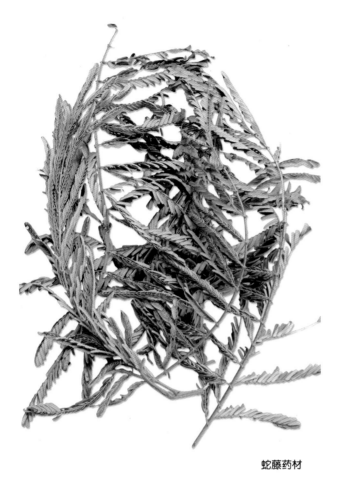

蛇藤药材

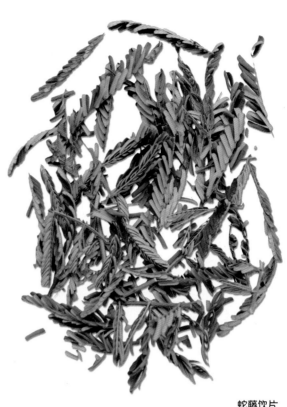

蛇藤饮片

【参考文献】

[1]Dongmo AB, Miyamoto T, Yoshikawa K, et al. Flavonoids from Acaia pennata and their cyclooxygenase(COX-1 and COX-2)inhibitory activities. Plata Med, 2007, 73(11): 1202.

[2]Rifai Y, Arai M A, Koyano T , et al.Terpenoids and a flavonoid glycoside from acacia pennata leaves ashedgehog/GLI-mediated transcriptionalinhibitors. J Nat prod, 2010, 73(5): 995.

[3] 苏青 , 黄瑞松 , 于德泉 , 张人九 . 壮药蛇藤避孕的药效学实验研究 . 云南中医药杂志 ,1999,20(4): 33.

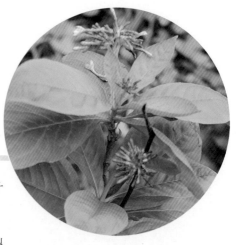

蛇根木

She gen mu

Raulfiae Serpentintae Radix et Ramulus
[英]Java Devipepper Root or Leaf

【别名】蛇草根、蛇根、印度蛇木、印度蛇根草、印度萝芙木。

【来源】为夹竹桃科植物蛇根木 *Rauvolfia serpentina*（L.）Benth.ex Kurz 的根和茎叶。

【植物形态】灌木。除花冠筒内上部被长柔毛外，其余皆无毛；茎具纵纹，被稀疏皮孔。叶集生于枝的上部，对生，或3、4叶轮生，稀为互生；叶片椭圆状披针形或倒卵形，长7～17cm，宽2～5.5cm，先端短渐尖或急尖，基部狭楔形或渐尖；侧脉弧形上升至叶缘前网结。伞形或伞房状的聚伞花序；总花梗，花梗，花萼及花冠筒均红色；花冠高脚碟状；花冠筒中部膨大，裂片白色；雄蕊着生于花冠筒中部，仅在雄蕊着生处之上被长柔毛；花盘环状；子房具2枚心皮，花柱圆筒状，柱头棒状。核果成对，红色，近球形，合生至中部。

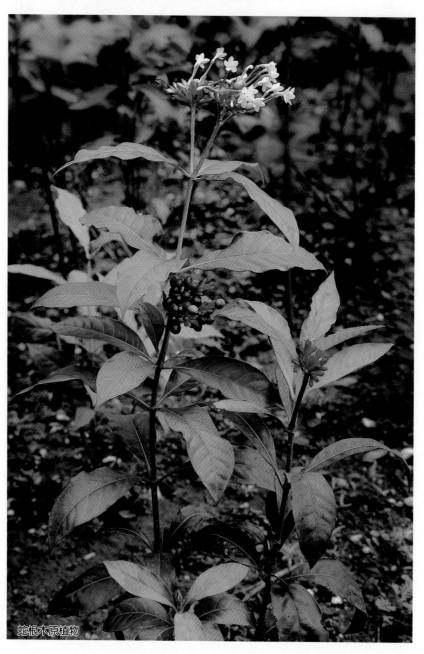

蛇根木原植物

【分布】广西全区均有栽培。

【采集加工】全年均可采收。洗净，切段，晒干。

【药材性状】根呈圆柱形，略弯曲，长短不一，主根下常有分枝。表面灰棕色至灰棕黄色，有不规则纵沟和棱线，栓皮松软，极易脱落露出暗棕色皮部或灰黄色木部。质坚硬，不易折断，切断面皮部很窄，淡棕色。木部占极大部分，黄白色，具明显的年轮和细密的放射状纹理。气微，皮部极苦，木部微苦。

【品质评价】根茎以身干、洁净者为佳。叶以干燥、色绿者为佳。

【化学成分】本品根含多种生物碱（alkaloid）：利血平（reserpine）、四氢蛇根碱（ajmalicine）[1]、萝芙木西定碱（ajmalicidine）[2]、萝芙木尼明碱（ajmalinimine）[3]、利血米定碱（rescinnamidine）[4]、利血米醇（rescinnaminol）[5]、吲哚丙酸苄酯（indobine）[6]、吲哚丙酸苯酯（indobinine）[7]、5-β-甲基伪育亨烷（5-β-methylyohambinine）[8]、山德维考灵（sandwicoline）[9]、萝芙木明碱（ajmalimine）[10]、山德维考里定（sandwicolidine）[11]、7-去氢谷甾醇（7-dehydrositosterol）[12]。

须根中也含少量吲哚生物碱（indole alkaloid）：12-羟基萝芙木碱（12-hydroxyajmaline）、3-表-α-育亨宾（3-epi-α-yohimbine）、18-β-羟基-3-表-α-育亨宾（18-β-hydroxy-3-*epi*-α-yohimbine）[13]。

根、叶中均含有芸香苷（rutin）[14]。

【药理作用】蛇根木的根含数十种生物碱，其作用、吸收和体内过程及毒性有不同[15,16]。就生物碱的理化性质可分两大类：①强碱性的季铵类生物碱，如蛇根碱和蛇根亭碱，蛇根碱有降压作用，而蛇根亭碱则有升压作用，但均无安定作用。②弱碱性的叔胺和仲胺类生物碱，如阿马林（萝芙木碱）为叔胺类，利血平和育亨宾为仲胺类[17]。

1. 对中枢神经的作用　蛇根木主要的生物碱利血平具有镇静作用[15]。蛇根木总碱和利血平对樟脑、戊四氮所致的小鼠皮质下兴奋或士的宁导致的髓质兴奋惊厥有易化作用[16]。利血平可拮抗吗啡镇痛[17]，其拮抗作用可能与脑内去甲肾上腺素含量有关[18]。

2. 降压　利血平能降低血压和减慢心率，其作用非常缓慢、温和而持久。静注时利血平对小动脉有直接舒张作用。阿托品可对抗利血平减慢心率，但并不影响利血平的降压作用，加大剂量一般并不增加其降压强度，仅能延长降压作用时间，同时增加其副反应[19]。

3. 抗心律失常　正常大鼠静注蛇根木总碱对心电图无影响，但可抑制乌头碱或氯化钙诱发的心律失常。蛇根木总碱能防止乌头碱产生的蛙横纹肌钾离子释放增加[20]。同时，蛇根碱可减少电刺激引起的心室兴奋性[21]。

4. 阻断肾上腺素受体　育亨宾可阻滞 α_2 受体，增加去甲肾上腺素释放，且使 α_1 受体功能占优势，因而对某些器官产生拟交感作用，由于阻滞血管突触后 α_2 受体，对另一些器官有阻断交感神经效应，因而育亨宾的综合效应是复杂的。通常以血管扩张、血压降低占优势。由于其血管扩张作用，现主要用于 α 受体亚型的实验分析[22]。

5. 其他　利血平可增加胰岛素的降血糖的作用，也能增加肾上腺素的升血糖作用。利血平也有降低体温的作用[23]。

6. 毒性反应　蛇根木含总生物碱 0.29% 的水提取物（Ⅰ）和含总生物碱 0.5% 的蛇根木酊剂（Ⅱ）。鸽注射Ⅰ的绝对致死量为 3.5ml/kg 或总碱 10mg/kg。犬注射Ⅰ的绝对致死量为 7.3ml/kg，Ⅱ的绝对致死量为 3ml/kg。中毒时可出现如呕吐、步态不稳、呼吸慢而不规则，意识丧失类似深睡眠，因呼吸衰竭死亡等症状[24]。最近资料也不认为利血平对乳癌发生是一个危险因子[25]。无基因毒性、致突变作用和致重组作用[26]。

【性味归经】味苦，性凉。归肝经。

【功效主治】平肝阳，降血压。主治高血压。

【用法用量】内服：煎汤，9～15g。

【使用注意】血压偏低者不宜服。

【参考文献】

[1]Khaleque A, Miah MA, Wahed A, et al. Investigations on Rauvolfia serpentina Benth(Beng. Sarpagandha). Part II. Isolation of reserpine and ajmalicine from the roots. Bangladesh Journal of Scientific and Industrial Research, 1987, 22(1-4): 169.

[2]Salimuzzaman S, S.Salman A, S. Imtiaz H, et al. Ajmalicidine an alkaloid from Rauvolfia serpentina. Phytochemistry, 1987, 26(3): 875.

[3]Siddiqui S, Haider SI, Ahmad SS. A jmalinimine-a new alkaloid from Rauvolfia serpentina Benth. Heterocycles, 1987, 26(2): 463.

[4]Siddiqui S, Haider SI, Ahmad SS. A new alkaloid from the roots of Rauvolfia serpentina. J Nat Prod, 1987, 50(2): 238.

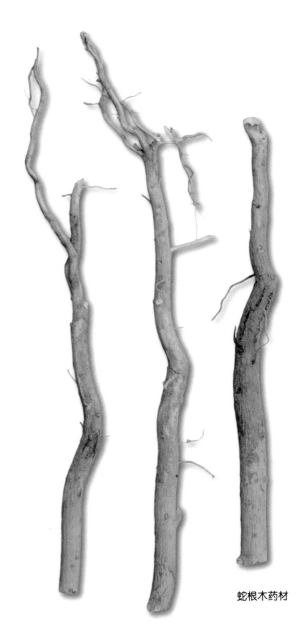

蛇根木药材

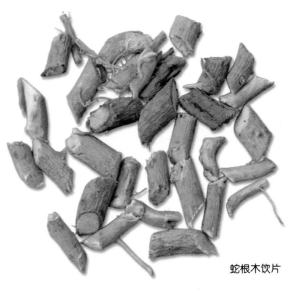

蛇根木饮片

[5]Siddiqui S, Ahmad S, Salman H, et al.Rescinnaminol a new alkaloid from Rauvolfia serpentina Benth. Scientific and Industrial Research, 1986, 29(6): 401.

[6]Siddiqui S, Haider SI, Ahmad SS. Indobine a new alkaloid from Rauvolfia serpentina benth. Zeitschrift fuer Naturforschung, B: Chemical Sciences, 1987, 42(6): 783.

[7]Benth SS, Ahmad SS, Haider SI. Isolation of indobinine, a new alkaloid from roots of Rauvolfia serpentine. Indian Journal of Chemistry, Section B: Organic Chemistry Including Medicinal Chemistry, 1987, 26B(3): 279.

[8]Siddiqui S, Ahmad SS, Haider SI. Isolation of a new alkaloid "yohambinine" from Rauvolfia serpentinabenth. Tetrahedron Letters, 1987, 28(12): 1311.

[9]Siddiqui S, Haider SI, Ahmad SS, et al.Isolation and structure of a new alkaloid from Rauwolfia serpentina benth. Tetrahedron, 1985, 41(20): 4577.

[10]Siddiqui S, Ahmad SS, Haider SI. A new alkaloid ajmalimine from the roots of Rauvolfia serpentine. planta Med, 1987, 53(3): 288.

[11]Siddiqui S, Ahmad SS, Haider SI. et al.Isolation and structure of a new alkaloid from the roots of Rauvolfia serpentina Benth. Heterocycles. 1985, 23(3): 617.

[12]Karmakar T, Chakraborty DP. 7-Dehydrositosterol from Rauvolfia serpentine. Phytochemistry, 1983, 22(2): 608.

[13]Falkenhagen H, Stoeckigt J, Kuzovkina IN, et al. Indole alkaloids from "hairy roots" of Rauvolfia serpentine. Canadian Journal of Chemistry, 1993, 71(12): 2201.

[14]Bhardwaj KR. Quantitative estimation of rutin in Rauvolfia serpentina Benth. ex. Kurz. Current Science, 1988, 57(8): 439.

[15] 徐丽娜, 曾贵云, 金荫昌, 等. 生理学报,1961,24(3-4): 151.

[16]BianchiC. CA, 1956: 504393b.

[17] 洪庚辛, 韦宝伟, 杨敬格, 等. 药学学报,1986,21(11): 806.

[18] 邹冈, 屠曾宏, 周科能, 等. 生理学报,1963,26(4): 360.

[19] 杨藻宸, 等. 医用药理学.3 版. 北京: 人民卫生出版社,1994: 450.

[20]Vollosovich N E, et al. C A, 1978,(89): 140590e.

[21]Duncan R J, et al, C A, 1970,(73): 11054d.

[22]Rang H P, et al.Pharmacology. 3rd Ed. Edinburgh. Churchill Livingstone, 1995: 163.

[23]Gian Carlo Ricci, et al.C A, 1956,(50): 4401h.

[24]Chakravani MD. C A, 1956,(50): 12284e.

[25]Feinstein A R. Science, 1988,(242): 1257.

[26]Von Poser G, et al. C A, 1990,(113): 165207n.

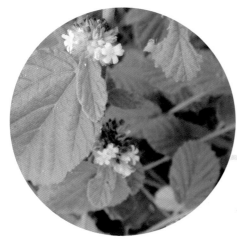

蛇婆子

Waltheriae Indicae Radix seu Folium
[英] Indian Waltheria Root or Leaf

【别名】大古弼、印度蛇婆子。

【性味归经】味辛、微甘，性微寒。归肺、肝经。

【功效主治】祛风除湿，清热解毒，消肿止痛。主治风湿痹痛，咽喉肿痛，湿热带下，湿疹，乳痈，痈疮肿毒，瘰疬，跌打损伤。

【用法用量】内服：煎汤，10～30g；炖肉服。外用：适量，捣敷。

【使用注意】脾胃虚寒者慎服。

【来源】为梧桐科植物蛇婆子 Waltheria indica L. 的根、叶。

【植物形态】半灌木。多分枝，小枝密被短柔毛。叶互生；叶柄先端钝，基部圆形或浅心形，边缘具细齿，两面均密被短柔毛。聚伞花序腋生，头状，总花梗短；小苞片狭披针形；萼筒状，5裂，裂片三角形，远比萼筒长；花瓣5片，淡黄色，匙形，先端截形，比萼略长；雄蕊5，花丝合生成筒状，包围着雌蕊；子房无柄，被短柔毛，花柱偏生，柱头流苏状。蒴果小，2瓣裂，倒卵形，被毛，为宿存的萼所包围，内有种子1颗。

【分布】广西主要分布于隆安、龙州、岑溪。

【采集加工】秋季将全株挖出，去掉叶片，洗去泥土，把根切片，晒干。叶全年均可采，洗净，鲜用或晒干。

【药材性状】根圆柱形，略弯曲，主根明显，具多数须根，黄褐色，具纵纹，截面灰白色，髓部明显。叶肥厚，两面密被毛。花序腋生，密集。味辛、微甘。

【品质评价】根以粗大、截面颜色灰白者为佳。叶以多、无杂质者为佳。

【化学成分】本品含肽类生物碱，包括蛇婆子碱（adouetine）X、Y、Y′和Z[1]。还含(－)-表儿茶酸[(－)-epicatechin]、槲皮素（quercetin）和山奈酚香豆酰基葡萄吡喃糖苷（tiliroside）[2]。

【药理作用】

1. 低温、镇静及兴奋作用　蛇婆子中的蛇婆子碱Z低剂量能导致低温、镇静；高剂量则引起兴奋[3]。

2. 毒性反应　小鼠半数致死量（LD_{50}）为52.5mg/kg[1]。

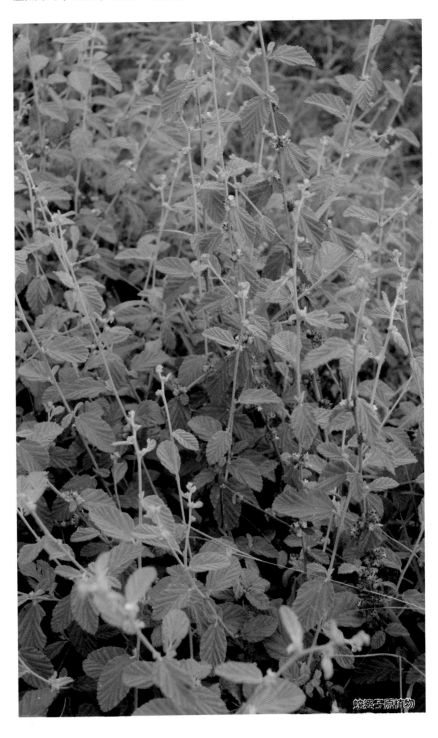

蛇婆子原植物

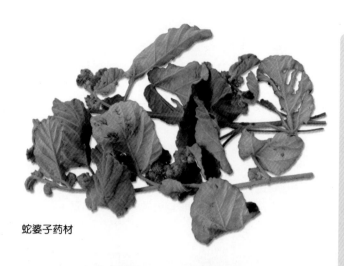

蛇婆子药材

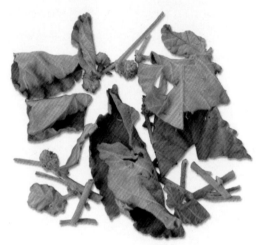

蛇婆子饮片

【经验方】

1. 多发性脓肿 ①蛇婆子根60g，鸡眼草、三桠苦酌量（体虚者加黄芪），青壳鸭蛋（打裂）1个，高粱酒适量。同炖服。外用鲜蛇婆子叶加冷饭捣烂敷患处。②蛇婆子、小薜荔、鲜土牛藤各30～60g。和青壳鸭蛋或瘦猪肉炖后冲高粱酒服。（《福建药物志》）

2. 跌打损伤 蛇婆子根、全缘榕、南蛇藤各9g，白花丹4.5g。浸酒频服，或和猪骨、鸭蛋炖服。（《福建药物志》）

3. 风湿关节痛 鲜蛇婆子60g，猪蹄1只。炖熟，加酒服。（《福建药物志》）

4. 下消，白带 蛇婆子30g。水煎加冰糖服。（《福建药物志》）

【参考文献】

[1] Pais M, Marchand J, Jarreau F X, et al. Peptide alkaloids.V.Structures of adouetines X, Y,Y′, and Z, the alkaloids of Waltheria americana(Sterculiaceae). Bulletin de la Societe Chimique de France, 1968,(3): 1145.

[2] Rao YK, Fang SH, Tzeng YM,et al. Inhibitory effects of the flavonoids isolated from Waltheria indica on the production of NO, TNF-alpha and IL-12 in activated macrophages. Biol Pharm Bull, 2005 ,28(5): 912.

[3] CA, 1946,40:66839.

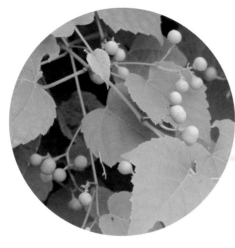

蛇葡萄

She pu tao

Ampelopsis Bodinieri Radix
[英] Bodinieri Ampelopsis Root

【别名】山葡萄、爬山虎、蛇白蔹、野葡萄、过山龙、山天萝。

【来源】为葡萄科植物蛇葡萄 *Ampelopsis bodinieri*（Levl. & Vant.）Rehd. 的根。

【植物形态】木质藤本。枝条粗壮，嫩枝具柔毛。叶互生，阔卵形，长6～14cm，宽5～12cm，先端渐尖，基部心形，通常3浅裂，裂片三角状卵形，边缘有较大的圆锯齿，上面暗绿色，无毛或具细毛，下面淡绿色，被柔毛。聚伞花序与叶对生；花多数；细小，绿黄色；萼片5，几成截形；花瓣5，长圆形，镊合状排列；雄蕊5；雌蕊1，子房两室。浆果近球形或肾形，由深绿色变蓝黑色。

【分布】广西主要分布于靖西、天等、龙州、宁明、邕宁、浦北、贵港、容县、苍梧、贺州、富川、兴安、融水。

【采集加工】秋季采收。除去泥沙，晒干或鲜用。

【药材性状】根呈圆柱形，直径0.5～2cm。表面灰褐色，栓皮易脱落，脱落处皮层黄棕色，具明显纵沟及侧根痕。质硬，易折断，断面呈黄白色，木部淡黄色，形成层明显，木部有明显放射状纹理。气微，味淡。

【品质评价】以干燥、色黄绿、无杂质者为佳。

【化学成分】本品根含羽扇豆醇（lupeol）、β-谷甾醇（β-sitosterol）、胡萝卜苷（daucosterol）、儿茶素（catechin）、蔗糖（sucrose）、棕榈酸（palmitic acid）[1]、β-香树脂醇（β-amyrenol）、白桦脂醇（betulinol）、香草酸（vanillic acid）、没食子酸乙酯（progallin A）、山柰酚（kaempferol）、3,5-二甲氧基-4-羟基苯甲酸（3,5-dimethoxy-4-hydroxy benzoic acid）、香橙素（aromadendrin）、藜芦醇（veratryl alcohol）[2]。

叶含有 β-谷甾醇（β-sitosterol）、3,5-二甲氧基-4-羟基苯甲酸（3,5-dimethoxy-4-hydroxy benzoic acid）、槲皮素（quercetin）、香草酸（vanillic acid）、表儿茶素（epicatechin）、芹菜素（pelargidenon）、5,7,3',4'-四羟基黄酮-3-O-6″-鼠李糖苷（5,7,3',4'-tetra-hydroxyflavone-3-O-6″-rhamnoside）、芦丁（rutin）[3]。

【药理作用】

1. 保肝　蛇葡萄根能降低 D-半乳糖胺（D-GalN）致急性肝损伤大鼠血清丙氨酸氨基转移酶（ALT）、天冬氨酸氨基转移酶（AST）活性和肝匀浆丙二醛（MDA）含量，提高肝匀浆超氧化物歧化酶（SOD）活性，减轻肝细胞受损程度[4,5]。蛇葡萄可减轻刀豆蛋白 A（ConA）诱导肝损伤小鼠肝脏病理改变，降低血浆肿瘤坏死因子（TNF-α）、一氧化氮（NO）含量及 ALT 活性，并通过抑制肝细胞 Fas 抗原表达而阻断肝细胞凋亡发生[6,7]。蛇葡萄根提取物有抗鸭乙型肝炎病毒（DHBV）或促进清除 DHBV 的作用[8]；降低四氯化碳（CCl₄）致肝损伤小鼠血清中 AST 和 ALT 活性，减轻小鼠肝中心坏死，

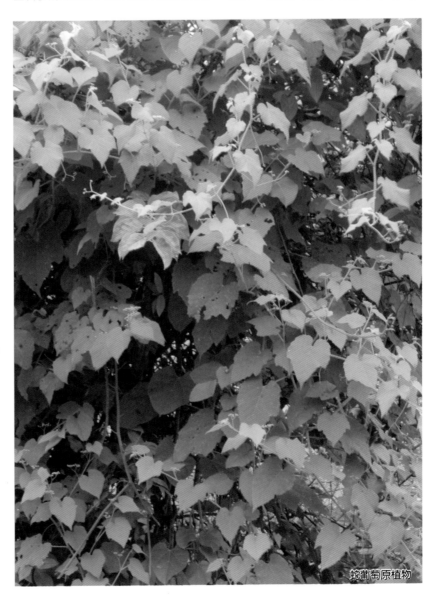

蛇葡萄原植物

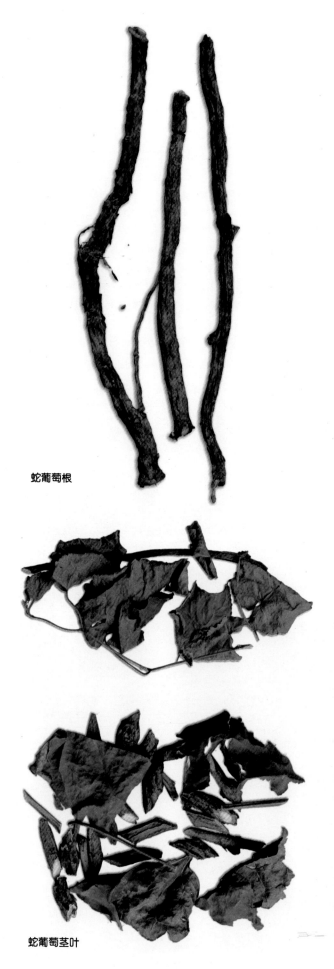

蛇葡萄根

蛇葡萄茎叶

胞浆空泡化，细胞肿胀，炎症和纤维化损伤的严重程度[9]。蛇葡萄根提取物含药血清可通过下调抗凋亡基因 Bcl-2 和上调促凋亡基因 Bax 表达，使 Bcl-2/Bax 比值下降来促进肝星状细胞 HSC 凋亡[10]；

2. 抗炎、镇痛　蛇葡萄根膏外敷能抑制大鼠骨髓内金黄色葡萄球菌，减轻炎症程度[11]。蛇葡萄根霜剂能抑制二甲苯所致小鼠耳郭肿胀度和腹部皮肤毛细血管通透性增加；使血清及疡面脓液中溶菌酶含量增高，加速肉芽组织生成，促进表皮生长和伤口创缘收缩，加快家兔皮肤伤口愈合[12]。蛇葡萄根软膏能提高热板刺激所致的小鼠痛阈值，减少腹腔注射醋酸所致小鼠扭体次数，对二甲苯所致耳郭肿胀有抑制作用[13]。

3. 抗氧化　蛇葡萄提取物有抑制黄嘌呤氧化酶（XOD）和脂质氧化酶（LOX）活性，清除 ABTS 自由基离子从而具有抗氧化能力[14]。

4. 抗肿瘤　蛇葡萄对鼻咽癌细胞（Hep-2）的半数毒性浓度（TC_{50}）为 8.7μg/ml[15]。

5. 抑菌、抗病毒　蛇葡萄根霜剂对金黄色葡萄球菌、大肠杆菌和绿脓杆菌均有抑制作用[12]。蛇葡萄有抗柯萨奇病毒 B3（CVB3）吸附和直接杀伤作用，在 3.0μg/ml 浓度可以完全抑制病毒增殖[15]。蛇葡萄根去鞣质后的水溶性部分具有抑制鼻咽癌 Hep-2 细胞内单纯疱疹病毒活性的作用[16]。

【临床研究】

带状疱疹　治疗组 42 例药用蛇葡萄鲜根内皮治疗。将根切成短棒状，水煎后剥去外皮，露出黄白色的内皮。除去内裹的木质杆，切碎，每 500g 鲜根内皮加水 2500ml，煎沸后用微火再煮 60min，然后用铜药罐将煮烂的内皮捣碎，再煎煮 30～60min，待形成糊状物（500g）即可。先在皮损处用生理盐水棉球拭搽，清洗局部，再涂搽 2% 龙胆紫溶液，干燥后，将蛇葡萄涂抹在灭菌纱布上敷贴于皮损上，绷带包扎，每日 1 次。对照组 20 例治疗方法同以上治疗组，只是用氧化锌油代替蛇葡萄。两组均不采用全身疗法及其他疗法。结果：治疗组 4 日内全部治愈，其中治疗 1 日治愈者 5 例（11.9%），治疗 2 日治愈者 16 例（38.1%），治疗 3 日治愈者 14 例（33.3%），治疗 4 日治愈者 7 例（16.7%）。对照组 4 日内治愈 2 例（10%），5～7 日内治愈 5 例（25%），8～12 日内治愈 13 例（65%）。治疗组疗效优于对照组[17]。

【性味归经】味辛、苦，性凉。归肺、肝经。

【功效主治】清热解毒，祛风除湿，活血散血。主治肺痈吐脓，肺痨咯血，风湿痹痛，跌打损伤，瘰疬，癥瘕积聚。

【用法用量】内服：煎汤，15～30g，鲜品倍量。外用：适量，捣烂或研末调敷。

【使用注意】孕妇慎用。

【经验方】

1. 肺痈、肠痈　蛇葡萄根捣汁冲酒服。（《天目山药用植物志》）

2. 咯血　蛇葡萄根 30g。水煎服。（《浙江民间常用草药》）

3. 瘰疬　蛇葡萄根 30g，合猪赤肉 120g。炖服。（《泉州本草》）

【参考文献】

[1] 陈科力.蛇葡萄根化学成分的研究.中国中药杂志,1996,21(5): 294.

[2] 徐志红,刘星,徐光.蛇葡萄根化学成分的研究.中国中药杂志,1995,20(8): 484.

[3] 龚雪龙,汪俊,孙晓飞.蛇葡萄叶化学成分的研究.中成药,2010,32(2): 264.

[4] 陈科力,张秀明,张赤志,等.三种蛇葡萄根抗 D-GalN 致急性肝损伤的实验研究.中药材,1999,22(7): 353.

[5] 张秀明,陈科力,李翰明,等.蛇葡萄根的保肝降酶及抗自由基损伤作用.中国药师,1999,2(5): 225.

[6] 张亚兵,李之清,张赤志,等.蛇葡萄根对 ConA 诱导小鼠肝损伤的防护作用.中西医结合肝病杂志,2000,10(1): 26.

[7] 张赤志,李之清,张亚兵,等.蛇葡萄根对 ConA 诱导小鼠肝损伤模型 Fas 抗原表达的影响.中国中西医结合消化杂志,2001,9(2): 67.

[8] 陈科力,李瀚明,陈艳明,等.蛇葡萄根提取物体内抗鸭乙型肝炎病毒的作用.中药材,2000,23(1): 40.

[9] Yabe N, Matsui H.Ampelopsis brevipedunculata(Vitaceae) extract inhibits a progression of carbon tetrachloride induced hepatic injury in the mice. Phytomedicine. 2000, 7(6): 493.

[10] 程红球,黄彩华,邱杰文,等.蛇葡萄根提取物的含药血清对肝星状细胞凋亡及基因 Bax/Bcl-2 表达的影响.中国新药杂志,2008,(17): 4.

[11] 黎莉.蛇葡萄根膏治疗慢性骨髓炎的实验研究.中国中医骨伤科,1997,8(4): 5.

[12] 孙江桥,陈科力,吴和珍,等.蛇葡萄根霜剂治疗外科疮疡的实验研究.中国实验方剂学杂志,2001,7(5): 37.

[13] 杨柳,陈科力.蛇葡萄根软膏抗炎镇痛药效学实验研究.亚太传统医药,2007,(1): 91.

[14] 陈科力,叶丛进.异叶蛇葡萄和蛇葡萄提取物抑制黄嘌呤氧化酶和脂质氧化酶的活性研究.中药材,2004,(27): 9.

[15] 张巧玲,杨占秋,陈科力,等.4 种药用植物提取物体外抗柯萨奇病毒 B_3 作用的研究.武汉大学学报,2005,26(2): 157.

[16] 陈科力,杨占秋.蛇葡萄根提取物在细胞内抗单纯疱疹病毒的作用部位.中国药师,1999,2(6): 281.

[17] 孙迅,关玉馨,罗喜玲.蛇葡萄治疗带状疱疹疗效观察.中医杂志,1984,(8): 47.

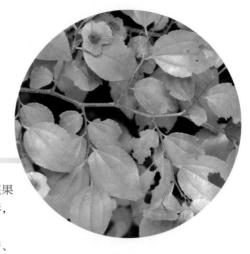

Tong qian shu

铜钱树

Paliuri Hemsleyani Radix
[英]Chinese Paliurus Root

【别名】金钱木、麻介刺、马鞍秋。

【来源】为鼠李科植物铜钱树 *Paliurus hemsleyanus* Rehd. 的根。

【植物形态】落叶乔木。树皮灰褐色，剥落状。小枝细长，"之"形曲折，无毛，有皮孔，常有刺或无刺。叶互生；无托叶刺，但幼树叶柄基部有2个针刺；叶片宽卵形或椭圆状卵形，长4～10cm，宽2.5～9cm，先端长渐尖，基部偏斜，近圆形至宽楔形，边缘有细锯齿或圆齿，上面亮绿色，背面淡绿色，两面无毛，基出脉三条。聚伞花序或聚伞圆锥花序，顶生或兼有腋生；花小，黄绿色，两性；花萼5裂，裂片三角形或宽卵形；花瓣5，匙形；雄蕊5，长于花瓣；花盘五边形，浅裂5；子房2～3室，与花盘合生。核果草帽状，周围有木栓质宽翅，近圆形，果熟时紫褐色；果梗下垂。

【分布】广西主要分布于临桂、金秀、北海、龙州、上林、东兰、邕宁、南宁、武鸣。

【采集加工】全年均可采挖。洗净，切片，晒干。

【药材性状】根上部较粗壮，下部有分歧，外表有细纵皱，并残留少数须根，质坚硬。

【品质评价】根粗、须根少、质坚硬、无杂质、色浅黄白者为佳。

【性味归经】味甘，性平。归脾经。

【功效主治】补气。主治劳伤乏力。

【用法用量】煎服，10～15g。

【使用注意】内有湿热、气滞胀满者慎服。

【经验方】

劳伤乏力　金钱木根15～18g，仙鹤草、白马骨、紫青藤各9～12g。水煎，冲黄酒、红糖，早、晚饭前各服一次。《天目山药用植物志》

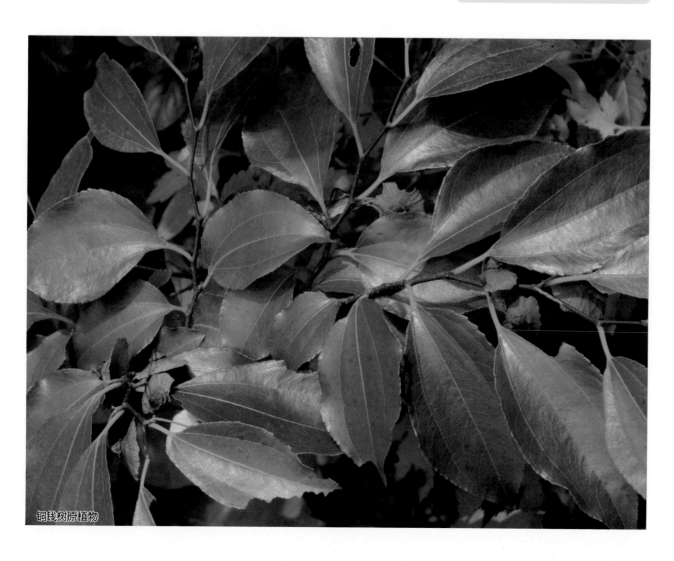

铜钱树原植物

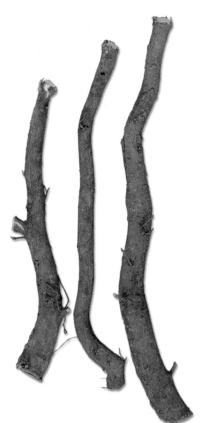

铜钱树药材

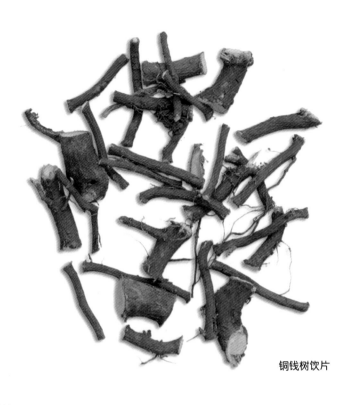

铜钱树饮片

Tong chui yu dai cao

铜锤玉带草

Pratiae Nummulariae Herba
[英]Common Pratia Herb

【别名】地茄子草、翳子草、地浮萍、铜锤草、红头带、土油甘、三脚丁。

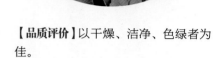

【来源】为桔梗科植物铜锤玉带草 *Pratia nummularia*（Lam.）A.Br.et Aschers.的全草。

【植物形态】草本。有白色乳汁。茎平卧，被开展的柔毛，节上生根。叶互生；叶柄被开展柔毛；叶片心形或卵形，长 0.8 ~ 1.6cm，宽 0.6 ~ 1.8cm，先端钝圆或急尖，基部斜心形，边有牙齿，两面疏生短柔毛，叶脉掌状。花单生叶腋；花梗无毛；花萼筒坛状，无毛，裂片条状披针形，伸直，每边生 2 或 3 枚小齿；花冠紫红色，淡紫色，绿色或黄白色，花冠筒外面无毛，内面被柔毛，檐部二唇形，裂片 5，上唇 2 裂片条状披针形，下唇裂片披针形；雄蕊在花丝中部以上连合，花丝筒无毛，花药管背部生柔毛，下方 2 枚花药先端生髯毛。浆果紫红色，椭圆状球形。种子多数，近圆球形，稍压扁，表面有小疣突。

【分布】广西各区均有分布。

【采集加工】夏、秋季采收。洗净，切段，晒干备用。

【药材性状】全体多卷曲成团，茎扁圆柱形，节上可见不定根，直径约 0.8mm；表面灰绿色或黄绿色，有纵棱及柔毛；叶互生，叶柄长 2 ~ 5mm，叶片心形或卵形，灰绿色，长 0.8 ~ 1.5cm，宽 0.6 ~ 1.8cm，先端钝圆，基部斜心形，边缘牙齿状，两面疏生短柔毛。气微，味淡。

【品质评价】以干燥、洁净、色绿者为佳。

【性味归经】味辛、苦，性平。归肝、肾经。

【功效主治】祛风湿，活血，解毒。主治风湿疼痛，跌打损伤，月经不调，目赤肿痛，乳痈，无名肿毒。

【用法用量】内服：煎汤，9 ~ 15g，研末吞服，每次 1 ~ 1.5g，或浸酒。外用：适量，捣敷。

【使用注意】孕妇慎服。

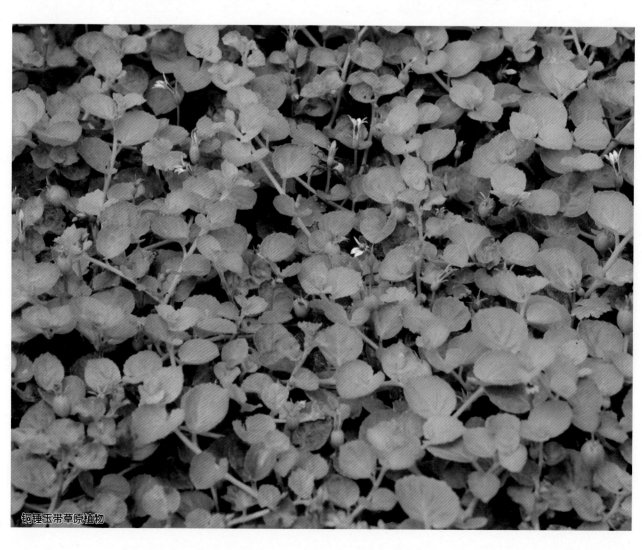

铜锤玉带草原植物

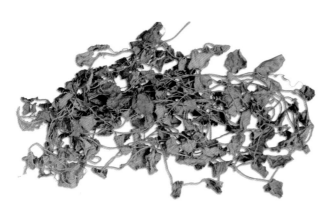

铜锤玉带草药材

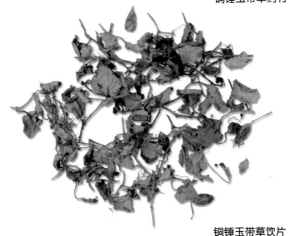

铜锤玉带草饮片

【经验方】

1.小儿发热　（铜锤玉带草）鲜草加百草霜、桐油，捣烂敷脐中。（《湖南药物志》）

2.结膜炎，角膜云翳　（铜锤玉带草）捣烂敷眼周围。（《湖南药物志》）

3.急性淋巴结炎　鲜（铜锤玉带草）1把，糯米1匙。加水适量，捣烂取汁搽。（《湖南药物志》）

4.肺热咳吐脓痰　（铜锤玉带草）全草15～30g。煎水兑蜂蜜服。（《湖南药物志》）

5.肺热咳嗽　全草9～18g。水煎服。（《广西本草选编》）

6.风湿性肌炎、风湿筋骨疼痛、腋下淋巴结炎　铜锤草0.9g，小红参15g，玉带草3g。共研末，酒送服。（《昆明民间常用草药》）

7.跌打损伤疼痛，内伤出血　铜锤草0.9g，白地榆1.2g，楠木香1.2g，苏木6g。共研末，开水或酒送服，日服2次。或泡酒服。（《昆明民间常用草药》）

8.风湿痹痛，跌打损伤　地茄子全草120g，泡酒500g。浸2～5天，每服10～15ml，每日服3次。（《四川中药志》1979年）

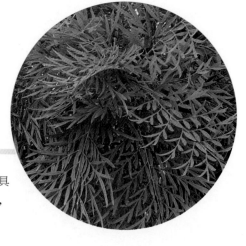

Yin hua

银 桦

Grevilleae Robustae Folium
[英] Robust Silk Oak Leaf

【别名】凤尾七、绢柏、丝树、银橡树。

【来源】为山龙眼科植物银桦 *Grevillea robusta* A.Cunn. 的叶。

【植物形态】常绿乔木。树皮暗灰色，纵裂；幼枝被锈色绒毛。叶互生，二回羽状深裂，上面无毛或被稀疏绢毛，下面密被银灰色丝毛。总状花序腋生，有时数朵聚生于无叶的短枝上；花蕾管状，通常弯曲；花萼4裂，裂片线形，外卷；花瓣橙黄色至黄褐色；子房具柄，柱头盘状。果卵状长圆形，偏斜，花柱宿存。种子长圆形，具薄翅。

【分布】广西全区均有栽培。

【采集加工】全年可采。晒干或阴干。

【药材性状】本品呈二回羽状深裂，裂片狭披针形，长 3 ~ 5cm，宽 0.3 ~ 0.5cm；上面褐绿色，无毛或仅被稀疏绢毛，下面灰白色，被银灰色绢毛；总叶柄及小叶柄均密被白色绢毛。叶缘稍卷，质硬，叶尖呈刺状。气微，味微涩。

【品质评价】以干燥、色褐绿、无杂质者为佳。

【化学成分】本品含有 2,5- 二羟基桂皮酸（2,5-dihydroxycinnamic acid）[1]、银桦酸（grevillol acid）[即 2,5- 二羟基 - 反 式 - 桂 皮 酸（2,5-dihydroxy-*trans*-cinnamic acid）]、银桦内酯（grevillone）和6- 羟基香豆素（6-hydroxycoumarin）[2]。又有芦丁（rutin）[3]，还有 L- 白坚木皮醇（L-quebrachitol）、丹宁（tannin）[4]、4- 羟基桂皮酸甲酯（methyl 4-hydroxy-cinnamate）和大环酚类 [5]。

【性味归经】味苦，性凉。归肝经。

【功效主治】清热利气，活血止痛。主治跌打损伤。

【用法用量】内服：煎汤，9 ~ 15g。外用：适量，鲜品捣敷。

【使用注意】孕妇慎用。

【参考文献】

[1] 李朝汉，詹照梁，毛仁初 . 银桦叶的化学成分（研究简报）. 云南植物研究 ,1979,(1):144.

[2] 李朝汉，詹照梁，毛仁初 . 银桦酸和银桦内酯的生源探讨 . 云南植物研究 ,1979,1(1):143.

[3]Humphreys FR. The occurrence and industrial production of rutin in southeastern Australia. Economic Botany, 1964, 18(3):195.

[4]Gibbs RD. Chemotaxonomy of flowering plants. McGill-Queen's univ Press,1974,3:1568.

[5]Cannon JR, Chow PW, Fuller MW, et al. Phenolic constituents of Grevillea robusta (Proteaceae). the structure of robustol, a novel macrocyclic phenol. Aust J Chem, 1973, 26(10): 2257.

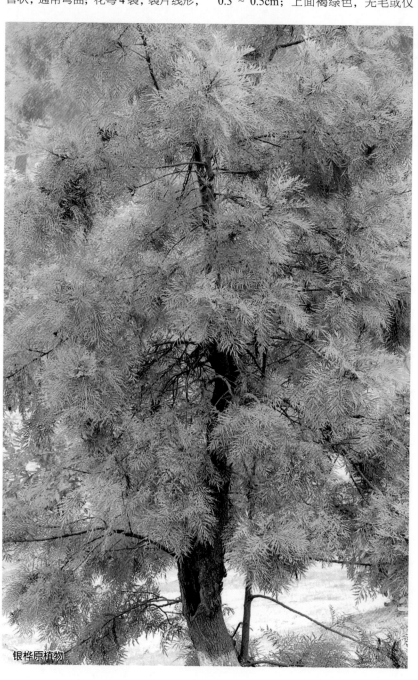

银桦原植物

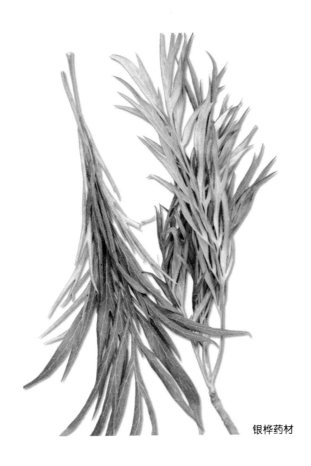

银桦药材

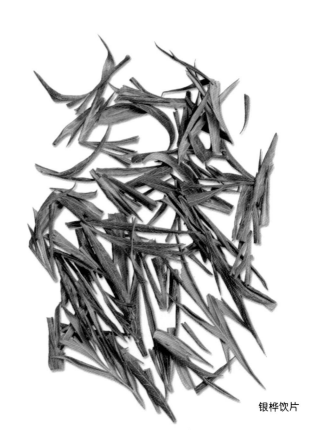

银桦饮片

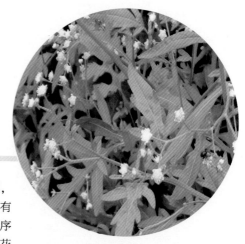

Yin jiao ju

银胶菊

Parthenii Hysterophori Herba
[英] Guayule Parthenium Herb

【别名】银色橡胶菊。

【来源】为菊科植物银胶菊 *Parthenium hysterophorus* L. 的全草。

【植物形态】草本。茎直立，多分枝，具条纹，被短柔毛，节间长 2.5 ~ 5cm。下部和中部叶二回羽状深裂，卵形或椭圆形，连叶柄长 10 ~ 19cm，宽 6 ~ 11cm，羽片 3 ~ 4 对，卵形，小羽片卵状或长圆状，常具齿，顶端略钝，上面被基部为疣状的疏糙毛，下面的毛较密而柔软；上部叶无柄，羽裂，裂片线状长圆形，全缘或具齿，或有时指状 3 裂，中裂片较大。头状花序多数，在茎枝顶端排成开展的伞房花序，总苞宽钟形或近半球形；总苞片 2 层，各 5 个，外层较硬，卵形，顶端叶质，钝，背面被短柔毛，内层较薄，几近圆形，长宽近相等，顶端钝，下凹。舌状花 1 层，5 个，白色，舌片卵形或卵圆形，顶端 2 裂；管状花多数，檐部 4 浅裂，裂片短尖或短渐尖，具乳头状突起；雄蕊 4 个，雌花瘦果倒卵形，基部渐尖，干时黑色，被疏腺点。冠毛 2，鳞片状，长圆形。

【分布】广西各区均有分布。

【采集加工】全年均可采收。洗净，切段，晒干。

【药材性状】茎具条纹，基部可见棕黄色根，上部灰绿色。叶多皱缩、破碎，展平后下部和中部叶二回羽状深裂，连叶柄长 10 ~ 19cm，宽 6 ~ 11cm，羽片 3 ~ 4 对，卵形，长 3.5 ~ 7cm，小羽片卵状或长圆状，常具齿，顶端略钝，上面被基部为疣状的疏糙毛，下面的毛较密而柔软；上部叶无柄，羽裂，裂片线状长圆形，中裂片较大。气微，味淡。

【品质评价】以叶多、色绿、无杂质者为佳。

【药理作用】

杀线虫　银胶菊叶和花的蒸馏水、甲醇、乙酸乙酯和石油醚提取物，其中叶和花的蒸馏水和甲醇提取物的杀线虫活性均较强，而石油醚提取物的杀线虫活性最弱。用质量体积分数 1.0% 和 0.5% 的叶和花蒸馏水提取物分别处理 24 和 48h 后，线虫的校正死亡率均达到 100%；用质量体积分数 1.0% 和 0.5% 的叶和花甲醇提取物处理 48h，线虫的校正死亡率均大于 90%[1]。

【性味归经】味辛，性温；有毒。归肝、肾经。

【功效主治】调经止痛。主治月经不调、崩漏、经期腹痛、小腹胀满等。

【用法用量】内服：煎汤，3 ~ 9g。

【使用注意】本品有毒，不宜大量和长期服用。

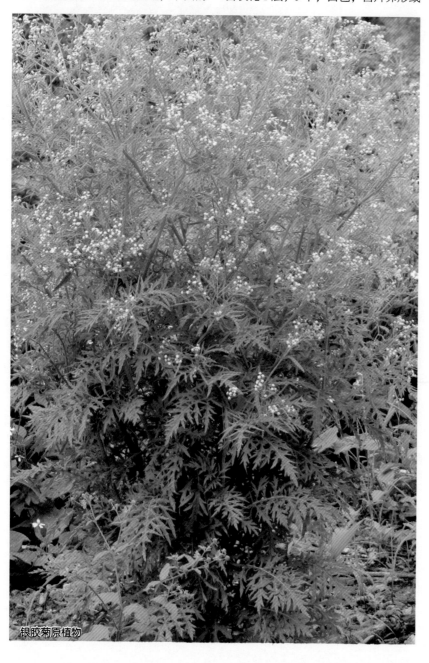

银胶菊原植物

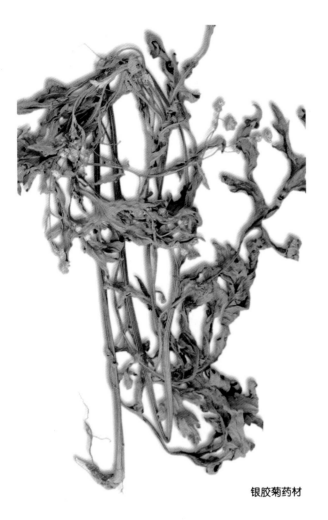

银胶菊药材

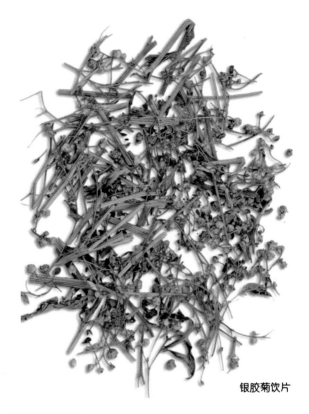

银胶菊饮片

【参考文献】

[1] 苏秀荣, 谢宁, 张纪龙, 等. 银胶菊叶和花提取物对南方根结线虫的
   毒杀活性比较. 植物资源与环境学报, 2012,21(1): 77.

银边吊兰

Yin bian diao lan

【别名】银边兰、金边兰。

Chlorophyti Variegati Herba
[英]Variegate Bracket-plant Herb

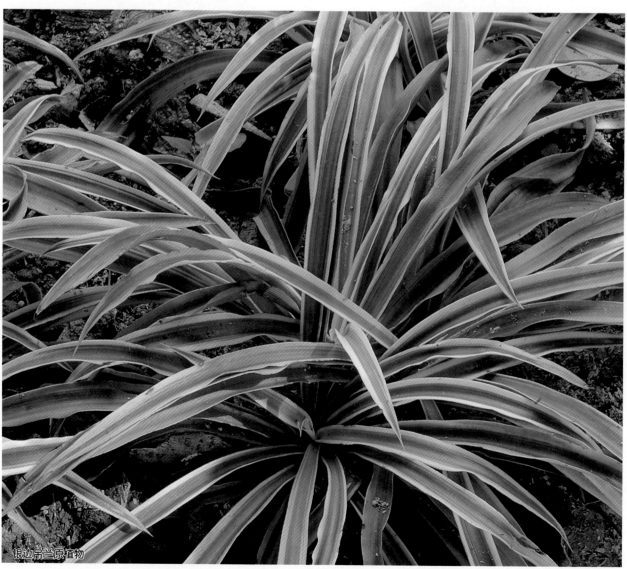

【来源】为百合科植物银边吊兰 *Chlorophytum capense*（Linn.）Ktze. var.*variegatum* Hort. 的全草。

【植物形态】草本。根茎短而肥厚，呈纺锤状。叶自根际丛生，多数；叶细长而尖，绿色或有黄色条纹，边缘银白色，长 10 ~ 30cm，宽 1 ~ 2cm，向两端稍变狭。花葶比叶长，常变为匍匐枝，近顶部有叶束或生幼小植株；花小，白色，常 2 ~ 4 朵簇生，排成疏散的总状花序或圆锥花序，花梗关节位于中部至上部；花被叶状，裂片 6 枚；雄蕊 6；稍短于花被片，花药开裂后常卷曲；子房无柄，3 室，花柱线形。蒴果三角状扁球形，每室具种子 3 ~ 5 颗。

【分布】广西全区均有栽培。

【采集加工】全年均可采收。多鲜用。

【药材性状】全草卷曲，茎上具多数须根。完整叶片条形至条状披针形，长 15 ~ 20cm，宽约 1cm，顶端渐尖，基部抱茎，褐色。气微，味淡。

【品质评价】以干燥、色黄绿、无杂质者为佳。

【性味归经】味甘、微苦，性凉。归肺肝经。

【功效主治】化痰止咳，散瘀消肿，清热解毒。主治痰热咳嗽，跌打损伤，骨折，痈肿，痔疮，烧伤。

【用法用量】内服：煎汤，6 ~ 15g，鲜品 15 ~ 30g。外用：适量，捣敷；或煎水洗。

【使用注意】孕妇禁用。

银边吊兰原植物

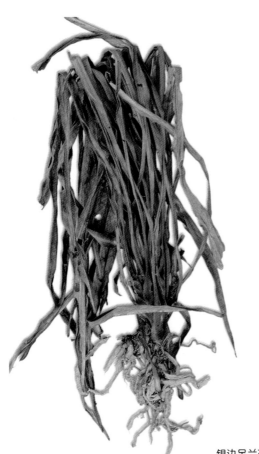

银边吊兰药材

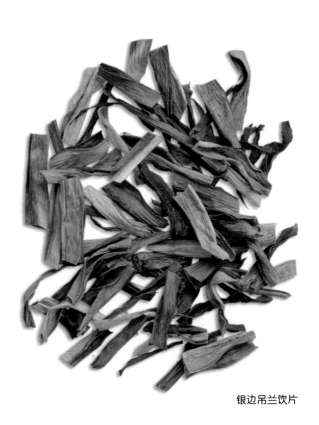

银边吊兰饮片

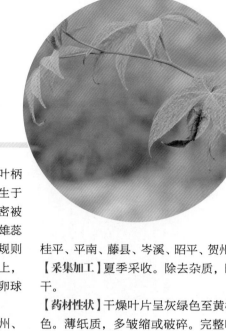

甜茶

Tian cha

Rubi Suavissimi Folium
[英]Sweetleaf Raspberry Leaf

【别名】甜茶悬钩子、甜叶莓。

【来源】为蔷薇科植物甜茶 Rubus suavissimus S.Lee 的叶。

【植物形态】落叶灌木。幼苗时紫红色，成长后变绿；枝条圆柱状，被白粉，疏生皮刺。单叶互生，幼苗时初生叶5深裂，长5.2~11cm，宽5~13cm，基部近心形，被灰白色或灰褐色短柔毛，间或有1~2小刺，叶柄下面具小刺1~2枚；托叶常不脱落，下半部贴生于叶柄；苗时托叶下部于叶柄两侧延伸成翼状，紫红色。花单生于短枝先端；花萼5深裂，两面均密被短柔毛；花瓣5，白色，倒卵形；雄蕊生花萼口部，基部合生，排成不规则的三层；雌蕊多，生于突起的花托上，子房密生灰白色短柔毛。聚合果卵球形，熟时橙红色。

【分布】广西主要分布于金秀、象州、桂平、平南、藤县、岑溪、昭平、贺州。

【采集加工】夏季采收。除去杂质，晒干。

【药材性状】干燥叶片呈灰绿色至黄棕色。薄纸质，多皱缩或破碎。完整叶片展平呈掌状5~8深裂，裂片披针形或椭圆形，长4~7cm，宽1.2~2cm。边缘具细锯齿。基出脉5或7条，两面稍突起，被灰白色或灰褐色柔毛，中脉上有1~2枚小刺。托叶线形，多脱落。味甜。

【品质评价】以叶片大、黄棕褐色、叶片破碎少、无枝梗者为佳。

【化学成分】甜茶叶含有二萜类（diterpenes）、多酚类（polyphenols）、苷类（glycosides）、三萜类（triterpenes）、蛋白质（protein）等多种化学成分。

二萜类成分主要有对映-13-羟基-贝壳杉-16-烯-19-羧酸（ent-13-hydroxy-kauran-16-en-19-oic acid）、对映-贝壳杉-16-烯-19-酸-13-O-β-D-葡萄糖苷（ent-kauran-16-en-19-oic-13-O-β-D-glucoside）[1]、对映-16β,17-二羟基-贝壳杉-3-酮（ent-16β,17-dihydroxy-kauran-3-one）、对映-16β,17-二羟基-贝壳杉-19-羧酸（ent-16β,17-dihydroxy-kauran-19-oic acid）、对映-贝壳杉-16β,17-二醇-3-酮-17-O-β-D-葡萄糖苷（ent-kauran-16β,17-diol- 3-one-17-O-β-D-glucoside）[2]、对映-16α,17-二羟基-贝壳杉-19-羧酸（ent-16α,17-dihydroxy-kauran-19-oic acid）、对映-贝壳杉-3α,16β,17-三醇（ent-kauran-3α,16β,17-3-triol）、对映-13,17二羟基-贝壳杉-15-烯-19-羧酸（ent-13,17-dihydroxy-kauran-15-en-19-oic acid）[3]、甜茶苷-A（suavioside-A）、舒格罗克苷（sugereoside）[4]、甜茶苷（suavioside）B,C1,D1,D2,E,F,G,H,I,J [5]、斯特维醇

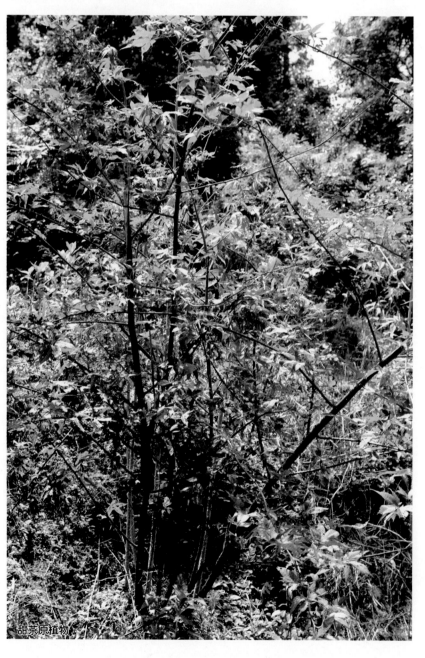

甜茶原植物

（steviol）[6]。

多酚类成分主要有GOD型鞣花单宁（ellagitannin）[7]。

苷类成分主要有悬钩子苷（rubusoside）[2]、金丝桃苷（quercetin-3-β-D-galactoside）[6]、毛茛酢浆草苷（cernuoside）、阿福豆苷（afzelin）、异槲皮苷（isoquercitrin）、2′-对羟基肉桂酰氧基黄芪苷（2′-p-coumarylastragalin）[8]、黄酮苷的苷元为槲皮素（quercetin）和山柰酚（kaempferol）[9]。

三萜类成分有齐墩果酸（oleanolic acid）、熊果酸（ursolic acid）、2α-羟基熊果酸（2α-hydroxyursolic acid）[10]。

氨基酸主要有谷氨酸（glutamic acid）、亮氨酸（leucine）、赖氨酸（lysine）、缬氨酸（valine）、苯丙氨酸（phenylalanine）、苏氨酸（threonine）、异亮氨酸（isoleucine）、组氨酸（histidine）、蛋氨酸（methionine）、色氨酸（tryptophan）、天门冬氨酸（aspartic acid）、丙氨酸（alanine）、精氨酸（arginine）、脯氨酸（proline）、丝氨酸（serine）、酪氨酸（tyrosine）、胱氨酸（cystine）、γ-氨基丁酸（γ-aminobutyric acid）、还含蛋白质[11]。

其他成分主要有正三十一烷（hentriacontane）、正三十二烷醇（dotriacontanol）、正三十二烷酸（lacceric acid）、软脂酸（hexadecanoic acid）[12]、微量元素（microelement）[13]、维生素（vitamin A,B$_1$,C,E）、叶酸（folic acid）、尼克酸（nicotinic acid）、类胡萝卜素（carotenoid）、纤维素（cellulose）[14]。

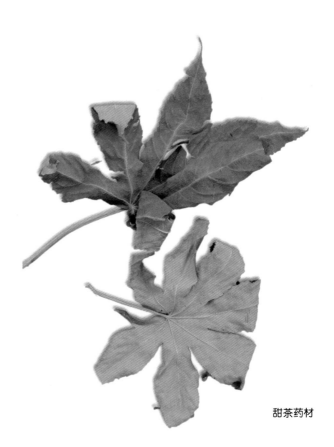

甜茶药材

【药理作用】

1. 对代谢的影响　甜茶素能降低正常小鼠血糖水平，降糖率为18.47%；其对小鼠糖异生具有抑制作用[14]。300mg/（kg·d）甜茶素提取物对链脲佐菌素致高血糖的小鼠有降糖作用，其降糖率可达27.06%，可增强其抗氧化能力，同时能刺激胰岛素的分泌[15]。甜茶素可降低四氧嘧啶糖尿病大鼠的血糖水平，升高血清胰岛素及降低血浆胰高血糖素含量，同时也能降低四氧嘧啶糖尿病大鼠血清中总胆固醇、甘油三酯和低密度脂蛋白胆固醇，升高高密度脂蛋白胆固醇（HDL-c）含量[16]。灌胃给250mg/（kg·d）甜茶素可降低饲高脂饲料喂养的成年雄性SD大鼠血清总胆醇（TC）和甘油三酯（TG），升高血清高密度脂蛋白（HDL）水平和HDL-c/TC比值[17]。

2. 抗肿瘤　广西甜茶总黄酮在体外对肉瘤S180，腹水瘤H22，白血病L1210的增殖具有一定的抑制作用，其中对H22抑制作用最强（IC$_{50}$46.31μg/ml）；对S180抑制作用次之（IC$_{50}$71.48μg/ml），对L1210抑制作用最弱（IC$_{50}$163.59μg/ml）[18]。

3. 抗氧化　甜茶提取物在5～10mg/ml浓度范围内具有较强的自由基清除能力和抑制不同氧化剂激发的脂质过氧化作用[19]。

4. 免疫调节　粗品和甜茶苷在大、小剂量下可延长小鼠游泳耗竭时间，减少血中乳酸和尿素氮含量，增加小鼠胸腺、脾脏等免疫器官重量，提高小鼠血清溶血素水平，提高小鼠单核吞噬细胞的吞噬指数[20]。

5. 抗炎　广西甜茶提取物能抑制由巴豆油诱发的小鼠耳肿胀及血管通透性的增高，并对角叉菜胶引起的足跖肿胀也显示一定的抑制作用。广西甜茶提取物可抑制巨噬细胞一氧化氮（NO）生成和iNOSμmRNA表达[21]。

6. 抗过敏　连续灌胃广西甜茶提取物125mg/kg、250mg/kg、500mg/kg均能抑制由2，4-二硝基氟苯（DNFB）诱发的小鼠耳肿胀及血管通透性增高。此外，广西甜茶提取物可以减轻小鼠异种被动皮肤过敏反应，并对绵羊红细胞（SRBC）诱发的小鼠迟发型过敏反应足跖肿胀也有一定程度的抑制作用[25]。体外实验证明广西甜茶提取物对Compound48/80（N-甲基-对甲氧基苯乙胺和甲醛缩合产生的聚合物）刺激大鼠腹腔肥大细胞释放组胺呈剂量依赖性抑制作用[22]。

7. 抗病原微生物　甜茶提取物甜茶苷能抑制变形链球菌产酸，并抑制变链菌的表面黏附作用，其抑制作用高于同浓度的木糖醇，且对变链菌菌液中葡萄糖基转移酶的酶活性具有一定抑制作用，降低了变链菌水不溶性胞外多糖的合成，较同浓度的木糖醇有更明显的抑制作用[23]。对多种细菌及病毒都有很好的抑制作用，能防止感染抑制溃疡[24]。

8. 其他　广西甜茶提取液能抑制家兔离体小肠的收缩活动，并对乙酰胆碱有一定的拮抗作用[25]。甜茶提取液（终浓度：2×10^{-6}g/L、4×10^{-6}g/L、6×10^{-6}g/L），对家兔不同部位离体小肠平滑肌的收缩运动均有抑制作用，使其张力降低，收缩幅度变小，而高剂量组对收缩频率有减少作用；对小鼠在体小肠推进运动有抑制作用[26]。甜茶提取物对浓氨水实验性咳嗽有抑制作用，能增加呼吸道酚红排出量，显示止咳祛痰效果，并具有较好的镇痛、镇静作用[27]。

9. 毒性反应　甜茶为一种低毒物质[28]。甜茶素对大白鼠的半数致死量（LD$_{50}$）为2413mg/kg。大白鼠服1/10 LD$_{50}$甜茶素60天，结果未见明显毒副作用，食欲、大小便正常。病理检查结果表明，动物主要脏器心、肝、肺、脾、肾、脑等没有实质性损害和形态学变化[29]。甜茶提取液对小白鼠进急性经口毒性试验的 $LD_{50}>21500mg/kg$。用 5000mg/kg、10000mg/kg、20000mg/kg 体重的甜茶提取液给大鼠连续灌胃 30 天，未观察到中毒表现。甜茶各剂量组动物体重、增重、食物利用率、血液学和血液生化学指标值、各脏器的脏/体比值无明显变化[28]，主要脏器在外观形态和组织学上均无异常变化，表明甜茶对大鼠的生长发育，造血功能，肝肾功能，器官组织均无明显毒性[28]。甜茶对小鼠骨髓嗜多染红细胞微核试验无诱发微核增多作用，小鼠精子畸形试验未见导致精子畸形和畸形率增高，Ames 试验（污染物致突变性检测）在加与不加 S9 的条件下均无致突变性，表明甜茶无致突变作用[30]。

【性味归经】味甘、涩，性平。归肺、胃、肝经。

【功效主治】疏风清热，清肺止咳，解毒，健脾养胃，利尿消肿，活血止痛。主治感冒发热，咳嗽，咽喉肿痛，无名肿毒，毒蛇咬伤，小儿消化不良，糖尿病，肾炎，小便不利，风湿骨痛，胃肠炎，痢疾，高血压，酒精中毒。

【用法用量】内服：煎汤，15 ~ 30g。外用：适量，捣敷，或煎水洗。

【使用注意】孕妇慎服。

【参考文献】

[1] 王剑霞，吕华冲. 广西甜茶化学成分的研究. 中药材, 2007,30(7): 800.

[2] 王剑霞，吕华冲. 广西甜茶二萜类成分的研究. 时珍国医国药, 2008,19(3): 664.

[3] 吕华冲，王剑霞. 广西甜茶化学成分的研究Ⅱ. 广东药学院学报, 2007,23(5): 489.

[4] 周文华，广野里美，笠井良次，等. 甜叶悬钩子叶的新二萜甜苷. 植物学报, 1992,(34): 315.

[5] Kazuhiro O, Yoko A, Ryoji K. Minor diterpene glycosides from sweet leaves of Rubus suavissimus. Phytochemisty, 1992, (31)3: 1553.

[6] 张巧云. 广西甜茶中甜茶素和其他化学成分的研究. 南宁：广西师范大学, 2006.

[7] 波多野力. 鞣质对骨吸收的抑制作用. 国外医学·中医中药分册, 1995,17(2): 42.

[8] 杨大坚，钟炽昌，肖倬殷，等. 甜茶化学成分研究Ⅱ 黄酮类成分. 中草药, 1991,22(5): 198.

[9] 陈全斌，沈钟苏，张巧云，等. 甜茶中黄酮苷元的分离提纯及其表征. 林业科技, 2005,30(1): 46.

[10] 谭冬明. 广西甜茶叶的化学成分研究. 桂林：广西师范大学, 2008.

[11] 徐位坤，孟丽珊. 甜茶蛋白质成分的研究. 广西植物, 1985,5(1): 50.

[12] 田翠平，瞿伟菁，张雯，等. 甜茶素对小鼠糖异生作用和血脂代谢的影响. 广西中医药, 2001,24(4): 59.

[13] 温桂清，陈全斌，林霜. 火焰原子吸收光谱法测定广西甜茶中的微量元素. 化工时刊, 2008,22(10): 51.

[14] 邓绍林. 广西甜茶叶片的营养成分及开发价值研究. 中国林副特产, 2000(3): 18.

[15] 田翠平，瞿伟菁，孙斌，等. 甜茶素提取物对 STZ 致高血糖大鼠的降血糖作用研究. 营养学报, 2003,25(1): 29.

[16] 梁小庆，石涛，谢培，等. 甜茶素对四氧嘧啶糖尿病大鼠血糖的影响. 中外医疗, 2008,(35): 7.

[17] 孙斌，鲁力，陆继培. 甜茶素对大鼠实验性高脂血症防治作用的研究. 广西医科大学学报, 2001,18(5): 627.

[18] 吴燕春，吴冬，谢金鲜，等. 广西甜茶总黄酮的体外抗肿瘤作用. 中国实验方剂学杂志, 2010,16(7): 165.

[19] 曹培培，刘瑞，海春旭. 甜茶提取物对大鼠肝微粒体 LPO 模型的影响. 生物物理学报, 2009,(25): 382.

[20] 谢莹，陈全斌，罗达伟，等. 高纯度甜茶苷抗疲劳及免疫调节功能研究. 时珍国医国药, 2010,21(6): 1421.

[21] 王辰，尹小萍，陈邦添，等. 广西甜茶提取物的抗炎作用研究. 中国药房, 2010,21(31): 2891.

[22] 方耀高，陆惠文，冯锦和，等. 广西甜茶的抗过敏作用研究. 中药材, 2008,31(5): 710.

[23] 李莉. 甜茶皂苷对口腔变形链球菌抑制作用的研究. 南宁：广西医科大学, 2006.

[24] 姜成哲，张乾坤，金庆日，等. 鞣花酸对脾淋巴细胞增殖、自然杀伤细胞活性和 Th_1/Th_2 细胞因子的影响田. 中草药, 2010,41(2): 275.

[25] 赵丽平，陆雪英，陈秋月，等. 广西甜茶提取液对家兔离体小肠收缩运动的研究. 当代医学, 2010,16(24): 1.

[26] 黄彦峰，晋玲，黄俊杰，等. 甜茶提取液对家兔、小鼠小肠运动的实验研究. 右江民族医学院学报, 2009,31(5): 757.

[27] 钟正贤，周桂芬，陈学芬，等. 广西甜茶提取物药理研究. 时珍国医国药, 2000,11(10): 8671.

[28] 梁坚，赵鹏，李彬，等. 甜茶的急性和长期毒性. 广西医学, 2003,25(12): 261.

[29] 廖曼云，覃国忠. 甜茶的毒理学实验研究. 广西植物, 1985,5(11): 431.

[30] 梁坚，赵鹏，李彬，等. 甜茶致突变作用的研究. 癌变·畸变·突变, 2003,15(2): 1071

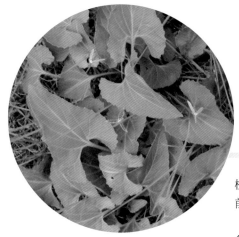

Li tou cao

犁头草

Viola Inconspicae Herba
[英] Inconspica Viola Herb

【别名】长萼堇菜、铧尖草、试剑草、紫花地丁、剪刀菜、铧尖菜、箭头草。

【来源】为堇菜科植物长萼堇菜 Viola inconspicus Bl. 的全草。

【植物形态】多年生草本，无地上茎。根茎垂直或斜生，较粗壮。叶基生，莲座状；托叶 3/4 与叶柄合生，分离部分披针形；叶片三角形，三角状卵形或戟形，长 1.5 ～ 7cm，宽 1 ～ 3.5cm，基部宽，向上渐狭，先端渐尖或尖，基部宽心形，两侧垂片发达，稍延于叶柄成狭翅。花淡紫色，有暗色条纹；花梗细弱，通常与叶片等长或稍高出于叶；萼片卵状披针形或披针形，基部附属物伸长，长约 3mm；花瓣长圆状倒卵形，侧方花瓣里面基部有须毛，距管状，长 2.5 ～ 3mm，直，末端钝；下方雄蕊背部距角状；子房球形，花

柱棍棒状，先端平，两侧具较宽的缘边，前方具明显的短喙。蒴果长圆形，无毛。

【分布】广西主要分布于柳州、梧州、象州。

【采集加工】夏、秋季采集全草。洗净，除去杂质，鲜用或晒干。

【药材性状】叶片三角状卵形或舌状三角形，基部宽心形，稍下延于叶柄，有两垂片，有的两面皆可见少数短毛。花距短囊形，长约 2.5cm。

【品质评价】以干燥、叶多、色绿、无杂质者为佳。

【化学成分】本品含甾醇类（sterols）、黄酮类（flavonoids）、香豆素类（coumarin）、有机酸类（organic acid）等成分。

甾醇类（sterols）成分有 β - 谷甾醇（ β -sitosterol）[1]。

黄酮类（flavonoids）成分有木犀草素（luteolin）、芹菜素（apigenin）、

槲皮素（quercetin）、秦皮甲素（esculin）[1]。

香豆素类（coumarin）成分有 6,7-二羟基香豆素（esculetin）、7- 羟基香豆素（7-hydroxycoumarin）[1]。

有机酸类（organic acid）成分有齐墩果酸（oleanic acid）、咖啡酸（caffeic acid）[1]。

【临床研究】

1. 骨髓炎 ①处方及用法：黄连、银花、茯苓、黄芪、甘草、犁头草、活血龙、菟丝子、鹿角霜，均用常规剂量。每日 1 剂，加水煎熬浓缩成 200 ～ 300ml，以红糖为引，早、中、晚各服一次。结果：经 72 例观察证实，对急慢性骨髓炎治疗有效率达 100%，治愈率 94%。3 年随访及 X 线照片复查，复发率 5%。一般不需住院手术和配加其他药物，比其他治疗方法可节省费用 70% 以上，而且安全、可靠、无毒副作用 [2]。②对照组：采用常规

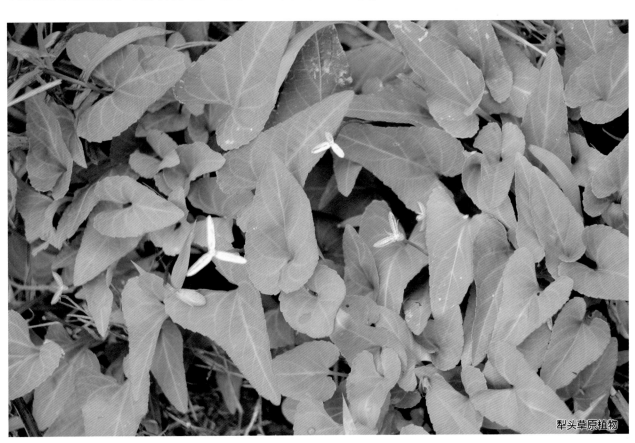

犁头草原植物

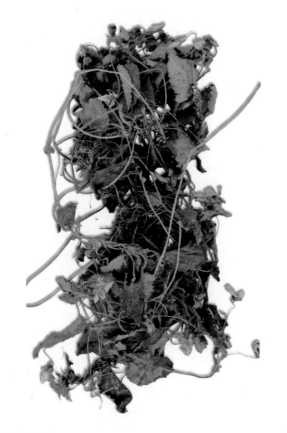

犁头草药材

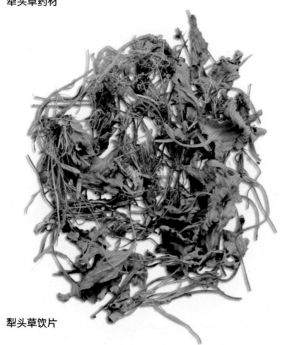

犁头草饮片

抗生素疗法。治疗组在对照组基础上加用犁头草内服外敷，内服犁头草150g/d（干品），水煎为200ml，分2次服；外敷：干品150g灭菌后制为150ml水剂局部纱块湿敷，每天2次。两组均以7天为1个疗程，共治疗6个疗程。结果：治疗组30例，治愈率为46.67%，总有效率86.67%；对照组30例，治愈率为20.0%，总有效率63.33%[3]。

2. 角膜实质炎及匐性角膜溃疡　治疗方法有三种：①滴剂：将新鲜犁头草洗净后，捣成糊泥状，加2至4倍生理盐水

拌用消毒纱布反复过滤而成，1～2h滴一次，外加眼垫（此法较糊泥膏外敷法好，但需保存于低温）。②糊泥膏：将新鲜犁头草洗净后，捣成糊泥肤，加鲜鸡蛋白调匀外敷患处，每日换药1至2次。③泥膏：将新鲜犁头草洗净晒干或烘干，研成粉末，将粉末置于新鲜鸡蛋白中调匀外敷，每日1～2次（泥膏外敷法较以上二种方法疗效较差）。匐性角膜溃疡，大多数用糊泥膏加鸡蛋白外敷，有头痛和便秘者兼用内服缓泻药。效果：治疗角膜实质炎患者7例，痊愈的5例，好转的2例；视力恢复时间，多数是在20～70天，角膜混浊消退30～120天。治疗匐性角膜溃疡19例，除3例尚留有小白点外，其余都恢复了原状[4]。

3. 术后难愈性感染创口　取新鲜犁头草碾碎，按50g草药加1g食盐混匀后放入冰箱4℃冷藏室待用。使用时将犁头草直接倒于感染创口上（范围超出溃烂面2cm）后无菌辅料覆盖即可，下次换药时用无菌棉签将创口内残留草药挑出即可倒入新鲜犁头草，每日敷药1次。对照组采用常规外科感染换药治疗，感染创口拆线后撑开，以洗必泰液或呋喃西林药水及生理盐水消毒处理后置入生理盐水纱条包扎，换药过程中注意清除坏死组织及线头，每日1～2次。如创口经换药后仍不能愈合，则待创口经常规换药后无明显脓性分泌物、可见新鲜肉芽组织生长后予创口2期缝合。2组均以天为1个疗程。结果：治疗组总有效率为96.29%，对照组总有效率为85.18%。治疗组创面平均愈合时间为（14.4±1.83）天，对照组（23.2±2.69）天，2组比较差异有显著性意义（P < 0.01）。说明治疗组愈合更快，时间更短[5]。

4. 暑疖　取鲜品犁头草适量，洗净，加食盐少许共捣烂，然后敷贴患处，每日更换2～3次，直至痊愈为止。共治暑疖24例均痊愈。一般初生疖肿（红肿发硬的疖），经敷贴2～3天，即逐渐消散，已成熟的疖肿，经敷贴后促使排脓而愈[6]。

5. 化脓性关节炎　内服：证属热毒内盛，血凝毒聚者，治疗予犁头草鲜品30～100g；证属病后余毒，气血两虚者，加用黄芪20～50g。给药方式：加水两碗半，煎取汁大半碗，分2次温服，每日1剂。外用：犁头草鲜品50～100g捣烂调匀，外敷患处。每日1剂。7剂1个疗程。结果：共12例，内服及外用2～5个疗程，平均3.5个疗程，临床治愈6例，显效2例，好转3例，无效1例[7]。

6. 化脓性感染　温开水淋洗患处，以犁头草鲜品捣烂外敷其上，常规包扎。曾治疗由于外伤引起之皮肤化脓性感染19例，（上肢4例，下肢15例，最大创面5cm×0.5cm）疗效良好，取材简易，一般均在2～3天内痊愈[8]。

7. 甲沟炎　新鲜龙葵1棵、犁头草3～5棵，捣烂分2次外敷，或每次用料一半捣烂后外敷，每日更换2次。疗程3～5天或至痊愈。结果：共治疗30例，8例3天愈，10例5天愈，7例7天愈，2例9天愈。3例分别在第3～5天配合抗生素（青霉素、庆大霉素肌注或红霉素口服）治疗[9]。

【性味归经】味苦、辛，性寒。归肝、脾经。

【功效主治】清热解毒，凉血消肿，利湿，化瘀。主治疮痈肿，咽喉肿痛，乳痈，湿热黄疸，目赤，目翳，肠风下血，跌打损伤，外伤出血，妇女产后瘀血腹痛，蛇虫咬伤。

【用法用量】内服：煎汤，9 ~ 15g，鲜品 30 ~ 60g；或捣汁。外用：适量，捣敷。

【使用注意】脾胃虚寒者慎服。

【经验方】

1. 一切痈疽，疔疮，无名肿毒　鲜犁头草、野菊花叶等量同捣烂外敷；或鲜犁头草加白糖少许捣烂外敷亦可，每日1换，同时捣汁1酒杯内服。(《浙江民间常用草药》)

2. 乳痈，疔疮　犁头草（鲜）120g，半边莲（鲜）60g，甜酒精 60g。捣烂外敷。(《江西草药》)

3. 结膜炎　犁头草、半边莲（均鲜）各等量，人乳少许。捣烂敷眼皮上，每日2次。(《江西草药》)

4. 角膜溃疡，虹膜睫状体炎　犁头草、连钱草（均鲜）各适量。捣敷眼皮上，每日换药1 ~ 2次。(《江西草药》)

5. 扁桃体炎　鲜紫花地丁 30g，朱砂根15g。水煎服。(《福建药物志》)

【参考文献】

[1] 阳中和, 国兴明. 犁头草化学成分研究初报. 山地农业生物学报, 2011, 30(4): 374.

[2] 曹勇, 段松吟, 周永前. 复方九神汤治疗骨髓炎临床观察. 北京医学, 1992,(2): 91.

[3] 郑晓辉, 刘毓, 张志强. 中草药犁头草内服外敷对慢性骨髓炎临床疗效的影响. 2010,1(27): 6.

[4] 温而良. 试用犁头草治疗角膜实质炎及匐性角膜溃疡有效. 江西中药, 1957,(7): .57.

[5] 王学海, 徐樟群. 犁头草对术后难愈性感染创口的影响. 福建中医药, 2012,43(3): 22.

[6] 郭朝广. 犁头草食盐外敷治疗暑疖. 广西卫生, 1975,(3): 38.

[7] 郑晓辉, 沈泽培, 黄枫. 犁头草治疗化脓性关节炎. 中医药学刊, 2005, 23(8): 1526.

[8] 梁微. 犁头草治疗化脓性感染. 江西医药杂志, 1966,(7): 372.

[9] 李孔雀, 段永青. 龙葵犁头草外敷治疗甲沟炎30例. 福建中医药, 1999, 30(6): 19.

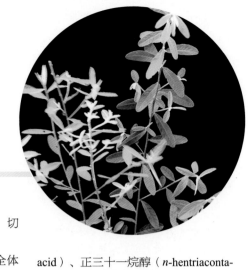

Jia di lan

假地蓝

Crotalariae Ferrugineae Herba
[英] Ferrugineous Crotalaria Herb

【别名】马响铃、响铃草、假花生、野花生、黄花野百合、铃铃草、响铃子、小狗响铃。

【来源】为豆科植物假地蓝 *Crotalaria ferruginea* Grah. 的全草。

【植物形态】草本，基部常木质。茎直立或铺地蔓延，具多分枝，被棕黄色伸展的长柔毛。托叶披针形或三角状披针形；单叶，叶片椭圆形，长2~6cm，宽1~3cm，两面被毛，尤以叶下面叶脉上的毛更密，先端钝或渐尖，基部略楔形，侧脉隐见。总状花序顶生或腋生；苞片披针形，小苞片与苞片同型，生萼筒基部；花萼二唇形，密被粗糙的长柔毛，深裂，几达基部，萼齿披针形；花冠黄色，旗瓣长椭圆形，翼瓣长圆形，龙骨瓣与翼瓣等长，中部以上变狭形成长喙，包被萼内或与之等长；子房无柄。荚果长圆形，无毛；种子20~30颗。

【分布】广西全区均有分布。

【采集加工】全年均可采收。洗净，切段，晒干。

【药材性状】干燥全草，茎圆形，全体有黄棕色茸毛。叶片卷曲，多脱落，呈椭圆形或卵形，黄绿色。枝端尚带荚果，种子大多脱落。带根者，根蜿蜒而长，圆形，少分枝，须根细长，表面土黄色。

【品质评价】以干燥、色黄绿、无杂质者为佳。

【化学成分】本品含有 β-谷甾醇（β-sitosterol）、染料木素（genistein）、β-胡萝卜苷（β-daucosterol）[1,2]、高山金链花素（alpinumisoflavone）、正四十二烷酸（*n*-dotetracontanoic acid）、正三十二烷酸（*n*-dotricontanoic acid）、正三十一烷醇（*n*-hentriacontanol）[1]。又含有(2*S*,3*S*,4*R*,12*E*,2′*R*)-2-(2′-羟基-二十二碳酰胺基)二十碳-1,3,4-三羟基-12-烯[(2*S*,3*S*,4*R*,12*E*,2′*R*)-2-(2′-hydroxy-docosanoylamino)-eicosane-1,3,4-triol-12-en]、白桦脂酸（betulinic acid）[1]。尚含有3′,5-二羟基-4′-甲氧基-2″,2″-二甲基-(5″,6″,6,7)-大豆异黄酮[3′,5-dihydroxy-4′-methoxy-2″,2″-dimethyl-(5″,6″,6,7)-isoflavone]、12-齐墩果烷-3β,22β,24-三醇（12-oleanene-3β,22β,24-triol）、4′,5,7-三羟基-6-(2-羟基-3甲基-3-丁烯基)异黄酮[4′,5,7-

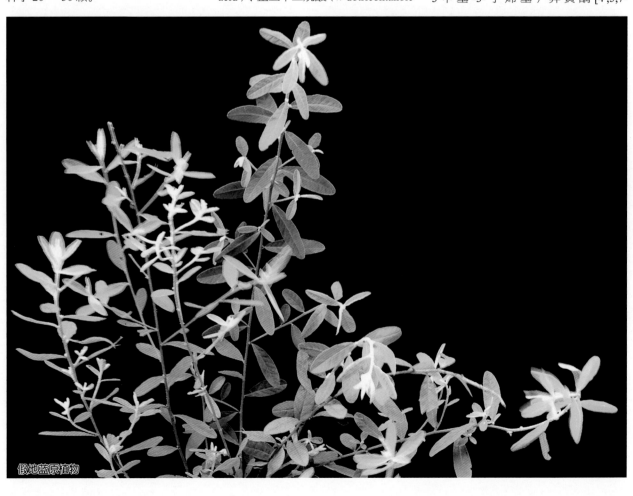

假地蓝原植物

trihydroxy-6-（2-hydroxy-3-methyl-3-butenyl）isoflavone][1]。
还含有 3- 氧化 -6- 羟基紫罗兰醇（3-oxy-6-hydroxy-lonol）、
对羟基苯甲酸（p-hydroxybenzoic acid）、5,7- 二羟基 - 4-
甲氧基黄酮 -7-O-β-D- 葡萄糖苷（5,7-dihydroxy-4-methox-
yflavone-7-O-β-D-glucoside）、硬脂酸（stearic acid）、
二 十 八 烷 醇（octacosanol）、 豆 甾 醇（stigmasterol）、
$\Delta^{5,22}$- 豆甾醇 -3-O-β-D- 吡喃葡萄糖苷（$\Delta^{5,22}$-stigmasterol-
3-O-β-D-glycopyranoside）[2]。

【药理作用】

1. 抗炎，镇痛　响铃草正丁醇萃取部位，小鼠灌胃给药，
一天两次，连续 3 天，耳郭肿胀法、醋酸扭体法及热板法
实验显示响铃草有抗炎、镇痛作用[3]。

2. 抑菌　用响铃草不同溶剂提取物进行抑菌实验，显示响
铃草对金黄色葡萄球菌、大肠杆菌、藤黄微球菌、铜绿假单
胞菌以及黄霉菌有抑制作用[4]。响铃草黄酮提取物总黄酮对
金黄色葡萄球菌、绿脓杆菌、藤黄微球菌最低抑菌浓度分别
为 6.25mg/ml、25mg/ml、50mg/ml[5]。

【性味归经】味苦、微酸，性寒。归肾、肺、肝经。

【功效主治】滋肾养肝，止咳平喘，解毒利湿。主治耳聋耳
鸣，遗精，月经过多，带下，头晕目眩，咳喘，咽喉肿痛，
疮痈肿毒，小便不利。

【用法用量】内服：煎汤，15 ～ 30g。外用：适量，鲜品捣敷。

【使用注意】虚寒证不宜用。

【经验方】

1. 疔毒、恶疮　假地蓝全草。捣烂敷患处。（《湖南药
物志》）

2. 久咳，痰中带血　响铃草蜜炙。煎汤服。（《滇南本草》）

3. 气虚耳鸣　响铃草30g，猪耳朵一对，食盐。水煎服。
（《贵阳民间药草》）

4. 病后耳聋　响铃草24g，石菖蒲 9g。水煎服。（《贵
阳民间药草》）

5. 夜梦遗精　响铃草15g，夜寒苏 15g，爬岩龙 15g，毛
药 15g，双肾草 9g。炖肉服。（《贵阳民间药草》）

6. 虚弱气坠　响铃草根 15g，一朵云 9g。炖肉服。（《贵
阳民间药草》）

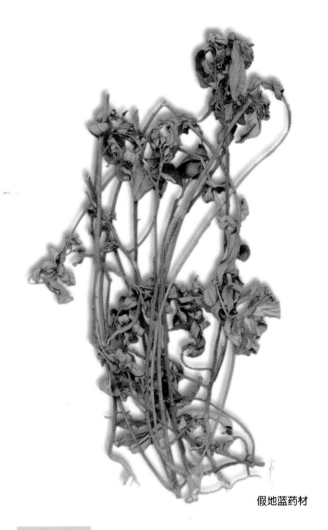

假地蓝药材

【参考文献】

[1] 李林珍, 杨小生, 朱海燕, 等. 假地蓝化学成分研究. 中草药, 2008,39(2):
173.

[2] 张旭, 龙飞, 邓赟, 等. 响铃草化学成分研究. 中草药, 2008,39(2):
176.

[3] 夏勇兵, 李林珍, 马琳, 等. 响铃草抗炎镇痛活性部位的确定及其质
量控制方法的建立. 药物分析杂志, 2010,30(9): 1599.

[4] 周英, 王慧娟, 段震, 等. 民族药响铃草的体外抑菌活性研究. 时珍国
医国药, 2009,20(1): 67.

[5] 吴贞建, 周英, 卢国峰, 等. 响铃草黄酮提取物体外抗菌活性研究. 贵
州农业科学, 2009,(5):83-85.

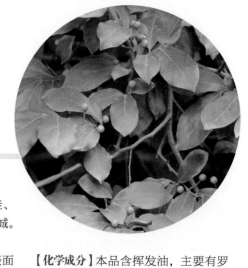

Jia si feng

假死风

Linderae Glaucae Herba
[英] Greyblue Spicebush Herb

【别名】山胡椒、牛筋树、雷公子、假死柴、野胡椒、香叶子、油金条。

【来源】为樟科植物山胡椒 *Lindera glauca*（Sieb.et Zucc.）Bl. 的全株。

【植物形态】落叶灌木或小乔木。树皮平滑成灰白色。冬芽外部鳞片红色；嫩枝初被褐色毛，后期脱落。单叶互生或近对生，阔椭圆形至倒卵形，长4～9cm，宽2～4cm，先端短尖，基部阔楔形，全缘，上面暗绿色，仅脉间存有细毛，下面粉白色，密生灰色细毛，叶脉羽状；叶柄长约2mm，有细毛。花单性，雌雄异株；伞形花序腋生，有毛，具明显的总梗，花梗长1.5cm；花被黄色，6片；雄花有雄蕊9，排成3轮，内轮基部具腺体，花药2室，内向瓣裂；雌花的雌蕊单1，柱头头状，子房椭圆形。核果球形，直径约7mm，有香气。

【分布】广西主要分布于融水、临桂、全州、兴安、龙胜、资源、南丹、罗城。

【采集加工】秋季采收。晒干。

【药材性状】本品根呈长圆柱形，表面棕褐色，栓皮粗糙，易脱落；质坚硬，难折断；断面皮部褐色，木部黄白色。茎表面灰色或灰白色，幼枝条常见有冬芽（混合芽）长角锥形；质硬，不易折断，断面白色。叶纸质，宽椭圆形、椭圆形、倒卵形到狭倒卵形，长4～8cm，宽2～6cm，上面淡绿色，下面灰白色，被白色柔毛。果有时可见，熟时黑褐色。气微芳香，味辛凉。

【品质评价】以干燥、叶多、无杂质者为佳。

【化学成分】本品含挥发油，主要有罗勒烯（ocimene）、1,8-桉叶素（1,8-cineole）、柠檬醛（citral）、对-聚伞花素（*p*-cymene）、黄樟醚（safrole）、龙脑（borneol）、乙酸龙脑酯（bornyl acetate）、脂肪酸[1]、α-杜松醇（α-cadinol）、石竹素（caryophyllene oxide）、别香橙烯氧化物（alloaromadendrene oxide）、T-萜醇（T-muurolo）、榄香醇（elemol）[2]、正癸酸（*n*-capric acid）、大根香叶烯（germacrene）、正十二烷酸（lauric acid）、癸酸乙酯

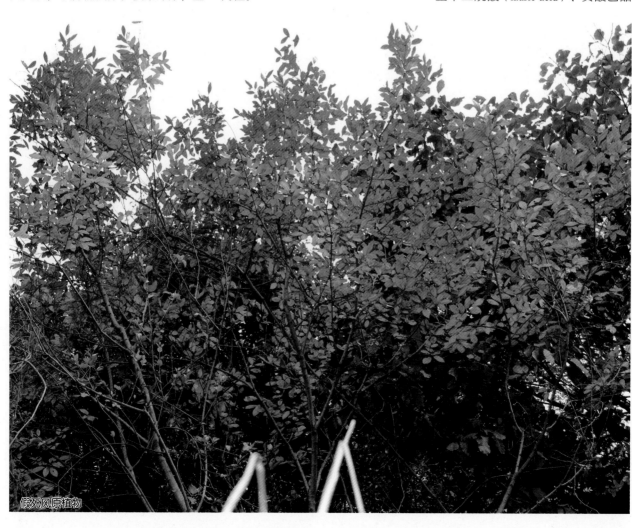

假死风原植物

（ethylcaprate）[3] 等。

【性味归经】味辛、苦，性温。归肝、胃、肺、膀胱经。

【功效主治】祛风通络，理气活血，利湿消肿，化痰止咳。主治风湿痹痛，跌打损伤，胃脘疼痛，脱力劳伤，咳嗽，水肿。外用治疮疡肿痛，水火烫伤。

【用法用量】内服：煎汤，15～30g；或浸酒。外用：适量，水煎熏洗，或鲜品磨汁涂擦。

【使用注意】孕妇慎服。

【经验方】

1. 跌打损伤　牛筋树根 60g，川牛膝 30g，见血飞 60g，川芎 30g，当归 30g。泡酒，每服 10～15g，或外擦。（《四川中药志》1960 年）

2. 胃气痛　牛筋树根研末。每服 3g，白酒少许或温开水送服。（《四川中药志》1960 年）

3. 脾肿大　牛筋树根 30～60g，同猪瘦肉酌量炖服。（《福建药物志》）

4. 关节疼痛　山胡椒根、虎杖各 15g，木瓜 9g，白酒 250g。浸泡 1 星期，每次 15～30g，早晚各服 1 次。（《安徽中草药》）

5. 风湿麻痹　山胡椒根 30～60g，猪脚（20cm）1 只，黄酒 120g。酌加水煎。饭前服，每日 2 次。（《福建民间草药》）

6. 劳伤过度，浮肿，四肢酸麻，食欲不振　山胡椒根 60g，水煎加红糖服。（《浙江药用植物志》）

附：山胡椒子

味辛，性温。归肺、胃经。功效：温中散寒，行气止痛，平喘。主治脘腹冷痛，胸满痞闷，哮喘。内服：煎汤，3～15g。

经验方　①气喘：山胡椒果实 60g，猪肺 1 付。加黄酒、淡味或略加糖炖服。一次吃完。（江西《草药手册》）②中风不语：山胡椒干果、黄荆子各 3g。共捣碎，开水泡服。（《陕西中草药》）

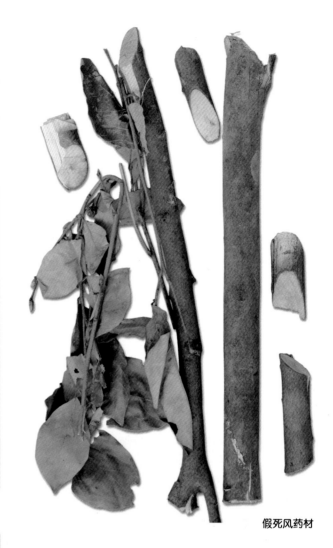

假死风药材

【参考文献】

[1] 刘立鼎，陈京达，兰胜桂. 山胡椒果实化学成分研究及应用试验. 植物学报，1982,24(3): 252.

[2] 林丽芳，林观样，楚生辉. 浙江产山胡椒叶挥发油化学成分的研究. 海峡药学，2011,23(3): 49.

[3] 杨得坡，王发松，任三香，等. 山胡椒果挥发油的化学成分与抗真菌活性. 中药材，1999,22(6): 295.

Jia   hua   sheng

假花生

Desmodii Heterocarpi Herba
[英] Lutescent Pycnospora Herb

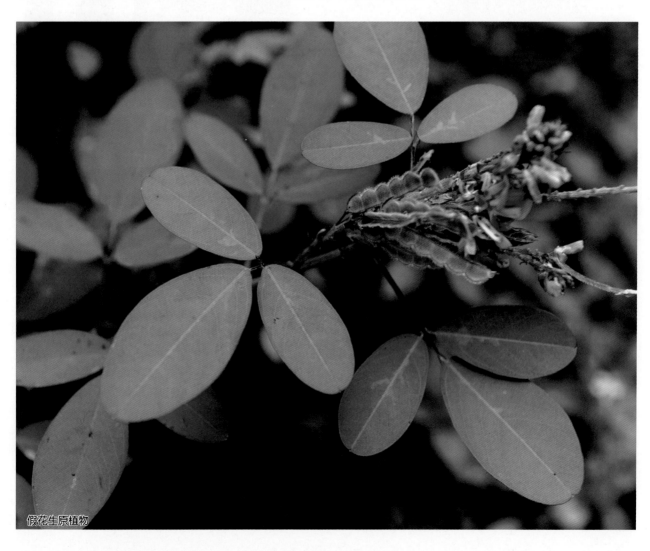

【别名】狗尾花、细叶假花生、中蝶草、假地豆、木假地豆、通乳草、大叶青、小槐花。

【来源】为豆科植物假地豆 *Desmodium heterocarpon*（Linn.）DC. 的全株。

【植物形态】半灌木或小灌木。嫩枝疏生长柔毛。叶柄具柔毛；托叶披针形；三出复叶，顶生小叶较大，椭圆形至宽倒卵形，长 2.5 ~ 6cm，宽 1.3 ~ 2.5cm，上面无毛，下面有白色长柔毛，侧生小叶较小。圆锥花序腋生，花序轴有开展的淡黄色长柔毛；花萼宽钟状，萼齿宽披针形，短于萼筒或等长；花冠紫色，雄蕊 10，单体；子房线状，被毛。荚果有 4 ~ 9 荚节，具小钩状毛，腹缝线直，背缝线波状。

【分布】广西主要分布于昭平、苍梧、北流、玉林、北海、防城、宁明、南宁、上林、横县。

【采集加工】9 ~ 10 月采收。切段，晒干或鲜用。

【药材性状】小枝圆柱形，光滑。掌状复叶，3 小叶，顶端小叶较大，椭圆形或倒卵形，长 1.5 ~ 5.5cm，宽 1 ~ 2.4cm，先端圆形或钝，有的微有缺刻，基部楔形，全缘；两侧小叶稍小，椭圆形。气特异。有时可见密集排列的荚果，长 1.4 ~ 2.2cm，宽约 3mm，4 ~ 7 节，腹缝线较平直，背缝线稍缢缩，表面被带钩的缘毛。

【品质评价】以身干、色绿、无杂质者为佳。

【性味归经】味苦、甘，性寒。归肺、肝、膀胱经。

【功效主治】清热解毒，利尿。主治疮痈肿毒，肺热咳嗽，水肿，淋证，尿血，跌打损伤，暑温。

【用法用量】煎服，15 ~ 60g。外用：适量，鲜品捣烂敷患处。

【使用注意】脾胃虚寒者慎用。

假花生原植物

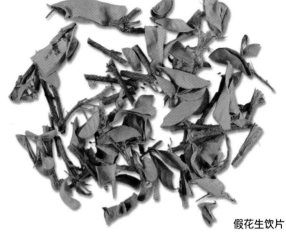

假花生饮片

假花生药材

【经验方】

1.伤风咳嗽　假地豆、一枝黄花各 15g，连钱草 9g。水煎服。（《福建药物志》）

2.肝炎　假地豆、栀子根、白英、马鞭草根各 30g。水煎服。（《福建药物志》）

3.淋病　假地豆 30～60g，车前草 15～24g。水煎，冲糖水服。（《福建药物志》）

4.白带　假地豆、白鸡冠花各 9g，地菍 15g，乌梅 12g，海螵蛸 6g。水煎服。（《福建药物志》）

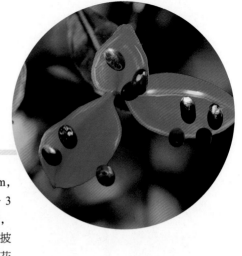

Jia ping po

假苹婆

Sterculiae Lanceolatae Folium
[英] Lanceolate Sterculia Leaf

【别名】赛苹婆、鸡冠木、山羊角、山木棉、九层皮、鸡皮树。

【来源】为梧桐科植物假苹婆 Sterculia lanceolata Cav. 的叶。

【植物形态】小乔木或灌木。小枝无毛或仅在幼嫩部分略被星状短柔毛。叶互生；叶柄被稀疏星状毛；叶片椭圆形、披针形或椭圆状披针形，长 8 ~ 20cm，宽 3.5 ~ 8cm，叶的基部有基生脉 1 ~ 3 条，侧脉 7 ~ 9 对；圆锥花序密集，花密生；雄花萼片长圆形或长圆状披针形，先端钝略具小而短的尖突，花药约 8 枚排成 1 轮；雌花略大，子房圆球形，花柱弯曲。蓇葖果长椭圆形，红色，先端具啄，外面密被短茸毛。种子椭圆形，黑褐色。

【分布】广西主要分布于宁明、上思、龙州、大新、宾阳、上林、那坡、隆林、天峨、东兰、环江、罗城。

【采集加工】春、夏季采收。洗净，晒干。

【药材性状】叶椭圆状长圆形或披针形，长 8 ~ 20cm，宽 3.5 ~ 8cm，先端急尖，基部钝或近圆形，侧脉约 11 对，弯曲。在远离叶缘处连接。近革质，叶柄细，长 1.5 ~ 3.5mm。

【品质评价】以叶大、完整、色绿者为佳。

【性味归经】味辛，性温。归肝经。

【功效主治】散瘀止痛。主治跌打损伤肿痛。

【用法用量】内服：煎汤，6 ~ 12g。外用：适量，煎水洗。

【使用注意】孕妇慎用。

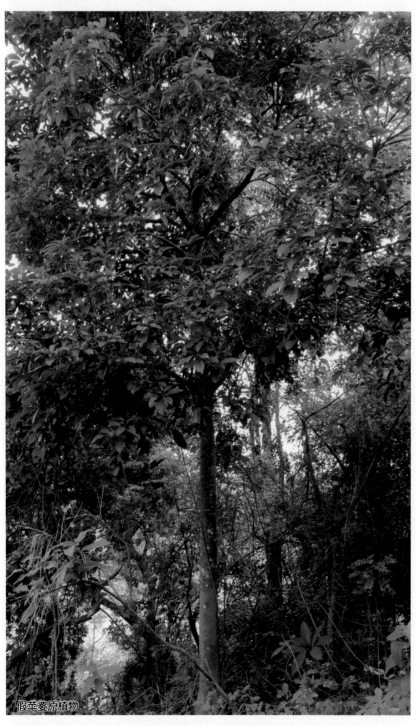

假苹婆原植物

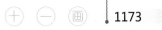
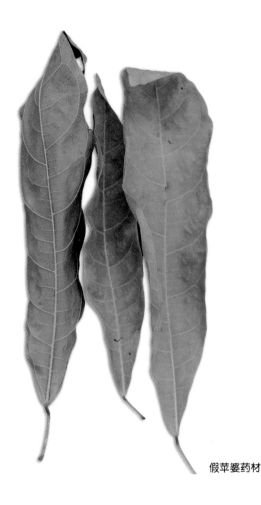

假苹婆药材

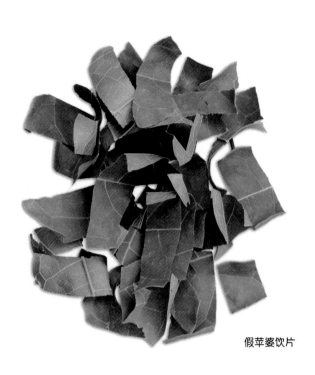

假苹婆饮片

Jia huang ma

假黄麻

Corchori Aestuanis Herba
[英] Acuteangular Jute Herb

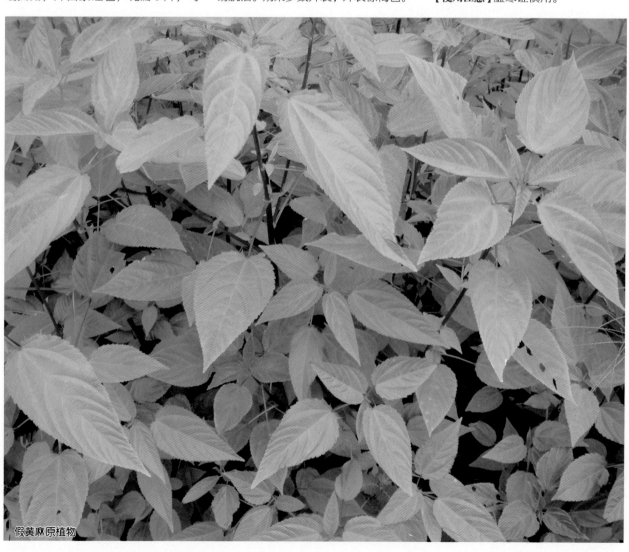

【别名】甜麻、假麻区、野麻黄、假麻黄、野木槿、长果山油麻、山黄麻、野麻、络麻。

【来源】为椴树科植物假黄麻 Corchorus aestuans L. 的全草。

【植物形态】草本。茎红褐色，稍被淡黄色柔毛；枝细长，披散。叶互生；叶柄被淡黄色长粗毛；叶片卵形或阔卵形，长 4.5 ~ 6.5cm，宽 3 ~ 4cm，先端短渐尖或急尖，基部圆形，两面均有稀疏的长粗毛，边缘有锯齿，近基部一对锯齿往往延伸成尾状的小裂片；基出脉 5 ~ 7 条。花单独或数朵组成聚伞花序生于叶腋或腋外，花序柄或花柄均极短或近于无；萼片 5 片，狭窄长圆形，上部半凹陷如舟状，先端具角，外面紫红色；花瓣 5 片，与萼片近等长，倒卵形，黄色；雄蕊多数，黄色；子房长圆柱形，被柔毛，花柱圆棒状，柱头如喙，5 齿裂。蒴果长筒形，具 6 条纵棱，其中 3 ~ 4 棱呈翅状突起，先端有 3 ~ 4 条向外延伸的角，角二叉，成熟时 3 ~ 4 瓣裂，果瓣有浅横隔。种子多数。

【分布】广西全区均有分布。

【采集加工】9 ~ 10月选晴天挖取全株。洗去泥土，切段，晒干。

【药材性状】茎粗约 3 ~ 6mm，棕褐色，表面常见梭状凹陷网眼，皮薄而强纤维性，难折断。叶片皱缩，枯黄色，易脱落。蒴果多数开裂，外表棕褐色。气微，味淡。

【品质评价】以叶完整、干燥者为好。

【性味归经】味苦，性寒。归肺、心、大肠经。

【功效主治】清热利湿，消肿拔毒。主治中暑，发热，痢疾，咽喉疼痛，疮疖肿毒。

【用法用量】煎服，15 ~ 30g。外用：适量，煎水洗或捣敷。

【使用注意】虚寒证慎用。

假黄麻原植物

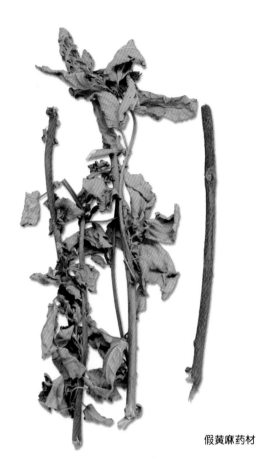

假黄麻药材

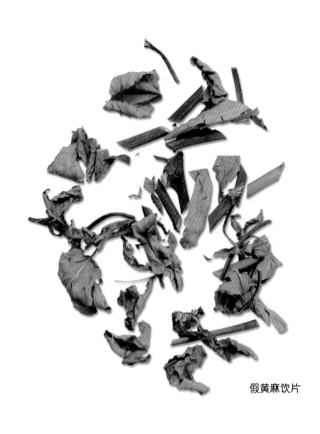

假黄麻饮片

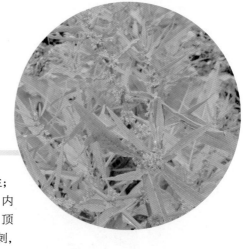

Jia bo cai

假菠菜

Rumicis Trisetiferis Herba
[英] Trisetifer Rumex Herb

【别名】假大黄、羊蹄根、海滨酸模。

【来源】为蓼科植物长刺酸模 *Rumex trisetifer* strokes. 的全草。

【植物形态】草本。茎直立，中下部分具深沟槽。茎下部叶披针形或披针状长圆形，长 4 ~ 15cm，宽 1 ~ 3cm，顶端急尖，基部狭楔形，边缘微波状；茎上部近无柄；托叶鞘膜，早落。花序圆锥状，具叶，花两性，多花轮生；花梗基部具关节；外花被椭圆形，内花被片果时增大，狭三角状卵形，顶端急尖，基部截形，边缘具 2 ~ 3 针刺，具长圆形小瘤。瘦果椭圆形，两端尖，具 3 锐棱，黄褐色，有光泽。

【分布】广西主要分布于南宁、梧州、合浦、凌云、凤山。

【采集加工】全年均可采收。洗净，切段，晒干。

【药材性状】根单条或数条簇生，偶有分枝，表面棕褐色，断面黄色；味苦。茎皱缩，淡黄色。基生叶较大，叶具长柄，叶片披针形至长圆形，基部多为楔形；茎生叶柄短，叶片较小，先端急尖，基部圆形、截形或楔形，边缘波状皱褶，托叶鞘筒状，膜质。圆锥花序，小花黄色或淡绿色。气微，味苦、涩。

【品质评价】以干燥、色黄绿、无杂质者为佳。

【性味归经】味酸、苦，性寒。归肺经。

【功效主治】凉血，解毒，杀虫。主治肺痨咯血，痔疮出血，痈疮肿毒，疥癣，皮肤瘙痒。

【用法用量】内服：煎汤，10 ~ 15g，鲜品用量加倍。外用：适量，捣敷；或水煎洗。

【使用注意】脾胃虚寒者慎服。

【经验方】

1. 秃疮癣癞 羊蹄根适量，捣烂，用醋调匀，布包擦患处。（《广西民间常用中草药手册》）

2. 跌打肿痛 羊蹄根适量，捣烂，用酒炒热，敷患处。（《广西民间常用中草药手册》）

3. 疮疡肿痛 羊蹄根适量，黄糖15g，八角 2 只。共捣烂，敷患处。（《广西民间常用中草药手册》）

4. 肺结核咯血 长刺酸模 30g，石仙桃 45g。水煎，分 3 次凉服。（《中国民间生草药原色图谱》）

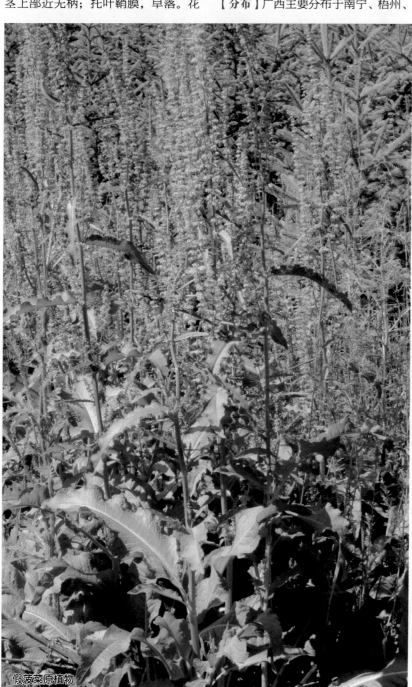
假菠菜原植物

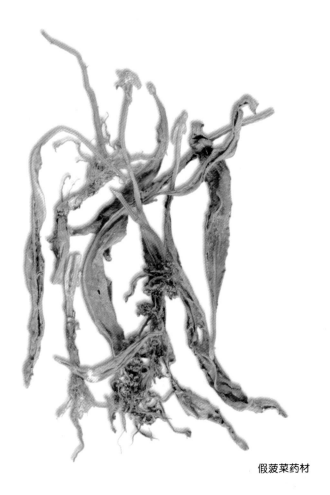

假菠菜药材

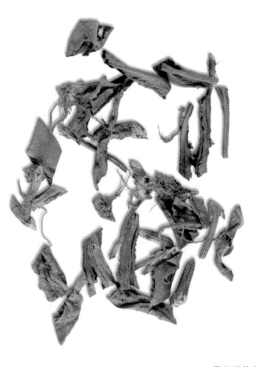

假菠菜饮片

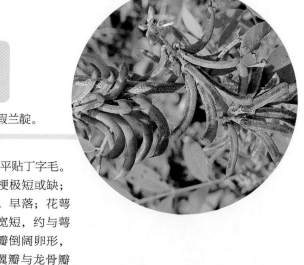

假蓝靛

Jia lan dian

Indigoferae Suffruticosae Herba
[英] Subshrub Indigo Herb

【别名】菁子、大菁、大青靛、蕃菁、木蓝、野木蓝、假靛蓝、假兰靛。

【来源】为豆科植物野青树 *Indigofera suffruticosa* Mill. 的全草。

【植物形态】直立灌木或亚灌木。少分枝。茎灰绿色，有棱，被平贴丁字毛。羽状复叶；叶柄被丁字毛；托叶钻形；小叶 5 ~ 9 对，对生，长椭圆形或倒披针形，长 1 ~ 4cm，宽 5 ~ 15mm，先端急尖，稀圆钝，基部阔楔形或近圆形，上面绿色，密被丁字毛或脱落近无毛，下面淡绿色，被平贴丁字毛。总状花序呈穗状；总花梗极短或缺；苞片线形，被粗丁字毛，早落；花萼钟状，外面有毛，萼齿宽短，约与萼筒等长；花冠红色，旗瓣倒阔卵形，外面密被毛，有瓣柄，翼瓣与龙骨瓣等长，龙骨瓣有距，被毛；花药球形，顶端具短尖头，无髯毛；子房在腹缝线上密被毛。荚果镰状弯曲，紧挤，下垂，被毛。种子短圆柱状，两端截平，干时褐色。

【分布】广西全区均有分布。

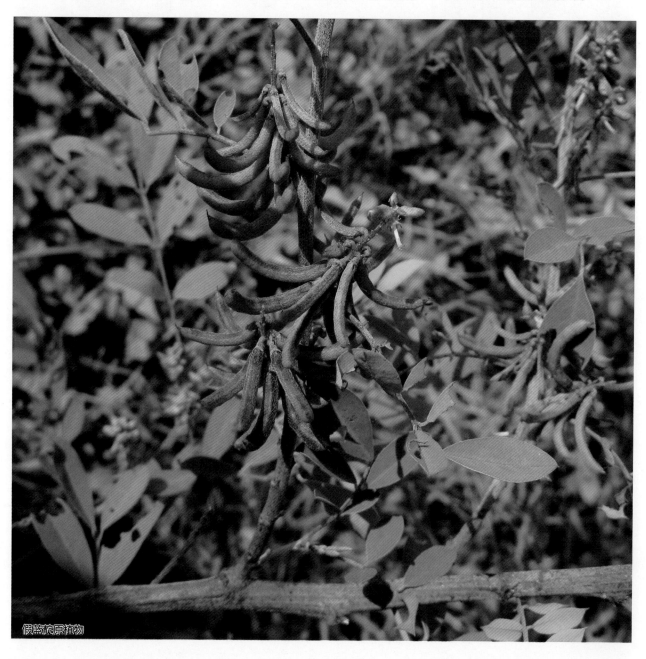

假蓝靛原植物

【采集加工】全年均可采收。洗净，切段，晒干。

【药材性状】茎有棱，灰绿色，被毛。叶皱缩，展平呈长椭圆形或倒披针形，先端急尖，稀圆钝，基部阔楔形或近圆形，上面淡绿色，下面灰绿色，均被毛。质脆，易碎。

【品质评价】以身干、无杂质、叶多、色黄绿者为佳。

【化学成分】本品全草中含芦菲瑟酮（louisfieserone）、β-谷甾醇（β-sitosterol）、d-（+）-松醇 [d-（+）-pinitol] [1]。

根和茎中含 2,3,4,6-四（3-硝基丙酰）-α-D-吡喃葡萄糖 [2,3,4,6-tetra（3-nitropropanoyl）-α-D-glucopyranose] [2]。

【性味归经】味苦，性寒；有小毒。归肺、肝经。

【功效主治】清热解毒，消肿止痛。主治感冒高热，咽喉疼痛，淋巴腺炎，疟腮，痈疮肿毒，皮肤瘙痒。

【用法用量】煎服，5～10g，外用：适量。

【使用注意】全草有小毒，不宜过量使用。过量可引起头痛、头晕等；大量引起恶心、剧吐、腹痛、腹泻、眩晕、痉挛等。

【经验方】

1.皮肤瘙痒　假蓝靛 500g，水煎洗患处。（《实用壮药学》）

2.感冒高热　假蓝靛 10g、石膏 20g、知母 10g、柴胡 10g、葛根 20g、金银花 15g、黄芩 10g、车前草 12g、桑叶 10g。水煎服。（《实用壮药学》）

3.咽喉肿痛　假蓝靛、山豆根、银花、野菊花、山芝麻、一点红各 10g。水煎服。（《实用壮药学》）

【参考文献】

[1]Dominguez XA, Martinez C, Calero A,et al. Mexican medicinal plants XXXI chemical components from "jiquelite" Indigofera suffruticosa. Planta Med, 1978, 34(1): 172.

[2]Walmir SG, Fernanda RG, Neli KH, et al.A nitropropanoyl-glucopyranoside from Indigofera suffruticosa. Phytochemistry, 1989, 28(4): 1251.

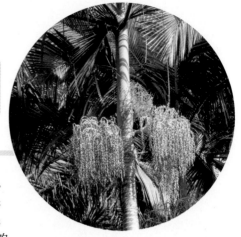

Jia bing lang

假槟榔

Archontophoenicis Alexandraes Vagina
[英] Alexandrae Archontophoenix Leaf Sheath

【别名】亚历山大椰子、槟榔葵。

【来源】为棕榈科植物假槟榔 Archontophoenix alexandrae Wensl.et Drude 的叶鞘纤维。

【植物形态】乔木状。茎圆柱状，基部略膨大。叶羽状全裂，生于茎顶，长2～3m，羽片呈2列排列，线状披针形，长达45cm，宽1.2～2.5cm，先端渐尖，全缘或有缺刻，叶面绿色，叶背面被灰白色鳞秕状物，中脉明显；叶轴和叶柄厚而宽，无毛或稍被鳞秕；叶鞘绿色，膨大而包茎，形成明显的冠茎。花序生于叶鞘下，呈圆锥花序式，下垂，多分枝，花序轴略具棱和弯曲，具2个鞘状佛焰苞；花雌雄同株，白色；雄花萼片3，三角状圆形；花瓣3，斜卵状长圆形，雄蕊通常9～10；雌花萼片和花瓣各3片，圆形。果实卵球形，红色。种子卵球形，胚乳嚼烂状，胚基生。

【分布】广西全区均有栽培。

【采集加工】全年均可采收。剥取叶鞘纤维，切段，晒干。

【药材性状】本品为束状或片状粗长的纤维，大小不一。内外表面均有纵纹，棕褐色，质韧，不易撕断。气微，味淡。

【品质评价】以干燥、色棕黄、无杂质者为佳。

【药理作用】

抗氧化　假槟榔甲醇提取物对 2,2- 二苯基 -1- 苦肼基和 2,2′- 联氮双 3- 乙基苯并噻唑啉磺酸自由基有清除作用 [1]。

【性味归经】味苦、涩，性平。归肺、肝经。

【功效主治】收敛止血。主治外伤出血。

【用法用量】煎服，9～12g。外用：适量，捣敷或烧灰、煅炭用。

【使用注意】出血有瘀者慎用。

【参考文献】

[1]de Simas KN, Vieira Ldo N, Podestá R, et al. Microstructure, nutrient composition and antioxidant capacity of king palm flour: a new potential source of dietary fibre. Bioresour Technol,2010, 101(14): 5701.

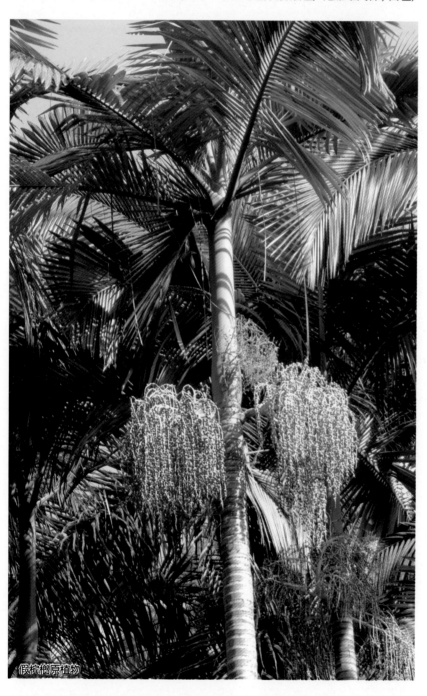

假槟榔原植物

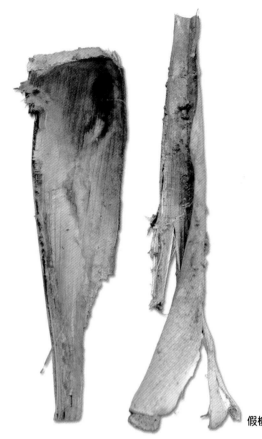

假槟榔药材

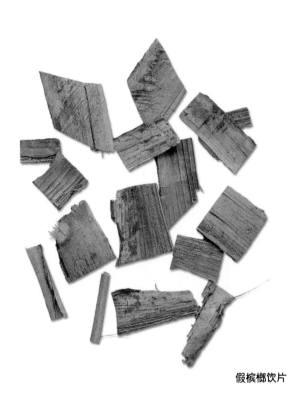

假槟榔饮片

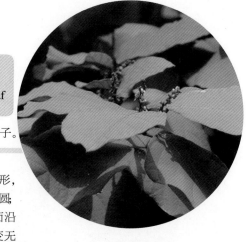

假柿木姜子

Jia shi mu jiang zi

Litseae Monopet alae Folium
[英] Monopet ala Litsea Leaf

【别名】假沙梨、假柿树、山菠萝树、银柿树、木浆子、山苍子、毛叶木姜子。

【来源】为樟科植物假柿木姜子 Litsea monopet ala（Roxp.）Pers. 的叶。

【植物形态】常绿乔木。树皮灰色或灰褐色。小枝淡绿色，密被锈色短柔毛。顶芽圆锥形，外面密被锈色短柔毛。叶互生，宽卵形、倒卵形至卵状长圆形，长 8 ~ 20cm，宽 4 ~ 12cm，先端钝或圆，基部圆或急尖，薄革质，幼叶上面沿中脉有锈色短柔毛，老时渐脱落变无毛，下面密被锈色短柔毛；叶柄密被锈色短柔毛。伞形花序簇生叶腋，总梗极短；苞片膜质；花梗有锈色柔毛；雄花花被片 5 ~ 6，披针形黄白色；能育雄蕊 9，花丝纤细，有柔毛，腺体有柄；雌花较小；花被裂片长圆形，退化雄蕊有柔毛；子房卵形。果长卵形，果托浅碟状。

【分布】广西主要分布于龙州、平果、那坡、隆林、罗城、金秀。

【采集加工】全年均可采收。切段，晒干。

【药材性状】干燥叶皱缩卷曲。叶片展平呈宽卵形、倒卵形至卵状长圆形，先端钝或圆，偶有急尖，基部圆或急尖，薄革质，上面沿中脉有锈色短柔毛或脱落变无毛，下面密被锈色短柔毛。叶柄长 1 ~ 3cm，密被锈色短柔毛。气微，味淡。

【品质评价】以干燥、色黄绿、无杂质者为佳。

【化学成分】本品叶含挥发油，主要为单萜（monoterpenes）和倍半萜（sesquiterpenes）[1]。

【药理作用】

1. 抗心律失常　按 0.3ml/kg 给小鼠灌胃毛叶木姜子油，连续 3 天，能降低氯仿（$CHCl_3$）引起的心室颤动的发生率，亦能对抗氯化钡（$BaCl_2$）引起的心律失常，对 $BaCl_2$ 所致大鼠的双向性心动过速可迅速恢复为正常窦性心律[2]。

2. 平喘　山苍子油 10μl/ml 能松弛豚鼠正常气管平滑肌及乙酰胆碱（ACh）和组胺致痉的气管平滑肌，预先加入山苍子油可阻断 ACh 及组胺引起的收缩；豚鼠灌胃 30μl/kg 及腹腔注射 17μl/kg，对 ACh 喷雾引起的支气管痉挛有保护作用；用含 1μl/ml 山苍子油的 Locke 液灌流，第 3 分钟开始就能增加正常

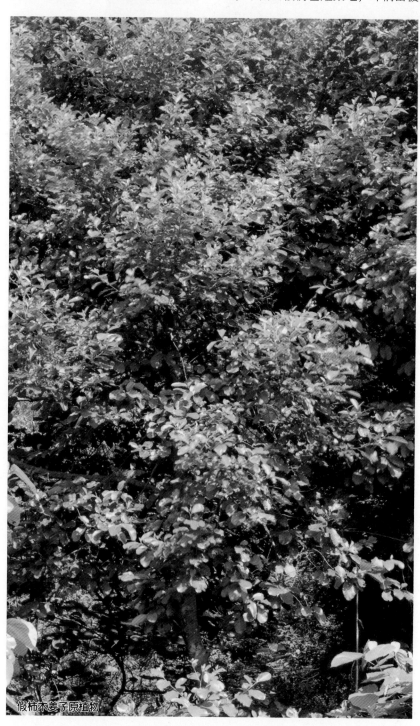

假柿木姜子原植物

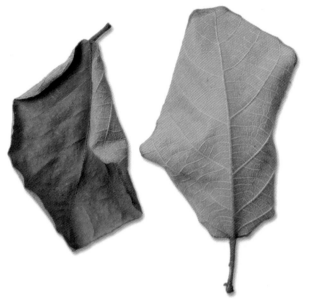

假柿木姜子药材

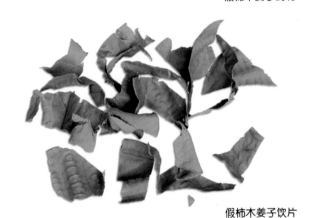

假柿木姜子饮片

豚鼠离体肺灌流量；另外山苍子油对大鼠被动皮肤过敏、豚鼠过敏性休克和豚鼠离体回肠过敏性收缩等均呈抗过敏作用，同时对慢反应物质所致豚鼠肠段收缩亦有拮抗作用[3]。

3. 抑菌　0.005% ~ 0.01% 木姜子油能抑制试管内黄癣菌、断发毛癣菌、絮状表皮癣菌、石膏样小孢子菌等几种皮肤癣菌；0.033% ~ 0.1% 还能抑制白色念珠菌、新型隐球菌孢子丝菌及几种皮肤着色真菌（裴氏着色真菌、茄病镰刀霉、卡氏枝孢菌、粉绿木霉等），1% 能抑制黄曲霉和烟曲霉，此外木姜子油尚有一定程度的杀菌作用[4]。

【性味归经】味辛，性温。归肝经。

【功效主治】祛风散寒，活血散瘀。主治脱臼骨折，跌打损伤。

【用法用量】外用：适量，捣烂敷患处。

【使用注意】本品仅供外用，不作内服。

【参考文献】

[1] 林翠梧, 苏镜娱, 曾陇梅, 等. 毛叶木姜子叶挥发油化学成分的研究. 中国药学杂志, 2000, 35(3): 156.

[2] 张凤鸢. 中草药, 1985, 16(6): 254.

[3] 吴秀聪, 张祖荡, 潘善庆. 湖南山苍子油的药理研究. 中药通报, 1986, 11(1): 53.

[4] 白义杰. 中华皮肤科杂志, 1984, 17(2): 122.

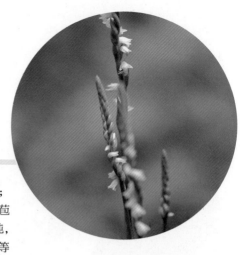

Pan long shen

盘龙参

Sprianthis Sinensis Herba
[英] Chinese Spiranthes Herb

【别名】龙抱柱、鸡爪参、绞脚疮、盘龙箭、刀伤草、绶草。

【来源】为兰科植物绶草 *Spiranthes sinensis*（Pers.）Ames 的全草。

【植物形态】草本。茎直立，基部簇生数条粗厚、肉质的根，近基部生 2～4 枚叶。叶条状倒披针形或条形。花序顶生，具多数密生的小花，似穗状；花白色或淡红色，螺旋状排列；花苞片卵形，长渐尖；中萼片条形，先端钝，侧萼片等长，较狭；花瓣和中萼片等长但较薄，先端极钝，唇瓣近长圆形，先端极钝，伸展，基部至中部边缘全缘，中部以上呈强烈的皱波状啮齿，在中部以上的表面具皱波状长硬毛，基部稍凹陷，呈浅囊状，囊内具 2 枚突起。

【分布】广西全区均有分布。

【采集加工】夏、秋采收。鲜用或晒干。

【药材性状】本品茎圆柱形，具纵条纹，基部簇生数条小纺锤形块根，具纵皱纹，表面灰白色。叶条形，数枚基生，展平后呈条状披针形。有的可见穗状花序，呈螺旋状扭转。气微，味淡、微甘。

【品质评价】以干燥、无杂质者为佳。

【化学成分】本品主要含有二氢菲类（dihydrophenanthrenes）、黄酮类（flavones）、甾醇类（sterols）、苯丙素类（phenylpropanes）、三萜类（triterpenes）和脂肪酸（fatty acids）等多种化学成分。

二氢菲类有盘龙参酚 A（spiranthol A）、盘龙参酚（spiranthol B）、盘龙参酚（spiranthol C）、盘龙参新酚（spirasineol A）、盘龙参新酚（spirasineol B）[1,2]、盘龙参醌（spiranthoquinone）、盘龙参二聚菲酚（spiranthesol）、红门兰酚（orchinol）[1-4]、4- 羟基 -2- 甲氧基 -8- 呋喃（4′,5′,7,8）-9,10- 二氢菲 [4-hydroxy-2-methoxy-8-furano（4′,5′,7,8）-9,10-dihydrophenanthrene]、4- 羟基 -2- 甲氧基 -8-[2′, 2′- 二甲氧基吡喃（5′,6′,7,8）]-9,10- 二氢菲 {4-hydroxy-2-methoxy-8-[2′,2′-dimethylpyrano（5′,6′,7,8）]-9,10-dihydrophenanthrene} [5]。

黄酮类有 5-hydroxyl-7,4′-dimethoxy-flavone、5-hydroxyl-7,3′,4′-dimethoxy-flavone、（2*S*）-5,2′,6-′trihydroxy-6-lavandulyl-2′-（γ,γ-dimethylallyl）- 2′, 2′-dimethylpyrano-（5′,6′,7,8）-flavanone[6]、

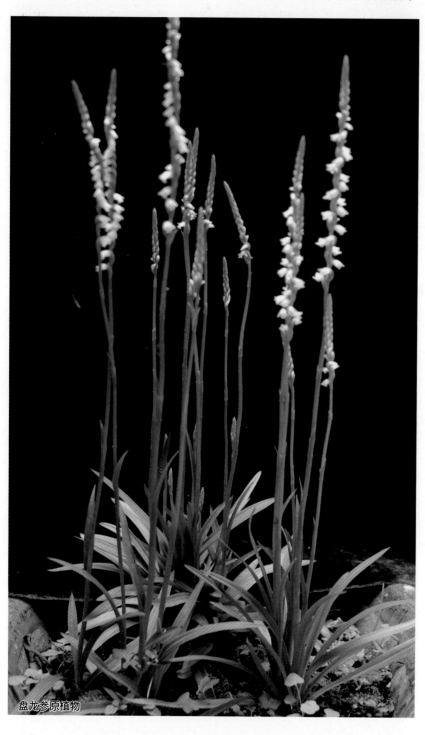

盘龙参原植物

5-hydroxy-4'-[（2-isopentenyl）oxy]-3,7, 3'-trimethoxyflavon、3-O-[（O-β-xylopyranosyl）-（1 → 2）-β-D-glucopyranosyl]-8-（p-hydroxybenzyl）-kaempferol]、3-O-{O-[2-O-（E）-p-coumaroyl-β-D-xylopyranosyl]-(1-2)-β-D-glucopyranosyl}-8-（p-hydroxy-benzyl）-kaempferol]、3-O-[β-D-xyloyranosyl-（1-2）-β-D-glucopyranosyl-kaempferol]、7-O-β-D-glucopyranosyl kaempferol、槲皮黄苷（quercimeritrin）、retusine、3,5-di-hydroxy-4',7-dimethoxyflavon、盘龙参黄酮Ⅰ（spiranthetin Ⅰ）[7-9]、山柰酚（kaempferol）[10]、5-羟基-3,7, 4'-三甲氧基黄酮（5-hydroxy-7,3,4'-trimethoxy-flavone）[11]。

甾醇类主要有 β-谷甾醇（β-sitosterol）、豆甾醇（stigmasterol）、菜油甾醇（campesterol）[12]、β-胡萝卜苷（β-daucosterol）[11]。

苯丙素类主要有阿魏酸十九醇酯（nonadecyl ferulate）、阿魏酸二十醇酯（eicosyl ferulate）、阿魏酸二十一醇酯（heneicosyl ferulate）、阿魏酸二十三醇酯（tricosyl ferulate）、阿魏酸二十四醇酯（tetracosyl ferulate）、阿魏酸二十五醇酯（pentacosyl ferulate）、阿魏酸二十六醇酯（hexacosyl ferulate）、阿魏酸二十七醇酯（heptacosyl ferulate）、阿魏酸二十八醇酯（octacosyl ferulate）[12]、5-γ, γ-dimethylally-8-[2-（2,6-dihydroxyphe-nyl）-3-dimethyl-but-2-enyol]-umbelliferon 和 4,6-di（γ, γ-dimethylally）-8-lavandulyl-umbelliferon[13]。

其他成分有对-羟基苯甲醛（p-hydroxybenzaldehyde）、对-羟基苄醇（p-hydroxybenzylalcohol）[9]、3β-羟基-乌苏-12-烯-28-酸（3β-hydroxy-urs-12-en-28-oic acid）[11]、环菠萝蜜烷型三萜类化合物（sinetirucallol）[4,11]、脂肪酸（fatty acid）、饱和链烃（saturated aliphatic hydrocarbon）和酚类化合物（phenolic compounds）[12]等。

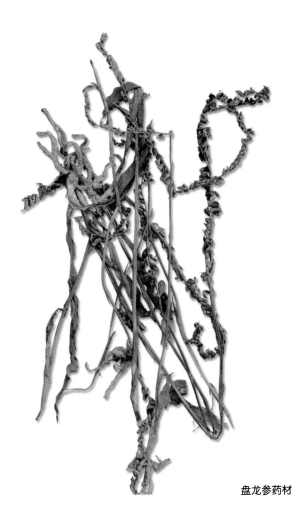

盘龙参药材

【药理作用】

1. 抗肿瘤、抗病毒　盘龙参有抑制 S180 肉瘤生长的作用，抑瘤率可达 36%～45%[14]。盘龙参地上部位醇提物的乙酸乙酯萃取层具有抗乙肝病毒 e 抗原（HBeAg）的活性，并对肝癌细胞株 MS-G2 有一定的毒性[1]。

2. 其他　盘龙参中阿魏酸酯类能抑制二磷酸腺苷（ADP）诱导的血小板聚集[15]。盘龙参中阿魏酸酯类能对抗四氯化碳（CCl_4）引起的小鼠急性肝损伤[16]，对过氧化氢损伤的人血管内皮细胞具有保护作用[17]。阿魏酸酯类抗氧化、清除自由基的作用均比阿魏酸强[18]。

【性味归经】味甘、苦，性平。归肺、肾、心经。

【功效主治】滋阴益气，清热解毒。主治病后体虚，咳嗽吐血，腰痛酸软，消渴，白带过多，遗精，咽喉肿痛，烧烫伤，疮痈肿毒，毒蛇咬伤。

【用法用量】内服：煎汤，9～15g；鲜全草 15～30g。外用：适量，鲜品捣敷。

【使用注意】湿热瘀滞者忌服。

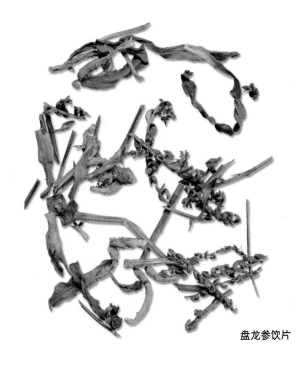

盘龙参饮片

【经验方】

1. 毒蛇咬伤，痈肿，指疗　鲜盘龙参、一支箭适量。捣敷患处。（《四川中药志》1982年）

2. 带状疱疹　绶草根适量。晒干研末，麻油调搽。（《江西草药》）

3. 烫火伤　盘龙箭30g，蚯蚓5条，白糖少量。共捣烂外敷，每日换药1次。（《陕西中草药》）

4. 头晕虚弱　龙抱柱研末3g。油汤吞服。（《贵州草药》）

5. 咽喉肿痛　①绶草根9g。水煎，加冰片0.6g，徐徐含咽。（《江西草药》）　②盘龙参15g，百两金15g。水煎服。（《四川中药志》1982年）

6. 小儿夏季热　盘龙参6g，鸭跖草15g。水煎服。（《香港中草药》）

7. 神经衰弱　绶草12g，远志9g，合欢15g。水煎服。（《青岛中草药手册》）

8. 气虚带下　盘龙参30g，黑鱼1尾。炖服。（《四川中药志》1982年）

9. 病后体虚　盘龙参、当归各9g，黄芪15g。水煎服。（《沙漠地区药用植物》）

10. 肺病虚热咯血　盘龙参15g，贝母9g。水煎服。（《沙漠地区药用植物》）

11. 糖尿病　鲜绶草根30～60g，银杏15g，猪胰1条。水煎服。（《福建药物志》）

12. 肾炎　鲜绶草30～60g，无根藤、星宿菜、丝瓜根各30g。水煎服。（《福建药物志》）

13. 腰痛，遗精，白带　盘龙参、黑芝麻各30g，黑黄豆、补骨脂、山药、覆盆子、金樱子各15g。炒研为末，炼蜜为丸。早晚每次9g，开水吞服。（《湖北中草药志》）

【参考文献】

[1] Lin YL, Huang RL, Don MJ, et al, Dihydrophenanthrenes from Spiranthes sinensis. Journal of Natural Products, 2000, 12(63): 1608.

[2] Tezuka Y, Nagashima K, Hirano H, et al. Spiranthesol, a dimerpc dihydrophenantherne from the root of Spiranthes sinensis(PERS.). Amoena(M. BIEBERSON)HARA. Chem Pharm Bull, 1989, 37(6): 1667.

[3] Tezuka Y, Li JI, Hirano H, et al, Studies on the constituents of orchidaceous plants Ⅸ constituents of Spiranthes sinensis(PERS.) AMES var Amoena(M. BIEBERSON) HARA. structures of spirantheso, spiranthoquinone, spiranthol-C, and spirasineol-B, new isopentenyl dihydrophenanthrenes. Chem Pharm Bull,1990, 38(3): 629.

[4] Lin YL, Wang WY, Kuo YH, et al. Homocyclotirucallan and two dihydrophenant-hrenes from Spiranthes sinensis. Chem Pharm Bull, 2001, 49(9): 1098.

[5] 刘静，苏雪会，李聪颖，等. 盘龙参中的两个新二氢菲类. 天然产物研究与开发,2012,24: 866.

[6] Peng JY, Zhan LB, Dong FQ, et al. A comparative study of chromatographicmethods for separating chemical compounds from Spiranthes australis(R. Brown)Lindl roots. Separation and Purification Technology, 2008, 59(2): 262.

[7] Dong ML, Chen FK, Wu LJ, et al. A new flavonoid from the whole plant of Spiranthes australis(R. Brown)Lindl. J Asian Nat Prod Res, 2005, 7(1): 712.

[8] Dong ML, Chen G, Zhou ZM. Flavonoid constituents from Spiranthes australis LINDL. Chem Pharm Bull, 2008, 56(11): 1600.

[9] 董美伶，谢媛媛，陈剑，等.HPLC法测定盘龙参中的盘龙参黄酮Ⅰ. 中草药,2005,36(6): 921.

[10] 崔红花，陶曙红，王淑美，等. 均匀设计法优选盘龙参中山柰酚的提取工艺研究. 中成药,2012,34(3): 576.

[11] 尹永芹. 盘龙参的化学成分研究. 中国实验方剂学杂志,2013,19(19): 78.

[12] Tezuka Y, Ueda M, Kikuchi T, et al. Studies on the constituents of orchid aceous plants. Ⅷ. constituents of Spiranthessin ensis (PERS.) AMES var. Amoena(M. B IEBERSON) HARA. isolationand structure of spiran thol-A, spiranthol-B, and spiranthol-A, new isopen tenyldihydrophenanthrenes. Chem Pharm Bull, 1989, 37(12): 3195.

[13] Peng JY, Han X, Xu L, et al. Two new preny latedcoum arins from Spiranthess inensis(PERS.) AMES . J Asian Nat Prod Res, 2008, 10(2): 279.

[14] 李文丽. 盘龙参抗S180肉瘤的实验观察. 数理医药学杂志, 2005, 18(3): 255.

[15] 王汝涛，熊晓云，刘莉，等. 阿魏酸乙酯抗ADP诱导的血小板聚集及其机制. 第四军医大学学报,2002,23(6): 537.

[16] 王汝涛，周四元，张峰，等. 阿魏酸乙酯减轻四氯化碳致小鼠急性肝损伤. 中国药理学通报,2004,20(10): 1196.

[17] 王汝涛，周四元，张峰，等. 阿魏酸乙酯对过氧化氢损伤内皮细胞的保护作用. 中国临床药理学与治疗学,2004,9(7): 763.

[18] 王汝涛，周四元，张峰，等. 阿魏酸乙酯的药理活性及其机制研究. 中国临床药理学与治疗学,2004,9(8): 925.

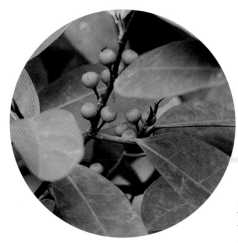

Xie ye rong

斜叶榕

Fici Tinctoriae Radix Cortex
[英] Tinctorial Ficus Root Bark

【别名】壁榕、半边刀、万年青。

【来源】为桑科植物斜叶榕 Ficus tinctoria Forst 的树皮、根皮及叶。

【植物形态】乔木。全株有乳汁。单叶互生；叶柄粗短；托叶卵状披针形，略弯曲；叶片革质，变异很大，通常两侧不对称，斜菱状椭圆形、长圆形或倒卵状椭圆形，长4～17cm，宽3～6cm，先端急尖或短渐尖，基部楔形或钝，一边稍阔，全缘或中部以上有波状角；叶背略粗糙，有微小的瘤状突起体，基出脉3条，侧脉5～7对，网脉在背面稍明显。隐头花序，花序托扁球形或球状梨形，成熟时黄色，顶部有脐状突起，下端聚狭成柄，微被柔毛；基部有少数苞片；雄花、瘿花着生于同一花序托内壁，雄花生于近口部，花被片4～6；雄蕊1，花丝短，有退化雌蕊；瘿花花被片与雄花相似，子房近球形，花柱侧生；雌花着生于另一植株花序托内，花被片4，子房斜卵形，略具乳头状突起，花柱侧生。瘦果类圆形。

【分布】广西主要分布于宾阳、山林、马山、龙州、天等、隆安、平果、那坡、百色、凌云、天峨、南丹、融安、临桂、昭平、岑溪。

【采集加工】全年均可采收。鲜用或晒干。

【药材性状】树皮呈半卷筒状，长短不等，厚1～2mm。外表面灰棕色，具纵皱纹，皮孔横向，栓皮易脱落露出鲜黄色皮部；内表面白色，具细密纵皱纹。质稍脆，易折断。气微，味淡。

【品质评价】以干燥、皮厚、色黄绿、无杂质者为佳。

【性味归经】根皮、叶：味微苦，涩，性平，归肺、肝经；树皮：味苦、性寒，归脾、大肠、肝经。

【功效主治】根皮、叶：化痰镇咳，祛风通络。主治伤寒，腹痛，感冒，支气管炎，风湿性关节炎。树皮：清热利湿，解毒。主治高热惊厥，泄泻，痢疾，目赤肿痛。

【用法用量】内服：煎汤，15～30g。外用：适量，捣敷。

【使用注意】脾胃虚寒者慎服。

【经验方】

1.跌打损伤 用鲜叶捣烂，酒炒外敷。（《广西本草选编》）
2.风湿性关节炎 用鲜叶1～2两，水煎冲酒服，并用鲜叶适量，水煎熏洗。（《广西本草选编》）
3.支气管炎 用鲜叶1～2两，水煎冲冰糖1两服。（《广西本草选编》）

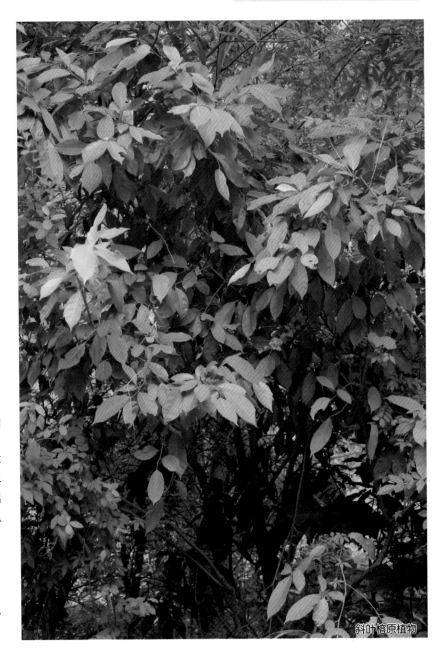

斜叶榕原植物

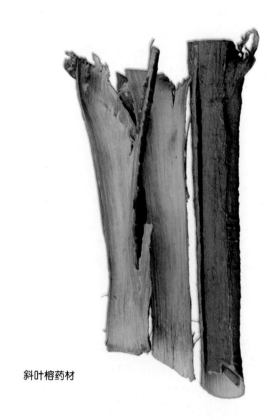

斜叶榕药材

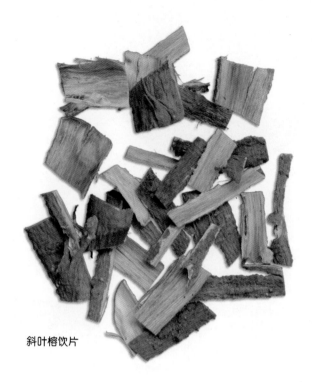

斜叶榕饮片

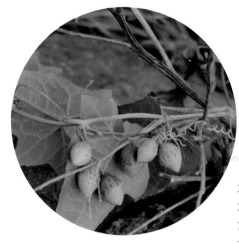

He zi cao

盒子草

Actinostemmae Teneri Herba

[英] Tenere Actinostemma Herb

【别名】黄丝藤、天球草、鸳鸯木鳖、盒儿藤、龟儿草。

【来源】为葫芦科植物盒子草的 *Actinostemma tenerum* Griff. 全草。

【植物形态】柔弱草本。枝纤细，疏被长柔毛，后变无毛。叶柄被短柔毛；叶形变异大，心状戟形、心状狭卵形或披针状三角形，不分裂或3～5裂或仅在基部分裂，边缘波状或具小圆齿或具疏齿，基部弯缺半圆形、长圆形、深心形，裂片顶端狭三角形，先端稍钝或渐尖，顶端有小尖头，两面具疏散疣状突起，长3～12cm，宽2～8cm。卷须细，2歧。雄花总状，有时圆锥状，小花序基部具叶状3裂总苞片；花序轴细弱，被短柔毛；苞片线形；花萼裂片线状披针形，边缘有小齿；花冠裂片披针形；雄蕊5；雌花单生，双生或雌雄同序；雌花梗具关节，花萼和花冠同雄花；子房卵状，有疣状突起。果实绿色，卵形或阔卵形，疏生暗绿色鳞片状突起，自近中部盖裂，果盖锥形。种子表面有不规则雕纹。

【分布】广西主要分布于龙州、邕宁、南宁、上林、来宾、阳朔。

【采集加工】夏、秋季采。晒干备用。

【药材性状】全草常弯曲成团。茎圆柱形，扭曲；嫩茎表面具5条粗棱线，黄绿色；老茎有多数细纵棱；直径1～4mm。质脆，易折断，断面不平坦，黄绿色，纤维性强，木质部占大部分，中心有髓。叶片多卷缩、破碎；完整叶展开后多呈心状戟形或心狭卵形，先端渐尖或长尖，膜质，边缘波状或具疏齿。卷须细，单歧或2歧，与叶对生。偶有果实，卵形，疏生暗绿色鳞片状突起，自近中部盖裂。气清香，味微苦。

【品质评价】以干燥、色黄绿者为佳。

【化学成分】本品含有三萜皂苷（triterpenoid saponins），主要成分有盒子草皂苷 A（actinostemmoside A）、盒子草皂苷 B（actinostemmoside B）、盒子草皂苷 C（actinostemmoside C）、盒子草皂苷 D（actinostemmoside D）、盒子草皂苷 E（actinostemmoside E）、盒子草皂苷 F（actinostemmoside F）、盒子草皂苷 G（actinostemmoside G）、盒子草皂苷 H（actinostemmoside H）[1,2]。

【药理作用】

1. 免疫调节　盒子草水提液及总皂苷可增加正常小鼠胸腺重量，但对氢化可的松（HC）所致的胸腺重量减轻无对抗作用。可升高小鼠白细胞总数及淋巴细胞数，并可对抗 HC 所致白细胞总数及淋巴细胞数的减少，提高小鼠碳廓清速率[3]。

2. 抑菌　盒子草多糖对黑曲霉和枯草杆菌有抑制作用[4]。

3. 急性毒性反应　小鼠灌胃盒子草水煎液的半数致死量（LD_{50}）为132.34g/kg，95% 置信区间 124.29～140.91g/kg；总皂苷的 LD_{50} 为 7.173g/kg，95% 置信区间 5.342～9.634g/kg[3]。

【性味归经】味苦，性寒。归肾、膀胱经。

【功效主治】利水消肿，清热解毒。主治水肿，臌胀，疳积，湿疹，疮疡，毒蛇咬伤。

【用法用量】内服：煎汤，15～30g。外用：适量，捣敷或煎水熏洗。

【使用注意】阴虚津亏者慎服。

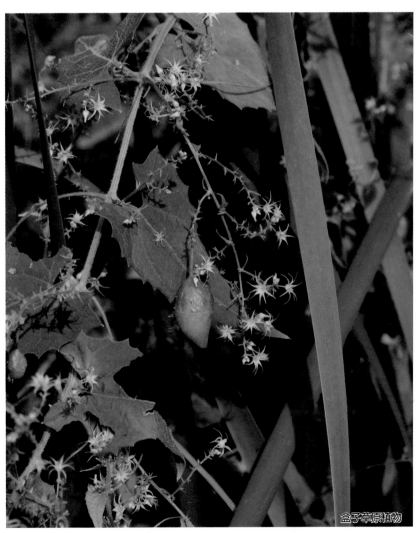

盒子草原植物

【经验方】

1.跌打损伤，手足肿痛不可忍　用盒子草细嚼，敷于伤处，一日三次，换贴即愈。（《普济方》）

2.毒蛇咬伤　盒子草鲜叶适量，捣烂敷伤处；同时取盒子草种子10粒，去壳吞服。（《浙江药用植物志》）

3.急性肾炎　盒子草全草250g，煎汤熏洗，每日1次，连续3～4次；另以盒子草全草、虫笋、大葫芦各30g，野薄荷15g，蚕虫花9g，水煎服。（《浙江药用植物志》）

4.疳积初起　盒子草三钱。煎服愈。（《百草镜》）

【参考文献】

[1]Fujioka T, Iwamoto M, Iwase Y, et al. Studies on the constituents of Actinostemma lobatum Maxim(Cucurbitaceae), Structures of triterpene glycosides isolated from the herb. Tenen Yuki Kagobutsu Toronkai Koen Yoshishu, 1988, 30: l65.

[2]Fujioka T, Iwase Y, Okabe H, et al. Studies on the constituents of Actinostemma lobatum Maxim Ⅱ. Structure of actinostemmosides G and H, new dammarane triterpene glycosides isolated from the herb. Chem Pharm Bul1, 1987, 35(9): 3870.

[3]倪萍, 王立新, 吴启南. 中药合子草的药理及毒理作用研究. 基层中药杂志, 2001,16(4): 14.

[4]陈艳, 林瑞新, 杨淑莉, 等. 盒子草多糖抑菌活性研究. 预防医学论坛, 2009,15(12): 1240.

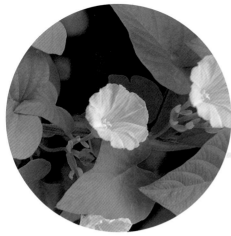

He guo teng

盒果藤

Operculinae Turpethi Herba
[英] Boxfruitvine Herb

【别名】松筋藤、宽筋藤。

【功效主治】利水消肿，泻下通便，舒筋活络。主治水肿，大便秘结，久伤筋硬，不能伸缩。

【用法用量】煎服，6～10g。外用：适量，煎水洗。

【使用注意】体虚者慎服。

【来源】为旋花科植物盒果藤 Operculina turpethum（L.）S.Manso 的全草。

【植物形态】缠绕草本。根肉质，多分枝。茎圆柱状，螺旋扭曲，有 3～5 翅。单叶互生；叶柄有狭翅；叶形不一，心状圆形、卵形、宽卵形、卵状披针形或披针形，叶面被小刚毛，背面被短柔毛。聚伞花序生于叶腋，通常有 2 朵花，苞片显著，花梗粗壮；萼片 5，在外 2 片革质，外面密被短柔毛，在内 3 片稍短，近膜质，结果时萼片增大；花冠白色或粉红色、紫色，宽漏斗状，外面具黄色小腺点，冠檐 5 裂，裂片圆；雄蕊 5，内藏，花丝下部被短柔毛，花药纵向扭曲；花柱内藏。蒴果扁球形。种子 4 颗，卵圆状三棱形，黑色。

【分布】广西主要分布于贵港、南宁。

【采集加工】全年或秋季采收。洗净，切片或段，晒干。

【药材性状】全草多缠绕成团。茎细长，圆柱形，表面淡紫棕色，具明显的棱角或狭翅。叶枯绿色，互生，多卷缩，完整者展平后，多呈卵状三角形，全缘；具短柄，质脆。有时可见淡黄白色花，呈钟状，先端 5 浅裂，萼片 5，枯绿或淡棕紫色，具柔毛。气微香，味淡。

【品质评价】以藤茎长、紫棕色者为佳。

【化学成分】本品茎含白桦脂醇（betulin）、β-谷甾醇（β-sitosterol）、羽扇豆醇（lupeol）[1]、operculinosides A-D[2]。

【药理作用】

增强造血功能 宽筋藤醇提物能增加 ^{60}Co γ 射线照射后小鼠外周血红细胞、血小板、骨髓有核细胞计数及骨髓 DNA，促进放疗后骨髓造血功能的恢复，具有一定的抗辐射作用[3]。

【性味归经】味甘、微苦，性平。归肝、大肠经。

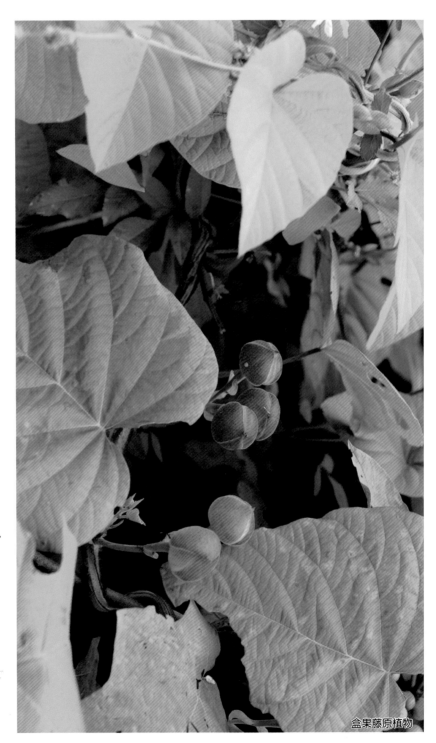

盒果藤原植物

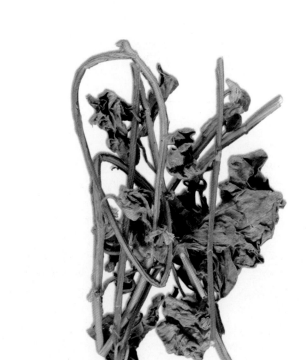

盒果藤药材

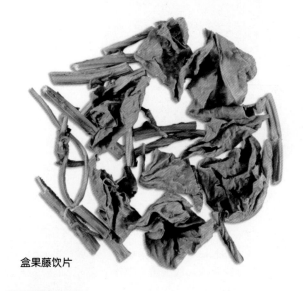

盒果藤饮片

【参考文献】

[1]Jain S, Saxena VK. Nonsaponifiable matter from the stem of Operculina turpethum. Acta Cienc Indica Chemistry, 1987, 13(3): 171.

[2] 丁文兵 , 魏孝义 . 盒果藤化学成分及保肝活性研究 . 广东省植物学会第十九期学术研讨会论文集 ,2010,(19): 64.

[3] 段伟 , 毕良文 , 李文辉 . 宽筋藤对辐射损伤小鼠造血功能的影响 . 中国辐射卫生 ,2008,17(2): 138-140.

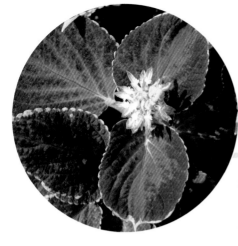

Cai ye zi su

彩叶紫苏

Colei Scutellarioidis Herba
[英] Scutellarioides Coleus Herb

【别名】紫苏、洋紫苏、锦紫苏、五色草、假紫苏。

【来源】为唇形科植物五彩苏 Coleus scutellarioides (Linn.) Benth. 的全草。

【植物形态】直立或上升草本。茎通常紫色，四棱形，被微柔毛，具分枝。叶膜质，其大小、形状及色泽变异很大，通常卵圆形，长 4 ~ 12.5cm，宽 2.5 ~ 9cm，先端钝至短渐尖，基部宽楔形至圆形，边缘具圆齿状锯齿或圆齿，色泽多样，有黄、暗红、紫色及绿色，两面被微柔毛，下面常散布红褐色腺点。轮伞花序多花；苞片宽卵圆形；花萼钟形，果时增大，萼檐二唇形，上唇 3 裂，中裂片宽卵圆形，十分增大，果时外反，侧裂片短小，卵圆形。花冠浅紫至紫或蓝色，冠檐二唇形，上唇短，直立，4 裂，下唇延长，内凹，舟形。雄蕊 4，内藏，花丝在中部以下合生成鞘状。花柱超出雄蕊，伸出，先端相等 2 浅裂。小坚果宽卵圆形或圆形，压扁，褐色，具光泽。

【分布】广西全区均有栽培。

【采集加工】全年均可采收。洗净，切段，晒干。

【药材性状】须根细小众多，质脆易断。茎呈四棱形，表面紫棕色或暗紫色，四面有纵沟，节稍膨大。有对生枝痕迹，质硬而脆。叶片多皱缩卷曲、破碎，两面暗紫色，叶柄细长。质脆，易碎。气香，味微辛。

【品质评价】以身干、叶多者为佳。

【性味归经】味辛、性温。归肺、脾、胃经。

【功效主治】散寒解表，宣肺化痰，行气和中，安胎，解鱼蟹毒。主治风寒表证，咳嗽痰多，脘腹胀满，恶心呕吐，腹痛吐泻，胎动不安，妊娠恶阻，食鱼蟹中毒。

【用法用量】内服：煎汤，5 ~ 10g。外用：适量，捣敷、研末掺或煎汤洗。

【使用注意】温病及表虚气弱者忌服。

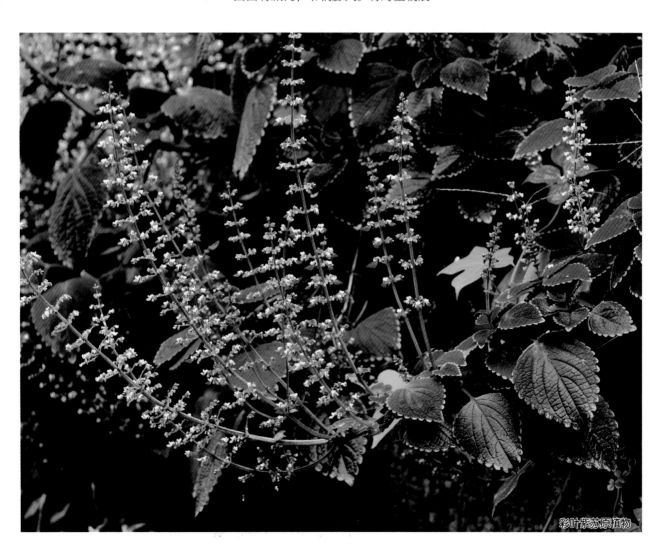

彩叶紫苏原植物

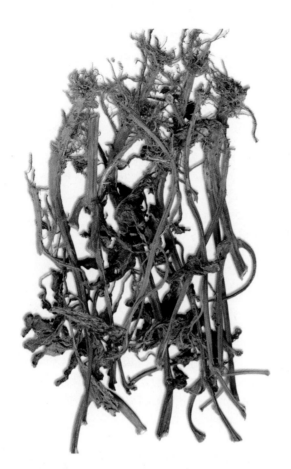

彩叶紫苏药材

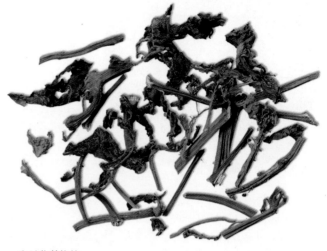

彩叶紫苏饮片

【经验方】

1.伤风发热　苏叶、防风、川芎各一钱五分，陈皮一钱，甘草六分。加生姜二片煎服。（《不知医必要》苏叶汤）
2.卒得寒冷上气　干苏叶三两，陈橘皮四两，酒四升。煮取一升半，分为再服。（《补缺肘后方》）
3.咳逆短气　紫苏茎叶（锉）一两，人参半两。上二味，粗捣筛，每服三钱匕，水一盏，煎至七分，去滓，温服，日再。（《圣济总录》紫苏汤）

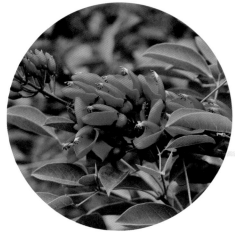

象牙红

Erythrinae Corallodendri Cortex
[英] Common Erythrina Bark

【别名】龙芽花、珊瑚树、珊瑚刺桐、刺桐。

【品质评价】以皮薄、色棕黄色者为佳。　　乳房胀痛。

【性味归经】味辛，性温。归肝经。　　【用法用量】内服：煎汤，12 ～ 18g。

【功效主治】行气止痛。主治胁肋疼痛，　　【使用注意】气虚者慎用。

【来源】为豆科植物象牙红 *Erythrina corallodendron* L. 的树皮。

【植物形态】大灌木。三出复叶，小叶菱状卵形，长 4 ~ 7 cm，宽 2.5 ~ 7 cm，先端渐尖而钝，基部近圆形或宽楔形，两面无毛，有时下面中脉上具刺；叶柄无毛，有刺。总状花序腋生；萼钟状，萼齿不明显，无毛；花冠红色，旗瓣椭圆形，先端微缺，较翼瓣、龙骨瓣长，均无爪；雄蕊二组，不整齐。荚果在种子间收缢。种子深红色，有黑斑。

【分布】广西全区均有栽培。

【采集加工】初夏剥取有钉刺的树皮。晒干。

【药材性状】树皮为板片状，表面呈棕黄色，有宽窄不等沟槽。老树皮栓皮较厚。表面散布有钩刺。

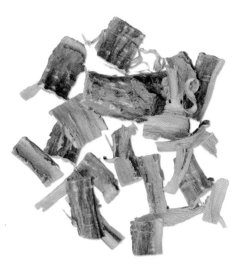

象牙红饮片

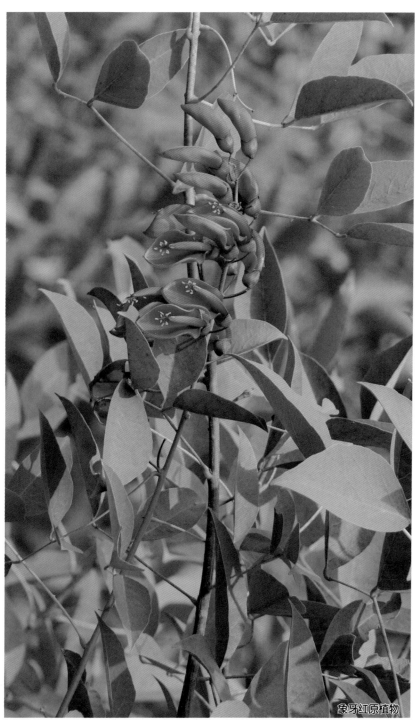

象牙红原植物

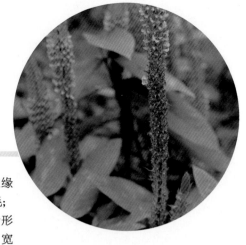

Mao wei cao

猫尾草

Urariae Crinitae Herba
[英] Crinite Uraria Herb

【别名】兔尾草、土狗尾、牛春花、猫尾射、虎尾轮。

【来源】为豆科植物猫尾草 *Uraria crinita*（L.）Desv.ex DC. 的全草。

【植物形态】亚灌木。茎分枝少，被灰色短毛。叶为奇数羽状复叶，茎下部小叶通常为3，上部为5，少有为7；托叶长三角形，先端细长而尖，边缘有灰白色缘毛；叶柄被灰白色短柔毛；小叶近革质，长椭圆形、卵状披针形或卵形，顶端小叶长6~15cm，宽3~8cm，侧生小叶略小，先端略急尖、钝或圆形，基部圆形至微心形，上面无毛或于中脉上略被灰色短柔毛，下面沿脉上被短柔毛，侧脉在两面均突起，下面网脉明显；小托叶狭三角形。总状花序顶生，粗壮，密被灰白色长硬毛；苞片卵形或披针形，具条纹，被白色并展缘毛；花萼浅杯状，被白色长硬毛，5裂，上部2裂，下部3裂；花冠紫色。荚果略被短柔毛；荚节2~4，椭圆形，具网脉。

【分布】广西全区均有分布。

【采集加工】全年均可采收。洗净，切段，晒干。

【药材性状】枝条圆柱形，被短柔毛。羽状复叶，小叶3~5，少为7；小叶多皱缩或脱落，完整者展平后呈长椭圆形、卵状披针形或卵形，顶端小叶稍大，侧生小叶略小，先端略急尖、钝或圆形，基部圆形至微心形，上面无毛或于中脉上略被灰色短柔毛，下面沿脉上被短柔毛，侧脉在两面均突起，下面网脉明显；小托叶狭三角形。气微，味淡。

【品质评价】以干燥、色黄绿、无杂质者为佳。

【化学成分】本品含 β-谷甾醇（β-sitosterol）、硬脂酸（octadecanoic acid）、软脂酸（palmitic acid）、β-胡萝卜苷（β-daucosterol）、（24*R*）-5α-豆甾-7,22（*E*）-二烯-3α-醇 [（24*R*）-5α-stigmast-7,22（*E*）-dien-3α-ol]、2-（乙酰胺基）-苯甲酸甲酯 [2-（acetylamino）benzoic acid methyl ester]、白桦脂醇（betulin）、间羟基苯甲酸（*m*-hydroxybenzoic acid）、5,7-二羟基-2'-甲氧基-3',4'-亚甲基二氧异黄酮(5,7-dihydroxy-2'-methoxy-3',4'-methylenedioxyiso-

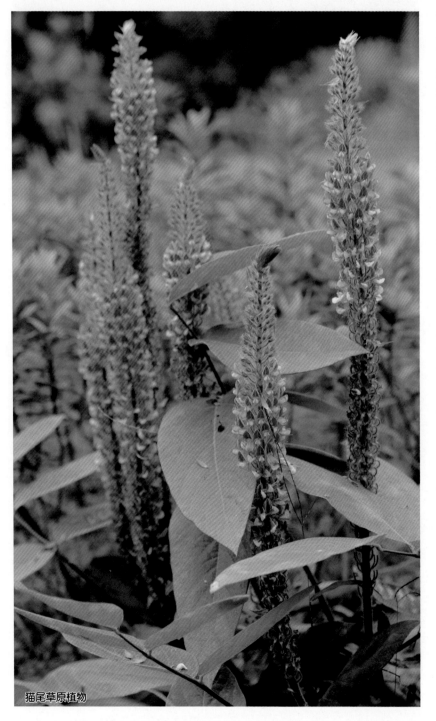

猫尾草原植物

flavanone）、蔗糖（sucrose）、槐二醇（sophoradiol）、染料木素（genistein）、染料木苷（genistin）和水飞蓟宾（silybin）[1]等。

【性味归经】味甘、苦，性凉。归胃、肺经。

【功效主治】清热止咳，凉血止血。主治吐血，咯血，尿血，刀伤出血，肺热咳嗽，子宫脱垂，脱肛。

【用法用量】内服：煎汤，50～100g。外用：适量，捣敷。

【使用注意】脾胃虚寒者慎服。

【经验方】

1. 刀伤出血　生猫尾草捣烂敷。（《广西中草药》）

2. 乳吹，乳癌　猫尾射鲜叶每次50～100g。合牛肉炖食。（《泉州本草》）

3. 肺痈吐痰腥臭　鲜虎尾轮50～80g。洗净，切碎，水适量煎服。（《闽南民间草药》）

【参考文献】

[1] 王燕燕, 张小琼, 宫立孟, 等. 虎尾轮根化学成分研究. 中国药学杂志, 2009,44(16): 1217.

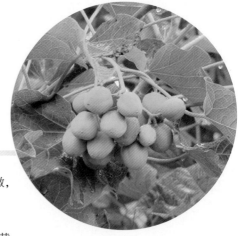

Ma feng shu
麻风树

Jatrophae Curcdis Folium
[英] Manioca Leaf

【别名】假桐油、麻疯树、青桐木、黄肿树、麻枫树。

【来源】为大戟科植物麻风树 *Jatropha curcas* L. 的叶。

【植物形态】灌木或小乔木。树皮灰白色，光滑；幼枝粗壮，有突起的叶痕和灰色皮孔。全株有乳汁。叶互生，卵状圆形或近圆形，长宽约相等，7～15cm，不裂或3～5浅裂，先端钝，基部心形。花单性，雌雄同株；聚伞花序腋生；雄花萼片和花瓣各5枚，花瓣淡黄色，披针状椭圆形；雄蕊10，二轮；雌花无花瓣，子房2～3室，无毛，花柱3，柱头2裂。蒴果近球形；种子长圆形，黑色。

【分布】广西主要分布于龙州、博白、南宁。

【采集加工】四季可采。多鲜用。

【药材性状】本品稍皱褶，展平后呈卵状圆形或近圆形，长7～12cm，宽6～11cm；上面黑褐色，下面灰黄色，全缘或3～5浅裂；掌状5出脉，主脉在近背突起；两面无毛。叶柄灰黄色，长10～17cm。质脆，易碎。气微，味苦涩。

【品质评价】以色黑褐、叶大者为佳。

【化学成分】本品叶中含5,7,4-三羟基黄酮（5,7,4-trihydroxyflavone）[1]、5,4′-二羟基-6,7-葡萄糖黄酮苷（5,4′-dihydroxy-6,7-glucose flavonol glycoside）[2]。

根中含麻风树酚酮A（jatropholone A）、麻风树酚酮B（jatropholone B）、麻风树醇（jatrophol）、川皮苷（nobiletin）、5α-豆甾烷-3,6-二酮（5α-stigmastane-3,6-dine）[3]、5-羟吡咯-2-酮，嘧啶-2,4-酮（5-hydroxypyrrolidin-2-dione and pyrimidine-2,4-dione）[4]、白蜡树内脂（fraxetin）[5]、caniojanew、麻风树素（jatrophin）、5-羟基-6,7-二甲基秦皮乙素（5-hydroxy-6,7-dimethylesculetin）、6-甲氧基-7-羟基香豆素（6-methoxy-7-hydroxy coumarin）[6]。

种子中含棕榈酸（palmitic acid）、硬脂酸（stearic acid）、油酸（oleic acid）、亚油酸（linoleic acid）等[7]。

【药理作用】

抗肿瘤 麻风树提取物能时间-剂量依赖性的抑制黑色素瘤A375细胞增殖，诱导其凋亡，引起细胞形态学改变[8]。麻风树核糖体失活蛋白具有较强的抗肿瘤活性，其机制与其具有的N-糖苷酶活性有关[9]。

附：麻风树根、种子药理作用

1. 抗炎 麻风树根粉局部涂药对小鼠十四烷酰佛波醋酸酯（TPA）诱导的耳部炎症有抑制作用，甲醇提取物灌胃可抑制大鼠角叉菜胶或甲醛诱导的足肿胀、松节油诱导的炎性渗出和棉球肉芽肿[10]。麻风树根提取物能抑制二甲苯所致的小鼠耳郭肿胀和鸡蛋清所致的大鼠足跖肿胀，也能抑制大鼠棉球肉芽肿的形成[11]。

2. 抗氧化 麻风树种子提取物的正丁醇萃取层具有抗氧化活性，从该萃取层分得的化合物7-表-芝麻素-二儿茶酚、异巴西油大戟素具有较强活性，化合物麻疯果素A、(±)-3,3′-bisdemethylpinoresinol具有中等强度活性[12]。

3. 杀钉螺 麻风树籽醇提物和水提物对钉螺均具杀灭作用，麻风树籽醇提物浸杀钉螺24h，48h和72h的半数致死浓度（IC_{50}）分别为53.7mg/L、25.3mg/L和11.6mg/L；水提取物浸杀钉螺48h和72h的IC_{50}分别为45.6mg/L和26.1mg/L[13]。

4. 抗微生物 麻风树树液抑制葡萄球菌、芽孢杆菌、微球菌生长，抑制蛔虫、美洲钩虫孵化，也抑制蚊虫幼体生长，具抗疟作用[14]。麻风树60%醇提液对白色念珠菌、金黄色葡萄球菌和大肠杆菌具有极强的杀灭作用。麻风树60%醇提液及该

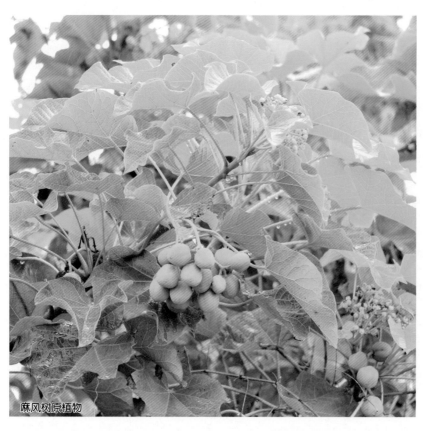

麻风树原植物

醇提液的 30%、50% 洗脱物对细胞的毒性较小；提取物既能抑制单纯疱疹病毒在胞内的增殖，又能直接灭活该病毒；提取物对单纯疱疹病毒 HSV- Ⅰ 在胞内增殖的抑制作用略优于 HSV- Ⅱ，对 HSV- Ⅰ 的直接灭活作用更是强于 HSV- Ⅱ；提取物对流感 A3 型病毒的直接灭活作用效果显著；50% 洗脱物还能抑制 A3 在鸡胚内的增殖[15]。麻风树树枝水提液抑制人免疫缺陷病毒诱导的细胞病变，且对细胞毒性较小[16]。

5. 其他 麻风树树液减少人血液凝血时间，但稀释的树液却延长凝血时间。凝血酶原和部分凝血酶实验也显示树液中含有促凝和抗凝两种物质，而丁醇部分含有抗凝物质[17]。麻风树稀释树液单次局部用药或低浓度稀释液多次用药，对雄性小鼠皮肤外科伤口有治疗作用[18]。麻风树液中的成分抑制人补体经典途径，促进人 T 细胞增殖[19]。

6. 毒性反应 麻风树树液腹腔注射或灌胃对小鼠毒性很大[14]。高浓度稀释液或原液多次外用会腐蚀小鼠皮肤[18]。麻风树甲醇提取物含有致巨幼红细胞性贫血的成分[20]。

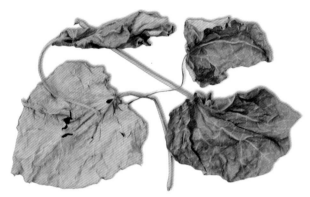

麻风树药材

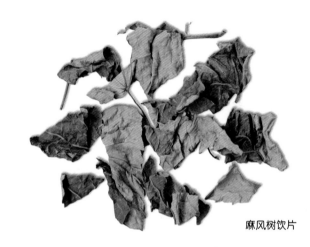

麻风树饮片

【性味归经】味苦、涩，性凉；有毒。归肝经。

【功效主治】散瘀消肿，止血，止痒。主治跌打肿痛，创伤出血，皮肤瘙痒，麻风，癞痢头，慢性溃疡，关节挫伤，阴道滴虫，湿疹，脚癣。

【用法用量】外用为主。鲜叶适量捣烂敷患处，或用鲜叶捣烂绞汁搽患处。

【使用注意】本品有毒，尤以种子有大毒（含毒蛋白）。仅供外用，不宜内服。误食后中毒引起恶心，呕吐，腹痛，腹泻，呼吸困难，皮肤青紫，循环衰竭和少尿，最后出现溶血现象，尿血，逐渐呈现呼吸窒息而死亡。

【经验方】

1. 跌打瘀肿，创伤出血 鲜叶适量捣烂敷患处。（《广西中草药》）
2. 皮肤瘙痒，湿疹 用鲜叶放置火上烤热至叶柔软时搓烂擦患处。（《广西中草药》）

【参考文献】

[1] Subramanian SS, Nagarajan S, Sulochana N. Flavonoids of some euphorbiaeoue plants. Phytochemistry, 1971, 10: 2548.

[2] Khafagy SM, Mohamed YA, Abdel-Salam N A, et al. Phytochemistry study of Jatropha curcas. Planta Med, 1977, 31(3): 274.

[3] Chen MQ, Hou LL, Zhang GW. The diterpenoids from Jatropha curcas L. Acta Bot Sin, 1988, 30(3): 308.

[4] Staubmann R, Schubert-Zsilavecz M, Hiermann A, et al. A complex of 5-hydroxypyrrolidin-2-one and pyrimidine-2,4-dione isolated from Jatropha curcas. Phytochemistry, 1999, 50(2): 337.

[5] Parthasarathy MR, Saradhi KP. A Coumarino-lignan from Jatropha gossypiifolia. Phytochemistry, 1999.

[6] 孔令义，闵知大，史剑侠. 麻枫树根的化学成分研究. 植物学报, 1996, 38(2): 161.

[7] Li WL, Yang H, Lin N, et al. Study on the chemical constituents of seeds oils from Jatropha curcas. J. Yunnan. Univ, 2000, 22(15): 324.

[8] 李星，唐琳，雷蕾，等. 麻疯树提取物对恶性黑色素瘤 A375 细胞增殖抑制及诱导凋亡作用的研究. 时珍国医国药, 2010, 21(9): 2291.

[9] Lin J, Yan F, Tang L, et al. Antitumor effects of curcin from seeds of Jatropha curcas. Acta Pharmacol Sin, 2003, 24(3): 241.

[10] Mujumdar AM, Misar AV. Anti-inflammatory activity of Jatropha curcas roots in mice and rats. J Ethnopharmacol, 2004, 90(1): 11.

[11] 刘尧，钟敏. 麻疯树根提取物抗炎作用的实验研究. 四川中医, 2009, 27(10): 45.

[12] 李玲，李晓帆，吴慧星，等. 麻疯树种子抗氧化活性成分的研究. 中草药, 2010, 41(12): 1932.

[13] 杨忠，殷关麟，范崇正，等. 麻风树籽提取物杀灭钉螺的实验研究. 中国血吸虫病防治杂志, 2003, 15(5): 364.

[14] Fagbenro-Beyioku AF, Oyibo WA, Anuforom BC. Disinfectant/ antiparasitic activities of Jatropha curcas. East Afr Med J, 1988, 75(9): 508.

[15] 刘娟，雷蕾，唐琳，等. 麻疯树提取物体外抗病毒和杀菌作用的初步研究. 时珍国医国药, 2009, 20(8): 1890.

[16] Matsuse IT, Lim YA, Hattori M, et al. A search for anti-viral properties in Panamanian medicinal plants: The effects on HIV and its essential enzymes. J Ethnopharmacol, 1999, 64(1): 15.

[17] Osoniyi O, Onajobi F. Coagulant and anticoagulant activities in Jatropha curcas latex. J Ethnopharmacol, 2003, 89(1): 101.

[18] Salas J, Tello V, Zavaleta A, et al. Cicatrization effect of Jatropha curcas latex(Angiospermae: Euforbiaceae). Rev Biol Trop, 1994, 42(1-2): 323.

[19] Van den Berg AJ, Horsten SF, Kettense-van den Bosch JJ, et al. Curcacycline A-a novel cyclic octapeptide isolated from the latex of Jatropha curcas L. FEBS Lett, 1995, 358(3): 215.

[20] 孙备. 麻疯树提取物可引起大鼠贫血. 国外医学·中医中药分册, 1998, 20(5): 41.

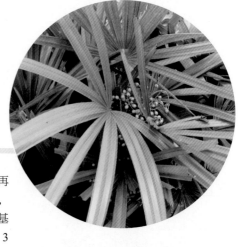

Cu zong zhu
粗棕竹

Rhapis Robustae Radix
[英] Robuste Rhapis Fibrous Root

【别名】龙州棕竹、粗叶棕竹。

【来源】为棕榈科植物粗棕竹 *Rhapis robusta* Burret 的须根。

【植物形态】丛生灌木。茎圆柱形，有节。叶通常掌状 4 深裂，裂片宽披针形至披针形，长 20 ~ 25cm，宽 2.5 ~ 4.5cm，具 3 ~ 4 条肋脉，先端短渐尖，具尖齿，仅边缘具细锯齿；叶柄两面突圆；顶端有三角形的小戟突；叶鞘纤维褐色、纤细、交织成整齐的网。花序腋生，三回分枝，花序轴初时被淡褐色鳞秕；花序梗上的佛焰苞 3 个，管状，质薄，顶端狭三角形，一侧开裂；分枝张开，分枝常常又再分枝；花雌雄异株，雌花花萼钟状，顶端 3 齿裂；在花萼冠之间的花萼基部有一狭圆柱体；结果时花冠扁平，3 裂，裂片广卵形。果实未见。

【分布】广西主要分布于龙州、大新。

【采集加工】全年均可采。洗净，晒干。

【药材性状】本品为细长圆柱形，表面有纵皱缩棱纹，灰棕色，可见较多侧根或侧根痕。

【品质评价】以身干、粗壮、色黄绿、无杂质者为佳。

【性味归经】味甘，微辛，性平。归肝、肾经。

【功效主治】活血疗伤，续筋接骨。主治跌打骨折。

【用法用量】内服：煎汤，9 ~ 20g。

【使用注意】孕妇慎服。

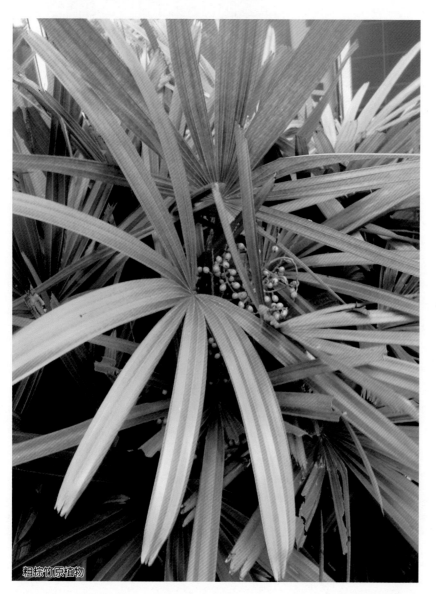

粗棕竹原植物

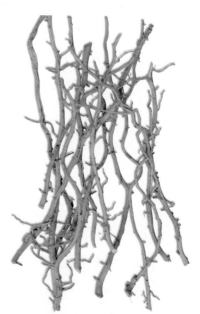

粗棕竹药材

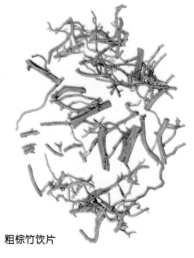

粗棕竹饮片

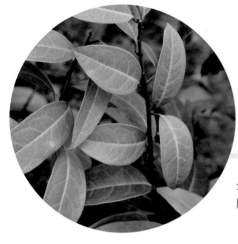

Qing feng teng

清风藤

Sabiae Japonicae Caulis
[英] Japanese Sabia Stem

【别名】青藤、寻风藤、一口两嘴、过山龙、牢钩刺、一个刺二个头。

【来源】为清风藤科植物清风藤 *Sabia japonica* Maxim. 的茎。

【植物形态】落叶攀缘木质藤本。老枝紫褐色，常留有木质化成单刺状或双刺状的叶柄基部。单叶互生；叶柄被柔毛；叶片近纸质，卵状椭圆形、卵形或阔卵形，长 3.5～9cm，宽 2～4.5cm；叶面中脉有稀疏毛，叶背带白色，脉上被稀疏柔毛；侧脉每边 3～5 条。花先叶开放，单生于叶腋，花小，两性；苞片 4，倒卵形；花梗果时增长；萼片 5，近圆形或阔卵形，具缘毛；花瓣 5，淡黄绿色，倒卵形或长圆状倒卵形，具脉纹；雄蕊 5；花盘杯状，有 5 裂齿；子房卵形，被细毛。

分果爿近圆形或肾形；核有明显的中肋，两侧面具蜂窝状凹穴。

【分布】广西主要分布于兴安、龙胜。

【采集加工】春、夏季割取藤茎。切段后，晒干。

【药材性状】茎呈圆柱形，灰黑色，光滑，外表有纵皱纹及叶柄残基，呈短刺状。断面皮部较薄，灰黑色，木部黄白色。气微，味微苦。

【品质评价】以身干、粗大、色黄绿者为佳。

【化学成分】清风藤主要含有清风藤碱甲（sabianine A）[1]。

【药理作用】

1. 抗炎　清风藤的水提物可使注射佐剂侧足肿胀消退，对另侧迟发型超敏反应足肿胀亦有消退作用。预防性给药可使注射佐剂侧足的炎症反应消退，且抑制另侧后肢因迟发型超敏反应引起的足肿胀[2]。清风藤煎剂对巴豆油所致炎症，甲醛所致足趾肿胀均有抑制作用[3]。

2. 镇痛　通过腹腔注射 100mg/kg 清风藤碱甲，其镇痛作用最为显著[4]。

【临床研究】

慢性乙型肝炎　将 96 例患者随机分为治疗组和对照组各 48 例。两组均给予一般护肝药物及对症治疗。对照组加用门冬氨酸钾镁 10ml 加入 10% 葡萄糖液 250ml 中静滴，治疗组患者则加用龙华清肝冲剂（配方由小花清风藤、栀子等组成。经水煮提取，浓缩干燥制成颗粒冲剂），每次 6～12g，每日 3 次，1 个月为 1 个疗程。总疗程 3～6 个月。结果：治疗组与对照组在症状、体征的改善方面基本相似，差异无统计学意义。治疗组 44 例治疗前血清谷丙转氨酶（ALT）升高者，于

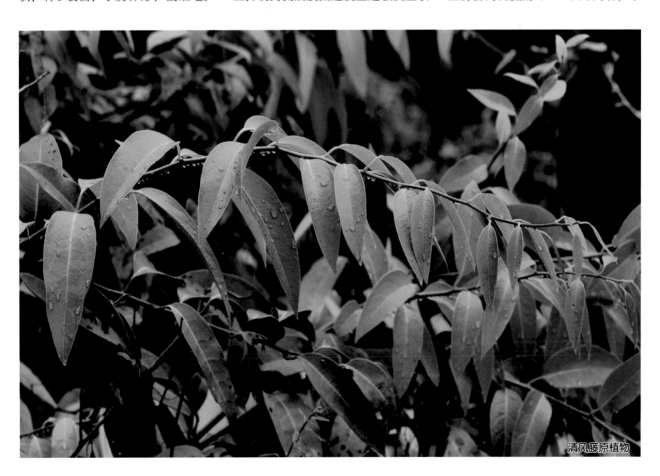

清风藤原植物

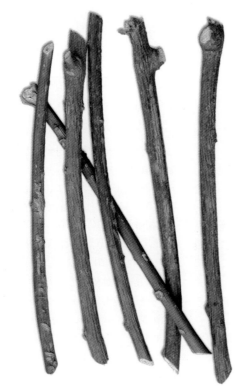

清风藤药材

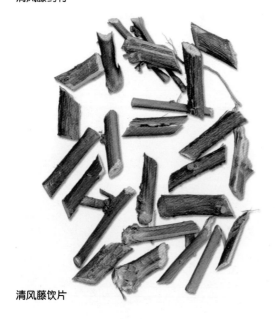

清风藤饮片

疗程结束时有90.9%（40/44）降至正常。对照组中有42例ALT升高者，于疗程结束后有64.28%（27/42）降至正常（P<0.01）。HBsAg阴转率治疗组为29.17%（14/48），对照组为8.33%（4/48）（P<0.01）。HBeAg阴转率治疗组为50%（24/48），对照组为10.42%（5/48）（P<0.01），治疗组的抗HBs及抗HBe的阴转率也略高于对照组。全部治疗组患者经6～12个月的追踪观察，有5例复发，总复发率为10.4%，HBeAg持续阴转率为61.76%，表明近期效果及远期效果均较理想[5]。

【性味归经】味苦、辛，性温。归肝经。

【功效主治】祛风利湿，活血解毒。主治风湿痹痛，鹤膝风，水肿，脚气，跌打损伤，骨折，深部脓肿，骨髓炎，化脓性关节炎，脊椎炎，疮疡肿毒，皮肤瘙痒。

【用法用量】内服：煎汤，9～15g，大剂量30～60g；或浸酒。外用：适量，鲜品捣敷；或煎水熏洗。

【使用注意】孕妇慎用。

【经验方】

1. 皮肤疹痒　（清风藤）茎煎水熏洗。（《湖南药物志》）
2. 跌打损伤，热疖肿毒　鲜清风藤适量，红糖少许。同捣烂敷伤处，干则更换。（《安徽中草药》）
3. 风湿痹痛　清风藤、寻骨风各9g，煎服。或清风藤、虎杖、松节各9g，煎服。（《安徽中草药》）
4. 偏瘫　清风藤、豨莶草各9g，煎服。（《安徽中草药》）
5. 深部脓肿，骨髓炎早期，化脓性关节炎，脊椎炎　（清风藤）茎60g，猕猴桃根60g。水煎，分多次服。（《湖南药物志》）

【参考文献】

[1] 张士善，傅绍萱，李蕴山，等.清风藤碱甲的药理作用——镇痛、消炎作用及急性毒性实验.药学学报,1960,8(4): 177.
[2] 李瑾翡，吴招娣.清风藤水提物"风湿可克"的消炎作用.中药材,1999,22(9): 472.
[3] 徐春媚，王文生，卢春凤.清风藤抗炎作用的实验研究.黑龙江医药科学,1999,122(6): 7.
[4] 张士善，傅绍萱，李蕴山，等.清风藤碱甲的药理作用.药学学报,1960,4(4): 8.
[5] 张为卿.龙华清肝冲剂治疗慢性乙型肝炎48例疗效观察.贵州医药,2011,35(8): 742.

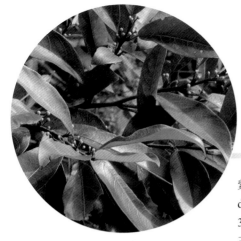

清香木姜子

Qing xiang mu jiang zi

Litseae Euosmatis Fructus
[英] Euosmia Litsea Fruit

【别名】木姜子、木椒子。

【来源】为樟科植物清香木姜子 *Litsea euosma* W.W.Smith 的果实。

【植物形态】落叶小乔木。幼枝有短柔毛；顶芽圆锥形，外被黄褐色柔毛。叶互生；叶片卵状椭圆形或长圆形，长 7 ~ 14cm，宽 2.5 ~ 5cm，先端渐尖，基部楔形略圆，上面深绿色，无毛，下面粉绿色，被疏柔毛，中脉稍密。雌雄异株；伞形花序腋生，常 4 个簇生于短枝上，每一花序有花 4 ~ 6 朵，先叶开放或与叶同时开放；花被裂片 6，黄绿色或黄白色，椭圆形；能育雄蕊 9，花丝有灰黄色柔毛，花药 4 室，皆内向瓣裂。

【分布】广西主要分布于马山、那坡、隆林、龙胜、全州、灌阳、灵川、临桂。

【采集加工】秋季末采摘。阴干。

【药材性状】果实类圆球形，直径 4 ~ 5mm。外表面黑褐色或棕褐色，有网状皱纹，先端钝圆，基部可见果柄脱落的圆形疤痕，少数残留宿萼及折断提醒柄。除去果皮，可见硬脆的果核，表面暗棕褐色。质坚脆，有光泽，外有一隆起纵横纹。破开后，内含种子 1 粒，胚具子叶 2 片，黄色，富油性。气芳香，味辛辣，微苦而麻。

【品质评价】以干燥、粒粗、色黄绿、无杂质者为佳。

【化学成分】本品枝叶中含 5- 羟基 -6- 甲基 -3-（10- 十一烯基）-5,6- 二氢吡喃 -2- 酮 [5-hydroxy-6-methyl-3-（undec-10-enyl）-5,6-dihydropyran-2-one]、阿魏酸酯衍生物（aderivative of ferulic acid ester）、6-*O*- 棕榈酰 -β - 胡萝卜苷（6-*O*-palmitoy-β-daucosterol）、葡萄糖（glucose）[1]、黄堇碱（corypalline）、二十二酸（docosanoic acid）、二十六酸（hexacosanoic acid）、三十酸（triacontanoic acid）[2]、新木姜子碱（laurolitsine）、紫云英苷（astragalin）、dihdrodehydrodiconifery alcohol、5,6-epoxystigmastan-3-ol、ethyl 2,4-dihydroxy-6-methylbenzoate、三十一烷酸甘油酯（myricinic acid glyceride）、二十五醇（pentacosyl alcohol）[3]。

本品含挥发油，其主要成分有桉油（eucalyptus oil），其次是松油烯 -4- 醇（terpinen-4-ol）、*N*- 甲基 - 山鸡椒痉挛碱（*N*-methyl-laurotetanine）、十七烷酸（heptadecanoic acid）、叶绿醇（phytol）、乙醚基亚油酸（ether linoleic acid）、2,6- 二甲基 -2,6- 辛二烯（2,6-dimethyl-2,6-octadiene）[4] 等。

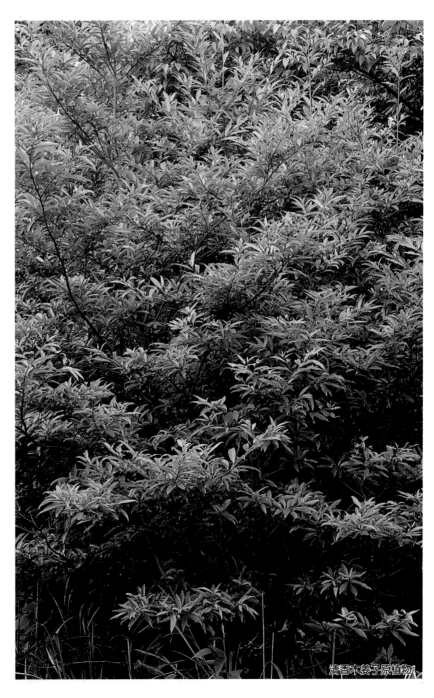

清香木姜子原植物

此外,本品还含boldine、去甲异紫堇定(nor-*iso*-boldine)、网叶番荔枝碱(reticuline)、β-谷甾醇(β-sitosterol)、β-胡萝卜苷(β-daucosterol)等[5]。

【药理作用】

抗微生物 0.005%～0.01%木姜子油能抑制试管内断发毛癣菌、黄癣菌、絮状表皮癣菌、石膏样小孢子菌等几种皮肤癣菌,0.033%～0.1%还能抑制白色念珠菌、新型隐球菌、孢子丝菌及几种皮肤着色真菌(卡氏枝孢菌、裴氏着色真菌、粉绿木霉、茄病镰刀霉等),而1%则能抑制黄曲霉和烟曲霉。此外木姜子油尚有一定程度的杀菌作用[6]。

【性味归经】味辛、苦,性温。归胃、肝经。

【功效主治】祛风散寒,健脾燥湿,消食下气。主治胃寒腹痛,泄泻,食滞饱胀,痛经。

【用法用量】内服:煎汤,10～15g,或入散剂。外用:捣烂敷。

【使用注意】实热证、阴虚火旺者忌用。

【经验方】

1.关节痛 木姜子30g,雄黄15g,鸡屎60g。捣烂,炒热,布包,揉擦痛处。(《湖南药物志》)

2.疔疮 木姜子捣绒外敷。(《贵州民间药物》)

3.发痧气痛 木姜子、青藤香、蜘蛛香各3g。研末,酒吞服。(《贵州民间药物》)

4.消化不良,胸腹胀 木姜子焙干,研末,每次吞服0.9～1.5g。(《贵州民间药物》)

5.水泻腹痛 木姜子研末,开水吞服3g。(《贵州民间药物》)

6.感寒腹痛 木姜子12～15g。水煎服。(《湖南药物志》)

【参考文献】

[1] 肖勇,赵静峰,羊晓东,等.清香木姜子的化学成分.云南植物研究,2005,27(6):695.

[2] 肖勇,李子燕,李良.清香木姜子的化学成分Ⅱ.云南化工,2006,33(5):22.

[3] 肖勇,周红娇,羊晓东,等.清香木姜子的化学成分研究.中草药,2005,36(8):1142.

[4] 张丽,闵勇,王洪,等.清香木姜子挥发油化学成分研究.安徽农业科学,2009,37(29):14193.

[5] 肖勇,羊晓东,周红娇,等.清香木姜子中的异喹啉生物碱.云南大学学报(自然科学版),2004,26(增刊):192.

[6] 白义杰.中华皮肤科杂志,1984,17(2):122.

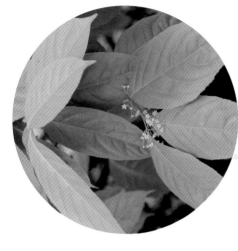

Mi hua mei deng mu

密花美登木

Mayteni Confertiflori Ramulus
[英] Denseflower Mayten Twig and Leaf

【别名】亚棱侧。

【来源】为卫矛科植物密花美登木 *Maytenus confertiflorus* J.Y.Luo et X.X.Chen 的茎、叶。

【植物形态】灌木。高 3 ~ 4m；小枝具刺，刺粗壮。叶纸质，阔卵形或倒卵形，长 10 ~ 24cm，宽 3 ~ 9cm，先端渐尖，基部阔楔形，两面无毛。聚伞花序多数集生于叶腋，有花多至 60 朵；花序梗极短或近无，分枝及小花梗纤细；苞片、小苞片边缘常呈流苏状；萼片三角卵形，淡红色，边缘多少纤毛状；花白色，花瓣线形或狭方形；雄蕊着生花盘近外缘处；子房小，花柱短粗，柱头 3 裂。蒴果三角球状，果皮光滑。种子白色。

【分布】广西主要分布于宁明、凭祥、崇左、大新。

【采集加工】夏、秋季采集。晒干，备用，亦用鲜品。

【药材性状】本品茎呈圆柱形，幼枝淡绿色，老枝棕黄色至棕褐色，外表有瘤状物，表皮具纵裂纹，枝刺硬，长约 1cm；断面淡黄色，髓心大。单叶互生，叶片淡绿色，皱卷，展开后长 8 ~ 20cm，宽 3 ~ 8cm，两面均无毛，网脉细密；质坚，稍脆。气微，味甘。

【品质评价】以条匀、叶多而色绿者为佳。

【化学成分】本品叶含卫矛醇（dulcitol）、丁二酸（succinic acid）、丁香酸（syringic acid）、3-羟基曲酸（3-oxykojic acid）、黑麦草内酯（loliolide）[1]、美登木素（maytansine）[1]、密花美登木醇（confertiflorol）[2]。

【药理作用】

1.抑制肿瘤 密花美登木中的美登木素对小鼠肉瘤 S180、小鼠白血病 L1210、P388、W256 癌及 B16 黑色素瘤等均有一定疗效[3,4]。体外美登木素有直接的杀细胞作用，P388 最敏感，白血病 L1219 的半数有效量（ED$_{50}$）为 2×10^9mol/L[5]，鼻咽鳞癌细胞（KB）的 ED$_{50}$ 为 10^{-4} ~ 10^{-3} μg/ml[6]。美登木素能干扰细胞微管蛋白聚合，从而阻止纺锤体形成[7]。美登木素对小鼠白血病 L1210、L5178Y 和 P388 三种细胞的脱氧核苷酸（DNA）合成抑制最显著，对核糖核苷酸（RNA）的抑制轻微[8]。去水卫矛醇（DAG）和美登木素同时或间隔 24h 给药，对艾氏腹水瘤（EAC）小鼠的生命延长和杀瘤细胞均有协同作用[9]。DAG 与长春新碱（VCR）联合使用，对 L1210 有协

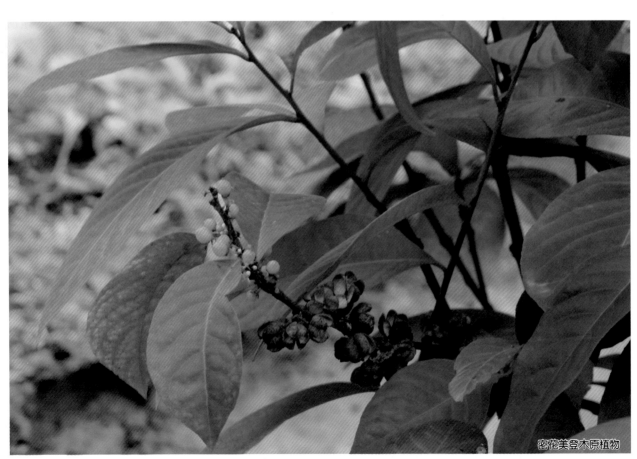

密花美登木原植物

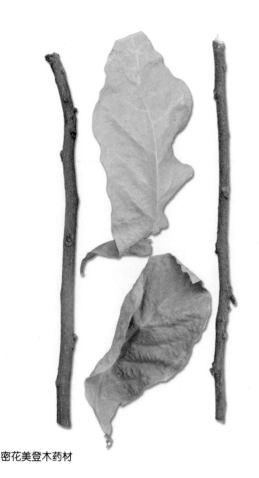

密花美登木药材

同疗效，DAG 最佳剂量为 3.0mg/kg[10]。

2. 其他　小鼠精原细胞试验表明密花美登木叶醋酸乙酯提取物 761-1、密花美登木茎提取物 M₂ 及美登木素均为阳性反应，最低有效浓度分别为 2.5mg/ml、0.1mg/ml 及 0.001mg/ml。美登木素最低有效抑菌剂量为 0.0003mg/ 纸片、M₂ 约为 0.1 ~ 0.25mg/ 纸片[4]。

3. 毒性反应　761-1 小鼠腹腔注射的半数致死量（LD_{50}）为（453.3±44.7）mg/kg；M₂ 腹腔注射的 LD_{50} 为（83.4±15.8）mg/kg，灌胃为（365.0±68.0）mg/kg；美登木素腹腔注射 LD_{50} 为（0.40±0.18）mg/kg。M₂ 每日给大鼠腹腔注射 1.5mg/kg 及 0.75mg/kg，连续 14 天，各组动物在试验过程中未见

异常，体重略增。给药组约半数动物肝细胞有不同程度肿胀，胞浆疏松，个别动物胃、肺组织有炎细胞浸润，心、肾、肠、骨髓、脾、肾上腺等均未见异常。M₂ 300mg/kg 及 700mg/kg 给兔灌服，连续 3 天，给药后有厌食，精神不振，体重减轻，病检大剂量组兔胃大弯处有少量渗出性出血[3]。美登木素对狗的致死量（静注 1 次）为 0.12mg/kg，连续静注 5 次时，狗的致死量为 0.06mg/kg，猴的致死量为 0.24mg/kg，表现有血红蛋白降低、白细胞及网织红细胞减少，骨髓造血功能受抑制，末梢血及淋巴组织中淋巴细胞减少，食欲不振、呕吐、血便、体重减轻等，致死量时出现心肌退行性病变，以及肾功能不良，尿素氮（BUN）值升高，肝功能受损，磺溴酞钠（BSP）值升高，丙氨酸转氨酶（ALT）、天冬氨酸转氨酶（AST）升高，病理组织学显示脂肪性变，仅在猴身上出现腺细胞萎缩[4]。

【性味归经】味辛、苦，性寒；有毒。归肝、肾经。

【功效主治】祛瘀止痛，解毒消肿。主治跌打损伤，腰痛。并有抗肿瘤作用，近代试用于治疗癌症。

【用法用量】内服：煎汤，9 ~ 30g，大剂量可用至 60g。外用：适量，鲜品捣烂敷。

【使用注意】孕妇忌服。

【参考文献】

[1] 王雪芬，陈家源，韦荣芳，等．密花美登木抗癌成分的研究 I. 药学学报，1981,16(1): 59.

[2] 王雪芬，濮全龙，陈家源，等．密花美登木三萜化合物的分离和结构．植物学报，1985,27(4): 393.

[3] 樊亦军，陈定南，周军，等.1, 2, 5, 6- 二去水卫矛醇抗肿瘤作用及毒性．浙江肿瘤通讯，1987,2(3): 85.

[4] 癌化学疗法．韩锐，译．中草药通讯，1978,(4): 1927.

[5] Wolpert-Defilippes M K,et al.Bio-chem Pharmacol, 1975, 24(6): 751.

[6] Kupchan S M, et al. Ped Proc, 1974,(33): 2288.

[7] Stephen R, et al. Science, 1975, 189,(4207):1002.

[8] 上海药物研究所．国外医学·药学分册，1976,3(4): 233.

[9] 樊亦军.1, 2, 5, 6- 二去水卫矛醇与美登新联合用药的实验研究．药学学报，1983,18(9): 648.

[10] 樊亦军．抗癌药 1, 2,5, 6- 二去水卫矛醇与长春新碱联合用药的实验研究．中草药，1987,22(2): 98.

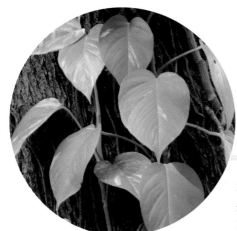

Lü luo

绿 萝

Scindapsi Aurei Herba
[英]Aureus Scindapsus Herb

【别名】黄金葛、魔鬼藤、石柑子。

【来源】为天南星科植物绿萝 *Epipremnum aureum*（Linden et Andre）Bunting Ann 的全株。

【植物形态】大型常绿藤本攀附植物。茎肉质，茎节、节间有气根。叶互生，全缘，戟形、心形或广椭圆形，长23～50cm，宽10～23cm，顶端尖，基部心形或近圆形，蜡质，暗绿色，有的镶嵌着金黄色不规则斑点或条纹。叶柄有狭翅，近顶端膝状膨大。肉穗花序，花两性，无花被，雄蕊4；子房顶端平截，花柱近不存在，柱头顶面观椭圆形，胚珠1。果实紧密靠合。

【分布】广西全区均有栽培。

【采集加工】全年可采。洗净，除去残叶、须根，鲜用或切段晒干备用。

【药材性状】茎圆柱形，直径约2mm，表面黑色，皱缩有棱，节间长2～4cm，节上有灰棕色叶痕。质韧不易折断，断面不平，黄白色。叶皱缩，黑色，具长柄，约9cm；叶片展开呈卵状椭圆形，长约10cm，宽约5cm。上表面有许多白色小点，下表面羽状脉明显，全缘。气微，味淡。

【品质评价】以干燥、叶完整者为佳。

【药理作用】

1.降血糖　采用四氧嘧啶、肾上腺素及高浓度葡萄糖致糖尿病模型小鼠及正常小鼠实验，绿萝花的乙酸乙酯和正丁醇部位均能不同程度降低上述不同糖尿病动物模型的空腹血糖，而对正常小鼠空腹血糖无明显影响[1]。乙酸乙酯的萃取部分对α-葡萄糖苷酶的活性具有较强的竞争性抑制作用，半数抑制浓度 IC_{50} 为43.63μg/ml，抑制常数 Ki 值为21.49g/ml，比阿卡波糖抑制α-葡萄糖苷酶的 IC_{50} 值250μg/ml低的多[2]。

2.抗氧化　乙酸乙酯及正丁醇萃取部分具有较强抗氧化作用，0.42μg/ml的乙酸乙酯及正丁醇萃取部分对二苯代苦味酰基自由基（DPPH•）的清除率分别可达到88.5%、93.6%，与0.3mg/ml的抗坏血酸对二苯代苦味酰基自由基（DPPH•）的清除率96.3%相当，IC_{50} 为0.27mg/ml，乙酸乙酯萃取部分对氧自由基亦有一定的清除作用[2]。绿萝提取物抑制常数为21.49mg/ml，自由基清除浓度在0.42mg/ml，为88.5%[2]。

3.抗蛇毒　给小鼠皮下注射100%致死量的眼镜蛇毒后，立即灌胃60%绿萝醇提取液75g/kg，在24h内小鼠存活率为68.3%，有明显的抗蛇毒效果[3]。

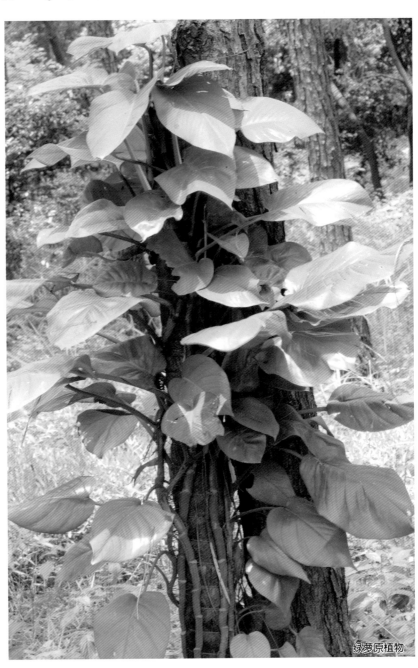

绿萝原植物

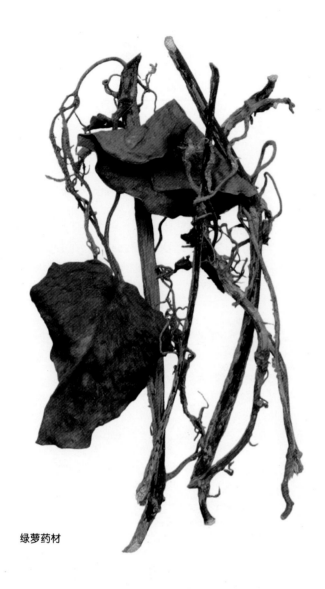

绿萝药材

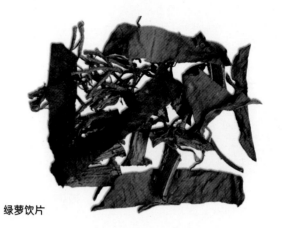

绿萝饮片

【**性味归经**】味苦、辛，性微温。归胃、肝经。

【**功效主治**】理气止痛，祛风除湿。主治胃气痛，疝气，脚气，风湿骨痛。

【**用法用量**】内服：煎汤，5～15g。

【**使用注意**】孕妇忌用，体虚者慎用。

【**经验方**】

小儿疳积　石柑子、桐寄生。蒸鸡肝或猪肝服。(《四川中药志》)

【**参考文献**】

[1] 罗小文, 顾健, 张娥, 等. 藏药绿萝花不同活性部位降血糖实验研究. 中药材, 2012,35(4): 612.

[2] 竺琴, 张焜, 杜志云, 等. 西藏绿萝花提取物对葡萄糖苷酶的抑制及抗氧化作用. 中药材, 2009,32(1): 89.

[3] 洪庚辛, 等. 中草药, 1983,14(4): 26.

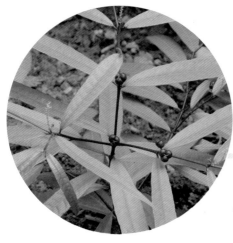

绿背桂花

Lǜ bei gui hua

Excoecariae Formosanae Folium
[英]Green Excoecaria Leaf

【别名】毒箭木、小霸王。

【性味归经】味辛，性温；有大毒。归肺经。

【功效主治】杀虫止痒。主治牛皮癣，慢性湿疹，神经性皮炎。

【用法用量】外用：适量。

【使用注意】本品有大毒，仅供外用，忌内服。

【来源】为大戟科植物绿背桂花 *Excoecaria formosana*（Hayata.）Hayata. 的枝、叶。

【植物形态】常绿灌木。全株无毛。单叶对生，偶有互生或轮生；具柄；叶片纸质，椭圆形至长圆状披针形，稀倒披针形或倒卵形，长 2～15cm，宽 1.5～4.5cm，先端渐尖或圆，稀微凹，基部楔形，边缘具浅锯齿，上面深绿色，下面浅绿色。花单性异株；雄花苞片长于花梗，雌花苞片短于花梗，苞片基部各具 1 枚腺体；小苞片 2，条形，基部有 2 枚腺体；萼片 3，边缘具小齿；子房近球形，花柱 3，基部多少合生。蒴果球形。

【分布】广西主要分布于龙州、桂平。

【采集加工】全年均可采。洗净，晒干或鲜用。

【药材性状】老枝树皮灰褐色，小枝黄褐色，无毛。叶对生，叶柄长 0.8～1.2cm；叶片革质，干后皱缩，展平后椭圆形、长椭圆形或椭圆状披针形，长 7～14.5cm，宽 2.6～4.5cm，先端渐尖，基部渐狭呈楔形或宽楔形，全缘或通常上半部具细锯齿。聚伞花序簇生于叶腋。气微，味辛。

【品质评价】以身干、茎粗壮、叶多、完整者为佳。

【化学成分】本品根和茎中含有莽草酸（shikimic acid）、1-环己烯 -1-羧酸 -5-羟基 -3,4-异亚丙基 - 二氧（1-cyclohexen-1-carcboxyic acid-5-hydroxy-3,4-*iso*-propylidene-dioxy）、氧-双（5-亚甲基 -2-呋喃醛）［oxy-bis（5-methylene-2-furfural）］、β-谷甾醇（β-sitosterol）、二 十 四 烷 酸（tetracosanoic acid）、十六烷酸（palmitic acid）、十八烷酸（stearic acid）及三十一烷（hentria-contane）[1]。

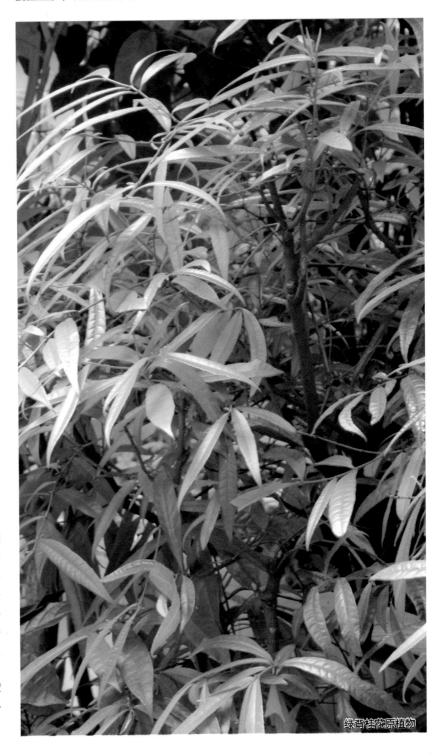

绿背桂花原植物

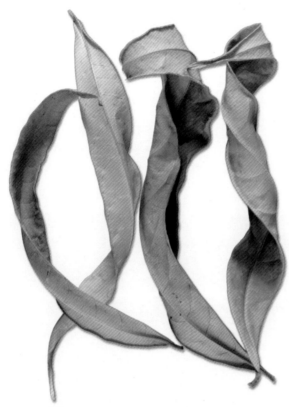

绿背桂花药材

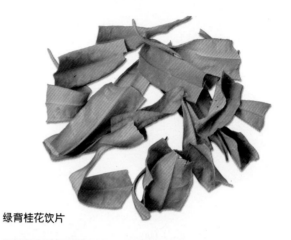

绿背桂花饮片

【经验方】

牛皮癣，慢性湿疹，神经性皮炎　用鲜叶适量与酸糟（用稀饭加酵母发酵4～6天即成），共捣烂，与5%硫黄粉调匀外敷（不宜敷到健康皮肤上），4～8h除去；敷后有灼热辣痛感，起泡，可用紫药水外涂，或用十大功劳，水煎外洗。（《广西本草选编》）

【参考文献】

[1] 谢家敏，陈于澍，赵树年，等．毒箭木化学成分的研究．中国中药杂志，1989,14(5): 36.

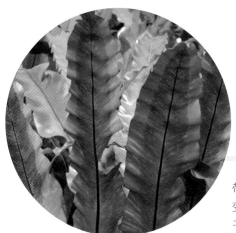

Chao　jue

巢　蕨

Neottopteris Nidi Herba
[英]Bird-nest Fern Herb

【别名】铁蚂蟥、尖刀如意散、山苏花、七星剑、老鹰七。

【来源】为铁角蕨植物巢蕨 *Neottopteris nidus*（L.）J.Sm. 的全株。

【植物形态】多年生常绿草本。根茎短粗，直立，木质，深棕色，先端与叶柄基部密被深棕色、线形鳞片，长约1.5cm，顶端纤毛状分枝卷曲，基部圆截形，边缘有长而卷曲的纤毛，有光泽，膜质，蓬松。叶簇生，辐射如鸟巢；叶柄粗壮，棕褐色，干后下面隆起为半圆形，上面有阔沟，表面平滑，基部两侧无翅；叶片纸质，两面无毛，带状阔披针形，先端渐尖，向下逐渐变狭而下延，全缘，有软骨质的边，干后反卷；中脉背面隆起为半圆形，表面下部有阔沟，上部稍隆起，光滑，侧脉两面稍隆起，斜向上，单一或分叉。孢子囊群线形，背生于分叉小脉上侧，自小脉基部外行达离叶边1/2，彼此稍接近，叶片下部常不育；囊群盖线形，淡棕色，厚膜质，全缘，宿存。

【分布】广西主要分布于龙州、南宁、上林、忻城、来宾、阳朔、恭城、临桂、兴安。

【采集加工】全年均可采收。洗净，切段，晒干。

【药材性状】本品灰绿色至灰褐色，几无柄。叶片呈披针形，长0.2～1.5m，宽5～25cm，先端渐尖，基部渐狭，全缘、厚革质，叶背中脉明显。孢子囊群分布在叶片中部以上，在叶背中脉两侧平行排列。气微，味淡。

【品质评价】以身干、色黄绿、叶多者为佳。

【药理作用】

抗肿瘤　稀释浓度1：100和1：1000时，七星剑（47.31%）体外对肝癌细胞呈现抑制作用[1]。

【性味归经】味苦，性温。归肾、肝经。

【功效主治】强壮筋骨，活血祛瘀。主治骨折，跌打损伤，阳痿。

【用法用量】内服：煎汤，10～15g；或泡酒。外用：适量，鲜品捣敷。

【使用注意】孕妇慎用。

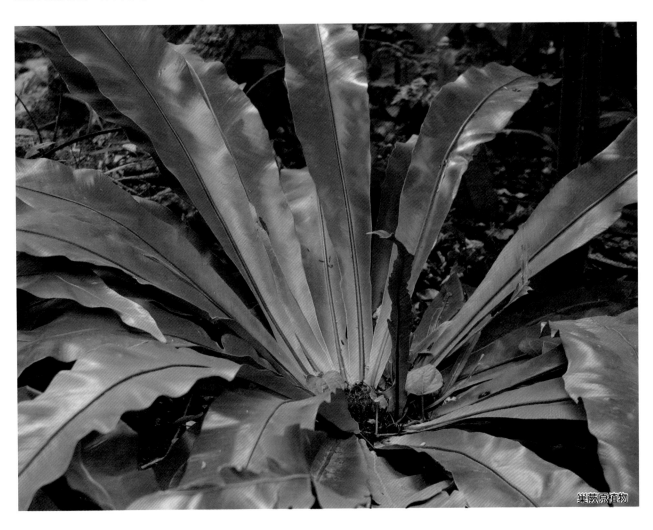

巢蕨原植物

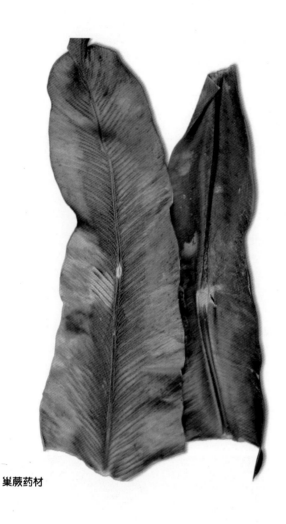

巢蕨药材

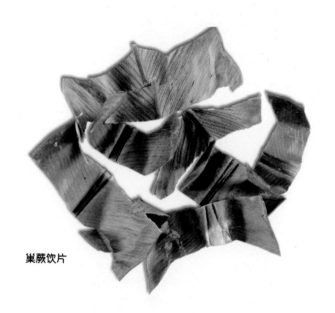

巢蕨饮片

【经验方】

1.骨折 （铁蚂蟥）鲜品捣烂，鸡蛋清调敷患处。（《云南中草药》）

2.阳痿 （铁蚂蟥）根茎3个。泡酒常服。（《云南中草药》）

【参考文献】

[1] 韦金育，李延，韦涛，等.50种广西常用中草药、壮药抗肿瘤作用的筛选研究.广西中医学院学报,2003,6(4): 3-7.

十二画

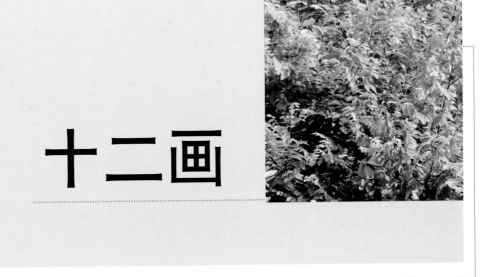

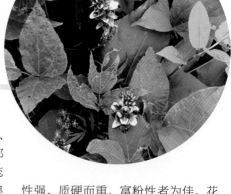

Yue nan ge teng

越南葛藤

Puerariae Montanae Radix
[英] Montane Pueraria Root

【别名】葛麻姆、葛麻藤、大葛藤、干葛。

【来源】为豆科植物越南葛麻姆 *Pueraria lobata*（Willd.）Ohwi var.*montana*（Lour.）Vaniot der Maesen. 的根。

【植物形态】粗壮藤本。全体被黄色长硬毛，茎基部木质，有块状根。羽状复叶具 3 小叶；托叶背着，卵状长圆形，具线条；小托叶线状披针形；小叶三裂，偶尔全缘，顶生小叶宽卵形，长 9～18cm，宽 6～12cm，先端渐尖，基部近圆形，通常全缘，侧生小叶略小而偏斜，两面均被长柔毛，下面毛较密；小叶柄被黄褐色绒毛。总状花序中部以上有颇密集的花；苞片线状披针形，早落；小苞片卵形；花聚生于花序轴的节上；花萼钟形，被黄褐色柔毛，裂片披针形，渐尖，比萼管略长；花冠的旗瓣圆形；基部有 2 耳及一黄色硬痂状附属体，具短瓣柄，翼瓣镰状，较龙骨瓣为狭，基部有线形、向下的耳，龙骨瓣镰状长圆形，基部有极小、急尖的耳；旗瓣的 1 枚雄蕊仅上部离生；子房线形，被毛。荚果长椭圆形，扁平，被褐色长硬毛。

【分布】广西主要分布于防城、那坡、金秀、平南、梧州、藤县、横县、全州、富川。

【采集加工】根全年均可采收。洗净，切段，晒干。花在夏、秋开花时采摘，晒干。

【药材性状】干燥根呈长圆柱形，白色或淡棕色，表面可见棕色外皮，切面粗糙，纤维性强。质硬而重，富粉性，并含大量纤维。无臭，味甘。

【品质评价】根以粗大、淡棕色、纤维性强、质硬而重、富粉性者为佳。花以完整、无杂质、色黄绿者为佳。

【化学成分】越南葛藤中含氮（N）、磷（P）、钾（K）、钙（Ca）、镁（Mg）、硫（S）、铁（Fe）、硼（B）、锰（Mn）、铜（Cu）、锌（Zn）、钼（Mo）等元素[1]。

【性味归经】味辛、苦，性凉。归肺、胃经。

【功效主治】清热，透疹，生津，止咳。主治麻疹不透，肺热咳嗽，消渴，口腔溃疡。

【用法用量】内服：煎汤，9～15g。

【使用注意】体质虚寒者慎服。

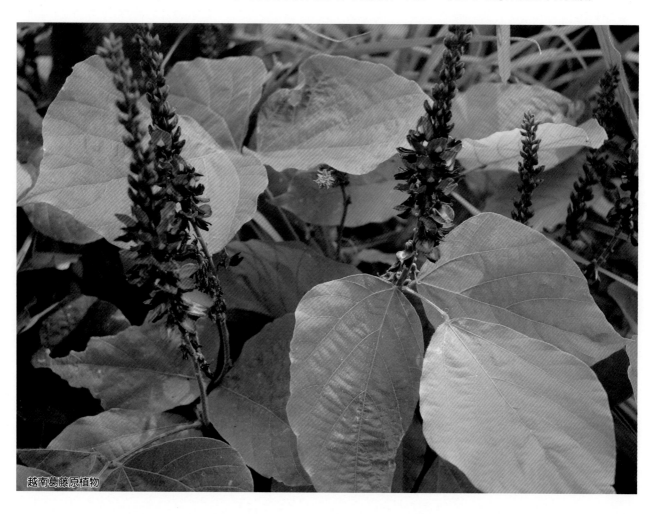

越南葛藤原植物

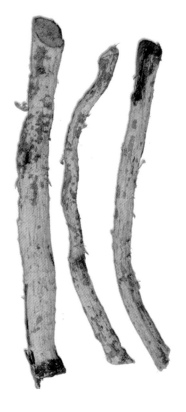

越南葛藤药材

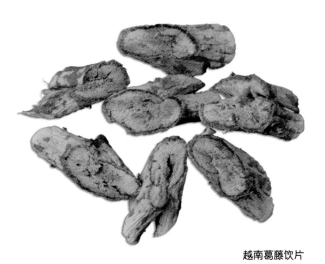

越南葛藤饮片

【参考文献】

[1] 刘壮, 刘国道, 郇树乾, 等. 6 种葛属热带绿肥营养元素含量及品质评价. 现代农业科技, 2009, 1: 171.

葫芦

Hu　lu

Lagenariae Sicerariae Pericarpium
[英] Bottle Gourd Rind

【别名】匏、瓠、匏瓜、甜瓠、腰舟、瓠匏、睒姑、葫芦瓜。

【来源】为葫芦科植物葫芦 *Lagenaria siceraria*（Molina）Standl. 的果皮。

【植物形态】攀缘草本。茎、枝具沟纹，被黏质长柔毛，老后渐脱落。顶端有2腺体；叶片卵状心形或肾状卵形，长、宽约10～35cm，不分裂或3～5裂，具5～7掌状脉，先端锐尖，边缘有不规则的齿，基部心形，弯缺开张，半圆形或近圆形，两面均被微柔毛，叶背及脉上较密。卷须纤细，初时有微柔毛，上部分2歧。雌雄同株，雌、雄花均单生；雄花花梗、花萼、花冠均被微柔毛，花萼筒漏斗状，裂片披针形，皱波状，花冠白色，花药长圆形，药室折曲；雌花花梗比叶柄稍短或近等长，花萼和花冠似雄花，子房中间缢缩，密生黏质长柔毛，花柱粗短，柱头3，膨大，2裂。果实初为绿色，后变白色至带黄色，果形变形较大，因不同变种和品种而异，有呈哑铃状，成熟后果皮变木质。种子白色，倒卵形或三角形，先端截形或2齿裂。

【分布】广西全区均有栽培。

【采集加工】秋季采摘。切片，晒干，或鲜用。

【药材性状】果皮皱缩卷起成条状或边缘卷曲的片状。外表面黄绿或黄棕色，内表面黄白色。质脆，易折断。气微，味微甘。

【品质评价】以粗大、完整、色黄绿者为佳。

【化学成分】本品种子含蛋白质(protein)、糖（sugar）、棕榈酸（palmitic acid）、棕榈油酸（palmitoleic acid）、硬脂酸（stearic acid）、油酸（oleic acid）及亚油酸（linoleic acid）。糖类主要成分有鼠李糖（rhamnose）、果糖（fructose）、半乳糖（galactose）、蔗糖（sucrose）、棉籽糖（raffinose）及水苏糖（stachyose）[1,2]。还含胰蛋白酶抑制剂（trypsininhibitor）LLDTI-Ⅰ、LLDTI-Ⅱ、LLDTI-Ⅲ [3]。

本品果皮含22-脱氧葫芦苦素D

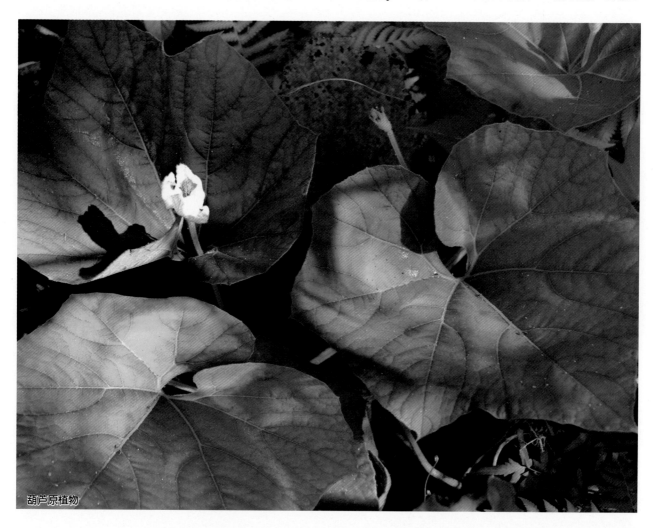

葫芦原植物

（22-deoxocucurbitacin D）及少量 22- 脱氧异葫芦苦素 D
（22-deoxo-*iso*-cucurbitacin D）[4]。

【药理作用】

1. 抑制胰蛋白酶 从葫芦中分离出的两种胰蛋白酶抑制剂 LLDTI- Ⅰ、LLDTI- Ⅱ，对牛胰蛋白酶的抑制常数 Ki 值分别为 2.4×10^{-10} mol/L、9.6×10^{-11} mol/L[5]。

2. 利尿 葫芦煎剂给麻醉犬静脉注射及正常家兔灌胃均有利尿作用 [6]。

3. 抑菌 葫芦种子中的蛋白粗提物对植物致病菌指状青霉和意大利青霉具有抑制作用，对抗菌蛋白细菌臭鼻克雷伯菌和鲍曼不动杆菌的生长也有抑制作用 [7]。

4. 毒性反应 葫芦煎剂给麻醉犬静脉注射 0.4g/kg 对血压、呼吸均无影响；家兔灌胃 2g/kg，连续 1 周，不仅无任何不良反应，而且发育正常，体重增加 [6]。人服用煮熟的葫芦果实 20 ~ 40min 后可引起呕吐，9h 后发生急性胃痛和腹泻，18h 后恢复，这与果实中葫芦苦素 D 的含量高有关 [8]。将葫芦切碎给西非洲山羊、沙漠绵羊和犀牛口服或灌胃，可降低肝脏蛋白质合成能力、发生肾功能紊乱和血液浓缩，每日服果实和叶子 1 ~ 5g/kg 可使山羊在 1 天至 2 星期期间死亡，种子的毒性较小 [9]。

【临床研究】

1. 扁平疣 将新摘的葫芦用针刺破，把流出的葫芦液直接涂在患者的皮疹上，每日 3 次，连用 15 天。结果：共治疗 132 例，11 例因葫芦来源缺乏未能坚持治疗，其余完成治疗的 121 例患者中 94 例治愈，7 例显效，8 例好转，12 例无效，治愈率为 77.7%，总有效率为 90.1%[10]。

2. 肾炎 两组均予常规治疗：①急性期应卧床休息，低盐（每日 3g 以下）饮食；②治疗感染灶；③对症治疗，包括利尿、消肿、降血压、预防心脑合并症的发生。治疗组在此基础上加霜葫芦散（霜葫芦壳 5g，菊花 5g，蒲公英 5g，沉香 1g；泡茶饮 2 月）。结果：临床疗效比较，治疗组 20 例，基本治愈 19 例，好转 1 例，1 年内复发者 1 例，总有效率为 95%，复发率 5%；对照组 20 例，基本治愈 18 例，好转 2 例，1 年内复发者 5 例，总有效率为 90%，复发率为 25%。两组疗效比较，治疗组明显为优。不良反应：治疗组患者未发现不良反应，治疗后两组患者血、尿常规，肝、肾功能检测，心电图检测结果均无明显异常 [11]。

【性味归经】味甘，性平。归肺、小肠经。

【功效主治】利水消肿，散结。主治水肿，腹水，瘰疬。

【用法用量】内服：煎汤，15 ~ 30g。外用：适量。

【使用注意】阴虚津少者慎用。

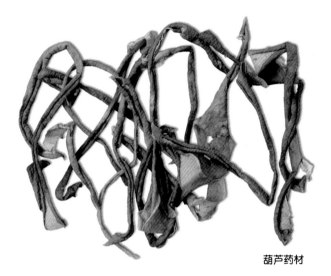
葫芦药材

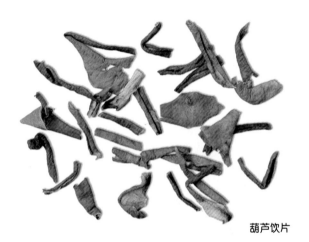
葫芦饮片

【参考文献】

[1]Joshi SS, Shrivastava RK. Amino acid composition of Luffa cylindrica and Luffa acutangula seeds. Journal of the Institution of Chemists, 1978, 50(2): 73.

[2]Joshi SS, Shrivastava RK. Amino acid composition of Lagenaria vulgaris seeds. Acta Ciencia Indica, 1981, 7(1-4): 20.

[3]Hamato N, Takano R, Kamei HK. Purification and characterization of serine proteinase inhibitors from gourd(Lagenaria leucantha Rusby var. Gourda Makino) seeds. Bioscience, Biotechnology, and Biochemistry, 1992, 56(2): 275.

[4]Enslin PR, Holzapfel CW, Norton KB. Bitter principles of the cucurbitaceae. XV. cucurbitacins from a hybrid of Lagenaria siceraria. J Chem Soc C, 1967,(10): 964.

[5]Matsuo M, et al. C A, 1992,117:65350t.

[6] 张颂, 杭秉蒨, 张香莲, 等 . 虫笋及葫芦利尿作用的动物实验研究 . 南京药学院学报, 1957,(2): 73.

[7] 阿不来提江·吐尔逊, 木巴拉克·艾合买提, 郑树涛, 等 . 葫芦种子中抗菌蛋白的初步研究 . 食品研究与开发, 2008, 29(8): 30.

[8]Tezuka Y, et al. C A, 1983,99:68957s.

[9]Barri M E, Onsa TO, Elawad AA, et al. Toxicity of five Sudanese plants to young ruminants. J Comp Pathol, 1983,93(4):559.

[10] 魏运宏 . 葫芦液治疗 121 例扁平疣疗效观察 . 临床皮肤科杂志, 2000, 29(1): 5.

[11] 邱保云 . 霜葫芦散治疗肾炎 20 例 . 中国中医药现代远程教育, 2011, 9(14): 113.

【经验方】

1. 热痢 葫芦 6 ~ 9g, 煎水内服。(《全国中草药汇编》)

2. 水肿及腹水 葫芦 30g, 商陆 15g, 煎水内服。(《全国中草药汇编》)

3. 毒蛇咬伤 葫芦瓜米 12 粒, 捣烂以米双酒 60ml 冲服。(《广西民族医药验方汇编》)

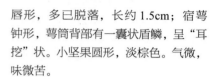

Han xin cao

韩信草

Scutellariae Indicae Herba
[英]Indian Skullcup Herb

【别名】大叶半枝莲、耳挖草、钩头线、顺经草、调羹草、红叶犁头尖。

【来源】为唇形科植物韩信草 *Scutellaria indica* L. 的全草。

【植物形态】草本。全体被毛；叶对生；叶片草质至厚纸质，心状卵圆形至椭圆形，长 1.5 ~ 2.6cm，宽 1.2 ~ 2.3cm；先端钝或圆，两面密生细毛。每轮有花 2 朵，集成偏侧的顶生总状花序；苞片卵圆形，两面都有短柔毛；小梗基部有 1 对刚毛状小苞片；花萼钟状，外面被黏柔毛，具 2 唇，全缘，萼筒背部有 1 囊状盾鳞；花冠蓝紫色，2 唇形，外面被腺体和短柔毛，上唇先端微凹，下唇有 3 裂片，中裂片圆状卵圆形；雄蕊 2 对，不伸出；花柱细长，子房光滑，4 裂。小坚果横生，卵形，有小瘤状突起。

【分布】广西主要分布于桂平、贵港、宾阳、来宾、贺州、灵山、河池。

【采集加工】春、夏季采收。洗净，鲜用或晒干。

【药材性状】全草长 10 ~ 25cm，全体被毛，叶上尤多。根纤细。茎方柱形，有分枝，表面灰绿色。叶对生，叶片灰绿色或绿褐色，多皱缩，展平后呈卵圆形，长 1.5 ~ 3cm，宽 1 ~ 2.5cm，先端圆钝，基部浅心形或平截，边缘有钝齿；叶柄长 0.5 ~ 2.5cm。总状花序顶生，花偏向一侧，花冠蓝色，二唇形，多已脱落，长约 1.5cm；宿萼钟形，萼筒背部有一囊状盾鳞，呈"耳挖"状。小坚果圆形，淡棕色。气微，味微苦。

【品质评价】以茎枝细匀、叶多、色绿褐、带"耳挖"状果枝者为佳。

【化学成分】本品含汉黄芩素（wogonin）、（2*S*）-5,7- 二羟基 -8,2'- 二甲氧基黄烷酮[（2*S*）-5,7-dihydroxy-8,2'-dimethoxy-

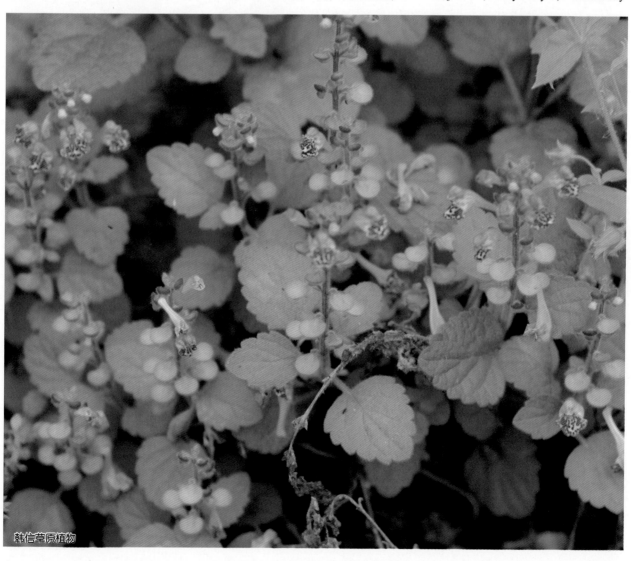

韩信草原植物

flavonone]、芹菜素（apigenin）、（2S）-5, 2',5'- 三羟基 -7,8-二甲氧基黄烷酮 [（2S）-5,2',5'-trihydroxy-7,8-dimethoxy-flavanone]、柚皮素（naringenin）、naringenin-5-O-β-D-glucopyranoside、（2S）-5,5'- 二羟基 -7,8- 二甲氧基黄烷酮 -2'-O-β-D- 吡喃葡萄糖苷[（2S）-5,5'-dihydroxy-7,8-dimethoxy-flavanone-2'-O-β-D-glucopyranoside][1]。

根含黄酮类（flavonoids）成分：野黄芩苷（scutellarin）、半枝莲素（rivularin）、汉黄芩素（wogonin）、山姜素（alpinetin）、小豆蔻查耳酮（cardamonin）、汉黄芩素 -7-O-葡萄糖醛酸苷（wogonin-7-O-glucuronide）、5,7,2'- 三羟基 -8- 甲氧基黄烷酮（5,7,2'-trihydroxy-8-methoxyflavanone）、5,7,2'- 三羟基黄烷酮（5,7,2'-trihydroxyflavanone）、5,2, 5'- 三羟基 -7,8- 二甲氧基黄烷酮（5,2',5'-trihydroxy-7, 8-dime-thoxyflavanone）、5,2'- 二羟基 -7,8,6'- 三甲氧基黄烷酮 -2'-O-β- 吡喃葡萄糖醛酸苷（5,2'-dihydroxy-7,8,6'-trimethoxy-flavanone-2'-O-β-glucronopyranoside）、5,7- 二羟基 -8,2'-二甲氧基黄酮 -7-O-β- 吡喃葡萄糖醛酸苷（5,7-dihydroxy-8,2'-dimethoxyflavone-7-O-β-glucronopyranoside）、5,2'- 二羟基 -7,8,2'- 三甲氧基黄烷酮（5, 2'-dihydroxy-7, 8,2'-trimethoxyflavanone）、5,2'- 二 羟 基 -6,7,6'- 三甲氧基黄烷酮（5,2'-dihydroxy-6,7,6'-trimethoxyflavanone）、5,7- 二 羟 基 -8,2'- 二 甲 氧 基 黄 酮（5,7-dihydroxy-8, 2'-dime-thoxyflavone）、5,2',6'- 三羟基 -7,8- 二甲氧基黄酮（5, 2', 6'-trihydroxy-7,8-dimethoxyflavone）、5,7,4'- 三羟基 -8- 甲氧基黄 酮（5,7,4'-trihydroxy-8-methoxyflavone）[2]、5- 羟 基 -7,8,6'-三甲氧基黄烷酮 -2'-O- 葡萄糖醛酸苷正丁酯（5-hydroxy-7,8, 6'-trimethoyxflavanone-2'-O- butylglucuronide）、5- 羟基 -8,2'-二甲氧基黄酮 -7-O-β-D- 吡喃葡萄糖苷（5-hydroxy-8, 2'-dimethoxyflavone-7-O-β-D-glucopyranoside）、5,5'- 二羟基 -7,8-二甲氧基黄烷酮 -2'-O-β-D- 吡喃葡萄糖苷（5,5'-dihydroxy-7, 8-dimethoxyflavanone-2'-O-β-D-glucopyranoside）、5- 羟基 -7, 8,2',6'- 四甲氧基黄烷酮（5-hydroxy-7,8,2',6'-tetramethoxyflavanone）、5- 羟基 -6,7,2',6'- 四甲氧基黄烷酮（5-hydroxy-6,7,2',6'-tetramethoxyflavanone）[3]。

地上部分含白杨素（chrysin）、芹菜素（pelargidenon）、木犀草素（luteolin）、黄芩素（scutellarein）、异黄芩素（iso-scutellarein）、黄芩苷（baicalin）、白杨素 -7-O- 葡萄糖醛酸苷（chrysin-7-O-glucuronide）、芹菜素 -7-O- 葡萄糖醛酸苷（pelargidenon-7-O-glucuronide）、异黄芩素 -8-O- 葡萄糖醛酸苷（iso-scutellarein-8-O-glucuronide）、黄芩素 -7-O-β-D- 吡喃葡萄糖苷（scutellarein-7-O-β-D-glucopyranoside）、5,6,7,2',3',4',5'- 七甲氧基黄烷酮（5,6, 7,2',3',4',5'-heptamethoxyflavanone）。还含 5 种查耳酮：2'- 羟基 -2,3,4,5,4',5',6'- 七甲氧基查耳酮（2'-hydroxy-2,3, 4,5,4',5',6'-heptamethoxychalcone）、2,3,4,5,2',4',5',6'- 八甲氧基查耳酮（2,3,4,5,2',4',5',6'-octamethoxychalcone）、2'- 羟基 -2,3,4,5,6'- 五甲氧基 -4',5'- 亚甲二氧基查耳酮（2'-hydroxy-2,3,4,5,6'-pentametyhoxy-4',5'-methylenedioxy chalcone）、2,3,4,5,2',6'- 六甲氧基 -4',5'- 亚甲二氧基查耳酮（2,3,4,5,2',6'-hexamethoxy-4',5'-methylenedioxychalcone）、

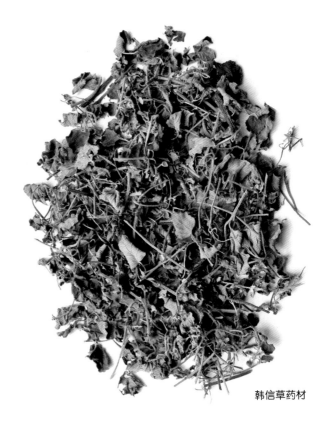

韩信草药材

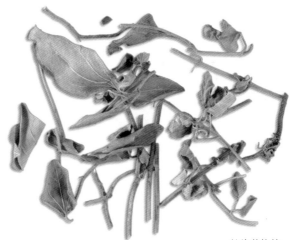

韩信草饮片

2,2'- 二羟基 -3,4,5',6'- 四甲氧基 -4',5'- 亚甲二氧基查耳酮（2,2'-dihydroxy-3,4,5',6'-tetramethoxy-4',5'-methylene-dioxychalcone）[4]。

【性味归经】味苦、辛，性寒。归肺、肝、胃、大肠经。

【功效主治】清热解毒，活血止血，消肿止痛。主治痈肿疔毒，肺痈，肠痈，瘰疬，毒蛇咬伤，肺热咳喘，牙痛，喉痹，咽痛，筋骨疼痛，吐血，咯血，便血，跌打损伤，创伤出血，皮肤瘙痒。

【用法用量】内服：煎汤，10 ~ 15g；或捣汁，鲜品 30 ~ 60g；或浸酒。外用：适量，捣敷；或煎汤洗。

【使用注意】孕妇慎用。

【经验方】

1.毒蛇咬伤 鲜韩信草60g。捣烂绞汁冲冷开水服，渣敷患处。（《福建中草药》）

2.痈疽，无名肿毒 鲜韩信草捣烂，敷患处。（《泉州本草》）

3.跌打损伤，吐血 鲜韩信草60g。捣，绞汁，炖酒服。（《泉州本草》）

4.一切咽喉诸证 鲜韩信草30~60g。捣，绞汁，调蜜服。（《泉州本草》）

5.牙痛 韩信草、入地金牛各6g。水煎服。（《岭南采药录》）

6.吐血，咯血 鲜韩信草30g。捣，绞汁，调冰糖炖服。（《泉州本草》）

7.劳郁积伤，胸胁闷痛 韩信草30g。水煎服。或全草150g。酒300ml，浸三天。每次30g，日二次。（《福建中草药》）

8.白浊，白带 韩信草30g。水煎或加猪小肠同煎服。（《福建中草药》）

【参考文献】

[1] Kim SW, Cuong TD, Hung TM, et al. Arginase II inhibitory activity of flavonoid compounds from Scutellaria indica. Arch Pharm Res, 2013, 36(8): 922.

[2] Miyaichi Y, Imoto Y, Tomimori T, et al. Studies on the constituents of Scutellaria Species. IX. on the flavonoid constituents of the root of Scutellaria indica L. Chem Pharm Bull, 1987, 35(9): 3720.

[3] Chou CJ, Lee SY, et al. Studies on the constituents of Scutellaria indica roots(I). Taiwan Yaoxue Zazhi, 1986, 38(2): 107.

[4] Miyaichi Y, Kizu H, Tomimori T, et al. Studies on the Constituents of Scutellaria Species XI : on the flavonoid constituents of the aerial parts of Scutellaria indica L. Chem Pharm Bull, 1989, 37(3): 794.

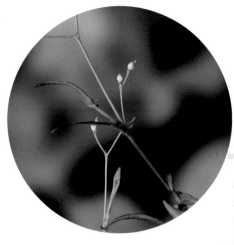

Ji ye liao

戟叶蓼

Polygoni Thunbergii Herba
[英] Thunbergii Polygonum Herb

【别名】刺蓼、三角蓼、藏氏蓼。

【来源】为蓼科植物戟叶蓼 *Polygonum thunbergii* Sieb.et Zucc. 的全草。

【植物形态】草本。茎直立或上升，具纵棱，沿棱具倒生皮刺，节部生根。叶戟形，长 4 ~ 8cm，宽 2 ~ 4cm，顶端渐尖，基部截形或近心形，两面疏生刺毛，极少具稀疏的星状毛，边缘具短缘毛，中部裂片卵形或宽卵形，侧生裂片较小，卵形，叶柄具倒生皮刺，通常具狭翅；托叶鞘膜质，边缘具叶状翅，翅近全缘，具粗缘毛。花序头状，顶生或腋生，分枝，花序梗具腺毛及短柔毛；苞片披针形，顶端渐尖，边缘具缘毛，每苞内具 2 ~ 3 花；花梗无毛，比苞片短，花被 5 深裂，淡红色或白色，花被片椭圆形；雄蕊 8，成 2 轮，比花被短；花柱 3，中下部合生，柱头头状。瘦果宽卵形，具 3 棱，黄褐色，无光泽，包于宿存花被内。

【分布】广西全区均有栽培。

【采集加工】夏、秋季采收。鲜用或晒干备用。

【药材性状】茎具纵棱，沿棱具倒生皮刺，节部可见不定根。叶皱缩，展平呈戟形，顶端渐尖，基部截形或近心形，两面被毛，中部裂片卵形或宽卵形，侧生裂片较小，卵形；叶柄具倒生皮刺，通常具狭翅；托叶鞘状。质脆，易碎。

【品质评价】以干燥、无杂质、叶完整者为佳。

【性味归经】味苦、辛，性寒。归肺、肝、大肠经。

【功效主治】祛风，清热，活血止痛。主治风热头痛，咳嗽，痧疹，痢疾，跌打伤痛，干血痨。

【用法用量】内服：煎汤，9 ~ 15g，浸酒或研末。外用：适量，研末捣敷。

【使用注意】孕妇慎服。

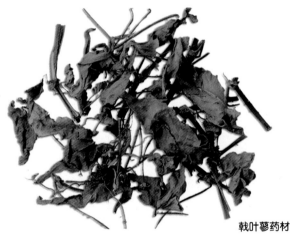

戟叶蓼药材

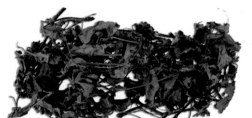

戟叶蓼饮片

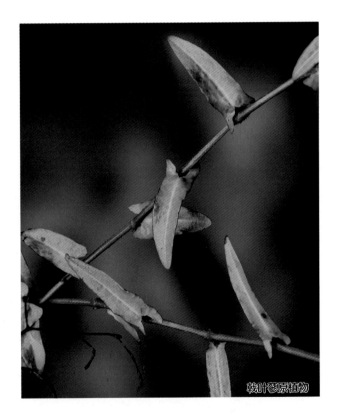

戟叶蓼原植物

【经验方】

1.跌打损伤 藏氏蓼 30g，栀子 15g。共研末，酒调敷。（《湖南药物志》）

2.偏头风 藏氏蓼 30g，黄荆子 30g。共研末，酒调敷。（《湖南药物志》）

3.湿热头痛 藏氏蓼 30g，石膏粉 9g。共研末，水调敷。（《湖南药物志》）

4.腹泻 藏氏蓼煎水，砂仁末 1.5g。冲服。（《湖南药物志》）

5.月干痨 藏氏蓼 30g，月季花 9g。水煎，兑红糖，分 2 次服。（《湖南药物志》）

Leng zhi wu wei zi

棱枝五味子

Schisandrae Henryi Caulis
[英] Arris Edge Schisandra
Stem

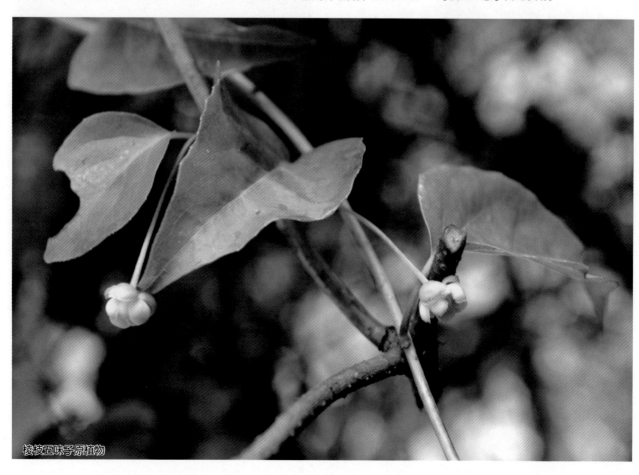

【别名】翅枝五味子、大风藤、大五味子、黄皮血藤、大血藤、香血藤、大仲筋、滇棱翅梗五味子、翼梗五味子、气藤、吊吊果。

【来源】为木兰科植物翼梗五味子 Schisandra henryi Clarke. 的藤茎。

【植物形态】落叶木质藤本。小枝紫褐色，具翅棱，被白粉；内芽鳞紫红色，长圆形或椭圆形，宿存于新枝基部。叶宽卵形、长圆状卵形，或近圆形，长 6 ~ 11cm，宽 3 ~ 8cm，先端短渐尖或短急尖，基部阔楔形或近圆形，上部边缘具胼胝齿尖的浅锯齿或全缘，上面绿色，下面淡绿色；叶柄红色，具叶基下延的薄翅。雄花：花被片黄色，8 ~ 10 片，近圆形，雄蕊群倒卵圆形；雄蕊 30 ~ 40 枚；雌花：花被片与雄花的相似；雌蕊群长圆状卵圆形，具雌蕊约 50 枚，子房狭椭圆形。小浆果红色，球形。种子褐黄色，扁球形，或扁长圆形。

【分布】广西主要分布于乐业、天峨、罗城、金秀、全州。

【采集加工】全年均可采收。切段，晒干。

【药材性状】藤茎方形至圆柱形，稍扭曲，表面紫褐色，可见点状皮孔，栓皮常呈块状裂。质硬，不易折断，切断面中央髓部颜色与周边区别明显。气微，味微辛。

【品质评价】以干燥、条大、无杂质者为佳。

【化学成分】本品茎叶中含三萜类成分 henrischinins A-C[1]。

茎中含三萜类成分 nigranoic acid 3-ethyl ester、异北五味子酸（iso-schizandronic acid）和安五酸（anwuweizic acid）[2]、schiprolactone A、schisanlactone B、nigranoic acid 和 schisandronic acid[3]。

茎中含木脂素类成分 henricines A,B、ganshisandrine、五脂素 A（wulignan A）、表五脂素 A（epiwulignan A）、deoxyschisandrin、epischisandrone、五味子酯甲（schisantherin A）、五味子醇甲（schisandrol A）[4]。

【性味归经】味辛、涩，性温。归肝、脾经。

【功效主治】祛风除湿，行气止痛，活血止血。主治风湿痹痛，心胃气痛，劳伤吐血，闭经，月经不调，跌打损伤，金疮肿毒。

【用法用量】内服：煎汤，15 ~ 30g；或浸酒。

【使用注意】孕妇禁用。

棱枝五味子原植物

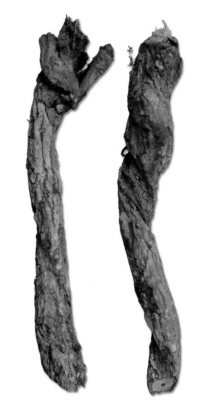

棱枝五味子药材

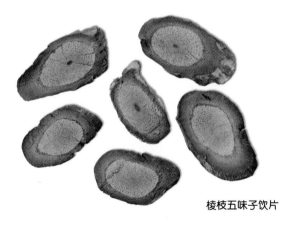

棱枝五味子饮片

【经验方】

1. 跌打骨折疼痛　黄皮血藤 30g，骨碎补、狗脊各 20g。水煎服。药渣捣烂加酒蒸热，整复折骨复位后敷患处，固定，每日换药 1 次。（《中国民间生草药原色图谱》）

2. 痨伤吐血，喉头发痒，腰痛　大血藤 30g，龙胆草 15g，血胆 9g。泡开水服。（《重庆草药》）

3. 吐血，筋骨疼痛，跌打损伤　大血藤 30g，小血藤 30g，杜仲 12g，木瓜 30g，五加皮 30g，鸡矢藤根 30g。泡酒服。（《重庆草药》）

4. 贫血　大血藤 30g，小血藤 9g，金樱根 30g，黄精 12g，石豇豆 15g。煎水服。妇女加天青地白草 30g，白指甲花 9g；男性加左转藤 12g。（《重庆草药》）

5. 风湿关节痛　翼梗五味子茎 9～15g，当归 9g，赤芍 9g。水煎服。（《湖南药物志》）

6. 胃气痛　气藤适量。泡酒服。（《贵州草药》）

7. 月经不调　香血藤 30g，当归 10g，川芎 6g，益母草、香附各 10g。煎服。（《湖北中草药志》）

【参考文献】

[1] Xue YB, Yang JH, Li XN, et al. Henrischinins A-C: Three new triterpenoids from Schisandra henryi. Organic Letters, 2011, 13(6): 1564.

[2] Chen YG, Zhang Y, Liu Y, et al. A new triterpenoid acid from Schisandra henryi. Chem Nat Compd, 2010, 46(4): 569.

[3] Chen YG, Wu ZC, Lv YP, et al. Triterpenoids from Schisandra henryi with cytotoxic effect on leukemia and Hela cells in vitro. Archives of Pharmacal Research, 2003, 26(11): 912.

[4] Liu HT, Xu LJ, Peng Y, et al. Two New Lignans from Schisandra henryi. Chem Pharm Bull, 2009, 57(4): 405.

棱轴土人参

Leng zhou tu ren shen

Talini Triangulares Radix
[英] Triangular Talinum Root

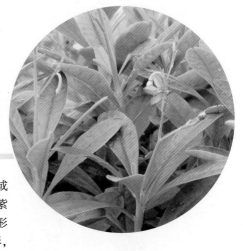

【别名】假人参、土红参、紫人参、土高丽参、土洋参、土人参。

【来源】为马齿苋科植物棱轴土人参 *Talinum triangulare*（Jacq）Wiud. 的根。

【植物形态】草本。肉质。主根粗壮有分枝，外表棕褐色。茎直立，老茎圆柱形，基部稍木质化。花序轴和花梗三棱形。叶互生；倒卵形或椭圆形，长 6 ~ 9cm，宽 3 ~ 4.5cm，先端渐尖或钝圆，全缘，基部渐狭而成短柄。总状花序顶生，二歧状分枝，小枝或花梗基部均具苞片；花小，两性，紫红色；萼片 2，早落；花瓣 5，倒卵形或椭圆形；雄蕊 10 枚以上；子房球形，花柱线形，柱头 3 深裂，先端外展而微弯。蒴果近球形，熟时灰褐色。种子多数，细小，扁圆形，黑色有光泽，表面具细腺点。

【分布】广西全区均有栽培。

【采集加工】全年均可采收。切段，晒干。

【药材性状】根呈圆锥状或圆柱状，长 1 ~ 2.5cm，直径 0.8 ~ 1.5cm，表面土黄色，有支根，少有须根，可见不规则突起。茎多呈扁圆柱形，黄褐色，有明显的纵棱，可见叶痕与皮孔。气微，味清香。

【品质评价】以条粗、干燥、质坚实、断面色乳白者为佳。

【性味归经】味甘，性平。归肺、脾、肾经。

【功效主治】润肺止咳，补中益气，调经。主治病后体虚，泄泻，肺痨咳嗽，潮热眩晕，盗汗自汗，月经不调，带下，遗尿。

【用法用量】内服：煎汤，50 ~ 90g。外用：适量，捣敷。

【使用注意】内有实热者及气滞腹胀者不宜服。

棱轴土人参原植物

【经验方】

1. 虚劳咳嗽 土洋参、隔山撬、通花根、冰糖。炖鸡服。（《四川中药志》）

2. 盗汗、自汗 土高丽参 90g，猪肚一个。炖服。（《闽东本草》）

3. 劳倦乏力 土人参 20 ~ 50g，或加墨鱼干一只。酒水炖服。（《福建中草药》）

4. 脾虚泄泻 土人参 20 ~ 50g，大枣 20g。水煎服。（《福建中草药》）

5. 多尿症 土高丽参 80 ~ 120g，金樱根 80g。水煎服，日二三次。（《福建民间草药》）

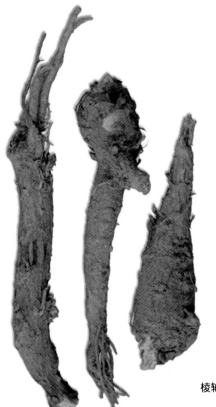

棱轴土人参药材

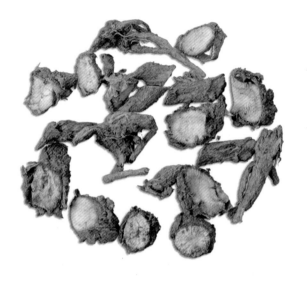

棱轴土人参饮片

Bi po zi
逼迫子

Brideliae Tomentosae Ramulus
[英]Tomentosa Bridelia Stem and Leaf

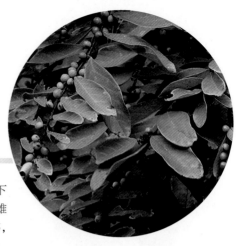

【别名】土密树、土知母、补脑根、补锅树。

【来源】为大戟科植物土密树 *Bridelia tomentosa* Bl. 的茎、叶。

【植物形态】灌木或小乔木。树皮灰黑色；枝上部被锈色短柔毛。叶互生；托叶线状披针形，先端刚毛状渐尖，与叶柄均被锈色柔毛，早落；叶片纸质，长椭圆形至倒卵状长圆形，长3～9cm，宽1.5～4cm，先端锐尖或钝，基部宽楔形或近圆形，全缘，上面粗糙，下面密被锈色柔毛。花小，单性，雌雄同株或异株；数朵簇生于叶腋；花瓣5，膜质，宽楔形；萼片5，镊合状排列；雄花花盘杯状，雄蕊5，花丝下部与退化子房贴生；雌花花盘坛状，包围子房；子房无毛，2室，花柱2，深裂，裂片线形。核果卵状球形。种子褐红色，长圆状卵形，背腹压扁，具纵槽，背面稍突起，具纵条纹。

【分布】广西主要分布于钦州、防城、南宁、邕宁、武鸣、贵港、博白、陆川、北流、容县。

【采集加工】秋季采摘。鲜用或晒干。

【药材性状】茎圆柱形，直径0.4～1.2cm，多分枝，表面淡褐色，皮孔呈疣状突起，质坚韧，不易折断，断面不平坦，白色。叶互生，柄短，叶片皱缩，展平后呈椭圆形，长5～10cm，宽2.5～4.5cm，先端钝圆，基部宽楔，全缘，上表面绿色，下表面灰绿色，纸质。气清香，味淡。

【品质评价】以身干、无杂质、色黄绿者为佳。

【化学成分】本品叶中含有柽柳素-3-*O*-β-D-吡喃木糖-（1-2）-α-D-吡喃核糖[tamarixetin-3-*O*-β-D-xylopyranosyl-（1-2）-α-D-ribopyranoside]、柽柳素-3-*O*-α-D-吡喃核糖（tamarixetin-3-*O*-α-D-ribopyranoside）、柽柳素（tamarixetin）、苜蓿草素（tricin）、cappariloside A、木栓酮（friedelin）、木栓醇（friedelanol）、豆甾醇-3-*O*-葡萄糖苷（stigmasterol-3-*O*-glucoside）、β-谷甾醇（β-sitosterol）、正十六酸甘油酯（1-*O*-hexadecanolenin）[1]。

【性味归经】味淡、微苦，性凉。归心、肺经。

【功效主治】清热解毒。主治疔疮，狂犬咬伤。

【用法用量】内服：煎汤，15～60g。外用：适量，鲜叶捣敷。

【使用注意】脾胃虚弱者慎用。

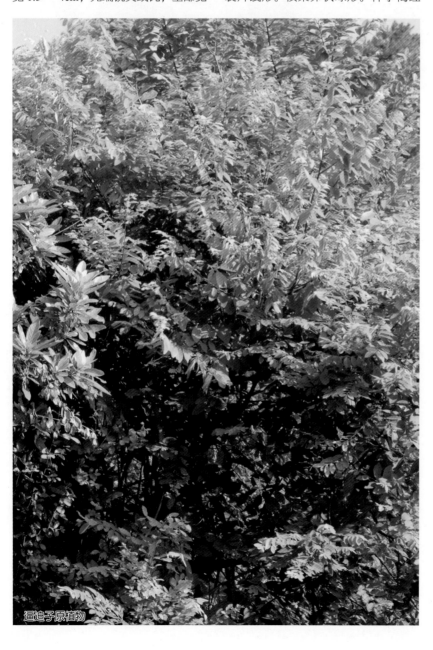

逼迫子原植物

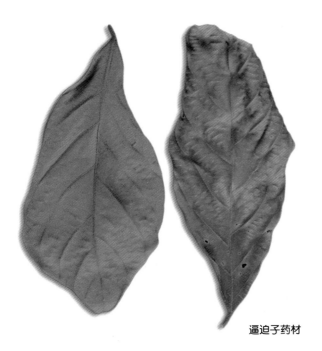

逼迫子药材

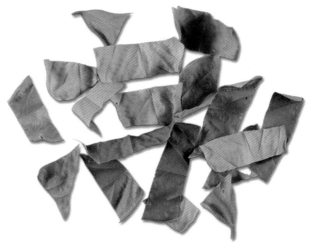

逼迫子饮片

附：土密树根

　　味淡、微苦，性平。归心经。功效：宁心安神，调经。主治：癫狂，失眠，月经不调。内服：煎汤 9～30g。

经验方　①精神分裂症　土密树根 9～15g。水煎服。（《广西民族药简编》）②神经衰弱，月经不调　密树根皮 15～30g。水煎服。（《广西本草选编》）

【经验方】

1.疗疮肿毒　土密树叶捣烂，调醋外敷。（《广西本草选编》）

2.狂犬咬伤　土密树茎、叶 30～60g。水煎服。（《广西本草选编》）

【参考文献】

[1] 舒诗会. 苏木和土密树化学成分研究. 北京：中国协和医科大学, 2007.

Ying ye lan

硬叶兰

Cymbidii Bicoloris Herba
[英] Sclerophyll Cymbidium Herb

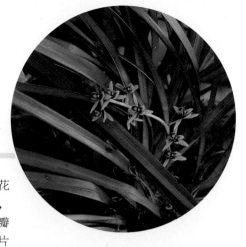

【别名】吊兰子、大甩头、大凉药、卧吊兰、倒吊兰。

【来源】为兰科植物硬叶兰 *Cymbidium bicolor* Lindl. 的全草。

【植物形态】附生植物。假鳞茎狭卵球形，稍压扁，包藏于叶基之内。叶5～7枚，带形，厚革质，长22～80cm，宽1～1.8cm，先端为不等的2圆裂或2尖裂，有时微缺，基部的鞘有宽黑色膜质边缘。花葶从假鳞茎基部穿鞘而出；总状花序；花苞片近三角形；花略小；萼片与花瓣淡黄色至奶油黄色，中央有1条宽阔的栗褐色纵带，唇瓣白色至奶油黄色，有栗褐色斑；萼片狭长圆形；花瓣近狭椭圆形；唇瓣近卵形，3裂，基部多囊状，上面有小乳突或微柔毛；侧裂片短于蕊柱；中裂片外弯；唇盘上有2条纵褶片，不间断，两端略膨大，上面有小乳突或微柔毛；蕊柱略向前弯曲，有很短的蕊柱足。蒴果近椭圆形。

【分布】广西主要分布于马山、邕宁、武鸣、宁明、龙州、凭祥、隆安、田东、德保、隆林、南丹、天峨。

【采集加工】全年均可采收。切段，晒干。

【药材性状】假鳞茎稍压扁，包藏于叶基之内。叶带形，厚革质，黄棕色，长22～80cm，宽1～1.8cm，基部的鞘有宽约1mm的黑色膜质边缘。气微，味淡。

【品质评价】以叶多、色绿、大而厚者为佳。

【化学成分】本品全草含硬叶吊兰素（pendulin）、3,7-二羟基-2,4,8-三甲氧基菲（3,7-dihydroxy-2,4,8-trimethoxyphenanthrene）[1]。

【性味归经】味甘、辛，性平。归肺、肝经。

【功效主治】润肺止咳，散瘀调经。主治咳嗽，咽痛，跌打损伤，外伤出血，月经不调，白带过多。

【用法用量】内服：煎汤，6～15g。外用：适量，捣敷。

【使用注意】孕妇慎用。

【参考文献】

[1]Majumdet P L, Sen RC. Pendulin, apolyoxygenated phenanthrene derivative from the orchid Cymbidium pendulum. Phytochemistry, 1991, 30(7): 2432.

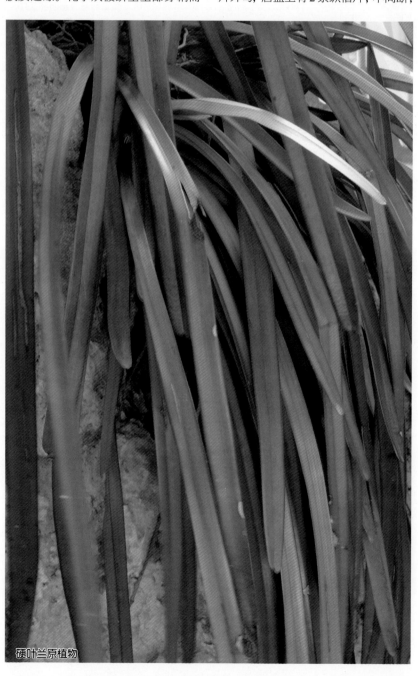

硬叶兰原植物

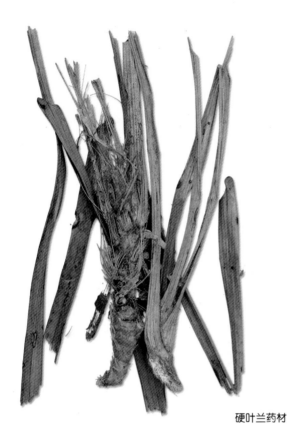

硬叶兰药材

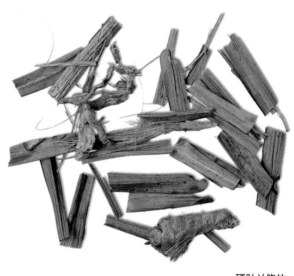

硬叶兰饮片

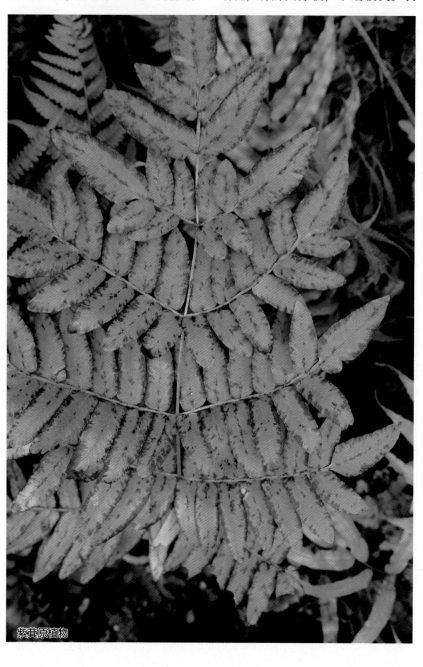

紫萁

Zi qi

Osmundae Japonicae Rhizoma
[英]Japanese Flowering Fern Rhizome

【别名】紫萁贯众、贯众、猫蕨、老虎牙、金贝草、狼萁。

【来源】为紫萁科植物紫萁 Osmunda japonica Thunb. 的根茎。

【植物形态】陆生蕨类。根茎粗壮，横卧或斜升，无鳞片。叶二型，幼时密被绒毛；营养叶有长柄，叶片三角状阔卵形，长 30 ~ 50cm，宽 25 ~ 40cm，顶部以下二回羽状，小羽片长圆形或长圆状披针形，先端钝或尖，基部圆形或宽楔形，边缘有匀密的细钝锯齿。

孢子叶强度收缩，小羽片条形，沿主脉两侧密生孢子囊，形成长大深棕色的孢子囊穗，成熟后枯萎。

【分布】广西全区均有栽培。

【采集加工】全年可挖。修去叶柄、须根，切片，晒干。

【药材性状】呈圆锥状、近纺锤状、类球形或不规则长球形，稍弯曲，先端钝，有时具分枝，下端较尖。长 10 ~ 30cm，直径 4 ~ 8cm。表面棕褐色，密被斜生的叶柄基部和黑色须根，无鳞片。叶柄残基呈扁圆柱形，长径 0.7cm，短径 0.35cm，背面稍隆起，边缘钝圆，耳状翅易剥落，多已不存或呈撕裂状。质硬，折断面呈新月形或扁圆形，多中空，可见一个"U"字形的中柱。气微弱而特异，味淡、微涩。

【品质评价】以身干、个大、叶柄残基少、完整者为佳。

【化学成分】本品根茎中含有内酯类（lactones）成分，包括紫萁内酯 [（4R,5S)-osmundalactone]、紫萁苷（osmundalin）、（4R,5S)-5- 羟基 -2- 己烯酸 -4- 内酯 [（4R,5S)-5-hydroxy-2-hexen-4-olide]、（3S,5S)-3- 羟基己酸 -5- 内酯 [（3S,5S)-3-hydroxy hexan-5-olide]、parasorboside、（R,5S)-5- 羟基己酸 -4- 内酯 [（R,5S)-5-hydroxyhexan-4-olide]、二氢异葡萄糖基紫萁内酯（dihydro-iso-omundalin）、2- 去氧 -2- 吡喃核糖内酯（2-deoxy-2-ribopyranolactone）。又有 1,7,9,11- 四羟基 -3- 甲基 -5,6- 二氢 - 萘骈蒽醌、（E)-3,4- 二羟基苯亚甲基丙酮 [（E)-3,4-dihydroxybenzalacetone]、原儿茶酸（protocatechuic acid）、β - 谷甾醇（β - sitosterol)、β - 胡萝卜苷（β-daucosterl）、二十六烷酸（hexacosoic acid）和紫萁酮（osmundacetone）。尚有多糖类（polysaccharoses）成分，粗多糖经水解后含葡萄糖（glucose)、木糖（xylose)、果糖（fructose)、甘露糖（carubinose）等。还有 16 种以上氨基酸和铁（Fe)、锰（Mn)、铜（Cu)、镁（Mg)、钴（Co)、锌（Zn）等元素。挥发油类（volatile oils）化学成分主要有己烷（hexane)、十七烷（heptadecane)、2,2′,5,5′- 四甲基 -1,1′- 联苯（2,2′,5,5′-tetramethyl-1,1′-

紫萁原植物

biphenyl）、己酸（hexanoic acid）、（*E*）-1,2,3- 三甲基 -4-丙基萘 [（*E*）1,2,3-trimethyl-4-propenyl-naphthalene]、二十烷（eicosane）和十六烷（hexadecane）等[1-12]。

本品全草中含有麦芽酚 -β-D- 吡喃葡萄糖苷（maltol-β-D-glucopyranoside）、5- 羟甲基 -2- 糠醛（5-hydroxymethyl-2-furfural）、5- 羟基 -3（-β-D- 吡喃葡萄糖氧基）己酸甲酯 [5-hydroxy-3（β-D-glucopyranosyloxy）hexanoate]、β-谷甾醇（β-sitosterol）、菜油甾醇（campesterol）、琥珀酸（succinic acid）、棕榈酸甲酯（methyl palmitate）和棕榈酸乙酯（ethyl palmitate）[2,6]。

本品叶中含有（+）- 去氢催吐萝芙木醇 [（+）-dehydrov-omifoliol]、对羟基苄叉丙酮（*p*-hydroxybenzy-lideneacetone）、3′,4′- 二羟基苄叉丙酮（3′,4′-dihydroxybenzylideneacetone）、原儿茶醛（protocatechuicaldehyde）、原儿茶酸（protocatechuic acid）、对 羟 基 苯 甲 醛（*p*-hydroxy-benzaldehyde）、15-二十九酮（15-nonacosanone）、β- 谷甾醇（β-sitosterol）[8]。

本品孢子中含有 *iso*-ginkgetin、tris-*O*-methyl amentoflavone、sciadopitysin、3,4′,4‴,7,7″-pentamethyl amentoflavone[7]。

【药理作用】
1. 驱虫　紫萁根茎煎剂稀释到 16% 浓度时，体外对猪蛔虫头段有不同程度的抑制和松弛作用，50%～60% 的煎剂对整体猪蛔虫作用 2～6h 后，猪蛔虫的活动呈不同程度的抑制[13]。紫萁提取物对驱除人体肠蛲虫有较好疗效[14]。

2. 对血凝的影响　紫萁水提取液按 11.1g/kg 灌胃，能缩短家兔凝血酶原时间[15]，100% 紫萁煎剂亦能缩短兔的凝血时间[16]。

3. 抗病毒　紫萁水提取液 1g/ml 稀释 320 倍后能抵抗腺病毒 3 型（Ad$_3$）对培养的宫颈癌 Hela 单层细胞的攻击，有较强抗 Ad$_3$ 活性；能抵抗单纯疱疹病毒 I 型对肝癌细胞（Hep-2 细胞）的攻击[15]。

4. 毒性反应　紫萁水煎剂的小鼠半数致死量（LD$_{50}$）> 166.79g/kg，为实际无毒级[3,16]。

附：紫萁叶药理作用
驱虫　紫萁叶柄基部煎剂稀释到浓度为 16% 时，体外对猪蛔虫头段有不同程度的抑制和松弛作用，50%～60% 的煎剂对整体猪蛔虫作用 2～6h 后，猪蛔虫的活动呈不同程度的抑制[1]。

【性味归经】味苦，性微寒；有小毒。归肺、肝、脾经。
【功效主治】清热解毒，凉血止血，杀虫。主治流感，流脑，乙脑，腮腺炎，痈疮肿毒，麻疹，水痘，痢疾，吐血，衄血，便血，崩漏，带下，蛲虫、绦虫、钩虫等肠道寄生虫病。
【用法用量】内服：煎服，3～15g；或捣汁；或入丸、散。外用：适量，鲜品捣敷；或研末调敷。
【使用注意】不宜过量服用；肝肾功能不良者慎服；孕妇忌服。

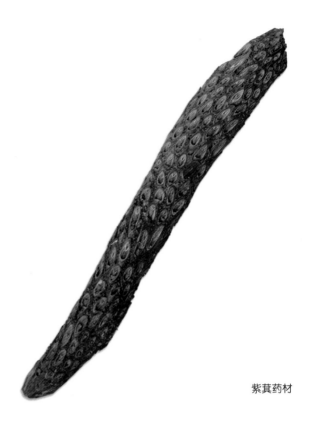
紫萁药材

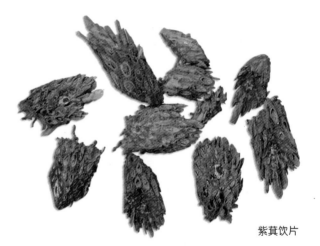
紫萁饮片

【经验方】
1. 防治脑炎　（紫萁）根 15～30g，大青叶 15g。水煎服。（《湖南药物志》）
2. 麻疹，水痘出不透彻　贯众 3g，赤芍 6g，升麻 3g，芦根 9g。水煎服。（《山东中草药手册》）
3. 驱绦虫，钩虫，蛲虫　贯众 9g，乌梅 6g，大黄 3g。水煎服。（《山东中草药手册》）
4. 产后流血　贯众炭、荷叶炭各 9g。水煎，黄酒送服。（《青岛中草药手册》）

【参考文献】

[1]Numata A, Takahashi C, Fujiki R, et al. Plant constituents biologieally active to insects. Ⅵ.antifeedants for larvae of the yellow butterfly, Eurema hecabemandarina, in Osmunda japonica(2). Chem Pharm Bull, 1990, 38(10): 2862.

[2]Numata A, Hokimoto K, Takemura T, et al. Plant constituents biologically active to insects.Ⅴ.antifeedants for the larvae of the yellow butterfly, Eurema hecabemandarina, in Osmunda japonica(1). Chem Pharm Bull, 1984, 32(7): 2815.

[3] 戴金凤, 李磊, 刘辉, 等. 紫萁的研究进展. 中草药, 1999, 30(9): 717.

[4] 戴金凤, 李磊. 紫萁多糖单糖组成及摩尔比 GC 分析. 江西农业大学学报, 2001, 23(4): 492.

[5] 袁艺, 檀华榕, 曹德菊, 等. 紫萁野生苗与组培苗的氨基酸、无机元素含量的比较. 安徽农业大学学报, 2000, 27(3): 302.

[6]Hollenbeak K H, Kuehne M E. The isolation and structure determination of the fernglycoside osmundalin and the synthesis of its aglycon osmundalactone. Tetrahedron, 1974, 30(15): 2307.

[7]Okuyama T, Ohta Y, Shibata S. The constituents of Osmunda spp.Ⅲ.studies on the sporophyll of Osmunda japonica. Shoyakugaku Zasshi, 1979, 33(3): 185.

[8] 张东, 刘为广, 杨岚, 等. 紫萁营养叶中化学成分的研究. 中国药学杂志, 2013, 48(8): 587.

[9] 厉博文, 张东, 杨岚, 等. 紫萁贯众化学成分研究. 天然产物研究与开发, 2012, 24(9): 1214.

[10] 张东, 厉博文, 杨岚, 等. 中药紫萁贯众中紫萁酮的分离及含量测定. 中国药学杂志, 2010, 45(21): 1612.

[11] 李磊, 陶海南. 紫萁多糖 POJI 的分离纯化和基本性质研究. 食品科学, 1999,(6): 11.

[12] 刘为广, 张东, 杨岚.HS-SPME-GC/MS 法分析紫萁挥发性化学成分. 中国实验方剂学, 2011, 17(8): 63.

[13] 南京药学院. 中草药学 (中册). 南京: 江苏人民出版社, 1976: 52.

[14] 赵勋臬, 等. 江苏中医, 1962,(10): 14.

[15] 楼之岑, 秦波. 常用中药材品种整理和质量研究 (北方编第二册). 北京: 北京医科大学, 1995.

[16] 王浴生. 中药药理与应用. 北京: 人民卫生出版社, 1983: 730.

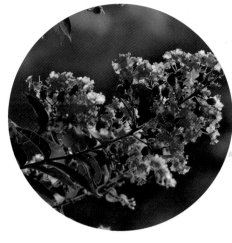

Zi wei

紫 薇

Lagerstroemiae Indicae Flos seu Radix
[英] Common Crapemyrtle Flower or Root

【别名】鹭鸶花、百日红、满堂红、怕痒花、痒痒花、紫荆花、蚊子花。

【来源】为千屈菜科植物紫薇 Lagerstroemia indica L. 的花、根。

【植物形态】落叶灌木小乔木。树皮平滑，灰色或灰褐色。枝干多扭曲，小枝纤细，有4棱，略成翅状。叶互生或近对生，纸质，椭圆形、倒卵形或长椭圆形，长2.5~7cm，宽1.5~4cm，先端短尖或钝形，有时微凹，基部阔楔形或近圆形。花淡红色、紫色，常呈圆锥花序顶生；花萼萼筒外部无棱槽，先端通常6浅裂，裂片卵形；花瓣6，皱缩，有长爪；雄蕊36~42，外面6枚着生于花萼上，比其余长，花药大，绿色；雌蕊1，花柱细长，柱头头状。蒴果椭圆状球形，成熟时紫黑色。种子有翅。

【分布】广西主要分布于大新、凌云、天峨、来宾、阳朔、平乐、平南。

【采集加工】根全年均可采挖，洗净，切片，晒干或鲜用。花5~8月采收，晒干。

【药材性状】花淡红紫色，直径约3cm；花萼绿色，长约1cm，先端6浅裂，宿存；花瓣6，下部有细长的爪，瓣面近圆球而呈皱波状，边缘有不规则的缺刻；雄蕊多数，生于萼筒基部，外轮6枚，花丝较长。气微，味淡。根呈圆柱形，有分枝，长短大小不一。表面灰棕色，有细纵皱纹，栓皮薄，易剥落质硬，不易折断，断面不整齐，淡黄白色，无臭，味淡、微涩。

【品质评价】花以完整、无杂质、干燥者为佳。根以粗壮、体实、分枝少者为佳。

【化学成分】本品花中含没食子酸（gallic acid）、矮牵牛素-3-阿拉伯糖苷（petunidin-3-arabinoside）、锦葵花素-3-阿拉伯糖苷（malvidin-3-ara binoside）、飞燕草色素-3-阿拉伯糖苷（delphinidin-3-arabinoside）[1]、紫薇碱（lagerine）、印车前明碱（lagerstroemine）[2]、5-表-二氢佛灵碱（5-epi-dihydrolyfoline）、二氢佛灵碱（dihydrolyfoline）[3]、绿原酸（chlorogenic acid）[4]。

根含有谷甾醇（sitosterol）、3,3',4'-三-O-甲基并没食子酸（3,3',4'-tri-O-methylellagic acid）等[5]。

【临床研究】
慢性荨麻疹 内服：紫薇根（干品）40g，以水300ml煎取药液100ml，早晨1次空服，渣可如法再煎1次，临睡前再服1次，小儿酌减。外洗：紫薇全草（干品）250g，以1500ml水煎取500ml，滤液洗患处，每天1次，渣可再煮1次。结果：22例均在7天内治愈，其中1天治愈者4例，2~4天治愈者15例，5~7天治愈者3例，无不良反应，跟踪1年以上未见复发[6]。

【性味归经】味苦，微酸，性寒。归心、肝、肾、肺经。

【功效主治】清热解毒，凉血散瘀，止血。主治疮疖痈疽，小儿胎毒，疔癣，月经不调，血崩，带下，小儿惊风，肺痨咳血。

【用法用量】内服：煎服，10~15g，或研末。外用：适量，研末调敷，或煎水洗。

【使用注意】孕妇慎用。

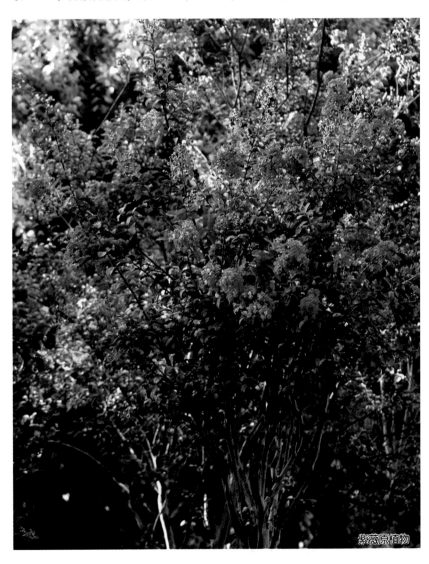
紫薇原植物

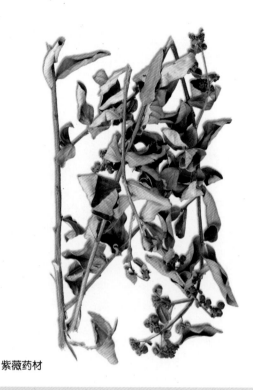

紫薇药材

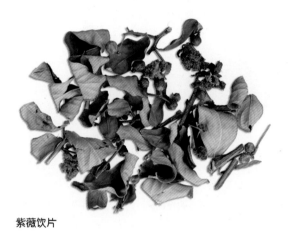

紫薇饮片

【经验方】

1. 痈疽肿毒和头面疮疖 紫薇花适量研末，醋调敷，或水煎服。（《常用中草药鉴别与应用彩色图谱》）

2. 肺结核咳血 紫薇花、鱼腥草等量。研末，每日服9g。（《常用中草药鉴别与应用彩色图谱》）

3. 小儿惊风 紫薇花6g，水煎服。（《常用中草药鉴别与应用彩色图谱》）

4. 风丹 紫薇花30g，水煎服。（《重庆草药》）

【参考文献】

[1]Saleh NAM. Anthocyanins of Lagerstroemia indica flowers. Phytochemistry, 1973, 12(9): 2304.

[2]Ferris JP, Briner RC, Boyce CB. Lythraceae alkaloids.Ⅸ. Isolation and structure elucidation of the alkaloids of Lagerstroemia indica. J Am Chem Soc , 1971, 93(12): 2958.

[3]Kim HJ, Lee IS, Youn UJ, et al. Biphenylquinolizidine alkaloids from Lagerstroemia indica. J Nat Prod, 2009, 72(4): 749.

[4] 晏丽, 吴吉林, 付招. 紫薇花绿原酸超声波辅助提取研究. 湖北农业科学, 2011, 50(1): 146.

[5]Hussain SF, Miana gA, Saifur R. 3, 3′,4′-tri-O-methyl ellagic acid from Lagerstroemia indica. Phytochemistry, 1972, 11(9): 2890.

[6] 陈和生. 紫薇治疗慢性荨麻疹 22 例. 中国社区医师, 2002,(3): 40.

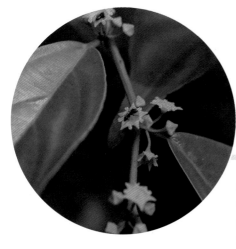

Zi jiu niu

紫九牛

Ventilaginis Leiocarpae Radix et Caulis
[英]SmoothfruitVentilago Root and Stem

【别名】血风藤、血风根、青筋藤、穿破石、光果翼核木、扁果藤。

【来源】为鼠李科植物翼核果 Ventilago leiocarpa Benth. 的根、茎。

【植物形态】藤状灌木。根粗壮，外皮暗紫红色。茎多分枝，有细纵纹，幼枝绿色，无毛。叶互生；叶柄长 3 ~ 5mm，被疏短柔毛；叶片薄革质，卵形或卵状长圆形，长 4 ~ 8cm，宽 2 ~ 3.5cm，先端渐尖，基部阔楔形或近圆形，全缘或稍有细锯齿，两面无毛。腋生聚伞花序或顶生圆锥花序；花小，两性，绿白色；花萼5裂，裂片三角形；花瓣5，倒卵形，先端微凹；雄蕊5，略短于花瓣；子房2室，藏于五角形的花盘内，花柱2浅裂或半裂。核果球形，长达6cm，熟时红褐色，先端有1鸭舌形膜质的薄翅，翅长1.5 ~ 2cm，基部有宿存萼筒。种子1颗。

【分布】广西主要分布于梧州、忻城、南宁、宁明。

【采集加工】全年可采收。洗净，切片或段，晒干。

【药材性状】本品根呈圆柱形，稍弯曲，极少分枝，直径 2 ~ 7cm；切片为椭圆形，厚 2 ~ 4mm。外皮红棕色，呈不规则鳞片状，易剥落。体轻，质硬。断面淡黄色，略呈纤维性，形成层环明显，射线放射状，木部可见数个同心环，导管针孔状。气微，味苦、微涩。

【品质评价】以干燥、块大、无杂质者为佳。

【性味归经】味苦、甘，性温。归肝、肾经。

【功效主治】养血活血，祛风活络，固肾益精。主治血虚头晕，月经不调，闭经、慢性肝炎，肝硬化，风湿筋骨疼痛，腰肌劳损，四肢麻木，神经痛，跌打损伤。

【用法用量】内服：15 ~ 30g，水煎或配猪瘦肉炖服，或浸酒服。

【使用注意】孕妇慎用。

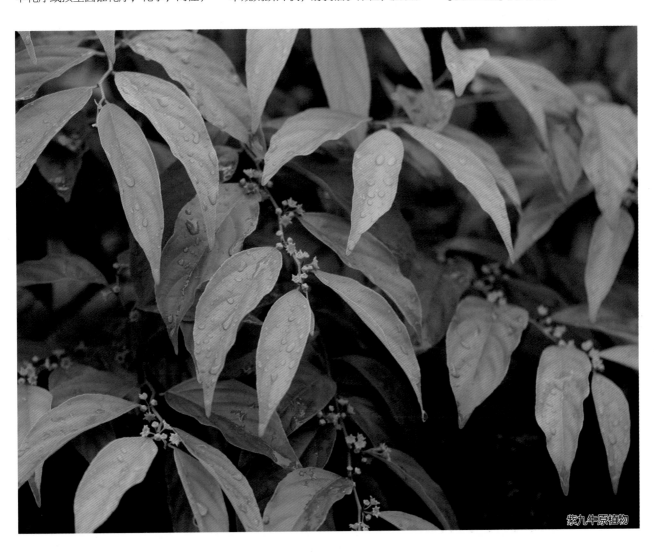

紫九牛原植物

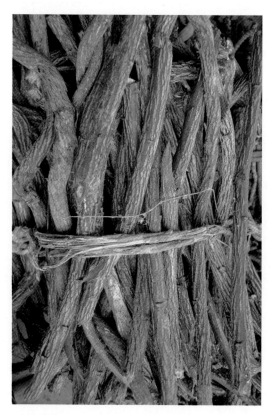

紫九牛药材

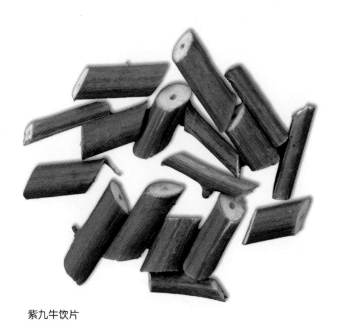

紫九牛饮片

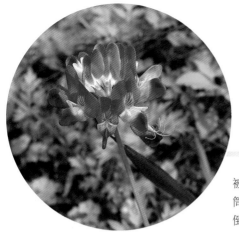

Zi yun ying

紫云英

Astragali Sinici Herba
[英] Sinica Astragalus Herb

【别名】苕子、沙蒺藜、红花草、翘摇、米伞花、荷花郎。

【来源】为豆科植物紫云英 Astragalus sinicus L. 的全草。

【植物形态】草本。多分枝,匍匐,被白色疏柔毛。奇数羽状复叶,具 7 ~ 13 片小叶;叶柄较叶轴短;托叶离生,卵形,先端尖,基部互相合生,具缘毛;小叶倒卵形或椭圆形,长 10 ~ 15mm,宽 4 ~ 10mm,先端钝圆或微凹,基部宽楔形,上面近无毛,下面散生白色柔毛,具短柄。总状花序呈伞形;总花梗腋生,较叶长;苞片三角状卵形;花梗短;花萼钟状,被白色柔毛,萼齿披针形,长约为萼筒的 1/2;花冠紫红色或橙黄色,旗瓣倒卵形,先端微凹,基部渐狭成瓣柄,翼瓣较旗瓣短,瓣片长圆形,基部具短耳,瓣柄长约为瓣片的 1/2,龙骨瓣与旗瓣近等长,瓣片半圆形,瓣柄长约等于瓣片的 1/3;子房无毛或疏被白色短柔毛,具短柄。荚果线状长圆形,稍弯曲,具短喙,黑色,具隆起的网纹。种子肾形,栗褐色。

【分布】广西全区均有栽培。

【采集加工】春、夏季果实成熟时。割下全草,打下种子,晒干。

【药材性状】本品常卷缩,被白色疏柔毛。奇数羽状复叶;小叶展平呈倒卵形或椭圆形,长 10 ~ 15mm,宽 4 ~ 10mm,先端钝圆或微凹,基部宽楔形,上面近无毛,下面散生白色柔毛,具短柄。

【品质评价】以干燥、无杂质、叶色绿者为佳。

【化学成分】本品全草含黄酮类(flavonoids)、氨基酸类(amino acids)、生物碱类(alkaloids)等多种化学成分。

黄酮类成分主要有芹菜素(apigenin)、槲皮素糖苷(quercitinglycoside)、异鼠李素(iso-rhamnetin)、刺槐素(acacetin)、山柰酚(kaempferol)、木犀草素(luteolin) [1]。

氨基酸类成分主要有组氨酸(histidine)、精氨酸(arginine)及刀豆氨酸(canavanine) [2]。

其他类成分有腺嘌呤(adenine)、胆碱(choline)、胡芦巴碱(trigonelline)、

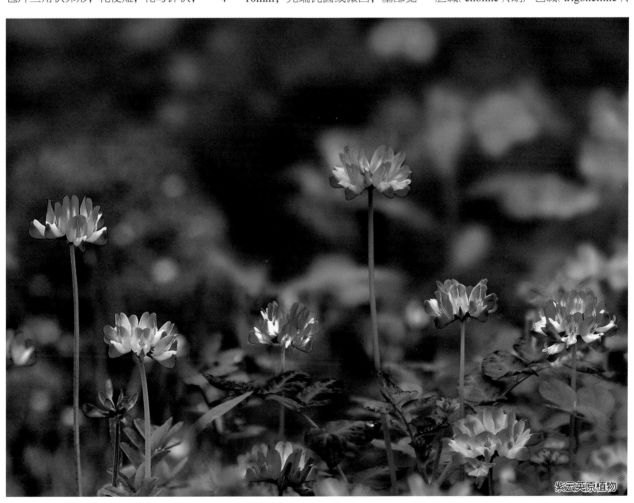

紫云英原植物

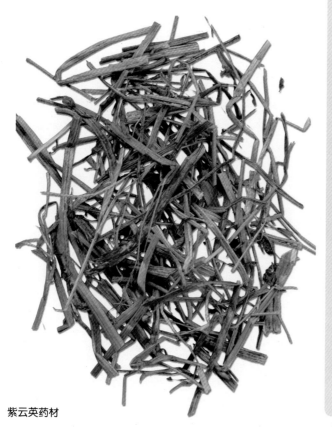

紫云英药材

丙二酸（malonic acid）、脂肪（fat）[2]、ATP 酶（ATPase）[3]等。

本品种子含大豆皂苷甲酯Ⅰ（soyasaponin methyl ester Ⅰ）、大豆皂苷甲酯Ⅱ（soyasaponin methyl ester Ⅱ）、大豆皂苷甲酯Ⅲ（soyasaponin methyl ester Ⅲ）、大豆皂苷Ⅳ（soyasaponin Ⅳ）、大豆皂醇 B（soyasapogenol B）、大豆皂醇（soyasapogenol）[4]、亚精胺（spermidine）、刀豆氨酸（canavalmine）、精胺（spermine）、热精胺（thermospermine）、N4- 甲基热精胺（N4-methylthermospermine）[5]、β - 谷甾醇（β-sitosteol）[6]、壳质酶（chintinase）[7]。

本品花粉中含乳酸脱氢酶（lactate dehydrogenase）、丙氨酸转氨酶（alanine aminotransferase）、天冬氨酸转氨酶（aspartate aminotransferase）、碱性磷酸酯酶（alkphosphatase）及蛋白质（protein）[8]。

【药理作用】

抗肿瘤　紫云英水提物能抑制乳腺肿瘤生长[9]。

【性味归经】味微甘、辛，性凉。归肺、肝经。

【功效主治】清热解毒，祛风明目，凉血止血。主治咽喉疼痛，风痰咳嗽，疔疮，带状疱疹，疥癣，目赤肿痛，痔疮，齿衄，外伤出血，月经不调，血小板减少性紫癜。

【用法用量】内服：煎汤，15 ～ 30g；或捣汁。外用：适量，鲜品捣敷；或研末调敷。

【使用注意】脾胃虚寒者慎用。

【经验方】

1. 火眼　紫云英捣烂敷。（江西《草药手册》）

2. 喉痛　米伞花、白果叶，晒干，研成细末。用时取等分，加冰片少许，用纸筒吹入喉内，吐出唾涎。（《贵州民间药物》）

3. 水疗　翘摇捣烂，围敷疔疮的周围，露头。（《贵州民间药物》）

4. 痔疮　翘摇适量，捣汁，外痔敷；内痔用 30g，煎水服。（《贵州民间药物》）

5. 外伤出血　紫云英叶捣烂敷。（江西《草药手册》）

6. 齿龈出血　荷花郎，洗净，切细，捣汁服。每日 3 ～ 5 次，每次 10 ～ 20ml，凉开水送服。（《现代实用中药》）

7. 小儿支气管炎　鲜紫云英 30 ～ 60g。捣烂绞汁，加冰糖适量，分 2 ～ 3 次服。（《福建药物志》）

8. 风痰咳嗽　紫云英白花全草 30g，白马骨 15 ～ 18g。水煎，加白糖，早晚饭前各服 1 次。忌食酸、辣、芥菜。（江西《草药手册》）

9. 疟疾　紫云英、鹅不食草各 30g。煎水服。（江西《草药手册》）

10. 血小板减少性紫癜　紫云英鲜幼苗 60 ～ 125g。油、盐炒服。（《福建药物志》）

11. 肝炎，营养不良性浮肿，白带　紫云英鲜根 60 ～ 90g。水煎服，或炖猪肉服。（《浙江药用植物志》）

附：紫云英子

味辛，性凉。归肝经。功效：祛风明目。主治：目赤肿痛。内服：煎汤 6 ～ 9g，或研末。

【参考文献】

[1] Kancta M, Hikichi H, Endo S, et al. Identification of flavones in sixteen Leguminosae species. Agric Biol Chem,1980, 44(6):1407.

[2] 江苏省植物研究所，等 . 新华本草纲要（第二册）. 上海：上海科学技术出版社 , 1990: 97.

[3] Jing YX, Zhang BT, Hou CQ. Localization of ATPase and dynamic change in its activity within root nodules of legumes. J Integr Plant Biol, 1987, 29(6):594.

[4] Cui B, Inoue J, Takeshita T, et al. Triterpeneglycosides from the seeds of Astragalus sinicus L. Chem Pharm Bull, 1992, 40(12):3330.

[5] Hamana K, Niitsu M, Samejima K, et al. N4-Methylthermospermine in leguminous seeds. Phytochemistry, 1992, 31(4):1410.

[6] Kathara H, Katagiri M, Katagiri C. Sterol composition of leguminous seeds. Iida Joshi Tanki Daigaku Kiyo,1988,(9):34.

[7] Hirano S, Yamamoto T, Hayashi M, et al.Chitinase activity in seeds coated with chitosan derivatives. Agric Biol Chem,1990, 54(10):2719.

[8] 侯家麟，杜磊，李国强，等 . 黄芪属植物微量元素测定 . 中成药，1990, 12(7): 35.

[9] Nagasawa H, Watanabe K, Yoshida M, et al. Effects of gold banded lily(Lilium auratum Lindl)or Chinese milk vetch(Astragalussinicus L) on spontaneous mammary tumourigenesis in SHN mice. Anticancer Res,2001, 21(4A):2323.

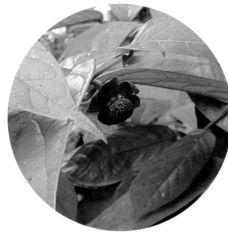

Zi yu pan

紫玉盘

Uvariae Microcarpae Radix seu Folium
[英] Littlefruit Uvaria Root or Leaf

【别名】酒饼木、酒饼婆、酒饼叶、牛奶果、石龙叶。

【来源】为番荔枝科植物紫玉盘 *Uvaria microcarpa* Champ.ex Benth. 的根、叶。

【植物形态】灌木。枝条蔓延性；植株多处被黄色星状柔毛。叶革质，长倒卵形或长椭圆形，长 10～23cm，宽5～11cm，先端急尖或钝，基部近心形或圆形。花1～2朵，与叶对生，暗紫红色或淡红褐色；萼片阔卵形；花瓣内外轮相似，卵圆形，顶端圆或钝；雄蕊线形，药隔卵圆形，无毛，最外面的雄蕊常退化为倒披针形的假雄蕊；

心皮长圆形或线形，柱头马蹄形，顶端2裂而内卷。果卵圆形或短圆柱形，暗紫褐色，顶端有短尖头。

【分布】广西主要分布于昭平、藤县、岑溪、桂平、北流、博白、灵山、防城、上思、横县、邕宁、武鸣、马山、巴马。

【采集加工】全年均可采收。洗净，鲜用或晒干。

【药材性状】根近圆柱形，略弯曲，直径0.5～2.5cm。表面暗棕色，具细密纹理、不规则浅沟纹和短横裂纹，细根痕呈点状突起。质硬，断面木部灰白色，有放射状纹理。叶革质，完整叶展开长倒卵形或长椭圆形，顶端急尖或钝，基部近心形或圆形；叶脉在

叶面凹陷，叶背突起；叶背、叶柄被黄褐色绒毛。气微香，味淡。

【品质评价】以叶黄绿、根粗、质坚实者为佳。

【化学成分】本品含主要成分有内酯类（lactones）、生物碱类（alkaloids）及挥发油（volatile oils）等[1]。

茎叶中含生物碱类成分，主要有：马兜铃内酰胺（aristololactam）BⅠ、观音莲明（lysicamine）、紫玉盘内酰胺（uvarilactam）、oxoanolobin[2]、马兜铃内酰胺（aristololactam）AⅠ、马兜铃内酰胺（aristololactam）AⅡ、4,5-二氧代去氢巴婆碱（4,5-dioxodehydro-asimilobine）[3]。

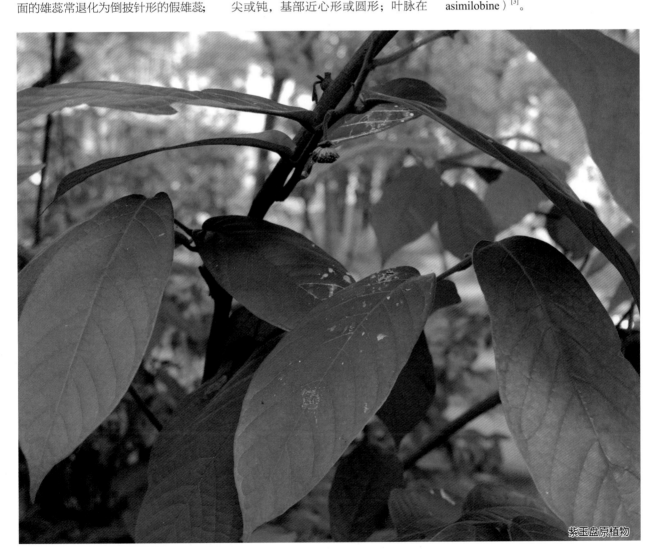

紫玉盘原植物

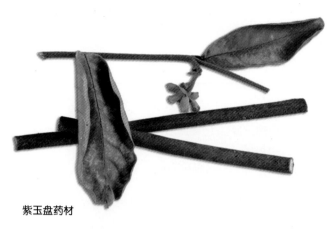

紫玉盘药材

本品叶中的脂溶性成分有苯甲酸（benzoic acid）、（3,7- 二甲基 -6-）辛烯基丁酸酯 [（3,7-dimethyl-6-）octylene butyrate]、2- 环己烯 -1- 醇（2-cyclohexene-1-ol）、3- 环己烯 -1- 醇（3-cyclohexene-1-ol）、邻苯二甲酸二异丁酯（di-iso-butyl phthalate）、4-（2,6,6- 三甲基 -2-）环己烯基 -3- 丁烯 -2- 酮 [4-（2,6,6-trimethyl-2-）cyclohexenyl-3-buten-2-ketone]、（Z）-13- 十八碳烯醛 [（Z）-13-octadecene aldehyde]、正二十一烷（n-heneicosane）、2,6- 二叔丁基对甲苯酚（2,6-di-tertbutyl-p-cresol）、1,2,3,4,4a,5,6,8a- 八氢 -7- 甲基 -4- 亚甲基 -1- 异丙基萘（1,2,3,4,4a,5,6,8a-8H-7-methyl-4-methylene-1-iso-propyl naphthalene）、3- 氨基苯甲酸（3-aminobenzoic acid）、1,2,3,4- 四氢 -1,6- 二甲基 -4- 异丙基萘（1,2,3,4-4H-1,6-dimethyl-4-iso-propyl naphthalene）、异丙基棕榈酸（iso-propyl palmitic acid）、5,6,7,7a- 四氢 -4,4,7a- 三甲基 -（R）-2- 苯并呋喃酮 [5,6,7,7a-4H-4,4,7a-trimethyl-（R）-2-benzofuranone]、十氢 -1,1,10- 三甲基 -2- 羟基 -6,9- 过氧基萘（10H-1,1,10-trimethyl-2-hydroxyl-6,9-hydroperoxyradical naphthalene）、1- 甲基二环（3,2,1）-辛烷 [1-methyl-bicyclo（3,2,1）-octane]、2,4- 二甲基庚烷（2,4-dimethyl heptane）、石竹烯氧化物（caryophyllene oxide）、二环（3,3,1）-2,7- 壬二酮 [bicyclo（3,3,1）-2,7-nonadiketone]、硬脂酸甲酯（methyl stearate）、（-）匙叶桉油烯醇 [（-）spathulenol]、2,6- 二甲基二环（3,2,1）辛烷 [2,6-dimethyl-bicyclo（3,2,1）-octane]、2,3,4,5- 四甲基 - 三环（3,2,1,02,7）-3- 辛烯 [2,3,4,5-tetramethyl-tricyclic（3,2,1,02,7）-3-octylene]、14- 十五碳烯酸（14-pentadecenoic acid）、2- 丁基 -1- 辛醇（2-butyl-1-octanol）、硬脂酸（stearic acid）、十四醛（myristical）、6- 甲基十五烷（6-methyl pentadecane）、2- 甲基辛烷（2-methyl octane）、4,8,12,16- 四甲基十七烷（4,8,12,16-tetramethyl heptadecane）、十三烷酸甲酯（tridecanoic acid methyl ester）。[4]

叶中含挥发油类成分，主要有吉马烯 B（germacrene B）、1,5,5- 三甲基 -6- 亚甲基 - 环己烯（1,5,5-trimethyl-6-methylene-cyclohexene）、匙叶桉油烯醇（spathulenol）、石竹烯（caryophyllene）、（-）蓝桉醇 [（-）globulol]、苯甲酸乙酯（ethyl benzoate）、壬酸（nonanoic acid）、

乙酸异冰片酯（iso-bornyl acetate）、α - 荜澄茄油烯（α-cubebene）、1a,2,3,4,4a,5,6,7b- 八氢 -1,1,4,7- 四甲基 -1H- 环丙奥（1a,2,3,4,4a,5,6,7b-8H-1,1,4,7-tetramethyl-1H-cycloprop azulen）、α - 石竹烯（α-caryophyllene）、γ - 榄香烯（γ-elemene）、十氢 -1,1,7- 三甲基 -4- 亚甲基 -1H- 环丙奥（10H-1,1,7-trimethyl-4-methylene-1H-cycloprop azulen）、1,2,3,4,4a,5,6,8a- 八氢 -7- 甲基 -4- 亚甲基 -1- 异丙基萘（1,2,3,4,4a,5,6,8a-8H-7-methyl-4-methylene-1-iso-propyl naphthalene）、吉马烯 D（germacrene D）、4- 甲基 -2,6- 二叔丁基苯酚（4-methyl-2,6-di-tertbutyl-phenol）、1,2,3,5,6,8a- 六氢 -4,7- 二甲基 -1- 异丙基萘（1,2,3,5,6,8a-6H-4,7-dimethyl-1-iso-propyl naphthalene）、1,2,3,4,4a,7- 六氢 -1,6- 二甲基 -4- 异丙基萘（1,2,3,4,4a,7-6H-1,6-dimethyl-4-iso-propyl naphthalene）、十二烷酸（lauric acid）、反式 - 十氢 -4a- 甲基 -1- 亚甲基 -7- 异丙基萘（trans-10H-4a-methyl-1-methylene-7-iso-propyl naphthalene）、喇叭茶醇（ledol）、5- 甲基 -2- 二叔丁基苯酚（5- methyl-2-di-tertbutyl-phenol）、八氢 -7a- 甲基 -1- 亚乙基 -1H- 茚（8H-7a-methyl-1-ethylidene-1H-indene）、罗汉柏烯（thujopsene）、蛇麻烯（humulene）、1,2,3,4- 四氢 -2,7- 二甲基萘（1,2,3,4-4H-2,7-dimethyl naphthalene）、六甲基苯（hexamethylbenzene）、（Z）-2,2- 二甲基 -3- 癸烯 -5- 炔 [（Z）-2,2-dimethyl-3-decene-5-alkyne]、2,4- 二甲基 -6- 氨基 -5- 甲氧基喹啉（2,4-dimethyl-6-amino-5-methoxy-quinoline）、二环（3,3,1）-2,6- 壬二酮 [bicyclo（3,3,1）-2,6-nonadiketone]、（Z,Z）-3,7,11- 三甲基 -2,6,10- 十二碳三烯 -1- 醇 [（Z,Z）-3,7,11-trimethyl-2,6,10-dodeca triene-1-ol]、7- 甲基 -4- 异亚丙基 -7R,8R-8- 羟基 - 二环（5,3,1）- 十一碳 -1- 烯 [7-methyl-4-iso-propylidene-7R,8R-8-hydroxyl-bicyclic（5,3,1）-1-undecene]、十四烷酸（myristic acid）、苯甲酸苄酯（benzyl benzoate）、菲（phenanthrene）、碳酸乙酯（ethyl carbonate）、6,10,14- 三甲基 -2- 十五烷酮（6,10,14-trimethyl-2-pentadecanone）、十五烷酸（pentadecanoic acid）、邻苯二甲酸丁酯（dibutyl phthalate）、2- 羟基苯甲酸苄酯（2-hydroxy-benzyl benzoate）、（Z）-13- 十八碳烯酸 [（Z）-13-octadecenoic acid]、（E,E）-6,10,14- 三甲基 -5,9,13- 十五碳三烯 -2- 酮 [（E,E）-6,10,14-trimethyl-5,9,13-pentadecatriene-2-ketone]、十六酸甲酯（palmitic acid methyl ester）、7- 十六碳炔（7-hexadecine）、十六烷酸（hexadecanoic acid）、2- 羟基 - 十五烷酮（2-hydroxy-pentadecanone）、十六酸乙酯（hexadecanoic acid ethyl ester）、植物醇（phytol）、（Z,Z）-9,12- 十八碳二烯酸 [（Z,Z）-9,12-octadecadienoic acid] 和油酸（oleic acid）等。[5]

叶中还含有苯甲酸（benzoic acid）、阿魏酸（ferulaic acid）、3- 甲氧基 -4- 羟基苯甲酸（3-methoxy-4-hydroxy-benzoicacid）、咖啡酸（caffeic acid）、齐墩果酸（oleanolic acid）、熊果酸（ursolic acid）、延胡索乙素（corydalis B）、芦丁（rutin）、β - 谷甾醇（β-sitosterol）、β - 胡萝卜苷（β-daucosterol）。[6]

种子中含内酯类成分：miorocarpin A、miorocarpin B[7]。

【药理作用】

抗肿瘤　紫玉盘石油醚部位对人肝癌细胞 Bele7404 抑制作用较强；醋酸乙酯部位、正丁醇部位、乙醇部位提取物对宫颈癌细胞株 HeLa 和人胃癌细胞株 SGC7901 有抑制作用，而氯仿部位对上述 3 种肿瘤细胞株的增殖均有抑制作用，是抗肿瘤活性最强的部位[8]。

附：紫玉盘叶药理作用
抗肿瘤　紫玉盘茎叶石油醚部位对 S180 实体瘤呈剂量依赖性抑制作用，600mg/kg 瘤重抑制百分率达 51.04%，20μg/ml 对人肝癌细胞株 SMMC-7721、SGC7901 和核因子 κB 细胞的增殖有抑制作用[1]。

【性味归经】味辛、苦，性微温。归肝、胃、肺经。

【功效主治】行气健胃，祛风湿，强筋骨，消肿止痛，化痰止咳。主治风湿痹痛，腰腿疼痛，跌打损伤，消化不良，腹胀腹泻，咳嗽痰多。

【用法用量】内服：煎汤，根 15～30g，叶 10～15g；或绞汁。外用：适量，捣敷或煎汤熏洗。

【使用注意】孕妇慎服。

【经验方】

1. 跌打肿痛　鲜酒饼婆叶捣烂，酒炒外敷。（《广西本草选编》）

2. 风湿关节痛　酒饼婆根 30～60g。水煎冲酒服；或浸酒服，并用药酒外搽；或用鲜根、叶煎水熏洗。（《广西本草选编》）

3. 咳嗽多痰　酒饼婆叶 6～10g。水煎服。（《广西本草选编》）

【参考文献】

[1] 戴支凯，郭志军，徐庆. 紫玉盘茎叶石油醚部位抗肿瘤作用的研究. 中国现代医学杂志，2008, 18(1): 47.

[2] 余冬蕾. 紫玉盘抗肿瘤化学成分研究. 北京：中国协和医科大学，1998.

[3] 郭志军. 紫玉盘茎叶抗肿瘤活性及其化学成分的研究. 广西师范大学，2007.

[4] 卢汝梅，何翠薇. 紫玉盘叶脂溶性成分的气相色谱 - 质谱联用分析. 时珍国医国药，2005, 16(8): 713.

[5] 卢汝梅，何翠薇，潘英. 紫玉盘挥发油化学成分的分析. 世界科学技术 - 中医药现代化基础研究，2006, 8(6): 40.

[6] 刘雪润，陈重，李笑然，等. 紫玉盘叶的化学成分研究. 中草药. 2011, 42(11): 2197.

[7] Chen WS, Yao ZJ, Wu YL. Studies on annonaceus acetogenins from Uvaria microcarpa seeds.I.The isolation and structure of microcarpacin. Acta Chimica Sinica, 1997, 55(7): 723.

[8] 卢汝梅，李兵，苏醒，等. 紫玉盘提取物体外抗肿瘤活性的实验研究. 时珍国医国药，2010, 21(10): 2530.

Zi hua qie

紫花茄

Solani Indici Herba
[英] Indian Solanum Herb

【别名】苦果、苦天茄、颠茄、丁茄子、袖扣果、生刺矮瓜、鸡刺子、黄水茄。

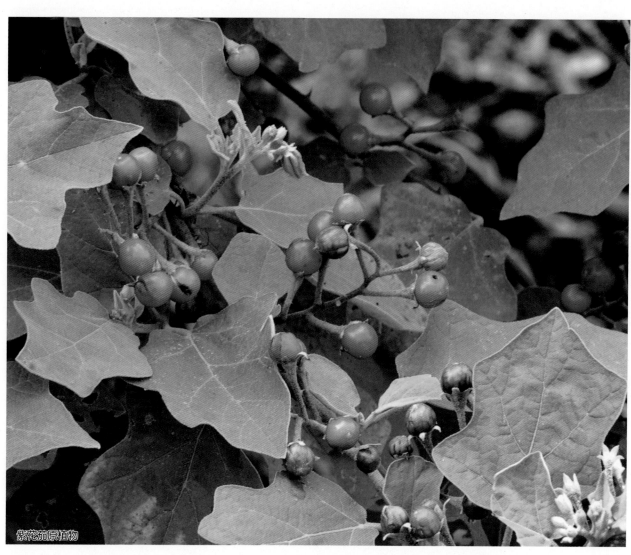

【来源】为茄科植物刺天茄 Solanum indicum L. 的全株。

【植物形态】灌木。小枝褐色，密被尘土色渐老逐渐脱落的星状绒毛及基部宽扁的淡黄色钩刺，基部被星状绒毛，先端弯曲，褐色。叶卵形，长 5 ~ 11cm，宽 2.5 ~ 8.5cm，先端钝，基部心形或截形，边缘 5 ~ 7 深裂或呈波状浅圆裂，裂片边缘有时又作波状浅裂，上面绿色，被具短柄的分枝的星状短绒毛，下面灰绿，密被星状长绒毛；中脉及侧脉常在两面具有钻形皮刺。蝎尾状花序腋外生，总花梗及花梗密被星状绒毛及钻形细直刺；花蓝紫色，或少为白色；萼杯状，先端 5 裂，裂片卵形，端尖，外面密被星状绒毛及细直刺，内面仅先端被星状毛；花冠辐状，冠檐先端深 5 裂，裂片卵形，外面密被分枝多具柄或无柄的星状绒毛；子房长圆形，具棱，顶端被星状绒毛。果序被星状毛及直刺。浆果球形，光亮，成熟时橙红色，宿存萼反卷。

【分布】广西全区均有栽培。

【采集加工】全株，全年可采。洗净鲜用或晒干备用。

【药材性状】茎圆柱形，褐色，密被星状绒毛及基部宽扁的钩刺。叶皱缩，展平呈卵形，先端钝，基部心形或截形，边缘 5 ~ 7 深裂或呈波状浅圆裂，裂片边缘有时又作波状浅裂，灰绿色，被星状毛；中脉及侧脉常在两面具有钻形皮刺。质脆，易碎。

【品质评价】以身干、无杂质、色黄棕者为佳。

【化学成分】本品含有甾醇类（sterols）、皂苷类（saponins）、生物碱类（alkaloids）等多种化学成分。甾醇类主要成分有：

紫花茄原植物

β-谷甾醇（β-sitosterol）、β-谷甾醇葡萄糖苷（β-sitos-terolglucoside）、羊毛甾醇(lanosterol)[1]。皂苷类主要成分有：薯蓣皂苷（dioscin）、原薯蓣皂苷（protodioscin）、甲基原薯蓣皂苷（methyl protodioscin）、薯蓣皂苷甲基原前皂苷元A（methyl proto prosapogenin A of dioscin）、薯蓣皂苷元（diosgenin）[1]。生物碱类主要成分有：澳洲茄碱（solasonine）、澳洲茄边碱（solamargine）、澳洲茄胺（solasodine）[2]。

果实中含黄果茄甾醇（carpesterol）、3β-（对-羟基）-苯甲酰氧基-22α-羟基-4α-甲基-5α-豆甾-7-烯-6-酮[3β-（p-hydroxy）-benzoyloxy-22α-hydroxy-4α-methyl-5α-stigmast-7-en-6-ketone]、刺天茄苷（indioside）[3]。

根含二十八烷酸（octacosanoic acid）、二十烷酸（eicosanic acid）、β-谷甾醇（β-sitosterol）、对羟基苯甲酸(p-hydroxybenzcic acid)和β-胡萝卜苷(β-daucosterol)等成分[4]。

【药理作用】

抗肿瘤 紫花茄中的紫花茄皂苷 I-2 对人肝癌 BEL-7402 细胞增殖有明显的抑制作用，半数抑制浓度 IC_{50} 为 6.2μg/ml[5]。

【性味归经】味苦，性凉；有毒。归肺、胃、肝经。

【功效主治】祛风止痛，清热解毒。主治头痛，鼻渊，牙痛，咽痛，瘰疬，胃痛，风湿关节痛，跌打损伤，痈疮肿毒。

【用法用量】内服：煎汤，9~15g；或研末，1.5~3g。外用：适量，捣敷。

【使用注意】本品有毒，不宜过量服用。

【经验方】

1.牙痛 紫花茄（天茄子）果研末，放至痛处。（《云南中草药》）

2.丝虫病象皮腿 紫花茄根60g，种子60g，酒125~155ml。水炖服，每日1剂，连服14天为1个疗程。局部用杠板归250g，紫花茄叶、一枝黄花叶、茶枯(抽茶饼)各125g，糯米250g。共研细末，作糊包于患脚。（《福建药物志》）

3.消化不良，腹胀 紫花茄（天茄子）鲜果10个。稀饭送服。（《云南中草药》）

4.风湿关节痛 紫花茄根30~60g，葵花根、土牛膝根各15g，猪脚1个。水炖服。（《福建药物志》）

【参考文献】

[1]Chiang HC. Experimental antitumor agents from Solanum indicum L. Anticancer Res, 1991, 11(5): 1911.

[2]Rathore AK, Sharma KP, Sharma GL. A reinvestigation of the steroids and steroidal alkaloids of Solanum indicum L. Bangladesh Pharmaceutical Journal, 1978, 7(4): 10.

[3]Gan KH, LinCN, Won SJ. Cytotoxic principles and their derivatives of formosan Solanum plants. Nat Prod, 1993, 56(1): 15.

[4]吴冬凡，房志坚.金钮扣根化学成分研究.广东药学院学报，2008，24(2): 139.

[5]曹同涛.紫花茄皂苷 I -2 对人肝癌细胞的细胞毒影响.滨州医学院学报，2006, 29(4): 255.

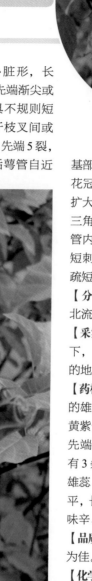

紫花曼陀罗

Zi hua man tuo luo

Daturae Tatulae Flos
[英] Violetflower Datura Flower

【别名】曼陀罗花、风茄花、风麻花、酒醉花、闹羊花、大喇叭花。

【来源】为茄科植物紫花曼陀罗 Datura tatula L. 的花。

【植物形态】草本。全株近无毛；茎直立，圆柱形，基部木质化，表面有不规则皱纹，幼枝四棱形，略带紫色，被短柔毛。叶互生，上部叶近对生；叶片宽卵形、长卵形或心脏形，长 5 ~ 20cm，宽 4 ~ 15cm，先端渐尖或锐尖，基部不对称，边缘具不规则短齿或全缘而波状。花单生于枝叉间或叶腋；花萼筒状，淡黄绿色，先端 5 裂，裂片三角形，先端尖，花后萼管自近基部处周裂而脱落，果时增大呈盘状；花冠管漏斗状，檐部下部渐小，向上扩大呈喇叭状，紫色，具 5 棱，裂片 5，三角形，先端长尖；雄蕊 5，生于花冠管内；雌蕊 1，子房球形，2 室，疏生短刺毛。蒴果圆球形或扁球状，外被疏短刺，熟时淡褐色，不规则 4 瓣裂。

【分布】广西主要分布于昭平、岑溪、北流、上林、武鸣、那坡、东兰。

【采集加工】在日出前将初放花朵摘下，用线穿起或分散晾干或晒干，有的地区用微火烘干。

【药材性状】花萼已除去，花冠及附着的雄蕊皱缩成卷条状，长 9 ~ 16cm，黄紫色。展平后，花冠上部呈喇叭状，先端 5 浅裂，裂片先端短尖，短尖下有 3 条明显的纵脉纹，裂片间微凹陷；雄蕊 5，花丝下部紧贴花冠筒，花药扁平，长 1 ~ 1.5cm。质脆易碎，气微臭，味辛、苦。

【品质评价】以朵大、完整、色黄紫者为佳。

【化学成分】本品花含有东莨菪碱（hyoscin）、莨菪碱（hyoscyamine）[1]。

　　本品叶含C21-oxygenated withanolides、withatatulin、醉茄内酯 F（withametelin F）、醉茄内酯 H（withametelin H）、印度小酸浆醇 A（physalindicanol A）、C28-sterol[2]。

【性味归经】味辛，性温；有毒。归肺、肝、肾经。

【功效主治】祛风除湿，定喘，止痛。主治寒喘，风湿痹痛，脚气肿痛。

【用法用量】内服：煎汤，花 0.3 ~ 1.5g，种子 1 ~ 1.5g。外用：适量，捣敷。

【使用注意】本品有毒，慎用。

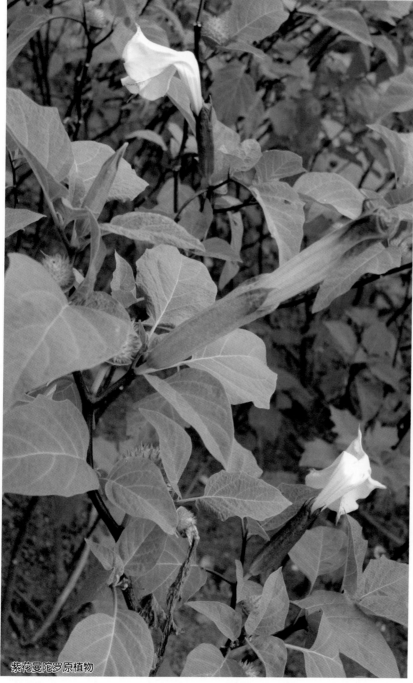

紫花曼陀罗原植物

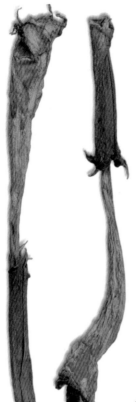

紫花曼陀罗药材

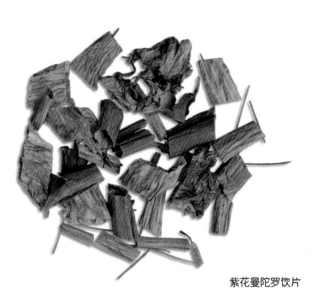

紫花曼陀罗饮片

【参考文献】

[1] 王其灏, 罗宏敏. 内蒙古曼陀罗有效成分的研究. 内蒙古大学学报 (自然科学版), 1988,(1): 139.

[2] Manickam M, Awasthi SB, Sinha-Bagchi A, et al. Withanolides from Datura tatula. Phytochemistry, 1996, 41(3): 981.

掌叶榕

Zhang ye rong

Fici Hirtae Radix
[英] Five-finger Fig Root

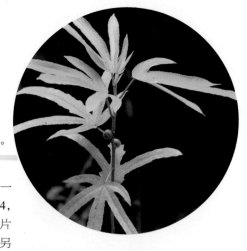

【别名】五指毛桃、五指牛奶、土黄芪、土五加皮、五爪龙、母猪奶、粗叶榕。

【来源】为桑科植物粗叶榕 Ficus hirta Vahl 的根。

【植物形态】灌木或落叶小乔木。全株被黄褐色贴伏短硬毛，有乳汁。叶互生；叶片纸质，多型，长椭圆状披针形或狭广卵形，长 8 ~ 25cm，宽 4 ~ 10cm，先端急尖或渐尖，基部圆形或心形，常具 3 ~ 5 深裂片，微波状锯齿或全缘，两面粗糙。隐头状花序球形，顶部有苞片形成的脐状突起，基部苞片卵状披针形，被紧贴的柔毛；总花梗短或无；雄花、瘿花生于同一花序托内；雄花生于近顶部，花被片 4，线状披针形，雄蕊 1 ~ 2；瘿花花被片与雄花相似，花柱侧生；雌花生于另一花序托内，花被片 4。瘦果椭圆形。

【分布】广西主要分布于南宁、邕宁、武鸣、平南、藤县、龙州、桂平。

【采集加工】全年均可采收。鲜用或切段、切片晒干。

【药材性状】根略呈圆柱形，有分枝，长短不一，表面灰棕色或褐色，有纵皱纹，可见明显的横向皮孔及须根痕。部分栓皮脱落后露出黄色皮部。质坚硬，难折断，断面呈纤维性。饮片通常厚 1 ~ 1.5cm，皮薄，木部呈黄白色，有众多同心环，可见放射状纹理，皮部与木部易分离。气微香，味甘。

【品质评价】以干燥、块大、色灰黄、无杂质者为佳。

【化学成分】本品含有补骨脂素（psoralen）、佛手柑内酯（bergapten）、芹菜素（apigenin）[1]、β-谷甾醇（β-sitosterol）、十六酸（palmitic acid）、十八酸（stearic acid）[2]。还含有伞形花内酯（umbelliferon）、5,3,4-三羟基-3,7-二甲氧基黄酮（5,3,4-trihydroxy-3,7-dimethoxyflavone）、5,7,2,4-四羟基黄酮（5,7,2,4-tetrahydroxyflavone）、5-羟基-3,7,4-三甲氧基黄酮（5-hydroxy-3,7,4-trimethoxyflavone）、山柰酚（kaempferol）、紫云英苷（astragalin）、金合欢-7-O-β-D-吡喃葡萄糖苷（acacetin-7-O-β-D-glucopyranoside）、木犀草素-7-O-β-D-吡喃葡萄糖苷（luteolin-7-O-β-D-glucopyranoside）、柚皮素（narigenin）及胡萝卜苷（daucosterol）[3]和邻苯二甲酸二异丁酯（di-iso-butyl phthalate）[4]。

【药理作用】

祛痰、平喘　灌胃掌叶榕根煎剂及 70% 乙醇浸膏对小鼠有祛痰作用，煎剂、70% 乙醇浸膏的水溶及水不溶部分给豚鼠腹腔注射对组胺喷雾引起的哮喘有平喘作用[5]。

【临床研究】

1. 寻常型痤疮　治疗组给予清肺健脾汤治疗，组方为五指毛桃根（又称掌叶榕）30g，鱼腥草、地骨皮、牡丹皮各15g，黄芩10g，白术15g，茯苓15g，赤芍15g，炙甘草10g。上述药物由制剂室采用韩国煎药机密封沸腾

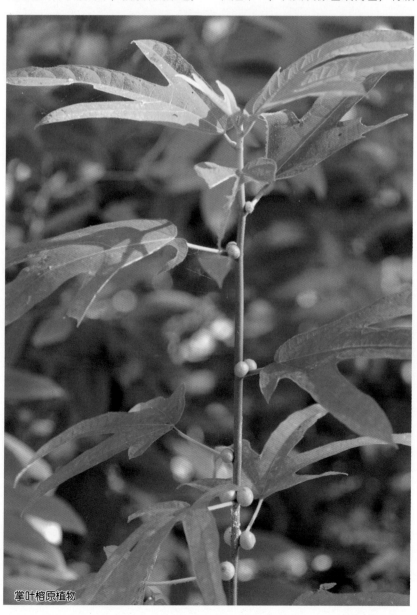

掌叶榕原植物

混煎制成袋装合剂 2 袋，100ml/ 袋。用法：200ml/ 天，分 2 次口服，4 周为 1 个疗程。对照组予四环素 0.5g，2 次 / 天，口服，4 周为 1 个疗程。结果：治疗组 64 例患者痊愈 11 例，显效 34 例，有效 14 例，无效 5 例，总有效率为 92.2%。对照组 41 例患者痊愈 6 例，显效 16 例，有效 15 例，无效 4 例，总有效率为 90.2%。治疗后随访 3 个月，治疗组 11 例痊愈患者中，3 例复发，复发率为 27.3%；对照组 6 例痊愈患者中，4 例复发，复发率为 66.7%，治疗组复发率低于对照组[6]。

2. 妇女内生殖器官炎症　治疗组采用妇炎净胶囊（由五指毛桃、苦草、地胆草、当归、两面针、薜荔等组成，制成胶囊剂每粒 0.4g），每次 3 粒，每日 3 次。开水吞服。对照组采用金鸡片，5 ~ 6 片 / 次，每日 3 次。以服药 7 日为 1 个疗程，必要时连服 2 ~ 3 个疗程。治疗组共治疗 488 例，治愈 194 例，显效 59 例，有效 226 例，无效 9 例，总有效率达 98.2%；对照组 158 例治愈 14 例，显效 8 例，有效 108 例，无效 28 例，总有效率为 82.3%。两组比较，差异有非常显著性[7]。

3. 慢性盆腔炎　宫炎平胶囊（由地菍、两面针、当归、穿破石、五指毛桃等组成，江西桔王药业有限公司生产，国药准字 Z 20060339，规格 0.2g/ 粒，24 粒 / 盒），每日 3 次，每次 2 粒，口服，4 周为 1 个疗程。治疗期间，受试者可以继续进行其他原发病的治疗，但不得服用治疗慢性盆腔炎为主要适应证的中西药物及采用针对上述病证的其他治疗方法。结果：112 例患者，痊愈 54 例，显效 26 例，有效 20 例，无效 12 例，总有效率为 89.3%[8]。

4. 慢性支气管炎　①采用复方红背叶糖浆治疗。取五指毛桃 60g，红背叶 90g，红花杜鹃 30g，水煎两次（第一次煮沸 2h，第二次煮沸 1h），两次提取液合并过滤，浓缩（低温）至适量；另取大蒜去皮衣后用高锰酸钾液浸泡片刻取出，磨碎取蒜汁；将上述 2 液合并，加糖、防腐剂、矫味剂等充分混匀后即得，每天剂量为 30ml。每日 3 次，每次 10ml，饭后服，10 天为 1 个疗程。结果：本组病例 54 例，有效率为 100%，其中近期控制 39 例，显效 14 例，好转 1 例。止咳平均 2.6 天，祛痰平均 3 天，平喘平均 2.6 天[9]。②采用复方东桃片治疗。将五指毛桃 15g，黑面神 15g，东风桔根 15g，女贞子 9g，甘草 3g，水煎两次，煎出液过滤加温浓缩成流浸膏，烘干，打粉加辅料压片后，包糖衣即得，每片重 0.3g。每日 2 次，每次 6 片，饭后服，连服 20 天。结果：治疗 101 例，临床控制 32 例，显效 33 例，好转 25 例，无效 11 例，总有效率为 89.1%[10]。③采用红桃合剂治疗。五指毛桃 30g，映山红 30g，鱼腥草 24g，胡颓子叶 15g，山白芷 9g，用温水 2 ~ 3 碗，先将药物浸泡 30min，然后慢火煎煮 40min 左右，约煎至 1 碗。每日 1 剂，10 天为 1 个疗程。结果：总治疗患者 291 例，近期控制 90 例，显著好转 107 例，好转 68 例，无效 26 例，有效率为 91.1%[11]。

5. 肝硬化胁痛　取解毒化痞膏药末（五指毛桃根 3 份、柴胡 1 份、枳实 2 份、酒白芍药 2 份、甘草 1 份、郁金 2 份、延胡索 2 份、川楝子 1 份、当归 2 份，上药研细末过 120 目筛备用）50g，蜂蜜及温开水（1：3）调匀至膏状，膏体以形状固定而药物不外溢为宜，均匀摊覆于 15cm×15cm

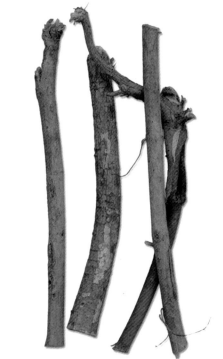

掌叶榕药材

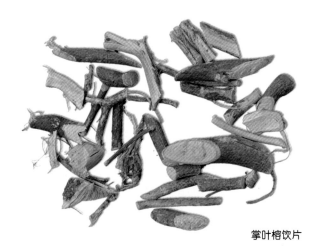

掌叶榕饮片

玻璃纸上，厚 0.3 ~ 0.5cm。取穴：肝区或章门、期门、日月、京门等。将膏药贴敷于上述穴位和疼痛部位，以胶布固定。每日贴敷 1 次，每次 4 ~ 6h，连用 3 ~ 5 天。若敷药部位皮肤有潮红、瘙痒及水泡，应终止治疗。结果：本组 30 例，显效 21 例，有效 6 例，无效 3 例，总有效率为 90%[12]。

【性味归经】味甘、微苦，性温。归肝、肾经。

【功效主治】祛风利湿，活血祛瘀。主治风湿骨痛，闭经，产后瘀血腹痛，白带过多，睾丸炎，跌打损伤。

【用法用量】内服：煎汤，3 ~ 6g，或兑酒服。

【使用注意】孕妇慎用。

【经验方】

腹痛腹泻　掌叶榕根 10g，九翅豆蔻根 15g，草蔻根 15g。煎汤内服。（《景洪市傣医波波验方》）

【参考文献】

[1] 杨燕军，代军. HPLC 法测定五指毛桃中补骨脂素、佛手柑内酯、芹菜素的含量. 南方医科大学学报，2010, 30(11): 2567.

[2] 王晓平，黄翔，陆奇丰，等. 市售五指毛桃药材 HPLC 指纹图谱的研究. 安徽农业科学，2011, 39(24): 1486.

[3] 轧霁，张晓琦，王英，等. 五指毛桃黄酮和香豆素类成分研究. 林产化学与工业，2008, 28(6): 49.

[4] 江滨，刘占强，曾元儿. 五指毛桃化学成分研究. 中草药，2005, 36(8): 1141.

[5] 广州. 新医药通讯，1971,(6): 64.

[6] 李东海，肖红丽，林少健，等. 从肺热脾虚论治寻常型痤疮 64 例. 广州中医药大学学报，2006, 23(l): 32.

[7] 梁永平. 妇炎净胶囊 488 例疗效分析. 中成药，1991, 13(3): 22.

[8] 谢筱娥. 宫炎平胶囊治疗慢性盆腔炎 112 例. 山东中医杂志，2009, 28(9): 629.

[9] 花县防治慢性气管炎科研协作组. 复方红背叶糖浆治疗慢性气管炎 54 例疗效观察. 新医药通讯，1973,(4): 21.

[10] 海口地区防治慢性气管炎协作组. 复方东桃片治疗慢性气管炎疗效观察. 海南卫生，1976,(2): 63.

[11] 广州市防治老年慢性气管炎协作组（临床研究组）. 红桃合剂治疗老年慢性气管炎临床疗效分析及实验研究. 海南卫生，1976,(7): 24.

[12] 戚忠玺，耿兰书，李维昌，等. 解毒化痞膏外敷治疗肝硬化胁痛 30 例. 河北中医，2010, 32(ll): 1639.

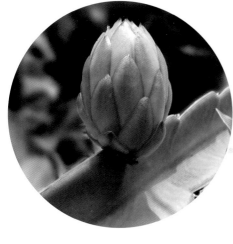

量天尺

Liang tian chi

Hylocerei Undati Flos
[英]Undate Hylocereus Flower

【别名】霸王花、剑花、韦陀花、天尺花、火龙果、龙骨花、七星剑花。

【来源】为仙人掌科植物量天尺 Hylocereus undatus（Haw.）Britt.et Rose 的花。

【植物形态】攀缘植物。具气根。茎不规则分枝，深绿色，粗壮，肉质，具3棱，棱边波浪形，老时多少呈硬角质；棱边有小窠，窠内有退化的叶，呈褐色小刺状，常 1 ~ 3 枚。花大，单生，辐射对称，夜间开放；花萼花瓣状，黄绿色，有时淡紫色，裂片披针形，向外反卷，萼管外侧有大鳞片，无刺，鳞片腋部裸露、无毛；花瓣纯白色，直立；雄蕊多数，乳白色，与花柱等长或较短；花柱粗壮，柱头裂片乳白色。浆果长圆形，红色，肉质，具鳞片，熟时近平滑。种子小，黑色。

【分布】广西全区均有栽培。

【采集加工】5 ~ 8 月花开后采收。鲜用或置通风处晾干。

【药材性状】花纵向切开，呈不规则长条状，长 15 ~ 17cm。萼片棕色至黄棕色，萼管下部细长，扭曲，外被皱缩的鳞片；花瓣数轮，棕色或黄棕色，狭长披针形，有纵脉；雄蕊多数。气微，味稍甜。

【品质评价】以朵大、色鲜明、味甜者为佳。

【化学成分】本品含多种黄酮类成分，主要有山柰酚（kaempferol）、槲皮素（quercetin）、异鼠李素（iso-rhamnetin）、山柰酚-3-O-α-L-阿拉伯糖苷（kaempferol-3-O-α-L-arabinfuranoside）、山柰酚-3-O-β-D-吡喃葡萄糖苷（kaempferol-3-O-β-D-glucopyranoside）、槲皮素-3-O-β-D-吡喃葡萄糖苷（quercetin-3-O-β-D-glucopyranoside）、异鼠李素-3-O-β-D-吡喃葡萄糖苷（iso-rhamnetin-3-O-β-D-glucopyranoside）、山柰酚-3-O-β-D-半乳糖苷（kaempferol-3-O-β-D-galactopyranoside）、槲皮素-3-O-β-D-半乳糖苷（quercetin-3-O-β-D-galactopyranoside）、山柰酚-3-O-β-D-芸香糖苷（kaempferol-3-O-β-D-rutinoside）、异鼠李素-3-O-β-D-芸香糖苷（iso-

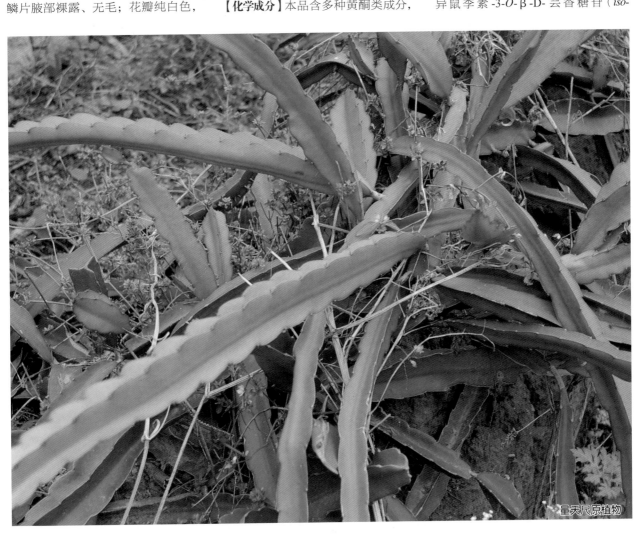

量天尺原植物

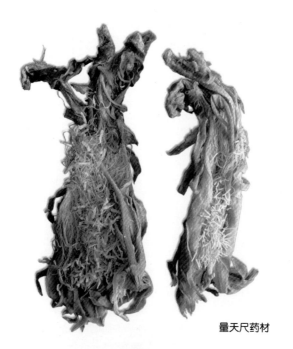

量天尺药材

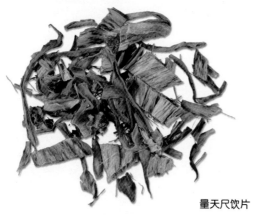

量天尺饮片

rhamnetin-3-*O*-β-D-rutinoside）、山奈酚-3-*O*-α-L-鼠李糖-（1→6）-β-D-半乳糖苷 [kaempferol-3-*O*-α-L-rhamopyranosy-（1→6）-β-D-galactopyranoside] 和异鼠李素-3-*O*-α-L-鼠李糖-（1→6）-β-D-半乳糖苷 [*iso*-rhamnetin-3-*O*-α-L-rhamopyranosyl（1→6）-β-D-galactopyranoside][1]。

【性味归经】味甘，性微寒。归肺经。

【功效主治】清热解毒，润肺止咳，化痰消肿。主治肺热咳嗽，肺痨，瘰疬，疰腮。

【用法用量】内服：煎汤，9～15g。外用：适量鲜品，捣敷。

【使用注意】寒痰、湿痰咳嗽不宜用。

【经验方】

气痛，痰火咳嗽 （量天尺花）和猪肉煎汤服。（《岭南采药录》）

附：量天尺茎

味甘、淡，性凉。归肝、心经。功效：舒筋活络，解毒消肿。主治：跌打骨折，疰腮，疮肿，烧烫伤。外用：适量，鲜品捣敷。

【参考文献】

[1] 易衍，巫鑫，王英，等.霸王花黄酮类成分研究.中药材，2011,34(5):712.

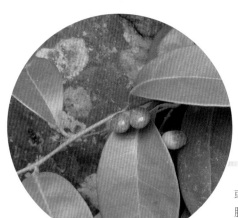

Hei zuan

黑 钻

Sabiae Limoniaceae Caulis
[英] Limonlike Sabia Stem

【别名】海风藤、毛萼清风藤、柠檬清风藤。

【来源】为清风藤科植物柠檬清风藤 *Sabia limoniacea* Wall. 的藤茎。

【植物形态】常绿攀缘木质藤本。嫩枝绿色，老枝褐色，具白蜡层。叶革质，椭圆形、长圆状椭圆形或卵状椭圆形，长7～15cm，宽4～6cm，先端短渐尖或急尖，基部阔楔形或圆形，两面均无毛；侧脉每边6～7条，网脉稀疏，在叶面不明显，在叶背明显凸起。聚伞花序有花2～4朵（有时基部有一叶状苞片），再排成狭长的圆锥花序；花淡绿色、黄绿色或淡红色；萼片5，卵形或长圆状卵形，先端尖或钝，背面无毛，有缘毛；花瓣5片，倒卵形或椭圆状卵形，顶端圆，有5～7条脉纹；雄蕊5枚，花丝扁平，花药内向开裂；花盘杯状，有5浅裂；子房无毛。分果爿近圆形或近肾形，红色；核中肋不明显，两边各有4～5行蜂窝状凹穴，两侧面平凹，腹部稍尖。

【分布】广西全区均有分布。

【采集加工】全年采收。洗净，切段，晒干。

【药材性状】茎呈圆柱形，有的扭曲，直径0.5～5cm。表面灰绿色或灰褐色，粗糙，具纵皱及纵向皮孔和叶柄脱落痕迹或细枝脱落后的残基；体轻，质坚，不易折断，断面皮部棕色或灰褐色，显颗粒性；木部呈棕黄色或灰棕色，裂片状，具放射状纹理和密集小孔。气微，味淡、微苦涩。

【品质评价】以干燥、块大、无杂质者为佳。

【药理作用】

兴奋子宫 黑钻对已孕、未孕或产后大鼠、家兔的离体与在体子宫均有明显的兴奋作用[1]。

【性味归经】味淡，性平。归肝、脾经。

【功效主治】祛风除湿，散瘀止痛。主治风湿痹痛，产后腹痛。

【用法用量】内服：煎汤，15～30g。

【使用注意】孕妇慎用。

【经验方】

产后腹痛 黑钻30g，仙鹤草、透骨消各15g。水煎取汁煮鸡蛋服。（《中国瑶药学》）

【参考文献】

[1] 韩延宗，潘汉朝，颜吉魁.柠檬清风藤对子宫作用的实验研究.中国中药杂志，1982，7(4): 33.

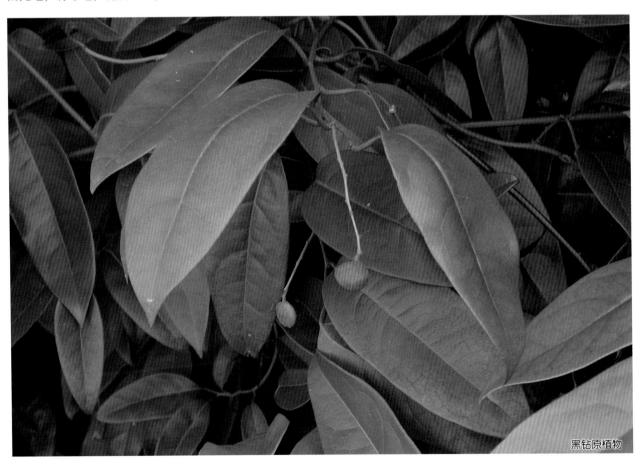

黑钻原植物

Hei xue teng

黑血藤

Mucunae Macrocarpae Caulis
[英] Macrocarpa Mucuna Stem

【别名】大果油麻藤、血藤、青山笼、海凉聋、鸭仔风。

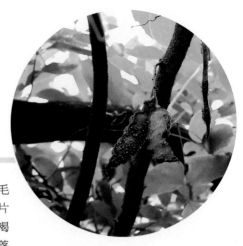

【来源】为豆科植物大果油麻藤 *Mucuna macrocarpa* Wall. 的藤茎。

【植物形态】大型木质藤本。茎具纵棱脊和褐色皮孔，被伏贴灰白色或红褐色细毛，尤以节上为密，老茎常光秃无毛。羽状复叶具3小叶，叶长25～33cm；托叶脱落；小叶纸质或革质，顶生小叶椭圆形、卵状椭圆形、卵形或稍倒卵形，长10～19cm，宽5～10cm，先端急尖或圆，具短尖头，很少微缺，基部圆或稍微楔形；侧生小叶极偏斜，上面无毛或被灰白色或带红色伏贴短毛，在脉上和嫩叶上常较密；侧脉每边5～6条。花序通常生在老茎上，有5～12节；花多聚生于顶部，每节有2～3花，常有恶臭；

花梗密被伏贴的淡褐色或深褐色短毛和稀疏深褐色或红褐色细刚毛；苞片和小苞片脱落；花萼密被伏贴的深褐色或淡褐色短毛和灰白或红褐色脱落的刚毛，花萼宽杯形；花冠暗紫色，但旗瓣带绿白色，旗瓣先端圆，基部的耳很小。果木质，带形，近念珠状，直或稍微弯曲，密被直立红褐色细短毛，部分近于无毛，具不规则的脊和皱纹，具6～12颗种子，内部隔膜木质，边缘加厚。种子黑色，盘状，但稍不对称，两面平，暗褐色或黑色。

【分布】广西主要分布于武鸣、梧州、防城、上思、田阳、隆林、宁明、龙州。

【采集加工】全年均可采收。除去枝叶，切片，干燥。

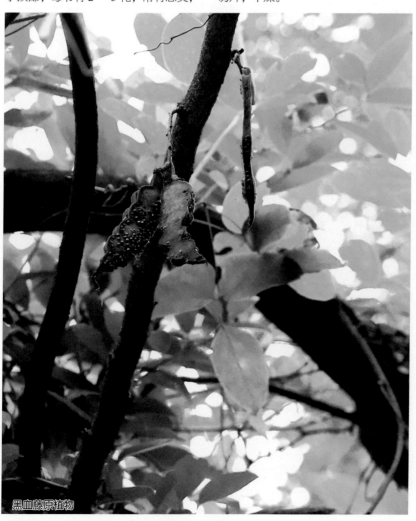

黑血藤原植物

【药材性状】本品呈圆柱形，直径1～8cm。表面灰白色至棕色，有纵纹及细密的横纹，栓皮脱落处棕黑色。质硬，不易折断。横切面新鲜时浅红白色，久置后变棕黑色，皮部窄；韧皮部有红棕色至棕黑色的树脂状分泌物与木质部相间排列，呈3～7个同心环，木部棕黄色或灰棕色，密布细孔状导管。髓部小，灰黄色。气微，味淡、微涩。

【品质评价】以干燥、块大、条粗、无杂质者为佳。

【化学成分】本品主要含有三萜类、黄酮类、烷烃类等化学成分。

三萜类成分主要有木栓酮（friedelin）、表木栓醇（*epi*-friedelanol）、β-谷甾醇（β-sitosterol）、豆甾醇（stigmasterol）、β-胡萝卜苷（β-daucosterol）、维太菊苷（vittadino side）[1]、羽扇烯酮（lupenone）、无羁萜（friedelin）、Δ^{5,22}-豆甾醇（Δ^{5,22}-stigmasten-3-β-ol）[2]。

黄酮类成分主要有芒柄花素（formononetin）、染料木苷（genistin）、大豆苷（daidzin）[1]。

烷烃类成分主要有二十四烷酸-α-单甘油酯（tetracosanoic acid-2,3-dihydroxypropyl ester）、二十五烷酸-α-单甘油酯（pentacosanoic acid-2,3-dihydroxypropyl ester）、二十六烷酸-α-单甘油酯（hexacosanoic acid-2,3-dihydroxypropyl ester）[2]。

其他类成分有左旋多巴（levodopa）[3]。

【性味归经】味涩，性凉。归肺、肝经。

【功效主治】清肺止咳，舒筋活血。主治肺热咳嗽，咯血，腰膝酸痛，手足麻痹，头痛，头晕，月经不调。

【用法用量】内服：煎汤，15～30g；或浸酒服。外用：适量，水煎洗。

【使用注意】孕妇慎用。

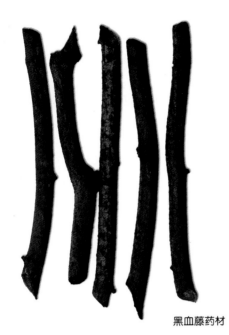

黑血藤药材

【经验方】

风湿麻痹，瘫痪　鸭仔风、曼陀罗花、野葛、钩藤、异形南五味子、毛萼清风藤、四方藤、簇花清风藤、宽筋藤、接骨金粟兰、箭杆风、厚味五味子、南五味子、珠芽艾麻各15g，鸡血藤、买麻藤、五加皮各10g，水煎或浸酒服，药渣复水煎外洗。（《中国瑶药学》）

【参考文献】

[1] 董玲，朱静，王彦峰，等．血藤的化学成分．北京中医药大学学报，2009, 32(12): 846.

[2] 胡旺云，罗士德，蔡建勋．大果油麻藤化学成分研究，中草药，1994, 25(2): 59.

[3] 黄海滨，苏健，谭叶憧．HPLC法测定藜豆中左旋多巴的含量．广西植物，2004, 24(5): 460.

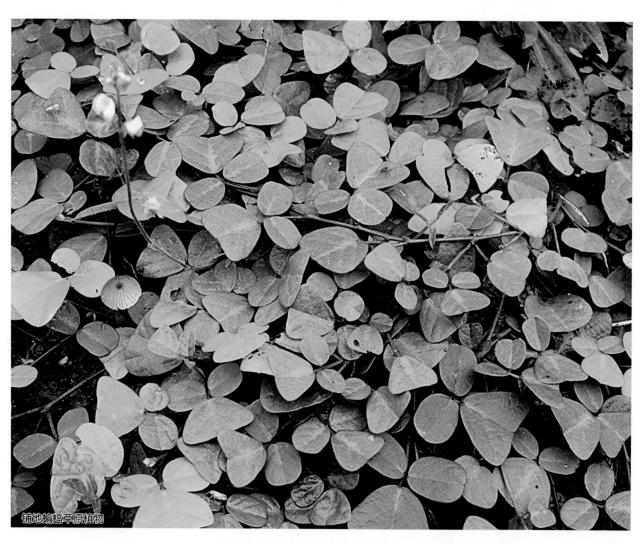

铺地蝙蝠草

Pu di bian fu cao

Christiae Obcordatae Herba
[英]Obcordate Christia Herb

【别名】半边钱、钱凿草、土豆草、纱帽草、蝴蝶草、马蹄金、马蹄香。

【来源】为豆科植物铺地蝙蝠草 *Christia obcordata*（Poir.）Bahn.f. 的全草。

【植物形态】草本。茎平卧，被短柔毛。叶互生，有柄；托叶锥形；小叶通常 3 片，间有 1 片，顶生小叶片肾形或倒三角形，长 7～15mm，宽 1～2.5cm，先端微凹或平截，基部近圆形或截形，侧生小叶较小，卵形或倒卵形，侧脉 3～5，两面被毛。总状花序顶生或腋生；花梗有短柔毛；花疏生；花萼钟形，膜质，萼片 5，卵形，上面 2 片稍合生，具明显的网脉；花冠蓝紫色或玫瑰红色，蝶形花冠，略长于花萼。荚果小，藏于膨胀之萼内，有 2～5 荚节，彼此重叠，卵形，有网脉，有时疏生柔毛，每节有 1 颗种子。

【分布】广西主要分布于罗城、柳江、上林、武鸣、南宁、隆安、北海、玉林、北流、钟山。

【采集加工】夏、秋季采收。洗净，鲜用或晒干。

【药材性状】本品常呈团状，茎红棕色，基部有须根，叶螺旋状排列，狭椭圆形，向基部明显变狭，通直，长 1～3cm，宽 1～8mm，基部楔形，下延有柄，先端急尖或渐尖，边缘有粗大或略小而不整齐的尖齿，中脉突出明显，薄革质。质脆，易碎。气微，味辛。

【品质评价】以干燥、色绿、叶多者为佳。

【性味归经】味苦、辛，性寒。归膀胱、肝经。

【功效主治】利水通淋，散瘀止血，清热解毒。主治小便不利，石淋，水肿，带下，跌打损伤，吐血，咯血，血崩，目赤痛，乳痈，毒蛇咬伤。

【用法用量】内服：煎汤，10～30g。外用：适量，捣敷；或煎水洗。

【使用注意】孕妇慎服。

铺地蝙蝠草原植物

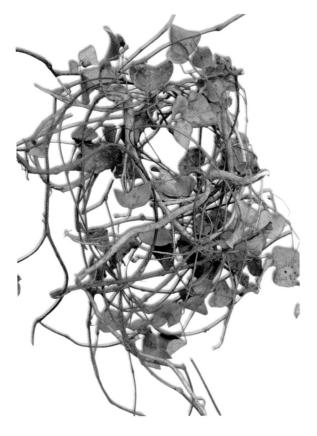

铺地蝙蝠草药材

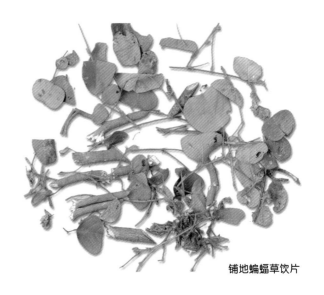

铺地蝙蝠草饮片

【经验方】

1. 跌打损伤　鲜半边钱叶，捣烂敷患处。（《泉州本草》）
2. 毒蛇咬伤　鲜半边钱叶 60g。水煎服；另以鲜叶捣敷患处。（《泉州本草》）
3. 小便不通　鲜半边钱 60～90g（小儿减半）。清水煎，代茶服。（《泉州本草》）
4. 石淋　鲜半边钱（全草）15～30g。水煎服。（《全国中草药汇编》）

Jin teng

筋藤

Alyxiae Levinei Herba
[英] Levinei Alyxia Herb

【别名】透骨香、三托藤、坎香藤、香藤、藤满山香、九牛藤、骚羊果。

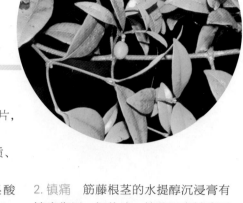

【来源】为夹竹桃科植物筋藤 Alyxia levinei Merr. 的全株。

【植物形态】攀缘灌木。具乳汁，全株无毛；小枝与老枝均柔弱，老枝圆柱形，节间长约 2.5cm，小枝直径 1.5mm 或更细，稍具棱角和条纹。叶对生或 3 叶轮生；叶片嫩时膜质，老时纸质或近革质，椭圆形或长圆形，长 5 ~ 8cm，宽 2 ~ 3cm，先端钝或渐尖，基部急尖或稍渐尖。聚伞花序单生于叶腋内，花 5；花萼裂片长圆形；花冠白紫色，高脚碟状，花冠筒圆筒状，喉部紧缩；雄蕊着生于冠筒内面中部以上，花药内藏；无花盘；子房由 2 枚离生心皮组成，花柱丝状，柱头头状，先端 2 裂。核果椭圆形，连结成链珠状。

【分布】广西主要分布于防城、上林、罗城、融安、金秀、阳朔、全州。

【采集加工】全年均可采。洗净，切片，晒干或鲜用。

【品质评价】以干燥、完整、无杂质、色黄绿者为佳。

【化学成分】本品茎叶中含齐墩果酸（oleanolic acid）、白桦脂醇（betulin）、β - 谷甾醇 -D- 葡萄糖苷（β -sitosterol-D-glucoside）[1]。

【药理作用】

1. 抗炎　筋藤中含有水杨酸甲酯[2]，有明显的抗炎作用。筋藤对巴豆油引起的小鼠耳郭肿胀抑制率为 32.9%；筋藤对小鼠腹腔毛细血管通透性的染料渗出抑制率为 32.2%；筋藤能减轻大鼠角叉菜胶足趾肿胀，致炎后 30min 及 1h 效果明显，肿胀抑制率为 41%[3]。

2. 镇痛　筋藤根茎的水提醇沉浸膏有镇痛作用。扭体法，筋藤浸膏镇痛百分率为 58.8%；电刺激法，痛阈提高率为 120.8%；热板法，痛阈提高率为 54.4%[3]。

3. 毒性反应　筋藤浸膏毒性甚小[3]。

【临床研究】

腰椎骨质增生　以筋藤汤内服为主，个别患者中西医结合进行治疗。内服方药组成：筋藤 30g，桂枝 20g，牛膝 20g，续断 20g，桑寄生 20g，鸡血藤 20g，淡大芸 20g，五加皮 15g，生乳

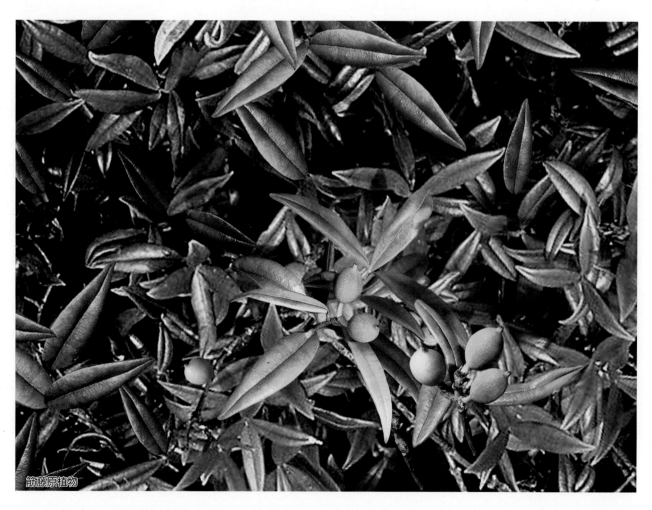

筋藤原植物

香 10g，生没药 10g，白花蛇 1 条（文火烘干为末冲服），每日 1 剂水煎服，每日 3 次温服。结果：45 例患者内服筋藤汤 10～20 剂治疗后，显效 32 例占 71%，有效 11 例占 24.4%，无效 2 例占 4.4%，总有效率为 95.6%[4]。

【性味归经】味微苦、辛，性温。归肾、胃经。

【功效主治】祛风除湿，活血止痛。主治风湿痹痛，腰痛，胃痛。

【用法用量】内服：煎汤，15～30g，或浸酒。外用：适量。

【使用注意】孕妇慎用。

【参考文献】

[1] 袁阿兴，杜守贤．筋藤化学成分的研究．中国中药杂志，1991, 16(4): 229.

[2]Sollmann T. A Manual of Pharmacology. 8Ed, 1957: 743.

[3] 孙学蕙，等．中国药理通讯，1989, 6(2): 48.

[4] 蔡昌信．透骨香汤治疗腰椎骨质增生 45 例．北京中医，1995, 2(25): 36.

Hu nan lian qiao

湖南连翘

Hyperici Ascyri Herba
[英] Giant St.John's Wort Herb

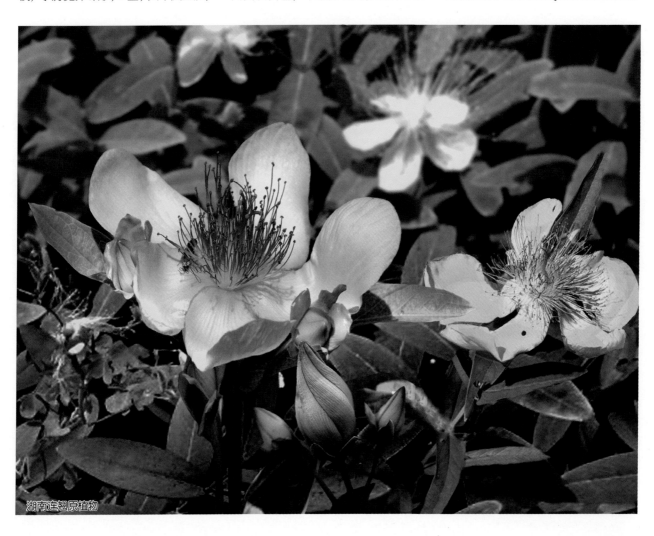

【别名】假连翘、元宝草、长柱金丝槐、大叶金丝桃、八宝茶、对月草、黄海棠、红旱莲。

【来源】为藤黄科植物黄海棠 *Hypericum ascyron* Linn. 的全草。

【植物形态】草本。茎及枝条幼时具4棱，后明显具4纵线棱。叶无柄，叶片披针形、长圆状披针形，长4～10cm，宽1～2.7cm，先端渐尖，基部楔形或心形而抱茎，全缘，坚纸质，上面绿色，下面通常淡绿色且散布淡色腺点，中脉、侧脉及近边缘脉下面明显。花序顶生；花平展或外反；萼片卵形或披针形至椭圆形或长圆形，先端锐尖至钝形，全缘；花瓣金黄色，倒披针形，十分弯曲，具腺斑或无腺斑，宿存；雄蕊极多数，5束，每束有雄蕊约30枚；子房宽卵珠形，5室，具中央空腔；花柱5。蒴果三角形，棕褐色，成熟后先端5裂，柱头常折落。种子棕色或黄褐色，圆柱形，有明显的龙骨状突起和细密小点。

【分布】广西主要分布于邕宁、武鸣、上林、柳州、柳江、桂林、阳朔、贵港、乐业、富川、河池、南丹、天峨。

【采集加工】7～8月果实成熟时，割取地上部分，用热水泡过，晒干。

【药材性状】干燥全草，叶通常脱落，茎红棕色，中空，节处有叶痕，顶端具果实3～5个。果实圆锥形，长约1.5cm，直径约0.8cm，外表红棕色，顶端5瓣裂，裂片先端细尖，坚硬，内面灰白色，中轴处着生多数种子。种子红棕色，圆柱形，细小。果实微香。

【品质评价】以去根、有叶、茎红棕色、种粒饱满者佳。

【化学成分】本品全草中含槲皮素（quercitin）[1-4]、山柰酚（kaempferol）[1-3]、金丝桃苷（hyperin）[2,4]、异槲皮苷（*iso*-quercitrin）、芦丁（rutin）[2]、槲皮素葡萄糖苷（quercitin glucoside）、山柰酚葡萄糖苷（kaempferol glucoside）、山柰酚鼠李糖苷（kaempferol rhamnoside）

湖南连翘原植物

等黄酮类成分及绿原酸（chlorogenic acid）等[2,3]。

【药理作用】

1. 平喘、止咳　湖南连翘全草煎剂 4g/kg 灌胃，对组胺和乙酰胆碱复合致喘液所致豚鼠哮喘有平喘作用，腹腔注射能对抗乙酰胆碱所致猫或豚鼠的支气管收缩[5]。湖南连翘中的槲皮素 20mg/kg 有扩张支气管作用[6]。湖南连翘中的槲皮素 15mg/kg 或金丝桃苷 100mg/kg 腹腔注射，对猫喉上神经引咳有止咳作用[2,5]。

2. 抗炎、镇痛　金丝桃苷 2.5mg/kg 皮下注射对酒石酸锑钾致小鼠扭体反应、兔耳动脉注射对 K^+ 皮下渗透诱发的痛反应均有抑制作用[6]，对缓激肽、组胺等致痛因子所致疼痛也有局部镇痛作用，其机制可能与其阻滞神经末梢的 Ca^{2+} 内流有关[4]。0.25g/kg 金丝桃苷给小鼠侧脑室注射，有中枢性镇痛作用，此作用不被纳洛酮拮抗，但能分别被侧脑室注射氧化钙和乙二醇（2- 氨基乙基）双醚四乙酸所拮抗和加强，该作用也与其阻滞神经细胞的 Ca^{2+} 内流有关[7,8]。湖南连翘提取物对二甲苯致小鼠耳郭肿胀、角叉菜胶和蛋清引起的大鼠足趾肿胀、急性炎症导致小鼠的皮肤和腹腔毛细血管通透性、冰醋酸导致的小鼠慢性炎性疼痛及热板导致的快痛均有不同程度抑制作用[9]。

3. 抑菌　湖南连翘水煎剂在试管内对金黄色葡萄球菌和白色葡萄球菌有较强抑制作用，对肺炎杆菌、肺炎链球菌、卡他球菌甲型和乙型链球菌也有不同程度抑制作用[5]。

4. 其他　槲皮素有降压作用，并有解痉和抗过敏作用[2]。

5. 毒性反应　湖南连翘水煎剂小鼠灌胃的半数致死量（LD_{50}）为 70.7g/kg[5]。

【临床研究】

慢性气管炎　采用湖南连翘不同剂型治疗。A 组：湖南连翘醇提浸膏片，每日 3 次，每次 8 片，一日量相当于生药 50g，全程服用 20 天，总量折合生药 1000g。B 组：湖南连翘糖衣片，每日 3 次，每次 7 片。C 组：复方湖南连翘糖浆（每 500ml 中含湖南连翘 500g、野菊花 300g、木瓜 90g、枸杞子 90g），每日 3 次，每次两汤匙，一日量相当于生药 50g，全程服用 20 天，总量折合生药 1000g。结果：用各种剂型观察共 327 例，控显 207 例，控显率为 63.3%，有效率为 94.5%。其中 A 组片剂控显率为 55.4%，B 组片剂的控显率为 58.8%，C 组糖浆的控显率为 75.2%，就有可比性的 B 组与 C 组进行控显率的显著性测验，P=0.109，两组疗效没有差异。计算其综合指数结果，A 组为 1.65，B 组为 1.69，C 组为 2.04，均属中效药物。B 组与 C 组的主要症状进行比较，经显著性测验，在止咳、祛痰方面，均有显著意义（$P<0.01$），两组对平喘与哮鸣音改善无差异[10]。

【性味归经】味苦，性寒。归肝、胃、肺经。

【功效主治】凉血止血，活血调经，清热解毒。主治血热所致吐血、咯血、尿血、便血、崩漏，跌打损伤，外伤出血，月经不调，痛经，乳汁不下，风热感冒，疟疾，肝炎，痢疾，腹泻，毒蛇咬伤，烫伤，湿疹，黄水疮。

【用法用量】内服：煎汤，5 ~ 10g。外用：适量，捣敷；或研末调涂。

【使用注意】脾胃虚寒者慎服；孕妇慎用。

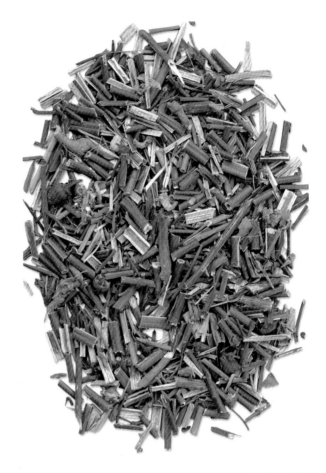

湖南连翘饮片

【经验方】

1. 湿疹，黄水疮　红旱莲适量，研成细粉，加菜油调成糊状，微火烤热，用棉签蘸药涂患处。（《全国中草药汇编》）

2. 毒蛇咬伤　鲜湖南连翘 30g，水煎服；另取鲜全草加生半夏、食盐、烧酒，捣烂外敷伤处。（《浙江民间常用草药》）

3. 咯血　湖南连翘、龙芽草各 30g，杏香兔耳风、醴肠各 15g。水煎服。忌食腥气。（《浙江民间常用草药》）

4. 吐血，咯血，子宫出血　红旱莲 15g，小蓟炭 9g。研末服。（《青岛中草药手册》）

5. 鼻衄　湖南连翘 9g，白茅根 5g。煎服。（《安徽中草药》）

6. 尿血　红旱莲、车前草各 9g。水煎，日服 2 次。（《吉林中草药》）

7. 便血　五倍子 3g（研末），红旱莲 15g，艾叶 3g。煎汤送下，日服 1 次。（《吉林中草药》）

8. 月经不调　红旱莲 9g，益母草 15g。水煎，日服 2 次。（《吉林中草药》）

9. 痛经　湖南连翘 15g。煎水，服时加红糖 1 食匙调服。（《安徽中草药》）

10.乳汁不下　红旱莲、穿山甲各9g。水煎,每日服 2 次。
（《吉林中草药》）

11.疟疾寒热　红旱莲嫩头 7 个,煎汤服。（《江苏药
材志》）

12.黄疸,肝炎　红旱莲、车前草各15g,栀子12g,决
明子6g,香附9g。水煎服。（《全国中草药汇编》）

13.乳痈　湖南连翘15g,白通9g。煮蛋食。（《湖南
药物志》）

【参考文献】

[1] 张伟,于海林,宋艳丽,等.HPLC 法同时测定黄海棠中山柰酚和槲皮素的含量.中国药房,2011,22(19):1790.

[2] 王兆全,王先荣.红旱莲有效成分的研究.药学学报,1980,15(6):365.

[3] 鲁统栋,王立波.红旱莲化学成分的研究.黑龙江医药,1995,8(3):156.

[4] 黄学林.红旱莲 (*Hyperieum ascyron* L.) 黄酮类成分的初步研究.中山大学学报,1980,(1):101.

[5] 皖南医学院药理、微生物教研组,寿县卫生局中草药研究组.红旱莲的药理作用.安徽医学,1977,(1):84.

[6] 陈志武,等.中国药理学通报,1990,6(5):390.

[7] 向泽茂,徐叔云,马传庚.金丝桃甙中枢镇痛作用及其机制的研究.安徽医科大学学报,1991,26(3):228.

[8] 马传庚,向泽茂,徐叔云.金丝桃甙中枢镇痛作用及其机制的研究.中国药理学通报,1991,7(5):345.

[9] 吕江明,贾薇,李春艳.黄海棠提取物抗炎镇痛效应的研究.实用中西医结合临床,2008,8(4):87.

[10] 寿县卫生局中草药研究组.红旱莲治疗慢性气管炎 327 例疗效观察小结.皖南医学,1979,(10):47.

十三画

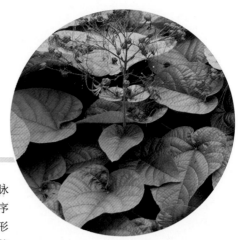

赪 桐

Cheng tong

Clerodendri Japonici Herba
[英] Rose Glorybower Herb

【别名】红龙船花、矮桐、臭灯桐、臭树、臭草、臭黄根、状元红。

【来源】为马鞭草科植物臭牡丹 *Clerodendron japonicum*（Thunb.）Sweet. 的全株。

【植物形态】灌木。植株有臭味。叶柄、花序轴密被黄褐色或紫色脱落性柔毛。小枝近圆形，皮孔显著。单叶对生；叶片纸质，宽卵形或卵形，长 8 ~ 20cm，宽 5 ~ 15cm，先端尖或渐尖，基部心形或宽楔形，边缘有粗或细锯齿，背面疏生短柔毛和腺点或无毛，基部脉腋有数个盘状腺体。伞房状聚伞花序顶生，密集，有披针形或卵状披针形的叶状苞片，早落或花时不落；小苞片披针形；花萼钟状，宿存，有短柔毛及少数盘状腺体，萼齿 5 深裂，三角形或狭三角形；花冠淡红色、红色或紫红色，先端 5 深裂，裂片倒卵形；雄蕊 4，与花柱均生于花冠管外；子房 4 室。核果近球形，成熟室蓝紫色。

【分布】广西全区均有分布。

【采集加工】7 ~ 11 月采收茎叶。鲜用或切段晒干。

【药材性状】小枝长圆柱形，长 1 ~ 1.5m，直径 3 ~ 12mm，表面灰棕色至灰褐色，皮孔点状或稍呈纵向延长，节处叶痕呈凹点状；质硬，不易折断，切断面皮部棕色，菲薄，木部灰黄色，髓部白色。气微，味淡。叶多皱缩破碎，完整者展平后呈宽卵形，长 7 ~ 20cm，宽 5 ~ 15cm，先端渐尖，基部截形或心形，边缘有细锯齿，上面棕褐色或棕黑色，疏被短柔毛，下面色稍淡，无毛或仅脉上有毛，基部脉叶处可见黑色疤痕状的腺体。气臭，味微苦、辛。

【品质评价】以身干、无杂质、色黄绿者为佳。

【化学成分】本品主要含有黄酮类（flavonoids）、甾醇类（sterols）等多种化学成分。

黄酮类成分有芹菜素（apigenin）、8- 甲氧基 -5,7,3,4- 四羟基黄酮（8-methoxy-5, 7, 3, 4-tetrahydroxyflavone）、芹菜素 -7-*O*-β-D- 葡萄糖苷（apigenin-7-*O*-β-D-glucoside）[1]。

甾醇类成分有 β- 谷甾醇（β-sitosterol）、β- 胡萝卜苷（β-daueo-sterol）、粗毛豚草素（hispidulin）、豆甾 -4- 烯 -6β- 醇 -3- 酮（stigmast-4-en-6β-ol-3-one）[1]。

此外，本品还含有 2- 甲氧基对苯二酚 -4-β-D- 吡喃葡萄糖苷（tachioside）、4- 羟基苯基 -β-D- 半乳糖吡喃糖苷（4-hydroxyphenyl-β-D-galacto-glucopyranside）、咖啡酸乙酯（ethyl caffeate）、4- 羟基 -3- 甲氧基 - 苯乙醇（4-hydroxy-3-methoxy-phenethyl

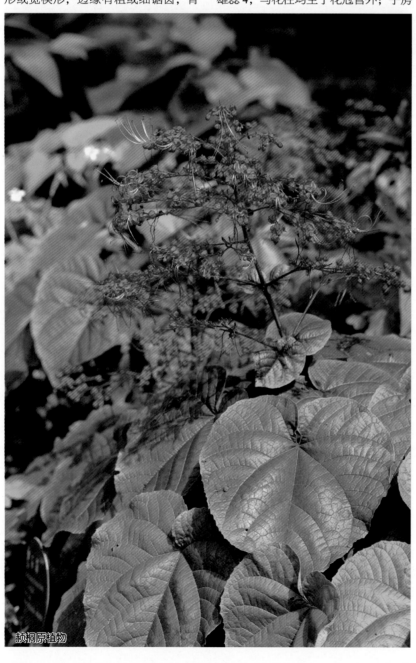

赪桐原植物

ahcohol）、邻甲氧基 -4- 羟基苯甲醚（*o*-methoxy-4-hydroxy-*o*-anisole）、连翘环己醇酮（rengyolone）、木栓酮（friedelin）、6- 甲氧基香豆素（6-methoxy coumarin）、4,6- 二 - 对羟基羟基苯乙酰氧基 -D- 葡萄糖（4,6-di-*p*-hydroxy hydroxy-phenylacetoxy-D-glucose）和棕榈酸（palmitic acid）[1]。

【性味归经】味辛、甘，性平。归肝、心经。

【功效主治】祛风，散瘀，解毒消肿。主治偏头痛，跌打瘀肿，痈肿疮毒。

【用法用量】外用：适量，捣敷；或研末调敷。

【使用注意】孕妇慎用。

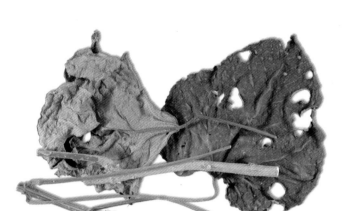

赪桐药材

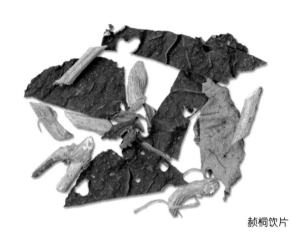

赪桐饮片

【经验方】

1. 瘤疮溃疡　鲜赪桐叶，用银针密刺细孔，再用米汤或开水冲泡，贴患处，日换二三次。(《福建民间草药》)

2. 疔疮　鲜赪桐叶 1 握。和冬蜜捣烂，敷患处。若用干叶，先研成细末，再调冬蜜敷患处。(《福建民间草药》)

3. 跌打积瘀　赪桐叶 300g，苦地胆 150g，泽兰 120g，鹅不食草 120g。捣烂，用酒炒热后，敷患处。(《广西民间常用草药》)

【参考文献】

[1] 尚冀宁 . 黄缨菊和赪桐化学成分研究 . 兰州：兰州大学, 2010.

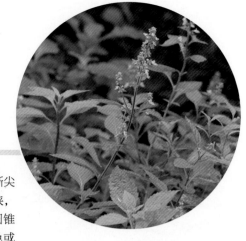

Lan hua chai hu

蓝花柴胡

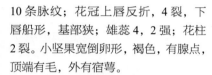

Rabdosiae Nervosae Herba
[英] Veined Rabdosia Herb

【别名】大叶蛇总管、藿香、山薄荷、铁菱角。

【来源】为唇形科植物显脉香茶菜 *Rabdosia nervosa*（Hemsl.）C.Y.Wu et H.W.Li 的全草。

【植物形态】草本。茎方形，全株被毛。叶对生；椭圆状卵形或披针状卵形，长 3 ~ 8cm，宽 1 ~ 3.5cm，先端渐尖或急尖，边缘有粗锯齿，基部渐狭，下延于叶柄；叶背有透明腺点。圆锥状聚伞花序；苞片披针形；花紫色或淡红色，唇形；花萼钟状，有 5 齿和 10 条脉纹；花冠上唇反折，4 裂，下唇船形，基部狭，雄蕊 4，2 强；花柱 2 裂。小坚果宽倒卵形，褐色，有腺点，顶端有毛，外有宿萼。

【分布】广西主要分布于那坡、灵山、岑溪、贺州、钟山、富川。

【采集加工】7 ~ 9 月采收。鲜用或切段晒干。

【药材性状】茎呈四棱形，具槽，不分枝或少分枝；质脆，易折断，断面黄棕色，髓部大，白色；叶对生，灰绿色，多皱缩，破碎，完整叶片展平后呈被针形至狭披针形，长 1.5 ~ 7cm，宽 0.5 ~ 2cm，边缘具粗浅齿，叶脉明显。花蓝色。味微辛、苦。

【品质评价】以身干、无杂质、色黄绿者为佳。

【临床研究】

急性传染性肝炎　用蓝花柴胡 5000g，水煎 16000ml，加入 48g 苯甲酸和蔗糖适量，配成糖浆。成人每日口服 3 ~ 4 次，每次 20 ~ 50ml，小儿酌减。连续服 20 天。治疗 38 例患者，结果：肝功能恢复正常 25 例，肝功能明显好转 10 例，无改善 3 例 [1]。

【性味归经】味微辛、苦，性寒。归脾、胃、肝经。

【功效主治】利湿和胃，解毒敛疮。主治急性肝炎，消化不良，脓疱疮，湿疹，皮肤瘙痒，烧烫伤，毒蛇咬伤。

【用法用量】内服：煎汤，15 ~ 60g。外用：适量，鲜品捣敷；或煎水洗。

【使用注意】脾胃虚寒者慎服。

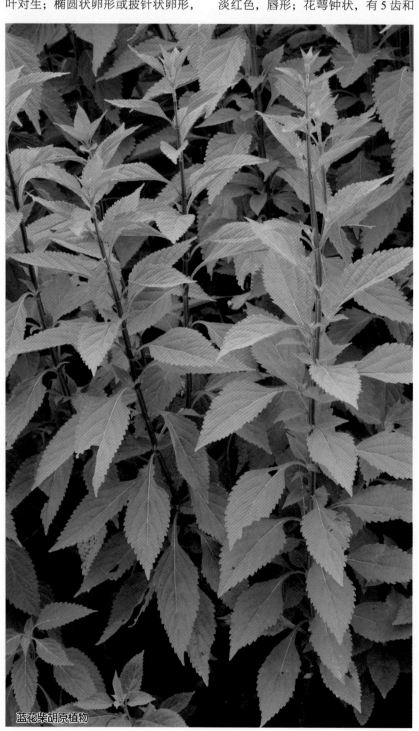

蓝花柴胡原植物

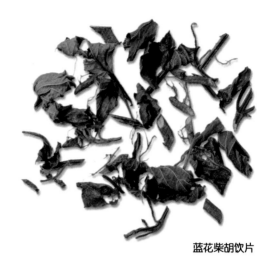

蓝花柴胡饮片

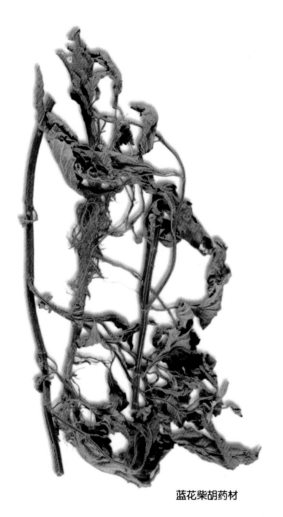

蓝花柴胡药材

【经验方】

1.烧烫伤　取大叶蛇总管叶或茎研细末,调油涂敷患处。
(《中草药土方土法战备专辑》)

2.毒蛇咬伤　大叶蛇总管15～60g。水煎服;另用鲜
叶捣烂敷伤口周围。(《广西中草药》)

3.脓疱疮,湿疹,皮肤瘙痒　大叶蛇总管鲜草水煎,
洗患处。(《广西中草药》)

4.急性传染性肝炎　大叶蛇总管15～60g。水煎服。(《广
西中草药》)

【参考文献】

[1] 陈劲锋,马富.蓝花柴胡治疗急性传染性肝炎.广西赤脚医生,1977,
6(3): 30.

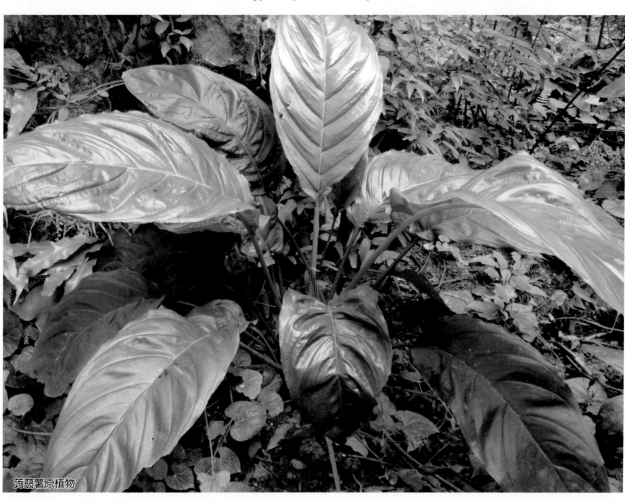

Ju ruo shu
蒟蒻薯

Taccae Chantrieri Rhizoma
[英] Chantrier Tacca Rhizome

【别名】老虎须、华东蒟蒻、蒟蒻、胡须草、大水田七、箭根薯。

【来源】为蒟蒻薯科植物箭根薯 Tacca chantrieri Andre 的根茎。

【植物形态】草本。根茎块状，环节明显，须根多数。叶基生，具长柄，基部扩展成鞘状抱茎，肉质；叶片长椭圆形，长 20～50cm，宽 7～24cm，先端渐尖，基部楔形，下延，全缘，上面绿色，下面浅绿色，两面无毛；主脉粗壮向下突出，侧脉羽状平行。花葶从叶丛中抽出；总苞片 4，暗紫色；数朵花簇生，排列成伞形花序状，常下垂；苞片线形；花被裂片 6，紫褐色，内轮裂片较宽，先端具小尖头；雄蕊 6，花丝顶部兜状，柱头弯曲成伞形，3 裂，每裂片又 2 浅裂。浆果肉质，椭圆形，具 6 棱，成熟后紫褐色。种子肾形。

【分布】广西主要分布于隆安、平果、那坡、临桂、贺州、陆川、防城、武鸣、扶绥、龙州、靖西、田阳、百色、巴马、河池、宜州、柳州、融水。

【采集加工】春、夏季采挖。洗净，鲜用或切片晒干。

【药材性状】根茎块状，粗壮。表面黑褐色或棕褐色，粗糙，有横皱纹与细孔状的根痕。外皮皱缩，切面黑褐色或棕褐色。味苦。

【品质评价】以根茎粗壮、切面色黑褐者为佳。

【化学成分】本品含有甾体皂苷（steroidal saponin）：薯蓣皂苷元 -3-β-D-α-L-吡喃鼠李糖基 -（1→2）-[O-α-L-吡喃鼠李糖基 -（1→3）]-O-β-D-吡喃葡萄糖苷 {diosgenin-3-β-D-α-L-rhamnopyranosyl-（1→2）[O-α-L-rhamnopyranosyl-（1 → 3）]-O-β-D-glucopyranoside}、豆甾醇（stigmasterol）及胡萝卜苷（daucosterin）[1]。

【性味归经】味苦、辛，性凉；有小毒。归胃、脾、肝经。

【功效主治】清热解毒，理气止痛，活血祛瘀。主治胃脘痛、泄泻，食积不化，痢疾，肝炎，疮疖肿毒，咽喉肿痛，烧烫伤。

【用法用量】内服：煎汤，9～15g。外用：适量，捣敷。

【使用注意】胃寒者不宜用，孕妇慎用。

蒟蒻薯原植物

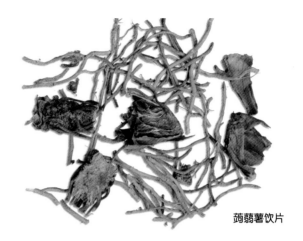

蒟蒻薯饮片

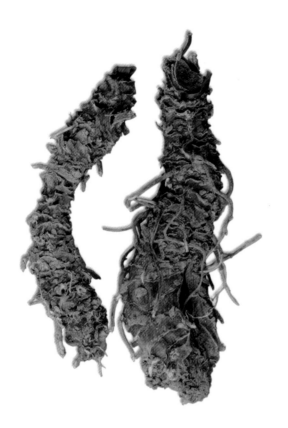

蒟蒻薯药材

【经验方】

1.跌打扭伤肿痛 鲜华东蒟蒻适量。酌加韭菜、葱白、黄酒同捣烂，敷患处。(《中草药手册》)

2.毒蛇咬伤 鲜华东蒟蒻、青木香、半边莲各等量。共捣烂，外敷伤口周围及肿处。(《中草药手册》)

3.脚癣 蒟蒻块茎切片，摩擦患处。(《浙江民间常用草药》)

【参考文献】

[1] 周俊，陈昌祥，刘润民，等.滇产箭根薯的化学成分研究.植物学报，1983, 25(6): 568.

Pu　　huang

蒲 黄

Typhae Pollen
[英] Cattail Pollen

【别名】水蜡烛、毛蜡烛、蒲棒。

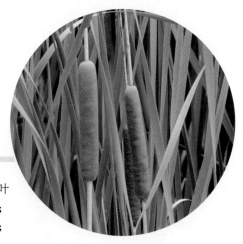

【来源】为香蒲科植物水烛 *Typha angustifolia* Linn. 的花粉。

【植物形态】水生草本。根状茎乳黄色，先端白色。地上茎直立。叶片长 54～120cm，宽 0.4～0.9cm，上部扁平，中部以下腹面微凹，背面向下逐渐隆起呈凸形；叶鞘抱茎。雌雄花序相距 2.5～6.9cm；雄花序轴具褐色扁柔毛；叶状苞片 1～3 枚，花后脱落；雌花序长 15～30cm，基部具 1 枚叶状苞片，通常比叶片宽，花后脱落；雄花由 3 枚雄蕊合生；雌花具小苞片；孕性雌花子房纺锤形，具褐色斑点，子房柄纤细；不孕雌花子房倒圆锥形，具褐色斑点，先端黄褐色。小坚果长椭圆形，具褐色斑点，纵裂。种子深褐色。

【分布】广西主要分布于桂林、临桂、南宁、邕宁、博白、田阳。

【采集加工】夏季采收蒲棒上部的黄色雄花序。晒干后辗轧，筛取花粉。

【药材性状】花粉为黄色粉末。体轻，放水中则飘浮水面。手捻有滑腻感，易附着手指上。气微，味淡。

【品质评价】以身干、无杂质、色黄者为佳。

【化学成分】本品含有黄酮类（flavones）、挥发油类（volatile oils）、甾醇类（sterols）、多糖类（polysaccharides）和氨基酸类（amino acids）等多种化学成分。

黄酮类成分主要有香蒲新苷（typhaneoside）、异鼠李素 -3-*O*-2G-α-L- 吡喃鼠李糖基（1→2）-α-L- 吡喃鼠李糖基（1→6）-β-D- 吡喃葡萄糖苷 [*iso*-rhamnetin-3-*O*-2G-α-L-rhamnopyranosyl（1→2）-α-L-rhamnopyranosyl（1→6）-β-D-glucopyranoside]、山柰酚 -3-*O*-2G-α-L- 吡喃鼠李糖基（1→2）-α-L- 吡喃鼠李糖基（1→6）-β-D- 吡喃葡萄糖苷 [kaempferol-3-*O*-2G-α-L-rhamnopyranosyl（1→2）-α-L-rharnnopyranosyl（1→6）-β-D-glucopyranoside]、异鼠李素 -3-*O*-α-L- 鼠李糖基（1→2）-β-D- 葡萄糖苷 [*iso*-rhamnetin-3-*O*-α-L-rhamnosyl（1→2）-β-D-glucoside]、山柰酚 -3-*O*-α-L- 鼠李糖基（1→2）-β-D- 葡萄糖苷 [kaempferol-3-*O*-α-L-rhamnosyl（1→2）-β-D-glucoside]、槲皮素 -3-*O*-α-L- 鼠李糖基（1→2）-β- 葡萄糖苷 [quercetin-3-*O*-α-L-rhamnosyl（1→2）β-D-glucoside]。还有异鼠李素 -3-*O*- 新橙皮苷（*iso*-rhamnetin-3-*O*-neohesperidoside）、胡萝卜苷（daucosterol）、槲皮素（quercetin）、山柰酚（kaempferol）、异鼠李素（*iso*-rhamnetin）、柚皮素（naringenin）[1-9]。

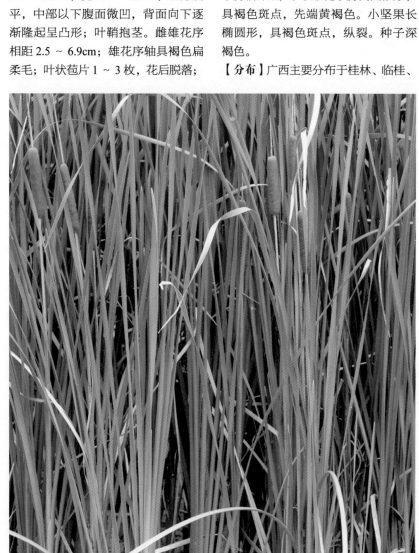

蒲黄原植物

挥发油主要成分有 2,6,11,14- 四甲基十九烷（2,6,11,14-tetramethylnonadecane）、棕榈酸甲酯（methyl palmitate）、棕榈酸（palmitic acid）、2- 十八烯醇（2-octadecenol）、2- 戊基呋喃（2-pentylfuran）、β - 蒎烯（β-pinene）、8,11- 十八碳二烯酸甲酯（methyl octadeca-8,11-dienoate）、1,2- 二甲氧基苯（1,2-dimethoxybenzene）、1- 甲基萘（1-methylnaphthalene）和 2,7- 二甲基萘（2,7- dimethylnaphthalene）等[6]。

甾醇类化合物主要有 β - 谷甾醇（β-sitosterol）[3,7,8]、β - 谷甾醇葡萄糖苷（β-sitosterol glucoside）[2]、β - 谷甾醇棕榈酸酯（β-sitosterol palmitate）[3]。

多糖类成分主要有 TAA、TAB、TAC，其中 TAA 含糖醛酸（uronic acid）量较大，并含有少量的木糖（xylose），主要由 α-L- 呋喃阿拉伯糖（α-L-furan arabinose）、β-D- 半乳糖（β-D-galactose）、α-D- 半乳糖醛酸（α-D-galacturonic acid）组成，TAB 和 TAC 均是以（1→5）- α-L- 呋喃阿拉伯糖为主链的多分支多糖[4]。

氨基酸类化合物主要含天冬氨酸（aspartic acid）、苏氨酸（threonine）、丝氨酸（serine）、谷氨酸（glutamic acid）、缬氨酸（valine）、精氨酸（arginine）、脯氨酸（proline）、胱氨酸（cystine）和色氨酸（tryptophane）等[5]。

此外，本品尚含 7- 甲基 -4- 三十烷酮（7-methyl-4-triacontanone）、6- 三十三烷醇（6-tri-triacontanol）、二十五烷（pentacosane）[3]、二十五烷酸（pentacosanoic acid）、正十九烷醇（nonadecanol）、香草酸（vanillic acid）、烟酸（nicotinic acid）、琥珀酸（succinic acid）、胸腺嘧啶（thymine）、尿嘧啶（uracil）、十八烷酸丙酸醇酯（stearic acid propanetriol ester）、蔗糖（sucrose）[7]、二十烷酸（eicosanoic acid）、十八烷酸（octadecanoic acid）、嘧啶 -2,4（1H,3H）- 二酮[pyridine-2,4（1H,3H）-diketone][8] 和泡桐素（paulownin）[9]。还含多种矿质元素钛（Ti）、铝（Al）、镉（Cd）、铬（Cr）、铜（Cu）、汞（Hg）、铁（Fe）、碘（I）、钼（Mo）、磷（P）、硫（S）、硒（Se）、锌（Zn）等[5]。

【药理作用】

1. 降脂及抗动脉粥样硬化 蒲黄可降低血清胆固醇浓度和降低红细胞膜胆固醇与磷脂克分子的比值（ch/pl），从而改善红细胞膜流动性，增大红细胞变形性，降低全血黏度和血浆黏度[10]。蒲黄粉有较好的降血脂、抗动脉粥样硬化作用[11]。蒲黄对家兔高脂血症所致的血管内皮损伤有保护作用，可能是通过调节血脂代谢、改善血液流变性而实现的[12]。蒲黄可降低兔试验性动脉粥样硬化模型兔血清总胆固醇、三酰甘油、低密度脂蛋白、血清总胆固醇 / 高密度脂蛋白比值。蒲黄是通过降血脂、保护血管内皮而实现抗动脉粥样硬化作用的[13]。蒲黄可抑制大鼠动静脉环路血栓的形成，血栓抑制率达 15% ~ 43%，还可有效改善血流变参数[14]。

2. 对心脏影响 蒲黄可延长氯化钙诱发的大鼠心律失常出现时间，缩短生存大鼠的窦性心律恢复时间，减少死亡率，可能与其阻滞 Ca^{2+} 内流作用有关[15]。蒲黄总黄酮 5.0mg/kg、10.0mg/kg 可降低急性心肌梗死犬血清中 Cu 水平，增加 Zn、Ca 水平，蒲黄总黄酮对急性心肌缺血具有的保护作用[16]。

蒲黄总黄酮对急性心肌缺血模型可减少缺血程度，降低缺血范围，缩小缺血心肌的心肌梗死面积，降低血清中磷酸肌酸激酶、乳酸脱氢酶的活性及游离脂肪酸、过氧化脂质含量，提高超氧化物歧化酶（SOD）、谷胱甘肽过氧化物酶（GSH-PX）活性[17]。给家兔静脉注射蒲黄醇提取物分离所得的 14 个组分中有 5 个组分可抑制垂体后叶素引起的心室内压峰值下降，在 2 ~ 5min 可使心舒张末期血压恢复正常，蒲黄提取物对家兔急性心肌缺血有保护作用[18]。

3. 对凝血功能影响 蒲黄多糖浓度低于 100μg/ml 时，可加速血浆复钙时间，较高的血药浓度则减缓血浆复钙时间[19]。生蒲黄具有延长小鼠凝血时间和促纤维蛋白溶解活性，而炒蒲黄和蒲黄炭则能缩短小鼠凝血时间，无促纤维蛋白溶解活性[20]。蒲黄有机酸对花生四烯酸（AA）诱导的血小板聚集有作用，其作用可能与其调解 AA 代谢机制有关[21]。蒲黄能直接分解纤维蛋白，而不依赖纤溶酶系统的存在[22]。蒲黄中分离出一种"纤溶酶"（TPF），对 ADP 诱导的血小板聚集也有较强的抑制作用[23]。

4. 对物质代谢影响 蒲黄总黄酮在浓度为 0.025 ~ 0.4g/L 时有增加葡萄糖消耗的作用，且呈量效关系。当浓度为 0.4g/L 时，使二甲氧唑黄比值下降，对细胞有毒性作用。0.2g/L 蒲黄总黄酮可提高细胞对 ^3H- 脱氧葡萄糖的转运率。蒲黄总黄酮可降低脂肪酸浓度，增加 3T3-L1 脂肪细胞的葡萄糖摄取和消耗，同时减少细胞游离脂肪酸溢出，通过调节糖代谢和脂代谢改善胰岛素抵抗[24]。0.5g/L 蒲黄总黄酮可使胰岛素抵抗模型葡萄糖转运率增加 32.39%。蒲黄总黄酮也能增加 C2C12 骨骼肌细胞的葡萄糖消耗和摄取，可能是蒲黄能改善骨骼肌胰岛素抵抗的机制之一[25]。

5. 对子宫影响 蒲黄水煎剂能使子宫平滑肌收缩波的持续时间延长，增加子宫平滑肌条收缩活动，其作用可被 L 型 Ca^{2+} 通道阻断剂异搏定阻断[26]。静脉注射蒲黄煎剂、酊剂或乙醚浸出物 0.05 ~ 0.20g/kg，对麻醉犬及兔的在位子宫和离体兔子宫均有兴奋作用。剂量增大可使子宫呈痉挛性收缩，对未孕子宫比已孕子宫作用明显，使产后子宫收缩力加强或紧张性增加。50% 蒲黄注射液腹腔注射对豚鼠、小鼠中期引产有效果，有效率为 81%，腹腔注射最低有效剂量为 2 ~ 3g/kg[27]。

6. 镇痛 蒲黄不同提取液对小鼠化学刺激和物理刺激致痛都有镇痛作用，蒲黄醇提液的镇痛作用最大，大剂量未见小鼠急性毒性反应[28]。蒲黄 100% 溶液小鼠灌胃 0.2ml/ 只，对热及化学刺激致痛都有镇痛作用，其镇痛作用与吗啡相当但较持久，化学刺激法则显示其镇痛作用比吗啡稍弱[29]。

7. 抗氧化 蒲黄水、醇提物可使汞损伤大鼠神经细胞中 GSH-PX 和 SOD 活性上升，丙二醛（MDA）含量下降，使神经细胞突触增加，胞间质完好，形态趋于正常；还可提高汞损伤神经细胞的抗氧化能力，促进损伤细胞的恢复，对神经细胞具有保护作用[30]。蒲黄提取物 0.2g/kg、0.4g/kg 灌胃，可提高大鼠脑缺血再灌注模型脑组织乳酸脱氢酶及 SOD 活性，降低 MDA 含量，其机制与其抗氧自由基损伤有关[31]。

8. 抗肿瘤 蒲黄水提物对 Lewis 肺癌移植瘤的生长具有抑制作用[32]。蒲黄提取物中的不饱和脂肪酸类对体外培养的人胃癌细胞有细胞毒作用[33]。

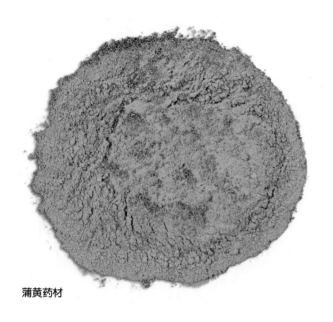

蒲黄药材

【临床研究】

1. 压疮 用 2.5% 碘伏消毒压疮创面及周围皮肤后喷洒扶康奇，再将生蒲黄扯成絮状敷于创面，厚度以完全遮盖皮肤受损处为宜，每天敷药 1 次。结果：经上述治疗，63 处（58 例）中，压疮疮面愈合 61 处（占 96.8%），Ⅱ 期压疮愈合时间为 1 ~ 3 天，Ⅲ 期压疮愈合时间为 3 ~ 7 天 [34]。18 例病例均为脑中风患者。其中压疮 Ⅰ 度 10 例，Ⅱ 度 6 例，Ⅲ 度 2 例。治疗方法：取等量生蒲黄粉、生白及粉混匀，疮面用生理盐水清洗后外扑药粉适量，每日 3 ~ 5 次。同时积极治疗原发病，配合勤翻身、压疮周围按摩。结果：Ⅰ 度病例全部在 3 天内愈合；Ⅱ 度病例全部在 5 天内愈合；Ⅲ 度病例 1 例在 5 天内愈合，1 例在 10 天内愈合 [35]。

2. 缩宫、止血作用 观察组 130 例产妇产后 24h 内使用生化汤精减方（加蒲黄）治疗，对照组 130 例产后 24h 内使用生化汤精减方（去蒲黄）治疗，水煎服，每天 1 剂，连续使用 3 天。结果：两组产后子宫收缩复旧情况比较存在显著差异（$P < 0.05$），两组止血作用比较存在显著差异（$P < 0.05$）。蒲黄作为一种化瘀药，可以明显增强生化汤精减方的缩宫及止血作用，安全可靠，值得在临床上合理推广应用 [36]。

3. 痛经 治疗组 39 例采用芪艾蒲黄汤治疗：党参 30g，黄芪、白芍、葛根各 15g，蒲黄（布包）、五灵脂（布包）、白术、香附、当归各 10g，柴胡、枳壳、陈皮、炙甘草、砂仁（后下）、木香（后下）、升麻、艾叶各 6g，肉桂（后下）6g。每日 1 剂，水煎 2 次，取汁 400ml，分早晚 2 次温服。于月经前 7 天开始服药，每月服 10 剂。对照组 21 例口服吲哚美辛肠溶片治疗，每次 25mg，每日 3 次。两组均治疗 3 个月经周期为 1 个疗程。结果：有效率治疗组为 92.31%，对照组为 66.67%，两组比较有显著性差异（$P<0.05$）[37]。

4. 治疗眼底出血 治疗组 62 例（79 眼）采用生蒲黄汤加减：生蒲黄、白茅根各 15g，旱莲草、荆芥炭、仙鹤草、牡

丹皮各 12g，当归、丹参、郁金各 9g，甘草 6g，每日 1 剂，1 天 2 次服；对照组 56 例（70 眼）予口服沃丽汀，每次 1 粒，每日 2 次。疗程为 6 ~ 8 周。结果：治疗组总有效率为 79.7%；对照组总有效率为 51.6%，两组疗效比较有显著差异（$P<0.05$）[38]。

5. 假性近视眼 药用五灵脂蒲黄膏（五灵脂 10g、生蒲黄粉 10g 调酒为膏）。方法：选取假性近视患者 150 例，随机分为实验组和对照组，实验组使用时将五灵脂蒲黄膏涂于有一定厚度的小面积（约 0.5cm×0.5cm）硬质纸上，将其置于患者两侧耳部的眼穴、肝穴区位，并用胶布固定，不定期揉擦按压，每天总按压时间不少于 20min。对照组用 0.25% 托吡卡胺眼药水每晚临睡前点眼，5min 1 次，共 3 次。两组均 10 天为 1 个周期，中途休息 3 天，4 个周期为 1 个疗程。结果：实验组 100 例共 197 眼，治愈 87 眼，显效 54 眼，有效 32 眼，无效 24 眼，总有效率为 87.8%；对照组 50 例共 99 眼，治愈 26 眼，显效 22 眼，有效 11 眼，无效 40 眼，总有效率为 59.6%。两组总有效率比较有显著性差异（$P<0.01$）[39]。

6. 儿童原发性血小板减少性紫癜 采用三七蒲黄汤 [三七 3g（冲服），白茅根 15g，仙鹤草、益母草、炒蒲黄、当归各 9g。] 辨证为血热妄行者，加生地、双花各 12g，紫草 9g，水牛角 20g 以清热凉血；气不摄血者，加党参、炒白术各 9g，黄芪 12g，血余炭 6g 以益气摄血；阴虚血热者，加知母 12g，丹皮 9g，鳖甲 6g 以凉血滋阴。水煎服，日 1 剂。3 个月为 1 个疗程，配合泼尼松治疗本症 35 例，并设单纯泼尼松组 30 例为对照组。结果：治疗组总有效率为 97.1%，对照组为 76%，两组比较有非常显著性差异（$P<0.01$）[40]。

【性味归经】味甘、辛，性平。归肝、心、脾经。

【功效主治】收敛止血，祛瘀止痛，利尿。主治各种出血证，心腹疼痛，经闭腹痛，产后瘀痛，痛经，跌打肿痛，血淋涩痛，带下，口疮，阴下湿痒。

【用法用量】内服：煎汤，5 ~ 10g，包煎；或入丸、散。外用：适量，研末撒或调敷。散瘀止痛多生用，止血常炒用，血瘀出血，生熟各半。

【使用注意】体虚者及孕妇慎服。忌见铁器。一切劳伤发热，阴虚内热，无瘀血者禁用。

【经验方】

1. 三焦大热，口中生疮，咽喉肿塞，神思昏闷 蒲黄一两，芒硝八两，青黛一两半。上药用生薄荷汁一升，将芒硝、青黛、蒲黄一起用瓷罐盛，慢火熬令干，研细。每用一字或半钱，掺于口内，良久出涎，吞之不妨。（《太平惠民和剂局方》吹喉散）

2. 小儿重舌，口中生疮，涎出 蒲黄一分，露蜂房一分（微炙），白鱼一钱。上药，都研令匀。用少许酒调，敷重舌口中疮上，日三用之。（《太平圣惠方》蒲黄散）

3. 卒耳聋 蒲黄、细辛各一分，杏仁（去皮、尖）、曲末各三分。上为末，同杏仁捣如膏。和捻枣核大，

绵裹塞耳中，一日一易。（《古今医统》）

4.聤耳，脓血出不止　以蒲黄末，吹入耳中。（《太平圣惠方》）

5.脱肛　蒲黄二两。以猪脂和敷肛上，纳之。（《备急千金要方》）

6.鼻衄，出血过多，昏冒欲死，诸药不效　生蒲黄二钱，青黛半钱，生藕汁调作一服，即验。（《朱氏集验方》）

7.被打腹中瘀血　蒲黄一升，当归二两，桂心二两。上三味捣筛，理匀。调酒服之方寸匕，日三夜一。不饮酒，熟水下。（《千金翼方》蒲黄散）

8.咯血，吐血，唾血及治烦躁　生蒲黄、干荷叶等份。上为末。每服三钱，浓煎桑白皮汤，放温调下，食后。（《卫生宝鉴》恩袍散）

9.心经烦热，血热妄行，舌上出血不止　新蒲黄三钱匕，新白面三钱匕，牛黄（研）、龙脑各半钱匕。上研匀，每服一钱，生藕汁调服，食后。（《证治准绳》寸金散）

10.通身肿，皆是风虚水气，亦疗暴肿　蒲黄一升，小豆一升，大豆一升。上三味，以清酒一斗，煮取三升，去豆。分三服。（《外台秘要》引《范汪方》蒲黄酒）

11.卒下血　甘草、干姜、蒲黄各一分。三物下筛。酒服寸匕，日三服。（《僧深集方》蒲黄散）

12.五痔　常服蒲黄方寸匕，日三，良。（《龙门石窟药方》）

13.阴蚀　①蒲黄三两，水银一两。上件药同研，水银星尽，每用少许，敷疮。（《太平圣惠方》）②蒲黄二两，桐皮二两，甘草二两。凡三物捣筛，粉疮上。（《医心方》引《令李方》蒲黄散）

14.小肠积热，因尿血出　蒲黄二钱，郁金二两，生干地黄三两。上件药，捣细罗为散。每服以粥饮调下三钱，日三四服。（《太平圣惠方》）

15.小便不利，茎中疼痛，小腹急痛　蒲黄、滑石等份。上二味，治下筛。酒服方寸匕，日三服。（《备急千金要方》）

16.妇人心痛血气刺不可忍　五灵脂（净好者）、蒲黄各等份。为末。每服二钱。用好醋一杓，熬成膏，再入水一盏，同煎至七分，热服。（《证类本草》引《经效方》失笑散）

17.妇人月候过多，血伤漏下不止　蒲黄三两（微炒），龙骨二两半，艾叶一两。上三味，捣罗为末，炼蜜和丸，梧桐子大。每服二十丸，煎米饮下，艾汤下亦得，日再。（《圣济总录》蒲黄散）

18.血崩　蒲黄、黄芩各一两，荷叶灰半两。为末。每服三钱，空心酒调下。（《卫生易简方》）

19.（产妇）经日不产，催生　蒲黄、地龙（洗去土，于新瓦上焙令微黄）、陈橘皮等份。各为末。各抄一钱匕，新汲水调服。（《证类本草》）

20.产后恶露不快，血上抢心，烦闷满急，昏迷不省，或狂言妄语，气喘欲绝　干荷叶（炙）、牡丹皮、延胡索、生干地黄、甘草（炙）各三分，蒲黄（生）二两。上为粗末。每服二钱，水一盏，入蜜少许，同煎至七分，去渣温服，不拘时候。（《太平惠民和剂局方》蒲黄散）

【参考文献】

[1] 贾世山，刘永隆，马超美，等.狭叶蒲花粉（蒲黄）黄酮类成分的研究.药学学报，1986，21(6): 441.

[2] 陈嬿，方圣鼎，顾云龙，等.水烛香蒲花粉中的活性成分.中草药，1990，21(2): 50.

[3] 贾世山，马超美，赵立芳，等.狭叶香蒲花粉（蒲黄）中的亲脂性成分.植物学报，1990，32(6): 465.

[4] 缪平，林垚，金声，等.蒲黄多糖的研究.高等学校化学学报，1990，11(12): 1362.

[5] 廖矛川，肖培根，等.四种国产蒲黄的氨基酸和微量元素含量的测定.中草药，1988，19(2): 351.

[6] 吴练中.蒲黄挥发油化学成分研究.中草药，1993，24(8): 412.

[7] 李芳，陈佩东，丁安伟.蒲黄化学成分研究.中草药，2012，43(4): 667.

[8] 陈佩东，丁安伟.蒲黄的化学成分研究.海峡药学，2007，19(7): 60.

[9] 张淑敏，曲桂武，解飞霞，等.蒲黄化学成分研究.中草药，2008，39(3): 350.

[10] 金永娟，佟松，高世嘉，等.蒲黄对家兔实验性高胆固醇血症血液流变性的影响.中国病理生理杂志，1990，6(3): 172.

[11] 周芳，李爱媛，谢金鲜，等.蒲黄抗鹌鹑高脂血症及动脉粥样硬化的实验研究.中国实验方剂学杂志，2006，12(8): 48.

[12] 张嘉晴，周志泳，左保华.蒲黄对高脂血症所致内皮损伤的保护作用.中药药理与临床，2003，19(4): 20.

[13] 陶波，李晓宁.蒲黄对动脉粥样硬化血管内皮损伤影响的实验研究.中西医结合心脑血管病杂志，2004，2(4): 222.

[14] 王恩军，靳祎，王亮，等.蒲黄抑制大鼠血栓形成的实验研究.军医进修学院学报，2008，29(3): 227.

[15] 敬美莲，刘毅，李景田，等.蒲黄抗实验性心律失常的研究.中国实用医药，2008，3(25): 34.

[16] 金辉，吕文伟，崔新明，等.蒲黄总黄酮对急性心肌梗死犬血清中微量元素及心肌细胞超微结构的影响.中草药，2008，39(1): 97.

[17] 王景祥，吕文伟，于静，等.蒲黄总黄酮对犬急性心肌缺血的保护作用.中国实验方剂学杂志，2008，14(1): 39.

[18] 孙伟，马传学，陈才法.蒲黄醇提取物对家兔急性心肌缺血的保护作用.江苏药学与临床研究，2003，11(1): 9.

[19]Gibbs A, Green C, Doctor VM, et al. Isolation and anticoagulant properties of polysaccharides of Typha Angustata and Daemonorops species. Thromb Res, 1983, 32(2): 97.

[20] 刘斌，陆蕴如，孙建宁.蒲黄不同炮制品药理活性的比较研究.中成药，1998，20(3): 25.

[21] 冯欣，刘凤鸣.蒲黄有机酸对家兔血小板聚集性的影响.中国民间疗法，1996，6(6): 48.

[22] 王中枢，李卫星，徐岚.蒲黄等促纤溶活性的探讨.苏州医学院学报，1988，8(4): 267.

[23] 裴光源，王中枢.蒲黄"纤溶酶"的分离纯化及部分性质的研究.生物化学与生物物理学报，1991，23(1): 14.

[24] 何燕铭，王文健，陈伟华，等.蒲黄总黄酮对3T3-L1脂肪细胞糖脂代谢的影响.中西医结合学报，2006，4(6): 593.

[25] 娄少颖，刘毅，陈伟华，等.蒲黄总黄酮对Palmitate培养下的C2C12骨骼肌细胞葡萄糖代谢的影响.上海中医药大学学报，2008，22(2): 39.

[26] 高宇勤，郝雯萍.蒲黄对未孕大鼠离体子宫平滑肌运动的影响及机理探讨.时珍国医国药，2006，17(10): 1969.

[27] 耿群美.蒲黄的引产作用及一般药理实验.中西医结合杂志，1985，5(5): 299.

[28] 王海波，王章元.中药蒲黄提取液的镇痛作用研究.医药导报，2006，25(4): 278.

[29] 葛峰，匡环宝，王绍玉，等．蒲黄镇痛作用的实验研究．咸宁医学院学报，2002, 16(2): 117.

[30] 陈才法，缪进，顾琪，等．蒲黄提取物对汞损伤 SD 大鼠原代培养神经细胞抗氧化能力的影响．解放军药学学报，2006, 22(5): 321.

[31] 王伦安，李德清，周其全．中药蒲黄提取物对大鼠脑缺血再灌注损伤的保护作用．临床军医杂志，2003, 31(3): 1.

[32] 陈才法，缪进，李景辉，等．蒲黄水提物对小鼠 Lewis 肺癌的抑制作用．解放军药学学报，2008, 22(3): 192.

[33] Chung S, Park S, Yang CH. Unsaturated fatty acids bind Myc-Max transcription factor and inhibit Myc-Max-DNA complex formation. Cancer Lett, 2002, 188(1-2): 153.

[34] 魏小妹．扶康奇联用生蒲黄治疗压疮 58 例疗效观察．长江大学学报：自然科学版，2011, 8(7): 170.

[35] 张颖，曲杨．蒲黄和白及外用治疗压疮．特色疗法中国民间疗法，2009, 17(5): 12.

[36] 陈悦珍．蒲黄对生化汤精减方缩宫及止血作用的疗效．当代医学，2012, 18(22): 149-151.

[37] 林中．芪艾蒲黄汤治疗痛经 39 例．河南中医，2009, 29(11): 1096.

[38] 朱莺．生蒲黄汤治疗眼底出血疗效观察．陕西中医，2011, 32(1): 41.

[39] 彭翠波，万春，林瀚．五灵脂蒲黄膏耳穴按压治疗假性近视 100 例临床研究．实用中西医结合临床，2011, 11(3): 12.

[40] 亓四广．三七蒲黄汤联合泼尼松治疗儿童原发性血小板减少性紫癜 35 例．陕西中医，2008, 29(11): 1482.

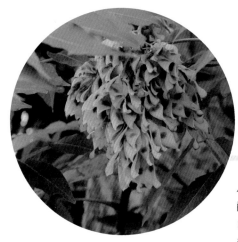

Chun　　pi
椿　皮

Ailanthi Cortex
[英] Tree of Heaven Ailanthus Bark

【别名】樗皮、椿白皮、樗白皮、苦椿皮、山椿、大眼桐、樗树、白椿。

【来源】为苦木科植物臭椿 *Ailanthus altissima*（Mill.）Swingle 的根皮。

【植物形态】落叶乔木。树皮平滑有直的浅裂纹，嫩枝赤褐色，被疏柔毛。奇数羽状复叶互生；小叶 13～25，揉搓后有臭味，卵状披针形，长7～13cm，宽2.5～4cm，先端长渐尖，基部偏斜，全缘，仅在基部通常有1～2对粗锯齿，齿顶端背面有1腺体。圆锥花序顶生；花杂性，白色带绿；雄花有雄蕊10；子房5心皮，柱头5裂。翅果长圆状椭圆形。

【分布】广西主要分布于龙州、宁明、宾阳、田林、隆林、天峨、罗城。

【采集加工】春、夏季剥取根皮。刮去或不刮去粗皮，切块片或丝，晒干。

【药材性状】根皮呈扁平块片或不规则卷片状，长宽不一，厚2～5mm，外表面灰黄色或黄棕色，粗糙，皮孔明显，纵向延长，微突起，有时外面栓皮剥落，呈淡黄白色；内表面淡黄色，较平坦，密布细小棱形小点或小孔。质坚脆，折断面强纤维性，易与外皮分离。微有油腥臭气，折断后更甚，味苦。下皮多呈扁平块状，厚3～5mm或更厚；外表面暗灰色至灰黑色。具不规则纵横裂，皮孔大，去栓皮后呈淡棕黄色；折断面颗粒性。

【品质评价】以无粗皮、肉厚、内面黄白色者为佳。

【化学成分】本品树皮主要含有苦味素类物质（bitter principles）、吲哚生物碱（indole alkaloids）和三萜类（triterpenes）等化学成分。

苦味素类成分有臭椿苦酮（ailanthone）[1]、苦木素（quassin）、新苦木素（neoquassin）[2]、2-脱氧臭椿苦酮（2-dihydroailanthone）[3]、臭椿双内酯（shinjudilactone）[4,5]、臭椿内酯 A-N（shinju lactone A-N）[5,6-14]、臭椿醇 A-G（ailantinol A-G）[15-17]、臭椿苦内酯（amarolide）、11-乙酰臭椿苦内酯（11-acetyl amarolide）[18]。

吲哚生物碱类成分有1-（2'-羟基乙基）-4-甲氧基-β-咔啉[1-（2'-hydroxyethyl）-4-methoxy-β-carboline]、1-（1',2'-二羟基乙基）-4-甲氧基-β-咔啉[1-（1', 2'-dihydroxyethyl）-4-methoxy-β-carboline]、1-methoxycanthin-6-one-3N-oxide、1-乙酰基-4-甲氧基-β-咔啉（1-acetyl-4-methoxy-β-carboline）、canthin-6-one、1-methoxycanthin-6-one、canthin-6-one-3N-oxide[19]、1-甲氧基羰基-4,8-二甲氧基-β-咔啉（1-methoxycarbonyl-4,8-dimethoxy-β-carboline）、1-甲氧基羰基-β-咔啉（1-methoxycarbonyl-β-carboline）[20]、东莨菪内酯（scopoletin）[21]。

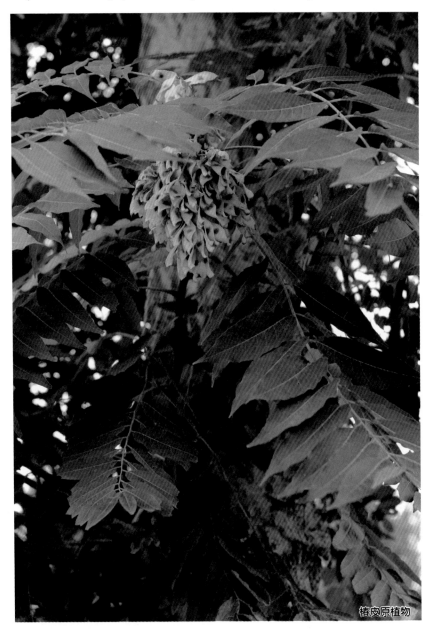

椿皮原植物

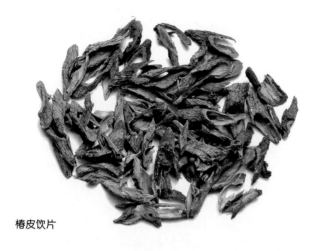

椿皮饮片

三萜类成分有20-R-羟基达玛烷-24-烯-3-酮（20-R-hydroxydammara-24-en-3-one）、α,12β,20（S）-二羟基达玛烷-24-烯-3-酮[α,12β,20（S）-dihydroxydammar-24-en-3-one][21]、齐墩果酸（oleanolic acid）[22]、20-羟基达玛-24-烯酮（20-hydroxy-dammara-24-en-one）[23]、α-香树脂醇（α-amyrin）、6α-hydroxylup-20（29）-en-3-on-28-oic acid、2α,3β-dihydroxyurs-12-en-28-oic acid、熊果酸（ursolic acid）[24]、白桦脂醇（betulin）、熊果醇（uvaol）、红花菜豆酸（phaseic acid）、1-O-（6-O-α-L-rhamnopyranosyl-β-D-glucopyranosyl）-4-allylbenzene[25]、白桦脂酸（betulinic acid）[24,25]。

其他类成分有piscidionl A、山柰酚（kaempferol）、hispidol B[21]、3-甲氧基-4-羟基苯甲酸（iso-vanillic acid）、延胡索乙素（tetrahydropalmatine）、马兜铃酸内酰胺A Ⅱ（aristololactam A Ⅱ）、槲皮素（quercetin）、阿魏酸（ferulic acid）[22]、豆甾-4-烯-3-酮（stigmast-4-en-3-one）、豆甾-4,6,8（14）,22-四烯-3-酮[stigmast-4,6,8（14）,22-tetra-en-3-one]、5,6,7,8-四甲氧基香豆素（5,6,7,8-tetramethoxycoumarin）[23]、ocotillone[21,23]、松柏苷（coniferin）、erythro-guaiacylglycerol-β-O-4'-coniferyl ether、threo-guaiacylglycerol-β-O-4'-sinapyl ether、threo-guaiacylglycerol-β-O-4'-dihydroconiferyl ether、咖啡酸甲酯（caffeic acid methyl ester）、scopoletin、7-methoxy-2H-chromene、香草醛（vanillin）、4-hydroxy-2（E）-nonenoic acid、（9S,12S,13S）-（E）-9,12,13-trihydroxy-10-octadecaenoic acid[26]、β-谷甾醇（β-sitosterol）[21,24,26]、胡萝卜苷（daucos-terol）[21,26]。

本品种子含挥发油（volatile oils），主要成分为脂肪酸及酯、脂肪烃和甾族化合物[27]。又含苦味素配糖体臭椿糖苷A-F（shinjuglycoside A-F）[28,29]。

本品果实含甾醇（sterols）、黄酮（flavonoids）等化学成分。甾醇类成分有豆甾-4-烯-3,6-二酮（stigmast-4-en-3,6-dione）、6β-羟基豆甾-4-烯-3-酮（6β-hydroxystigmast-4-en-3-one）、豆甾-4-烯-3β,6β-二醇（stigmast-4-en-3β,6β-diol）、5α,8α-epidioxyergesta-6,22-dien-3-ol、12β,20（S）-dihydroxydammar-24-en-3-one、9,19-cyclolanost-23（Z）-en-3β,25-diol[30]、5α-豆甾烷-3β,6β-二醇（5α-stigmast-3β,6β-diol）、5α-豆甾烷-3,6-二酮（5α-stigmast-3,6-dione）、6α-羟基豆甾-4-烯-3-酮（6α-hydroxystigmast-4-en-3-one）、

豆甾-4-烯-3β,6α-二醇（stigmast-4-en-3β,6α-diol）、3β-羟基豆甾-5-烯-7-酮（3β-hydroxystigmast-5-en-7-one）、豆甾-5-烯-3β,7α-二醇（stigmast-5-en-3β,7α-diol）、豆甾-5-烯-3β,7α,20ζ-三醇（stigmast-5-en-3β,7α,20ζ-triol）[31]、β-谷甾醇（β-sitosterol）、胡萝卜苷（daucoserol）[32]、豆甾-4-烯-3-酮（stigmast-4-en-3-one）、5α,8α-过氧化麦角甾-6,9（11）,22E-三烯-3β-醇[5α,8α-epioxyergosta-6,9（11）,22E-trien-3β-ol]、麦角甾-4,6,8（14）,22E-四烯-3-酮[ergost-4,6,8（14）,22E-tetra-en-3-one][33]。

黄酮类成分有山柰酚（kaempferol）、槲皮素（quercetin）、山柰酚-3,7-O-反式-α-L-鼠李糖苷（kaempferol-3,7-O-trans-α-L-rhamnopyranoside）、山柰酚-3-O-α-L-阿拉伯糖呋喃糖基-7-O-α-L-鼠李糖苷（kaempferol-3-O-α-L-arabinofuranosyl-7-O-α-L-rhamnopyranoside）、槲皮素-3-O-β-D-葡萄糖苷（quercetin-3-O-β-D-glucopyranoside）[34]。

其他类成分有3-表-乌苏酸（3-epi-ursolic acid）、12β,20（S）-二羟基达玛-24-烯-3-酮[12β,20（S）-dihydroxydammar-24-en-3-one]、9,19-cyclolanost-23（Z）-en-3β,25-diol[25]、东莨菪内酯（scopoletin）、十六烷酸（palmitic acid）、楂杷壬酮（chaparrinone）、巴西果蛋白（excelsin）[32]、羽扇豆醇（lupeol）、白桦脂酸（betulic acid）、没食子酸（galic acid）、山梨醇（D-glucitol）、香草醛（citroellal）、七叶内酯（aesculetin）、环桉烯醇（cycloeucalenol）、（+）-异落叶松树脂醇[（+）-iso-lariciresinol]、异落叶松树脂醇-9-O-β-D-吡喃葡萄糖苷（iso-lariciresinol-9-O-β-D-glucopyranoside）[28]、5-羟甲基糠醛（5-hydroxymethylfuraldehyde）、原儿茶酸（protocatechuicacid）[35]。

本品花含短叶苏木酚（brevifolin）、短叶苏木酚酸（brevifolin carboxylic acid）、短叶苏木酚酸甲酯（methyl brevifolin carboxylate）、鞣花酸（ellagic acid）、diethyl-2,2',3,3',4,4'-hexahydroxybiphenyl-6,6'-dicarboxylate、芦丁（rutin）、没食子酸（gallic acid）、没食子酸乙酯（ethyl gallate）[36]。

本品叶含异槲皮苷（iso-quercitrin）[37]等。

【药理作用】

1. 抗肿瘤 臭椿皮中楂杷壬酮有抗癌活性，对人体鼻咽癌细胞（KB）的半数效应量（ED_{50}）为0.142μg/ml；对小鼠淋巴细胞白血病P388也有活性[38]。臭椿水提物对S180肉瘤和H22肝癌的抑制率分别35.07%和39.79%[38,39]。臭椿皮中苦味素A对人肝癌细胞（HepG2）和人胃癌细胞（MGC-803）有抑制作用[40]。臭椿皮对小鼠皮下移植肉瘤有抑制作用，抑制肿瘤血管生成，抑制移植S180肉瘤生长及MMP-9表达[41]。

2. 抗炎 臭椿水提醇沉提取物及乙醇提取物能修复溃疡性结肠炎模型小鼠结肠黏膜上皮结构，缓解黏膜下充血和炎性细胞浸润等症状[42]。水提沉物、45%醇提物、25%醇提物能降低血清和脾脏中脱氨酶（ADA）含量，而65%醇提物仅降低脾脏匀浆中ADA含量，对血清中ADA含量无影响，95%醇提物和水提物对血清与脾匀浆ADA含量无影响，表明臭椿皮中含有降低溃疡性结肠炎时腺苷脱氨酶的

活性成分，臭椿皮可影响组织细胞核酸代谢，对溃疡性结肠炎有防治作用[43]。

3. 抑菌、杀虫 臭椿苦酮有抗阿米巴原虫作用[44]。臭椿醇提物可抑制致病弧菌[45]。臭椿皮水煎液和乙醇处理后的水煎液可抑制葡萄球菌，对大肠杆菌C83902、大肠杆菌K88分离株、沙门菌C500无作用[46]。臭椿在体外对金黄色葡萄球菌只有微弱抑杀作用，对绿脓杆菌、大肠杆菌无抑杀作用[47]。

【临床研究】

1. 蛔虫症 分两种剂型给药：① 50%煎剂（将臭椿根皮100g，加水700~800ml，煎至200ml，冷却过滤去渣即成），早晚各服15ml，3日为1个疗程。②制成丸剂，每次3g，每日4次，且分为"3日疗程"及"5日疗程"2组。结果：煎剂组治疗38例，排出蛔虫者23例，驱虫率60.53%，治疗后1~2周复查粪便者19人，阴转率为54.28%。丸剂"3日疗程组"共治疗20人，驱虫率为75%，阴转率为61.1%；丸剂"5日疗程组"共治疗25人，驱虫率为92%，阴转率为81.82%[48]。

2. 跟骨骨刺痛 用臭椿树叶（鲜）250g或干品100g加水约2000ml，煎沸取汁，加酸醋150g趁热熏洗患足，每天1~2次，治疗20天为1个疗程。治疗时间最长40天，最短1天。其中治愈17例，显效5例，无效1例[49]。

【性味归经】 味苦、涩，性寒。归大肠、胃、肝经。

【功效主治】 清热燥湿，涩肠，止血，止带，杀虫。主治泄泻，痢疾，便血，崩漏，痔疮出血，带下，蛔虫症，疮癣。

【用法用量】 内服：煎汤，6~12g；或入丸散。外用：适量，煎水洗；或熬膏涂。

【使用注意】 脾胃虚寒者慎服。

【经验方】

1. 下血经年 臭椿皮三钱。水一盏，煎七分，入酒半盏服。（《圣济总录》如神丸）

2. 功能性子宫出血，肠出血 椿皮、槐花各9g，黄柏6g，侧柏炭15g。水煎服。（《山西中草药》）

【参考文献】

[1]Casinovi CG, Ceceherelli P, Grandolini G, et al. Structure of ailanthone. Tetrahedron Lett, 1964(52): 3991.

[2]Chiurlo B, Pinca M C. Constituents of the bark of Ailanthus glandulosa. I. Identification of quassine and neoquassine. Boll Chim Farm, 1965, 104(8): 485.

[3]Casinovi CG, Ceccherelli P, Farde lla G, et al. Isolation and structure of a quassinoid from Ailanthus glandulosa. Phytochemistry, 1983, 22: 2871.

[4]IshibashI M, Murae T, Hirota H, et al. Shinjudilactone, a new bitter principle from Ailanthus altissima Swingle. Chem Lett, 1981: 1597.

[5]Ishibashi M, Tsuyuki T, Murae T, et al. Constituents of the root bark of Ailanthus altissima Swingle. Isolation and X-ray crystal structures of shinjudilactone and shinjulactone C and conversion of ailanthone into shinjudilactone. Bull Chem Soc Jpn, 1983, 56: 3683.

[6]Ishibashi M, Murae T, Hirota H, et al. Shinju lactone C, a new quassinoid with a 1α, 12α, 5α, 13α, -dicyclo-9βH-picrasane skeleton from Ailanthus altissima Swingle. Tetrahedron Lett, 1982, 23: 1205.

[7]Naora H, Ishibashi M, Furuno T, et al. Structure determination of bitter principles in Ailanthus altissima. Structure of shinjulactone A and revised structure of ailanthone. Bull Chem Soc Jpn, 1983, 56: 3694.

[8]Furuno T, Ishibashi M, Naora H, et al. Structure determination of bitter principles of Ailanthus altissima. Structures of shinjulactones B, D, and E. Bull Chem Soc Jpn, 1984, 57: 2484.

[9]Ishibashi M, Furuno T, Tsuyuki T, et al.Structures of shinjulactones D and E, new bitter principles of Ailanthus altissima Swingle. Chem Pharm Bull, 1983, 31: 2179.

[10]Ishibashi M, Yoshimura S, Tsuyuki T, et al. Shinjulactone F, a new bitter principle with 5βH-picrasane skeleton from Ailanthus altissima Swingle. Chem Lett, 1984: 555.

[11]Ishibashi M, Yoshimura S, Tsuyuki T, et al.Structure determination of bitter principles of Ailanthus altissima. Structures of shinjulactones F, I, J, and K. Bull Chem Soc Jpn, 1984, 57: 2885.

[12]Ishibashi M, Yoshimura S, Tsuyuki T, et al.Shinjulactones G and H, new bitter principles of Ailanthus altissima Swingle. Bull Chem Soc Jpn, 1984, 57: 2013.

[13]Ishibashi M, Tsuyuki T, Takahashi T. Structure determination of a new bitter principle, shinjulactone L, from Ailanthus altissima. Bull Chem Soc Jpn, 1985, 58: 2723.

[14]Niimi Y, Tsuyuki T, Takahashi T, et al.Structure dete rmination of shinjulactones M and N, new bitter principles from Ailanthus altissima Swingle. Bull Chem Soc Jpn, 1986, 59: 1638.

[15]Kubota K, Fukamiya N, Hamada T, et al. Two new quassinoids, ailantinols A and B, and related compounds from Ailanthus altissima. J Nat Prod, 1996, 59: 683.

[16]Kubota K, Fukamiya N, Okano M, et al. Two new quassinoids, ailantinols C and D, from Ailanthus altissima. Bull Chem Soc Jpn, 1996, 69: 3613.

[17]Tamura S, Fukamiya N, Okano M, et al. Three new quassinoids, ailantinol E, F, and G, from Ailanthus altissima. Chem Pharm Bull, 2003, 51: 385.

[18]Casinovi CG, Bellavita V, Grandolini G, et al. Occurrence of bitter substances related to quassin inAilanthus glandulosa. Tetrahedron Lett, 1965, 27: 2273.

[19]Ohmoto T, Koike K, Sakamoto Y. Studies on the constituents of Ailanthus altissima Swingle[II]. Alkaloidal constituents. Chem Pharm Bull, 1981, 29: 390.

[20]Souleles Chr, Kokkalou E. A new β-carboline alkaloid from Ailanthus altissima. Planta Med, 1989, 55: 286.

[21]王乐飞，王晓静，唐文照，等.椿皮化学成分研究.食品与药品，2010, 12(5): 180.

[22]莫小宇，麦景标.臭椿皮乙酸乙酯部位化学成分研究.中国实验方剂学杂志，2013, 19(16): 136.

[23]麦景标，冯俭，谢玉，等.椿皮三氯甲烷部位化学成分研究.中国实验方剂学杂志，2011, 17(16): 113.

[24]莫小宇，麦景标.椿皮三氯甲烷部位化学成分研究（Ⅰ）.中国实验方剂学杂志，2012, 18(21): 103.

[25]莫小宇，麦景标.椿皮正丁醇部位化学成分研究.中国实验方剂学杂志，2012, 18(20): 133.

[26]王岩，张海宁，王文婧，等.椿皮化学成分的研究.中草药，2012, 43(4): 649.

[27]Lv JS, Liu L, Deng QY. Chemical components of the volatile oil from the seeds of Ailanthus altissima(mill)Swingle. J Instrumental Anal, 2003, 22: 39.

[28]Yoshimura S, Ishibashi M, Tsuyuki T, et al.Constituents of seeds of Ailanthus altissima Swingle. Isolation and structures of shinjuglycosides A, B, C, and D. Bull Chem Soc Jpn, 1984, 57: 2496.

[29]Niimi Y, Tsuyuki T, Takahashi T, et al.Bitter principles of Ailanthus altissima Swingle. Structure determination of shinjuglycosides E and F. Chem Pharm Bull, 1987, 35: 4302.

[30]Zhao CC, Wang JH, Li W, et al. Study on the chemical constituents of fruits of Ailanthus altissima Swingle. Chin J Med Chem, 2003, 13: 211.

[31]Zhao CC, Shao JH, Li X, et al. Antimicrobial constituents from fruits of Ailanthus altissima Swingle. Arch Pharm Res, 2005, 10: 1147.

[32] 杨成见, 唐文照, 王晓静, 等. 臭椿果实化学成分研究. 中成药, 2010, 32(7): 1176.

[33] 赵春超, 邵建华, 李铣, 等. 大眼桐化学成分的研究. 中国中药杂志, 2009, 34(17): 2197.

[34] 赵春超, 邵建华, 张玉伟, 等. 大眼桐化学成分的分离与鉴定. 沈阳药科大学学报, 2009, 26(10): 800.

[35] 赵春超, 张彪, 范菊娣, 等. 大眼桐抗肿瘤活性成分的分离与鉴定. 扬州大学学报, 2009, 13(4): 39.

[36] 娄可芹, 唐文照, 王晓静. 臭椿花化学成分研究. 中药材, 2012, 35(10): 1605.

[37]Tashichiro N, Naokata M. Components of the Leaves of Cornus controversa Hemsl. , Ailanthus altissima Swingl, and Ricinus communis L. Yakugaku Zasshi, 1958, 78: 558.

[38]Wani MC, Nicholas AW, Wall ME. Plant antitumor agents. 28. Resolution of a key tricyclic synthon, 5′(RS)-1, 5-dioxo-5′-ethyl-5′-hydroxy-2′H,5′H,6′H-6′-oxopyrano[3′,4′-f]delta 6,8-tetrahydro-indolizine:total synthesis and antitumor activity of 20(S)-and 20(R)-camptothecin. J Med Chem, 1987, 30(12): 2317.

[39] 李雪萍. 臭椿皮提取物体内抗肿瘤作用的实验研究. 甘肃科学学报, 2003, 15(4): 124.

[40] 吕金顺, 黄鹏, 熊波, 等. 椿皮中一种抗癌成分的提取与结构鉴定. 甘肃农业大学学报, 2001, 36(4): 400.

[41] 郭继龙, 王世军. 椿皮抑制 S180 肉瘤血管生成机理的实验研究. 中国实验方剂学杂志, 2008, 14(8): 48.

[42] 程富胜, 张霞, 崔燕. 樗白皮提取物对 UC 模型小鼠治疗的病理学研究. 甘肃农业大学学报, 2008, 43(5): 18.

[43] 程富胜, 张霞, 崔燕. 樗白皮提取物对溃疡性小鼠脾脏与血清中腺苷脱氨酶的影响. 中兽医医药杂志, 2008, 4: 15.

[44] 吴贻谷, 等. 中国医学百科全书·中药学. 上海: 上海科学技术出版社, 1991: 367.

[45] 潘漫, 孙丽, 盛园园, 等. 中草药提取物对致病弧菌抑菌活性的筛选. 实验与技术, 2011, 27(8): 680.

[46] 陈元坤, 欧红萍, 房春林, 等. 臭椿皮及香椿皮体外抑菌活性测定. 中国动物保健, 2011, 5: 24.

[47] 朱育凤, 周琴妹, 丰国炳, 等. 香椿皮与臭椿皮的体外抗菌作用比较. 中国现代应用药学杂志, 1999, 16(6):1-3.

[48] 谢成业. 臭椿根皮治疗蛔虫症 83 例初步报告. 山东医刊, 1960,(10): 11.

[49] 葛培基. 臭椿树叶治跟骨骨刺痛. 重庆中医药杂志, 1987,(4): 6.

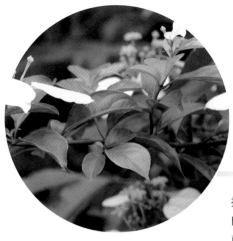

Nan   teng

楠　藤

Mussaendae Erosae Caulis et Folium
[英] Erose Mussaenda Stem and Leaf

【别名】厚叶白纸扇、马仔藤、大叶白纸扇、厚叶玉叶金花、胶岛藤、啮状玉叶金花、白花藤。

【来源】为茜草科植物楠藤 *Mussaenda erosa* Champ. 的茎、叶。

【植物形态】攀缘灌木。叶对生，纸质，长圆形、卵形至长圆状椭圆形，长6～12cm，宽3.5～5cm，顶端短尖至长渐尖，基部楔形，嫩叶仅上面沿脉上略被毛，下面有稀疏的贴伏毛，老叶则两面无毛；托叶长三角形，深2裂。伞房状多歧聚伞花序顶生，花序梗较长，花疏生；苞片线状披针形；花梗短；花萼管椭圆形，萼裂片线状披针形，基部被稀疏的短硬毛；花叶阔椭圆形，有纵脉5～7条，顶端圆或短尖，基部骤窄；花冠橙黄色，花冠管外面有柔毛，喉部内面密被棒状毛，花冠裂片卵形，顶端锐尖，内面有黄色小疣突。浆果近球形或阔椭圆形，顶部有萼檐脱落后的环状疤痕。

【分布】广西主要分布于防城、上思、宁明、龙州、邕宁、横县、武鸣、都安、环江、宾阳、上林、马山、田阳、金秀、昭平、岑溪、桂平、博白、隆安。

【采集加工】全年均可采收。切段，晒干。

【药材性状】茎圆柱形，表面棕褐色，具细小纵皱纹及点状皮孔。叶对生，稍皱缩，展平呈长圆形、卵形至长圆状椭圆形，长6～12cm，宽3.5～5cm，顶端短尖至长渐尖，基部楔形。叶柄长1～1.5cm；托叶长三角形，皱缩。气微，味淡。

【品质评价】以身干、无杂质、色黄棕者为佳。

【性味归经】味微甘，性凉；有小毒。归心经。

【功效主治】清热解毒。主治疥疮，疮疡肿毒，烧烫伤。

【用法用量】内服：煎汤，鲜品15～30g。外用：适量，鲜品捣汁涂；或煎水洗。

【使用注意】脾胃虚寒者慎服。

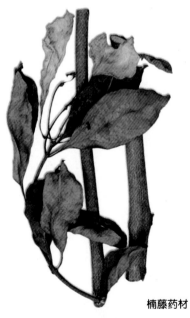

楠藤药材

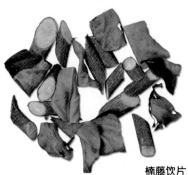

楠藤饮片

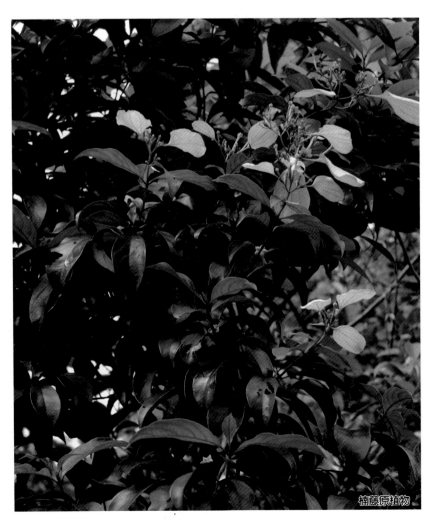

楠藤原植物

Huai hua

槐 花

Sophorae Flos
[英] Pagodatree Flower

【别名】守宫槐、槐花木、槐花树、豆槐、金药树、槐米。

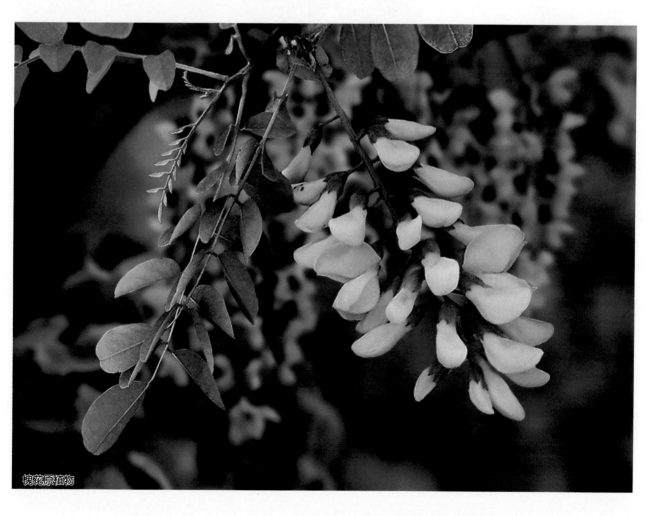

【来源】为豆科植物槐 Sophora japonica Linn. 的花蕾、花。

【植物形态】乔木。树皮灰褐色，具纵裂纹。羽状复叶；叶轴初被疏柔毛，旋即脱净；叶柄基部膨大，包裹着芽；托叶形状多变，有时呈卵形，叶状，有时线形或钻状，早落；小叶 4 ～ 7 对，对生或近互生，纸质，卵状披针形或卵状长圆形，长 2.5 ～ 6cm，宽 1.5 ～ 3cm，下面灰白色，初被疏短柔毛，旋变无毛；小托叶 2 枚，钻状。圆锥花序顶生；花梗比花萼短；小苞片 2 枚，形似小托叶；花萼浅钟状，圆形或钝三角形，被灰白色短柔毛；花冠白色或淡黄色，旗瓣近圆形，有紫色脉纹，先端微缺，基部浅心形，翼瓣卵状长圆形，龙骨瓣阔卵状长圆形，与翼瓣

等长；雄蕊近分离，宿存。荚果串珠状，种子排列较紧密，具肉质果皮，成熟后不开裂。种子卵球形。

【分布】广西全区均有栽培。

【采集加工】9、10 月开花时采收。除去枝叶，晒干。

【药材性状】花蕾卵形或椭圆形，长 2 ～ 6mm，直径约 2mm。花萼黄绿色，下部有数条纵纹。萼的上方为黄白色未开放的花瓣。花梗细小。体轻，手捻即碎。无臭，味微苦、涩。

【品质评价】以身干、完整、无杂质、色黄棕者为佳。

【化学成分】本品花及花蕾主含三萜皂苷（triterpenoid saponin）、赤豆皂苷Ⅰ（adsuki bean saponin Ⅰ）、赤豆皂苷Ⅱ（adsuki bean saponin Ⅱ）、赤豆皂苷Ⅴ

（adsuki bean saponin Ⅴ）、大豆皂苷Ⅰ（soyasaponin Ⅰ）、大豆皂苷Ⅲ（soyasaponin Ⅲ）、槐花皂苷Ⅰ（kaikasaponin Ⅰ）、槐花皂苷Ⅱ（kaikasaponin Ⅱ）、槐花皂苷Ⅲ（kaikasaponin Ⅲ）[1]。还含黄酮类（flavonoids）：槲皮素（quercetin）、芸香苷（rutin）[2]、异鼠李素（iso-rhamnetin）[3]、异鼠李素 -3- 芸香糖苷（iso-rhamnetin-3-rutinoside）[2]、山奈酚 -3-芸香糖苷（kaempferol-3-rutinoside）[3]。又含白桦脂醇（betulin）、槐花二醇

槐花原植物

（sophoradiol）[4]、槐花米甲素（sophorin A）[5]、槐花米乙素（sophorin B）[6]、槐花米丙素（sophorin C）[7]、azukisaponin I、azukisaponin II[8]。还含有钙（Ca）、磷（P）、镁（Mg）等多种元素[9]。

花油中含月桂酸（lauric acid）、十二碳烯酸（dodecenoic acid）、肉豆蔻酸（myristic acid）、十四碳烯酸（tetradecenic acid）、十四碳二烯酸（tetradeca dienoic acid）、棕榈酸（palmitic acid）、十六碳烯酸（hexadecenoic acid）、硬脂酸（stearic acid）、十八碳二烯酸（octadecadienoic acid）、十八碳三烯酸（octadecatrienoic acid）、花生酸（arachidic acid）等脂肪酸和 β - 谷甾醇（β-sitosterol）[10]、D- 葡萄糖、葡萄糖己四醇醛酸及葡萄糖酸丙脂等[11]。

叶中含槲皮素（quercetin）、山柰酚（kaempferol）、异鼠李素（iso-rhamnetin）、染料木素（genistein）、樱黄素（prunetin）、大豆黄素（daidzein）、毛蕊异黄酮（calycosin）、儿茶酚（catechol）、原儿茶酸（protocatechuic acid）等[12]。

槐果皮含有(Z)-1,1-biindenyliden、nonadecyl alcohol、羽扇豆烯酮（lupenone）、β - 谷甾醇（β-sitosterol）、对 - 乙氧基苯甲酸（p-ethoxybenzoic acid）、二十六烷酸（hexacosoic acid）、二十烷醇（eicosanol）[13]。

【药理作用】

1. 止血　生槐花、炒槐花、槐花炭及提取物芦丁、槲皮素、鞣质均可降低毛细血管通透性，减少小鼠出、凝血时间和大鼠血浆凝血酶原生成时间。3 种饮片还可增加纤维蛋白原含量，3 种饮片提取物还可降低大鼠血小板聚集率。此外，芦丁可增加小鼠血小板总数[14]。

2. 抗炎　槐花中的芸香苷及槲皮素对大鼠组胺、蛋清、5- 羟色胺、甲醛、多乙烯吡咯酮引起的脚爪肿胀，以及透明质酸酶引起的足踝部肿胀均有抑制作用。芳香苷能抑制大鼠创伤性水肿，并能阻止结膜炎、耳郭炎、肺水肿的发展。芳香苷对芥子油所致兔结膜水肿，仅有轻微的抑制作用。大鼠腹腔注射芦丁对植入羊毛球的发炎过程有抑制作用[15]。

3. 抗氧化　槐花提取物清除羟自由基、超氧阴离子自由基和 1,1- 二苯基 -2- 三硝基苯肼（DPPH）自由基时均存在良好的量效关系且呈线性关系，清除超氧阴离子自由基和 DPPH 自由基的能力较强，其半数抑制浓度（IC_{50}）分别为 66.55 μg/ml、16.93 μg/ml[16]。

4. 抑菌、抗病毒　16.7% 槐花浸剂对蔓色毛癣菌、奥杜盎小芽孢癣菌、羊毛状小芽孢癣菌、星形奴卡菌等皮肤真菌均有不同程度抑制作用，槐花中槲皮素能抑制病毒复制，与其他药物合用能增强抗病毒作用[17]。

5. 其他　槐花水提物对人血淋巴细胞具有致突变作用，且能抑制人淋巴细胞的生长和分裂增殖[18]。

【临床研究】

I 期内痔出血　患者135例，按治疗序号循环列入槐花散组、槐角丸组、痔疮栓组，每组 45 例。槐花散组 45 例予方药（槐花 12g，侧柏叶 12g，荆芥 6g，枳壳 6g）煎服，根据患者体质和便血情况，各药用量可等比例适当增加，药味数不作增减。每日 1 剂，分 3 次服，治疗 6 天。槐角丸组 45 例予方药（槐角 10g，地榆 5g，当归 5g，防风 5g，黄芩

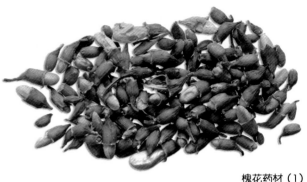
槐花药材（1）

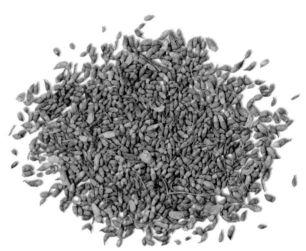
槐米药材（2）

5g，枳壳 5g）煎服，治疗方法同槐花散组。痔疮栓组 45 例采用普济痔疮栓（山东新时代药业有限公司生产，国药准字 Z20030093，每粒 1.3g），每日 2 次各 1 粒纳肛，治疗 6 天。同期大量进食蔬菜防止便秘。结果：治愈率槐花散组为 86.67%，槐角丸组为 68.89%，痔疮栓组为 46.67%，差别有显著意义（$P<0.01$ 或 $P<0.05$）[19]。

【性味归经】味苦，性微寒；有小毒。归肝、大肠经。

【功效主治】凉血止血，清肝明目。主治肠风便血，痔疮下血，血痢，尿血，血淋，崩漏，吐血，衄血，肝热头痛，目赤肿痛，痈肿疮疡。

【用法用量】内服：煎汤，5 ~ 10g；或入丸、散。外用：适量，煎水熏洗；或研末撒。止血宜炒用，清热降火宜生用。

【使用注意】脾胃虚寒及阴虚发热而无实火者慎用。

【经验方】

1. 舌出血不止（名曰舌衄）　槐花晒干研末，敷舌上，或火炒，出火毒，为末敷。（《奇效良方》槐花散）

2. 牙宣出血或痛　槐花、荆芥穗各等份。为末，擦牙，频煎点服。（《仁斋直指方》荆槐散）

3. 衄血　乌贼骨、槐花等末入鼻。一方，槐花半生半炒。末入鼻。（《仁斋直指方》）

4.鹅掌风 槐枝花熬煎汤，以手熏之，及热后，将瓦松擦之，过一会以水洗之，又熏又擦，每日三五次。不过二三日痊愈，神效。瓦松无有，用瓦草亦效。（《洞天奥旨》槐花汤）

5.吐血不止 槐花不拘多少。火烧存性，研细。入麝香少许。每服三钱匕，温糯米饮调下。（《圣济总录》槐香散）

6.热吐 皂角（去皮，烧烟绝）、白矾（熬沸定）、槐花（炒黄黑色）、甘草（炙）各等份。上为末，每服二钱，白汤调下。（《苏沈良方》槐花散）

7.中风失音 槐花一味炒香熟，二更后床上仰卧，随意服。（《世医得效方》独行散）

8.大肠下血 槐花、荆芥穗等份。为末，酒服一钱匕。（《经验方》）

9.肠风脏毒 槐花（炒）、柏叶（杵烂，焙）、荆芥穗、枳壳（去瓤，细切，麸炒黄）等份。为细末，用清米饮调下二钱，空心食前。（《普济本事方》槐花散）

10.暴热下血 生猪脏一条，洗净，控干，以炒槐花末填满扎定，米醋炒，锅内煮烂，捣，丸弹子大，日干。每服一丸，空心，当归煎酒化下。（《永类钤方》）

11.赤白痢疾 槐花（微炒）三钱，白芍药（炒）二钱，枳壳（麸炒）一钱，甘草五分。水煎服。（《本草汇言》）

12.诸痔出血 槐花二两，地榆、苍术各一两五钱，甘草一两。俱微炒，研为细末，每早、晚各食前服二钱。气痔（因劳损中气而出血者）人参汤调服；酒痔（因酒积毒过多而出血者）陈皮、干葛汤调服；虫痔（因痒而内有虫动出血者）乌梅汤调服；脉痔（因劳动有伤，痔窍血出远射如线者）阿胶汤调服。（《本草汇言》引《杜氏家抄方》）

13.脱肛 槐花、槐角等份炒香、黄，为细末，用羊血蘸药，炙热食之，以酒送下。或云以猪膘去皮，蘸药炙服。（《是斋百一选方》）

14.小便尿血 槐花（炒）、郁金（煨）各一两。为末，每服二钱。淡豉汤下。（《箧中秘宝方》）

15.血淋 槐花烧过，去火毒，杵为末。每服一钱，水酒送下。（《滇南本草》）

16.血崩 陈槐花一两，百草霜半两。为末，每服三四钱，温酒调下；若昏愦不省人事，则烧红秤锤淬酒下。（《良朋汇集》槐花散）

17.白带不止 槐花（炒）、牡蛎（煅）等份。为末，每酒服三钱，取效。（《摘玄方》）

18.疮疡 槐花三合，金银花五钱。酒二碗煎服之，取汗。（《医学启蒙》槐花金银花酒）

19.疗疮肿毒，一切痛疽发背，不问已成未成，但焮痛者 槐花（微炒）、核桃仁二两，无灰酒一盏。煎千余沸，热服。（《本草纲目》引《医方摘要》）

20.吹奶 槐花三分，蛤粉三分，麝香一分细研。上药捣细罗为散，不计时候，以热酒调下一钱。（《太平圣惠方》）

21.乳岩，硬如石者 槐花炒黄为末，黄酒冲服三钱，即消。（《串雅内编》）

22.河豚中毒 槐花、脑子。上为细末，水调灌之。（《是斋百一选方》）

【参考文献】

[1]Kitagawa I, Taniyama T, Hong WW, et al. Saponin and sapogenol. XLV. structures of kaikasaponins Ⅰ, Ⅱ and Ⅲ from sophorae flos, the buds of Sophora japonica L. Yakugaku Zasshi, 1988, 108(6): 538.

[2]Kimura M, Yamada H. Interaction in the antibacterial activity of flavonoeds from Sophora japonica L. to propionibacterium. Yakugaku Zasshi, 1984, 104(4): 340.

[3]Ishida H, Umino T, Tsuji K, et al. Studies on the antihemostatic substances in herbs classified as hemostatics in traditional Chinese medicine. I. on the antihemostatic principles in Sophora japonica L. Chem Pharm Bull, 1989, 37(6): 1616.

[4]Kariyone T, Ishimasa S, Shiomi T. Studies on the triterpenoids. Ⅷ. studies on the triterpenoids contained in Sophora japonica. Yakugaku Zasshi, 1956, 76(10): 1210.

[5]许植方, 王秩福, 李珠莲. 中药槐花米的化学成分研究 [Ⅰ] 槐花米丙素 (1). 药学学报, 1957, 5(3): 1915.

[6]许植方, 韩公羽. 国产槐花米成分研究 [Ⅱ] 槐花米丙素. 药学学报, 1957, 5(3): 205.

[7]许植方. 国产槐花米成分研究 [Ⅲ] 槐花米丙素. 药学学报, 1957, 5(4): 289.

[8]Ishid AH, Umino T, Tsuti K, et al. Studies on antihemorrhagic substances in herbs classified as hemostatics in Chinese medicine Ⅵ. On the antihemorrhagic principle in Sophorajaponica. Chem Pharm Bull, 1987, 35(2): 857.

[9]宋永芳, 罗嘉梁, 解荷锋. 刺槐花的化学成分研究. 林业化学与工业, 1992, 12(4): 321-326.

[10]Mitsuhashi T, Ichihara M, Endo S, et al. Lipid components of the seed and the flower of Sophora japonica. Tokyo Gakugei Daigaku Kiyo Dai-4-bumon: Sugaku, Shizen Kagaku, 1973, 25: 107.

[11]钱彦丛, 刘景东, 张书锋, 等. 龙爪槐花中有效成分芦丁的含量测定. 现代中药研究与实践, 2003, 17(3): 17.

[12]习云平, 束晓云, 唐于平. 槐叶化学成分研究. 中国实验方剂学杂志, 2011, 17(6): 89.

[13]唐于平, 楼凤昌, 胡杰, 等. 槐果皮中的脂溶性成分. 天然产物研究与研发, 2001, 13(3): 4.

[14]李惠, 原桂东, 金亚宏, 等. 槐花饮片及其提取物止血作用的实验研究. 中国中西医结合杂志, 2004, 24(11): 1007.

[15]Kalashnikova NA, Gerashchenko GI. Antiphlogistic activity of several flavonoids. Aktual Vopr Farm, 1974, 2: 352.

[16]马利华, 贺菊萍, 秦卫东, 等. 槐花提取物抗氧化性能研究. 食品科学, 2007, 28(9): 75.

[17]曹仁烈, 孙在原, 王仲德, 等. 中药水浸剂在试管内抗皮肤真菌作用. 中华皮肤科杂志, 1957, (4): 286.

[18]董伟华, 郑智敏, 刘桂亭. 中药大黄、槐米、红花提取物的致突变作用. 河南医科大学学报, 1991, 26(4): 330.

[19]祝普凡. 槐花散与槐角丸治疗Ⅰ期内痔出血疗效对比观察. 吉林中医药, 2006, 26(11): 21-22.

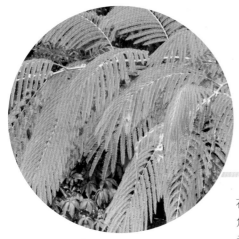

Ying shu

楢 树

Albiziae Chinensis Cortex
[英] Chinese Albizia Bark

【别名】合欢树、华楢、母引牛尾木、水相思、合欢、金合欢、香须树、中华楢。

【来源】为豆科植物楢树 Albizia chinensis（Osbeck）Merr. 的树皮。

【植物形态】落叶乔木。小枝被黄色柔毛；托叶大，膜质，心形，先端有小尖头，早落。二回羽状复叶，羽片6～12对；总叶柄基部和叶轴上有腺体；小叶20～35对，无柄，长椭圆形，长6～10mm，宽2～3mm，先端渐尖，基部近截平，具缘毛，下面被长柔毛；中脉紧靠上边缘。头状花序有花10～20朵，生于长短不同、密被柔毛的总花梗上，再排成顶生的圆锥花序；花绿白色或淡黄色，密被黄褐色茸毛；花萼漏斗状，长约3mm，有5短齿；

花冠长约为花萼的2倍，裂片卵状三角形；雄蕊长约25mm；子房被黄褐色柔毛。荚果扁平，幼时稍被柔毛，成熟时无毛。

【分布】广西全区均有分布。

【采集加工】春、夏季剥取树皮。切段，晒干。

【药材性状】呈板片状，外皮粗糙，灰褐色，内皮黄棕色，具纤维状。质硬脆，易折断，断面多棕褐色。气微，味淡。

【品质评价】以身干、皮厚、无杂质、色黄棕者为佳。

【化学成分】本品含鞣质（tannins）、三萜皂苷（triterpenoid saponins）、合欢催产素（albitocin）[1]。其中三萜皂苷类化合物有 albizoside A-C[2]。

【药理作用】

1. 兴奋子宫 于妊娠各期给予楢树树皮中三萜皂苷均可引起动物流产，对豚鼠或人的子宫和回肠有兴奋作用[3,4]。

2. 抗肿瘤 茎皮中3个齐墩果烷型三萜皂苷对人结肠癌细胞株（HCT-8）、人肝癌细胞株（BEL-7402）、人胃癌细胞株（BGC-823）、人肺腺癌细胞株（A549）和人卵巢癌细胞株（A2780）等生长的抑制作用均强于喜树碱[5]。

【性味归经】味淡、涩，性平。归大肠、小肠、脾经。

【功效主治】涩肠止泻，生肌，止血。主治痢疾，腹泻，疮疡溃烂久不收口，外伤出血。

【用法用量】内服：煎汤，15～30g。外用：适量，研粉撒患处；或煎水外洗。

【使用注意】大便难者不宜用。

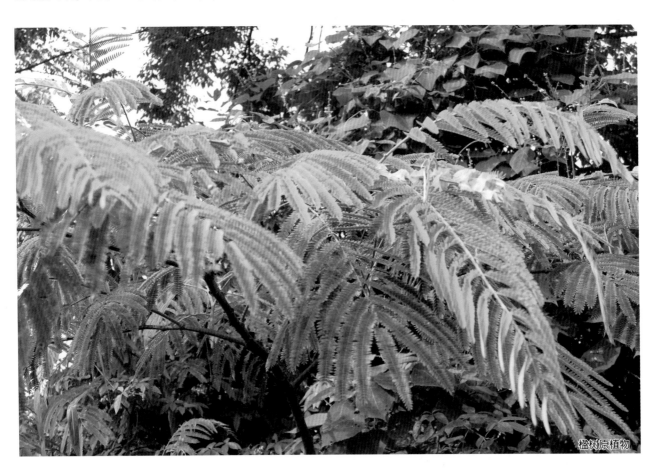

楢树原植物

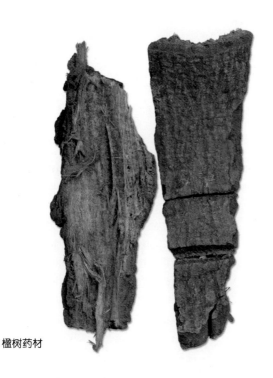

楹树药材

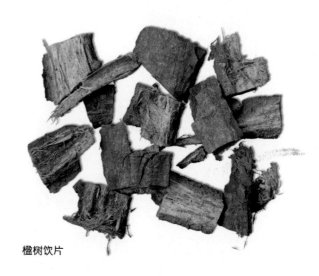

楹树饮片

【经验方】

1.疮疡溃烂久不收口　楹树皮适量，水煎外洗，并用树皮研粉撒患处。（《全国中草药汇编》）

2.外伤出血　楹树皮研粉撒患处。（《全国中草药汇编》）

3.肠炎腹泻，痢疾　楹树皮15～30g，加白米6g，炒至米焦黄，加水1碗半，煎取1碗服。（《全国中草药汇编》）

【参考文献】

[1] 江苏省植物研究所，等.新华本草纲要（第二册）.上海：上海科学技术出版社，1991: 89.

[2]Liu R, Ma SG, Yu SS, et al.Cytotoxic Oleanane Triterpene Saponins fromAlbizia chinensis. J Nat Prod, 2009, 72(4): 632.

[3]Lipton A. Effects on anaesthetised animals of an oxytocic glycoside extracted from certain species of Albizia. J Pharm Pharmacol, 1964, 16(6): 369.

[4]Lipton A. An active glycoside from Albizia species and its action on isolated uterus and ileum. J Pharm Pharmacol, 1963, 15: 816.

[5]Liu R, Ma S, Yu S, Pei Y, et al. Cytotoxic oleanane triterpene saponins from Albizia chinensis. J Nat Prod, 2009 ,72(4): 632.

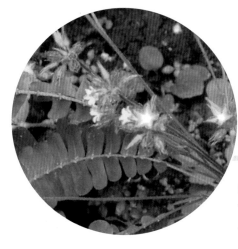

Gan ying cao

感应草

Biophyti Sensitivi Herba
[英] Sensitive Biophytum Herba

【别名】羞礼草、荷草、小礼花。

【来源】为酢浆草科植物感应草 Biophytum sensitivum（L.）DC. 的全草。

【植物形态】草本。茎单生，纤细或粗壮，不分枝，基部木质化，被糙直毛。叶多数，长3~13cm，聚生于茎顶端；叶轴纤细，被糙直毛；小叶无柄，触之下垂；小叶片矩圆形或倒卵状矩圆形而稍弯斜，长3~15mm，宽2~7mm，先端圆形，具短尖头，基部截平，被短伏毛，边缘具糙直毛；小叶由叶轴下部向上渐大，近顶部小叶最大且一侧呈耳状，先端小叶变成芒。花数朵聚于总花梗顶端呈伞形花序，与叶近等长；花梗极短，与小苞片近等长，被糙直毛，小苞片多数，披针形，边缘具糙直毛；萼片5，披针形，先端钻状，宿存，被疏直毛；花瓣5，黄色，长于萼片；雄蕊10，分离，长短互间；子房近球形，花柱5，宿存；蒴果椭圆状倒卵形，具5条纹棱，被毛。种子褐色，卵形，具带状排列的小瘤体。

【分布】广西主要分布于田东、德保、靖西、岑溪、宁明、南宁、武鸣、邕宁、宾阳、横县。

【采集加工】全年均可采收。洗净，切段，晒干。

【药材性状】须根细小，淡黄色。茎单生，纤细不分枝，被糙毛。叶多皱缩，聚生于茎顶端；叶轴纤细，被糙直毛；小叶无柄，小叶片展平呈矩圆形或倒卵状矩圆形而稍弯斜，先端圆形，具短尖头，基部截平，被短伏毛，边缘具糙毛。质脆，易碎。气微，味甘。

【品质评价】以身干、无杂质、色淡黄者为佳。

【化学成分】本品含柰黄花黄酮（amento-flavone）[1]、异荭草素（iso-orientin）[2]、荭草素（orientin）、异牡荆黄素（iso-vitexin）、表儿茶素（epicatechin）[3]、1,4-二甲氧基苯（1,4-dimethoxybenzene）、1,2-二甲氧基苯（1,2-dimethoxybenzene）、2-甲氧基-4-甲基苯酚（2-methoxy-4-methyl phenol）、氧化芳樟醇（linalool oxide）、乙酸芳樟酯（linalyl acetate）、异佛尔酮（iso-phorone）[4]等。

【药理作用】

1. 抗辐射　感应草甲醇提取物对γ射线照射的小鼠有保护作用，可降低被辐射小鼠体内高水平的碱性磷酸酶（ALP）、谷丙转氨酶（GPT）和过氧化脂质（LPO）含量，提高被辐射小鼠肝和肠黏膜谷胱甘肽（GSH）含量。其保护作用机制包括免疫调节作用以及诱导人白细胞介素1β（IL-1β）、粒细胞-巨噬细胞集落刺激因子（GM-CSF）和干扰素γ（IFN-γ）的生成[5]。

2. 抗炎　感应草根的水、甲醇提取物和地上部分的水提取物均可抑制角叉菜胶诱导大鼠足趾水肿程度[6]。

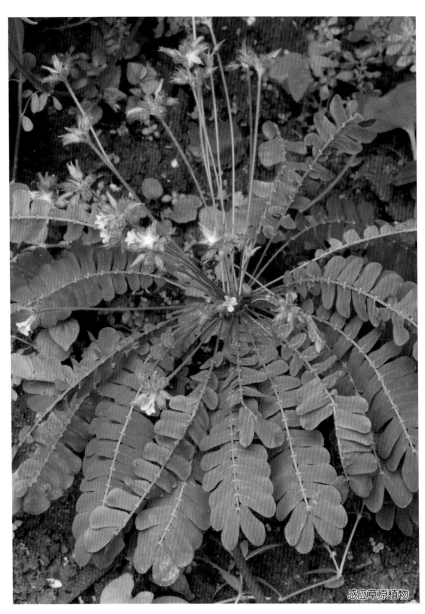

感应草原植物

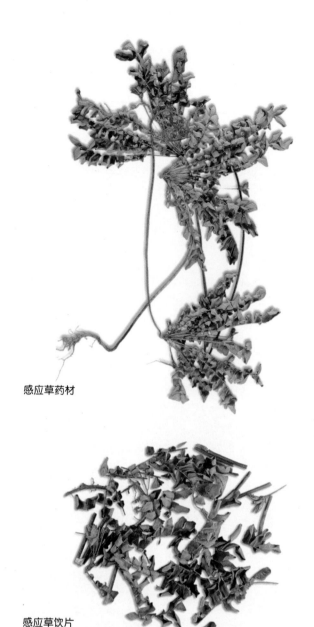

感应草药材

感应草饮片

和肝脏中谷胱甘肽水平[8]。

【性味归经】味甘、微苦，性平。归肺、膀胱经。

【功效主治】化痰定喘，消积利水。主治哮喘，小儿疳积，水肿，淋浊。

【用法用量】内服：煎汤，9～15g。

【使用注意】无水湿者忌服。

【经验方】

1. 疳积　鲜感应草9～15g洗净，与肝类或瘦肉蒸熟，汤肉并食。（《广西本草选编》）

2. 水肿　感应草9～15g。水煎服，或与猪骨炖服。(《广西本草选编》)

3. 胃痛　小礼花烧灰，调石灰水服。(《台湾药用植物志》)

附：小礼花种子

味甘、苦，性平。归肝经。功效：解毒，消肿，愈创。主治：痈肿疔疮，创伤。外用：适量，研末调敷。

3. 抗肿瘤　感应草主要通过抑制金属蛋白酶（MMP-2、MMP-9）、脯氨酰羟化酶、赖氨酰氧化酶、细胞外信号调节激酶（ERK1、ERK2）活性，下调血管内皮生长因子（VEGF）、肿瘤坏死因子、促炎细胞因子白细胞介素（IL-1、IL-6）表达，促进nm23基因表达而抑制B16F-10黑色素瘤细胞的入侵和转移[7]。

4. 抗氧化　感应草提取物体内能抑制超氧自由基产生，体外抑制脂质过氧化，提高小鼠过氧化氢酶活性，提高血液

【参考文献】

[1]Bucar F, Jachak SM, Noreem Y, et al. Catalysed prostaglandin M. Amentoflavone from Biophytum sensitivum and its effect on COX-1/COX-2 biosynthesis. Planta Med, 1998, 64: 373.

[2]Yun LL, Wan YW. Chemical constituents of Biophytum sensitivum. Chin Pharm J, 2003, 55: 71.

[3]Bucar F, Jachak SM, Kartnig T, et al. Phenolic compounds from Biophytum sensitivum. Pharmazie, 1998, 53: 651.

[4]Leopold J, Gerhard B, Andrea W, et al. Medicinally used plants from India. Analysis of the essential oil of air-dried Biophytum sensitivum(L.) DC. Sci Pharm, 2004, 72: 87.

[5]Guruvayoorappan C, Kuttan G. Protective effect of Biophytum sensitiv um (L.)DC on radiation-induced damage in mice. Immunopharmacol Immunotoxicol, 2008, 30(4): 815.

[6]感应草提取物对角叉菜胶诱导的大鼠足趾水肿的抗炎作用. 国外医学, 2000, 22(1): 42.

[7]Guruvayoorappan C, Kuttan G. Biophytum sensitivum(L.)DC inhibits tumor cell invasion and metastasis through a mechanism involving regulation of MMPs, prolyl hydroxylase, lysyl oxidase, nm23, ERK-1, ERK-2, STAT-1, and proinflammatory cytokine gene expression in metastatic lung tissue. Integr Cancer Ther,2008, 7(1): 42.

[8]Guruvayoorappan C, Afira AH, Kuttan G. Antioxidant potential of Biophytum sensitivum extract in vitro and in vivo. J Basic Clin Physiol Pharmacol,2006,17(4): 255.

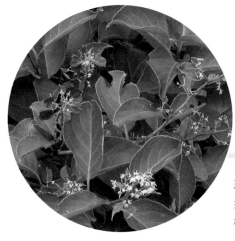

Lei gong teng

雷公藤

Triptergii Radix seu Caulis
［英］Common Threewingnut Root or Stem

【别名】黄藤根、黄药、断肠草、南蛇根、三棱花、黄藤木、红紫根、黄藤草。

【来源】为卫矛科植物雷公藤 Triptergium wilfordii Hook.f. 的根或茎。

【植物形态】攀缘藤本。小枝红褐色，有棱角，具长圆形的小瘤状突起和锈褐色绒毛。单叶互生，亚革质，卵形、椭圆形或广卵圆形，长5～10cm，宽3～5cm，先端渐尖，基部圆或阔楔形，边缘有细锯齿，上面光滑，下面淡绿色，主脉和侧脉在叶的两面均稍隆起，脉上疏生锈褐色短柔毛；叶柄长约5mm，表面密被锈褐色短绒毛。花小，白色，为顶生或腋生的圆锥花序，萼为5浅裂；花瓣5，椭圆形；雄蕊5，花丝近基部较宽，着生在杯状花盘边缘；子房上位，三棱状，花柱短，柱头头状。翅果，膜质，先端圆或稍成截形，基部圆形，黄褐色，3棱，中央通常有种子1粒。种子细长，线形。

【分布】广西主要分布于金秀、融水、乐业。

【采集加工】根、皮秋季可采。晒干备用。

【药材性状】根圆柱形，扭曲，常具茎残基。直径0.5～3cm，商品常切成长短不一的段块。表面土黄色至黄棕色，粗糙，具细密纵向沟纹及环状或半环状裂隙；栓皮层常脱落，脱落处显橙黄色。皮部易剥离，露出黄白色的木部。质坚硬，折断时有粉尘飞扬，断面纤维性。气微、特异，味苦、微辛。

有大毒。

【品质评价】以干燥、色黄绿者为佳。

【化学成分】本品根茎含生物碱类（alkaloids）、二萜类（diterpenes）、三萜类（triterpenes）等化合物。生物碱有雷公藤晋碱（wilforgine）、雷公藤定碱（wilfordine）、雷公藤次碱（wilforine）、雷公藤春碱（wilfortrine）[1,2]、雷公藤增碱（wilforzine）[3]、雷公藤碱戊（wilforidine）[2]。二萜类有雷醇内酯（triptolidenol）、雷酚萜甲醚（triptonotepene methy1 ether）[4-6]、雷酚萜（triptonoterpene）[4-6]、雷酚内酯甲醚（triptophenolidemethyl ether）、雷酚新内酯（neotriptophenolide）[7,8]、雷酚酮内酯（triptorolide）[9,10]、雷酚萜醇（triptonoterpenol）[11]、雷公藤内酯酮、

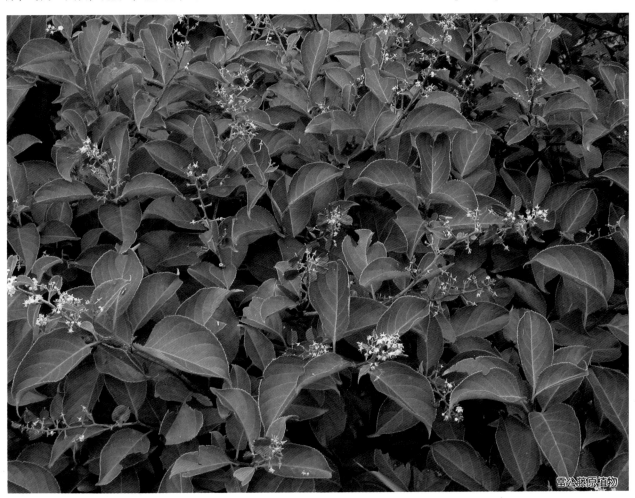

雷公藤原植物

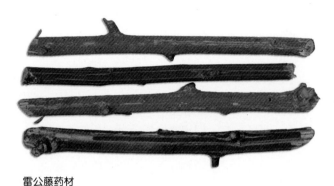

雷公藤药材

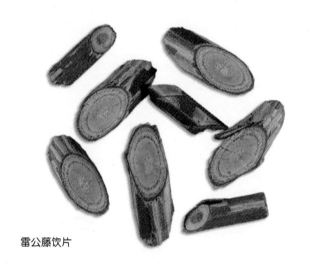

雷公藤饮片

雷公藤内酯醇、雷酚内酯[6,10]、14- 羟基 - 松香 -8,11,13- 三烯 -3- 酮（14-hydroxy-abieta-8,11,13-triene-3-one）、11- 羟基 ,14- 甲氧基 - 松香 -8,11,13- 三烯 -3- 酮（11-hydroxy,14-methoxy-abieta-8,11,13-triene-3-one）[10]、贝壳杉烷型二 萜、16-hydroxy-19,20-epoxy-kaurane、山海棠二萜内酯 A（tripterfordin A）[6,12]、（+）medioresinol、syringaresinol、蜜橘黄素（nubiletin）[12]、邻苯二甲酸二丁酯（phthalic acid dibutyl ester）[13]、triptoquinonoe A、山海棠酸、triptoquine、异雷酚新内酯（iso-neotriptophenolide）、山海棠素（hypoline）、雷公藤内酯三醇[5,8]、雷公藤酮（triptonide）、雷公藤甲素（triptolide）、雷酚新内酯苷[5]、5 α -stigmastane-3 β ,6 α -diol、epigallocatechin[14]。三萜类有雷公藤内酯甲（wilforlide A）[8,15-18]、雷公藤内酯乙（wilforlide B）[15,16,18]、3-epikatonic acid[15,17,18]、cangoronine[15,17]、regelin、salaspermic acid[15,18]、3-hydroxy-2-oxo-3-fridelen-20 α -carboxylic acid[15,17]、triptotin C[15]、1-hydroxy-2,5,8-trimethyl-9-fluorenone、3 β ,29-dihydroxy-D,B-friedoolean-5-en[17]、雷藤三萜内酯甲（lactone A）[19]、雷藤三萜酸甲（triptotriterpenic acid A）[20]、demethylzeylasteral、齐墩果烷 -9（11）-12- 二烯 -3- 酮[21]、3 β ,22 α - 二羟基 - Δ 12- 齐墩果烯 -29- 羧酸、3,24- 二氧代木栓烷 -29- 羧酸（3,24-dioxo-fridelen-29-oic acid）、南蛇藤素[18]、3 β -O- 乙酰基齐墩果酸（3 β -O-acetoxy-oleanolic acid）[6]、雷藤三萜酸 A[22]。其他类有 5 α - 豆甾烷 -3,6- 二酮、6 β - 羟基 - 豆甾 - 烯 -3- 酮、秦皮素、胡萝卜苷[13]、2,5- 二甲氧基苯醌、琥珀酸、卫矛碱[14]、雷公藤醌 A（triptoquinonoic acid A）[8]、β - 谷甾醇[6,13]、熊果酸、正三十二烷酸[23] 等。

本品茎叶含有雷公藤内酯醇、雷公藤内酯二醇、雷醇内酯[24]、1,8- 二羟基 -4- 羟甲基蒽醌（1,8-dihydroxy-4-hydroxymethyl anthraquinones）[25]、wilforgine、euonine、euonymine、peritassine A、wilfordinine E、aquifoliunine E-Ⅲ、2-O-deacetyleuonine[26]。

【药理作用】

1. 免疫调节　①调节免疫细胞：雷公藤多苷可降低 BALB/c 小鼠 T 淋巴细胞增殖能力，可降低成熟淋巴细胞（CD3+）、T 辅助性及 T 诱导性淋巴细胞亚群（CD4+）百分比及 T 淋巴细胞增殖能力；也可显著升高 T 抑制淋巴细胞亚群（CD8+）百分比[27]。雷公藤多苷能抑制免疫球蛋白 A（IgA）肾病大鼠外周血 γ 、δ 、T 细胞表达，从而降低血清 IgA 水平。这是雷公藤多苷治疗 IgA 肾病的作用机制之一[28]。雷公藤多苷可以抑制内毒素激活小鼠腹腔巨噬细胞分泌促炎性细胞因子的活性。在不同浓度和时间范围内，雷公藤多苷对巨噬细胞产生的肿瘤坏死因子 - α（TNF-α）和白细胞介素 -6（IL-6）均有抑制作用，且呈剂量依赖性[29]。雷公藤中雷公藤内酯醇能减轻中枢神经系统炎性细胞浸润，抑制实验性自身免疫性脑脊髓炎小鼠 MOG 特异性 T 细胞增殖；减少血清中炎症细胞因子含量；减少病灶处 CD4+T 细胞 γ 干扰素（IFN-γ）和 IL-17 的分泌；上调 CD4+T 细胞 Foxp3 的表达[30]。雷公藤内酯醇可降低 Ⅱ 型胶原诱导的关节炎大鼠后 γ 、δ 、T 细胞的比率、凋亡率[31,32]。雷公藤内酯醇在 1 ~ 10g/L 范围内，对静止及激活的巨噬细胞均产生抑制作用，且呈剂量依赖性[33]。雷公藤内酯醇通过下调树突状细胞（DC）表面分子 CD10、CD40、CD80、CD86 和人类白细胞 DR 抗原的表达，上调 CD14 的表达，从而抑制细胞的分化和成熟。雷公藤内酯醇以剂量依赖的方式抑制单核细胞向 DC 的分化，并下调 DC 对 T 细胞的刺激功能，并能通过完全抑制未成熟 DC 在受到脂多糖（LPS）刺激后细胞表面 CD83 的表达，从而抑制 DC 的成熟过程[34]。②调节免疫分子：雷公藤内酯醇可下调胶原诱导性关节炎（CIA）大鼠外周血和关节腔内的 TNF-α 和 IL-6 的含量，上调 IL-10 含量[35]，通过抑制活化的人单核细胞株 THP-1 细胞 CD80 和 CD86 的表达而减弱其抗原提呈功能，并降低 IL-12 p40 和 IL-12 p70 的水平[36]。雷公藤内酯醇可降低 CIA 大鼠关节炎评分，并能推迟 CIA 的发生，下调软骨内 TNF-α 、IL-6、核因子 κ B（NF-κ B）和环氧化酶 2（COX-2）的表达[37]。雷公藤内酯醇能够抑制外周血单个核细胞在免疫活化状态下对 IL-17A 的分泌，从而可能减轻哮喘气道炎症[38]；雷公藤内酯醇能有效抑制佛波酯刺激的类风湿关节炎（RA）滑膜成纤维细胞（RASF）的 IL-18 和 IL-18R 的蛋白及 mRNA 表达，且抑制效应呈剂量相关性[39]。雷公藤中（5R）-5- 羟基雷公藤内酯醇在 25 ~ 50mg/L 浓度下可抑制植物血凝素诱导的 T 细胞增殖，降低 PHA 及

Sac 活化的外周血单个核细胞中细胞因子 IFN-γ、IL-2、TNF-α 的产生[40]。雷公藤多苷可抑制 RA 滑膜细胞产生趋化因子 CCL5[41]，还能抑制 CIA 大鼠关节滑膜组织中趋化因子 MCP-1 mRNA、RANTES mRNA 的表达[42]。雷公藤多苷可降低趋化因子受体 3（CXCR3）、升高趋化因子受体 CCR4，从而认为雷公藤多苷可能通过此机制来调节实验性自身免疫性甲状腺炎大鼠体内辅助性 T1（Th1）、辅助性 T2（Th2）细胞及其细胞因子的比例，从而调节 Th1/Th2 平衡[43]。灌胃雷公藤多苷可以有效降低佐剂性关节炎大鼠外周淋巴器官中细胞间黏附分子（ICAM-1）水平[44]。雷公藤中雷公藤红素能抑制全反式维甲酸导致的白血病细胞和内皮细胞之间的黏附，可抑制 TNF-α、IL-1β 和 IFN-α 等诱导内皮细胞表达的黏附分子，对 ICAM-1 和血管细胞黏附分子 -1（VCAM-1）抑制率高达 90%，对选择素抑制率为 70%[45]。雷公藤内酯醇可抑制 TNF 刺激的 RASF 的 COX-2 和诱导型一氧化氮合酶（iNOS）的表达及其诱导产物前列腺素 E₂（PGE₂）和一氧化氮（NO）的生成，这种作用可能通过雷公藤内酯醇抑制 RASF NF-κB 的活性而实现[46]。雷公藤内酯醇对结肠癌 SW114 细胞株 COX-2 和 iNOS 的表达及其产物 PGE₂ 和 NO 的合成均有抑制作用，而且也抑制 SW114 细胞的 NF-κB 活性[47]。雷公藤内酯醇可通过抑制变应性鼻炎大鼠鼻黏膜组织中 NF-κB 的活性来抑制 iNOS 的表达[48]。雷公藤内酯醇可以浓度依赖的形式抑制 poly（I：C）对 MMP 表达的效应[49]。雷公藤内酯醇还可下调实验性自身免疫性脑脊髓炎（EAE）小鼠脊髓中 MMP-9 的表达、减少 MMP-9 的激活，这可能是治疗 EAE 的作用机制之一[50]。③调节细胞信号转导：雷公藤内酯醇诱导蕈样肉芽肿 T 细胞淋巴瘤 Hut102 细胞凋亡的作用可被 p38MAPK 特异性抑制剂 SB203580 抑制[51]。雷公藤内酯醇在体外还可减少 IL-6 的分泌和蛋白质酪氨酸激酶 JAK-1 抗体（JAK1）、降低大鼠白细胞介素 -6 受体（IL-6R）的水平以及细胞信号转导与转录激活因子 3（STAT3）的磷酸化，从而阻断 IL-6R-JAK/STAT 通路，抑制结肠癌细胞的增殖[52]。雷公藤内酯醇可分别通过抑制人角质形成细胞株 HaCaT 细胞中 IFN-γRα 表达、JAK2 磷酸化以及上调细胞因子信号转导抑制因子 1 表达，共同抑制 HaCaT 细胞中细胞信号转导与 STAT-1 磷酸化，从而抑制 IFN-γ 信号所诱导的多种炎症相关基因转录[53]。LLDT-8 可通过抑制 IFN-γ 的产生，阻断 IFN-γ 信号通路，从而减轻 CIA 小鼠关节炎的发病率和严重程度，其机制是 LLDT-8 可阻止抗 CD3 活化 T 细胞信号转导 mRNA 的表达，并能阻止 STAT1、T-box 转录因子、细胞信号转导与 STAT-4 的激活物及 IFN-γ 表达通路中的 IFN 调节因子 1[54,55]。雷公藤内酯醇可通过下调滑膜细胞 NF-κB 的表达与活性，降低 TNF-α 的表达，升高 IL-10 的表达而治疗 RA[56]。雷公藤内酯醇抑制经刀豆球蛋白 A（ConA）或 Phorbol-12-myristate-13-acetate（PMA）刺激后活化的人 T 细胞 NF-κB、AP21 的 DNA 结合活性，这可能是其免疫抑制作用的重要机制[57]。鸡髓样分化因子 88（MyD88）或包含 TIR 结构域的 IFN 诱导连接蛋白（TRIF）被激活时，雷公藤内酯醇可抑制 Toll 样受体诱导的 NF-κB

活化[58]。雷公藤内酯醇以浓度依赖的形式降低类风湿关节纤维组织母细胞（RSF）的生存，抑制细胞增殖，并可诱导 RSF 的 DNA 碎裂，从而诱导 RSF 的凋亡[59]。雷公藤内酯醇以剂量和时间依赖的形式诱导人 T 淋巴细胞凋亡，诱导凋亡的同时伴随有 Fas 和 FasL 表达的上调，提示其诱导 T 淋巴细胞凋亡的信号通路可能是通过激活 Fas/FasL 途径[60]。

2. 抗肿瘤　雷公藤抗癌机制为通过烷化作用抑制了细胞 DNA 的合成，从而对癌细胞产生抑制。雷公藤中雷公藤甲素和雷公藤乙素在抗癌的同时，还可以抑制蛋白质和 RNA 的合成[61]。雷公藤内酯醇可通过死亡受体 Fas 介导细胞凋亡的途径诱导细胞凋亡[62]。雷公藤内酯醇能抑制人绒癌细胞株 JAR 细胞增殖并诱导其凋亡；并能下调凋亡抑制蛋白 Bcl-2 的 mRNA 和蛋白的表达，上调凋亡促进蛋白 Bax 的 mRNA 和蛋白表达[63]。雷公藤甲素可抑制 iNOS 和 COX-2 的表达，继而减少 NO 和 PGE₂ 的生成，诱导肿瘤细胞凋亡[64]。雷公藤甲素可有效抑制热休克因子 1（HSF1）的活性进而抑制热休克基因的表达，导致热应激蛋白（HSPs）表达水平降低，敏化肿瘤细胞使其进入应激性凋亡状态[65]。雷公藤甲素能加强 TNF-α 诱导的肿瘤细胞凋亡，同时有效地抑制 TNF-α 介导的 NF-JB 激活，降低 TNF-α 介导的细胞凋亡抑制因子（IAP）家族成员 c-IAP2 和 c-IAP1 的表达[66]。雷公藤甲素可抑制 NF-JB 与靶基因上特异 DNA 序列结合进而干扰 NF-JB 的转录活性[67]；可能通过阻断核内激酶对 NF-JB 反式激活区域的磷酸化作用，或干扰 NF-JB 的辅助活化蛋白环磷酸腺苷（cAMP）应答元件结合蛋白在核内聚集以及 P65 与 RNA 聚合酶的相互作用来抑制 NF-JB 的转录活性，促进细胞凋亡[68,69]。雷公藤甲素诱导人白血病 U937 细胞的凋亡主要是通过 caspase-3 激活相关的凋亡途径，并且和 X 连锁凋亡抑制蛋白的表达下调密切相关。caspase 级联通路被抑制并不能完全阻断 TP 诱导的凋亡[70]。雷公藤甲素增强肺癌细胞对凋亡诱导配体（TRAIL）凋亡诱导的敏感性是通过激活细胞外调节蛋白激酶（ERK）通路实现的，ERK 特异性抑制剂 U0126 有抗凋亡作用[71]。雷公藤甲素还可以导致 c-myc 和两对促细胞周期蛋白复合物（cyclinA/cdk2 和 cyclinB/cdc2，cyclinD1 和 phosphory lated nonfunctional pRb）的表达降低，进而影响细胞周期[72]。

3. 抑制生育　雷公藤总苷可作用于睾丸和精子，降低初级精母细胞核内总 DNA 含量[73]。雷公藤甲素可使透明质酸酶（Hase）和 α- 淀粉酶（α-AMS）活力明显降低，从而抑制精液液化和受精卵的生成[74]。雄性 SD 大鼠服用剂量为每日 100mg/kg，82 天后，大鼠均不育，附睾尾部精液的浓度降低 84.8%，精子的活动力为零，且形态严重变异，头尾分离，精核未成熟的染色体脱落，长期使用还影响精子形成，停药 6 周后开始恢复；14 周时，能使雌鼠受孕并正常产仔。小鼠灌胃给药 0.075mg/kg、0.15mg/kg、0.3mg/kg 连续 2 天，骨髓细胞染色体畸变率依次为 14.0%、18.8%、21.2%[75]。大鼠腹腔注射剂量分别为每 2 日 0.025mg/kg、0.05mg/kg、0.10mg/kg，连续 60 天，睾丸萎缩，脏器系数降低，各级生精细胞变性、坏死，数量减少，其中以精子、精子细胞和次级精母细胞最敏感[76]。雷公藤氯内酯醇每日

50μg/kg 大鼠灌胃 5 周，可使大鼠附睾尾部的精子密度和活动力下降而不育，精子形态发生了改变，主要表现为头尾分离和顶体弯曲，附睾管腔可见脱落的精子细胞，曲细精管和附睾上皮损伤轻微，附睾液中的肉毒碱和 α - 糖苷酶含量降低，但在附睾头部的匀浆上清液中 α - 糖苷酶以及酸性磷酸酶活性均没有变化，对睾丸的精子特异性乳酸脱氢酶（LDH-C4）和透明质酸酶没有影响[77]。雷公藤氯内酯醇对睾酮靶器官睾丸及前列腺的重量、血清睾酮含量及睾丸间质细胞的形态均无影响。体外培养雷公藤氯内酯醇不影响离体大鼠胸主动脉和输精管的自发收缩，能降低睾丸间质细胞睾酮基础分泌量，其作用不随药物浓度增加而改变，不影响睾丸和附睾微粒体过氧化氢（H_2O_2）的生成[78]，不影响黄体生成素（LH）从垂体细胞释放，也不影响垂体细胞合成与储存 LH，高剂量雷公藤氯内酯醇对垂体细胞有一定损伤作用，但不影响细胞的存活[79]。雷公藤单体 T4 可使大鼠睾丸中长形精子细胞核总组蛋白／精核蛋白（TH/RP）比值升高，RP 含量下降，附睾精子核碱性蛋白也发生类似的改变[80]。每日 0.1mg/kg 连续灌胃 3 周能使大鼠附睾中谷胱甘肽（GSH）含量下降，对睾丸 GSH 含量没有影响，灌胃 7 周对睾丸和附睾透明质酸酶活力均有抑制作用[81]。能使雄性猕猴射出精液达到死精、无精或严重寡精，而其自发射精频率、电刺激射精反应、精液量、睾丸容积、血清睾酮水平及精浆果糖浓度等无变化，停药后可恢复生育力，对雄猴最低抗生育有效积累剂量 8 周不高于 10μg/（kg·d），抗生育可逆性最高累积量 10 周不会低于 50μg/（kg·d）[82]。雷公藤内酯酮 200μg/（kg·d）喂服 8 周，能影响大鼠睾丸产生精子的数量以及附睾精子的活力，但对大鼠体重及各生殖器官重量无影响，对心、肝、肾组织无毒性损伤，主要作用于变形前的圆形精子细胞，使精子细胞中 cyclinD1 和 Cdk4 基因表达增加，造成精子细胞难以进入分化状态变形成长形精子，还抑制附睾精核蛋白的合成，阻碍了精子细胞核蛋白类型的转换，使精子不能成熟[83]。

4. 对泌尿系统的影响 雷公藤可降低肾病鼠尿总蛋白及白蛋白的排出量，可能具有阻止与修复嘌呤霉素所致肾小球滤过膜蛋白破坏的作用，从而维持其阴电荷屏障的完整性，减少蛋白尿滤过[84]。雷公藤多苷能降低大鼠异体相的肾组织学改变，但不能影响电子致密物在肾小球基底膜沉积，可能与清除了氧自由基和（或）抑制了脂质过氧化反应有关[85]。早期应用雷公藤多苷可减轻蛋白尿的排泄，并抑制自身相对抗体产生[86]。

5. 毒性反应 雷公藤氯内酯醇有睾丸毒性，而且有量效关系，150μg/kg、75μg/kg、25μg/kg 灌胃给药雄性大鼠睾丸均有不同程度的病变：睾丸体积缩小，曲细精管数量减少，管腔变细或／及不规则变形；生精细胞减少，甚至完全消失；成熟精子减少或完全消失；管腔内无内容物或代之以纤维细胞或／和胶原纤维，有的只有浆液性渗出物，睾丸间质水肿。恢复期动物，150μg/kg、75μg/kg、25μg/kg 无 1 例完全恢复正常，但未见遗传毒性[87]。雷公藤中的单体成分 TW19 可抑制豚鼠精子前向运动、获能顶体反应以及穿卵能力，其抑制作用呈剂量正相关，它的最低有效剂量为

0.25～0.5μg/ml[88]。雷公藤甲素可使小鼠肾小管上皮细胞变性、坏死，肾小管管腔内出现蛋白管型，肾小球囊壁壁层上皮不同程度地增生，其对小鼠的肾损害可能是亚慢性中毒者的主要死亡原因之一；雷公藤甲素可使睾丸萎缩，脏器系数降低，各级生精细胞变性、坏死，数量减少，其中以精子、精子细胞和次级精母细胞最敏感，雷公藤甲素对睾丸具有蓄积毒性[89]。雷公藤地上部分对胚胎发育有一定的毒性作用，增加死胎率[90]。雷公藤提取物在 90mg/kg 剂量时出现明显的母体毒性和胚胎毒性，表现为母鼠体重增加值比对照组小；死胎率及吸收胎率增高，活胎率降低；30mg/kg 剂量时出现胎儿毒性，表现为胎儿体重、身长较小、胸骨缺失和骨化迟缓；未观察到胎儿畸形[91]。雷公藤甲素所致的急性毒性以急性肝坏死为主要死因，肝损伤的机制可能与肝中 Kuffer 细胞的激活、释放大量 TNF 及 NO 有关[92]。雷公藤甲素对大鼠具有肾毒性，一般先是肾脏皮质 S1 受损伤，然后肾乳头受损伤，最后肾脏皮质 S3 段受到损伤[93]。雷公藤毒性作用具有时间节律性，其长期毒性首先表现为对生殖系统的毒性作用，但对胸腺等免疫器官无影响[94]。雷公藤内酯醇可以减轻重症急性胰腺炎（SAP）肝脏损害，其作用机制可能是通过抑制核因子 NF-κB 的活性来减少炎症介质的释放[95]。

【临床研究】

1. IgA 肾病 ① 76 例患者均先依据病情进行常规利尿消肿、纠正水盐电解质紊乱、控制并发症等对症治疗。对照组 36 例单独使用吗替麦考酚酯，初始剂量为 1.5g/ 天，分 2 次口服，3 个月后减量为 1.0g/ 天，24 周后减量为 0.75g/ 天，以 6 个月为 1 个疗程结束。实验组 40 例联合雷公藤多苷，即加服雷公藤多苷（湖南协力药业有限公司，Z43020138），60mg/ 天，分 3 次服用，吗替麦考酚酯使用方法同对照组。结果：治疗后，实验组患者的总有效率为 95.0%，对照组为 83.3%，两组间相比差异有统计学意义（$P < 0.05$）。雷公藤多苷联合吗替麦考酚酯治疗 IgA 肾病，可显著改善患者的临床症状及体征，有利于提高临床疗效，改善其生活质量[96]。② A 组 22 例，给予福辛普利 10～20mg，1 日 1 次口服；B 组 20 例，给予雷公藤多苷每次 20mg，1 日 3 次，饭后口服，合并高血压者加用硝苯地平控释片 30～60mg，1 日 1 次口服；C 组 20 例，给予雷公藤多苷联合福辛普利治疗，用法及用量同 A 组及 B 组。结果：福辛普利组总有效率为 45.5%，雷公藤多苷组总有效率为 50%，二者差异无统计学意义（$P>0.05$）；雷公藤多苷联合福辛普利组总有效率为 80%，分别与雷公藤多苷组及福辛普利组比较均差异有统计学意义（$P<0.05$）[97]。

2. 糖尿病肾病（DN）Ⅳ期 ①将 82 例 DN Ⅳ期患者随机分为治疗组和对照组各 41 例，治疗组应用糖肾保元方联合雷公藤多苷片 1mg/（kg·d）治疗；对照组应用洛汀新治疗。1 个月为 1 个疗程，连用 3 个疗程。结果：治疗组尿蛋白、血肌酐及尿素氮明显降低，血白蛋白明显升高，中医症状积分及血糖、血脂、血流变指标明显改善，较对照组有统计学意义（$P<0.05$ 或 $P<0.01$），糖肾保元方联合雷公藤多苷片治疗 DN Ⅳ期，可明显减少蛋白尿，缓解症状，提高白蛋白，改

善肾功能[98]。②76 例 DN 患者，随机分为对照组和治疗组，对照组进行腹膜透析治疗，观察组在对照组的基础上给予的雷公藤多苷片口服，20mg，3 次 / 天，疗程 3 个月。结果：观察组有效率为 86.84%，对照组有效率为 52.63%，观察组优于对照组，差异有统计学意义（P<0.05）；观察组 24h 尿蛋白含量降低，血清白蛋白含量增高，尿量增加，与治疗前相比，差异有统计学意义（P<0.05）；对照组患者治疗前后没有明显变化（P>0.05）[99]。

3. 肾炎　随机选取 55 例慢性肾小球肾炎患者，对照组 25 例，给予常规控制感染、减压、改善尿蛋白等对症支持治疗。治疗组 30 例在对照组基础上给予雷公藤多苷片 20mg 口服，3 次 / 天；给予黄芪注射液 30ml，加入 0.9%NaCl 注射液 250ml 中静脉点滴，10 天为 1 个疗程，共治疗 3 个疗程。结果：治疗组经联合治疗后的临床有效率为 90.0%，显著高于对照组，差异有统计学意义（P<0.05）；治疗组的血肌酐、血尿素氮及 24h 尿蛋白均明显降低，与对照组比较差异有统计学意义（P<0.05）[100]。

4. 甲状腺相关疾病　①以传统抗甲状腺药物丙硫氧嘧啶作为对照组（20 例），在对照组药物基础上联用雷公藤多苷作为治疗组（17 例），根据病情需要酌情联用抗交感神经兴奋药物或泼尼松。结果：对照组 28 天左右甲状腺功能恢复正常，治疗组平均 24 天左右甲状腺功能恢复正常；对突眼或甲状腺肿大的治疗，可明显减少所联用泼尼松剂量而不影响临床疗效[101]。②将伴甲状腺功能减退症的桥本甲状腺炎（慢性淋巴细胞性甲状腺炎）的患者 68 例随机分为两组，每组 34 例。左旋甲状腺素组（LT4 组）：口服 LT4 维持血清游离甲状腺素（FT4）、游离三碘甲状腺原氨酸（FT3）及超敏促甲状腺素（STSH）在正常范围；雷公藤多苷组（TWP组）：除同 LT4 组处理外，治疗同时加用 TWP 10mg，3 次 / 天。结果：TWP 组在缩小甲状腺肿、降低甲状腺自身抗体滴度方面均优于 LT4 组（P<0.01）。维持垂体甲状腺轴功能正常状态所需 LT4 剂量，TWP 组明显低于 LT4 组（P<0.01）。两组均未出现严重药物不良反应[102]。

5. 原发性干燥综合征高球蛋白血症　将患者 60 例随机分为治疗组 45 例，对照组 15 例，治疗组再按照低、中、高剂量的不同随机分为 3 组各 15 例，分别给予雷公藤多苷片 10mg（每日 3 次）、20mg（每日 2 次）及 20mg（每日 3 次）口服，共观察 12 周；对照组给予羟氯喹 0.2g（每日 1 次）口服，共观察 12 周。结果：治疗组、对照组治疗后 ESR、CRP、RF、球蛋白、IgG 均较治疗前有所下降（P<0.05），但仅高剂量组疗效优于对照组（P<0.05）。治疗组、对照组治疗后 IgA、IgM、ANA 滴度较治疗前未有明显下降（P>0.05）[103]。

6. 围绝经期功能性子宫出血（DUB）　将 112 例围绝经期 DUB 患者随机分成两组，分别于诊断性刮宫后给予雷公藤多苷和米非司酮治疗。对照组 56 例给予米非司酮（上海医药集团有限公司华联制药厂生产，25mg/ 片）顿服，每天 1 片，疗程为 3 ~ 6 个月。观察组 56 例给予雷公藤多苷（泰州制药厂生产，批号：950812）口服，3 次 / 天，20mg/ 次，疗程为 3 ~ 6 个月。结果：观察组总有效率为 96.15%，对照组总有效率为 73.08%，差异有统计学意义（P < 0.05）。

观察组控制出血与完全止血时间均显著低于对照组，差异有统计学意义（P < 0.05）。两组的 LH、FSH 均较治疗前显著升高，E2 显著下降（P < 0.05），两组治疗后各指标比较差异有统计学意义（P < 0.05）。两组均未见明显不良反应。说明雷公藤多苷治疗围绝经期 DUB 安全有效，可快速止血，改善性激素水平[104]。

【性味归经】味苦、辛，性凉；有大毒。归肝、肾经。

【功效主治】祛风活络，消肿止痛，杀虫解毒。主治风湿痹痛，坐骨神经痛，肾小球肾炎，肾病综合征，麻风病，疥疮，顽癣，毒蛇咬伤。

【用法用量】内服：煎汤，去皮根木质部分 15 ~ 25g；带皮根 10 ~ 12g。均需文火煎 1 ~ 2h。也可制成糖浆、浸膏片等。若研粉装胶囊服，每次 0.5 ~ 1.5g，每日 3 次。外用：适量，研粉或捣烂敷；或制成酊剂、软膏涂擦。

【使用注意】凡有心、肝、肾器质性病变、白细胞减少者慎服；孕妇禁服。敷药时间不可超过 0.5h，否则皮肤易起泡。服药期禁酸、辣、油炸等食物。茎、叶有剧毒，不可内服。

【经验方】

1.头癣　取（雷公藤）鲜根剥皮，将根皮晒干后磨成细粉，调适量凡士林或醋，涂患处（预先将患处洗净去掉痂皮），每日 1 ~ 2 次。（《全国中草药汇编》）

2.手指癣疽　雷公藤切碎，研末浸酒，置瓶中，将患指伸入浸之。（《福建药物志》）

3.风湿性关节炎　雷公藤（根、叶）捣烂外敷，0.5h 后即去。（江西《草药手册》）

4.烧伤　雷公藤、乌韭各 60g，虎杖 30g。水煎，药液敷伤面。（《全国中草药新医疗法展览会资料选编》）

5.麻风病　（雷公藤）根 3 ~ 6g，加适量水炖，分 2 次服；或加金银花 15g，黄柏 12g，玄参 9g，当归 4.5g；或加乌不宿根 15g，开水炖，分 2 次服；或制成糖浆，每 10ml 含根 6g，1 次量，每天 3 次。（《浙江药用植物志》）

【参考文献】

[1]Beroza M. Alkaloids from Tripterygium wilfordii Hook. The Structure of Wilforine, Wilfordine, Wilforgine and Wilfortrine. J. Am. Chem. Soc., 1953, 75(1): 44.

[2] 何直昇，洪山海，李亚，等. 新生物碱雷公藤碱戊的结构. 化学学报，1985, 43(6): 593.

[3]Beroza M. Alkaloids from Tripterygium wilfordii Hook. Isolation and Structure of Wilforzine. J. Am. Chem. Soc, 1953, 75(9): 2136.

[4] 邓福孝，黄寿卿，曹剑虹，等. 雷公藤三种新二萜的分离和结构. 植物学报，1985, 27(5): 516.

[5] 陈玉，杨光忠，赵松，等. 雷公藤二萜成分研究. 林产化学与工业，2005, 25(2): 35.

[6] 肖世基，刘志平，周敏，等. 雷公藤化学成分的研究. 天然产物研究与开发，2011, 23: 1.

[7] 邓福孝, 黄寿卿, 王振登, 等. 雷公藤化学成分的研究Ⅱ. 两种新二萜内酯——雷酚内酯甲醚和雷酚新内酯的分离及结构. 药学学报, 1982, 17(2): 155.

[8] 阙慧卿, 耿莹莹, 林绥, 等. 雷公藤化学成分的研究. 中草药, 2005, 36(11): 1624.

[9] 邓福孝, 周炳南, 宋国强, 等. 雷公藤化学成分的研究Ⅲ. 雷公藤新二萜内酯——雷酚酮内酯的结构测定. 药学学报, 1982, (2): 146.

[10] 张纬江. 雷公藤二萜成分研究. 上海医科大学学报, 1986, (4): 267.

[11] 邓福孝, 曹剑虹, 夏志林, 等. 雷酚萜醇的分离和结构. 药学学报, 1987, 22(5): 377.

[12] 李春玉, 李援朝. 雷公藤化学成分研究. 药学学报, 1999, 34(8): 650.

[13] 严振, 田洋, 马跃平, 等. 雷公藤根化学成分研究. 中国现代中药, 2010, 12(1): 23.

[14] 陈玉, 杨光忠, 李援朝. 雷公藤化学成分的研究. 天然产物研究与开发, 2005, 17(3): 301.

[15] 郭夫江, 方佩芬, 李援朝, 等. 雷公藤三萜成分. 药学学报, 1999, 34(3): 210.

[16] 秦国伟, 杨学敏, 顾文华, 等. 雷公藤中两种新三萜内酯——雷公藤内酯甲和乙的结构. 化学学报, 1982, 40(7): 637.

[17] 彭晓芸, 杨培明. 雷公藤化学成分研究. 中国天然药物, 2004, 2(4): 208.

[18] 张纬江, 潘德济, 张罗修, 等. 雷公藤三萜成分研究. 药学学报, 1986, 21(8): 592.

[19] 李世壮, 张正行, 盛龙生. 雷公藤中新成分雷藤三萜内酯A. 南京药学院学报, 1984, 15(1): 1.

[20] 张崇璞, 张永钢, 吕燮余, 等. 从雷公藤中分离出一种新成分——雷藤三萜酸A. 南京药学院学报, 1984, 15(3): 69.

[21] 吴晓云, 秦国伟, 盛婉云. 雷公藤化学成分的研究. 中草药, 1998, 29(3): 159.

[22] 张崇璞. 从雷公藤分离出五环三萜酸. 中国医学科学院学报, 1986, (3): 204.

[23] 余继华, 杨靖华, 彭芳芝, 等. 雷公藤化学成分研究. 云南师范大学学报, 2003, 23(4): 52.

[24] 夏志林, 黄寿卿, 陈俊元, 等. 雷公藤茎和叶的化学成分研究. 中药通报, 1988, 13(10): 35.

[25] 夏志林, 黄寿卿, 陈俊元, 等. 雷公藤茎叶中一个新蒽醌化合物. 中国中药杂志, 1989, 14(11): 35.

[26] 井莉, 柯昌强, 李希强, 等. 雷公藤中倍半萜生物碱的分离与结构鉴定. 中国药物化学杂志, 2008, 18(3): 210.

[27] 冯先礼, 岑国栋. 雷公藤多苷对小鼠细胞免疫功能的影响. 现代药物与临床, 2009, 24(5): 289.

[28] 毛海燕, 杨帆, 沈国隽, 等. 雷公藤多苷对IgAN大鼠血清IgA水平及γ、δ、T细胞表达的影响. 安徽医药, 2010, 14(12): 1387.

[29] 杨帆, 刘开俊, 曾叶, 等. 雷公藤多苷对内毒素激活小鼠腹腔巨噬细胞分泌促炎症细胞因子的影响. 中国免疫学杂志, 2006, 22(11): 1021.

[30] 陈鸣, 孙权业, 张霞, 等. 雷公藤内酯醇治疗实验性自身免疫性脑脊髓炎的免疫调节机制研究. 中国免疫学杂志, 2011, 27(4): 337.

[31] 涂胜豪, 胡永红, 曾克勤, 等. 雷公藤内酯醇对Ⅱ型胶原诱导的关节炎大鼠外周血γ、δ、T细胞的影响. 中华风湿病学杂志, 2005, 9(11): 33.

[32] 曾克勤, 胡永红, 张明敏, 等. 雷公藤甲素对CIA大鼠γ、δ、T细胞胞内细胞因子表达的影响. 北京中医药大学学报, 2004, 27(5): 39.

[33] 何为, 杨业金, 王辉丽, 等. 雷公藤内酯醇对小鼠腹腔巨噬细胞杀伤活性的影响. 现代免疫学, 2004, 24(2): 116.

[34] 朱可建, 林爱华, 金纳, 等. 雷公藤内酯醇对人树突状细胞分化成熟的抑制. 中国微生物学和免疫学杂志, 2007, 27(4): 330.

[35] 涂胜豪, 盛冬云, 胡永红, 等. 雷公藤内酯醇对胶原诱导关节炎大鼠外周血清和关节腔中细胞因子水平的干预. 中国临床康复, 2006, 10(39): 183.

[36] Liu J, Wu QL, Feng YH, et al. Triptolide suppresses CD80 and CD86 expressions and IL-12 production in THP-1 cells. Acta Pharmacol Sin, 2005, 26(2): 223.

[37] Xiao C, Zhou J, He Y, et al. Effects of triptolide from Radix Tripterygium wilfordii(Leigongteng) on cartilage cytokines and transcription factor NF-kappaB: a study on induced arthritis in rats. Chin Med, 2009, 4: 13.

[38] 王敏, 姚欣, 黄茂. 雷公藤甲素对外周血单个核细胞白细胞介素17A分泌的影响. 南京医科大学学报(自然科学版), 2010, 30(3): 316.

[39] 毛晓丹, 孙赛君, 裴紫燕, 等. 雷公藤内酯醇对类风湿关节炎滑膜成纤维细胞IL-18及其受体表达的影响. 细胞与分子免疫学杂志, 2009, 25(7): 606.

[40] Zhou R, Tang W, He PL, et al. (5R)-5-hydroxytriptolide inhibits the immune response of human peripheral blood mononuclear cells. Int Immunopharmacol, 2009, 9(1): 63.

[41] 曹红, 杨明辉, 魏锦. 雷公藤多苷对类风湿关节炎患者表达趋化因子的影响. 四川中医, 2006, 24(10): 21.

[42] 陈宗良. 雷公藤多苷对滑膜细胞趋化因子RANTES、MCP-1影响的研究. 中国医疗前沿, 2009, 4(13): 125.

[43] 徐晓光, 张红, 顾军. 雷公藤多苷对自身免疫性甲状腺炎大鼠模型外周血CXCR3、CCR4基因表达的影响. 中华皮肤科杂志, 2010, (11): 792.

[44] 李艳芳, 徐玉东, 刘兰涛, 等. 雷公藤多苷对佐剂性关节炎模型大鼠ICAM-1的影响. 解剖与临床, 2007, 12(3): 167.

[45] 徐莉敏, 张登海, 杨春欣, 等. 雷公藤红素阻断全反式维甲酸导致的白血病细胞与内皮细胞黏附. 中西医结合学报, 2007, 5(3): 282.

[46] 邵雪婷, 冯磊, 姚航平, 等. 雷公藤内酯醇抑制滑膜成纤维细胞COX-2和iNOS表达. 浙江大学学报(医学版), 2004, 33(2): 73.

[47] 夏旭芬, 王伟, 鲍亚萍, 等. 雷公藤内酯醇对结肠癌细胞COX-2和iNOS表达的抑制作用. 中国药学杂志, 2008, 43(10): 758.

[48] 李颖, 陈向东. 雷公藤甲素对变应性鼻炎大鼠鼻黏膜组织中核转录因子-κB和诱导型一氧化氮合酶表达的影响. 郑州大学学报(医学版), 2008, 43(2): 351.

[49] Kimura K, Nomi N, Yan ZH, et al. Inhibition of poly(I:C)–induced matrix met alloproteinase expression in human corneal fibroblasts by triptolide. Mol Vis, 2011, 17: 526.

[50] 樊红翠, 任晓蓉, 郭敏芳, 等. 雷公藤内酯醇对实验性自身免疫性脑脊髓炎脊髓中MMP-9表达的影响. 中国新药与临床杂志, 2009, 28(1): 19.

[51] 谢会霞, 郝进. 雷公藤诱导皮肤T细胞淋巴瘤Hut102的凋亡及机制. 中国现代医学杂志, 2010, 20(18): 2270.

[52] Wang Z, Jin H, Xu R, et al. Triptolide downregulates Rac 1 and the JAK/STAT3 pathway and inhibits colitis-related colon cancer progression. Exp Mol Med, 2009, 41(10): 717.

[53] 涂红琴, 李新宇, 顾恒, 等. 雷公藤内酯醇对HaCaT细胞IFN-γ信号转导途径的影响. 中华皮肤科杂志, 2009, 42(3): 167.

[54] Zhou R, Tang W, Ren YX, et al. (5R)-5-hydroxytriptolide attenuated collagen-induced arthritis in DBA/1 mice via suppressing interferon-gamma production and its related signaling. J Pharmacol Exp Ther, 2006, 318(1): 35.

[55] Zhou R, Wang JX, Tang W, et al. (5R)-5-hydroxytriptolide inhibits IFN-gamma-related signaling. Acta Pharmacol Sin, 2006, 27(12): 1616.

[56] 胡永红, 曾克勤, 张明敏, 等. 雷公藤甲素对胶原诱导的关节炎大鼠滑膜细胞核转录因子κB表达与活性的影响. 中华风湿病学杂志, 2004, 8(9): 515.

[57] 林科雄, 王长征, 钱桂生, 等. 雷公藤甲素抑制核因子-κB、活化

蛋白 -1 DNA 结合活性的作用 . 中华肺部疾病杂志 , 2010, 3(1): 21.

[58]Premkumar V, Dey M, Dorn R, et al. MyD88-dependent and independent pathways of Toll-Like Receptors are engaged in biological activity of Triptolide in ligand-stimulated macrophages. BMC Chem Biol, 2010(10): 3.

[59]Kusunoki N, Yamazaki R, Kitasato H, et al. Triptolide, an active compound identified in a traditional Chinese herb, induces apoptosis of rheumatoid synovial fibroblasts. BMC Pharmacol, 2004,(4): 2.

[60] 刘冬舟 , 褚爱春 , 齐晖 , 等 . 雷公藤内酯醇诱导 T 淋巴细胞凋亡时 Fas/FasL 的表达 . 实用医学杂志 , 2008, 24(8): 1295.

[61] 薛璟 , 贾晓斌 , 谭晓斌 , 等 . 雷公藤的肝毒性研究及 ADME/Tox 评价思路 . 中草药 , 2009, 40(4): 655.

[62] 朱建华 , 关伟 , 戴清保 , 等 . 雷公藤甲素对大鼠脑皮质 Fas 蛋白表达的影响及时间节律性研究 . 皖南医学院学报 , 2009, 28(3): 171.

[63] 梁向华 , 黄骁昊 . 雷公藤内酯醇对人绒毛膜癌细胞株 JAR 增殖凋亡及凋亡调控蛋白 BCL-2/BAX 表达的影响 . 南京医科大学学报 (自然科学版), 2011, 31(2): 166.

[64]Tong X, Zheng S, Jin J, et al. Triptolide inhibits cyclooxygenase-2 and inducible nitric oxide synthase expression in human colon cancer and leukemia cells. Acta Biochim Biophys Sin, 2007, 39(2): 89.

[65]Westerheide SD, Kawahara TL, Orton K, et al. Triptolide, an inhibitor of the human heat shock response that enhances stress-induced cell death. J Biol Chem, 2006, 281(14): 9616.

[66]Lee KY, Chang W, Qiu D, et al. PG490(triptolide) cooperates with tumor necrosis factor-alpha to induce apoptosis in tumor cells. J Biol Chem, 1999, 274(19): 13451.

[67]Lee KY, Park JS, Jee YK, et al. Triptolide sensitizes lung cancer cells to TNF-related apoptosis-inducing ligand(TRAIL)-induced apoptosis by inhbition of NF-kappaB activation. Exp Mol Med, 2002, 34(6): 462.

[68]Qiu D, Zhao G, Aoki Y, et al. Immunosuppressant PG490(triptolide) inhibits T-cell in terleukin-2 expression at the level of purine-box/ nuclear factor of activated T-cells and NF-kappaB transcriptional activation. J Biol Chem, 1999, 274(19): 13443.

[69]Yinjun L, Jie J, Yungui W. Triptolide inhibits transcription factor NF-kappaB and induces apoptosis of multiple myeloma cells. Leuk Res, 2005, 29(1): 99.

[70]Choi YJ, Kim TG, Kim YH, et al. Immunosuppressant PG490(triptolide) induces apoptosis through the activation of caspase-3 and down-regulation of XIAP in U937 cells. Biochem Pharmacol, 2003, 66(2): 273.

[71]Frese S, Pirnia F, Miescher D, et al. PG490-mediated sensitization of lung cancer cells to Apo2L/TRAIL-induced apoptosis requires activation of ERK2. Oncogene, 2003, 22(35): 5427.

[72]Yang S, Chen J, Guo G, et al. Triptolde inhibits the growth and metastasis of solid tumors. Mol Cancer Ther, 2003, 2(1): 65.

[73] 王爱民 , 罗功名 . 雷公藤的毒性研究 . 湖北中医杂志 , 2008, 30(6): 60.

[74] 林元藻 , 彭少君 , 陈世红 , 等 . 雷公藤甲素对大鼠睾丸组织代谢的影响 . 武汉大学学报 (自然科学版), 1999, 45(2): 200.

[75] 梅之南 , 杨祥良 , 徐辉碧 . 雷公藤内酯醇的药理研究 . 中国医院药学杂志 , 2003, 23(9): 557.

[76] 刘良 , 王战勇 , 黄光照 , 等 . 雷公藤甲素亚慢性中毒对昆明种小鼠肾脏及睾丸的影响 . 同济医科大学学报 , 2001, 30(3): 214.

[77] 王作鹏 , 曹霖 , 游根娣 , 等 . 雷公藤氯内酯醇对大鼠抗生育作用机制探讨 . 中国男科学杂志 , 1999, 13(4): 200.

[78] 陶静藏 , 丁菊红 , 童建孙 , 等 . 雷公藤氯内酯醇对大鼠睾丸间质细胞的影响 . 南京医科大学学报 , 1995, 15(1): 115.

[79] 童建孙 , 陶静藏 , 丁菊红 , 等 . 雷公藤氯内酯醇对垂体分泌 LH 的影响 . 男性学杂志 , 1994, 8(1): 30.

[80] 费仁仁 , 陈晖 , 戴文平 , 等 . 雷公藤单体 T4 对大鼠变态期精子细胞核蛋白转换的影响 . 生殖与避孕 , 1996, 16(1): 46.

[81] 左晓春 , 王乃功 . 雷公藤氯内酯醇 (T4) 的抗生育作用机制 . 中国医学科学院学报 , 1995, 17(5): 387.

[82] 林光 , 车敏 , 郑云忠 , 等 . 雷公藤氯内酯醇对雄性猕猴的抗生育药效及可复性观察 . 上海实验动物科学 , 2000, 20(1): 26.

[83] 王岚 , 叶惟三 , 惠玲 . 雷公藤内酯酮的雄性抗生育作用及其作用机制 . 中国医学科学院学报 , 2000, 22(3): 223.

[84] 王海燕 , 李惊子 , 朱世乐 . 雷公藤及黄芪、当归对微小病变肾病大鼠肾小球滤过膜通透性的影响 . 中华医学杂志 , 1998, 68(9): 513.

[85] 胡明昌 , 姜新猷 . 雷公藤多苷对马杉肾炎影响的实验研究 . 江苏医药 , 1990,(1): 9.

[86] 陈香美 , 于力方 , 张超杰 , 等 . 雷公藤在被动性 Heymann 肾炎中抑制沉积物沉积的作用机制 . 中华肾脏病杂志 , 1990, 6(1): 10.

[87] 高玉桂 , 王灵芝 , 王桂芬 , 等 . 雷公藤单体 T4 的一般毒性和致突变性实验研究 . 卫生毒理学杂志 , 1996, 10(4): 34.

[88] 郜新江 , 曹霖 , 石其贤 , 等 . 雷公藤单体 (TW19) 对豚鼠精子获能、顶体反应和精卵融合的抑制作用 . 中国男科学杂志 , 1998, 12(3): 139.

[89] 刘良 , 王战勇 , 黄光照 , 等 . 雷公藤甲素亚慢性中毒对昆明种小鼠肾脏及睾丸的影响 . 同济医科大学学报 , 2001, 30(3): 214.

[90] 黄芒莉 , 夏义武 , 熊伟 , 等 . 雷公藤地上部分的致突变性和致畸性研究 . 癌变 • 畸变 • 突变 , 2001, 13(3): 169.

[91] 陈蓉芳 , 朱玉平 , 马玺里 , 等 . 雷公藤提取物对大鼠致畸敏感期毒性试验研究 . 中国新药杂志 , 2004, 13(S1): 1334.

[92] 丁虹 , 吴建元 , 童静 , 等 . 雷公藤甲素急性毒性及其机制研究 . 中药材 , 2004, 27(2): 115.

[93] 李建新 , 华嘉 , 何翠翠 . 中药毒性的代谢组学研究 (Ⅰ): 雷公藤甲素的肾脏毒性 . 亚太传统医药 , 2007, 3(7): 41.

[94] 童静 , 马瑶 , 吴建元 , 等 . 雷公藤长期毒性作用及其时间节律性研究 . 中药材 , 2004, 27(12): 933.

[95] 赵永福 , 翟文龙 , 张水军 , 等 . 雷公藤内酯醇对大鼠重症急性胰腺炎肝损伤的保护作用 . 中华实验外科杂志 , 2005, 22(6): 689.

[96] 李艳玲 . 雷公藤多苷联合吗替麦考酚酯治疗 IgA 肾病的临床研究 . 中医中药 , 2012, 2(8): 62, 103.

[97] 于续芳 , 黄占东 . 福辛普利联合雷公藤多苷治疗中等量蛋白尿 IgA 肾病 . 中国中西医结合肾病杂志 , 2012,(5): 438.

[98] 王刚 , 胡金焕 , 边东 , 等 . 糖肾保元方联合雷公藤多苷片对糖尿病肾病Ⅳ期患者 24 小时尿蛋白定量的影响 . 实用医学杂志 , 2012, 28(11): 1908.

[99] 郭嘉鸿 . 雷公藤多苷片对于糖尿病肾病患者腹膜透析伴大量蛋白尿的临床疗效观察 . 中国医学创新 , 2012, 9(18): 133.

[100] 陈玮 . 雷公藤多苷联合黄芪注射液治疗慢性肾小球肾炎的疗效分析 . 中外医学研究 , 2012, 10(17): 72.

[101] 乔艺杰 , 王安宇 , 魏良纲 . 雷公藤多苷对 Grave's 病甲状腺功能恢复的影响 . 贵州医药 ,2012, 36(3): 230.

[102] 李茂 , 王小娟 , 唐宇 . 口服左旋甲状腺素联合雷公藤多苷治疗临床伴甲状腺功能减退症的桥本甲状腺炎 . 吉林医学 , 2012, 33(20): 4289.

[103] 郭云柯 , 马成功 , 纪伟 . 雷公藤多苷片治疗原发性干燥综合征高球蛋白血症的疗效分析 . 浙江中医药大学学报 ,2012, 36(7): 770.

[104] 吴文 . 雷公藤多苷治疗围绝经期功能性子宫出血疗效及对血清性激素水平的影响 . 四川医学 ,2012, 33(6): 1015.

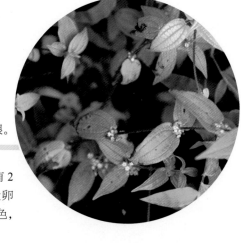

雾水葛

Wu shui ge

Pouzolziae Zeylanicae Herba
[英] Zeylan Pouzolzia Herb

【别名】白石薯、啜脓羔、啜脓膏、水麻秧、多枝雾水葛、石薯、水麻秧、粘榔根。

【来源】为荨麻科植物雾水葛 *Pouzolzia zeylanica*（L.）Benn. 的全草。

【植物形态】草本。叶全部对生，或茎顶部的对生；叶片草质，卵形或宽卵形，长 1.2 ~ 3.8cm，宽 0.8 ~ 2.6cm，短分枝的叶很小，顶端短渐尖或微钝，基部圆形，边缘全缘，两面有疏伏毛，或有时下面的毛较密。团伞花序通常两性；苞片三角形，顶端骤尖，背面有毛；雄花：花被片 4，狭长圆形或长圆状倒披针形，基部稍合生，外面有疏毛；雄蕊 4；退化雌蕊狭倒卵形；雌花：花被片椭圆形或近菱形，顶端有 2 小齿，外面密被柔毛，果期呈菱状卵形。瘦果卵球形，淡黄白色，上部褐色，或全部黑色，有光泽。

【分布】广西主要分布于桂林、临桂、东兰、来宾、龙州。

【采集加工】全年均可采收。洗净，切段，晒干。

【药材性状】本品常卷曲成团。茎圆柱形，嫩枝稍皱缩，有短伏毛。叶皱缩，展平呈卵形或宽卵形，长 1.2 ~ 3.8cm，宽 0.8 ~ 2.6cm，短分枝的叶很小，顶端短渐尖或微钝，基部圆形，边缘全缘，两面有疏伏毛，或有时下面的毛较密。质脆，易碎。气微，味微苦。

【品质评价】以身干、无杂质、色黄棕者为佳。

【化学成分】本品全草含 β-谷甾醇（β-sitosterol）、胡萝卜苷（daucosterol）、齐墩果酸（oleanic acid）、（-）-表儿茶素 [（-）-L-epicatechin]、α-香树脂醇（α-amyrin）、丁香基-β-芸香糖苷（eugenyl-β-rutinoside）、2α,3α,19α-三羟基-12-烯-28-乌苏酸（2α,3α,19α-trihydroxy-12-ene-28-ursolic acid）、东莨菪苷（scopolin）、黄芩素-7-O-α-L-鼠李糖苷（scutellarein-7-O-α-L-rhamnoside）、东莨菪素（scopoletin）、槲皮素（quercetin）、槲皮素-3-O-β-D-葡萄糖苷（quercetin-3-O-β-D- glucoside）、洋芹素（apigenin）、2α-羟基乌苏酸（2α-hydroxyursolic acid）[1]。

挥发油中主要有异黄樟脑（iso-safrole）、芳樟醇（linalool）、α-荜橙茄醇（α-cadinol）、依兰油醇（muurolol）[2]等。

【药理作用】

降血糖 雾水葛水煎剂对链脲佐菌素加高热量饮食所致糖尿病小鼠有降血糖作用，且停药后一段时间内也能持续控制血糖[3]。

【性味归经】味甘、淡，性寒。归胃、大肠、膀胱经。

【功效主治】清热解毒，消肿排脓，利尿通淋。主治疮疡，乳痈，风火牙痛，痢疾，腹泻，小便淋痛，白浊。

【用法用量】内服：煎汤，15 ~ 30g，鲜品加倍。外用：适量，捣汁含漱。

【使用注意】疮疡无脓者勿用之，以免增痛。

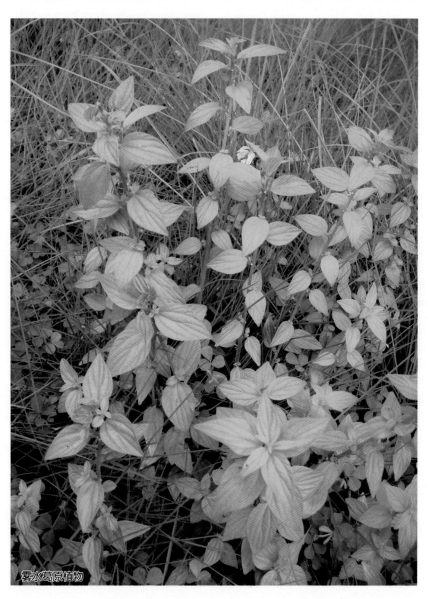

雾水葛原植物

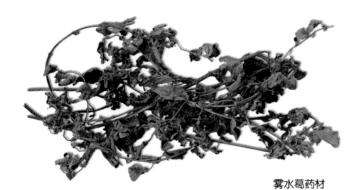

雾水葛药材

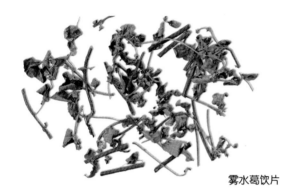

雾水葛饮片

【经验方】

1. 外伤骨折（复位后，小夹板固定），痈疮　雾水葛鲜叶适量捣敷患处。或用干粉调酒包敷患处。（《文山中草药》）
2. 硬皮病　雾水葛叶、葫芦茶叶，和食盐捣烂外敷；并用雾水葛茎和葫芦茶煎水洗擦。（《全国中草药新医疗法展览会资料选编》）
3. 尿路感染，小便混浊，痢疾　用雾水葛全草 15 ～ 30g。水煎服。（《广西本草选编》）

【参考文献】

[1] 付明，牛友芽，余娟，等．雾水葛化学成分研究．中药材，2012，35(11): 1778.
[2] 李培源，卢汝梅，霍丽妮，等．雾水葛挥发性成分研究．时珍国医国药，2011, 22(8): 1928.
[3] 岑欢，冯惠珍，彭晓洪，等．雾水葛对糖尿病小鼠血糖的影响．牡丹江医学院学报，2010, 31(3): 12.

Nuan gu feng

暖骨风

Daphnes Atrocaulis Herba
[英] Atrocaulis Daphne Herb

【别名】毛瑞香、紫枝瑞香、野梦花、贼腰带、大黄构。

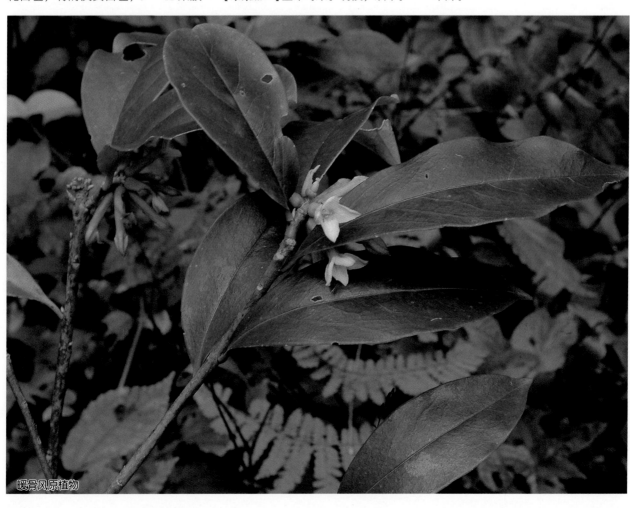

【来源】为瑞香科植物毛瑞香 *Daphne kiusiana* Miq.var. *atrocaulis*（Rehd.）F.Maekawa 的全株。

【植物形态】常绿直立灌木。二歧状或伞房分枝；枝深紫色或紫红色，通常无毛，有时幼嫩时具粗绒毛；腋芽近圆形或椭圆形，鳞片卵形，顶端圆形，稀钝形，除边缘具淡白色流苏状缘毛外无毛，通常褐色。叶互生，有时簇生于枝顶，叶片革质，椭圆形或披针形，长6～12cm，宽1.8～3cm，两端渐尖，基部下延于叶柄，边缘全缘，微反卷，上面深绿色，具光泽，下面淡绿色，中脉纤细，上面通常凹陷，下面微隆起，侧脉6～7对，上面微突起，稀微凹下，下面不甚明显；叶柄两侧翅状，褐色。花白色，有时淡黄白色，9～12朵簇生于枝顶，呈头状花序，花序下具苞片；苞片褐绿色易早落，长圆状披针形，两面无毛，顶端微尖或渐尖，边缘具短的白色流苏状缘毛；几无花序梗，密被淡黄绿色粗绒毛；花萼筒圆筒状，外面下部密被淡黄绿色丝状绒毛，上部较稀疏，裂片4，卵状三角形或卵状长圆形，顶端钝尖，无毛；雄蕊8，2轮，分别着生于花萼筒上部及中部，花药长的长圆形；花盘短杯状，边缘全缘或微波状，外面无毛；子房无毛，倒圆锥状圆柱形，顶端渐尖，窄成短的花柱，柱头头状。果实红色，广椭圆形或卵状椭圆形。

【分布】广西主要分布于三江、桂林、阳朔、临桂、龙胜。

【采集加工】全年可采。切段，晒干。

【药材性状】本品根呈圆柱形，有分枝，表面棕褐色或灰黄色，有黄色横长突起的皮孔，直径0.5～4cm。质坚韧，不易折断，断面皮部纤维性强，似棉花状。茎枝为圆柱形，表面棕褐色或棕红色，有纵皱纹、叶柄残基及横长皮孔，直径0.3～2cm。质坚韧，难折断，断面皮部易与木部分离，皮部纤维性强。叶薄革质，多皱缩破损，完整叶片椭圆形或倒披针形，长5～16cm，宽2～4cm，先端钝尖，基部楔形，全缘，主脉背面突出，表面光滑。气微，味辛辣。

暖骨风原植物

【品质评价】以干燥、块大、条粗、无杂质者为佳。

【化学成分】本品主要含有黄酮类、木脂素类、萜类、烷烃类等多种化学成分。

黄酮类成分主要有芫花素（genkwanin）、山柰酚（kaempferol）、木犀草素（luteolin）、瑞香黄烷 D_1（daphnodorin D_1）、瑞香黄烷 D_2（daphnodorin D_2）、瑞香黄烷 E（daphnodorin E）、瑞香黄烷 F（daphnodorin F）、瑞香黄烷甲（5,7,4′-trihydroxy-8-ethoxycarbonyl flavan）、水飞蓟素（silybin）、芫花苷 {genkwanin-5-O-[β -D-xylopyranosyl-（1→6）- β -D-glucopyranoside]}[1]、芹菜素（apigenin）[2]。

木脂素类成分主要有落叶松脂醇（larisiresinol）、瑞香新素（daphneticin）、瑞香素（daphnetin）、7- 甲氧基 -8- 羟基香豆素（7-methoxy-8-hydroxycoumarin）、双白瑞香素（daphnoretin）、双白瑞香素 -7-O- β -D- 葡萄糖苷（daphnoretin-7-O- β -D-glucopyranoside）[1]、伞型花内酯（umbelifer-one）、daphneticin[2]、西瑞香素 -7-O- 葡萄糖苷（daphnoretin-7-O-glucoside）[3]。

萜类成分主要有瑞香醇酮（daphenolone）、β - 谷甾醇（ β -sitosterol）、胡萝卜苷（daucosterol）[1]、降香萜醇乙酸酯（bauerenyl acetate）[2]。

烷烃类成分主要有正二十六烷酸（n-hexadenacie acid）、咖啡酸正二十二酯（caeffeic acid n-eicosanyl ester）、正二十八烷醇（n-octacosanol）[1]、反式 -2- 丙烯酸 -3-（3,4- 二羟基苯基）- 二十二烷酯 [（2E）-2-propenoic acid-3-（3, 4-dihydroxyphenyl）-decosylester][4]。

其他类成分有紫丁香苷（syringin）、对羟基苯甲酸（p-hydroxybenzonic acid）、对羟基苯甲酸乙酯（ethyl-4-hydorxybenzoate）、2,4- 二羟基嘧啶（pyrimidine-2,4-diol）[1]。

【性味归经】味淡、微辛，性微温；有小毒。归肝、脾经。

【功效主治】祛风除湿，调经止痛。主治风湿骨痛，手足麻木，月经不调，闭经，产后风湿，跌打损伤，骨折，脱臼。

【用法用量】内服：煎汤，6 ~ 12g，水煎或浸酒服。外用：适量，水煎洗。

【使用注意】本品有小毒，用量不宜过大。

【经验方】

跌打损伤、骨折、脱臼　暖骨风、海金子各适量，水煎熏洗，并用上药叶适量，捣烂调酒敷。(《中国瑶药学》)

【参考文献】

[1] 张薇 . 三种瑞香属药用植物的活性成分研究 . 上海：第二军医大学，2006.
[2] 贾靓，闵知大 . 毛瑞香化学成分的研究 . 中草药，2005, 36(9): 1311.
[3] 张薇，张卫东、李廷钊，等 . 毛瑞香酚性成分研究 . 天然产物研究与开发，2005, 17(1): 26.
[4] 张薇，张卫东、李廷钊，等 . 毛瑞香化学成分研究 . 中国中药杂志，2005, 30(7): 513.

Shu kui

蜀葵

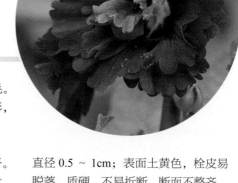

Althaeae Roseae Flos seu Radix
[英] Hollyhock Flower or Root

【别名】一丈红、一丈粉、麻杆花、棋盘花、栽秧花、斗蓬花。

【来源】为锦葵科植物蜀葵 Althaea rosea Cav. 的花、根。

【植物形态】直立草本。茎枝密被刺毛；叶近圆心形，直径6～16cm，掌状5～7浅裂或波状棱角，裂片三角形或圆形，中裂片长约3cm，宽4～6cm，上面疏被星状柔毛，粗糙，下面被星状长硬毛或绒毛；叶柄被星状长硬毛；托叶卵形，先端具3尖。花腋生，单生或近簇生，排列成总状花序式，具叶状苞片，花梗被星状长硬毛；小苞片杯状，常6～7裂，裂片卵状披针形，密被星状粗硬毛，基部合生；萼钟状，5齿裂，裂片卵状三角形，密被星状粗硬毛；花大，有红、紫、白、粉红、黄和黑紫等色，单瓣或重瓣，花瓣倒卵状三角形，先端凹缺，基部狭，爪被长髯毛；雄蕊柱无毛，花丝纤细，花药黄色；花柱分枝多数，微被细毛。果盘状，被短柔毛，分果爿近圆形，多数，背部具纵槽。

【分布】广西全区均有栽培。

【采集加工】花夏、秋季采收，晒干。根冬季挖取，刮去栓皮，洗净，切片，晒干。

【药材性状】花卷曲，呈不规则的圆柱状，长2～4.5cm。有的带有花萼和副萼，花萼杯状，5裂，裂片三角形，长1.5～2.5cm，副萼6～7裂，长5～10mm，两者均呈黄褐色，并被有较密的星状毛。花瓣皱缩卷折，平展后呈倒卵状三角形，爪有长毛状物。雄蕊多数，花丝联合成筒状。花柱上部分裂呈丝状。质柔韧而稍脆。气微香，味淡。

根圆锥形，略弯曲，长5～20cm，直径0.5～1cm；表面土黄色，栓皮易脱落。质硬，不易折断，断面不整齐，纤维状，切面淡黄色或黄白色。气淡，味微甘。

【品质评价】以身干、无杂质为佳。

【化学成分】本品花中主要含黄酮类（flavonoids）、有机酸（organic acids）、酚酸类和多糖（polysaccharides）等化学成分。

黄酮类成分有圣草酚 -4'-O- 鼠李糖木吡喃葡萄糖苷（eriodictyol-4'-O-rhamnosyl-xylopyranoside）[1]、银椴苷 [2]、紫云英苷（astragalin）、山柰酚（kaempferol）、芹菜素（apigenin）、

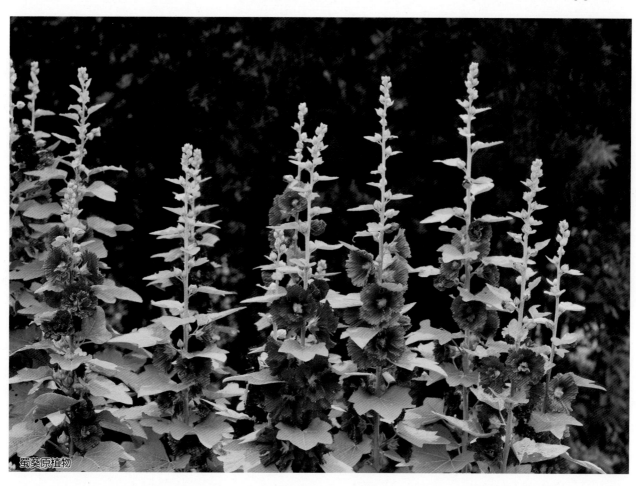

蜀葵原植物

香橙素（aromadendrin）、异甘草苷（*iso*-liquiritin）、南酸枣苷（choerospondin）、虎耳草苷（saxifragin）、4′,5,7,8-tetrahydroxy-3-methoxyflavone、芦丁（rutin）[3]、4′,5,7- 三羟基二氢黄酮 -3-*O*- β -D- 葡萄糖苷（4′,5,7-trihydroxyflavanone-3-*O*- β -D-glucopyranoside）、杨梅黄素 -3-*O*- β -D- 葡萄糖苷（myricetin-3-*O*- β -D-glucopyranoside）[4]、木犀草素 -4′-*O*- β -D-6″- 乙酰基吡喃葡萄糖苷（luteolin-4′-*O*- β -D-6″-acetylpyranoglucoside）[5]、二氢山柰酚 -7-*O*- β -D- 葡萄糖苷（dihydrokaempferol-7-*O*- β -D-glucoside）、二氢槲皮素 -4′-*O*- β -D- 葡萄糖苷（dihydro-quercetin-4′-*O*- β -D-glucoside）[6]、3,5,7- 三羟基色原酮（3,5,7-trihydroxychromone）[7]。

　　有机酸、酚酸类成分有桂皮酸（cinnamic acid）、茴香酸（anisic acid）、阿魏酸（ferulic acid）、香豆酸（coumalic acid）、水杨酸（salicylic acid）、延胡索酸（fumaric acid）、正二十八烷酸（octacosanoic acid）[5]、反式咖啡酸（*trans*-caffeic acid）、4-hydroxy-3-methoxycinnamyl- β -D-glucopyranoside、3,4-dimethoxycinnamyl- β -D-glucopyranoside、对羟基苯甲醛（*p*-hydroxybenzaldehyde）、对羟基苯甲酸（*p*-hydroxybenzoic acid）、4-*O*- β -D- 吡喃葡萄糖氧基苯甲酸（4-*O*- β -D-glucopyranosylbenzoate）、对羟基苯甲酸 - β -D- 吡喃葡萄糖酯苷（*p*-hydroxybenzoyl- β -D-glucopyranoside）、4-methoxybenzyl- β -D-glucopyranoside、原儿茶酸（protocatechuic acid）、3,5- 二甲氧基 -4- 羟基苯甲酸（3,5-dimethoxy-4-hydroxy benzoic acid）[7]。

　　其他成分还有东莨菪内酯（scopoletin）、腺苷（adenosine）、1H- 吲哚 -3- 羧酸（1H-indole-3-carboxylic acid）[7]和飞燕草素 -3- 葡萄糖苷（delphinidin-3-glucoside）[8]。

　　本品花、叶多糖主要由葡萄糖醛酸（D-glucuronic acid）、半乳糖醛酸（D-galacturonic acid）、鼠李糖（rhamnose）和半乳糖（galactolipin）构成[9-11]。叶还含鼠李糖葡萄糖醛酸聚糖（rhamnose glucose aldehydic acid chitosan）[12]。

　　本品种子含脂肪油，以亚油酸（linoleic acid）为主[10]。

　　本品根、叶含黏质 ahhaea-mucilage R、ahhaea-mucilage RL[13,14]。

【药理作用】

1. 抗炎、镇痛　蜀葵花乙醇提取物能抑制小鼠醋酸扭体反应及大鼠光辐射甩尾反应，对醋酸所致小鼠腹腔毛细血管通透性增加，大鼠角叉菜胶、右旋糖酐性足水肿及炎症组织内前列腺素（PG）释放均有抑制作用[15, 16]。

2. 对心血管系统的影响　蜀葵花乙醇提取物能增加离体豚鼠心脏冠状动脉流量，扩张大鼠离体下肢血管，降低麻醉猫血压，说明蜀葵花有扩张冠状动脉和外周血管的作用。蜀葵花还能抑制二磷酸腺苷（ADP）诱导的血小板聚集，抑制大鼠试验性血栓形成[17]。

3. 抗雌激素活性　蜀葵花中黄酮类化合物有弱的抗雌激素活性，主要是通过抑制芳香化酶和雌激素受体- β 表达而实现[18]。

4. 抑菌　蜀葵花乙醇提取物对金黄色葡萄球菌、炭疽杆菌、白色葡萄球菌、大肠杆菌均有抑制作用，而水提物对以上受试菌均无抑制作用；醇提物对绿脓杆菌、羊毛状小孢子菌、

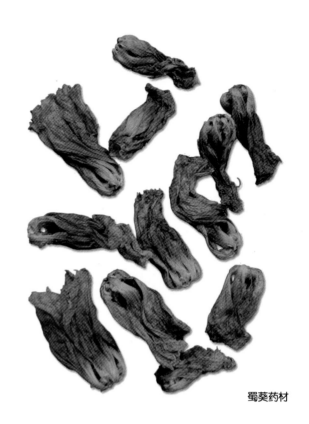

蜀葵药材

石膏样小孢子菌、红色毛癣菌、犬小孢子菌的抑菌效果好于水提物[19]。

【临床研究】

1. 河豚毒素中毒　将 86 例 Ⅰ、Ⅱ 度中毒住院患者随机分为治疗组 46 例与对照组 40 例。两组患者入院后均给予洗胃处理，静脉滴注呼吸兴奋剂、肾上腺皮质激素和保护神经细胞药，补充液体量，吸氧，视病情给予利尿剂和抗生素。治疗组患者入院后在上述治疗基础上给予鲜蜀葵（全草，冬季用根）600 ~ 800g，加水 1500ml，水煎 30min 后分次频服。以后每日取鲜蜀葵 400g 水煎后分早、中、晚 3 次服用，至各种临床症状消失为止。结果：两组患者经治疗均痊愈出院，治愈率达 100%，无 1 例死亡。平均住院时间：治疗组（6.36±4.62）天，对照组（8.79±5.58）天，两组比较治疗组短于对照组（*P*<0.05）。两组各主要症状平均缓解时间比较，治疗组短于对照组，经 *t* 检验有显著性差异（*P*<0.05）[20]。

2. 痔疮　取干燥的蜀葵花冠 4g，碾成碎末加入 60 度白酒500ml 浸泡 12 ~ 24h，过滤即得。每日服 3 次，饭前 10min 为宜，每次 30ml。结果：治疗 400 例，治愈 295 例（治愈率73.75%），显效 54 例（显效率 13.5%），好转 51 例（好转率12.75%），总有效率为 100%[21]。

【性味归经】味甘、咸，性凉。归心、肝、肾经。

【功效主治】凉血止血，解毒散结。主治吐血，衄血，月经过多，赤白带下，二便不通，小儿风疹，疟疾，痈疽疔肿，蜂蝎蜇伤，烧烫伤。

【用法用量】内服：煎汤 3 ~ 9g；或研末，1 ~ 3g。外用：适量，研末调敷；或鲜品捣敷。

【使用注意】脾胃虚寒者慎服。

【经验方】

1. 月经不调 蜀葵花 3～9g。水煎服。(《浙江药用植物志》)

2. 大小便不畅 蜀葵花 6g。水煎服。(《青岛中草药手册》)

3. 尿路结石 蜀葵 90g 研末,每日 2 次,每次服 6g,温开水送服。(《湖北中草药志》)

【参考文献】

[1]Jain A, Srivastava SK. A new flavanone glyeoside from the flowers of Althaea rosea. Curr Sci India, 1984, 53(21): 1138.

[2] 冯育林, 徐丽珍, 杨世林, 等. 蜀葵花的化学成分研究(Ⅰ). 中草药, 2005, 36(11): 1610.

[3] 冯育林, 李云秋, 徐丽珍, 等. 蜀葵花的化学成分研究(Ⅱ). 黄酮类成分研究. 中草药, 2006, 37(11): 1622.

[4] 冯育林. 骆驼蹄瓣茎及蜀葵花的化学成分研究. 北京: 中国协和医科大学, 2006.

[5] 冯育林, 李贺然, 李云秋, 等. 蜀葵花中的一个新黄酮苷. 中国药学杂志, 2008, 43(6): 415.

[6] 祖里皮亚·塔来提. 蜀葵花化学成分研究. 乌鲁木齐: 新疆医科大学, 2008.

[7] 张祎, 陈秋, 刘丽丽, 等. 维药蜀葵花化学成分的分离与结构鉴定(Ⅰ). 沈阳药科大学学报, 2013, 30(5): 335.

[8] 徐贵生. 蜀葵花色素及其稳定性研究. 和田师范专科学校学报, 2004, 24(2): 118.

[9]Rakhimov DA, Atkhamova SK, Khvan AM. Pectinie substances from Althaea rosea flowers. Chem Nat Compd, 2007, 43(6): 685.

[10] 张学杰, 程传格, 李法曾. 蜀葵种油的脂肪酸组成分析. 植物资源与环境学报, 2003, 12(3): 58.

[11]Classen B, Blaschek W. High molecular weight acidic polysaccharides from Malva sylvestris and Althaea rosea. Planta Med, 1998, 64(7): 640.

[12]Atkhamova SK, Rakhmanberdyeva RK, Rakhimov DA, et al.Rhamnoglucouonan from Althaea rosea stems. Chem Nat Compd, 2001, 37(3): 203.

[13]Tomoda M, Shimada K, Shimizu N. Plant mucilages. XXXII. A representative Mucilage. Althaea-mucilage R. from the roots of Althaea rosea. Chem Pharm Bull, 1983, 31(8): 2677.

[14]Tomoda M, Conda R, Shimizu N, et al. P1ant Mucilages. XXXVII. A. Representative mucilage. Althaea-Mucilage RL. from the leaves of Althaea rosea. Chem Pharm Bull. 1985, 33(10): 4320.

[15] 王东风, 尚久余, 于庆海, 等. 蜀葵镇痛作用研究. 中药药理与临床, 1988, 4(1): 32.

[16] 王东风, 尚久余, 于庆海, 等. 蜀葵花镇痛抗炎作用研究. 中国中药杂志, 1989, 14(1): 46.

[17] 王东风, 尚久余, 于庆海, 等. 蜀葵花对心血管系统的作用研究. 沈阳药学院学报, 1988, 5(4): 272.

[18]Papiez M, Gancarczyk M, Bilinska B. The compound from thehollyhock extract(Althaea rosea Cav var. nigra) affect the aromatizationin rat testicular cells in vivo and in vitr. Folia Histochemica Et Cytobiologica, 2002, 40(4): 353.

[19] 高文清. 蒙药材蜀葵花提取物体外抑菌活性研究. 呼和浩特: 内蒙古医学院, 2010, 14(1): 46.

[20] 刘荣芬, 王海波, 彭润华. 蜀葵治疗河豚毒素中毒的临床疗效观察. 中国中药杂志, 2001, 26(4): 280.

[21] 尚久余, 樊跃权, 王东风. 蜀葵花酒治疗痔疮的临床观察. 中国疗养医学, 1992, 1(2): 43.

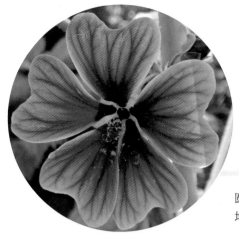

Jin　　kui

锦 葵

Malvae Sinensis Flos
[英] Chinese Mallow Flower

【别名】葵、荆葵、钱葵、小钱花、金钱紫花葵、小白淑气花、淑气花、棋盘花。

【来源】为锦葵科植物锦葵 *Malva sinensis* Cavan. 的花。

【植物形态】直立草本。分枝多，疏被粗毛。叶圆心形或肾形，具 5 ~ 7 圆齿状钝裂片，长 5 ~ 12cm，宽几相等，基部近心形至圆形，边缘具圆锯齿，两面均无毛或仅脉上疏被短糙伏毛；叶柄上面槽内被长硬毛；托叶偏斜，卵形，具锯齿，先端渐尖。花簇生；小苞片 3，长圆形；萼裂片 5，宽三角形，两面均被星状疏柔毛；花紫红色或白色，花瓣 5，匙形，先端微缺，爪具髯毛；雄蕊柱被刺毛，花丝无毛；花柱分枝 9 ~ 11。果扁圆形，分果爿 9 ~ 11，肾形，被柔毛。种子黑褐色，肾形。

【分布】广西主要分布于凌云、田林。

【采集加工】8 ~ 9 月花开时采收。鲜用或晒干。

【药材性状】花皱缩，淡紫红色或灰白色；展开花瓣 5，匙形，先端微缺；雄蕊柱被毛；花柱分枝。花基部可见长圆形小苞片；萼裂片宽三角形，两面均被星状疏柔毛。

【品质评价】以花大、完整、身干、无杂质、色黄者为佳。

【性味归经】味咸，性寒。归膀胱、大肠、肝经。

【功效主治】利尿通便，清热解毒。主治大小便不畅，带下，淋巴结结核，咽喉肿痛。

【用法用量】内服：煎汤，3 ~ 9g，或研末，1 ~ 3g，开水送服。

【使用注意】寒证不宜用。

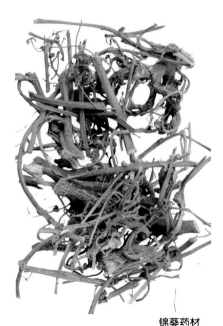

锦葵药材

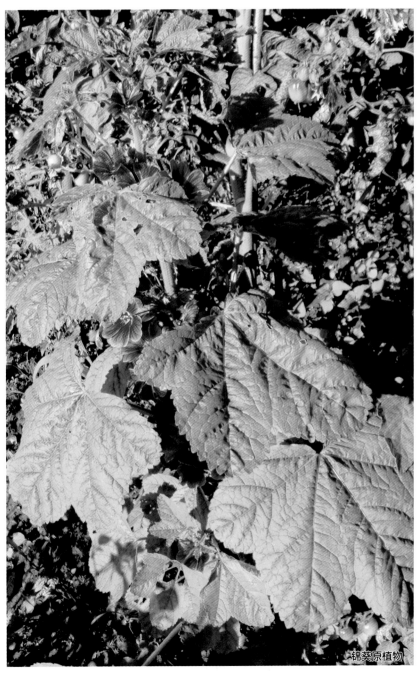

锦葵原植物

Ai tuo tuo

矮陀陀

Munroniae Pinnatae Herba
[英] Henry Munronia Herb

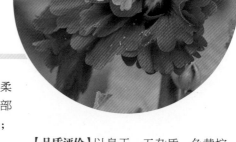

【别名】金丝矮陀陀、白花矮陀陀、假苦楝、千年矮、鸡血散、小罗伞、七匹散、金丝岩。

【来源】为楝科植物羽状地黄连 *Munronia henryi* Harms 的全草。

【植物形态】矮小亚灌木。茎不分枝。叶簇生于茎顶，奇数羽状复叶，小叶 5～7；小叶最下部的最小，卵形或长椭圆形或倒卵形，先端浑圆或钝，通常全缘，中部的较大，卵形或长椭圆形或倒卵形，先端钝或浑圆，全缘或上半部有少数钝齿，上部的与顶端的 1 枚为披针形或长椭圆状披针形，长 3～7cm，宽 1.5～3cm，先端短渐尖或钝，边全缘或有不规则的大钝齿或顶端有裂片状钝齿，嫩时背面被柔毛，叶面仅边缘和中脉被柔毛。花序腋生；

萼 5 裂达基部，裂片披针形，被长柔毛；花冠白色，花冠管与雄蕊管下部合生；雄蕊管边缘丝状；花药凸尖；子房被长柔毛，花柱基部被长柔毛，其余无毛，柱头小，头状。蒴果扁球形。

【分布】广西主要分布于桂西、桂西北。

【采集加工】全年均可采收。洗净，切片，晒干。

【药材性状】茎枝呈圆柱形，可见须根，老枝褐色，稍皱缩，幼茎上被极匀细的短柔毛。叶多皱缩，纸质，形状不一，中脉在叶面平坦，叶背凸出，叶背有极细的乳头，密被匀细的短柔毛；叶柄具细短柔毛。气微，味苦、微辛。

【品质评价】以身干、无杂质、色黄棕者为佳。

【性味归经】味辛、苦，性温；有小毒。归肝、肾经。

【功效主治】祛风除湿，舒筋活络，活血止痛。主治风湿关节痛，肢体麻木，劳伤腰痛，跌打损伤。

【用法用量】内服：煎汤，3～9g；或浸酒。外用：适量，捣烂酒炒敷。

【使用注意】孕妇慎用；服药期间忌食豆类。

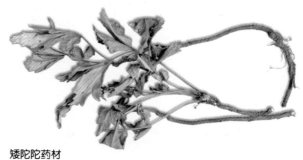

矮陀陀药材

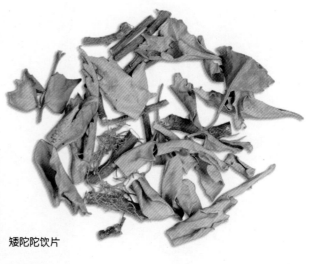

矮陀陀饮片

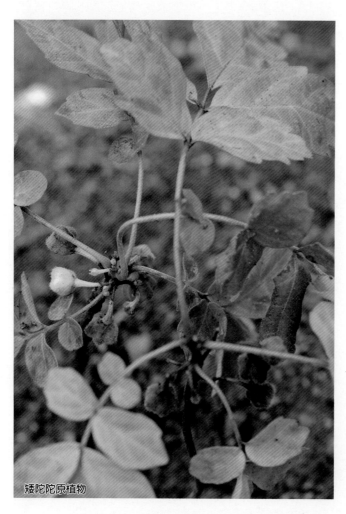

矮陀陀原植物

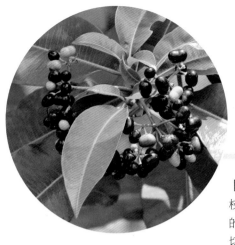

Cui tu luo fu mu

催吐萝芙木

Rauvolfiae Vomitoriae Radix
[英] Vomitory Rauvolfia Root

【别名】山马蹄、山胡椒、萝芙藤、矮青木、羊屎子。

【来源】为夹竹桃科植物催吐萝芙木 *Rauvolfia vomitoria* Afzel.ex Spreng.的根。

【植物形态】灌木。具乳汁；叶膜质或薄纸质，3～4叶轮生，稀对生，广卵形或卵状椭圆形，长5～12cm，宽3～6cm。聚伞花序顶生，花淡红色，花冠高脚碟状，冠筒喉部膨大，内面被短柔毛；雄蕊着生花冠筒喉部；花盘环状；心皮离生，花柱基部膨大，被短柔毛，柱头棍棒状。核果离生，圆球形。

【分布】广西主要分布于龙州、天等、那坡。

【采集加工】全年均可采收。洗净，切段，晒干。

【药材性状】根圆柱形，主根下常有分枝。表面灰棕色或淡棕色，具不规则的纵沟和脊线。质坚硬，不易折断，切断面皮部窄，棕色，木部占极大部分，淡黄色。气微，味苦。

【品质评价】以身干、条粗、无杂质、色淡黄棕色者为佳。

【化学成分】本品含生物碱类（alkaloids）、甾醇类（sterols）、有机酸（organic acids）等化学成分。

根含多种生物碱：10,11-二甲氧基-α-育亨宾（10,11-dimethoxy-α-yohimbine）、催吐萝芙木定（mitoridine）、利血平（reserpine）[1,2]、异山德维辛碱（iso-sandwicine）、四氢鸭脚木碱（tetrahydroalstonine）、利血平酸甲酯（reserpinic acid methyl ester）、萝芙木碱（rauwolfine）、异育亨宾（iso-yohimbine）、α-育亨宾（α-yohimbine）、育亨宾（yohimbine）、霹雳萝芙木碱（perakine）、哈尔满（harman）、四叶萝芙新碱（tetraphyllicine）、mauiensine、12-hydroxymauiensine [1]、利血匹林（reserpiline）、萝芙木新碱（rauvolfia alkaloid）[3]、19-表萝芙木碱（19-epiajmalicine）、10,11-二甲氧基-19-表萝芙木碱（10,11-dimethoxy-19-epiajmalicine）[2]、萝芙碱B（ajmalicine B）、萝尼生（raunescine）、7-羟基-吖啶酮（7-hydroxynoracronycine）[4]、山德维辛碱（sandwicine）[1,4]。

催吐萝芙木根还含有芒柄花萜醇（α-onocerin）、马钱子酸（loganic acid）、3,4,5-三甲氧基肉桂酸甲酯（methyl-3,4,5-trimethoxycinnamate）、桦木酸（betulinic acid）、3β,22E,22S-豆甾醇-5,22-二烯-3-O-β-D-葡萄糖苷（3β,22E,22S-stigmasta-5,22-diene-

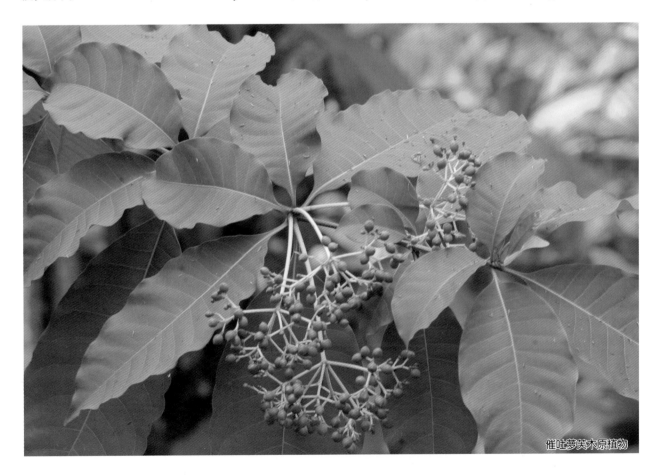

催吐萝芙木原植物

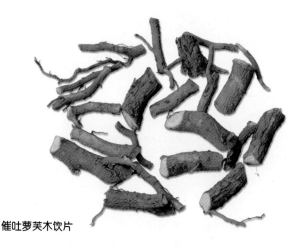

催吐萝芙木饮片

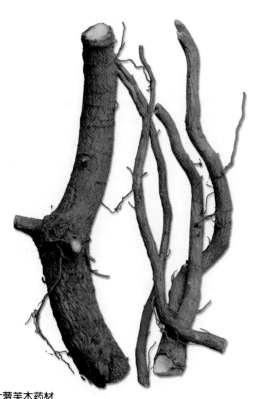

催吐萝芙木药材

3-O-β-D-glucopyranoside）、异利血平灵（iso-reserpiline）、7,2'-O- 二酰基马钱子酸（7,2'-O-diacetyl loganic acid）、商陆脑苷（poke-weed cerebroside）、β - 谷甾醇（β -sitosterol）[2]。

【性味归经】味苦，性寒；有毒。归肺、肝、脾、胃经。

【功效主治】清热解毒，泻肝火，理气止痛，杀虫止痒。主治风热感冒，温病初起；肝胆实热所致头痛，头晕，目赤，胁痛，心烦易怒，口苦等证；脾胃气滞，食积不化所致脘腹胀满，腹痛，纳呆，恶心，呕吐；疥癣。

【用法用量】内服：煎汤，0.3 ~ 0.6g，从小剂量开始使用。外用：适量。

【使用注意】孕妇禁用。

【参考文献】

[1] 李琳，何红平，周华，等. 催吐萝芙木中生物碱的研究. 天然产物研究与开发，2007, 19(2): 235.

[2] 程保辉，颜健，邱明华. 思茅引种催吐萝芙木的化学成分研究. 精细化工，2008, 25(1): 38.

[3] 周雪晴，冯玉红，张冲，等. 海南催吐萝芙木生物碱的研究. 海南大学学报（自然科学版），2008, 26(2): 146.

[4] 洪博，李文静，赵春杰. 萝芙木中化学成分的研究. 药学学报，2012, 47(6): 764.

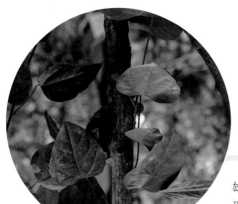

Xing teng

腥 藤

Erythropali Scandenis Herba
[英] Scandent Erythropalum Herb

【别名】牛耳藤、萎藤、勾华、侧苋、细绿藤。

【来源】为铁青树科植物赤苍藤 *Erythropalum scandens* Bl. 的全株。

【植物形态】常绿藤本。具腋生卷须；枝纤细，绿色，有不明显的条纹。叶纸质至厚纸质或近革质，卵形、长卵形或三角状卵形，长 8 ~ 20cm，宽 4 ~ 15cm，顶端渐尖、钝尖或突尖，稀为圆形，基部变化大，微心形、圆形、截平或宽楔形，叶上面绿色，背面粉绿色；基出脉 3 条，稀 5 条。花排成腋生的二歧聚伞花序，花序分枝及花梗均纤细，花后渐增粗、增长；花萼具 4 ~ 5 裂片；花冠白色，卵状三角形；雄蕊 5 枚；花盘隆起。核果卵状椭圆形或椭圆状，全为增大成壶状的花萼筒所包围，花萼筒顶端有宿存的波状裂齿，成熟时淡红褐色，常不规则开裂为 3 ~ 5 裂瓣。种子蓝紫色。

【分布】广西主要分布于天峨、凌云、田阳、那坡、天等、龙州、宁明、防城、北流、岑溪、苍梧。

【采集加工】全年均可采收。洗净，切段，晒干。

【药材性状】藤茎圆柱形，纤细，灰绿色，有不明显的条纹，具腋生卷须。叶皱缩，展平呈卵形、长卵形或三角状卵形，先端渐尖、钝尖或突尖，基部变化大，微心形、圆形、截平或宽楔形，上面绿色，下面粉绿色；叶柄长 3 ~ 10cm。

【品质评价】以身干、无杂质、色黄绿者为佳。

【性味归经】味微苦，性平。归肝、肾经。

【功效主治】清热利湿，祛风活血。主治水肿，小便不利，黄疸，半身不遂，风湿骨痛，跌打损伤。

【用法用量】内服：煎汤，9 ~ 15g，或浸酒。外用：适量，捣敷。

【使用注意】孕妇慎用。

【经验方】

肝炎，肠炎，尿道炎，急性肾炎，小便不利　用腥藤全株 12 ~ 15g，水煎服。(《广西本草选编》)

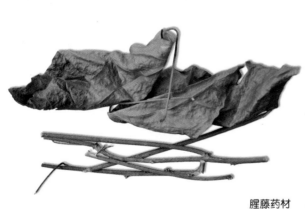

腥藤药材

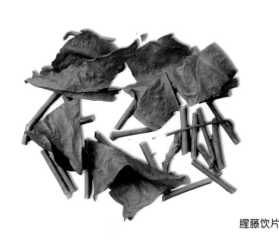

腥藤饮片

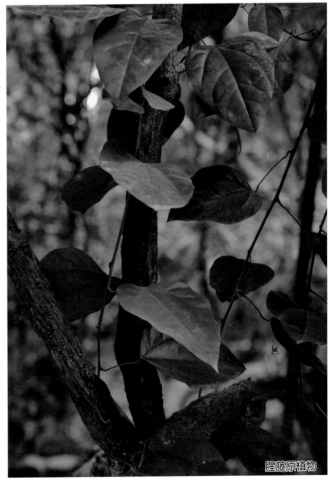

腥藤原植物

Xin yue jue

新月蕨

Pronephrii Simplicis Herba
[英] Simpleleaf Pronephrium Herb

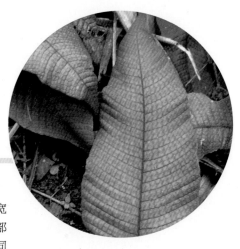

【别名】草鞋青、鹅仔草、百叶草。

【来源】为金星蕨科植物单叶新月蕨 *Pronephriumsimplex*（Hook.）Holtt 的全草。

【植物形态】陆生蕨类。根状茎细长横走，先端疏被深棕色的披针形鳞片和钩状短毛。叶远生，单叶，二型；不育叶的柄长禾秆色，基部偶有一二鳞片，向上密被钩状短毛，间有针状长毛；叶片长 15～20cm，中部宽 4～5cm，椭圆状披针形，长渐尖头，基部对称，深心脏形，两侧呈圆耳状，边缘全缘或浅波状。叶脉上面可见，斜向上，并行，侧脉间基部有 1 个近长方形网眼，其上具有两行近正方形网眼；叶干后厚纸质，两面均被钩状短毛，叶轴和叶脉上的毛更密，间有

长的针状毛；能育叶远高过不育叶，具长柄，叶片长 5～10cm，中部宽 8～15mm，披针形，长渐尖头，基部心脏形，全缘，叶脉同不育叶，被同样的毛。孢子囊群生于小脉上，初为圆形，无盖，成熟时布满整个羽片下面。

【分布】广西主要分布于岑溪、陆川。

【采集加工】全年均可采收。洗净，切段，晒干。

【品质评价】以身干、无杂质、色淡黄者为佳。

【性味归经】味苦、微涩，性凉。归肺、大肠经。

【功效主治】清热解毒。主治咽喉肿痛，痢疾，毒蛇咬伤。

【用法用量】内服：煎汤，15～30g。

外用：适量，捣敷。

【使用注意】素体虚寒者慎用。

【经验方】

1. 蛇咬伤 单叶新月蕨 15g，续随子草 1.5g。煎服，并取适量捣敷患处。（《中国药用孢子植物》）
2. 急性扁桃体炎 新月蕨 30～60g。水煎冲酒含服。（《全国中草药汇编》）

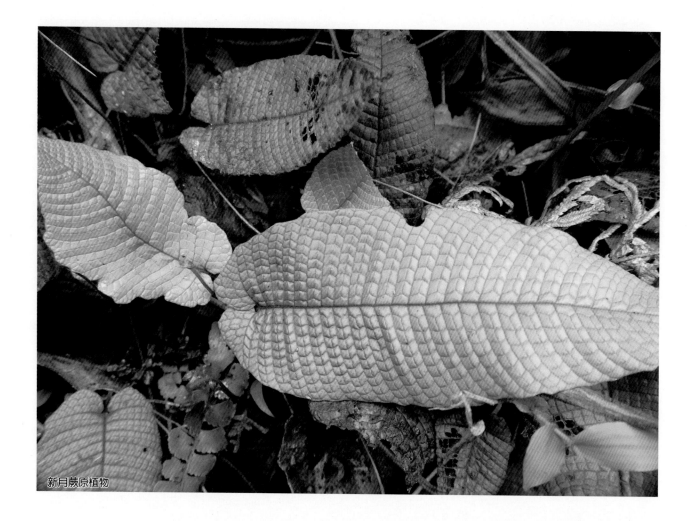

新月蕨原植物

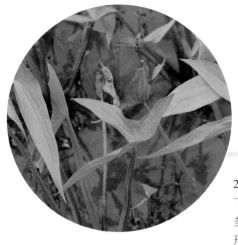

Ci gu
慈 菇

Sagittariae Sinensis Bulbus
[英] Chinese Arrow-Head Bulb

【别名】水慈菇、犁头草。

【来源】为泽泻科植物慈菇 *Sagittaria trifolia* L.var.*sinensis*（Sims.）Makino 的球茎。

【植物形态】直立水生草本。有纤匍枝，枝端膨大成球茎。叶具长柄；叶形变化极大，通常为戟形，宽大，先端圆钝，基部裂片短，与叶片等长或较长，多少向两侧开展。花葶同圆锥花序，长 20 ~ 60cm；花 3 ~ 5 朵为 1 轮，单性，下部 3 ~ 4 轮为雌花，具短梗，上部多轮为雄花，具细长花梗；苞片披针形；外轮花被片 3，萼片状，卵形，先端钝；内轮花被片 3，花瓣状，白色，基部常有紫斑；雄蕊多枚；心皮多数，密集成球形。瘦果斜倒卵形，背腹两面有翅；种子褐色，具小突起。

【分布】广西全区均有栽培。

【采集加工】秋季初霜后，茎叶黄枯，球茎充分成熟，自此至翌春发芽前，可随时采收。采收后，洗净，鲜用或晒干用。

【药材性状】鲜品呈长卵圆形或椭圆形，长 2.2 ~ 4.5cm，直径 1.8 ~ 3.2cm。表面黄白或黄棕色，有的微呈青紫色，具纵皱纹和横环状节，节上残留红棕色的鳞叶，鳞叶脱落后，显淡绿黄色。顶端具芽，长 5 ~ 7cm，或芽脱落的圆形痕；基部钝圆或平截，切断面类白色，水分较多，富含淀粉。干品多纵切或横切成块状，切面灰白色。粉性强。气微，味微苦甜。

【品质评价】以肉质坚实、粉性强、切面灰白色者为佳。

【化学成分】本品球茎中含有慈菇蛋

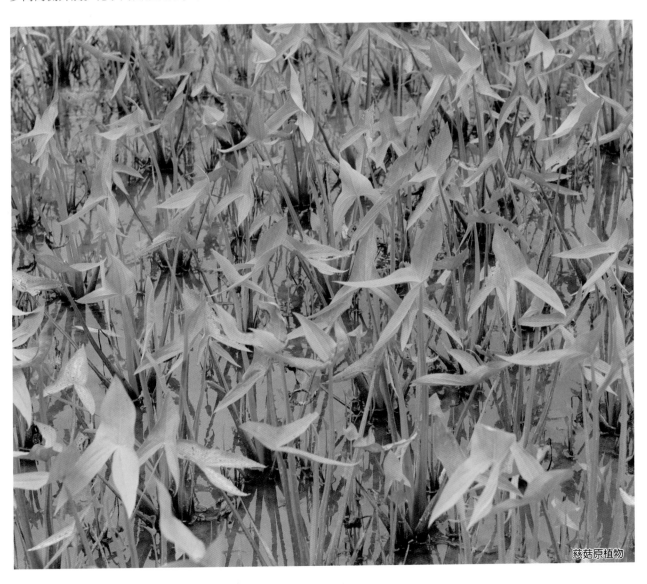

慈菇原植物

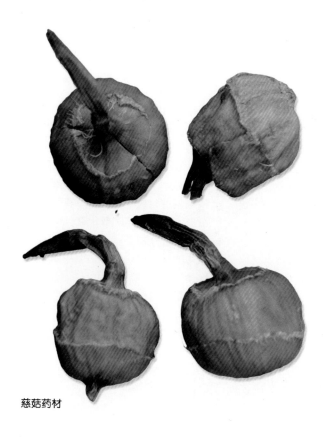

慈菇药材

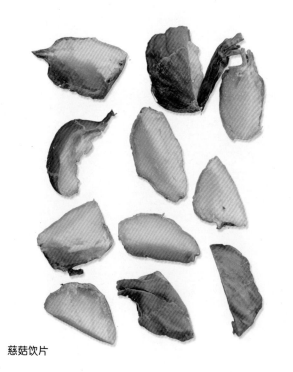

慈菇饮片

白酶抑制剂 A（arrowhead proteinase inhibitor A）、慈菇蛋白酶抑制剂 B（arrowhead proteinase inhibitor B）[1]、D- 棉子糖（D-raffinose）、D- 水苏糖（D- stachyose）、D- 毛蕊花糖（D-verbascose）、D- 果糖（D-fructose）、D- 半乳糖（D-galactose）、葡萄糖（glucose）、淀粉（starch）[2]、天门冬酰胺（asparagine）[3]、愈创木酚（guaiacol）、儿茶酚（catechol）、焦性没食子酸（pyrogallic acid）[4]、三达右松脂酸（sandaracopimaric acid）、豆甾醇（stigmasterol）[5]、邻苯二甲酸二丁酯（dibutyl phthalate）、（13*R*）-8,13-cpoxy-labda-14-one、（13*R*）-labdz-14-en-8,13-did、13-methyl-13-vinyl-podocarp-7-en-3-one[6]。

全草含内玫瑰烷型二萜 sagittines A-G，还含半日花烷型 二 萜 13-*epi*-manoyl oxide-19-*O*- α -l-2',5'-diacetox-yarabi-nofuranoside[7]。

【药理作用】

1. 对多种蛋白酶的影响　从慈菇中提取的多功能蛋白酶抑制剂Ⅰ、Ⅱ对胰蛋白酶、胰凝乳蛋白酶及舒缓激肽释放酶均有抑制作用。其中Ⅰ能大量抑制胰蛋白酶和胰凝乳蛋白酶，而对激肽释放酶的抑制作用较弱。Ⅱ能大量抑制 2mmol/L 的胰蛋白酶，且对激肽释放酶的抑制活力高于Ⅰ，但对胰凝乳蛋白酶的抑制作用小于Ⅰ[1]。慈菇蛋白酶抑制剂体外在剂量 330μg/ml 以上时，能抑制精子顶部顶体蛋白酶的活性，使顶体蛋白酶丧失水解卵细胞透明带的能力，从而使精子不能穿过透明带与卵细胞结合，影响精子的受精[8]。实验还进一步证明，慈菇蛋白酶抑制剂对人、兔、大鼠、仓鼠及小鼠精子顶体蛋白酶均有抑制作用，并随剂量增加而抑制效应增强[9]。

2. 其他　慈菇甲醇提取物山达海松酸具有良好的免疫抑制作用[5]。

【性味归经】味甘、微苦、微辛，性微寒。归肝、肺、脾、膀胱经。

【功效主治】活血凉血，止咳，通淋，散结解毒。主治产后血崩，胎衣不下，带下，崩漏，衄血，呕血，咳嗽痰血，石淋，砂淋，小儿丹毒，淋浊，疮痈肿毒，目赤肿痛，角膜白斑，瘰疬，睾丸炎，骨膜炎，毒蛇咬伤。

【用法用量】内服：煎汤，15～30g；或绞汁。外用：适量，捣敷；或磨汁沉淀后点眼。

【使用注意】孕妇慎用。

【经验方】

1. 赤眼肿痛　慈菇根去皮晒干，磨水，沉淀后用水点眼。（《湖南药物志》）

2. 骨膜炎　慈菇、红糖各适量。捣烂敷患处。（《福建药物志》）

3. 无名肿毒，红肿热痛　鲜慈菇捣烂，加入生姜少许搅和，敷于患部，每日更换 2 次。（《全国中草药汇编》）

4. 毒蛇咬伤　鲜慈菇捣烂敷于伤口，2h 更换 1 次。并用全草捣汁服。（《全国中草药汇编》）

5.肺虚咳血　生慈菇数枚（去皮捣烂），蜂蜜二钱。米汤沫同拌匀，饭上蒸熟，热服效。（《滇南本草》）

6.胃气痛　慈菇9g，莱菔子6g，土川芎6g。水煎，兑酒服。（《湖南药物志》）

7.脱肛　慈菇5枚，去皮放入猪直肠内，炖熟，食2～3次。（《湖南药物志》）

8.石淋　鲜野慈菇球根30～90g。捣烂绞汁，开水冲服，每日2次。（安徽《单方草药选编》）

9.淋浊　慈菇块根180g。加水适量煎服。（《湖南药物志》）

10.产后胞衣不出　慈菇60～120g。洗净捣烂绞汁温服。（《福建民间草药》）

11.崩漏带下　慈菇9g，生姜6g。煎汁半碗，日服2次。（《吉林中草药》）

12.乳腺结核　慈菇30g，核桃仁3粒。共捣烂，日分2次，白酒送服。

13.睾丸炎　慈菇40g。酒水各半，炖后取汤煮鸡蛋服。（《福建药物志》）

【参考文献】

[1] 杨慧玲，王丽秀.慈菇蛋白酶抑制剂的抑制特性及其活性中心的探讨.中国科学(B辑)，1990，20(6): 1271.

[2] 辛希猛，王英华.慈菇化学成分研究.中国科学(B辑)，1976，6(6): 1196.

[3] 徐叔云，张筑生，陈修，等.慈菇中微量元素的成分分析.中国科学(B辑)，1958，3(3): 506.

[4] 谭志静.反相高效液相色谱法测定慈菇中的几种酚类组分.河南科技学院学报(自然科学版)，2007，35(2): 41.

[5] 阮金兰，蒋壬生，林一文，等.慈菇化学成分研究.中国中药杂志，1993，18(2): 100.

[6] 易杨华，黄翔.慈菇化学成分的研究.第一军医大学学报，1991，12(1): 94.

[7] Liu XT, Qin Pan, Yao Shi, et al. Ent-rosane and labdane diterpenoids from Sagittaria sagittifolia and their antibacterial activity against three oral pathogens. Journal of Natural Products, 2006, 69(2): 255.

[8] 张燕林，谢夷明，顾锡根，等.慈菇蛋白酶抑制剂对家兔精子体外受精的影响.生殖与避孕，1984，4(3): 9.

[9] 周元聪，朱洪，林南琴，等.蛋白酶抑制剂抑制哺乳类精子顶体蛋白酶活性.生殖与避孕，1993，13(2): 114.

满江红

Man jiang hong

Azollae Imbricatae Herba
[英] Imbricate Azolla Herb

【别名】绿萍、红萍、红浮飘、红浮萍、紫藻、三角藻。

【来源】为满江红科植物满江红 *Azolla imbricata*（Roxb.）Nakai 的全草。

【植物形态】小型漂浮植物。植物体呈卵形或三角状，根状茎细长横走，侧枝腋生，假二歧分枝，向下生须根。叶小，互生，无柄，覆瓦状排列成两行，叶片深裂分为背裂片和腹裂片两部分，背裂片长圆形或卵形，肉质，上表面密被乳状瘤突，下表面中部略凹陷，基部肥厚形成共生腔；腹裂片贝壳状。孢子果双生于分枝处，大孢子果体积小，长卵形，顶部喙状，内藏 1 个大孢子囊，大孢子囊只产 1 个大孢子，大孢子囊有 9 个浮膘，分上下两排附生在孢子囊体上，上部 3 个较大，下部 6 个较小；小孢子果体积较大，球圆形或桃形，顶端有短喙，果壁薄而透明，内含多数具长柄的小孢子囊，小孢子埋藏在无色海绵状的泡胶块上，泡胶块上有丝状毛。

【分布】广西全区均有栽培。

【采集加工】全年均可采收。洗净，切段，晒干。

【药材性状】叶小，三角形，密生于细枝上，皱缩成粒片状，直径约 4mm，上面黄绿色，下面紫褐色或红褐色；须根多数，泥灰色。质轻。气微。

【品质评价】以身干、无杂质、叶大、色黄绿者为佳。

【化学成分】本品含绿原酸（chlorogenic acid）、咖啡酸（caffeic acid）、3',4',5,7- 四羟基花色 -5- 葡萄糖苷（3',4',5,7-lui- eolinidin-5-glucoside）、马栗树皮素（aesculetin）、咖啡酸 -3,4- 二葡萄糖苷（caffeic acid-3,4-diglucoside）、6-（3'- 葡萄糖基咖啡酰）马栗树皮素 [6-（3'-glucosylcaffeoyl）aesculetin]、绿原酸葡萄糖 -1,6- 二酯（chlorogenic acid-glucose-1,6-diester）、对-香豆酸葡萄糖酯（*p*-coumaric acid glucose ester）[1]。

满江红原植物

【临床研究】

热性病 药物的制备："红 51"注射液按蒸馏法配制,每毫升含满江红生药 5g。"红 51"片剂按蒸馏法提取后的母液,浓缩醇沉。每片相当于满江红生药 5g。治疗方法:一般口服"红 51",4～6 片 / 次,肌内注射"红 51"注射液 4ml,分别于治疗后 1h、2h 测体温登记;个别严重住院患者则每日肌内注射"红 51"注射液 4ml,口服"红 51"片 3 次,每次 4 片,24h 后测体温。治疗 83 例热性病,患感冒者 6 例,流感 18 例,上呼吸道炎 9 例,急性支气管炎 6 例,肺炎 10 例,脓肿 3 例,淋巴结炎 1 例,钩端螺旋体 17 例,肺结核 1 例,急性胃肠炎 2 例,肠伤寒 5 例,痢疾 4 例,黄疸型肝炎 1 例。结果:"红 51"治疗各类发热病患者中,治愈 32 例,占 38.55%;显效 23 例,占 27.71%;好转 14 例,占 16.7%;无效 14 例,占 16.87%;总有效率为 83.13%[2]。

【性味归经】味辛,性凉。归肺、膀胱经。

【功效主治】解表,透疹,祛风湿,解毒。主治风热感冒,咳嗽,麻疹不透,风湿疼痛,小便不利,水肿,荨麻疹,皮肤瘙痒,疮疡,丹毒,烫火伤。

【用法用量】内服:煎汤,3～15g,大剂量可用 30g。外用:适量,煎水洗或热熨;炒存性,研末,调油敷。

【使用注意】风寒感冒不宜用。

【经验方】

1. 麻疹不透 红浮萍 9g,芫荽、椿根皮各 6g。煎服,药渣外擦。(《贵州草药》)

2. 疮疡 红浮萍捣绒,调甜酒敷患处。(《贵州草药》)

3. 风瘫,麻风癞 红浮萍、苍耳草各 60g,煨水服;再取上药各适量,煨水洗全身。(《贵州草药》)

4. 风湿痛 红浮飘 40 个。取 20 个捣烂焙热,趁热包于风湿痛处,包后用针(先消毒)刺患处周围出气,以免内窜,同时将另 20 个红浮飘捣烂,煮甜酒内服。(《贵州民间方药集》)

5. 热结膀胱,小便不利 满江红研末,每服 9g。(《四川中药志》1982 年)

6. 风疹,皮肤瘙痒 满江红、虎耳草、紫浮萍、千里光各 15g。水煎服。(《四川中药志》1982 年)

7. 红崩白带 红浮萍 6g。煨甜酒水服。(《贵州草药》)

附:满江红根

味辛,性凉。归肺经。功效:润肺止咳。主治:肺痨咳嗽。内服:煎汤,9～15g。

【参考文献】

[1]Ishikura N. 3-Desoxyanthocyanin and other phenolics in the water fernAzolla. Botanical Magazine, 1982, 95(3): 303.

[2] 开平县规冈会社卫生院. 红萍制剂治疗 83 例热性病疗效小结. 广东医药资料, 1977,(5): 33.

滨盐肤木

Bin yan fu mu

Rhi Roxburghii Radix
[英] Roxburgh Sumac Root

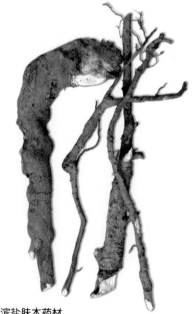

【别名】盐霜柏、盐树、盐霜树、盐布根、野漆树、女木、五倍子树。

【来源】为漆树科植物滨盐肤木 *Rhus chinensis* Mill.var.*roxburghii*（DC.）Rehd 的根。

【植物形态】落叶灌木或小乔木。叶柄及花序均密被柔毛。奇数羽状复叶；总叶轴无翅或有狭翅；小叶 7 ~ 17，近无柄或具短柄，卵形，椭圆形至长圆形，长 5 ~ 12cm，宽 2 ~ 5cm，先端渐尖，基部阔楔形至圆形，边缘有锯齿，上面近无毛或被微毛，下面密被灰褐色毛。花雌雄异株；圆锥花序大，顶生，密被柔毛，花序柄粗壮；花密生，白色；花萼 5 裂，裂片卵形，被柔毛；花瓣 5，黄白色，长圆形，具小睫毛；雄蕊 5，较花瓣略长；柱头 3 裂。核果扁球形，熟时橙红色，被小柔毛。

【分布】广西主要分布于田东、平果、武鸣、南宁、邕宁。

【采集加工】全年均可采挖。洗净，切片，晒干。

【药材性状】根圆柱形，常带侧生根。多切段，长约 10cm。表面棕褐色或棕黄色，具横向长皮孔，长约 3cm。质韧，不易折断，断面木部白色。气微，味酸、咸。

【品质评价】以干燥、洁净、粗壮者为佳。

【性味归经】味酸、咸，性凉。归肺、胃、肾经。

【功效主治】解毒消肿，散瘀止痛。主治咽喉肿痛，痈疮疔毒，胃痛，跌打骨折，腰腿痛。

【用法用量】内服：煎汤，9 ~ 15g；或浸酒。外用：适量，煎水洗；或鲜品捣烂敷。

【使用注意】孕妇慎用。

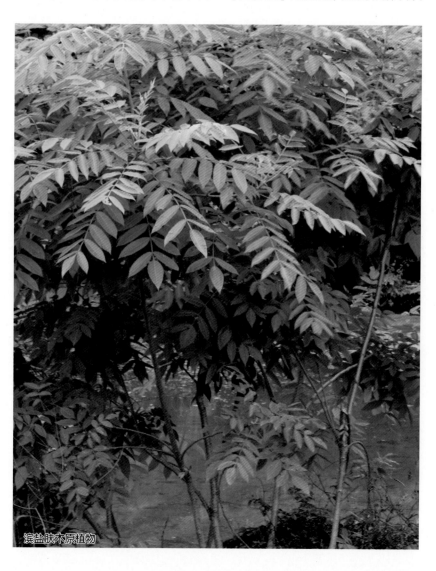

滨盐肤木原植物

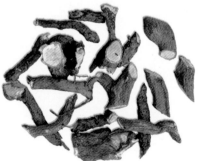

滨盐肤木药材

滨盐肤木饮片

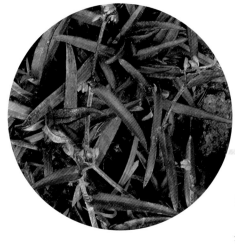

Luo hua shui zhu ye

裸花水竹叶

Murdanniae Nudiflorae
Herba
[英] Nakedflower
Murdannia Herb

【别名】红毛草、血见仇、红竹壳菜。

【性味归经】味甘、淡，性凉。归肺、胃经。

【功效主治】清热解毒，凉血止血。主治肺热咳嗽，吐血，咳血，咽喉肿痛，目赤肿毒，疮痈肿毒。

【用法用量】内服：煎汤，15～30g，大剂量可用至60g；或绞汁。外用：适量，鲜品捣敷。

【使用注意】脾胃虚寒者慎用。

【来源】为鸭跖草科植物裸花水竹叶 *Murdannia nudiflora*(L.)Brenan 的全草。

【植物形态】草本。茎紫红色，丛生，下部横卧，节明显。叶互生，条状披针形，长 2～10cm，宽约1cm，上面深绿色，下面紫红色；叶鞘抱茎，紫红色，边缘有睫毛。聚伞花序有花数朵，排成顶生圆锥花序；总苞片条形或披针形；萼片 3 枚；花瓣紫色，3 枚；能育雄蕊 2 枚，不育雄蕊 2～4 枚。蒴果三棱形。

【分布】广西主要分布于隆安、宁明、平南、融水。

【采集加工】夏季采收。晒干。

【药材性状】为干燥皱缩全草，茎圆柱状，暗紫色或灰褐色，具纵棱，直径约2mm，质脆，易折，断面灰褐色，不整齐。叶皱卷，淡紫色或灰黄色，两面密被短柔毛，平展后叶呈条状披针形，长 2～8cm，宽约1cm，叶鞘抱茎，边缘具睫毛。质轻，稍韧，不易碎。气微，味淡。

【品质评价】以色紫、无杂质者为佳。

【化学成分】本品含（2″*R*,2*E*）-2″- 羟基 -3″- 氧代丁基 -3-（3′,4′- 二羟基苯基）丙烯酸酯 [（2″*R*,2*E*）-2″-hydroxy-3″-oxobutyl-3-（3′,4′-dihydroxyphenyl）acrylate]、coleusene-1-*O*-β-D-glucoside、（*E*）- 阿魏酸二十六酯 [（*E*）-ferulic acid hexacosyl ester]、木犀草素 -6-C-β-D- 葡萄糖苷（luteolin-6-C-β-D-glucoside）、木犀草素 -7-*O*-β-D- 葡萄糖苷（luteolin-7-*O*-β-D-glucoside）、槲皮素 -3-*O*-α-L- 鼠李糖苷（quercetin-3-*O*-α-L-rhamnoside）、4- 羟基苯甲酸（4-hydroxybenzoic acid）和4- 羟基 -3- 甲氧基苯甲酸（4-hydroxy-3-methoxy-benzoic acid）[1]。

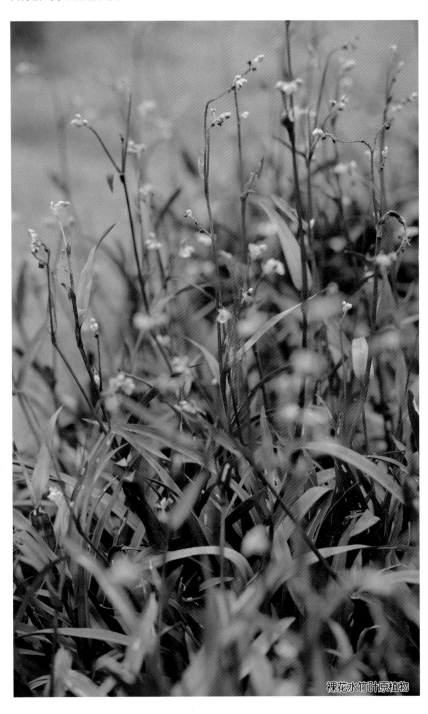

裸花水竹叶原植物

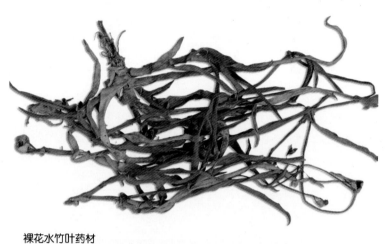

裸花水竹叶药材

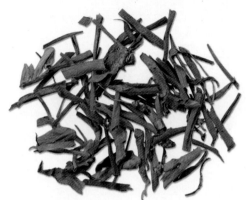

裸花水竹叶饮片

【经验方】

1.乳痈红肿　红毛草、野菊花叶、水苋菜、芙蓉叶、马蹄草（各适量）。共捣绒，包患处。（《四川中药志》1960年）

2.小儿阴茎水肿　（裸花水竹草）捣烂，浸洗米水，搽患处。（《广西民族药简编》）

3.扁桃体炎　鲜裸花水竹叶30g。捣烂绞汁，加盐少许服。（《福建药物志》）

4.肺热吐血　红毛草15g（鲜品60g），观音草、侧柏叶、西河柳、黄糖各60g。煎水服。（《重庆草药》）

5.虚劳咳嗽吐血　红毛草、藕节、侧耳根（干）、土巴戟根、阳雀花根各60g。煎水加百草霜服，或炖肉服。（《重庆草药》）

6.痢疾　（裸花水竹草）全草6g，旱莲草全草60g，车前草全草30g，每日1剂，水煎，分2次服。（《壮族民间用药选编》）

【参考文献】

[1] 尹智强 .Phytochemical study on Murdannia nudiflora. 台北：台湾国立阳明大学，2013.

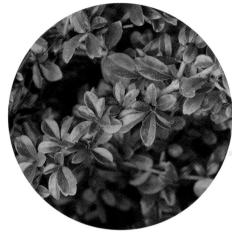

Fu jian cha

福建茶

Carmonatis Microphyllae Folium
[英]Microphylla Carmona Leaf

【别名】基及树、猫仔树。

【来源】为紫草科植物基及树 *Carmona microphylla*（Lam.）G.Don 的叶。

【植物形态】灌木。树皮褐色，多分枝，分枝细弱，有微硬毛。叶在长枝上互生，在短枝上簇生，革质，倒卵形或匙形，长 0.9 ～ 3.5cm，宽 0.6 ～ 2.3cm，先端圆形或截形，基部狭成叶柄，上面有短硬毛或斑点，下面近无毛。聚伞花序腋生或生短枝上，具细梗，有数朵密集或稀疏排列的花；花萼裂片 5，比萼筒长，匙状条形，被开展的短硬毛，内有稠密的伏毛；雄蕊 5，花丝细长，花药伸出；花柱生于子房顶端，2 裂直达基部，无毛。核果红或黄色，先端有宿存的喙状花柱，内果皮骨质，近球形，成熟时完整，不分裂，具 4 粒种子。

【分布】广西全区均有栽培。

【采集加工】全年均可采摘。洗净，晒干备用。

【药材性状】本品呈绿色至灰绿色，革质，完整叶片呈卵形，狭卵形，长 4 ～ 6cm，宽 2 ～ 3cm，倒卵形或匙状倒卵形，正面密布白色小斑点，除背面中脉外，其他叶脉均不明显。气微，味淡。

【品质评价】以身干、色绿者为佳。

【性味归经】味苦，性寒。归心经。

【功效主治】解毒敛疮。主治疔疮。

【用法用量】内服：煎汤，3 ～ 9g。外用：适量，捣敷。

【使用注意】脾胃虚寒者慎服。

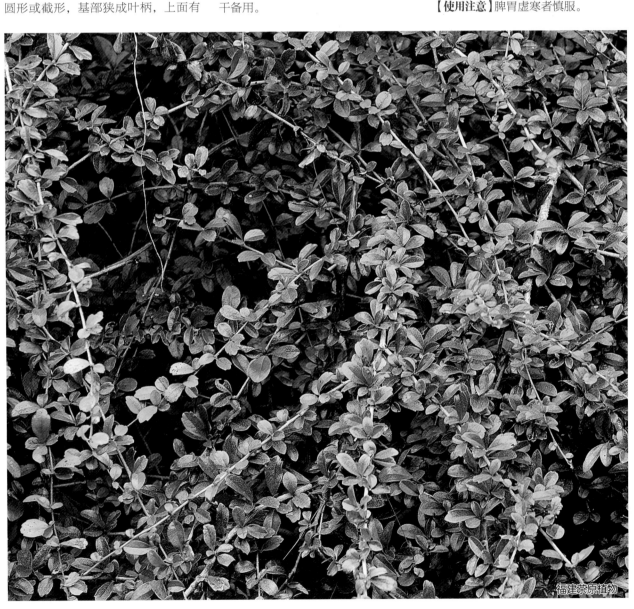

福建茶原植物

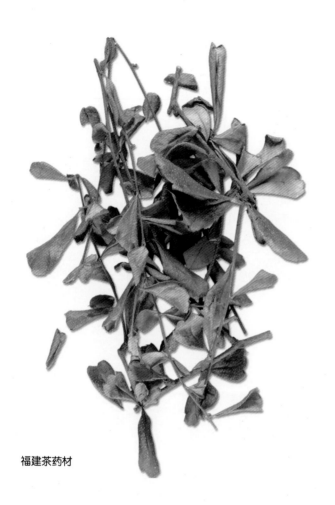

福建茶药材

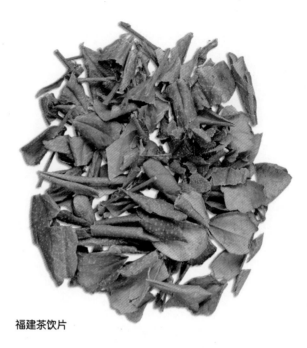

福建茶饮片

十四画

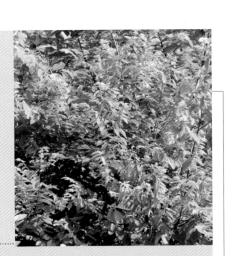

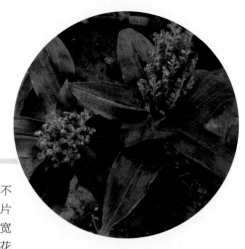

Ju hua cao

聚花草

Floscopae Scandenis Herba
[英] Denseflower Floscopa Herb

【别名】水竹菜、水竹叶草、竹叶藤、塘壳菜、过江竹。

【来源】为鸭跖草科植物聚花草 *Floscopa scandens* Lour. 的全草。

【植物形态】多年生草本。植株具极长的根状茎，根状茎节上密生须根。植株全体或仅叶鞘及花序部分被多细胞腺毛，但有时叶鞘仅一侧被毛。茎不分枝。叶无柄或有带翅的短柄；叶片椭圆形至披针形，长 4 ~ 12cm，宽 1 ~ 3cm，上面有鳞片状突起。圆锥花序多个，组成扫帚状复圆锥花序，下部总苞片叶状，与叶同型，同大，上部的总苞片比叶小得多。花梗极短；苞片鳞片状；萼片浅舟状；花瓣蓝色或紫色，少白色，倒卵形，略比萼片长；花丝长而无毛。蒴果卵圆状，侧扁。种子半椭圆状，灰蓝色。

【分布】广西全区均有分布。

【采集加工】全年均可采收。洗净，切段，晒干。

【药材性状】茎细长条状，皱缩而有棱，被毛。叶互生，多由叶缘向内卷曲，展平呈椭圆形或近披针形，先端渐尖，基部渐狭成鞘，叶鞘长 1 ~ 1.5cm，密被长硬毛，鞘口具长睫毛。有时可见由小而多的花排成顶生稠密的圆锥花序。质脆，易碎。气微，味淡。

【品质评价】以身干、无杂质、色黄绿者为佳。

【性味归经】味苦，性凉。归肺、肝、膀胱经。

【功效主治】清热解毒，利水。主治肺热咳嗽，目赤肿痛，淋证，水肿，疮疖肿毒。

【用法用量】内服：煎汤，9 ~ 15g。外用：适量，鲜品捣敷。

【使用注意】脾胃虚寒者慎服。

【经验方】

急慢性肝炎 聚花草、鲜黄鸡菜、肝炎菜各 30 ~ 60g，打汁服或水煎服。（《草药偏方大全》）

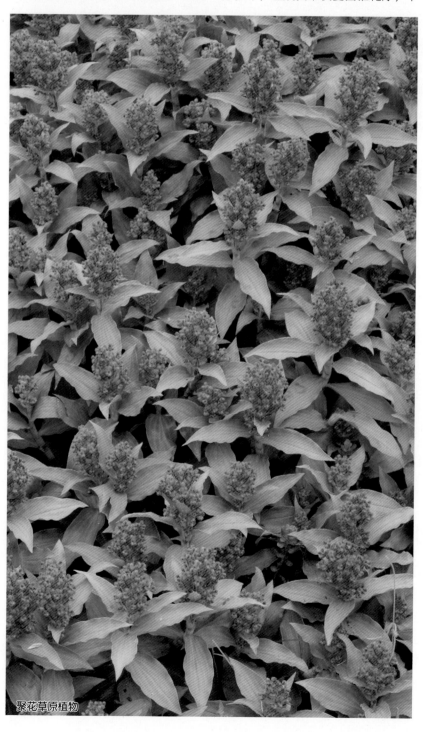

聚花草原植物

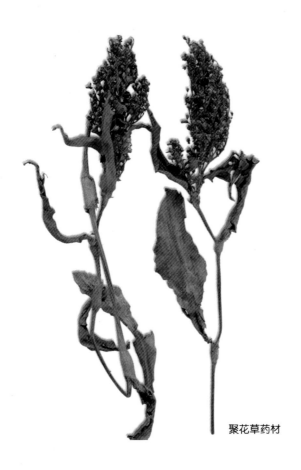

聚花草药材

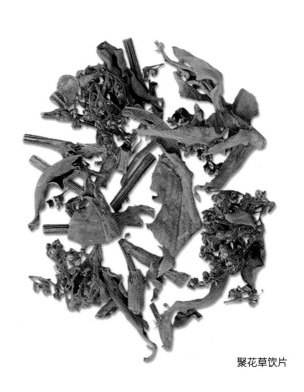

聚花草饮片

Man jing hu lu cha

蔓茎葫芦茶

Tadehagi Pseudotriquetri Herba
[英] Pseudotriquetrous
Tadehagi Herb

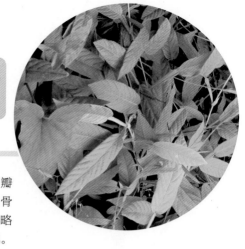

【别名】鳖颈草、葫芦茶、金腰带、麻草。

【来源】为豆科植物蔓茎葫芦茶 *Tadehagi pseudotriquetrum*（DC.）Yang et P.H.Huang 的全草。

【植物形态】亚灌木。茎蔓生，幼枝三棱形，棱上疏被短硬毛，老时变无毛。叶仅具单小叶；托叶披针形，有条纹；叶柄两侧有宽翅；小叶卵形或卵圆形，长 3 ~ 10cm，宽 1.3 ~ 5.2cm，先端急尖，基部心形，上面无毛，下面沿脉疏被短柔毛。总状花序顶生和腋生，被贴伏丝状毛和小钩状毛；花通常 2 ~ 3 朵簇生于每节上；苞片狭三角形或披针形，花梗被丝状毛和小钩状毛；花萼疏被柔毛，萼裂片披针形；花冠紫红色；旗瓣近圆形，先端凹入，翼瓣倒卵形，基部具钝而向下的耳，龙骨瓣镰刀状，无耳，有瓣柄，瓣柄长略与瓣片相等；子房被毛，花柱无毛。荚果仅背腹缝线密被白色柔毛，果皮无毛，具网脉，腹缝线直，背缝线稍缢缩，有荚节 5 ~ 8 条。

【分布】广西主要分布于隆林、南宁、贵港、昭平、临桂、恭城、德保、靖西。

【采集加工】夏、秋季割取地上部分。除去粗枝，切段晒干。

【药材性状】枝条纤细，圆柱形或近三棱。叶卵状披针形或椭圆状披针形，色绿。质脆。

【品质评价】以身干、叶多、无杂质、色黄绿者为佳。

【性味归经】味微苦、辛，性平。归肺、肝经。

【功效主治】清热止咳，拔毒散结。主治风热咳嗽，肺痈，疮疡，瘰疬，黄疸。

【用法用量】内服：煎汤，15 ~ 30g。

【使用注意】服药后个别病例有恶心、呕吐现象。脾胃虚弱者慎服。

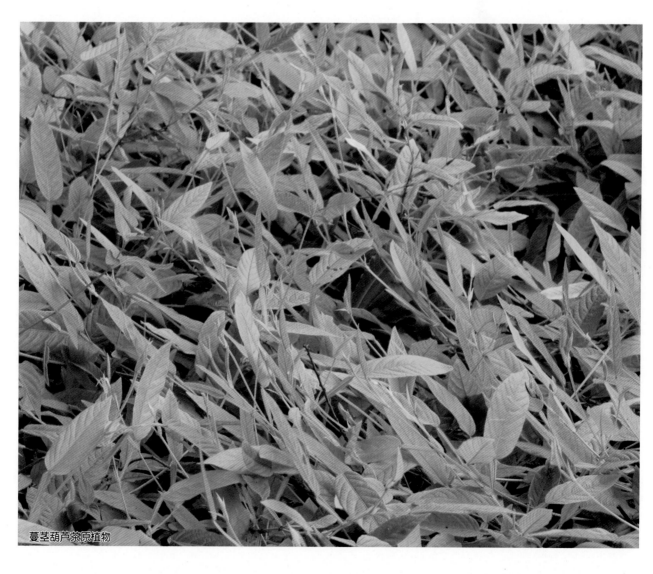

蔓茎葫芦茶原植物

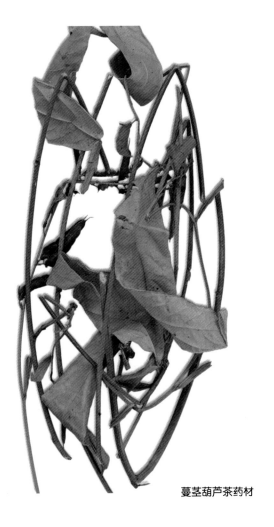

蔓茎葫芦茶药材

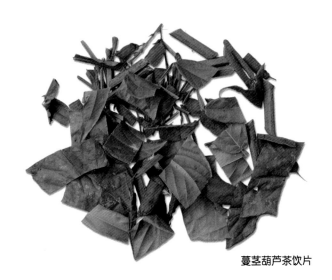

蔓茎葫芦茶饮片

【经验方】

1.痈肿　葫芦茶鲜根、茎 50～90g。水煎服；另用鲜叶加冷饭少许，捣烂敷患处。(《福建中草药》)

2.风热咳嗽，咯血　葫芦茶根 15～30g。煨水兑蜂蜜服。(《贵州草药》)

3.高热或黄疸病　葫芦茶根 50g。煨水服。(《贵州草药》)

4.肺痈　葫芦茶根 20g。水煎服。(《福建中草药》)

5.瘰疬，瓜藤痈　葫芦茶鲜根 50～90g。水煎服。(《福建中草药》)

6.骨痨　葫芦茶干根 50～90g，南蛇藤、山芝麻、粗叶榕干根各 30g。酌加豆腐，水煎服。(《福建中草药》)

Han cai

蔊菜

Rorippae Indicae Herba
[英] Indian Rorippa Herb

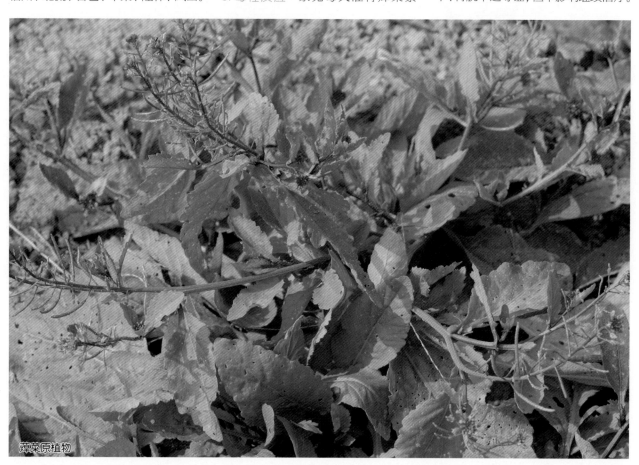

【别名】塘葛菜、葶苈、江剪刀草、香荠菜、野油菜、干油菜、卖西挤、天菜子。

【来源】为十字花科植物蔊菜 Rorippa indica（L.）Hiern 的全草。

【植物形态】直立草本。茎单一或分枝，表面具纵沟。叶互生，基生叶及茎下部叶具长柄，叶形多变化，通常大头羽状分裂，长 4～10cm，宽 1.5～2.5cm，顶端裂片大，卵状披针形，边缘具不整齐牙齿，侧裂片 1～5 对；茎上部叶片宽披针形或匙形，边缘具疏齿，具短柄或基部耳状抱茎。总状花序顶生或侧生，花小，多数，具细花梗；萼片 4，卵状长圆形；花瓣 4，黄色，匙形，基部渐狭成短爪，与萼片近等长；雄蕊 6，2 枚稍短。长角果线状圆柱形，短而粗，成熟时果瓣隆起。种子每室 2 行，多数，细小，卵圆形而扁，一端微凹，表面褐色，具细网纹。

【分布】广西主要分布于南宁、桂林、梧州、北流、百色、平果、隆林、凤山。

【采集加工】全年均可采收。洗净，切段，晒干。

【药材性状】本品常卷曲成团。须根纤细，淡黄色。茎单一或分枝，表面具纵沟。叶皱缩，展平可见叶形多变化，基生叶及茎下部叶具长柄，通常大头羽状分裂；茎上部叶片宽披针形或匙形，边缘具疏齿，具短柄或基部耳状抱茎。质脆，易碎。气微，味微苦。

【品质评价】以身干、叶多、无杂质、色黄绿者为佳。

【药理作用】

1. 止咳、祛痰　小鼠口服蔊菜 60mg/kg 对二氧化硫引咳法无止咳作用；家兔灌胃给药，酚红排泌法实验证明有祛痰作用。

2. 抑菌　5mg/ml 浓度时对肺炎球菌及流感杆菌均有抑制作用。

3. 毒性反应　家兔每天灌胃蔊菜素 6mg/kg，共 10 天，心电图及外观检查均未见异常反应 [1]。

【性味归经】味辛、苦，性微温。归肺、肝经。

【功效主治】祛痰止咳，解表散寒，活血解毒，利湿退黄。主治咳嗽痰喘，感冒发热，麻疹透发不畅，风湿痹痛，咽喉肿痛，疔疮痈肿，漆疮，闭经，跌打损伤，黄疸，水肿。

【用法用量】内服：煎汤，10～30g，鲜品加倍；或捣绞汁服。外用：适量，捣敷。

【使用注意】过量服用可出现轻微口干、胃脘不适等证，但不影响继续治疗。

蔊菜原植物

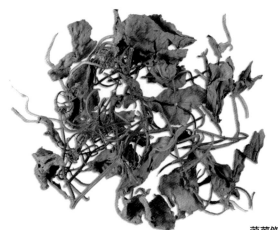

薜菜饮片

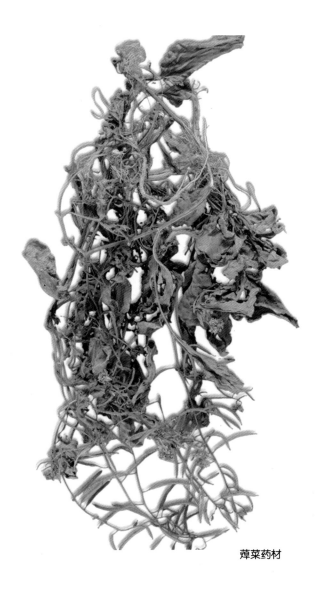

薜菜药材

【经验方】

1.鼻窦炎 鲜薜菜适量,和雄黄少许捣烂,塞鼻腔内。(《福建中草药》)

2.蛇头疗 鲜薜菜捣烂,调鸭蛋清外敷。(《福建中草药》)

3.感冒发热 薜菜15g,桑叶9g,菊花15g。水煎服。(《青岛中草药手册》)

4.非曼(黄疸) 窝油欧(薜菜),窝鼾(茵陈),窝加嘎姜确(萹蓄),窝里俄(金钱草)。水煎内服。(《苗族药物集》)

5.风湿性关节炎 卖西挤(薜菜)30g,与猪脚煲服。(《广西民族药简编》)

6.小便不利 薜菜15g,茶叶6g。水冲代茶饮。(《青岛中草药手册》)

【参考文献】

[1] 中国医学科学院,医学研究通讯,1972,(3): 19.

槟榔

Bing lang

Arecae Semen
[英] Areca Seed

【别名】榔玉、宾门、青仔、槟楠、尖槟、鸡心槟榔、槟榔子、大腹子。

【来源】为棕榈科植物槟榔 *Areca catechu* L. 的成熟种子。

【植物形态】乔木。不分枝，叶脱落后形成明显的环纹。羽状复叶，丛生于茎顶端，长 1.3 ~ 2m，光滑，叶轴三棱形；小叶片披针状线或线形，长 30 ~ 70cm，宽 2.5 ~ 6cm，基部较狭，顶端小叶愈合，有不规则分裂。花序着生于最下一叶的基部，有佛焰苞状大苞片，长倒卵形，长达 40cm，光滑，花序多分枝；花单性同株；雄花小，多数，无柄，紧贴分枝上部，通常单生，很少对生，萼片 3，厚而细小，花瓣 3，卵状长圆形，雄蕊 6，花丝短小，退化雌蕊 3，丝状；雌花较大而少，无梗，着生于花序轴或分枝基部，萼片 3，长圆状卵形。坚果卵圆形或长圆形，花萼和花瓣宿存，熟时红色。

【分布】广西主要分布于南宁、防城。

【采集加工】春末至秋初采收成熟果实。用水煮后，干燥，除去果皮，取出种子，干燥。

【药材性状】本品呈扁球形或圆锥形，高 1.5 ~ 3.5cm，底部直径 1.5 ~ 3cm。表面淡黄棕色或淡红棕色，具稍凹下的网状沟纹，底部中心有圆形凹陷的珠孔，其旁有 1 明显疤痕状种脐。质坚硬，不易破碎，断面可见棕色种皮与白色胚乳相间的大理石样花纹。气微，味涩、微苦。

【品质评价】以个大、体重、质坚、无破裂者为佳。

【化学成分】本品种子含有生物碱类、酚类、氨基酸（amino acids）和脂肪酸等多种成分。

生物碱类成分主要有槟榔碱（areconline）、槟榔次碱（arecaidine）、去甲基槟榔碱（guavacoline）、去甲基槟榔次碱（guavacine）、异去甲基槟榔次碱（*iso*-guvacine）、槟榔副碱（arecoline）和高槟榔碱（homoarecoline）[1]。

酚类化合物（包括缩合鞣质、水解类鞣质及非单宁类黄酮醇等）[2]主要有异鼠李素（*iso*-rhamnetin）、金圣草黄素（chrysoeriol）、木犀草素（luteolin）、（±）-4′,5-二羟基 -3′,5′,7-三甲氧基黄烷酮 [（±）-4′,5-dihydroxy-3′,5′,7-trimethoxyflavonone]、巴西红厚壳素（jacareubin）、芦丁（rutin）、绿原酸（chlorogenic acid）、没食子酸（gallic acid）、表儿茶素（epicatechin）[3,4]。尚有槲皮素（quercetin）、甘草素（liquiritigenin）、5,7,4′-trihydroxy-3′,5′-dimethoxyflavonone、（+）-儿茶素 [（+）-catechin]、反式

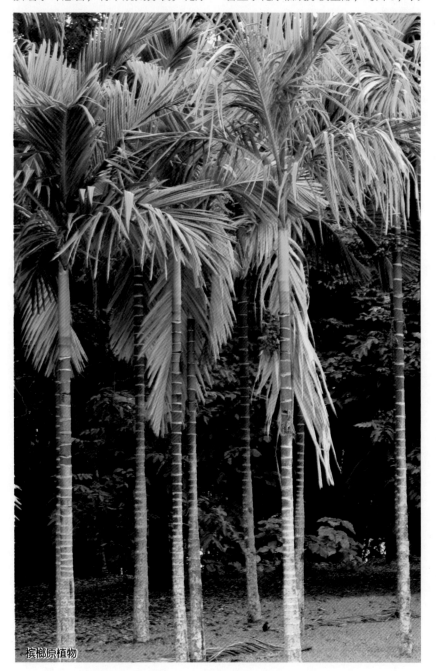

槟榔原植物

白黎芦醇（resveratrol）、阿魏酸（ferulic acid）、香草酸（vanillic acid）、原花青素（proanthocyanidins）[5,6]。还含有 4-[3′-（hydroxymethyl）oxiran-2′-yl]-2,6-dimethoxyphenol、epoxyconiferyl alcohol、iso-vanillic acid、protocatechuic acid、catalpinic acid、iso-rhamnetin、chrysoeriol、luteolin、（2S,3R）-ent-catechin 和 jacareubin[7]。

脂肪酸类成分有棕榈酸、油酸、亚油酸、硬脂酸、辛酸、癸酸等[8]。

氨基酸类成分有谷氨酸、缬氨酸、亮氨酸、组氨酸、环-（亮氨酸-酪氨酸）等[8,9]。

此外，种子尚含有大黄酚（chrysophanol）、大黄素甲醚（physcion）、乔木萜醇甲醚（arborinol methy ether）、乔木萜醇（arborinol）、β-胡萝卜苷（β-daucosterol）、对羟基苯甲酸（p-hydroxy-benzoic acid）[10]，还含有过氧麦角甾醇（5,8-epidioxiergosta-6,22-dien-3β-ol）、豆甾-4-烯-3-酮（stigmasta-4-en-3-one）、β-谷甾醇（β-sitosterol）、环阿尔廷醇（cycloartenol）、de-O-methyllasiodiplodin[5]。

【药理作用】

1. 驱虫　槟榔有抑制钩蚴发育的作用。槟榔用药 24h 后钩蚴发育停止，虫体僵直，自然曲线消失，无蛋白质折光性，内部结构不清，虫体后半部肿胀[11]。槟榔对钩口绦虫、无钩口绦虫及短小绦虫亦有较强作用。槟榔对肝吸虫也有明显的抑虫作用，其药理作用在于干扰肝吸虫的神经系统功能，属于外源性增强抑制神经递质作用，仍属于拟胆碱作用[12]。槟榔对猪蛔虫、蚯蚓与水蛭有显著的杀虫效力。槟榔碱对钉螺同样具有杀灭作用，不同浓度的槟榔碱对门静脉收缩力和心室肌钙通道电流作用都呈双相性，通过阻止钙通道电流使钉螺足平滑肌松弛，降低了钉螺上爬附壁率，使钉螺与灭螺药物接触时间延长，从而发挥灭螺增效作用[13]。

2. 对平滑肌的影响　槟榔对大鼠结肠平滑肌的收缩活动有兴奋作用，且呈正相剂量关系，引起的收缩效应可被 M 受体阻断剂阿托品和 Ca^{2+} 阻断剂维拉帕米阻断，而未能被 α-受体阻断剂酚妥拉明阻断[14]。槟榔对豚鼠离体胃平滑肌条的收缩活动有明显兴奋作用，且呈剂量正相关性，M 受体阻断剂阿托品和 Ca^{2+} 阻断剂维拉帕米可部分阻断这种效应。槟榔对豚鼠离体平滑肌肌条的收缩效应部分介导于 M 受体、L 型电压依赖性 Ca^{2+} 通道[15]。槟榔的有效组分 F57 对大鼠离体胃平滑肌条的收缩有明显兴奋作用，其引起的收缩效应可能与 Ca^{2+} 通道、M 受体有关[16]。槟榔碱有促进胃肠运动的作用，其发挥作用是通过 M 受体起作用的[17]。氢溴酸槟榔碱可兴奋豚鼠胃窦环行肌条的收缩活动，该作用经由 M_3 受体，而不是 M_2 受体的途径[18]。槟榔有显著促进功能性消化不良模型大鼠胃平滑肌促收缩的作用，主要表现在增强收缩振幅[19]。灌服 25% 和 100% 槟榔煎剂 5 ~ 30min 后可增加 Wistar 大鼠胃运动频率，尤以高浓度槟榔煎剂显著，同时可显著提高胃平滑肌收缩振幅指数[20]。

3. 对神经系统的作用　槟榔碱能增强尼古丁对离体大鼠海马脑片诱发第 2 个群峰电位的作用，这一作用不能被 M 受体拮抗剂阿托品或 N 受体拮抗剂美卡拉明拮抗，兼具中枢胆碱 M 和 N 受体拮抗作用的贝那替嗪能较好地预防这一作

用[21]。槟榔碱可剂量依赖性地抑制小鼠的自主活动，但槟榔碱对酒精诱导的小鼠低活动性无影响。槟榔碱可以拮抗酒精诱导小鼠 LORR 的药理作用，提示槟榔碱可能具有一定的醒酒作用[22]。小鼠静脉注射槟榔碱（每日 28.5mg/kg、60mg/kg）能够引起小鼠活动性的降低，同时增加了脑中乙酰胆碱的浓度[23]。槟榔碱能够通过激活胆碱能受体剂量依赖性地抑制大鼠外周儿茶酚胺的释放[24]。槟榔次碱缺少槟榔碱具有的典型拟副交感神经作用，亦能影响小鼠的行为，可以降低小鼠的自主活动和探究行为[25]。

4. 对糖尿病的影响　5mg/kg 和 20mg/kg 槟榔碱可降低 2 型糖尿病大鼠的空腹血糖水平，增加凝血酶原时间、凝血酶时间和活化部分凝血激酶时间，降低纤维蛋白原含量，槟榔碱能降低 2 型糖尿病大鼠的血糖和改善其凝血功能的异常[26]。槟榔碱干预对于胰岛 β 细胞分泌功能具有直接保护作用，其可以通过上调 PDX21 和胰岛素基因表达，改善高糖环境下的 β 细胞的增殖与分化，增加胰岛素分泌[27]。槟榔碱对立链脲佐菌素（STZ）损伤的 INS-1 胰岛细胞有一定保护和修复作用，其机制可能是通过降低丙二醛（MDA）生成、提高总抗氧化能力（T-AOC）实现的[28]。

5. 抑菌　槟榔提取物对金黄色葡萄球菌和枯草芽孢杆菌的最小抑菌浓度分别为 12.50mg/ml 和 6.25mg/ml，对蜡状芽孢杆菌和大肠杆菌的最小抑菌浓度均为 25.00mg/ml，对酿酒酵母、黑曲霉、根霉这 3 种真菌没有抑制作用[29]。采用超声波提取法、乙醇回流提取法、超临界 CO_2 萃取法获得了槟榔碱对变形杆菌、白色念珠菌、炭疽芽孢杆菌有很好的抑制作用。3 种提取方法的槟榔碱的抑菌活性大小依次为：超临界 CO_2 萃取法 > 乙醇回流提取法 > 超声波提取法[30]。

6. 毒性反应　①生殖毒性：槟榔在较低剂量时，可致昆明种雄性小鼠精子数量减少，精子畸形率增高，且以无钩、无定形与胖头增多为主，在较高剂量时可致精子活动率大大降低[31]。槟榔碱能降低正常男性体外精子运动能力，其毒性与浓度、时间成正比[32]。②肝损伤：5mg/kg 槟榔粗提物与槟榔碱均使小鼠血清谷丙转氨酶（ALT）、谷草转氨酶（AST）和碱性磷酸酶（ALP）显著升高，总胆红素（TBIL）和胆碱酯酶（ChE）的变化不明显，肝组织病理损伤程度加重，肝细胞凋亡率升高。与粗提物组比较，20mg/kg 时槟榔碱比槟榔粗提物对肝细胞凋亡的影响更显著[33]。③致癌、致突变：槟榔碱干预后的血管内皮细胞（EC）分泌功能改变促进成纤维细胞（FB）的增殖和胶原合成能力增强，EC 可能参与了口腔黏膜下纤维性变（OSF）的形成[34]。槟榔碱干预人脐静脉内皮细胞（HUVECs）可诱导细胞发生内皮／间质转分化（EndMT），这种转分化机制可能涉及到口腔黏膜下纤维性变的发生发展过程[35]。

7. 其他　80 ~ 320mg/L 的槟榔碱抑制角质形成细胞株 HaCaT 细胞的增殖，80mg/L、160mg/L 和 320mg/L 的槟榔碱分别使细胞数量下降到 89%、84% 和 61%，对细胞增殖的抑制分别为 11%、16% 和 39%；而在相对较低的槟榔碱浓度 0 ~ 40mg/L 下未见对 HaCaT 细胞的增殖有明显抑制或促进作用。高浓度槟榔碱处理后的细胞可以见到明显的形态改变。浓度为 40 ~ 80mg/L 的槟榔碱轻度上调 HaCaT

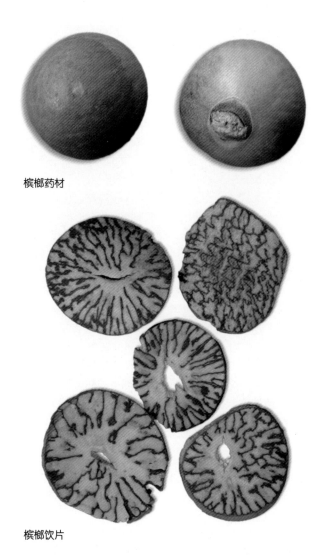

槟榔药材

槟榔饮片

细胞中 S100A7 mRNA 的表达[36]。槟榔碱可抑制对氧化型低密度脂蛋白诱导的鼠源性巨噬细胞性泡沫细胞的形成，上调泡沫细胞中 ABCA1 的表达[37]。槟榔碱抑制了高糖诱导的血管内皮依赖性舒张功能损伤，其机制可能与槟榔碱能激动 M 受体，增加一氧化氮的释放，抑制氧化应激有关[38]。槟榔碱能促进 3T3-L1 前脂肪细胞的增殖、抑制其分化，其机制可能与 PPAR γ 和 C/EBP α 的表达降低有关[39]。5mg/kg 槟榔碱可损伤正常大鼠胸主动脉的舒张功能；能改善胰岛素抵抗大鼠胸主动脉的舒张功能，其机制可能与槟榔碱通过增加胰岛素抵抗大鼠胸主动脉 CSE 的表达，促进 H2S 生成有关[40]。

【临床研究】

1.脑卒中后抑郁症 治疗组 52 例予口服槟榔胶囊（槟榔的提取物 250mg）首日剂量为 1000mg，每日 3 次；每隔 1 日加量 500mg，每日 3 次；直至 2000mg，每日 3 次，治疗 8 周。对照组 50 例口服氟西汀（除早上一次性给与氟西汀 20 ～ 40mg 外，其余时间按治疗组方法给予安慰剂）。结果：治疗组痊愈 27 例，显效 12 例，有效 6 例，无效 7 例，总有效率为 86.5%；对照组痊愈 28 例，显效 10 例，有效 6 例，无效 6 例，总有效率为 88%。两组疗效比较无显著差异（P>0.05）[41]。

2.呃逆 槟榔粉每次 3g，温开水调匀，每日 3 次口服。共治疗 160 例，服药 1 次治愈 30 例，2 次治愈 36 例，3 次治愈 24 例，4 次治愈 16 例，5 次治愈 29 例；服药 4 ～ 5 次，好转 5 例；服药 6 次，无效 20 例。总有效率为 87.5%[42]。

3.乳糜尿 用药方（槟榔、海藻各 60g）水煎服，每日 1 剂。乳糜血尿加茅根、藕节；尿道热涩疼痛，小腹胀，口干，五心烦热合导赤散；形体日渐消瘦，腰膝酸痛，精神不佳，尿时无不适感合六味地黄汤。结果：3 例一周见效，5 例两周后见效[43]。

4.胃痛 新鲜槟榔花 20g、糯米 10g 塞入猪肚内，加水适量，文火炖烂，空腹服用药汤，每天 3 次，2 天服完。用药时间：3 个疗程（2 周为 1 个疗程）。共治疗 10 例，结果：治愈 6 例，好转 3 例，无效 1 例，有效率为 90%[44]。

5.牛肉绦虫病 南瓜子 100g、槟榔 80g，加水 600ml 煎取槟榔煎液 200ml，嘱患者在治疗前 1 天进食半流质食物，禁食含纤维食物和宵夜，在治疗当天早晨空腹将南瓜子反复嚼碎服下，1h 后服槟榔煎剂，0.5h 后服 33%MgSO₄ 溶液 75 ～ 90ml。共治疗 4 例，平均用药时间为 4.75h，结果：4 例均排出虫体，有效率为 100%[45]。

6.肠道鞭毛虫病 槟榔 50g，水煎取汁 300ml，加蔗糖 20g，早晚分服，用药时间：2 个疗程（5 剂为 1 个疗程），共治疗 37 例，治愈 30 例（占 81.1%），好转 5 例（占 13.5%），无效 2 例（占 5.4%），总有效率为 94.6%[46]。

7.胆道蛔虫症 槟榔 150g，分 2 次煎服，分次为 50g、100g，每日 1 剂，用 300ml 水浸泡槟榔约 0.5h，用文火煎熬 0.5h，共治疗 10 例，结果：痊愈率达 100%[47]。

8.绦虫病 南瓜子炒至微黄，去壳留仁，研成粉状；槟榔 60g 用水 800ml 浸泡 24h，临用前煎至 300ml，弃渣冷至 35℃左右；MgSO₄ 20g 加水 50ml 制成 40% 的溶液备用。驱虫前一天嘱患者少食，且禁食高脂肪、高蛋白食物。翌晨首先将南瓜子仁粉，混合适量温水，顿服，0.5h 后，服槟榔煎剂；2h 后，服用 40%MgSO₄ 溶液 50ml。共治疗 26 例，结果：驱虫率达 100%[48]。

【性味归经】味苦、辛，性温。归胃、大肠经。

【功效主治】杀虫消积，降气，行水，截疟。主治绦虫、蛔虫、姜片虫病，虫积腹痛，积滞泻痢，里急后重，水肿脚气，疟疾。

【用法用量】内服：煎汤，3 ～ 9g；驱绦虫、姜片虫 30 ～ 60g。

【使用注意】气虚下陷者慎服。

【经验方】

1.寸白虫 槟榔二七枚。以水二升半，先煮其皮，取一升半，去滓纳末，频服暖卧，虫出。出不尽，更合服，取瘥止。宿勿食，服之。（《备急千金要方》）

2.食积满闷或痰涎呕吐者 槟榔、半夏、砂仁、萝卜子、麦芽、干姜、白术各二钱。水煎服。（《方脉正宗》）

3.心脾疼 高良姜、槟榔等份（各炒）。上为细末，米饮调下。（《是斋百一选方》）

4.五淋 赤芍药一两，槟榔一个（面裹煨）。上为末，每服一钱，水煎，空心服。（《博济方》）

【参考文献】

[1] 徐丽华，崔丽华，刘群．药材粒度及提取方法对槟榔含量测定结果的影响．药物分析杂志，1998，18(4): 263-264.

[2] Wang CK, Lee WH. Separation, characteristics and biological activities of phenolics in Areca fruit. Journal of Agricultural and Food Chemistry, 1996, 44(8): 2014-2019.

[3] 张兴，梅文莉，曾艳波，等．槟榔果实的酚类化学成分与抗菌活性的初步研究．热带亚热带植物学报，2009，17(1): 74-76.

[4] 普义鑫．槟榔多酚提取、纯化及组分分析．长沙：中南林业科技大学，2012.

[5] 杨文强，王红程，王文婧，等．槟榔化学成分研究．中药材，2012，35(3): 400-403.

[6] 陈健，孙爱东，高雪娟，等．响应面分析法优化超声波提取槟榔原花青素工艺．食品科学，2011，32(4): 82-86.

[7] Zhang X, Wu J, Han Z, et al. Antioxidant and cytotoxic phenolic compounds of Areca Nut(Areca catechu).Chem.Res. Chinese Universities, 2010, 26(1): 161-164.

[8] 曾琪．槟榔化学成分的研究．长沙：中南林业科技大学，2007.

[9] 吴娇，王辉，李小娜，等．槟榔果实中的细胞毒活性成分研究．河南大学学报(自然科学版)，2011，41(5): 511-514.

[10] 李亚军．槟榔抗抑郁化学成分的研究．广州：广州中医药大学，2011.

[11] 许正敏，李智山，温茂兴，等．槟榔对犬钩蚴体外作用的实验观察．中国病原生物学杂志，2010，5(10): 767.

[12] 查传龙．槟榔厚朴等对肝吸虫作用的体外观察．南京中医学院学报，1990，6(4): 34.

[13] 姚伟星，夏国瑾，李泱，等．槟榔碱对大鼠门静脉和钙通道电流的剂量与效应关系．中国寄生虫病防治杂志，2001，14(2): 139.

[14] 吕涛，魏睦新．槟榔促大鼠结肠平滑肌收缩的量效及机制探讨．中华中医药学刊，2010，28(1): 141.

[15] 李晨，胡兵，吕涛，等．槟榔对豚鼠胃平滑肌的作用及机制探讨．中医学报，2011，26(12): 1477.

[16] 李晨，范尧夫，吕涛，等．槟榔有效组分的提取分离及其对大鼠胃平滑肌收缩作用影响的研究．中医学报，2013，28(5): 683.

[17] 倪依东，王建华，王汝俊．槟榔及槟榔碱对胃肠作用的对比研究．中药药理与临床，2004，20(2): 11.

[18] 李海龙，李梅，蔺美琳，等．氢溴酸槟榔碱对豚鼠离体胃窦环行肌条收缩活动的影响．中国应用生理学杂志，2010，26(1): 44.

[19] 邹百仓，魏兰福，魏睦新．槟榔对功能性消化不良模型大鼠胃运动的影响．中国中西医结合消化杂志，2003，11(1): 6.

[20] 邹百仓，魏兰福，魏睦新．槟榔对实验大鼠胃平滑肌运动影响的研究．湖南中医杂志，2003，19(2): 66.

[21] 杨爱珍，刘传缵．槟榔碱增强尼古丁在大鼠海马脑片CA1锥体细胞诱发PS2的作用．中国药理学与毒理学杂志，1998，12(4): 280.

[22] 孙艳萍．槟榔碱对小鼠酒精急性中枢抑制作用的影响．中国药物依赖性杂志，2005，14(5): 333.

[23] Molinengo L, Fundaro AM, Cassone MC. Action of a chronic are coline administration on mouse motility and on acetylcholine concentrations in the CNS. J Pharm Pharmacol, 1988,(40) : 821.

[24] Lim D Y, Kim I S. Arecoline inhibits catecholamine in releasefrom perfused rat adrenal gland. Acta Pharm Sin, 2006, 27(1): 71.

[25] Chu N S. Effects of betel chewing on the central and autonomic nervous systems. J Biomed Sci, 2001, 8(3): 229.

[26] 陈艳华，蒋丽琴，王柏琦．槟榔碱对2型糖尿病大鼠凝血功能和血液流变学的影响．中国动脉硬化杂志，2011，19(4): 319.

[27] 亓竹青，姚起鑫．槟榔碱对2型糖尿病大鼠胰腺β细胞PDX-1mRNA表达的影响．国际病理科学与临床杂志，2010，30(1): 14.

[28] 李中平，任文辉，张保丽，等．槟榔碱对STZ致INS-1细胞损伤的保护和修复作用．中国老年学杂志，2011，31(23): 4583.

[29] 刘文杰，孙爱东．RSM法优化提取槟榔中槟榔碱及其抑菌活性研究．浙江农业科学，2012,(6): 847.

[30] 罗士数，张海德，刘小玲，等．槟榔中槟榔碱体外抑菌活性的研究．农产品加工·创新版，2010,(9): 47.

[31] 胡怡秀，臧雪冰，丘丰，等．槟榔对小鼠精子的影响研究．癌变畸变突变，1999，11(1): 39.

[32] 高文平，杨大坚，胡四琴，等．槟榔碱对人体外精子运动能力的影响．中国药房，2010，21(11): 967.

[33] 古桂花，曾薇，胡虹，等．槟榔粗提物及槟榔碱对小鼠肝细胞凋亡的影响．中药药理与临床，2013，29(2): 56.

[34] 李明，彭解英，庞丹琳，等．槟榔碱干预后的血管内皮细胞上清液对口腔颊黏膜成纤维细胞生物活性的影响．中国现代医学杂志，2010，20(19): 2941.

[35] 王晓，凌天牖．槟榔碱对人脐静脉内皮细胞表型改变的诱导作用．临床口腔医学杂志，2013，29(7): 392.

[36] 刘健，凌天牖，傅润英，等．槟榔碱对HaCaT细胞增殖活性及S100A7 mRNA表达的影响．口腔医学研究，2010，26(5): 664.

[37] 欧阳新平，周寿红，田绍文，等．槟榔碱对泡沫细胞胆固醇流出和ABCA1表达的影响．中国动脉硬化杂志，2012，20(4): 289.

[38] 王佑权，周寿红．槟榔碱对高糖诱导血管内皮依赖性舒张功能损伤的保护作用．中国动脉硬化杂志，2010，18(6): 461.

[39] 凌宏艳，杨丝丝，李兴，等．槟榔碱对3T3－L1前脂肪细胞增殖和分化的影响．中南医学科学杂志，2013，41: 1.

[40] 胡弼，王光，张伟，等．槟榔碱对胰岛素抵抗大鼠胸主动脉舒缩功能及其机制．宁夏医科大学学报，2011，33(增刊): 125.

[41] 肖劲松，章军建，黄朝云，等．槟榔对脑卒中后抑郁症的治疗作用．数理医药学杂志，2005，18(5): 444.

[42] 臧胜民．槟榔粉治疗呃逆160例临床观察．河北中医，2004，26(2): 87.

[43] 承伯钢．槟榔海藻治疗乳糜尿9例．江西中医药，1986(4): 35.

[44] 黄春荣．槟榔花治疗胃病10例．中国民族民间医药杂志，1996(18): 16.

[45] 谢霖崇．槟榔南瓜子佐用治疗牛肉绦虫病的临床研究．中国热带医学，2009，9(12): 2227.

[46] 郑祥光．槟榔治疗肠道鞭毛虫病37例疗效观察．中西医结合杂志，1987(8): 504.

[47] 刘建军．槟榔治疗胆道蛔虫症10例．吉林中医药，2005，25(2): 25.

[48] 林逢春，邰丽萍．南瓜子槟榔治疗26例带绦虫病．实用寄生虫病杂志，1997，5(2): 83.

Suan mo

酸模

Rumicis Acetosae Radix
[英] Acetosa Rumex Root

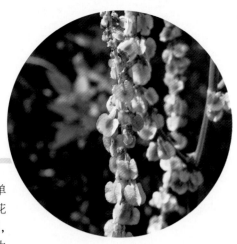

【别名】山大黄、当药、山羊蹄、酸母、酸汤菜、黄根根、酸姜、酸不溜。

【来源】为蓼科植物酸模 *Rumex acetosa* L. 的根。

【植物形态】草本。根为须根。茎直立，具深沟槽，通常不分枝。基生叶和茎下部叶箭形，长 3 ~ 12cm，宽 2 ~ 4cm，顶端急尖或圆钝，基部裂片急尖，全缘或微波状；茎上部叶较小，具短叶柄或无柄；托叶鞘膜质，易破裂。花序狭圆锥状，顶生，分枝稀疏；花单性，雌雄异株；花梗中部具关节；花被片 6，成 2 轮，雄花内花被片椭圆形，外花被片较小，雄蕊 6；雌花内花被片果时增大，近圆形，全缘，基部心形，网脉明显，基部具极小的小瘤，外花被片椭圆形，反折。瘦果椭圆形，具 3 锐棱，两端尖，黑褐色，有光泽。

【分布】广西主要分布于龙胜、灵川、苍梧、玉林、邕宁。

【采集加工】根全年可采挖。除去泥沙杂质，切段晒干。

【药材性状】根茎粗短，顶端有残留的茎基，常数条根相聚簇生；根稍肥厚，长 3.5 ~ 7cm，直径 1 ~ 6mm，表面棕紫色或棕色，有细纵皱纹。质脆，易折断，断面棕黄色，粗糙，纤维性。气微，味微苦、涩。

【品质评价】根以干燥、无泥沙、色黄绿者为佳。

【药理作用】

1. 抗肿瘤　水提取后得到的多糖部位（RAP）对于小鼠 S180 实体瘤有抑制作用，但对艾氏腹水癌无效 [1]。另外，酸模叶和根中提取的多糖 200mg/（kg·d），连续灌胃 10 天，对小鼠 S180 实体瘤生长的抑制率为 90% [2]。

2. 抗病原微生物　酸模水提取物对发癣菌类有抗真菌作用 [3]，也能抑制孢子真菌的生长和繁殖 [4]，根中含有强抗菌作用成分酸模素 [5]。

3. 其他　RAP 尚能延长戊巴比妥诱导的睡眠时间，降低苯胺羟化酶和氨基比林去甲基酶的活性，增强巨噬细胞吞噬作用 [6]，对人的补体 C3 有很强的活化作用 [1,6]。

【性味归经】味酸、微苦，性寒。归肝、大肠、膀胱经。

【功效主治】凉血止血，泻热通便，利尿，杀虫。主治吐血，便血，月经过多，热痢，目赤，便秘，小便不通，淋浊，恶疮，疥癣，湿疹。

【用法用量】内服：煎汤，9 ~ 15g；或捣汁。外用：适量，捣敷。

【使用注意】寒性出血慎用。

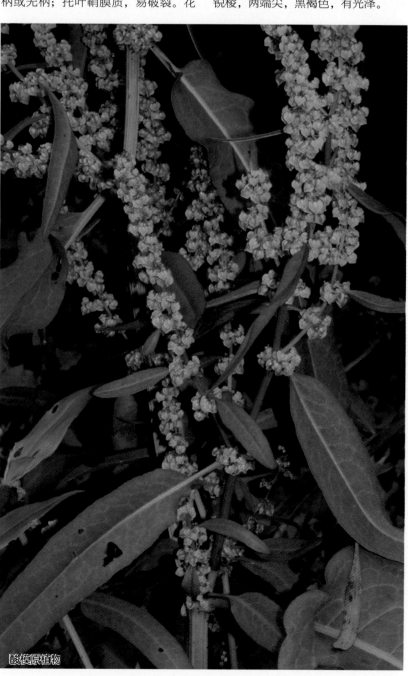

酸模原植物

【经验方】

1.小儿口疮　鲜酸模根6～9g。水煎,含漱后咽下。(《浙江民间常用草药》)

2.小便不通　酸模根9～12g。水煎服。(《湖南药物志》)

3.吐血,便血　酸模4.5g,小蓟、地榆炭各12g,炒黄芩9g。水煎服。(《山东中草药手册》)

4.目赤　酸模根3g,研末,调人乳蒸过,敷眼沿。同时取根9g,煎服。(《浙江民间草药》)

5.扭伤　鲜酸模根30～60g,洗净切碎,浸烧酒500g,待酒呈红色即可。每日1小杯,1次服或数次服。(《浙江民间常用草药》)

6.白血病出血,月经过多　酸模15g,水煎服。体虚者加人参、茯苓、白术各9g。(《福建药物志》)

7.便秘　酸模根30～60g。水煎服。(《浙江民间常用草药》)

【参考文献】

[1] 张书楣, 等 . 国外药学·植物药分册 ,1981, 2(1): 43.

[2] Ito H, et al. C A, 1981,(94): 71478p.

[3] C A,1953,(47): 7582c.

[4]《全国中草药汇编》编写组 . 全国中草药汇编 . 北京 : 人民卫生出版社, 1976: 900.

[5] 何丽一 , 等 . 药学学报 , 1976, 16(4): 289.

[6] Lio H.C A, 1986,(104): 122759r.

Suan teng zi

酸藤子

Embeliae Laetae Folium seu Radix
[英]Common Embelia Leaf or Root

【别名】海底龙、酸藤果、山盐酸鸡、酸醋藤、酸果藤、入地龙、信筒子。

【来源】为紫金牛科植物酸果藤 Embelia laeta（L.）Mez 的根或叶。

【植物形态】攀缘灌木或藤本。有时伏地；枝有皮孔。叶互生，叶片坚纸质，椭圆形或倒卵形，长 3 ~ 4cm，宽 1 ~ 1.5cm，先端圆、钝或微凹，基部楔形，全缘，背面常有薄白粉，中脉隆起，侧脉不明显。总状花序，腋生或侧生，被细柔毛，有 3 ~ 8 朵，基部具 1 ~ 2 轮苞片，小苞片钻形或长圆形，具缘毛；花 4 数，白色；萼片卵形或三角形，先端急尖，有腺点；花冠裂片椭圆形，卵形；雄蕊着生于花冠裂片基部而长于后者。果球形，平滑或有纵皱条纹和少数腺点。

【分布】广西主要分布于梧州、藤县、金秀、桂平、马山、邕宁、南宁、宁明、那坡。

【采集加工】全年均可采。洗净，鲜用或晒干。

【药材性状】根呈长圆柱形，直径 0.5 ~ 3.5cm，稍扭曲。表面棕褐色至红褐色，粗糙，具横裂纹及纵裂纹，皮部与木部常断裂成节节状。质硬，不易折断，断面皮部棕褐色，木部宽广，黄棕色，有明显的放射状纹理。叶片多卷曲，展平后呈倒卵形至椭圆形，长 3 ~ 5.5cm，宽 1 ~ 2.5cm，先端钝圆或微凹，基部楔形，全缘，侧脉不明显。叶柄短，长 5 ~ 8mm。气微，味酸。

【品质评价】根以粗大、色紫褐者为佳；叶以完整、味酸者为佳。

【化学成分】本品根含有 2,6- 二甲氧基苯醌（2,6-dimethoxybenzoquinone）、柠檬酸单甲酯（6-methyl citrate）、柠檬酸二甲酯（dimethyl citrate）、柠檬酸三甲酯（trimethyl citrate）、没食子酸（gallic acid）、β- 胡萝卜苷（β-daucosterol）、香草酸（vanillic acid）、3,5- 二甲氧基 -4- 羟基苯甲酸（3,5-dimethoxy-4-hydroxybenzoic acid）、3,5-二羟基 -4- 甲氧基苯甲酸（3,5-dihydroxy-4-methoxybenzoic acid）和 β- 谷甾醇（β-sitosterol）[1]。

本品根、枝叶含有 8,11- 十八碳二烯酸（8,11-octadecadienoic acid）、

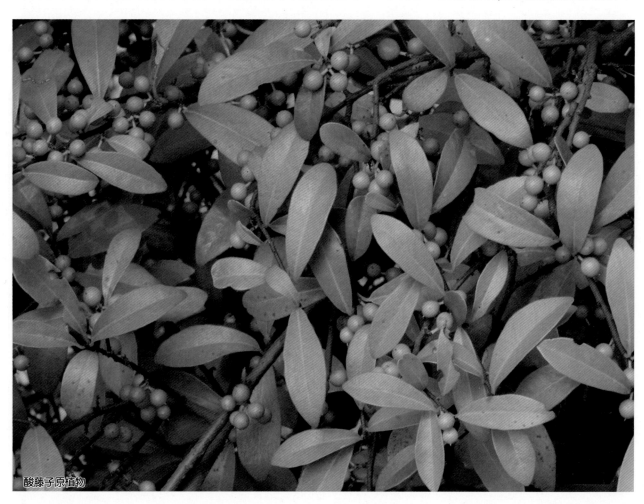
酸藤子原植物

8- 十八碳烯酸（8-octadecenoic acid）、9,12,15- 十八烷三烯酸（9,12,15-octadecatrienoic acid）、棕榈酸（hexadecanoic acid）、十四烷酸（tetradecanoic acid）、硬脂酸（stearic acid）、月桂酸（lauric acid）等多种脂肪酸[2]。

本品叶含有多种氨基酸[3]。

【性味归经】味甘、酸，性平。归肝、胃经。

【功效主治】补血，收敛止血。主治血虚证，齿龈出血。

【用法用量】内服：煎汤，9 ~ 15g。

【使用注意】瘀血内阻之出血不宜使用。

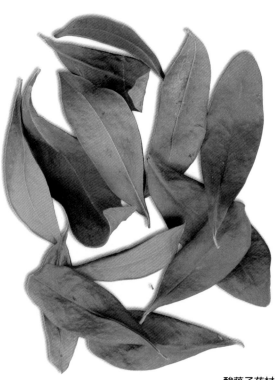

酸藤子药材

【经验方】

胃酸缺乏，齿龈出血 鲜酸藤果6 ~ 9g，水煎服。（《常用中草药手册》）

【参考文献】

[1] 唐天君，吴凤锷. 酸藤子 (Embelia laeta) 化学成分的研究. 天然产物研究与开发, 2004, 16(2): 129.

[2] 廖彭莹，李兵，蔡少芳. 酸藤子脂肪酸类成分的 GC-MS 研究. 中国药房, 2012, 23(11): 1027.

[3] 黄晓冬，黄晓冰. 酸藤子 (Embelia laeta) 叶营养成分分析与评价. 食品与发酵工业, 2006, 32(7): 108.

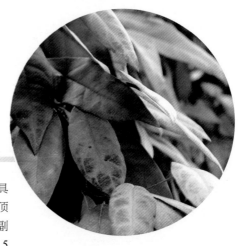

酸叶胶藤
Suan ye jiao teng

Ecdysantherae Roseae Caulis
[英] Rose Ecdysanthera Stem

【别名】斑鸠藤、厚皮藤、藤风、三酸藤、红背酸藤、酸叶藤、石酸藤。

【来源】为夹竹桃科植物酸叶胶藤 *Ecdysanthera rosea* Hook.et Arn. 的茎。

【植物形态】高攀木质大藤本。具乳汁。茎皮深褐色，无明显皮孔，枝条上部淡绿色，下部灰褐色。叶纸质，阔椭圆形，长 3 ~ 7cm，宽 1 ~ 4cm，顶端急尖，基部楔形，两面无毛，叶背被白粉。聚伞花序圆锥状；总花梗略具白粉和被短柔毛；花小，粉红色；花萼 5 深裂，外面被短柔毛，内面具有 5 枚小腺体，花萼裂片卵圆形，顶端钝；花冠近坛状，花冠筒喉部无副花冠，裂片卵圆形，向右覆盖；雄蕊 5 枚，着生于花冠筒基部；子房由 2 枚离生心皮所组成，被短柔毛。蓇葖 2 枚，叉开成近一直线，圆筒状披针形，外果皮有明显斑点。种子长圆形，顶端具白色绢质种毛。

【分布】广西主要分布于横县、宁明、龙州、隆安、平果、凌云、罗城、昭平。

【采集加工】全年均可采收。切段，晒干。

【药材性状】茎长条状，表面深褐色，稍有棱或扭曲，粗糙，有颗粒状突起，节稍膨大。质硬，不易折断。气微，味淡。

【品质评价】以身干、块大、无杂质、色黄褐者为佳。

【化学成分】本品含有黄酮类（flavonoids）、三萜类（triterpenes）等化学成分。

黄酮类成分主要有山柰酚 3-*O*-L-鼠李糖苷（kaempferol-3-*O*-L-rhamnoside）、5-α-hydroperoxycostic acid、三出蜜莱萸素（ternatin）、椴木素（ayanin）、紫花牡荆素（casticin）[1]。

三萜类成分主要有 α-香树素（α-amyrin）、羽扇豆醇（lupeol）、3β-羽扇豆醇棕榈酸酯（3β-lupeol palmitate）、齐墩果酸（oleanolic acid）[1]。尚有 3-乙酰基 -20- 羟基 -28- 醛基羽扇豆烷醇（3-acetyl-20-hydroxy-28-oic-lupeol）、cyclocaducinol、24- 亚甲基环木菠萝烷醇（24-methylenecycloartaol）、乌发醇（uvaol）、白桦脂醇（betulin）和无羁萜（friedelin）[2]。此外，本品还含有 3β,14β,20-trihydroxy-18-oic（18→20）lactonepregnen-5-ecdysantherin-20-*epi*-kibataline[3]。

【性味归经】味酸、苦，性平。归肺、肝、胃、肾经。

【功效主治】清热解毒，利湿化滞，活血消肿。主治咽喉肿痛，口疮，肠炎，慢性肾炎，食滞胀满，痈肿疮毒，风湿痹痛，跌打肿痛。

【用法用量】内服：煎汤，9 ~ 30g，或捣汁。外用：适量，捣敷，或煎汤洗。

【使用注意】孕妇慎用。

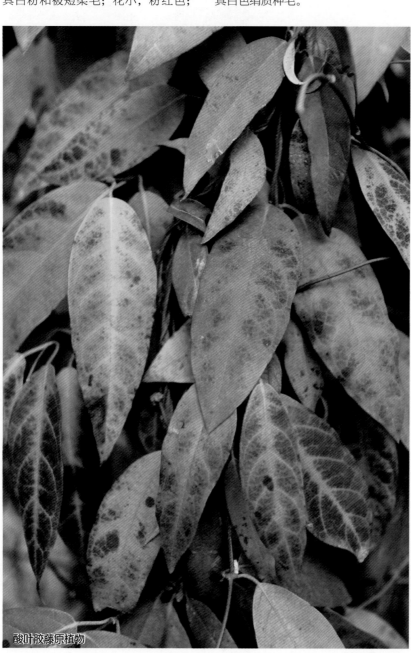

酸叶胶藤原植物

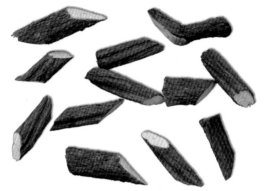

酸叶胶藤饮片

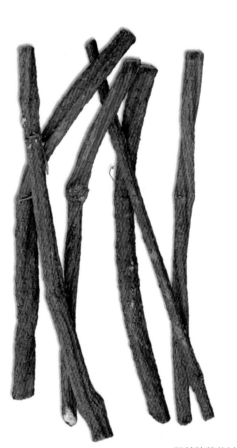

酸叶胶藤药材

【经验方】

口腔炎，喉炎，牙龈炎，疮疖溃疡　用酸叶胶藤12～24g，水煎服。（《陆川本草》）

【参考文献】

[1] 朱向东，张庆华，王飞，等.酸叶胶藤的化学成分研究.中草药，2011, 42(2): 237.

[2] 许福泉，刘海洋，滕菲，等.酸叶胶藤的三萜成分研究.天然产物研究与开发，2007, 19(3): 365.

[3]Luger P, Weber M, Dung NX, et al.The crystal structure of 3β,14β,20-trihydroxy-18 oic(18→20)lactone pregnen-5,derived from a Vietnamese folk medical plant. Cryst Res Technol, 1998, 33(2): 325.

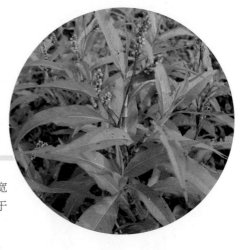

酸模叶蓼

Suan mo ye liao

Polygoni Lapathifolii Herba
[英] Lapathileaf Polygonum Herb

【别名】柳辣子、大马蓼。

【来源】为蓼科植物酸模叶蓼 *Polygonum lapathifolium* L. 的茎、叶。

【植物形态】草本。茎直立，具分枝，无毛，节部膨大。叶披针形或宽披针形，长 5 ~ 15cm，宽 1 ~ 3cm，顶端渐尖或急尖，基部楔形，上面绿色，常有一个大的黑褐色新月形斑点，两面沿中脉被短硬伏毛，全缘，边缘具粗缘毛；叶柄短，具短硬伏毛；托叶鞘筒状，膜质，淡褐色，无毛，具多数脉，顶端截形，无缘毛，稀具短缘毛。总状花序穗状，近直立，花紧密，通常由数个花穗再组成圆锥状，花序梗被腺体；苞片漏斗状，边缘具稀疏短缘毛；花被淡红色或白色，4 ~ 5 深裂，花被片椭圆形，外面两面较大，脉粗壮，顶端叉分，外弯；雄蕊通常 6。瘦果宽卵形，双凹，黑褐色，有光泽，包于宿存花被内。

【分布】广西主要分布于靖西、忻城、昭平。

【采集加工】全年均可采收。切段，晒干。

【药材性状】茎圆柱形，表面褐色，节部膨大，被膜质托叶鞘包住。叶皱缩，展平呈披针形或宽披针形，长 5 ~ 15cm，宽 1 ~ 3cm，顶端渐尖或急尖，基部楔形，表面黄绿色，稍被毛；叶柄短，具短硬伏毛。质脆，易碎。气微，味微苦。

【品质评价】以身干、无杂质、色黄褐者为佳。

【化学成分】本品含蒽醌类（anthraquinone）、鞣质（tannins）及黄酮类（flavones）、脂肪酸（fatty acids）、甾类（steroids）等化学成分[1]。

脂肪酸主要为花生酸（arachidic acid）、亚麻酸（linolenic acid）、棕榈酸（palmitic acid）、亚油酸（linoleic acid）、22,23- 二氢豆甾醇（22,23-dihydrostigmasterol）、γ - 谷甾醇（γ-sitosterol）、山嵛酸（docosanoic acid）和木蜡酸（lignoceric acid）[2]。

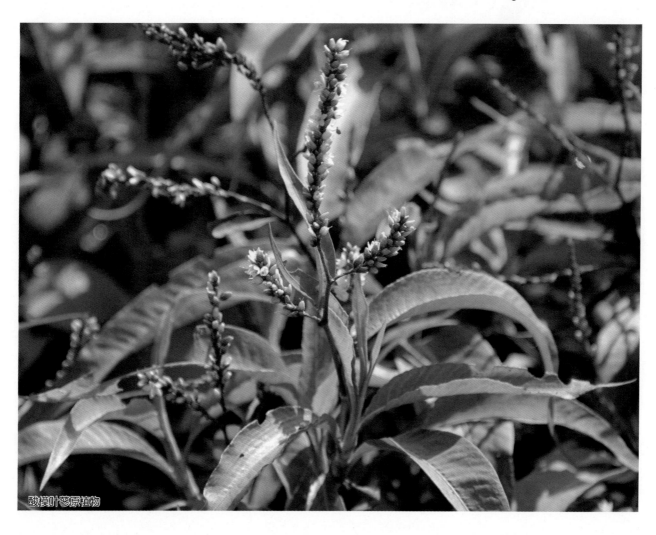

酸模叶蓼原植物

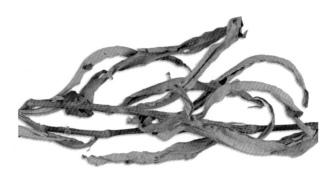

酸模叶蓼药材

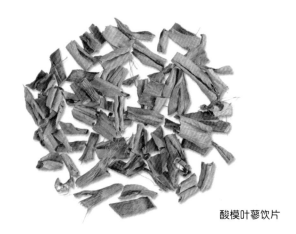

酸模叶蓼饮片

【药理作用】

1. 抗氧化 3个酸模叶蓼提取物体外总抗氧化能力的顺序为 PLEE > PLME > PLPE，其中其乙酸乙酯提取物（PLEE）和甲醇提取物（PLME）的总的抗氧化能力较强[3]。

2. 其他 酸模叶蓼的粗提物具有抗补体活性的作用[4]。

【性味归经】味辛、苦，性微温。归心、脾、肝经。

【功效主治】解毒，除湿，活血。主治疮疡肿痛，瘰疬，痢疾，湿疹，疳积，风湿痹痛，跌打损伤，月经不调。

【用法用量】内服：煎汤，3～10g。外用：适量，捣敷；或煎水洗。

【使用注意】孕妇慎服。

【参考文献】

[1] 李成义.酸模和酸模叶蓼的显微鉴定研究.中医药学刊，2001, 19(6): 643.

[2] 李昌勤，刘瑜新，康文艺.酸模叶蓼和绵毛酸模叶蓼中脂肪酸的研究.精细化工，2009, 26(3): 266.

[3] 张伟，李昌勤，康文艺，等.酸模叶蓼抗氧化活性.中国实验方剂学杂志，2011, 17(16): 230.

[4] 夏广萍，侯文彬.酸模叶蓼中具有抗补体活性的酰化黄酮醇苷.国外医学·中医中药分册，2000, 22(6): 364.

Zhi zhu bao dan

蜘蛛抱蛋

Aspidistrae Elatioris Rhizoma
[英] Common Aspidistra Rhizome

【别名】一帆青、飞天蜈蚣、九龙盘、竹叶盘、赶山鞭、入地蜈蚣、石上剑。

【来源】为百合科植物蜘蛛抱蛋 *Aspidistra elatior* Bl. 的根茎。

【植物形态】多年生常绿草本植物。根茎近圆柱形，具节和鳞片。叶单生，矩圆状披针形、披针形至近椭圆形，长22～46cm，宽8～11cm，先端渐尖，基部楔形，边缘多少皱波状，两面绿色，有时稍具黄白色斑点或条纹。苞片3～4枚，其中2枚位于花的基部，宽卵形，淡绿色，有时有紫色细点；花被钟状，外面带紫色或暗紫色，内面下部淡紫色或深紫色，上部6～8裂；花被裂片近三角形，向外扩展或外弯，先端钝，边缘和内侧的上部淡绿色，内面具条特别肥厚的肉质脊状隆起，紫红色；雄蕊6～8枚；雌蕊子房几不膨大；花柱柱头盾状膨大，圆形，紫红色。

【分布】广西主要分布于南丹、三江、贺州、昭平、北流、浦北。

【采集加工】除去杂质及外壳。用时捣碎。

【药材性状】根茎近圆柱形，直径5～10mm，外表棕色，多少弯曲，有明显节和鳞片。质硬。气微，味淡。

【品质评价】以身干、须根少、无杂质者为佳。

【化学成分】本品根茎含蜘蛛抱蛋苷（aspidistrin）[1]、蜘蛛抱蛋苷A（aspidoside A）、蜘蛛抱蛋苷元A（aspidistrogenin A）[2]、新蜘蛛抱蛋苷（eoaspidistrin）[3]。还含原蜘蛛抱蛋苷（protoaspidistrin）、甲基原蜘蛛抱蛋苷（methyl-protoaspidistrin）、螺甾烷醇（spirostanol）、$\Delta^{25(27)}$-五羟螺皂苷元（$\Delta^{25(27)}$-pentologenin）[4]。

全草含槲皮素-3-O-半乳糖苷（quercetin-3-O-galactoside）[5]。

【药理作用】

1. 抗病毒 蜘蛛抱蛋能高效抑制乙肝表面抗原（HBsAg），最低药物剂量为0.15mg/50μl[6]。

2. 抗肿瘤 蜘蛛抱蛋根茎提取得到

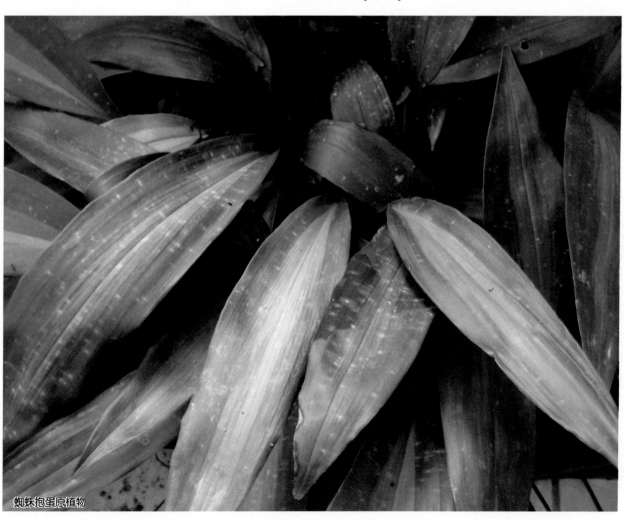

蜘蛛抱蛋原植物

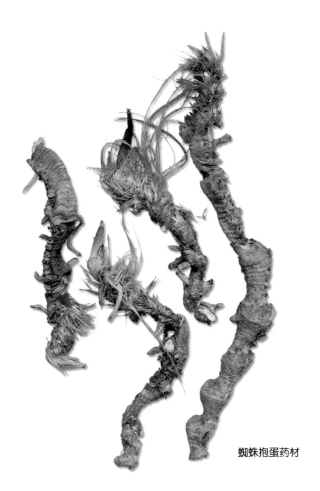

蜘蛛抱蛋药材

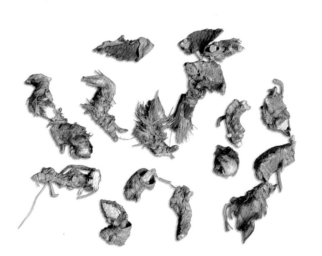

蜘蛛抱蛋饮片

的 A.elatior Blume lectin 体外对人肿瘤株 Bre-04、Lu-04 和 HepG2 增殖的抑制率分别为 66%、60% 和 56%[7]。

【性味归经】味苦、辛，性微温。归肝、肾经。

【功效主治】活血化瘀，接骨止痛，解蛇毒。主治跌打损伤，风湿痹痛，肾虚腰痛，毒蛇咬伤。

【用法用量】内服：煎汤，15～30g。外用：适量，捣敷。

【使用注意】孕妇慎服。

【经验方】

1.跌打损伤 九龙盘煎水服，可止痛，捣烂后包伤处，能接骨。（《贵州民间药物》）

2.关节痛 蜘蛛抱蛋根茎 30g，十大功劳 15g。酒水各半炖服。（《福建药物志》）

3.多年腰痛 九龙盘 45g，杜仲 30g，白浪稿泡 15g。煎水兑酒服。（《贵州民间药物》）

4.经闭腹痛 蜘蛛抱蛋根茎 9～15g。水煎服。（《湖南药物志》）

5.肺热咳嗽 鲜蜘蛛抱蛋 30g。水煎，调冰糖服。（《福建中草药》）

6砂淋 蜘蛛抱蛋、大通草、木通。煎水服。（《湖南药物志》）

7.急性肾炎 蜘蛛抱蛋根茎、连钱草各 30g。水煎服。（《福建药物志》）

【参考文献】

[1]Takano S, Hasegawa T. Identification of antimicrobial components in the root stock obtained from the cast iron plant. Tokyo Nogyo Daigaku Nogaku Shuho, 1988, 33(1): 116.

[2] 杨庆雄，杨崇仁．云南永善产蜘蛛抱蛋的甾体成分．云南植物研究，2000, 22(1): 109.

[3] 陈昌祥，周俊．蜘蛛抱蛋根茎中的甾体皂苷．云南植物研究，1994, 6(4): 397.

[4]Hirai Y, Konishi T, Sanada S, et al. Studies on the constituents of Aspidistra elatior Bl. Chem Pharm Bull, 1982, 30(10): 3476.

[5]Kanera M, Hikichi H, Endo S, et al. Identification of flavones in thirteen Liliaceae species. Agric Biol Chem, 1980, 44(6): 1405.

[6] 郑民实，李文．400 种中草药对 HBsAg 的抑制作用．中国医药学报，1991, 6(8): 30.

[7]Xu X, Wu C, Liu C, et al.Purification and characterization of a mannose-binding lectin from the rhizomes of Aspidistra elatior Blume with antiproliferative activity. Acta Biochim Biophys Sin(Shanghai), 2007, 39(7): 507.

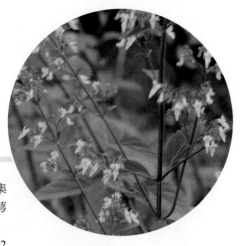

Xiong dan cao

熊胆草

Rabdosiae Lophanthoidis Herba
[英] Serrate Rabdosia Herb

【别名】溪黄草、山熊胆、风血草、黄汁草、线纹香茶菜、香茶菜。

【来源】唇形科植物线纹香茶菜 *Rabdosia lophanthoides*（Buch.-Ham.ex D.Don）Hara 的全草。

【植物形态】草本。茎直立，四方形，分枝，稍被毛。叶对生，纸质，揉之有黄色液汁；卵形至卵状椭圆形；长3～9cm，宽2～5cm，先端短尖，基部阔楔形，边缘具粗锯齿，上面被稀疏的短细毛，下面近无毛，有红褐色的腺点；具柄。花细小，淡紫色，集成聚伞花序再排成腋生圆锥花序；萼钟状，有5齿，2唇形，结果时增大，外面有红褐色腺点和疏短毛；花冠2唇形，上唇短，有裂片4，裂片宽而反折，下唇作船形，全缘，比上唇长；雄蕊4，2长2短，伸出于花冠筒外。果实由4个小坚果组成，藏于萼的基部。

【分布】广西主要分布于贺州、苍梧、藤县、蒙山、隆林。

【采集加工】夏、秋采收。晒干；鲜品随时可采。

【药材性状】茎枝方柱形，具槽，被短柔毛。叶对生，多皱缩，完整叶展开后卵形或长圆状卵形，长1.5～8.8cm，上面被具节微硬毛，下面被具节微硬毛并布满褐色腺点。圆锥花序由聚伞花序组成，苞片卵形，被短柔毛；花萼长约2mm，外具串珠状具节长柔毛，布满红褐色点；花冠白色，具紫色斑点；雄蕊及花柱伸出花冠。

【品质评价】以干燥、色黄绿、无杂质者为佳。

【化学成分】本品含有甾醇类（sterols）、三萜类（triterpenes）、挥发油（volatile oils）等化学成分。

甾醇类及三萜类成分有 β-谷甾醇（β-sitosterol）、齐墩果酸（oleanolic acid）、线纹香茶菜酸（lophanthoidic acid）、2-α-羟基-乌苏酸（2-α-hydroxy-ursolic acid）、β-谷甾醇-D-葡萄糖苷（β-sitosterol-D-glucoside）[1]、棕榈酸（palmitic acid）[2]、lophanthoside A[3]。

挥发油含有 2-异丙基-5-甲基-苯甲醚（2-*iso*-propyl-5-methyl-anisole）、2-甲基-5-（1-甲基乙烯基）-2-环己烯酮 [2-methyl-5-（1-methylethenyl）-2-cyclohexene-1-one]、香柠檬烯（bergamotene）、百里香酚（thymol）、香荆芥酚（carvacrol）、石竹烯（caryophyllene）、α-石竹烯（α-caryophyllene）、细辛脑（asarone）、顺式细辛脑（*cis*-asarone）、2,6-二甲基-6-（4-甲基-3-戊烯基）-2-降蒎 [2,6-dimethyl-6-（4-methyl-3-pentenyl）-2-norpinene]、氧化石竹烯（caryophyllene oxide）、1-甲酸基-2,2-二甲基-3-反式-(3-甲基-2-丁烯基)-6-亚甲基-环己烷 [1-formyl-2,2-dimethyl-

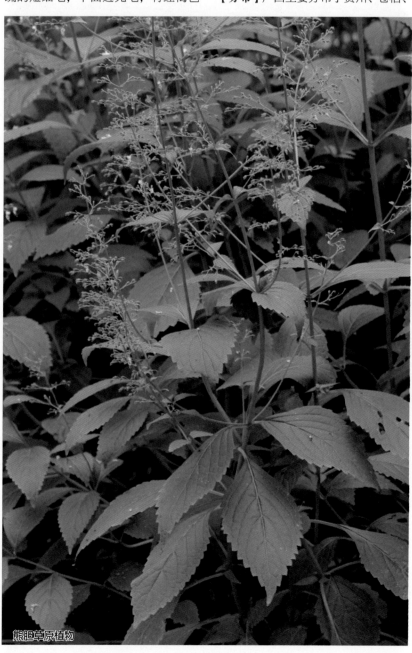

熊胆草原植物

3-*trans*-（3-methyl-but-2-enyl）-6-methylene cyclohexane]、1- 甲基 -4-（5- 甲基 -1- 亚甲基 -4-）- 己烯基 - 环己烯 [1-methyl-4-（5-methyl-1-methylene-4-hexenyl）-cyclohexene][4]、2,6- 二叔丁基对甲酚 [2,6-bis（1,1-dimethyl）-4-methylphenol]、十四碳酸（teradecanoic acid）、6,10,14- 三甲基十五酮（6,10,14-trimethyl-2-pentad ecanone）、9- 十六烯碳酸（9-hexadecenoic acid）、9,12- 十八碳二烯酸（9,12-octadecadienoic acid）、9,12,15- 十八碳三烯酸甲酯（9,12,15-octadecatrienoic acid methyl ester）[5]。

【性味归经】味苦，性寒。归肝、胆、大肠经。

【功效主治】清热解毒，利湿退黄，散瘀消肿。主治湿热黄疸，泄泻，痢疾，疮肿，跌打伤痛。

【用法用量】内服：煎汤，15 ~ 30g。外用：适量，捣敷；或研末搽。

【使用注意】脾胃虚寒者慎服。

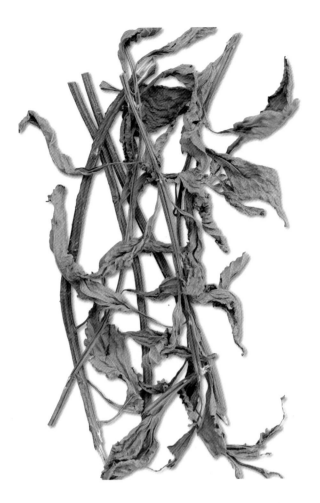

熊胆草药材

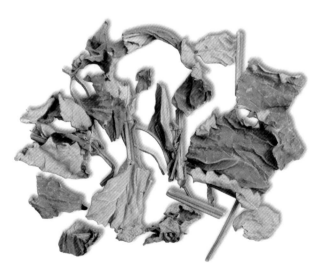

熊胆草饮片

【经验方】

1. 风火赤眼（包括急性眼结膜炎） 溪黄草 9g。水煎，去渣过滤后，以药汤洗眼。（《食物中药与便方》）

2. 跌打肿痛 线纹香茶菜全草 15 ~ 30g，猪殃殃 30 ~ 60g。煎水兑酒服，渣捣烂敷。（《湖南药物志》）

3. 急性黄疸型肝炎 溪黄草、马蹄金、鸡骨草、车前草各 30g。水煎服。（《全国中草药汇编》）

4. 急性胆囊炎 溪黄草 30g，龙胆草 9g，山栀子 12g，开水煎服。（《全国中草药汇编》）

5. 痢疾，肠炎 用线纹香茶菜鲜叶捣汁，每次 5ml，开水冲服；或用 9 ~ 15g，水煎服；或研粉装胶囊内，每服 1 ~ 2 丸。（《广西本草选编》）

6. 癃闭 鲜香茶菜 60g，鲜石韦、鲜车前草各 30g。水煎服。（江西《草药手册》）

【参考文献】

[1] 王兆全，王先荣，董金广，等.线纹香茶菜化学成分的研究.华西药学杂志，1988,(2): 38.

[2] 梁均方.线纹香茶菜化学成分的研究.广州化工，1996, 24(1): 35.

[3] Feng W, Zang X, Zheng X, et al. A new phenylethanoid glycoside from Rabdosia lophanthoides (Bueh-Ham.ex D. Don)Hara. Chin Chem Lett, 2009, 20(4): 453.

[4] 姚煜，王英锋，王欣月，等.线纹香茶菜挥发油化学成分的 GC-MS 分析.中国中药杂志，1996, 34(8): 695.

[5] 叶其馨，蒋东旭，熊艺花，等.GC-MS 测定溪黄草、狭基线纹香茶菜及线纹香茶菜挥发油的化学成分.中成药，2006, 28(10): 1482.

十五画及以上

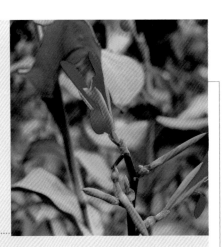

Jue

蕨

Pteridii Latiusculi Rhizoma seu Folium
[英] Eastern Bracken Fern Rhizome or Leaf

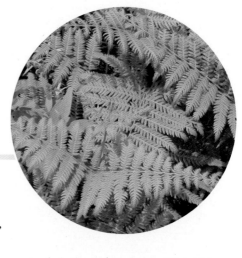

【别名】如意菜、拳头菜、龙头菜、蕨菜、蕨儿菜、猫爪子、蕨苔。

【来源】为蕨科植物蕨 *Pteridium aquilinum*（L.）Kuhn var.*latiusculum*（Desv.）Underw 的根状茎、叶。

【植物形态】陆生草本。根状茎长而横走，密被锈黄色柔毛，以后逐渐脱落。叶远生；柄褐棕色或棕禾秆色，略有光泽，光滑，上面有浅纵沟1条；叶片阔三角形或长圆三角形，长 30 ～ 60cm，宽 20 ～ 45cm，先端渐尖，基部圆楔形，三回羽状；羽片 4 ～ 6 对，二回羽状；小羽片互生，斜展，披针形，先端尾状渐尖，基部近平截，具短柄，一回羽状；裂片平展，彼此接近，长圆形，钝头或近圆头，基部不与小羽轴合生，分离，全缘；中部以上的羽片逐渐变为一回羽状，长圆披针形，基部较宽，对称，先端尾状，小羽片与下部羽片的裂片同形，部分小羽片的下部具 1 ～ 3 对浅裂片或边缘具波状圆齿；叶轴及羽轴均光滑，小羽轴上面光滑，下面被疏毛，各回羽轴上面均有深纵沟1条。

【分布】广西全区均有栽培。

【采集加工】全年均可采收。根洗净，除去须根，切段，晒干。

【药材性状】根状茎密被锈黄色柔毛。叶稍皱缩，柄长 20 ～ 80cm，基部粗，褐棕色或棕禾秆色，略有光泽，上面有浅纵沟1条；叶片阔三角形或长圆三角形，先端渐尖，三回羽状；羽片对生或近对生，近革质或革质，暗绿色，上面无毛，下面在裂片主脉上多少被棕色或灰白色的疏毛或近无毛；叶脉稠密，仅下面明显。

【品质评价】根状茎以身干、块大、无杂质、色黄褐者为佳。叶以色黄绿者为佳。

【化学成分】本品嫩苗中含胡萝卜苷（daucosterol）、山奈酚 -3-*O*-（6''-*O*-反 - 对羟基苯丙烯酰基）-β -D- 葡萄糖 苷 [kaempferol-3-*O*-（6''-*O*-trans-parahyhydroxyl)-β -D-transtiliroside)、腺嘌呤核苷（adenosine）、蕨素 -3-*O*-β -D- 葡萄糖苷（wallichoside）、牛膝甾酮（ino-kosterone）、芦丁（rutin）、蕨 素 A（pterosin A）、坡 那 甾 酮 A（ponasterone A）和槲皮素（ quercetin)[1]。还含（2*R*)- 蕨素 B[（2*R*)-pterosin B]、（2*S*,3*S*)- 蕨素 C[（2*S*,3*S*)-pterosin C]、反式乌毛蕨酸（*trans*-blechnic acid）、苏铁蕨酸（brainic acid）、异槲皮苷（*iso*-quercitrin）、异鼠李素 -3-*O*-（6''-*O*-*E*-*p*- 香豆酰基）-β -D- 葡萄糖苷 [*iso*-rhamnetin-3-*O*-（6''-*O*-*E*-*p*-coumaroyl) -β -D-glucoside]、紫云英苷（astragalin）、山奈酚 -3-*O*- 芸香糖苷（kaempferol-3-*O*-rutinoside）、椴树

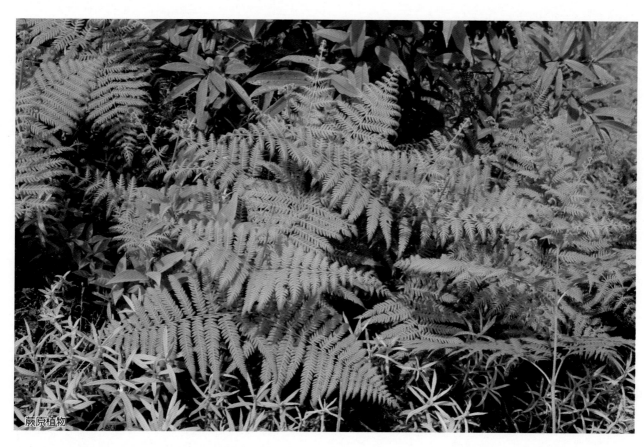

蕨原植物

苷（triliroside）、原儿茶酸（proto-catechuic acid）、莽草酸（shikimic acid）、苯甲酸（benzoic acid）、β-谷甾醇（β-sitosterol）[2]。

【药理作用】

毒性反应　牛、羊及马食用蕨可中毒，而猪食无明显毒性[1]。硫胺酶及其他成分，对全骨髓造血系统都有伤害，特别是抑制红细胞生成，抑制红细胞对 Fe^{3+} 的摄取，也能使血小板及白细胞减少，发生广泛的点状出血[3,4]。牛大量食此草时，有小肠的伤害、导致溃疡，出现血尿及膀胱肿瘤；给大鼠喂食也可致癌，特别是小肠部位。用含蕨 30% 的饮食喂 CD 大鼠 260 天，雄鼠 100% 产生多发性回肠肿瘤，60% 产生膀胱瘤；雌鼠除患肠癌和膀胱癌外，87% 产生乳腺肿瘤，多数乳腺肿瘤为腺癌或乳头状癌[5]。牛饲料中每天加入蕨 1g/kg，总量为 218 ~ 252kg，被喂食牛在 1.5 ~ 2 年内发生膀胱乳头状肿瘤[6]。蕨菜干燥粉碎后与基础饮食以 1：2 重量比混合，饲喂 ACI 大鼠 4 个月，所有存活 7 个月以上的大鼠均发生肠肿瘤，蕨菜匀浆给已接种艾氏腹水实体瘤小鼠灌服 10 天，能使瘤块增大[7]。蕨对 N-丙基-N-亚硝基乌拉坦（PNU）诱发大鼠舌和食管肿瘤有协同和促癌作用，PNU 与蕨合用时肿瘤发生率比单用 PNU 时增高，前者多数肿瘤为鳞状细胞癌，并有颈淋巴结转移[8]，蕨尚能诱发 CD 大鼠和 ACI 大鼠肝脏增生性结节[9]。

蕨根

【性味归经】味甘，性寒；有毒。归肺、肝、脾、大肠经。

【功效主治】清热利湿，平肝安神，解毒消肿。主治发热，咽喉肿痛，腹泻，痢疾，湿疹，黄疸，带下，眩晕，失眠，风湿痹痛，痔疮脱肛，烫伤，蛇虫咬伤。

【用法用量】内服：煎汤，9 ~ 15g。外用：适量，研末；或炙灰调敷。

【使用注意】本品有毒，不宜多服、久服。

【经验方】

1.蛇虫蜇伤　蕨根烧灰，麻油调敷。（《天目山药用植物志》）

2.湿疹　先将患处用水酒洗净，以蕨粉撒上或以甘油调搽。（《草医草药简便验方汇编》）

3.伤寒，神昏不语或发狂　石菖根 4.5g，蕨根 15g，水芦根 30g。水煎服。（《草药新纂》）

4.发热不退　鲜蕨根茎 30 ~ 60g。水煎服。（《天目山药用植物志》）

5.泄痢腹痛　蕨粉 90 ~ 120g。先用冷水少许调匀，加红糖，开水冲服。（《天目山药用植物志》）

6.痢疾　鲜蕨根、地锦草、车前草各 45g。水煎服。（《福建药物志》）

7.大便不通，腹胀　鲜蕨粉 30 ~ 60g。加糖冲服。（江西《草药手册》）

8.妇女白带　①蕨菜根 15g，白鸡冠花 15g。水煎服。（《青岛中草药手册》）②鲜蕨根 45g，白鸡冠花 15g，山茶花 9g。猪瘦肉适量。水炖服。（《福建药物志》）

蕨叶

【性味归经】味甘，性寒。归肺、肝、胃、大肠经。

【功效主治】清热利湿，降气化痰，止血。主治感冒发热，黄疸，痢疾，带下，噎膈，肺结核咯血，肠风便血。

【用法用量】内服：煎汤，9 ~ 15g。外用：适量，捣敷；或研末撒。

【使用注意】不宜生食、久食，脾胃虚寒及生疥疮者慎服。

【经验方】

1.高血压，头昏失眠　蕨菜 15g。水煎服。（《宁夏中草药手册》）

2.肺结核咯血　蕨 30g，加开水捣汁服。（《湖南药物志》）

3.慢性风湿性关节炎，关节热痛，小便黄　蕨菜 15g。水煎服。（《宁夏中草药手册》）

4.痔　用水生长蕨菜淡煮，吃三日，即打下恶物，仍要吃淡一月方可。（《卫生易简方》）

5.产后痢疾　取新生蕨菜，不限多少，阴干为细散。每日空心，陈米饮调下三钱匕。（《圣济总录》春蕨散）

6.脱肛　蕨全草 3 ~ 6g 煎汤。每日分 2 ~ 3 次服。（《食物中药与便方》）

【参考文献】

[1] 张帆，罗木忠，高宝纯，等．蕨菜的化学成分研究．天然产物研究与开发，2004,(2): 121.

[2] 田圣梅，李宁，汪玲玉，等．蕨的化学成分研究．中国药学杂志，2011,(16): 1238.

[3] Watt IM. Medicinal and Poisonous Pianta of Southern and Eastern Afirica. 2Ed, 1962: 108.

[4] Tunkl B, et al. Vet Glasnik, 1963,(17): 945.

[5] Hironol, Sinzinger H, Horsch AK, et al. Carringenesis, 1983,(4): 885.

[6] A. Mahir Pamukcu, Erdögan ErtÜrk, Senay Yalçiner, et al.Cancer Res, 1978,(38): 1556.

[7] 黄能慧，李诚秀，罗俊，等．蕨粉的实验研究 Ⅰ——蕨粉致癌作用的实验研究．贵阳医学院学报，1994, 9(3): 250.

[8] Hironol, Hosaka S, Kuhara K. Br J Cancer , 1982,(46): 423.

[9] Hironol, et al. cancerl Letts, 1984,(27): 151.

蕉 芋
Jiao yu

Cannae Edulis Rhizoma
[英] Edulis Canna Rhizome

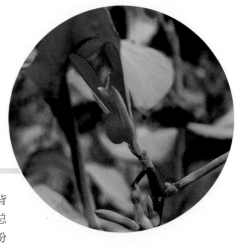

【别名】芭蕉芋、食用美人蕉、食用莲蕉、食用昙华、粉芋、葛芋、旱芋、藕芋。

【来源】为美人蕉科植物蕉芋 Canna edulis Ker Gawl. 的根茎。

【植物形态】多年生草本植物。根茎发达，多分枝，块状；茎粗壮。叶片长圆形或卵状长圆形，长 30 ~ 60cm，宽 10 ~ 20cm，叶面绿色，边绿或背面紫色；叶柄短；叶鞘边缘紫色。总状花序单生或分叉，少花，被蜡质粉霜，基部有阔鞘；花单生或 2 朵聚生，小苞片卵形，淡紫色；萼片披针形，长约 1.5cm，淡绿而染紫；花冠管杏黄色，花冠裂片杏黄而顶端染紫，披针形，直立；外轮退化雄蕊 2 ~ 3 枚，倒披针形，红色，基部杏黄，直立，其中 1 枚微凹；唇瓣披针形，卷曲，顶端 2 裂，上部红色，基部杏黄；发育雄蕊披针形，杏黄而染红；子房圆球形，绿色，密被小疣状突起；花柱狭带形，杏黄色。

【分布】广西全区均有栽培。

【采集加工】全年均可采收。洗净，除去须根，切段，晒干。

【药材性状】根茎呈皱缩不规则块状，表面灰黄棕色，环节不明显，可见少量须根。质硬。气微，味淡。

【品质评价】以身干、块大、无杂质、色黄褐者为佳。

【化学成分】本品根茎含淀粉（starch）、还原糖（reducingsugars）、蛋白质（proteins）[1,2]、色氨酸（tryptophan）[3]。

【性味归经】味甘、淡，性凉。归脾、肝经。

【功效主治】清热利湿，解毒。主治痢疾，泄泻，黄疸，痈疮肿毒。

【用法用量】内服：煎汤，10 ~ 15g。外用：适量，捣敷。

【使用注意】久泻久痢者不宜服。

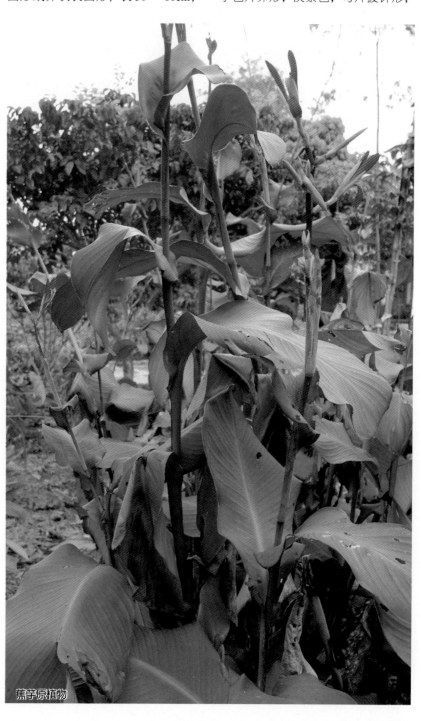

蕉芋原植物

【参考文献】

[1] Hermoza DF. Canna edulis, a cultivar of the Cuzco valley. Boletin de la Sociedad Quimica del Peru, 1973, 39(4): 195.

[2] Le DJ. Feeding value of Canna edulis roots for pigs. Journal of Agriculture of the University of Puerto Rico, 1977, 61(3): 267.

[3] Splittstoesser WE, Martin FW. Tryptophan content of tropical roots and tubers. Hort Science, 1975, 10(1): 23.

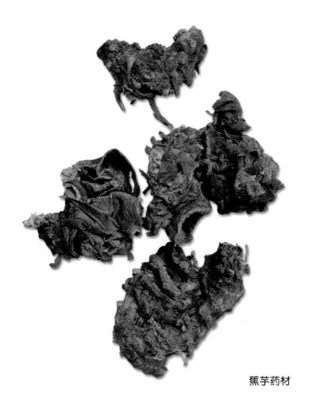

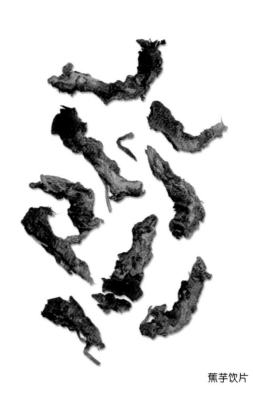

蕉芋药材　　　　　　　　　　　　　　　　　蕉芋饮片

Heng jing xi

横经席

Cannae Edulis Rhizoma
[英] Edulis Canna Rhizome

【别名】薄叶胡桐、小果海棠木、独筋猪尾、跌打将军、薄叶红厚壳。

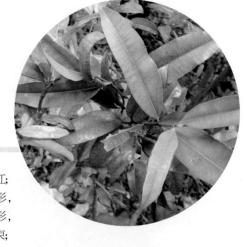

【来源】为藤黄科植物薄叶红厚壳 Calophyllum membranaceum Gardn.et Chanp. 的根、叶。

【植物形态】灌木至小乔木。幼枝四棱形，具狭翅。叶薄革质，长圆形或长圆状披针形，长6～12cm，宽1.5～3.5cm，顶端渐尖、急尖或尾状渐尖，基部楔形，边缘反卷，两面具光泽；中脉两面隆起，侧脉纤细，密集，成规则的横行排列。聚伞花序腋生，花两性，白色略带浅红；花萼裂片4枚，外方2枚较小，近圆形，内方2枚较大，倒卵形；花瓣4，倒卵形，等大；雄蕊多数，花丝基部合生成4束；子房卵球形，花柱细长，柱头钻状。果卵状长圆球形，顶端具短尖头，成熟时黄色。

【分布】广西主要分布于邕宁、横县、梧州、防城、上思、浦北、玉林、陆川、博白、德保、昭平、金秀。

【采集加工】全年均可采收。根洗净，除去须根，切段，晒干。

【药材性状】根为圆柱形，表面棕褐色或黄褐色，具纵皱缩纹，部分栓皮脱离，可见侧根或侧根痕。质硬，不易折断，切断面皮部薄，木部黄棕色，可见年轮。气微，味淡。

【品质评价】根以身干、块大、无杂质、色黄褐者为佳。叶以完整、色黄绿者为佳。

【化学成分】本品叶含木栓酮（friedelin）、β-谷甾醇（β-sitosterol）、海棠果醇（canophyllol）、异海棠果酸（iso-canophyllic acid）、穗花杉双黄酮（amentoflavone）、海棠果酸（canophyllic acid）[1]。

本品根含1-hydroxy-7-methoxyxanthone、nigrolineaxanthone W、pyranojacareubin[2]、表木栓醇（epifriedelinol）、3,4-二羟基苯甲酸（3,4-dihydroxy benzoic acid）、7-二羟基香豆素（7-dihydroxycoumarin）、紫花前胡苷（marmesinin）、紫花前胡苷元（nodakenetin）[3]。

【药理作用】

1.镇痛　横经席水提物，灌胃给药1次，具有减少小鼠扭体次数作用；能提高热板致痛小鼠痛阈值[4]。

2.抗炎　横经席水提物，连续灌胃给药3天，对小鼠有抗炎作用[4]。

3.毒性反应　横经席水提物灌胃给药，最大耐受量为640g（生药）/kg[4]。

【性味归经】味微苦，性平。归肝、肾经。

【功效主治】祛风湿，强筋骨，活血止痛。主治风湿痹证，肾虚腰痛，月经不调，痛经，跌打损伤。

【用法用量】内服：煎汤，15～30g。

【使用注意】孕妇慎用。

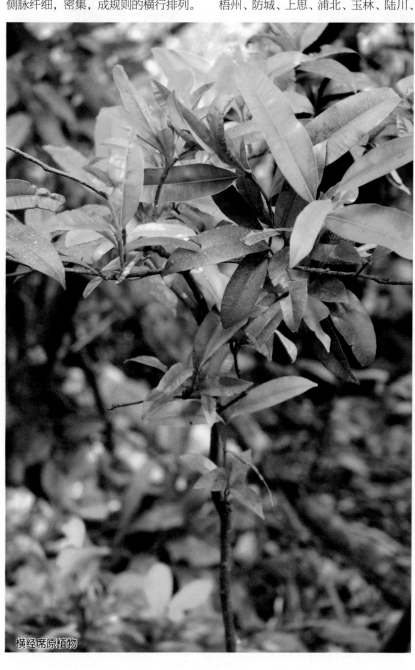

横经席原植物

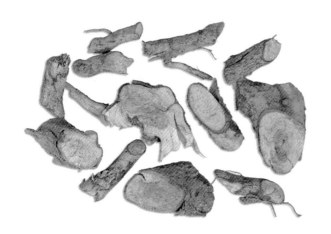

横经席饮片

【经验方】

风湿关节痛，腰腿痛　横经席根 30 ~ 60g，煲猪尾服。（《香港中草药》）

【参考文献】

[1] 陈光英，韩长日，宋小平，等．薄叶红厚壳叶化学成分研究（Ⅰ）．林产化学与工业，2003，23(2): 73.

[2] 赵军，蒋宗林，虞俊，等．薄叶红厚壳根的化学成分研究．海南师范大学学报：自然科学版，2009，22(1): 39.

[3] 陈光英，吴晓鹏，戴春燕，等．薄叶红厚壳根的化学成分研究（Ⅰ）．中山大学学报：自然科学版，2009，48(4): 52.

[4] 韦健全，罗莹，黄健，等．横经席抗炎镇痛作用及急性毒性的实验研究．时珍国医国药，2012，23(3): 639.

Hu ji sheng

槲寄生

Visci Herba

[英] Colored Mistletoe Herb

【别名】冬青、寄生子、台湾槲寄生、北寄生。

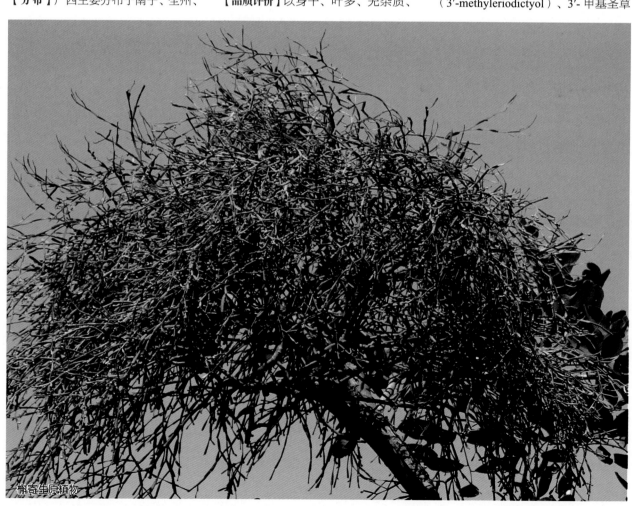

【来源】为桑寄生科植物槲寄生 *Viscum coloratum*（Kom.）Nakai 的全株。

【植物形态】灌木。茎、枝均圆柱状，二歧或三歧、稀多歧的分枝，节稍膨大。叶对生，稀 3 枚轮生，厚革质或革质，长椭圆形至椭圆状披针形，长 3 ~ 7cm，宽 0.7 ~ 1.5cm，顶端圆形或圆钝，基部渐狭；基出脉 3 ~ 5 条；叶柄短。雌雄异株；花序顶生或腋生于茎叉状分枝处；雄花序聚伞状，总苞舟形，通常具花 3 朵；雄花：花蕾时卵球形，萼片 4 枚，卵形；花药椭圆形。雌花序聚伞式穗状；苞片阔三角形；花托卵球形，萼片 4 枚，三角形；柱头乳头状。果球形，具宿存花柱，成熟时淡黄色或橙红色，果皮平滑。

【分布】广西主要分布于南宁、全州、靖西。

【采集加工】冬季至次春采割。除去粗茎，切段，干燥，或蒸后干燥。

【药材性状】茎枝呈圆柱形，2 ~ 5 叉状分枝，长约 30cm，直径 0.3 ~ 1cm；表面黄绿色、金黄色或黄棕色，有纵皱纹；节膨大，节上有分枝或枝痕。体轻，质脆，易折断，断面不平坦，皮部黄色，木部色较浅，射线放射状，髓部常偏向一边。叶对生于枝梢，易脱落，无柄；叶片呈长椭圆状披针形，长 2 ~ 7cm，宽 0.5 ~ 1.5cm；先端钝圆，基部楔形，全缘；表面黄绿色，有细皱纹，主脉 5 出，中间 3 条明显。革质。浆果球形，皱缩。无臭，味微苦，嚼之有黏性。

【品质评价】以身干、叶多、无杂质、色黄绿者为佳。

【化学成分】本品含黄酮类（flavonoids）、挥发油类（volatile oils）、三萜类（triterpenes）、有机酸类（organic acids）和苷类（glycosides）等多种化学成分。

黄酮类主要化合物含 3′- 甲基鼠李素（rhamnazin）、3′- 甲基鼠李素 -3- 葡萄糖苷（rhamnzin-3-*O*-β-D-glucoside）、异鼠李素 -3- 葡萄糖苷（*iso*-rhamnetin-3-*O*-β-D-glucoside）、异鼠李素 -7- 葡萄糖苷（*iso*-rhamnetin-7-*O*-β-D-glucoside）、3′- 甲基圣草素（3′-methyleriodictyol）、3′- 甲基圣草

槲寄生原植物

素 -7-*O*-β-D- 葡萄糖苷（3'-methyleriodictyol-7-*O*-β-D-glucoside）、槲寄生新苷Ⅰ（viscumneoside Ⅰ）、槲寄生新苷Ⅱ（viscumneoside Ⅱ）、槲寄生新苷Ⅲ（viscumneoside Ⅲ）、槲寄生新苷Ⅳ（viscumneoside Ⅳ）、槲寄生新苷Ⅴ（viscumneoside Ⅴ）、槲寄生新苷Ⅵ（viscumneoside Ⅵ）、槲寄生新苷Ⅶ（viscumneoside Ⅶ）[1]。又含圣高草素 -7-*O*-β-D- 葡萄糖苷（homoeriodictyol-7-*O*-β-D-glucoside）[2]。

三萜类和甾醇类化合物主要有 β- 香树脂醇（β-amyranol）、β- 乙酰基香树脂醇（β-acetylamyranol）、β- 香树脂二醇（β-amyrandiol）、羽扇豆醇（lupeol）、齐墩果酸（oleanolic acid）、白桦脂酸（betulic acid）、棕榈酸 -β- 香树脂醇酯（β-amyrin palmitate）、β- 谷甾醇（β-sitosterol）、胡萝卜苷（daucosterol）[1]。又含乙酸 -β- 香树脂醇酯（β-amyrin acetate）[1,2]。

苷类有丁香苷（syringin）[1,2]、丁香苷元 -*O*-β-D- 呋喃芹菜糖基（1 → 2）-β-D- 吡喃葡萄糖 [syringenin-*O*-β-D-apiofuranosyl（1 → 2）-β-D-glucopyranoside]、鹅掌楸苷（liriodendrin）、2,3- 丁二醇 -3-*O*- 单葡萄糖苷（butan-2,3-diol-3-*O*-monoglucoside）[1]。

有机酸有棕榈酸（palmitic acid）、琥珀酸（succinic acid）、阿魏酸（ferulic acid）、咖啡酸（caffeic acid）、原儿茶酸（protocatechuic acid）等[1]。

挥发油主要有柠檬烯（limonene）、萜品烯 -4- 醇（terpinene-4-ol）、芳姜黄酮（artumerone）、苯甲醛（benzaldehyde）、1- 甲乙醚十六烷酸（1-methylethyl ester-hexadecanoic acid）、壬醛（nonanal）、芳樟醇（linalool）、对伞花烃（*p*-cymene）、癸烯醛（decenal）、β- 紫罗酮（β-ionone）、香叶基丙酮（geranylacetone）、β- 芳姜黄酮（β-tumerone）、庚醛（heptanal）、*E*-2- 庚烯醛（*E*-2-heptenal）、1- 辛烯 -3- 醇（1-octen-3-ol）、2,3- 辛二酮（2,3-octenedione）、6- 甲基 -5- 庚烯 -2- 酮（6-methyl-5-hepten-2-one）、2- 戊基呋喃（2-pentyl-furan）、辛醛（octanal）、（*E,E*）-2,4- 庚二烯醛 [（*E,E*）-2,4-heptadienal]、L- 龙脑（L-borneol）、1- 薄荷醇（1-menthol）、2,4- 癸二烯醛（2,4-decadienal）、芳姜黄烯（arcurcumene）、α- 姜烯（α-zingiberene）、β- 倍半水芹烯（β-sesquiphellandrene）等[3]。

此外，本品还含尼克酰胺（nicotinamide）和乙酰胺（acetamide）[4]。

【药理作用】

1. 抗肿瘤　槲寄生中的槲寄生凝集素可以抑制骨髓瘤细胞 RPMI-8226 增殖[5]。槲寄生凝集素注射液影响细胞周期的作用环节是阻滞细胞周期中 S 期的细胞进入 G2/M 期，导致 G1 期细胞百分比下降，从而抑制肿瘤细胞增殖[6]。槲寄生凝集素通过诱导产生活性氧和下调线粒体膜电位使肝癌 Hep3B 细胞凋亡[7]。槲寄生凝集素能诱导人静脉内皮细胞和永生性人静脉内皮细胞凋亡，还能降低小鼠非何杰金淋巴瘤内毛细血管的数量，从而影响肿瘤生长。槲寄生毒肽 B2 可抑制大鼠成骨样肉瘤细胞，其半数抑制率（IC_{50}）为 1.6mg/L[8]，还可增强自然杀伤细胞（NK 细胞）介导的抗肿瘤作用[9]。槲寄生碱能抑制小鼠实体瘤生长及瘤性腹

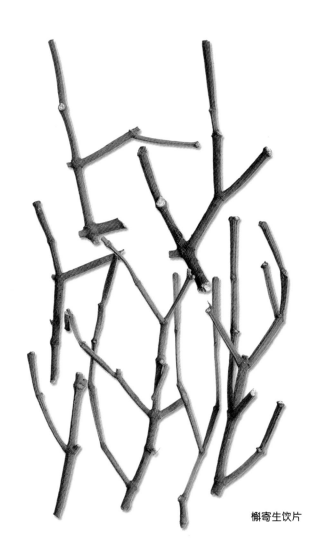

槲寄生饮片

水小鼠肿瘤生长及延长小鼠寿命，且有明显量效关系[10]。60 ～ 90mg/kg 槲寄生碱对食管癌、乳腺癌细胞的抑制率分别为 39.8% ～ 67.1% 和 47.7% ～ 70.2%[11]。

2. 抗心律失常　槲寄生黄酮苷可抑制大鼠心室肌细胞内向整流钾电流、瞬时外向钾电流，这可能是其抗心律失常的作用机制之一[12]。

3. 对心脏的作用　槲寄生总黄酮苷可增强小鼠耐缺氧能力，对垂体后叶素引起的大鼠急性心肌缺血损伤具有保护作用[13]。槲寄生对冠脉流量有促进趋势，使冠脉阻力下降，可一定程度地提高心肌氧利用率和降低心肌耗氧量[14]。槲寄生黄酮苷可提高血清中超氧化物歧化酶（SOD）含量，增强自由基清除系统的功能，起到保护缺血心肌细胞的作用[9]。

4. 抗病毒　槲寄生的水提物有较好的抗乙型肝炎病毒（HBV）作用[15]。

【临床研究】

顽固性室性早搏　医者以一次性空针抽取槲寄生注射液 1.5ml（2g/ml），取一侧内关穴，常规消毒，直刺 1 寸，经施术直至"得气"为标准，抽动针栓见有回血，缓缓推注，注完留针 1min。隔日 1 次，5 次为 1 个疗程。所有患者穴位注射前均记录心电图，停治后再复查 1 次。结果：治疗 15 例，治愈 8 例，占 53.3%，显效 6 例，占 40.0%，有效 1 例，占 6.7%，总有效率为 100%。其中经 1 次治疗，室性早搏

立刻消失；达到治愈标准的3例；达到显效标准的3例[16]。

【性味归经】味苦，性平。归肝、肾经。

【功效主治】补肝肾，强筋骨，祛风湿，安胎。主治腰膝酸软无力，风湿痹痛，胎动不安，胎漏下血。

【用法用量】内服：煎汤，10～15g；或入丸、散；浸酒或捣汁。外用：适量，捣敷。

【使用注意】阴虚火旺者慎用。

【经验方】

慢性气管炎　将陈皮1.5g、槲寄生3g，放入茶杯或碗中，用开水200ml冲泡，加盖放10min后服用。第1次服一半，第2次服时加等量开水再服一半，依此日服3次，每剂连冲3天，饭前饭后服均可[17]。（《新医学》1973）

【参考文献】

[1]Jolad SD, Hoffmann, JJ, Cole, JR, et al. Cytotoxic agent from Penstemon deustus(Scrophulariaceae): isolation and stereochemistry of liriodendrin, a symmetrically substituted furofuranoid lignan diglucoside. Journal of Organic Chemistry, 1980, 45(7): 1327.

[2] 孙艳秋，刘珂，张振学．槲寄生化学成分研究．中药材，2000, 23(1): 49.

[3] 高玉琼，刘建华，赵德刚，等．槲寄生挥发性成分研究．生物技术，2005, 15(6): 61.

[4]陈柏年，李建宽，杨官娥，等．槲寄生中的化学成分及其抗肿瘤活性(I)（英文）．天然产物研究与开发，2009, 21(3): 441.

[5]Kovacs E, Link S, Toffol-Schmidt U. Cytostatic and cytocidal effects of mistletoe(Viscum album L.) quercus extract Iscador. Arzneimittelforschung, 2006, 56(6A): 467.

[6] 傅炜昕，梁再赋，李铁英，等．槲寄生凝集素对肿瘤细胞细胞周期的影响．沈阳药科大学学报，2005, 22(1): 59.

[7]Lavastre V, Chiasson S, Cavalli H, et al. Viscum album agglutinin-I(VAA-I) induces apoptosis and degradation of cytoskeletal proteins in human leukemia PLB-985 and X-CGD cells via caspases: lamin B1 is a novel target of VAA-1. Leuk Res, 2005, 29(12): 1443.

[8] 孔景临，杜秀宝，范崇旭，等．一种槲寄生多肽的一级结构分析和抗肿瘤活性．药学学报，2004, 39(10): 813.

[9]Tabiasco J, Pont F, Fournié JJ, et al. Mistletoe viscotoxins increase natural killer cell-mediated cytotoxicity. Eur J Biochem, 2002, 269(10): 2591.

[10]陈世伟，李俊峰，胡家会，等．槲寄生碱的提取纯化及抗肿瘤研究．山东中医药大学学报，2001, 25(5): 373.

[11]彭海燕，章永红，韩英，等．槲寄生碱抗肿瘤作用的研究．中国中药杂志，2005, 30(5): 381.

[12]王志勇，初文峰，王玲，等．槲寄生黄酮苷对大鼠心室肌细胞钾离子通道的作用．哈尔滨医科大学学报，2005, 39(3): 244.

[13]朴贤美，初文峰，乔国芬，等．槲寄生总黄酮苷对缺氧、心肌缺血及心律失常的预防作用的研究．哈尔滨医科大学学报，2006, 40(1): 20.

[14]管增伟，刘雪辉，刘海新，等．槲寄生抗血小板激活因子活性成分的研究．中国药学，2000, 9(2): 73.

[15]于超，郭辉．中草药提取物体外抑制HBV的筛选实验．中药药理与临床，2001, 17(1): 23.

[16]杨吉第．槲寄生针穴位注射治疗顽固性室性早搏15例．中国乡村医生，1998, 14(3): 35.

[17]解放军238医院．新医学，1973,(10): 498.

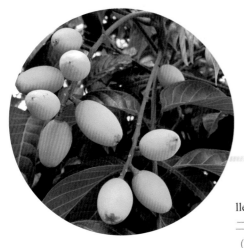

Gan　　lan

橄 榄

Canarii Fructus
[英] Chinese White Olive

【别名】黄榄、青果、山榄、白榄、红榄、青子、谏果、忠果。

【来源】为橄榄科植物橄榄 *Canarium album*（Lour.）Raeusch. 的果实。

【植物形态】乔木。小枝幼部被黄棕色绒毛。有托叶，仅芽时存在，着生于近叶柄基部的枝干上。小叶纸质至革质，披针形或椭圆形，长 6 ～ 14cm，宽 2 ～ 5.5cm；先端渐尖至骤狭渐尖；基部楔形至圆形，偏斜，全缘。花序腋生；雄花序为聚伞圆锥花序，多花；雌花序为总状；雄花长 5.5 ～ 8mm，雌花长约 7mm；花萼在雄花上具 3 浅齿，在雌花上近截平；雄蕊 6；在雌花中环状，略具 3 波状齿；雌蕊在雄花中细小或缺。果萼扁平，萼齿外弯。果卵圆形至纺锤形，成熟时黄绿色；果核渐尖，在钝的肋角和核盖之间有浅沟槽。种子 1 ～ 2，不育室稍退化。

【分布】广西主要分布于邕宁、横县、临桂、梧州、苍梧、东兴、钦州、浦北、北流、田东、东兰、巴马、金秀。

【采集加工】秋季果实成熟时采收。晒干。

【药材性状】果实呈梭状，两端钝圆，或渐尖，长可达 3 ～ 4cm，粗 1.5 ～ 2cm。外表棕褐色或紫棕色，皱缩，有多数凹凸不平的皱纹。果肉较薄，棕褐色或灰色，质坚韧，可与果核分离。果核呈梭形，棕黄色，具 6 条棱线。质坚硬不易碎。味甜。

【品质评价】以个大肉厚、色灰绿、无乌黑斑者为佳。

【化学成分】本品果实含有机酸(organic acids)、挥发油（volatile oils）、三萜（triterpenes）、黄酮（flavonoids）、酚类（phenols）等化学成分。

有机酸类成分有苹果酸（malic acid）、柠檬酸（citric acid）、酒石酸（tartaric acid）、奎宁酸（quinic acid）、草酸（oxalic acid）、富马酸（fumaric acid）、乙酸（acetic acid）[1]。

挥发油类成分有石竹烯（caryophyllene）、（±）-2- 亚甲基 -6,6- 二甲基 - 二环 [3.1.1]- 庚烷、*p*- 薄荷 -1- 烯 -8- 醇（*p*-menth-1-en-8-ol）[2]。

三萜类成分有 α - 香树脂醇（α - amyrin）、α - 香树脂醇乙酸酯（α - amyrin acetate）、β - 香树脂醇（β - amyrin）、齐墩果酸（oleanlic acid）、β - 香树脂酮（β -amyrenone）[3]。

黄酮类成分有柚皮苷（naringin）[4]、金丝桃苷（hyperin）[5]、穗花杉双黄酮（amentoflavone）、β - 谷甾醇（β - sitosterol）、槲皮素（quercetin）[6]。

酚类成分有没食子酸（gallic acid）、短叶苏木酚（brevifolin）、并没食子酸（ellagic acid）[5]、没食子酸乙酯（ethyl gallate）、4,5- 去氢诃子裂酸三乙酯（4,5-didehydro-chebulic acid triethyl ester）[6]、3,4- 二羟基苯甲酸乙酯（ethyl-3,4-dihydroxybenzoate）、焦性没食子酸（pyrogallic acid）、邻羟基苯甲酸（salicylic acid）、鞣花酸

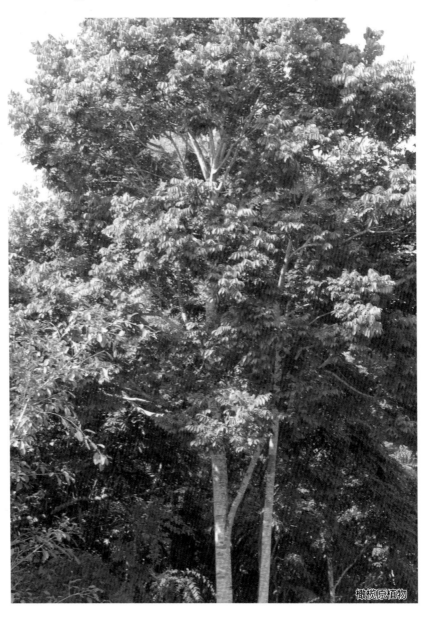

橄榄原植物

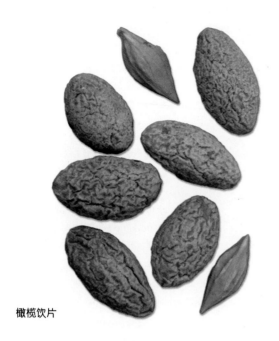

橄榄饮片

（ellagic acid）[7]。

果实中的其他类成分有肌醇（myo-inositol）[6]、滨蒿内酯（scoparone）、东莨菪素（scopoletin）、（E）-3,3′-二羟基-4,4′-二甲氧基芪[（E）-3,3′-dihydroxy-4,4′-dimethoxystilbene][8]、（E）-3,3′-二羟基-4,4′-二甲氧基二苯乙烯[（E）-3,3′-dihydroxy-4,4′-dimethoxydiphenyl ethylene][9]、香树脂醇（amyrin）[10]。

本品根含挥发油，主要成分有 n- 十六烷酸（n-hexadecanoic acid）、6- 十八碳烯酸（6-octadecenoic acid）、十二烷酸（n-dedecanoic acid）和 3,7,11- 三甲基 -（E）-l,6,10-癸三烯 -3- 醇 [3,7,11-trimethyl-（E）-l,6,10-decatrien-3-ol][11]。

本品种子含脂肪酸，主要成分有己酸（hexanoic acid）、辛酸（octanoic acid）、癸酸（decanoic acid）、月桂酸（lauric acid）、肉豆蔻酸（myristic acid）、硬脂酸（stearic acid）、棕榈酸（palmitic acid）、油酸（oleic acid）、亚麻酸（linolenic acid）[12]、十五烷酸（pentadecanoic acid）、十七烷酸（heptadecanoic acid）、花生酸（arachidic acid）、二十二烷酸（docosanoic acid）、棕榈油酸（9-hexadecenoic acid）、11- 二十碳烯酸（11-eicosenoic acid）、9,12- 十六碳二烯酸、亚油酸（linoleic acid）[13]。

本品茎叶中含短叶老鹳草素（brevifolin）[5]、α - 香树脂醇（α -amyrin）、β - 香树脂醇（β -amyrin）、3- 表 -α - 香树脂醇（3-epi-α -amyrin）、3- 表 -β - 香树脂醇（3-epi-β -amyrin）、乌苏 -12- 烯 -3 α ,16 β - 二醇（urs-12-en-3 α ,16 β -diol）、乌苏 -12- 烯 -3 β ,16 β - 二醇（urs-12-en-3 β ,16 β -diol）、齐墩果 -12- 烯 -3 α ,16 β - 二醇（olean-12-en-3 α ,16 β -diol）[14]。还含有反式 -3- 己烯 -1- 醇（trans-3-hexen-1-ol）、异香橙烯、β - 石竹烯（β -caryophyllene）、己醛（hexanal）、异己醇（iso-hexylalcohol）、2- 乙氧基丙烷（2-ethoxypropane）、顺式 -2-戊烯 -1- 醇、顺式 -3- 己烯乙酸酯（cis-3-hexenyl acetate）、水杨酸甲酯（methyl salicylate）、β - 荜澄茄烯（β -cubebene）、甘香烯（elixene）[15]。

【药理作用】

1. 降血糖　无毛小鼠给予链佐星诱发 1 型糖尿病，糖尿病发病 1 周后经口给予橄榄多酚 OPDEX（50mg、100mg），共给药 2 周，有抑制实验小鼠血糖升高的作用 [16]。

2. 抗氧化　用 1,1- 二苯基 -2- 三硝基苯肼自由基（DPPH•）和铁离子还原 / 抗氧化能力测定（FRAP）两种方法，橄榄果实中的单宁也具有较高的自由基清除能力及较强的抗氧化能力 [17]。

【临床研究】

浆液性中心性脉络膜病变　临床随机抽样 32 例患者常规用西药（维生素、激素、血管扩张剂及口服能量合剂，部分病例静滴能量合剂）治疗。另 46 例患者采用中医辨证分为 3 型，应用以橄榄根为主中药方剂及西药进行中西医结合治疗。①脾虚痰湿型：橄榄根 60g，党参、白术、茯苓各 10g，山药、薏苡仁各 15g，陈皮 6g，甘草 5g。②脾气郁结型：橄榄根 60g，柴胡、当归、白芍、白术、茯苓各 10g，甘草 5g，薄荷 4g。③肾阳不足型：橄榄根 60g，熟地、枸杞子、山萸肉、山药、菟丝子各 15g，决明子、茯苓、丹皮、菊花各 10g。结果：单用西药治疗组 32 例，治愈 20 例（62.5%），好转 8 例（25.0%），无效 4 例（12.5%），总有效率为 87.5%，平均治疗 93 天。中西医结合治疗组：46 例中，治愈 33 例（71.7%），好转 11 例（23.95%），无效 2 例（4.35%），总有效率为 95.65%，平均治疗 33 天 [18]。

【性味归经】味甘、酸、涩，性平。归肺、胃经。

【功效主治】清肺利咽，生津止渴，解毒。主治咳嗽痰血，咽喉肿痛，暑热烦渴，醉酒，鱼蟹中毒。

【用法用量】内服：煎汤，6 ~ 12g，或熬膏；或入丸剂。外用：适量，研末撒或油调敷。

【使用注意】脾胃虚寒者慎服。

【经验方】

1. 时行风火喉痛，喉间红肿　橄榄，生芦菔。水煎服。（《王氏医案》青龙白虎汤）

2. 咽喉肿痛，声嘶音哑，口舌干燥，吞咽不利　青果（去核）、桔梗、生寒水石、薄荷各 1240g，青黛、硼砂各 240g，甘草 620g，冰片 36g，共研末，为蜜丸。每服 3g，口服 2 次。（《四川中药志》1982 年）

3. 孕妇胎动心烦，口渴咽干　青果适量。置猪肚内，炖熟，食肉喝汤。（《四川中药志》1982 年）

4. 酒伤昏闷　用橄榄肉十个，煎汤饮。（《本草汇言》）

【参考文献】

[1] 何志勇 . 橄榄果肉营养成分的分析 . 食品工业科技 , 2008,(12): 224.

[2] 谭穗懿，杨旭锐，杨洁，等 . 青果挥发油化学成分的 GC-MS 分析 . 中药材 , 2008, 31(6): 842.

[3] 项昭保，陈海生，陈薇，等 . 橄榄中三萜类化学成分研究 . 中成药 , 2009, 31(12): 1904.

[4] 张超洪，赖志勇，谢路斯，等 .RP-HPLC 法测定青果果肉中的黄酮类物质 . 仲恺农业工程学院学报 , 2009, 22(3): 11.

[5]Ito M, Shimura H, Watanabe N, et al. Hepatoprotective compounds from Canarium album and Euphorbia nematocypha. Chem Pharm Bull, 1990, 38(8): 2201.

[6] 陈荣，梁敬钰，卢海英，等. 青橄榄叶的化学成分研究. 林产化学与工业，2007, 27(2): 45.

[7] 项昭保，徐一新，陈海生，等. 橄榄中酚类化学成分研究. 中成药，2009, 31(6): 917.

[8] 韦宏，彭维，毛杨梅，等. 青果的化学成分研究. 中国中药杂志，1999, 24(7): 421.

[9] 张志泉. 青橄榄的化学与药理研究进展. 海峡药学，2008, 20(1): 5.

[10] 第二军医大学药学系教研室. 中国药用植物图鉴. 上海：上海教育出版社，1960: 543.

[11] 孙丽丽，郭丽冰，廖华卫. 气相色谱-质谱法分析橄榄根挥发油成分. 国际医药卫生导报，2008, 14(6): 63.

[12]Kameoka H, Miyazawa M. Fatty acid composition of the seed oil of Canarium album Raeusch. Yukagaku zasshi, 1976, 25(9): 561.

[13] 何志勇. 橄榄果实中脂肪酸组成的 GC-MS 分析. 安徽农业科学，2008, 36(27): 11804.

[14]Tamai M, Watanabe N, Someya M, et al. New hepatoprotective triterpenes from Canarium album. Planta Med, 1989, 55(1): 44.

[15] 谢惜媚，陆慧宁. 新鲜橄榄叶挥发油成分的气相色谱-质谱联用分析. 分析测试通报，1992, 11(5): 9.

[16] 菅原智子. 橄榄果实中水溶性多酚抑制血糖升高的作用. 国外医学·中药分册，2005, 27(5): 312.

[17] 张亮亮，林鹏，林益明. 橄榄果实单宁的抗氧化能力研究. 食品工业科技，2008, 29(4): 57.

[18] 冯相义，谭代忠. 橄榄根汤治疗中浆疗效观察. 中西医结合眼科，1994,(2): 114.

蝶豆

Die   dou

Clitoriae Ternateae Semen
[英] Butterfly Clitoria Seed

【别名】蓝蝴蝶、蓝花豆、蝴蝶花豆。

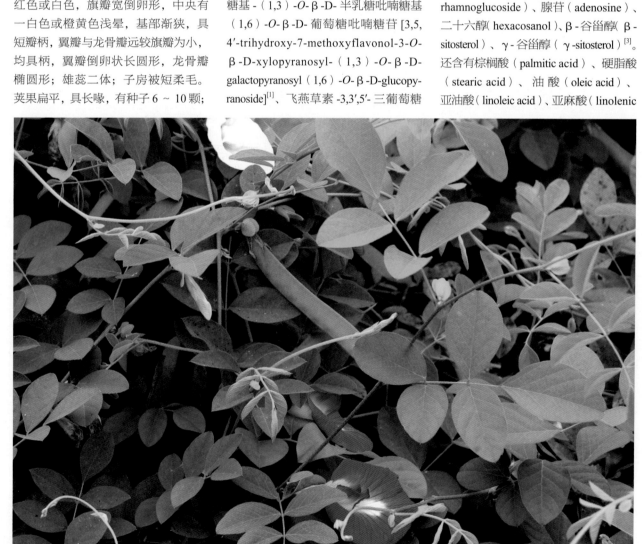

【来源】为豆科植物蝶豆 *Clitoria ternatea* Linn. 的种子。

【植物形态】攀缘状草质藤本。茎、小枝细弱，被脱落性贴伏短柔毛。叶长2.5～5cm；托叶小，线形；小叶5～7，薄纸质或近膜质，宽椭圆形或有时近卵形，长2.5～5cm，宽1.5～3.5cm，先端钝，微凹；小托叶小，刚毛状。花大，单朵腋生；苞片2，披针形；小苞片大，膜质，近圆形，绿色；花萼膜质，有纵脉，5裂，裂片披针形；花冠蓝色、粉红色或白色，旗瓣宽倒卵形，中央有一白色或橙黄色浅晕，基部渐狭，具短瓣柄，翼瓣与龙骨瓣远较旗瓣为小，均具柄，翼瓣倒卵状长圆形，龙骨瓣椭圆形；雄蕊二体；子房被短柔毛。荚果扁平，具长喙，有种子6～10颗；种子长圆形，黑色，具明显种阜。

【分布】广西主要分布于南宁、桂林。

【采集加工】秋季果实成熟时采收。晒干，打下种子备用。

【药材性状】种子长圆形，表皮黑色，长约6mm，宽约4mm，具明显白色种阜。质硬。气微，味淡。

【品质评价】以身干、粒大、无杂质、色黑者为佳。

【化学成分】本品种子含 3,5,4′- 三羟基 -7- 甲氧基黄烷醇 -3-*O*-β-D- 木糖吡喃糖基 -（1,3）-*O*-β-D- 半乳糖吡喃糖基（1,6）-*O*-β-D- 葡萄糖吡喃糖苷 [3,5,4′-trihydroxy-7-methoxyflavonol-3-*O*-β-D-xylopyranosyl-（1,3）-*O*-β-D-galactopyranosyl（1,6）-*O*-β-D-glucopyranoside][1]、飞燕草素 -3,3′,5′- 三葡萄糖（delphinidin-3,3′,5′-triglucoside）[2]、黄烷醇 -3- 葡萄糖苷（flavonol-3-glycoside）、3,5,7,4′- 四羟基黄酮（3,5,7,4′-tetrahydroxy flavone）、对羟基肉桂酸（*p*-hydroxycinnamic acid）、乙基 -α -D- 半乳糖吡喃糖苷（ethyl-α -D-galactopyranoside）、3- 鼠李葡萄糖苷（3-rhamnoglucoside）、腺苷（adenosine）、二十六醇（hexacosanol）、β - 谷甾醇（β -sitosterol）、γ - 谷甾醇（γ -sitosterol）[3]。还含有棕榈酸（palmitic acid）、硬脂酸（stearic acid）、油酸（oleic acid）、亚油酸（linoleic acid）、亚麻酸（linolenic

蝶豆原植物

acid）[4,5]。

本品花中含 ternatins A3、ternatins B2-4、ternatins D2[6]、ternatinsC1-5、ternatinsD3、preternatins A3、preternatins C4[7]。又有山柰酚（kaempferol）、山柰酚 -3-（2G- 鼠李糖芦丁糖苷）[kaempferol-3-（2G-rhamnosylrutinoside）]、山柰酚 -3- 新橘皮糖苷（kaempferol-3-neohesperidoside）、山柰酚 -3- 芦丁糖苷（kaempferol-3-rutinoside）、山柰酚 -3- 葡萄糖苷（kaempferol-3-glucoside）、槲皮素（quercetin）、槲皮素 -3-（2G- 鼠李糖芦丁糖苷）[quercetin-3-（2G-rhamnosylrutinoside）]、槲皮素 -3- 新橘皮糖苷（quercetin-3-neohesperidoside）、槲皮素 -3- 芦丁糖苷（quercetin-3-rutinoside）、槲皮素 -3- 葡萄糖苷（quercetin-3-glucoside）、杨梅素 -3- 新橘皮糖苷（myricetin-3-neohesperidoside）、杨梅素 -3- 芦丁糖苷（myricetin-3-rutinoside）、杨梅素 -3- 葡萄糖苷（myricetin-3-glucoside）[8]、山柰酚 -3-O-（2''-O-α- 鼠李糖基 -6''-O- 丙二酰基）-β- 葡萄糖苷 [kaempferol-3-O-（2''-O-α-rhamnosyl-6''-O-malonyl）-β-glucoside]、槲皮素 -3-O-（2''-O-α- 鼠李糖基 -6''-O- 丙二酰基）-β- 葡萄糖苷 [quercetin-3-O-（2''-O-α-rhamnosyl-6''-O-malonyl）-β-glucoside]、杨梅素 -3-O-（2''，6''- 二 -O-α- 鼠李糖基）-β- 葡萄糖苷 [myricetin-3-O-（2''，6''-di-O-α-rhamnosyl）-β-glucoside]、kaempferol-3-monoglucoside、山柰酚 -3-O- 鼠李糖基 -（1,6）- 葡萄糖苷 [kaempferol-3-O-rhamnosyl-（1,6）-glucoside]、山柰酚 -3-O- 鼠李糖基 -（1,6）- 半乳糖苷 [kaempferol-3-O-rhamnosyl-（1,6）-galactoside]、kaempferol-3-O-rhamnosyl-（1,2）-O-chalmnosyl-（1,2）-O-[rhamnosyl-（1,6）]-glucoside[9-11]。尚含有飞燕草素 -3-O-（2''-O-α- 鼠李糖基 -6''-O- 丙二酰基）-β- 葡萄糖苷 [delphinidin-3-O-（2''-O-α-rhamnosyl-6''-O-malonyl）-β-glucoside]、飞燕草素 -3-O-（6''-O- 丙二酰基）-β- 葡萄糖苷 [delphinidin-3-O-（6''-O-malonyl）-β-glucoside]、飞燕草素 -3- 新橘皮糖苷（delphinidin-3-neohesperidoside）、飞燕草素 -3-O-β- 葡萄糖苷（delphinidin-3-O-β-glucoside）[12]。还含有 β- 谷甾醇（β-sitosterol）、aparajitin、蝶豆宁（clitorin）[11]。

本品根中含蒲公英赛醇（taraxerol）[13]、蒲公英赛酮（taraxerone）[14]。

【性味归经】味苦、微辛，性微温；有毒。归肝经。

【功效主治】止痛。主治关节疼痛。

【用法用量】外用：适量，研末油调敷。

【使用注意】孕妇忌用。

【参考文献】

[1]Gupta RK, Lal, LB. Chemical components of the seeds of Clitoria ternatea. Indian J Pharm, 1968, 30: 167.

[2]Kulshrestha DK,Khare,MP. Chemical study of Clitoria ternatea seeds. Chemische Berichte, 1968, 101: 2096.

[3]Sinha A. Studies on the unsaponifiable matter of the seeds of Clitoria temateea Linn. and isolation of γ-sitosterol. P Natl A Sci India B, 1960, 29: 23.

[4]Debnath NB, Chakravarti D, Ghosh A, et al. Fatty acids of Clitoria ternatea seed oils. J Instit Chemists, 1975, 47: 253.

[5]Vianni R, Souto SM. Oil content and fatty acid composition of Clitoria ternatea seeds. Arquivos da Universidade Federal Rural do Rio de Janeiro, 1971, 1: 47.

[6]Terahara N, Oda M, Matsui T, et al.Five new anthocyanins, ternatins A3, B4, B3, B2, and D2, from Clitoria ternatea flowers. J Nat Prod, 1996, 59(2): 139.

[7]Terahara N, Toki K, Saito N, et al.Eight new anthocyanins, ternatins C1-C5 and D3 and preternatins A3 and C4 from young Clitoria ternatea flowers. J Nat Prod, 1998, 61(11): 1361.

[8]Kazuma K, Noda N, Suzuki M. Malonylated flavonol glycosides from the pet als of Clitoria ternatea. Phytochemistry, 2003, 62(2): 229.

[9]Ranaganayaki S, Singh AK. Isolation and identification of pigments of the flowers of Clitoria ternatea. J Indian Chem Soc,1979, 56: 1037.

[10]Saito N, Abe K, Honda T, et al.Acylated delphinidin glucosides and flavonols from Clitoria ternatea. Phytochemistry, 1985, 24(7): 1583.

[11]Srivastava BK, Pande ES. Anthocyanins from the flowers of Clitoria temateea. Planta Med, 1977, 32: 138.

[12]Kazuma K, Noda N, Suzuki M. Flavonoid composition related to petal color in different lines of Clitoria ternatea. Phytochemistry, 2003, 64(6): 1133.

[13]Banerjee SK, Chakravarti RN. Taraxerol from Clitoria ternatea. Bulletin of the Calcutta School of Tropical Medicine,1963, 11: 106.

[14]Banerjee SK, Chakravarti RN. Taraxerone from Clitoria ternatea. Bulletin of the Calcutta School of Tropical Medicine, 1964,(12): 23.

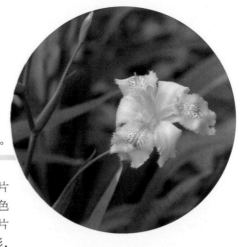

蝴蝶花

Hu die hua

Iridis Japonicae Herba
[英] Fringed Iris Herb

【别名】日本鸢尾、开喉箭、扁竹、剑刀草、豆豉草、扁担叶、扁竹根、铁豆柴。

【来源】为鸢尾科植物蝴蝶花 Iris japonica Thunb. 的全草。

【植物形态】草本。直立的根茎扁圆形，具多数较短的节间，棕褐色，横走的根状茎节间长，黄白色；须根生于根状茎的节上，分枝多。叶基生，暗绿色，有光泽，近地面处带红紫色，剑形，长 25 ~ 60cm，宽 1.5 ~ 3cm，顶端渐尖，无明显的中脉。花茎直立，高于叶片，顶生稀疏总状聚伞花序；苞片叶状，宽披针形或卵圆形，花淡蓝色或蓝紫色；花被管明显，外花被裂片倒卵形或椭圆形，顶端微凹，基部楔形，边缘波状，有细齿裂，中脉上有隆起的黄色鸡冠状附属物，内花被裂片椭圆形或狭倒卵形，爪部楔形，顶端微凹，边缘有细齿裂，花盛开时向外展开；子房纺锤形。蒴果椭圆状柱形，6 条纵肋明显，成熟时自顶端开裂至中部；种子黑褐色。

【分布】广西主要分布于南宁、融水、桂林、临桂、龙胜、资源、乐业、隆林、南丹、都安、东兰。

【采集加工】全年均可采收。洗净，切段，晒干。

【药材性状】根茎因皱缩呈扁圆柱形，稍弯曲。表面棕褐色或灰黄色，多环节，基部节上可见须根，上部节有残留鳞状叶基。质硬，折断面纤维性。气微，味微苦。

【品质评价】以身干、块大、无杂质、色黄褐者为佳。

【化学成分】本品地上部分含异黄酮类（iso-flavones）化合物，其主要成分有蝴蝶花素 A（irisjaponin A）、蝴蝶花素 B（irisjaponin B）、鸢尾黄酮新苷元 A（iristectorigenin A）、鸢尾黄酮新苷元 B（iristectorigenin B）、鸢尾苷元（tectorigenin）、尼泊尔鸢尾黄酮（irisoridon）、7-O-甲基香豌豆苷元（7-O-methylorobol）、库门鸢尾素甲基醚（iriskumaonin methyl ether）、尼鸢尾黄素甲基醚（irisolone methyl ether）、刺柏苷元 B（junipegenin B）、5,7-二-O-乙酰基-6,2′,3′,4′,5′-五甲氧基异黄酮（5,7-di-O-acetyl-6,2′,3′,4′,5′-pentamethoxy-iso-flavone）、5,7-二-O-乙酰基-6,2′,3′,4′-四甲氧基异黄酮（5,7-di-O-acetyl-6,2′,3′,4′-tetramethoxy-iso-flavone）[1,2]。

根茎含芹菜素（apigenin）、芹菜素-7-O-β-D-吡喃葡萄糖苷（apigenin-7-O-β-D-glucopyranoside）、胡萝卜苷（daucosterol）、豆甾醇（stigmasterol）、鸢尾苷（tectoridin）、鸢尾苷元（tectorigenin）、金合欢素-7-O-β-D-吡喃葡萄糖苷（acacetin-7-O-β-D-glucopyranoside）[2]。

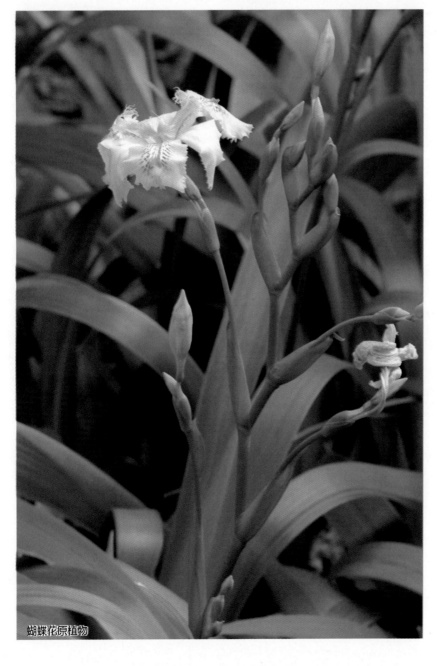

蝴蝶花原植物

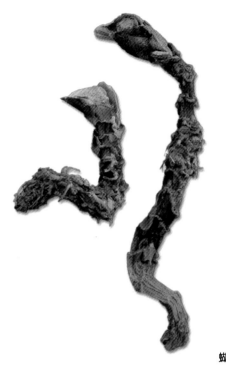

蝴蝶花药材

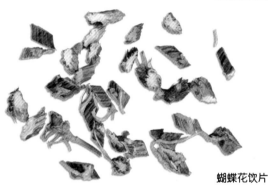

蝴蝶花饮片

【**性味归经**】味辛、苦，性寒；有小毒。归胃、肝、大肠经。

【**功效主治**】消食导滞，杀虫，利水解毒，活血止痛。主治食积腹胀，虫积腹痛，热结腹痛，热结便秘，水肿，癥瘕，久疟，牙痛，咽喉肿痛，疮肿，瘰疬，跌打损伤，子宫脱垂，蛇犬咬伤。

【**用法用量**】内服：煎汤，6~9g，或研末，或泡酒。外用：适量，捣敷。

【**使用注意**】孕妇及脾虚便溏者忌服。

【经验方】

1. 子宫脱垂　蝴蝶花 60g。捣绒炒热，包患处。(《贵州草药》)

2. 牙痛 (火痛)　蝴蝶花 15g，同绿壳鸭蛋 1 个同煮，喝汤，吃鸭蛋。(《贵州草药》)

3. 臌胀　蝴蝶花 30g，煨水服，或用鲜根 3g，切细，米汤吞服。(《贵州草药》)

4. 便秘　蝴蝶花鲜根 9~12g。洗净，打碎或切碎，吞服。一般 1h 左右即泻，或略有腹痛。不可多服。(《上海常用中草药》)

5. 食积，气积及血积　蝴蝶花、臭草根、打碗子根、绛耳木子、刘寄奴。研粉和酒服。(《四川中药志》)

【参考文献】

[1]Minami H, Okubo A, Kodama M, et al. Highly oxygenated isoflavones from Iris japonica. Phytochemistry, 1996, 41(4): 1219.

[2] 黎路，秦民坚. 蝴蝶花的化学成分研究. 中草药, 2006, 37(8): 1141.

Bian fu cao

蝙蝠草

Christiae Vespertilionis Herba
[英] Evening Christia Herb

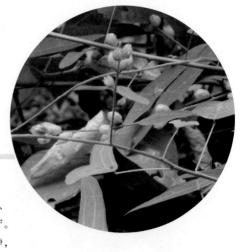

【别名】蝴蝶草、鹤子草、蝴蝶风。

【来源】为豆科植物蝙蝠草 Christia vespertilionis（L.f.）Bahn.f. 的全草。

【植物形态】直立草本。常由基部开始分枝，茎纤细，上部稍被微毛。叶互生，小叶通常 3，有时 1 片，顶生小叶较大，叶片菱形或长菱形，宽为长的 4 ~ 6 倍，长 8 ~ 15mm，宽 5 ~ 9cm，先端近截平而微凹状，基部阔楔形，有 3 ~ 4 条侧脉，侧生小叶较小，叶片倒心形，不对称，先端截形，有短尖，基部楔形，上面无毛，下面有短柔毛，侧脉 3 ~ 4 对。总状花序顶生或腋生；花梗极短，花后增长，花稀疏；花萼杯状；萼片 5，有柔毛，花后增大，有极明显的网脉；花冠蝶形，不伸出萼外；雄蕊 10，二体；子房长圆形，花柱内弯，线形。荚果

有 4 ~ 5 个荚节，每节有种子 1 颗。

【分布】广西主要分布于田东、平果、隆安、武鸣、南宁、容县、柳州、邕宁。

【采集加工】夏、秋季采收全草。洗净，鲜用，或扎成把晒干。

【药材性状】根细长圆柱形，少分枝。表面浅黄色。质硬脆，易折断。茎纤细，圆柱形，老茎红褐色，嫩茎黄绿色，近无毛，质脆，易折断。叶互生，有柄，常皱缩，展平呈蝴蝶状，表面黄绿色，背面有短柔毛。叶柄细长，被短柔毛。

【品质评价】以身干、色绿、叶多者为佳。

【性味归经】味甘、微辛，性平。归肝经。

【功效主治】活血祛风，解毒消肿。主治风湿痹痛，跌打损伤，喉蛾，肺热咳嗽。痈肿疮毒，毒蛇咬伤。

【用法用量】内服：煎汤，3 ~ 9g；或浸酒。外用：适量，捣敷。

【使用注意】孕妇忌用。

【经验方】

跌打骨折　用蝙蝠草鲜全草捣烂或用全草研粉，调酒炒热外敷。（《广西本草选编》）

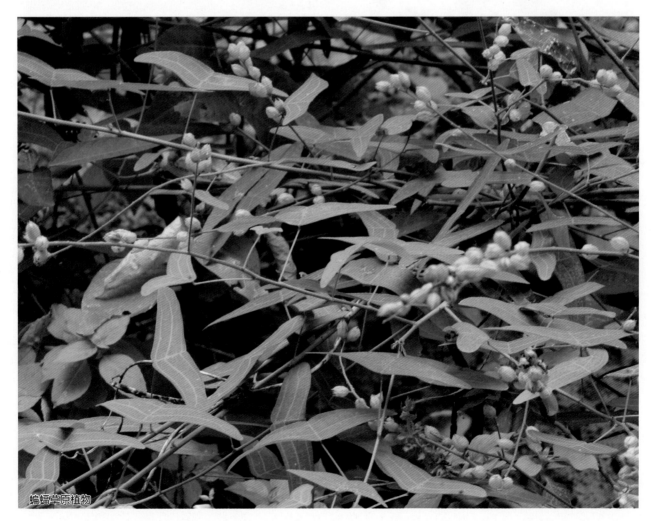

蝙蝠草原植物

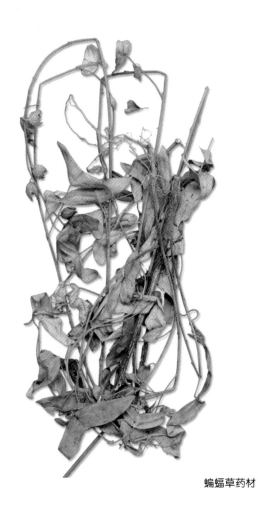

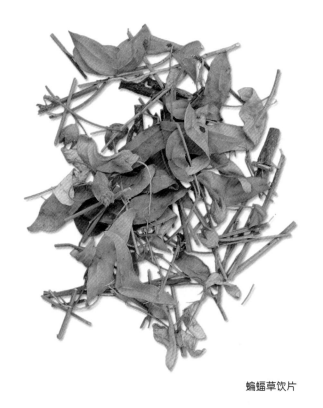

蝙蝠草药材   蝙蝠草饮片

Jian ye qiu kui

箭叶秋葵

Abelmoschi Sagittifolii Radix seu Folium
[英] Arrowleaf Abelmoschus Root or Leaf

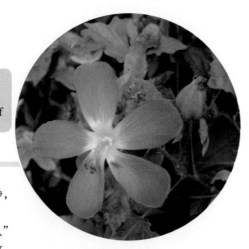

【别名】红花参、铜皮、五指山参、小红芙蓉、岩酸、榨桐花。

【来源】为锦葵科植物箭叶秋葵 Abelmoschus sagittifolius (Kurz) Merr. 的根、叶。

【植物形态】草本。具肉质根，小枝被糙硬长毛。叶形多样，下部的叶卵形，中部以上的叶卵状戟形、箭形至掌状3～5浅裂或深裂，裂片阔卵形至阔披针形，长3～10cm，先端钝，基部心形或戟形，边缘具锯齿或缺刻，上面疏被刺毛，下面被长硬毛；叶柄疏被长硬毛。花单生于叶腋，花梗纤细，密被糙硬毛；小苞片线形，疏被长硬毛；花萼佛焰苞状，先端具5齿，密被细绒毛；花红色或黄色，花瓣倒卵状长圆形；雄蕊柱平滑无毛；花柱枝5，柱头扁平。蒴果椭圆形，被刺毛，具短喙。种子肾形，具腺状条纹。

【分布】广西主要分布于南宁、邕宁、武鸣、岑溪、贵港、贺州、宁明、龙州。

【采集加工】全年均可采收。根洗净，除去须根，切段，晒干。

【药材性状】主根肉质膨大，呈"人"字形或圆柱形，上端有不明显的横纹，中部横纹明显，根顶部有残留茎基，略显青色，下面有支根，须根细长，外形似人参，表皮淡黄白色，断面白色，有同心环。味甘淡，嚼之有黏感。

【品质评价】根以身干、块大、无杂质、色黄褐者为佳。叶以完整、色黄绿者为佳。

【性味归经】味甘、淡，性平。归肺、胃经。

【功效主治】滋阴润肺，和胃。主治肺燥咳嗽，肺痨，胃痛，疳积。

【用法用量】内服：煎汤，10～15g。

【使用注意】咳嗽痰多者不宜用。

【经验方】

1.肺结核，肺燥咳嗽，产后便秘，神经衰弱 箭叶秋葵煎汤内服。(《广西本草选编》)

2.神经衰弱，头晕，腰腿痛，胃痛，腹泻 箭叶秋葵煎汤内服。(《广州部队常用中草药手册》)

3.头晕，胃痛，腰腿痛，关节痛，气虚，小便短赤 箭叶秋葵煎汤内服。(《海南岛常用中草药手册》)

4.牙痛，咳嗽 箭叶秋葵煎汤内服。(《云南中草药》)

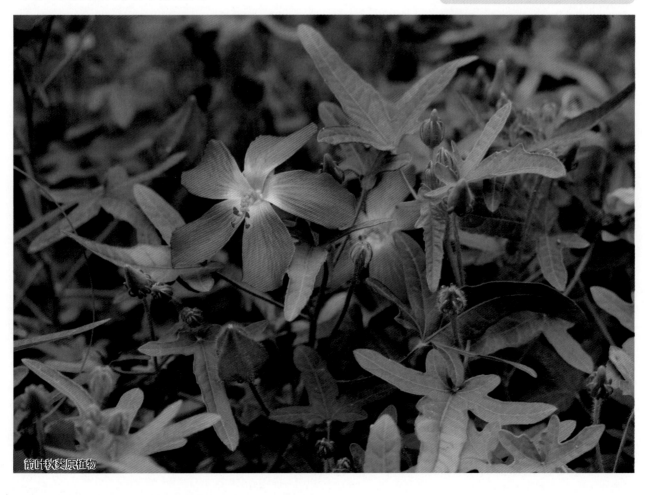

箭叶秋葵原植物

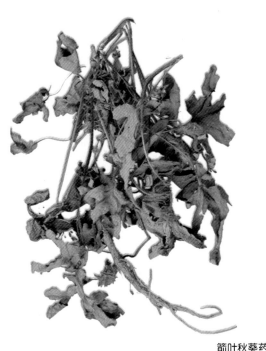

箭叶秋葵药材

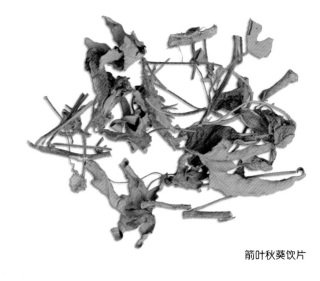

箭叶秋葵饮片

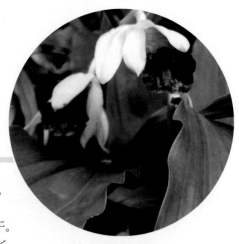

He ding lan

鹤顶兰

Phaii Tankervilliaes Pseudobulbus
[英] Common Phaius Pseudobulb

【别名】大白芨、拐子药。

【来源】为兰科植物鹤顶兰 *Phaius tankervilleae*（Banks ex L'Herit.）Bl. 的假鳞茎。

【植物形态】粗壮草本。茎丛生，基部常增厚成圆锥形或卵形的假鳞茎，具2~6叶。叶大型，长圆状披针形，叶2~6枚，互生于假鳞茎的上部，长圆状披针形，长达70cm，宽达10cm，先端渐尖，基部收狭为长达20cm的柄，两面无毛，具折扇状叶脉。花葶侧生于假鳞茎上或从叶腋抽出，圆柱形，有花12~18朵，排成总状花序；花大，花被片外面白色，内面红褐色；唇瓣大部分紫红色，向上卷，围绕蕊柱，前缘波状；距圆柱形，先端常成叉状2浅裂。

【分布】广西主要分布于贺州、玉林、宁明、那坡。

【采集加工】全年均可采收。鲜用或晒干。

【药材性状】假鳞茎圆锥形或卵形，长约5cm或更长，表面藏青色或黑褐色，节环明显，有的假鳞茎顶端残存叶片。质硬，不易折断，断面棕色。气微，味微辛。

【品质评价】以色棕褐、质坚实者为佳。

【性味归经】味微辛，性凉；有小毒。归肺、胃、肝经。

【功效主治】止咳祛痰，活血止血。主治咳嗽痰多，咯血，乳痈，跌打损伤，外伤出血。

【用法用量】内服：煎汤，3~9g。外用：适量，鲜品捣敷；或研末撒。

【使用注意】孕妇慎用。

【经验方】

1.乳腺炎 （鹤顶兰）鲜球茎捣烂，调醋外敷。（《广西本草选编》）
2.跌打肿痛 （鹤顶兰）鲜球茎捣烂，酒炒，外敷。（《广西本草选编》）

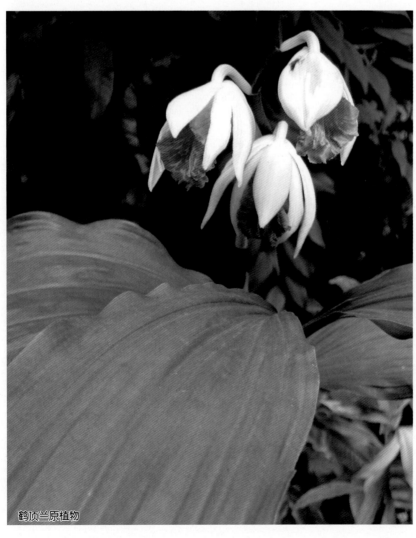

鹤顶兰原植物

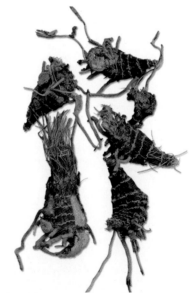

鹤顶兰药材

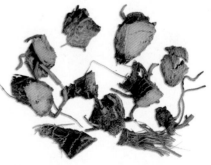

鹤顶兰饮片

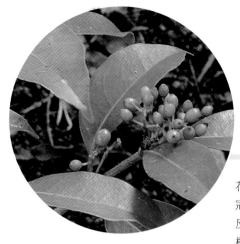

Qiao hua

鞘 花

Macroslis Cochinchinensis Herba
[英] India-China Macroslen Herb

【别名】枫木鞘花、鞘花寄生、杉寄生。

花托椭圆状；副萼环状；花冠橙色，冠管膨胀，具6棱，裂片6枚，披针形，反折；花柱线状，柱头头状。果近球形，橙色，果皮平滑。

【分布】广西全区均有分布。

【采集加工】全年均可采收。切段，晒干。

【药材性状】茎枝呈圆柱形，表面褐色或灰色，具众多细小皮孔。叶革质，阔椭圆形至披针形，有时卵形，长5~10cm，宽2.5~6cm，顶端急尖或渐尖，基部楔形或阔楔形。茎坚硬，断面不整齐。气微，味涩。

【品质评价】以色绿者为佳。

【化学成分】本品含有槲皮素（querce-

【来源】为桑寄生科植物鞘花 Macrosolen cochinchinensis（Lour.）Van Tiegh. 的茎、叶。

【植物形态】灌木。全株无毛。小枝灰色，具皮孔。叶革质，阔椭圆形至披针形，有时卵形，长5~10cm，宽2.5~6cm，顶端急尖或渐尖，基部楔形或阔楔形，中脉在上面扁平，在下面凸起。总状花序，苞片阔卵形，小苞片2枚，三角形，基部彼此合生，

tin）、没食子酸（gallic acid）、荭草素（orientin）、芦丁（rutin）、槲皮素 -3- 芹菜糖基芦丁糖苷 {quercetin-3-O-apiosyl-（1 → 2）-[rhamnosyl（1→6）]-glucoside}、新西兰牡荆苷 - Ⅱ（vicenin- Ⅱ）[1]。

【性味归经】味甘、苦，性平。归肝、肾、肺、大肠经。

【功效主治】祛风湿，补肝肾，活血止痛，止咳，止痢。主治风湿痹痛，腰膝酸痛，头晕目眩，脱发，跌打损伤，痔疮肿痛，咳嗽，咯血，痢疾。

【用法用量】内服：煎汤，9 ~ 15g。

【使用注意】孕妇慎服。

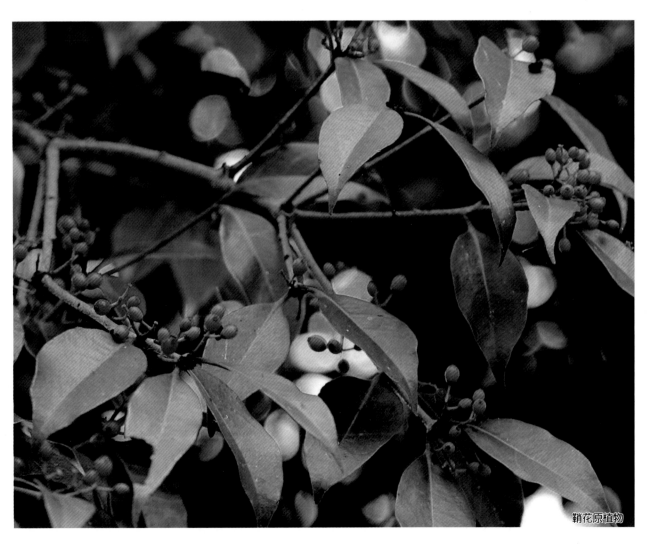

鞘花原植物

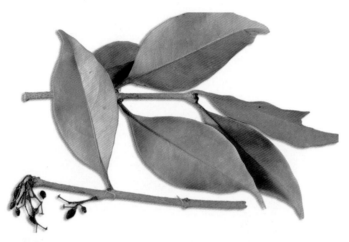

鞘花药材

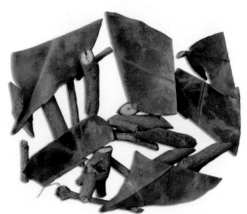

鞘花饮片

附: 鞘花的叶

　　味甘、苦, 性平。归肺经。功效: 祛风解表, 利水消肿。主治: 感冒发热, 水肿。内服: 煎汤, 9 ~ 15g。

【参考文献】

[1] 汪强, 李良琼, 李美蓉. 鞘花寄生化学成分的研究. 中草药, 1996, 27(9): 518.

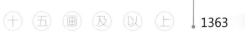

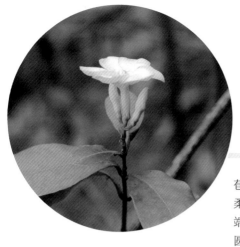

Cheng jiu niu

橙九牛

Melodini Fusiformidis Herba
[英] Fragrant Melodinus Herb

【别名】尖山橙、大山橙、荼藤、藤皮黄、鸡腿果、石芽枫。

【来源】为夹竹桃科植物尖山橙 Melodinus fusiformis Champ ex Benth. 的全株。

【植物形态】粗壮木质藤本。具乳汁。茎皮灰褐色；幼枝、嫩叶、叶柄、花序被短柔毛，老渐无毛；节间长2.5～11cm。叶近革质，椭圆形或长椭圆形，稀椭圆状披针形，长4.5～12cm，宽1～5.3cm，端部渐尖，基部楔形至圆形；中脉在叶面扁平，在叶背略为凸起，侧脉约15对，向上斜升到叶缘网结；叶柄长4～6mm。聚伞花序生于侧枝的顶端，着花6～12朵，长3～5cm，比叶为短；花序梗、花梗、苞片、小苞片、花萼和花冠均疏被短柔毛；花萼裂片卵圆形，边缘薄膜质，端部急尖；花冠白色，花冠裂片长卵圆形或倒披针形，偏斜不正；副花冠呈鳞片状在花喉中稍为伸出，鳞片顶端2～3裂；雄蕊着生于花冠筒的近基部。浆果橙红色，椭圆形，顶端短尖；种子压扁，近圆形或长圆形，边缘不规则波状。

【分布】广西主要分布于武鸣、马山、上林、忻城、金秀、桂平、平南、容县、岑溪。

【采集加工】全年均可采收。切段、晒干。

【药材性状】本品茎圆柱形，直径0.5～5cm。表面灰褐色，有纵皱纹，质坚韧，断面纤维性，皮部灰褐色，木部黄白色，髓部淡黄色。嫩枝、叶具毛茸。单叶对生，叶片多卷曲，展开后呈椭圆形，革质，宽1～5cm，长4～12cm，先端渐尖，基部楔形，全缘。气微，味微苦。

【品质评价】以干燥、无杂质者为佳。

【化学成分】本品含有斯砍定(scandine)、柳叶水甘草碱（tabersonine）、11-羟基柳叶水甘草碱（11-hydroxytabersonine）、19S-长春里宁（19S-vindolinine）[1]。

【性味归经】味苦、辛，性平。归肝经。

【功效主治】祛风湿，活血。主治风湿痹痛，跌打损伤。

【用法用量】内服：煎汤，6～9g。

【使用注意】果实有毒，误食可导致呕吐。

【参考文献】

[1] 王世平，李玲，徐冉，等. 荼藤中生物碱成分的研究. 中国药房，2012, 23(19): 1766.

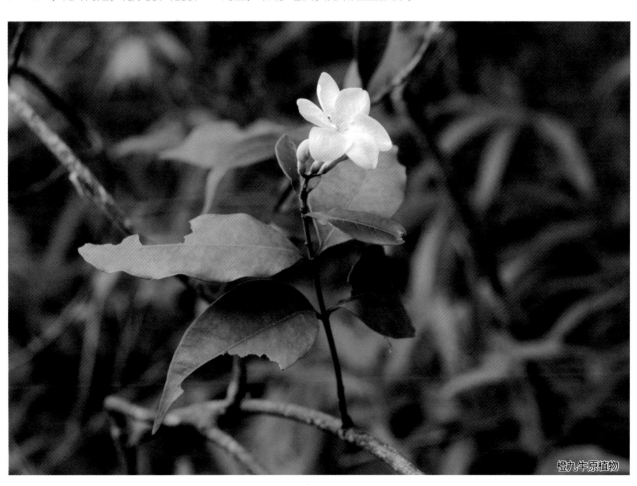

橙九牛原植物

Li lan wang
篱栏网

Merremiae Hederaceae Herba
[英]Ivy-like Merremia Herb

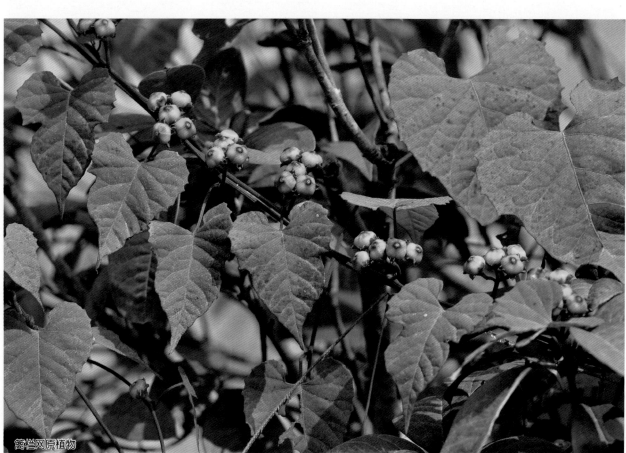

【别名】茉栾藤、鱼黄草、广西百仔、犁头网、篱网藤、蛤仔藤。

【来源】为旋花科植物篱栏网 *Merremia hederacea*（Burm.f.）Hall.f. 的全草。

【植物形态】缠绕或匍匐草本。匍匐时下部茎上生须根。茎细长，有细棱。单叶互生；叶柄细长，具小疣状突起；叶片心状卵形，长 1.5 ~ 7.5cm，宽 1 ~ 5cm，先端钝。渐尖或长渐尖，具小短尖头，基部心形或深凹，全缘或通常具不规则的粗齿或锐裂齿，有时为深或浅 3 裂，两面近于无毛或疏生微柔毛。聚伞花序腋生，有花 3 ~ 5 朵，有时更多或偶为单生，花序梗与花梗均具小疣状突起；小苞片早落；萼片 5，宽倒卵状匙形，外方 2 片稍短；花冠黄色，钟状，内面靠近基部具长柔毛；雄蕊 5，与花冠近等长，花丝下部扩大，疏生长柔毛；子房球形，花柱与花冠近等长，柱头球形。蒴果扁球形或宽圆锥形，4 瓣裂。种子 4 颗，三棱状球形，表面被锈色短柔毛，种脐处毛簇生。

【分布】广西主要分布于南宁、平南、昭平、平乐。

【采集加工】春、夏季采收。洗净，鲜用或晒干。

【药材性状】全草长 100 ~ 300cm。茎圆柱形，稍扭曲，直径 1 ~ 3mm；表面浅棕色至棕褐色，有细纵棱，具疣状小突起和不定根，节处常具毛；质韧。断面灰白色，中空。叶皱缩破碎，完整叶展平后呈卵形，长 1 ~ 5cm，全缘或 3 裂，灰绿色或橘红色；叶柄细长。花少见，聚伞花序腋生，花小，黄色。蒴果扁球形或宽圆锥形，黄棕色，常开裂成 4 瓣。种子卵状三棱形，种脐处具簇毛。气微，味淡。

【品质评价】以藤茎长、棕褐色、果多者为佳。

【化学成分】本品含有三十烷醇（ triacon-tanol ）、三十二烷醇（dotriacontanol）和 Δ^7-豆甾稀醇（ Δ^7-stigmastenol ）[1]。

【性味归经】味甘、淡，性凉。归肺、肝、膀胱经。

【功效主治】清热，利咽，凉血。主治风热感冒，咽喉肿痛，乳蛾，尿血，急性眼结膜炎，疥疮。

【用法用量】内服：煎汤，3 ~ 10g。外用：种子适量，研末吹喉；或全株捣敷。

【使用注意】脾胃虚寒者慎服。

【参考文献】

[1] 吕华冲，郑佩毅. 篱栏网化学成分研究. 广东药学院学报，1995, 11(1): 4.

篱栏网原植物

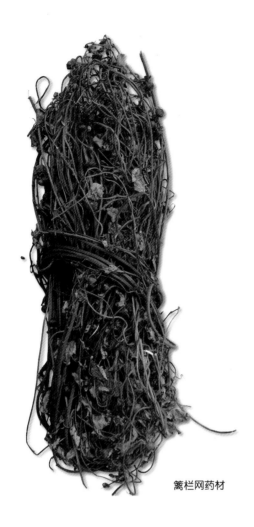

篱栏网药材

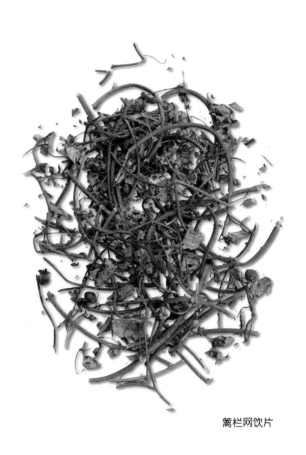

篱栏网饮片

Jue chuang

爵 床

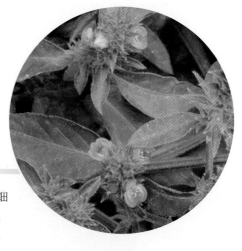

Rostellulariae Procumbentis Herba
[英] Creeping Rostellularia Herb

【别名】细路边青、六角英、六角仙草、狗尾草、小青草、癞子草、麦穗红、节节寒。

【来源】为爵床科植物爵床 Rostellularia procumbens（L.）Nees 的全草。

【植物形态】草本。茎柔弱，基部呈匍匐状，茎方形，被灰白色细柔毛，节稍膨大。叶对生；叶片卵形、长椭圆形或阔披针形，长 10 ～ 16mm，宽 8 ～ 10mm，顶端钝，基部圆或宽楔形，边全缘，两面密被长硬毛。穗状花序顶生或叶腋，密生多数小花；苞片 2；萼 4 深裂，裂片线状披针形或线形，边缘白色，薄膜状，外面密被粗硬毛；花淡红色或紫色，二唇形；雄蕊 2，伸出花冠外；雌蕊 1，子房卵形，2 室，被毛，花柱丝状。蒴果线形，被毛。具种子 4 颗，下部实心似柄状，种子表面有瘤状皱纹。

【分布】广西全区均有分布。

【采集加工】8 ～ 9 月盛花期采收。割取地上部分，晒干。

【药材性状】全草长 10 ～ 60cm。根细而弯曲。茎具纵棱，直径 2 ～ 4mm，基部节上常有不定根；表面黄绿色，被毛，节膨大成膝状；质脆，易折断，断面可见白色的髓。叶对生，具柄；叶片多皱缩，展平后呈卵形或卵状披针形，两面及叶缘有毛。穗状花序顶生或腋生，苞片及宿存花萼均被粗毛；偶见花冠，淡红色。蒴果棒状，长约 6mm。种子 4 颗，黑褐色，扁三角形。气微，味淡。

【品质评价】以身干、无杂质、色黄绿者为佳。

【化学成分】本品含有木脂素类（lignans）、黄酮类（flavonoids）、甾醇类（sterols）、香豆素类（coumarins）等多种化学成分。

木脂素类成分主要有金不换萘酚甲醚（chinensinaphtholmethyl ether）、6′-羟基 - 爵床定 A（6′-hydroxy-justicidin A）、6′- 羟基 - 爵床定 B（6′-hydroxy-justicidin B）、6′- 羟基 - 爵床定 C（6′-hydroxy-justicidin C）、爵床定 B（justicidin B）[1]、新爵床定 A（neojusticin A）、新爵床定 B（neojusticin B）、新爵床定 C（neojusticin C）、爵床定 C（justicidin C）、华远志内酯（chinensinaphthol）、4′- 去甲基华远志内酯甲醚（4′-demethylchinensinaphthol methyl ether）、 台湾脂素 C（taiwanin C）[2]、台湾脂定 E（taiwandin E）[3]、华远志内酯甲醚（chinensinaphthol methyl ether）、 山荷叶素 - 芹菜呋喃糖苷（diphyllin-O-

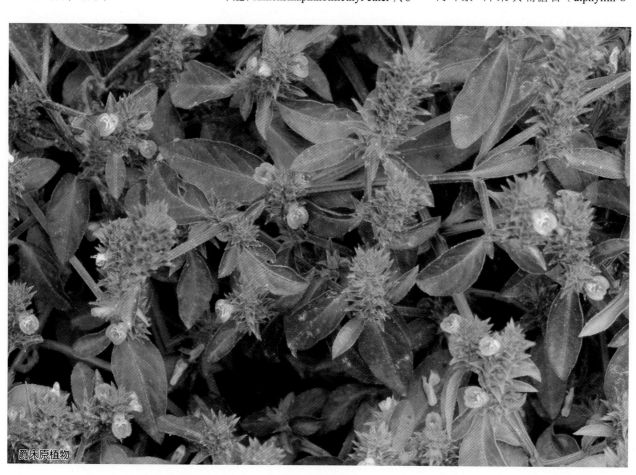

爵床原植物

β-D-apiofuranoside）、爵床定苷 B（justicidinoside B）、爵床定苷 C（justicidinoside C）[4]。

黄酮类成分主要有山柰酚（kaempferol）[5]、槲皮素（quercetin）、木犀草素（luteolin）、芹菜素（apigenin）、槲皮素 7-O-α-L-吡喃鼠李糖苷（quercetin-7-O-α-L-rhamno-pyranoside）、木犀草素 -7-O-β-D-吡喃葡萄糖苷（luteolin-7-O-β-D-glucopyranoside）、洋芹素 -7-O-β-D-吡喃葡萄糖苷（apigenin-7-O-β-D-glucopyranoside）、洋芹素 7-O-新橙皮苷（apigenin-7-O-neo-hesperidin）[6]。

甾醇类成分主要有 β-谷甾醇（β-sitosterol）、β-胡萝卜苷（β-daucosterol）、羽扇豆醇乙酸酯（lupenyl acetate）、环桉烯醇（cycloeucalenol）、木栓酮（friedelin）、表木栓醇（epi-friedelinol）、积雪草酸（asiatic acid）[6]、豆甾醇（stigmasterol）[2]、胆甾醇（cholesterol）[3]、乌苏酸（ursolic acid）、刺梨酸（euscaphic acid）、2α-羟基-乌苏酸（2α-hydroxy-ursolic acid）、委陵菜酸（tormentic acid）[7]。

香豆素类有东莨菪素（scopoletin）[6]。

爵床还含有棕榈酸（palmitic acid）[3]、尿嘧啶（uracil）、双(2-甲基丙基)邻苯二甲酸酯[phthalic acid bis(2-methylpropyl) ester][4]。

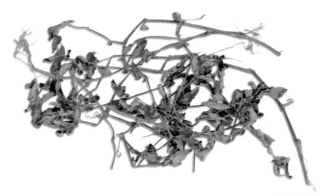

爵床药材

【药理作用】
1. 抗心律失常 爵床的醋酸乙酯提取物能减少氯仿引起的小鼠室颤的发生率，也能对抗家兔由氯仿-肾上腺素和大鼠由氯化钡及乌头碱引起的心律失常[8]。另外爵床全草对动物实验性心律失常有一定预防和治疗作用，其主要有效成分为新爵床脂素[9,10]。
2. 抑菌 爵床水煎剂对金黄色葡萄球菌、炭疽杆菌和白喉杆菌均有较强的抗菌作用，对痢疾杆菌、大肠杆菌、伤寒杆菌、铜绿假单胞菌和乙型链球菌等也有一定的抗菌作用[11,12]。

【临床研究】
1. 小儿疳积 分别采用异功散与四君子汤加爵床治疗疳积各100例，结果：只用异功散治疗有效率为60%，四君子汤加爵床有效率为85%，四君子汤加爵床组疗效优于异功散组，说明爵床具有健胃消食之功效[13]。
2. 带状疱疹 治疗组35例，采用爵床适量，捣散外敷，每天3次，再加阿昔洛韦200mg口服，6h/次。对照组31例口服阿昔洛韦200mg，6h/次。结果：治疗66例，止痛时间为1～10天，平均8天；水疱干涸，治疗时间为2～15天，平均13天。止痛时间和疱疹干枯时间比较：13～50岁与51～75岁年龄段治疗组和对照组2种症状疗效比较，治疗组优于对照组（P<0.01）[14]。

【性味归经】味苦、咸、辛，性寒。归肺、肝、脾、膀胱经。
【功效主治】清热解毒，利湿消积，活血止痛。主治感冒发热，咳嗽，咽喉肿痛，目赤肿痛，疳积，湿热泻痢，疟疾，黄疸，水肿，小便淋浊，筋骨疼痛，跌打损伤，痈疽疔疮，湿疹。
【用法用量】内服：煎汤，10～15g，鲜品30～60g；或捣汁；或研末。外用：鲜品适量，捣敷；或煎汤洗浴。
【使用注意】脾胃虚寒者及孕妇慎服。

【经验方】
1. 跌打损伤 鲜爵床草适量。洗净，捣敷患处。（《上海常用中草药》）
2. 妇人乳痛 六角英、消山虎各30g，酒搋取汁服，渣贴敷。（《潮汕草药》）
3. 缠腰蛇丹 鲜爵床捣烂绞汁，加入雄黄少许，搅匀抹患处，日数次。（《闽东本草》）
4. 痈疽疮毒 鲜六角仙草60g，地瓜酒120g。开水1杯，冲炖，早晚2次服。将渣捣烂敷患处。脓未成可消，已成可溃，且能止痛消肿。（福州台江《民间实用草药》）
5. 皮肤瘙痒 爵床20g，排风藤30g，生首乌25g。水煎服。或加大剂量水煎外洗。（《四川中药志》1979年）
6. 感冒发热 小青草15～30g。水煎服。（《上海常用中草药》）
7. 感冒伴风湿者 爵床、岩地黄各9g，菱菜根12g。煎服。（《闽东本草》）
8. 肺热咳痰不利 癞子草、五皮风、车前草各15g，陈皮3g。水煎服。（《四川中药志》1979年）
9. 咽喉肿痛 鲜爵床全草30g。捣烂绞汁服，渣捏成丸含于口中，流出毒涎。（《闽东本草》）
10. 口舌生疮 爵床120g。水煎服。（《湖南药物志》）
11. 小儿疳积（身体消瘦，或口渴泄泻，或久热不退，或目赤生翳） 爵床全草研末，每用9～12g，同鸡肝1具或猪肝60～90g，蒸汤，食肝及汤。目中有翳膜者，加石决明6g。另外用爵床9g，开水泡当茶饮。（《江西民间草药》）
12. 酒毒血痢，肠红 小青草、秦艽各三钱，陈皮、甘草各一钱。水煎服。（《本草汇言》）
13. 痢疾，急慢性阿米巴痢 干爵床草、干铁苋菜、干水蜈蚣草、干地菍根各30g。水煎服。（《常用青草药选编》）
14. 疟疾 鲜爵床全草或茎叶90g（干者30g）。加水浓煎服。小儿酌减，但不得少于30g。疟发前3～4h服。[《江苏中医》1961（7）：48.]
15. 黄疸 爵床15g，黄枝子根30g，公母草15g。水煎服，每日1剂。（《安义草药》）

16.肝硬化腹水　小青草15g。加猪肝或羊肝同煎服。（《浙江民间草药》）

17.小儿肾炎　鲜麦穗红煎汤，分次频服。1～5岁，每日30～45g；5～10岁，每日45～75g；10岁以上，每日90g。干品可减至50%～70%。[《福建中医药》1960（5）：23.]

18.肾盂肾炎　爵床9g，地苤、凤尾草、海金沙各15g，艾棉挑（寄生于艾叶上的虫蛀球）10个。水煎服，每日1剂。（《江西草药》）

19.尿路结石　爵床30g，甘草100g，白芍60～100g。水煎服。[《时珍国药研究》1992，3（2）：92.]

20.乳糜尿　爵床60～90g，地锦草60g，蟛蜞菊60g，车前草45g，萆薢30g。水煎服。（《四川中药志》1979年）

21.急性阑尾炎　鲜爵床全草、鲜败酱草、鲜白花蛇舌草各60g，冬瓜子15g。水煎服，日1剂。（《常用青草药选编》）

22.肝脓疡　爵床、茵陈、过路黄、鬼针草各30g。水煎服，日1剂，连服20～30天。（《浙南本草新编》）

23.钩端螺旋体病　鲜节节寒草250g。捣烂，敷腓肠肌。（《云南中草药》）

24.血尿（小便混浊，有血液或血块夹杂而下，多无疼痛，西药疗效不理想者）　爵床、白毛藤、狗肝菜各30g。水煎服。[《浙江中医杂志》1989，24（3）：141.]

25.热性血崩　爵床60～120g。加酒水各半炖服。（《福州民间草药》）

【参考文献】

[1] 仇峰，王丽楠，孔维军，等.HPLC-ESI-MS/MS法同时测定大鼠血浆中的5种木脂素及其在爵床提取物药动学研究中的应用.第十届全国药物和化学异物代谢学术会议暨第三届联合学术会议，2012: 102.

[2] 张雅奇.爵床乙酸乙酯部位化学成分及其质量分析研究.武汉：湖北中医药大学，2013.

[3] 陈清杰.爵床抗慢性肾炎活性成分初步研究.武汉：湖北中医药大学，2012.

[4] 刘国瑞.爵床化学成分研究.北京：中国北京协和医学院，2009.

[5] 李飒，张卫东.中药爵床化学成分的研究.药学实践杂志，1996，14(3): 151.

[6] 张爱莲，戚华溢，叶其，等.爵床的化学成分研究.应用与环境生物学报，2006，12(2): 170.

[7] Zhang YL, Bao FK, Hu JJ, et al. Antibacterial Lignans and Triterpenoids from Rostellularia procumbens. Planta Med, 2007, 73(15): 1596.

[8] 中国药理学会心血管药理学委员会.药理学进展(1980)·心血管药理分册.北京：人民卫生出版社，1981: 246.

[9] 金继曙，等.药学通报，1982,(6): 45.

[10] 陈延铺.中草药，1989, 20(9): 390.

[11] 零陵地区卫生防疫站.湖南医药杂志，1974,(5): 49.

[12] 《全国中草药汇编》编写组.全国中草药汇编（上册）.北京：人民卫生出版社，1975: 927.

[13] 王继麟.浅谈四君子汤加草药爵床治疗疳积100例比较.中国中医药咨讯，2011, 3(17): 348.

[14] 邬志国，顾益达.爵床外敷为主配合抗病毒西药治疗带状疱疹35例.江西中医药，2010, 41(335): 33.

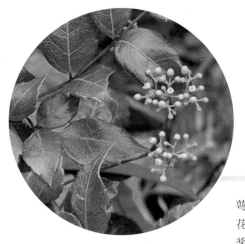

Teng cha

藤 茶

Ampelopsis grossedentatae Herba
[英] Grossedent Ampelopsis Herb

【别名】显齿蛇葡萄、田婆茶、红五爪金龙、乌蔹、苦练蛇、龙须茶、金丝苦练、大齿牛果藤。

【来源】为葡萄科植物显齿蛇葡萄 Ampelopsis grossedentata（Hand.-Mazz.）W. T. Wang. 的全株。

【植物形态】木质藤本。全株无毛。卷须二叉状分枝，与叶对生。叶为二回羽状复叶，长 7～17cm，枝顶部叶为一回羽状复叶，最下羽片有小叶 3，偶有 5；小叶片纸质，长圆状披针形或狭椭圆形，长 2～5cm，宽 1～2cm，先端长渐尖，基部宽楔形，顶生小叶有柄，侧生小叶无柄，稍偏斜，边缘有稀疏牙齿或小牙齿；羽状脉约 4 对。花两性，聚伞花序与叶对生或生于小枝顶端；花绿色，基部有小苞片；花萼盘状；花瓣 5；雄蕊 5；与花瓣对生；花盘厚；子房与花瓣合生，有花柱。浆果近球形，幼时绿色，后变红色。

【分布】广西主要分布于龙胜、资源、全州、富川、昭平、岑溪、平南、灵山、防城、武鸣、宁明、平果、靖西、田林、隆林、天峨、南丹、巴马、宜州、三江、金秀。

【采集加工】全夏、秋季采收。洗净，鲜用或切片，晒干。

【药材性状】全株无毛。小株圆柱状，有显著纵棱纹。卷须长达 8cm，二叉状分枝，与叶对生。叶为二回羽状复叶，长 7～17cm；叶柄长 1～2cm；小叶片纸质，长圆状披针形或狭椭圆形。

【品质评价】以叶绿、无杂质者为佳。

【化学成分】本品含双氢杨梅素（dihydromyricetin）[1,2]、龙涎香醇（ambrein）、β - 谷甾醇（β -sitosterol）[3,4]、杨梅素（myricetin）、杨梅苷（myricitrin）[3]、棕榈酸(palmitic acid)、大黄素(emodin)、没食子酸甲酯（methylgallate）、槲皮素（quercetin）、槲皮素 -3-O- β -D- 葡萄糖苷（quercetin-3-O- β -D-glucoside）、花旗松素(taxifolin)、洋芹素(apigenin)、蛇葡萄素(ampelopsin)[4]、芦丁(rutin)、没食子酸（gallic acid）、没食子酸乙酯（progallin A）、没食子酰 - β -D- 葡萄糖（galloyl- β -D-glucose）[5]、二氢槲皮素（dihydroquercetin）[6,7]、橙皮素（hesperetin）[7]、杨梅素 -3-O- β -D- 葡萄糖苷（myricetin-3-O- β -D-glucoside ）[8]。挥发油主要含 3,7- 二甲基 -1,6- 辛二烯 -3- 醇（3,7-dimethyl-1,6-octadien-3-

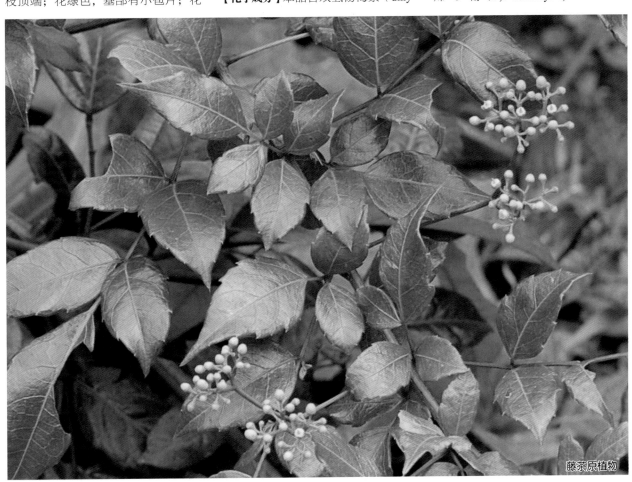

藤茶原植物

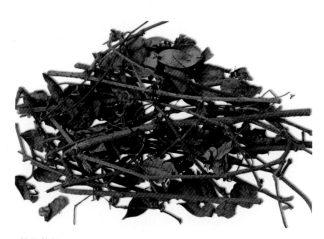

藤茶药材

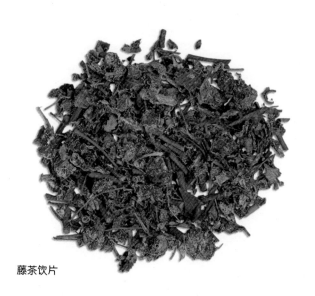

藤茶饮片

ol）、壬醇（nonanol）、4- 蒈烯（4-carene）、1,1,6- 三甲基 -1,2- 双 氢 萘（1,1,6-trimethyl-1,2-dihydronaphthalene）、2,3,4,7,8,8a- 六氢化 -3,6,8,8- 四甲基 -1H-3a,7- 亚甲基薁（2,3,4,7,8,8a-hexahydriding-3,6,8,8-tetramethyl-1H-3a,7-methyleneazulene）、雪松烯（himachalene）、石竹烯（caryophyllene）、2,7- 二甲基萘（2,7-dimethyl naphthalene）、1,2,3,4,4a,5,6,8a- 八氢化萘 -7- 甲基 -4- 亚甲基 -1-1（1- 甲基乙基）、十五烷（pentadecane）、4-（2,6,6- 三甲基 -1- 环己烯基）-3- 丁烯 -2- 酮 -[4-（2,6,6-trimethyl-1-cyclohexenyl）-3-butylen-2-one]、2,4a,5,6,7,8- 六氢 -3,5,5,9- 四甲基 -1H- 苯并环庚烯（2,4a,5,6,7,8-hexahydro-3,5,5,9-tetramethyl-1H-coumaroncycloheptene）、3,7,11- 三甲基 -1,6,10- 十二碳三亚乙基四胺 -3- 醇（3,7,11-trimethyl-1,6,10-dodeca-triethiden-tetra-amine-3-ol）、十四烷（tetradecane）、二乙基邻苯二甲酸酯（diethyl-phthalate）、雪松醇（cedrol）、1,19-eicosadiene、叶绿醇（phytol）、亚油酸（linoleic acid）、异植醇（iso-phytol）、二十一烷（heneicosane）、二十七烷（heptacosane）、十九烷（nonadecane）、3,7- 二 甲基 -2,6- 辛二烯 -1- 醇（3,7-dimethyl-2,6-octadien-1-ol）[9]。

【药理作用】

1. 保肝　藤茶中总黄酮（AGTF）和双氢杨梅树皮素（APS）能降低四氯化碳（CCl_4）、D- 半乳糖胺（D-GalN）和异硫氰酸萘酯（ANIT）致急性肝损伤小鼠血清中丙氨酸氨基转移酶（ALT）、天冬氨酸氨基转移酶（AST）活性和总胆红素（T-BIL）含量[10-12]。APS 对人工感染鸭乙型肝炎病毒（DHBV）模型血清中 DHBV 水平有抑制作用[13]。总黄酮可减少肝组织匀浆丙二醛（MDA）生成，增强超氧化物歧化酶（SOD）活性，提高免疫低下小鼠溶血素含量；减轻肝脏细胞病理损伤[14-16]。藤茶中双氢杨梅素（DMY）能阻止小鼠体内由酒精导致的肝脏还原型谷胱甘肽（GSH）耗竭和 MDA 升高，降低甘油三酯（TG）含量，减轻肝细胞脂肪变性程度，有预防和治疗酒精性肝损伤作用；藤茶提取物、总黄酮及双氢杨梅素均对 CCl_4 和 D-GalN 致大鼠肝纤维化有保护作用，其机制与抗脂质过氧化损伤有关[17-20]。叶提取物能提高苯并芘染毒小鼠血清和肝脏中 SOD、GSH-PX、过氧化氢酶（CAT）活性，降低 γ- 谷氨酰转肽酶（γ-GT）活性及 MDA 含量[21]。藤茶总黄酮和藤茶提取物含药血清能抑制 2215 细胞 HBsAg、HBeAg 分泌和 HBV-DNA 表达[22,23]。DMY 对 CCl_4 中毒性致大鼠肝细胞损伤、D-GalN 和脂多糖诱导小鼠肝损伤有保护作用[24-26]。显齿蛇葡萄根对刀豆蛋白（ConA）诱导免疫性肝损伤小鼠有保护作用，其机制与抑制肝细胞 Fas 抗原表达而阻断肝细胞凋亡有关[27,28]。

2. 抗氧化作用　藤茶总黄酮对黄嘌呤 - 黄嘌呤氧化酶系统产生超氧阴离子自由基（$O_2^-\cdot$）、大鼠肝匀浆自氧化、Cys-Fe^{2+} 诱导的大鼠肝匀浆脂质过氧化、VC-Fe^{2+} 诱导的肝匀浆脂过氧化及肝线粒体肿胀均有抑制作用，AGTF 能抑制 H_2O_2 致小鼠红细胞溶血，增加小鼠血清抗活性氧能力，表明 AGTF 可增强小鼠血清和红细胞的抗氧化损伤能力[29,30]。藤茶中双氢杨梅素对离体大鼠脏器组织匀浆脂质过氧化以及由 Fe^{2+}-VC 体系、Fe^{2+}-H_2O_2 体系、Fe^{2+}-Cys 体系诱导的组织匀浆及肝线粒体脂质过氧化均有抑制作用；对 $O_2^-\cdot$、羟基自由基（·OH）、脂过氧自由基（ROO·）和二苯代苦味酰自由基（DPPH·）有清除作用，能抗膜脂质过氧化损伤以及缓解细胞氧化应激[31-35]。藤茶多糖组分（AGP-3）体外有清除小鼠血清活性氧化作用，并能减少小鼠肝组织及肝线粒体 MDA 生成，抑制小鼠红细胞溶血和肝线粒体肿胀[36-38]。藤茶多酚和 AGTF 对 ·OH、$O_2^-\cdot$ 和 DPPH· 有清除作用[39,40]。

3. 降血糖、降血脂　藤茶总黄酮可抑制四氧嘧啶致糖尿病小鼠血糖升高，对抗肾上腺素升血糖作用，还能降低血脂[41-44]。APS 对正常小鼠血糖无明显影响，对四氧嘧啶所致糖尿病小鼠有降血糖作用；双氢杨梅素对葡萄糖、肾上腺素引起的高血糖模型小鼠有降血糖效果[45]。藤茶水提液及茶多糖能降低模型组动物血浆中 α- 葡萄糖苷酶、总胆固醇（TC）、TG、MDA 水平，升高高密度脂蛋白胆固醇（HDL-C），增强 SOD 及 GSH-PX 活性，降低血液黏度、红细胞和血小板聚集能力；保护和恢复胰岛 B 细胞功能、增强肝葡萄糖激酶（GK）活性和提高胰岛素（INS）水平发挥降血糖作用[46-48]。DMY 对链佐星诱导的大鼠血糖升高有抑制作用，同时升高血清胰岛素水平，减少胰腺组织中淋巴细胞浸润、减轻炎症反应，增加胰岛数目；可降低链脲菌素诱导的高血糖大鼠和高脂乳剂致高脂血症小鼠血清 TG 和 TC 含量。DMY 可改善大鼠 D- 半乳糖诱导糖耐量异常的状态，对肾脏早期损伤有保护作用[12,49,50]。藤茶总黄酮有降低高脂血症模型小鼠和实验性高脂血症鹌鹑血清 TC、TG，并升高 HDL-C 的作用，可抑制肝脏脂肪病变及动脉粥样硬化[48]。

4. 对心血管系统的影响 藤茶能降低高脂饮食大鼠血脂、血液黏度、红细胞和血小板的聚集能力，改善脂蛋白代谢和血流状态、保护心肌、增强抗氧化能力，对高脂血症、心血管系统疾病有预防作用[51]。DMY 有抗血栓作用，能减轻静脉血栓湿重和干重，抑制大鼠颈总动脉 - 颈外静脉血流旁路血栓形成，提高胶原蛋白 - 肾上腺素诱导小鼠瘫痪的恢复率[52]。AGTF 能抑制大鼠体外血小板聚集和体内血栓形成；提高 D- 半乳糖所致衰老模型小鼠血清和肝脏中 SOD 活性，抑制 MDA 生成，说明其有抗血小板聚集和血栓形成作用[53]。杨梅素（MYR）和 DMY 对 H_2O_2 诱导的心肌细胞凋亡有保护作用[54]。

5. 抗肿瘤 AGTF 能抑制肝癌 HepG2 细胞的增殖，并可诱导其产生早期凋亡[23,55]。藤茶提取物（TTF）含药血清体外对 S180 细胞、H22 细胞和 L1210 细胞有抑制作用，体内能减轻实体瘤重和延长荷瘤小鼠存活时间[56]。藤茶的蛇葡萄素体外能抑制 SGC-7901 细胞生长[57]。DMY 通过侵袭重组 B16 黑色素瘤细胞基底膜，抑制小鼠 B16 黑色素瘤细胞酪氨酸酶活性和细胞 DNA 合成而产生抗癌作用[58-60]。DMY 对 HK-1 人鼻咽癌细胞株、MCF-7、MDA-MB-231 乳腺癌细胞株[61,62]、胃癌 SGC-7901 细胞[63,64]、HL-60、K562 白血病细胞株、内皮细胞、Bel-7402 和 Bel-7404 肝癌细胞株[65,66]、人膀胱癌细胞株 T24[67] 有抑制作用。APS 对人卵巢癌细胞 SK-OV-3、人恶性黑色素瘤 A375 细胞、Hela 细胞及 A2780 细胞增殖、小鼠肝胞质液的谷胱甘肽转移酶（GST）均有抑制作用[68-70]。藤茶多糖（AGP）体内通过增强荷瘤小鼠免疫功能和抗氧化能力而抑制 S180 小鼠肿瘤生长[71]。藤茶提取物（FL0810）和 AGTF 体外对 MDA-MB-231、MDA-MB-435、MCF-7 人乳腺癌细胞、DU145、PC3、LNcap 人前列腺癌细胞的增殖均有抑制作用，体内对 S180 细胞生长有抑制作用[72,73]。

6. 对免疫系统的影响 APS 体外能增强刀豆蛋白 A（ConA）诱导的小鼠淋巴细胞增殖[74]；总黄酮能增强非特异性免疫和体液免疫功能，提高尾静脉注入印度墨汁小鼠的单核、巨噬细胞吞噬指数；促进环磷酰胺致免疫功能低下小鼠溶血素的生成[75]；升高肉鸡法氏囊指数和胸腺指数，降低血凝抑制抗体（HI 抗体）效价[76]。藤茶水煎液能增加小鼠免疫器官脏体比，增强自然杀伤（NK）细胞活性和吞噬细胞功能[77]。AGP 能提高荷瘤小鼠迟发型超敏反应、腹腔巨噬细胞吞噬率与吞噬指数、小鼠血清溶血素含量、脾细胞抗体形成，并抑制 S180 小鼠血清乳酸脱氢酶（LDH）活性和提高红细胞 CAT 活性[71]。藤茶中茶多酚可加强小鼠单核巨噬细胞吞噬功能、细胞免疫功能和体液免疫功能等[78]。

7. 解热、抗炎、镇痛 藤茶乙醇提取液腹腔注射能降低致热后家兔体温[79]。藤茶水煎液对大鼠有发汗作用，并能增强乙酰胆碱促进小鼠唾液分泌；对小鼠巴豆油性耳郭水肿、小鼠角叉菜胶性、甲醛性足趾肿胀及小鼠腹腔毛细血管通透性均有抑制作用；对急性、亚急性炎症渗出过程、大鼠棉球肉芽肿增生均有抑制作用；对切除或不切除肾上腺大鼠角叉菜胶性足趾肿胀也有抑制作用，说明其抗炎作用不依赖垂体肾上腺皮质系统。藤茶水提液有镇痛作用，能提高小鼠痛阈[80-82]。

8. 对平滑肌的影响 藤茶水煎液对家兔在体和离体肠平滑肌自发活动均有兴奋作用，并能拮抗去甲肾上腺素（NA）抑制兔肠平滑肌作用[83]。

9. 对胃肠系统的影响 藤茶水提取物对 2,4- 二硝基氯（DNCB）致小鼠肠迟发型过敏反应、结肠炎症和溃疡均有作用[84]。DMY 对免疫性慢性胃炎大鼠胃黏膜有保护作用，其作用机制与调节机体免疫功能、抑制胃黏膜自身免疫作用、增强氧自由基清除酶系统和降低 NO 生成酶系统活性、抑制体内脂质过氧化物产生有关[85]。

10. 对中枢神经的影响 DMY 可延长戊巴比妥钠对小鼠的作用，其作用机制与抑制细胞色素 P_{450}、抑制戊巴比妥钠代谢有关[86]。

11. 解酒 DMY 对酒精引起的大鼠肌肉松弛有抑制作用[87]，藤茶水煎剂能缓解酒醉反应和缩短醒酒时间[83]。

12. 其他 DMY 通过降低 HIV-1 P24 抗原表达，干扰 HIV-1 SF33 吸附到 MT-4 细胞，能防止敏感细胞感染艾滋病病毒（HIV-1）；对 HIV-1 的吸附、孵育与急性感染有强的抑制作用[88]。DMY 对 20- 羟基脱皮甾醇有拮抗作用，能促进小鼠毛发上皮细胞增殖[89]。总黄酮通过对血清抗口腔黏膜抗体的中和作用，减轻兔口腔黏膜溃疡炎症，促进溃疡愈合[90]。

【临床研究】

1. 儿童咽喉肿痛 将藤茶焖煮约 10min 后捞出、沥干、捣烂，加工成直径 3cm 的褐色茶饼，自然晒干后备用。1 ~ 3 岁，每日 5 ~ 10g；4 ~ 6 岁，每日 11 ~ 15g；7 ~ 10 岁，每日 15 ~ 20g；11 ~ 14 岁，每日 21 ~ 30g。4 天为 1 个疗程。根据不同年龄组取出相应量藤茶饼置保温杯中，先用少许温开水浸泡药饼 10min 后，再用滚开水直接冲泡，加盖焖 5min 即可频频代茶饮，不断加开水浸泡，每日 10 余次。结果：治疗 53 例，1 个疗程后显效（症状、体征消失）24 例，有效（部分指标减轻或消失，残存指标于第 2 个疗程消失）20 例，无效 9 例。总有效率达 83%[91]。

2. 急性咽炎（风热证） 将 70 例患者分为观察组和对照组各 35 例，观察组给予显齿蛇葡萄冲剂（湘潭市第二医院中药房制剂），1 包 / 次，3 次 / 天。对照组给予夏桑菊颗粒剂（由广州花城制药厂生产），1 包 / 次，3 次 / 天。两组均以 6 天为 1 个疗程，观察 1 个疗程。结果：70 例患者在观察中有 3 例失访而未能完成观察，其中对照组失访 1 例，观察组失访 2 例，其余 67 例均顺利完成整个观察过程。观察组总有效率为 93.93%，对照组总有效率为 97.05%，两组比较无显著性差异[92]。

3. 小儿湿疹 将 60 例患者随机分成治疗组和对照组，每组各 30 例。治疗组以藤茶涂膜剂擦患处，每日 2 ~ 3 次，直至皮疹消退为止。对照组以市售氧化锌软膏涂擦患处，每日2~3次，直至皮疹消退为止。两组患儿均应避免指甲搔抓和用水或肥皂洗拭患处，避免应用毛织品衣服和与化脓性感染患者接触。结果：治疗组痊愈16例，显效10例，有效2例，无效2例。治愈时间2~16天，平均9天，对照组痊愈9例，显效10例，有效5例，无效6例。治愈时间5~26天，平均15.5天[93]。

4. 化脓性皮肤病 治疗组单纯用藤茶散治疗。治疗时先用双氧水和生理盐水清洁创面，然后撒上藤茶散，至无渗出为度。每日1~2次，1~7天后观察治疗结果。对照组用氧氟沙星凝胶治疗，局部用药前处理同治疗组，清洁后外涂氧氟沙星凝胶，治疗时间同治疗组。治疗组33例，痊愈26例，显效4例，改善1例；有效率为93.9%，痊愈率为78.6%。对照组15例，痊愈9例，显效3例，改善2例；有效率为93.3%，痊愈率为60%。两组有效率和治愈率经统计学处理，无显著性差异（$P>0.05$）。治疗组有效天数为（2.40 ± 0.84）天，对照组为（3.42 ± 0.97）天；治疗组治愈天数为（2.96 ± 1.48）天，对照组为（4.66 ± 2.20）天。治疗有效天数和治愈天数两组比较差异显著（$P<0.01$）[94]。

【**性味归经**】味甘、淡，性凉。归肺、肝经。

【**功效主治**】清热解毒，利湿消肿。主治感冒发热，咽喉肿痛，目赤肿痛，痈肿疮疖。

【**用法用量**】内服：煎汤，15~30g，鲜品倍量。外用：适量，煎水洗。

【**使用注意**】素体虚寒者慎用。

【经验方】

1. 急性结膜炎 显齿蛇葡萄适量，水煎熏洗。（《广西本草选编》）

2. 痈疖 显齿蛇葡萄30~60g。水煎内服或外洗。（《广西本草选编》）

3. 黄疸型肝炎，感冒风热，咽喉肿痛 显齿蛇葡萄15~30g。水煎服。（《广西本草选编》）

【参考文献】

[1] 周天达，周雪仙. 藤茶中双氢黄酮醇的分离、结构鉴定及其药理活性. 中国药学杂志，1996, 31(8): 458.

[2] 覃洁萍，许学健，李剑江. 广西瑶族藤茶化学成分的研究. 天然产物研究与开发，1997, 9(4): 41.

[3] 袁阿兴，黄筱美，陈劲. 显齿蛇葡萄化学成分的研究. 中国中药杂志，1998, 23(6): 329.

[4] 王定勇，刘佳铭，章骏德，等. 显齿蛇葡萄（藤茶）化学成分研究. 亚热带植物通讯，1998, 27(2): 39.

[5] 张亚胜，杨伟丽，崔春. 显齿蛇葡萄化学成分的研究. 中草药，2003, 34(5): 402.

[6] 王岩，周莉玲，李锐，等. 显齿蛇葡萄化学成分的研究. 中药材，2002, 25(4): 31.

[7] 何桂霞，裴刚，杜方麓，等. 藤茶化学成分的研究. 中国现代中药，2007, 9(12): 11.

[8] Zhang YS, Zhang QY, Wang B, et al. Chemical Constituents from Ampelopsis grossedentat. Journal of Chinese Pharmaceutical Sciences, 2006, 15(4): 211.

[9] 张友胜，杨伟丽，熊浩平. 显齿蛇葡萄挥发油化学成分分析. 湖南农业大学学报（自然科学版），2001, 27(2): 100.

[10] 郑作文，曾春晖，林英辉，等. 广西藤茶中双氢杨梅树皮素对小鼠急性肝损伤的保护作用. 广西中医学院学报，2002, 5(3): 10.

[11] 钟正贤，周桂芬，陈学芬，等. 广西瑶族藤茶中双氢杨梅树皮素的保肝作用实验研究. 中国中医药科技，2002, 9(3): 55.

[12] 钟正贤，覃洁萍，周桂芬，等. 广西瑶族藤茶中双氢杨梅树皮素的药理研究. 中国民族医药杂志，1998, 4(3): 42.

[13] 阎莉，郑作文. 藤茶双氢杨梅树皮素抗鸭乙肝病毒的实验研究. 中国中药杂志，2009, 34(7): 908.

[14] 何桂霞，李玲，肖锦仁，等. 藤茶总黄酮对四氯化碳致急性肝损伤小鼠的保护作用. 湖南中医学院学报，2004, 24(4): 7.

[15] 钟正贤，覃洁萍. 广西藤茶总黄酮保肝作用的实验研究. 广西科学，2002, 9(1): 57.

[16] 黄庆红，罗明波，王岐本，等. 藤茶总黄酮对四氯化碳所致大鼠肾损伤保护作用的初步研究. 现代生物医学进展，2009, 9(13): 2454.

[17] 苏东林，黄继红. 二氢杨梅素的急性毒理学评价及对酒精性肝损伤的防治效果. 湖南农业科学，2009, (11): 90.

[18] 邝满元，罗明英. 二氢杨梅素对肝纤维化大鼠脂质过氧化损伤的保护作用. 中国医药导报，2009, 6(18): 26-28.

[19] 邝满元，王岐本. 藤茶总黄酮对大鼠肝纤维化的防治作用. 现代生物医学进展，2008, 8(12): 2445.

[20] 欧贤红，吕林艳. 藤茶提取物抗慢性肝纤维化作用. 中国实验方剂学杂志，2011, 17(3): 132.

[21] 钟正贤，杨秀芬，陈学芬，等. 显齿蛇葡萄叶提取物对苯并芘染毒小鼠血清和肝脏抗氧化酶的影响. 中国中医药科技，2010, 17(2): 125.

[22] 郑作文. 藤茶总黄酮在2215细胞培养中对乙型肝炎病毒HBsAg、HBeAg和HBV-DNA的抑制作用. 山东中医杂志，2003, 22(9): 561.

[23] 杨柯，郑作文. 广西藤茶提取物TTF含药血清对乙型肝炎病毒HBsAg和HBeAg的抑制作用. 医药导报，2008, 27(4): 390.

[24] Hase K, Ohsugi M, Xiong Q, et al. Hepatoprotective effect of Hovenia dulcis THUNB. On experimental liver injuries induced by carbon tetrachloride or D-galactosamine/lipopolysaccharide. Biol Pharm Bull, 1997, 20(4): 381.

[25] Oshima Y, Namao K, Kamijou A, et al. Powerful hepatoprotective and hepatotoxic plant oligostilbenes, isolated from the Oriental medicinal plant Vitis coignetiae(Vitaceae). Experientia, 1995, 51(1): 63.

[26] 陈玉琼，倪德江. 藤茶总黄酮及二氢杨梅素降血脂作用研究. 茶叶科学，2007, 27(3): 221.

[27] 张亚兵，李之清. 蛇葡萄根对ConA诱导小鼠肝损伤的防护作用. 中西医结合肝病杂志，2000, 10(1): 26-27.

[28] 张赤志，李之清，张亚兵，等. 蛇葡萄根对ConA诱导小鼠肝损伤模型Fas抗原表达的影响. 中国中西医结合消化杂志，2001, 9(2): 67-68.

[29] 何桂霞，杜方麓，杨伟丽，等. 藤茶总黄酮清除氧自由基与抗脂质过氧化作用. 中药材，2003, 26(5): 338.

[30] 唐瑛. 藤茶总黄酮的体外抗氧化作用研究. 中国医院药学杂志，2006, 26(12): 1449.

[31] 何桂霞，杨伟丽，裴刚，等. 二氢杨梅素抗脂质过氧化作用的研究. 中国中药杂志，2003, 28(12): 1188-1190.

[32] 张友胜，宁正祥，杨书珍，等. 显齿蛇葡萄中二氢杨梅树皮素的抗氧化作用及其机制. 药学学报，2003, 38(4): 241.

[33] 张志坚，张晓元. 二氢杨梅素对细胞等氧化伤害时的保护作用. 湖南师范大学自然科学学报，2007, 30(2): 100.

[34] 徐静娟，姚茂君，许钢. 二氢杨梅素抗氧化功能的研究. 食品科学，2007, 28(9): 43.

[35] 陈晓静，于江傲，赵瑞香，等．显齿蛇葡萄叶中二氢杨梅素的制备及其抗氧化活性研究．食品工程，2012, 6: 137.

[36] 罗祖友，严奉伟．藤茶多糖组分 AGP-3 的体外抗氧化活性研究．湖北民族学院学报，2006, 24(4): 314.

[37] 罗祖友，严奉伟．藤茶多糖的抗氧化作用研究．食品科学，2004, 25(11): 291.

[38] Wang Y, Bian X, Park J, et al. Physicochemical properties, in vitro antioxidant activities and inhibitory potential against α -glucosidase of polysaccharides from Ampelopsis grossedentata leaves and stems. Molecules, 2011, 16(9): 7762.

[39] 肖浩，郑小江，朱玉婷，等．藤茶多酚体外抗氧化作用．食品与生物技术学报，2011, 30(5): 680.

[40] Wang Y, Ying L, Sun D, et al. Supercritical Carbon Dioxide Extraction of Bioactive Compounds from Ampelopsis grossedentata Stems: Process Optimization and Antioxidant Activity. 2011, 12(10): 6856.

[41] Zhong ZX, Qin JP, Zhou GF,et al. Experimental studies of hypoglycemic action on total flavone of Ampelopsis grossedentata from Guangxi. Zhongguo Zhong Yao Za Zhi, 2002, 27(9): 687.

[42] 欧贤红，郑作文．藤茶总黄酮对免疫性肝损伤小鼠的保护作用．哈尔滨医药，2011, 31(1): 1-4.

[43] 陈晓军．显齿蛇葡萄总黄酮降脂作用的研究．广西中医药，2001, 24(5): 52.

[44] 唐瑛，罗有祖，杨李，等．藤茶总黄酮对实验性高脂血症大鼠的影响．中国比较医学杂志，2010, 20(10): 74.

[45] 覃洁萍，钟正贤，周桂芬，等．双氢杨梅树皮素降血糖的实验研究．中国现代应用药学杂志，2001, 18(5): 351.

[46] 李玉山．恩施藤茶对高脂血症大鼠血脂代谢的影响．湖北民族学院学报，2006, 23(2): 1.

[47] 李玉山，李田．藤茶多糖对实验性糖尿病大鼠血糖的影响．营养学报，2006, 28(4): 356.

[48] 李玉山，谭志鑫，李田，等．藤茶对大鼠高血脂和心肌酶的影响．营养学报，2006, 28(6): 506.

[49] 钟正贤，覃洁萍，陈学芬，等．双氢杨梅素对链脲霉素所致糖尿病大鼠的降血糖作用．广西科学，2000, 7(3): 203.

[50] 郑成，陈静．二氢杨梅素的降血糖及保护肾脏损伤效果研究．精细化工，2008, 25(10): 967.

[51] 潘照斌，李枭朝．二氢杨梅素抗血栓形成的作用研究．中医药导报，2010, 16(11): 92.

[52] ZhongZhengxian, ChenXuefen, ZhouGuifen, et al.Pharmacological Action of Total Flavone of Ampelopsis grossedentata from Guangxi. GuangxiSciences, 1999, 6(3): 216.

[53] 陈晓军，陈学芬，李茂，等．显齿蛇葡萄总黄酮降脂作用的研究．广西中医药，2001, 24(5): 53.

[54] 姜仕先，董乃维，张婧，等．藤茶中杨梅素和二氢杨梅素的分离及抗心肌细胞凋亡作用．哈尔滨医科大学学报，2008, 48(1): 4.

[55] 高倩倩，杨秀芬，欧敏，等．藤茶总黄酮和二氢杨梅素含药血清对肝癌 HepG2 细胞增殖及凋亡的影响．中国中药杂志，2011, 36(4): 500.

[56] 杨柯，曾春晖．广西藤茶提取物 TTF 抗肿瘤作用的实验研究．科学技术与工程，2006, 6(14): 2038.

[57] 郑作文，郭成贤，唐云丽，等．藤茶蛇葡萄素抗人胃癌细胞作用的实验研究．中国药物应用与监测，2007, 4(1): 29.

[58] 刘德育，罗曼，谢冰芬，等．蛇葡萄素的抗肿瘤作用研究．癌症，2001, 20(12): 1372.

[59] 刘德育，罗曼．血清药理学方法研究蛇葡萄素抗黑色素瘤的作用．中药材，2001, 24(5): 348.

[60] 刘德育，雷焕强．杨梅黄素与蛇葡萄素对酪氨酸酶的抑制作用．生物化学杂志，1996, 12(5): 618.

[61] Ohyama M, Tanaka T, Ito T, et al. Antitumor agents 200. Cytotoxicity of naturally occurring resveratrol oligomers andtheir acetate derivatives . Bioorg Med Chem Lett, 1999, 9(20): 3057.

[62] 周防震，张晓元．二氢杨梅素对人乳腺癌细胞 MDA-MB-231 的体外抗增殖作用，肿瘤防治研究 .2012, 39(1): 95.

[63] 吴明彩，蒋明．二氢杨梅素联合丝裂霉素对胃癌细胞的生长抑制作用．中国病理生理杂志，2011, 27(7): 1424.

[64] 郑作文，郭成贤，毛健，等．藤茶总黄酮对人胃癌 SGC-7901 细胞增殖抑制作用的实验研究．时珍国医国药，2009, 20(50): 1158.

[65] 罗高琴，曾飒．蛇葡萄素的血管生成抑制作用．中药材，2006, 29(2): 146.

[66] 李刚，郑作文，唐云丽，等．藤茶总黄酮体外抗人肝癌细胞作用研究．中国药房，2008, 19(9): 652.

[67] 龙云，杨泽娟．蛇葡萄素对人膀胱癌 T24 细胞株凋亡的作用研究．吉林医学，2011, 33(22): 4709.

[68] 郑作文，谭为，周雅君，等．毛健藤茶蛇葡萄素对人卵巢癌细胞和人恶性黑色素细胞增殖的抑制作用．广西中医药，2009, 32(1): 46.

[69] 杨秀芬，杨子明．二氢杨梅素对小鼠肝脏谷胱甘肽 -S- 转移酶的抑制作用及其动力学分析．中国药理学通报，2010, 26(7): 894.

[70] 张玉萌，郑作文，伦玉宁，等．藤茶双氢杨梅树皮素对 Hela 细胞及 A2780 细胞增殖的抑制作用．中国药业，2009, 18(7): 6.

[71] 罗祖友，陈根洪．藤茶多糖抗肿瘤及免疫调节作用的研究．食品科学，2007, 28(8): 457.

[72] 周春权，姚欣．藤茶提取物的抗肿瘤作用研究．中药新药与临床药理，2011, 22(6): 640.

[73] 周春权，林静瑜，姚欣，等．藤茶总黄酮体外抗肿瘤实验研究．中国医药科学，2012, 2(9): 50.

[74] 曾春晖，杨柯．藤茶中 APS 对小鼠淋巴细胞增殖反应的影响．广西中医学院学报，2002, 5(1): 38.

[75] 钟正贤，周桂芬，陈学芬，等．广西藤茶总黄酮保肝作用实验研究．广西科学，2002, 6(3): 216.

[76] 梁萌．藤茶提取物对肉鸡免疫性能、脂质过氧化水平和脂类代谢的影响．山东农业大学，2004.

[77] 伍杨，林平，邓明会，等．凤鸣藤茶的免疫毒理学评价．现代预防医学，2006, 33(7): 1100.

[78] 周月婵，胡怡秀，臧雪冰，等．藤茶安全性毒理学评价及其免疫调节作用实验研究．实用预防医学，2001, 8(6): 412.

[79] 周雪仙，曾湘华，李秋娥，等．江华瑶族防感藤茶的药理研究．中国民族医药杂志，1996, 2(4): 37.

[80] 林建峰，李双官，朱惠，等．藤茶的抗炎镇痛作用研究．福建医药杂志，1995, 17(4): 39.

[81] 索朗，齐云，吴彬，等．藤茶抗炎、镇痛作用研究．中国民族民间医药杂志，2002, 12(56): 172.

[82] 钟正贤，周桂芬，陈学芬，等．藤茶总黄酮药理作用的实验研究．中国中医药科技，2004, 11(4): 224.

[83] 刘建新．瑶族藤茶对兔肠平滑肌的影响和解酒实验研究．中国民族医药杂志，1998, 4(2): 43.

[84] 林萍，伍扬．藤茶抗炎作用的实验研究．四川中医，2004, 24(9): 12.

[85] 陈立峰，张琼．二氢杨梅素对大鼠免疫性慢性胃炎胃黏膜的保护作用及其机制．中国药理学与毒理学杂志，2009, 23(5): 381.

[86] 杨秀芬，廖梅春，杨子明，等．二氢杨梅素对戊巴比妥钠致小鼠催眠作用的影响．时珍国医国药，2008, 19(9): 2078.

[87] Yoshikawa M, Murakami T, Ueda T, et al. Bioactive constituents of Chinese natural medicines. III . Absolute stereostructures of new dihydro flavonols, hovenitins I , II ,and III , isolated from hoveniae semen seu fructus, the seed and fruit of Hovenia dulcis THUNB. (Rhamnaceae): inhibitory effect on alcohol-induced muscular relaxation and hepatoprotective activity . Yakugaku Zasshi, 1997, 117(2): 108.

[88] Liu DY, Ye JT, Yang WH, et al. Ampelopsin, a small molecule inhibitor

of HIV-1 infection targeting HIV entry . Biomed Environ Sci, 2004, 17(2): 53.

[89]Towatari K, Yoshida K, Mori N, et al. Polyphenols from the heartwood of Cercidiphyllum japonicum and their effects on proliferation of mouse hair epithelial cells. Planta Med, 2002, 68(11): 995.

[90] 陈立峰, 陈莉萍, 徐琳本, 等. 显齿蛇葡萄总黄酮对兔口腔黏膜溃疡的作用, 2007, 21(1): 49.

[91] 戴巧玲, 宋纬文, 戴勤. 藤茶饼治疗 53 例儿童咽喉肿痛的疗效观察. 江西中医药, 1996, 2(增刊): 29.

[92] 徐爱良, 李向阳, 徐运安, 等. 显齿蛇葡萄冲剂治疗急性咽炎风热证临床观察. 中国中医药信息杂志, 2004, 11(4): 347.

[93] 戴巧玲, 华捷, 戴勤, 等. 藤茶涂膜剂治疗小儿湿疹30 例疗效观察. 海峡药学, 1997, 9(2): 88.

[94] 董明姣. 藤茶散治疗化脓性皮肤病 33 例. 广西中医药, 1997, 20(5): 39.

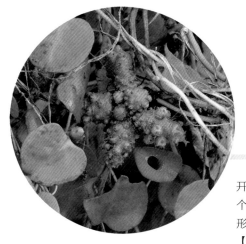

Teng san qi

藤三七

Anrederae Cordifoliae Bulbosus
[英] Madeiravine Bulbil

【别名】马德拉藤、藤七、落葵薯。

开花时伸出花外；花柱白色，分裂成 3 个柱头臂，每臂具 1 棍棒状或宽椭圆形柱头。果实、种子未见。

【分布】广西全区均有分布。

【采集加工】全年可采。洗净，切片，晒干。

【药材性状】珠芽呈瘤状，少数圆柱形，直径 0.5 ～ 3cm，表面灰黑色，具突起。质坚实而脆，易碎裂。断面灰黄色或灰白色，略呈粉性。气微，味微苦。

【品质评价】以身干、个大、无杂质、色黄绿者为佳。

【化学成分】本品含拉里亚苷元类三萜苷元 [1]，有 3β - 羟基 -30- 去甲 -12,19- 齐墩果二烯 -28- 酸（3β -hydroxy-30-noroleana-12,19-dien-28-oic acid）、3β - 羟基 -30- 去甲 -12,19- 齐墩果二烯 -28- 酸乙酯（3β -hydroxy-30-noroleana-12,19-dien-28-oate）、3β - 羟基 -30- 去

【来源】为落葵科植物落葵薯 *Anredera cordifolia*（Tenore）Steen. 的珠芽。

【植物形态】缠绕藤本。根状茎粗壮。叶具短柄，叶片卵形至近圆形，长 2 ～ 6cm，宽 1.5 ～ 5.5cm，顶端急尖，基部圆形或心形，稍肉质，腋生小块茎（珠芽）。总状花序具多花，花序轴纤细，下垂；苞片狭，不超过花梗长度，宿存；花托顶端杯状，花常由此脱落；下面 1 对小苞片宿存，宽三角形，急尖，透明，上面 1 对小苞片淡绿色，比花被短，宽椭圆形至近圆形；花被片白色，渐变黑，开花时张开，卵形、长圆形至椭圆形，顶端钝圆；雄蕊白色，花丝顶端在芽中反折，

甲 -12,18- 齐墩果二烯 -29- 酸乙酯（3β -hydroxy-30-noroleana-12,18-dien-29-oate）、熊果酸（ursolic acid）、3β - 羟基 -12- 齐墩果烯 -28,29- 二酸 -28- 乙酯（3β -hydroxy-12-oleanene-28,29-dioic acid-28-ethyl ester）。

黄酮及黄酮醇类成分 [2] 有藤三七醇 A（bougracol A）即 [7- 羟基 -5- 甲氧基 -8- 甲基 -6- 甲酰基 -3,4- 黄烷二醇（7-hydroxy-5-methoxy-8-methyl-6-formyl-flavan-3,4-diol）]、4,7- 二羟基 -5- 甲氧基 -8- 甲基 -6- 甲酰基黄烷（4,7-dihydroxy-5-methoxy-8-methyl-6-formyl-flavane）、5,7- 二羟基 -6,8- 二甲基 -2- 苯基 -4H-1- 苯并吡喃 -4- 酮（5,7-dihydroxy-6,8-dimethyl-2-phenyl-4H-1-benzopyran-4-one）、7-O-methylunonal、desmoflavone、去甲氧基马特西素（demethoxymatteucinol）。

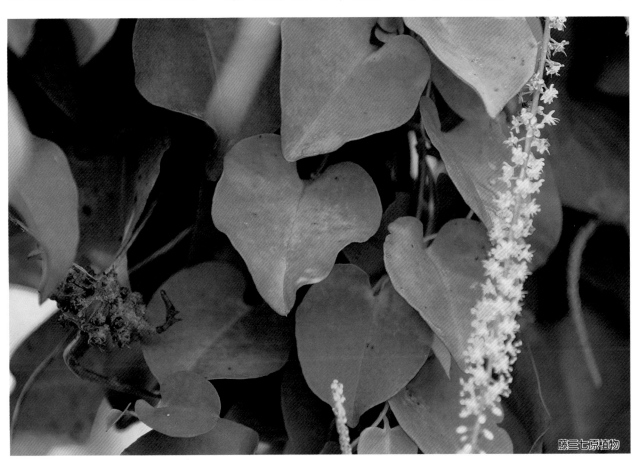

藤三七原植物

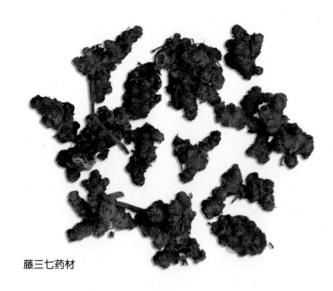

藤三七药材

多糖类成分由 D- 半乳糖醛酸（D-galacturonic acid）、D-葡萄糖（D-glucose）、D- 半乳糖（D-galactose）、L-（＋）-树胶醛糖 [L-（＋）-arabinose] 等单糖组成 [3]。

还有腺苷（adenosine）[4] 及尿嘧啶（uracil）[5] 等化合物。

【药理作用】

1. 抗艾滋病病毒　藤三七乙醇提取物中假鹰爪黄酮和 2- 甲氧基紫花杜鹃甲素对人类免疫缺陷 1 型病毒（HIV-1）有抑制活性 [2,6]。

2. 抗脂质过氧化　藤三七提取物能抑制黄嘌呤（HX）和黄嘌呤氧化酶（XO）体系产生超氧阴离子自由基，对 Vitc-Fe^{2+} 诱导大鼠肝线粒体脂质和肝匀浆脂质过氧化均有抑制作用 [6,7]。

3. 对胃肠道的影响　藤三七乙醇提取物能保护胃黏膜免受坏死因子损伤 [8,9]，其作用是通过调节 β- 肾上腺素受体，松弛大鼠胃肠道平滑肌来介导的 [10]，对前列腺素 F2α、五羟色胺、缓激肽的作用较对氯化钡、氯化钾、氨甲酰胆碱敏感 [11]。

4. 降血糖　藤三七根茎部分能降低四氧嘧啶致糖尿病小鼠血糖 [1,12]。

5. 抗突变　藤三七有弱的调节 2- 氨基 -3- 甲基咪唑喹啉诱导突变的作用 [13]。

6. 杀菌、消炎　藤三七有杀菌功效，在治疗传播性疾病方面疗效明显 [14]。其腺嘌呤核苷类化合物具有消炎作用 [4]。

7. 其他　藤三七地下茎含有胰蛋白酶抑制剂，能刺激含氮化合物生成 [11,15]。

【性味归经】味微苦，性温。归肝、肾经。

【功效主治】补益肝肾，壮腰膝，消肿止痛。主治腰膝痹痛，病后体弱，跌打损伤，骨折。

【用法用量】内服：煎汤，30 ~ 60g；或用鸡或瘦肉炖服。外用：适量，捣敷。

【使用注意】阴虚者慎用。

【经验方】

1. 跌打损伤　藤三七、鱼子兰、土牛膝、马茴香，捣敷患部。（《中药大辞典》）

2. 腰膝痹痛，痛后体虚　藤三七 30 ~ 60g。炖鸡或猪肉食。（《中华本草》）

【参考文献】

[1] Lin HY, Kuo SC, Lee CPD. A new sapogenin from Boussingaultia gracilis. Nat Prod, 1988, 51(5): 797.

[2] 顾琼，马云保，张雪梅，等. 藤三七中一个新黄烷醇和抗 HIV 活性成分. 高等学校化学学报，2007, 28(8): 1508.

[3] 柳杨，李清，王菲，等. 柱前衍生 HPLC 法分析藤三七多糖中单糖的组成. 中药新药与临床药理，2011, 22(2): 199.

[4] 刘佳，陈晓辉，钱忠直，等. RP-HPLC 法测定藤三七不同部位中腺苷的含量. 沈阳药科大学学报，2009, 26(9): 724.

[5] 刘佳，李国萍，慕善学，等. 反相高效液相色谱法同时测定藤三七不同部位中尿嘧啶和假鹰爪黄酮的含量. 中南药学，2011, 9(4): 261.

[6] 罗海羽，兰彬，姚默，等. 药用植物藤三七研究概况. 安徽农业科学，2012, 40(26): 12861.

[7] 仇洁，周永标，谭玉兰，等. 落葵薯提取物清除氧自由基及抗脂质过氧化作用. 中药材，2004, 27(8): 608.

[8] Lin W C, Wu S C, Kuo S C. Prevention of ethanol-induced gastric lesions in rats by ethanolic extracts of Boussingaultia gracilis in rats. The Chinese Pharmaceutical Journal, 1995, 47(3): 303.

[9] Lin W C, Wu S C, Kuo S C. Prevention of ethanol-induced gastriclesions in rats by ethanolic extracts of Boussingaultia gracilis. The Chinese Pharmaceutical Journal, 1996, 48(7): 259.

[10] Lin W C, Wu S C, Kuo S C. Relaxant effects of ethanolic extracts of Boussingaultia gracilis in the rat isolated gastric fundus. Phytotherapy Research, 1996, 10(2): 625.

[11] Lin W C, Wu S C, Kuo S C. Inhibitory effects of ethanolic extracts of Boussingaultia gracilis on the spasmogen-induced contractions of the rat isolated gastric fundus. Journal of Ethnopharmacology, 1997, 56(5): 89.

[12] 吴萍，严建业，黄丹，等. 藤三七的现代研究进展. 科技导报，2012, 30(16): 76.

[13] Yen G C, Chen H Y, Peng H H. Evaluation of the cytotoxicity, mutagenicity and antimutagenicity of emerging edible plants. Food and Chemical Toxicology, 2001, 39(11): 1045.

[14] Tshikalange TE, Meyer JJ, Hussein AA. Antimicrobial activity, toxicity and the isolation of a bioactive compound from plants used to treat sexually transmitted diseasea. Journal of Ethnopharmacology, 2005, 96(3): 515.

[15] Chuang MT, Lin YS, Hou WC. Ancordin, the major rhizome protein of Madeira-vine, with trypsin inhibitory and stimulatory activities in nitricoxide productions. Peptides, 2007, 28(6): 1311.

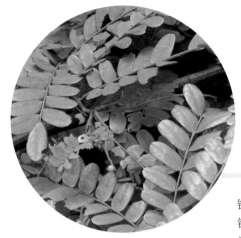

Teng huang tan

藤黄檀

Dalbergiae Hancei Caulis
[英] Hance Dalbergia Stem

【别名】红香藤、藤香、鸡踢香、降香、大香藤、痛必灵、黄龙脱衣、白鸡刺藤。

【来源】为豆科植物藤黄檀 *Dalbergia hancei* Benth. 的藤茎。

【植物形态】藤本。幼枝疏生白色柔毛，有时枝条变成钩状或螺旋状。奇数羽状复叶，互生；托叶披针形，早落；小叶片长圆形，长7～22mm，宽5～8mm，先端钝，微缺，基部楔形或圆形，下面疏生平贴柔毛。圆锥花序腋生，花微小，花梗密生锈色短柔毛；基生小苞片卵形，副萼状小苞片披针形，均密生锈色柔毛，脱落；花萼阔钟状，萼齿5，宽三角形，先端钝，有锈色毛；花冠白色，瓣片基部有长爪，旗瓣圆形，先端微缺，近于反折；雄蕊9，单体，有时为二体；子房有短柄，被短柔毛，花柱较长。荚果长圆形，扁平，无毛，具柄，含种子1～4颗。种子肾形。

【分布】广西主要分布于天峨、乐业、凌云、隆林、宁明、崇左、上思、防城、金秀。

【采集加工】夏、秋季采藤茎。砍碎，晒干。

【药材性状】藤茎圆柱形，可见呈钩状或螺旋状排列的小枝条，质坚韧不易折断。折断面皮部薄，黑色，木部占大部分，棕黄色。

【品质评价】以身干、表面黑褐色或棕褐色、质坚韧、木部棕黄色者为佳。

【性味归经】味辛，性温。归肝、胃经。

【功效主治】理气止痛。主治胸腹疼痛，风湿痹痛，腰腿疼痛。

【用法用量】内服：煎汤，3～9g。

【使用注意】气阴两虚者慎用。

【经验方】

胃痛，腹痛，胸胁痛 用（藤黄檀）茎3～9g，水煎服。（《广西本草选编》）

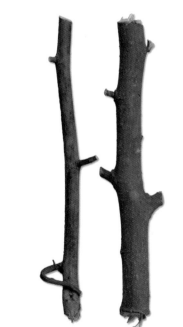

藤黄檀药材

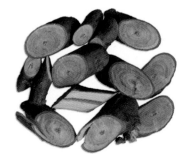

藤黄檀饮片

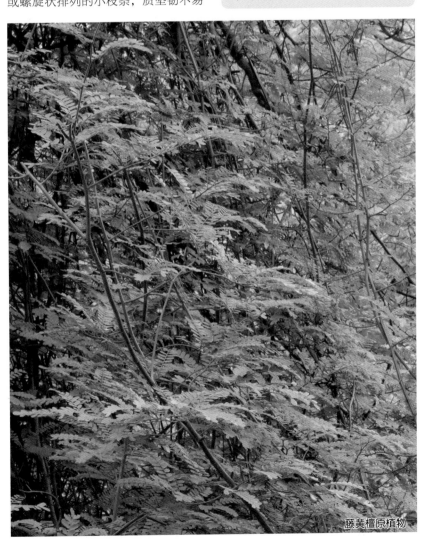

藤黄檀原植物

Teng shang lu
藤商陆

Ipomoeae Digitatae Radix seu Folium
[英] Fingerleaf Morningglory Root or Leaf

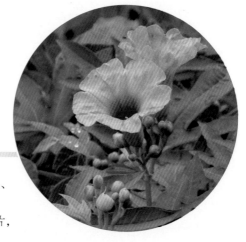

【别名】七爪龙、野牵牛、野番薯、栅手、山苦瓜、苦瓜头、百解薯。

【来源】为旋花科植物藤商陆 *Ipomoea digitata* L. 的块根或茎叶。

【植物形态】缠绕藤本。茎圆柱状，具细棱；根粗壮肥厚，近肉质。单叶互生，掌状 5 ~ 7 深裂，裂片披针形，全缘或不规则波状，先端渐尖；两面无毛或仅中脉被疏短毛。聚伞花序腋生，有花 3 至多数；萼片不等长，外萼片长圆形，内萼片宽卵形；花冠紫红色或淡红色，漏斗状；雄蕊 5，花丝基部被毛。蒴果卵形。种子 4，黑褐色，被长绢毛。

【分布】广西主要分布于平南、玉林、防城、邕宁。

【采集加工】全年可采。根洗净，切片，晒干。

【药材性状】块根圆柱形或纺锤形，长 7 ~ 30cm，褐色，表面有纵纹，断面淡黄白色，质硬。味苦。叶为 5 ~ 7 裂掌状叶，叶柄长 3 ~ 11cm，无毛；叶片长 7 ~ 18cm，宽 7 ~ 22cm；裂片裂至中部以下，裂片披针形或椭圆形，全缘。味苦。

【品质评价】以叶多、色绿、块根粗壮、肥厚者为佳。

【化学成分】本品地上部分含伞形花内酯（umbelliferone）、蒿属香豆精（scoparone）、β-谷甾醇-3-*O*-β-D-葡萄糖苷(β-sitosterol-3-*O*-β-D-glucoside)、β-谷甾醇（β-sitosterol）、蒲公英赛醇乙酸酯（taraxerol acetate）、东莨菪素即莨菪亭（scopoletin）[1]。

块根含 β-谷甾醇（β-sitosterol）、蒲公英赛醇乙酸酯（taraxerol acetate）、伞形花内酯（umbelliferone）、东莨菪素（scopoletin）、蒲公英赛醇（taraxerol）、东莨菪苷（scopolin）、对羟基桂皮酸十八酯 [octadecyl (*E*)-*p*-coumarate]、正丁基-β-D-吡喃果糖苷（*n*-butyl-β-D-fructopyranoside）、胡萝卜苷（daucosterol）、咖啡酸（caffeic acid）[2]。

【性味归经】味苦，性寒；有毒。归脾、肝经。

【功效主治】峻下逐水，消肿散结，解毒燥湿。主治水肿腹胀，便秘，痈肿疮毒，痰核瘰疬，乳痈。

【用法用量】内服：煎汤，3 ~ 6g。外用：适量，捣敷。

【使用注意】孕妇及体虚者忌服。

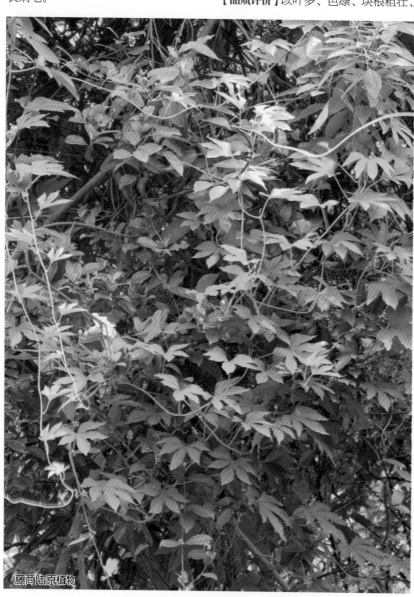

藤商陆原植物

【经验方】

1. 疮疖，痈肿，乳疮及瘰疬 藤商陆根、叶适量，酒糟少许。捣烂，用芭蕉叶包好煨热，敷患处，每日换药 1 次。(《广西民间常用草药》)
2. 水肿腹胀 藤商陆根 30g，同瘦猪肉 60g 煲汤吃。(《广西民间常用草药》)
3. 水肿 藤商陆根 9g，千斤拔 30g。水煎服。(《广西中草药》)

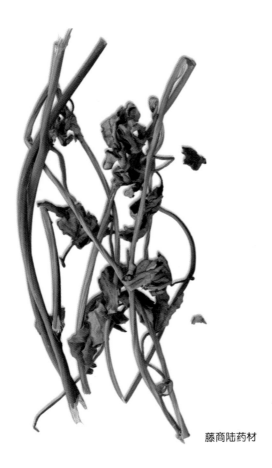

藤商陆药材

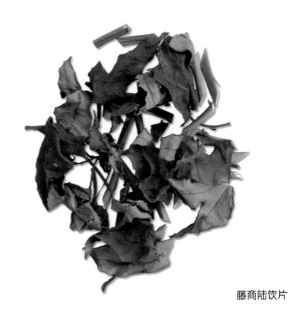

藤商陆饮片

【参考文献】

[1]Rao CBS, Suseela K, Subba Rao PV,et al. Chemical examination of some Indian medicinal plants. Indian J Chem Sect B, 1984, 23B(8): 787.

[2] 戴好富，熊江，周俊，等．七爪龙的化学成分．云南植物研究，2000, 22(2): 166.

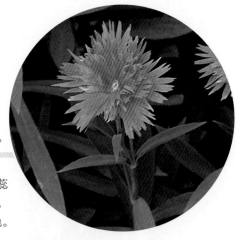

瞿 麦

Qu mai

Dianthi Herba

[英] Lilac Pink Herb

【别名】巨句麦、大兰、山瞿麦、瞿麦穗、南天竺草、麦句姜、剪绒花、龙须。

【来源】为石竹科植物瞿麦 *Dianthus superbus* L.、石竹 *Dianthus chinensis* L. 的全草。

【植物形态】草本。茎丛生，直立，无毛，上部二歧分枝，节明显。叶对生，线形或线状披针形，长 1.5 ~ 9cm，宽 1 ~ 4mm，先端渐尖，基部成短鞘状包茎，全缘，两面均无毛。两性花；花单生或数朵集成稀疏歧式分枝的圆锥花序；小苞片 4 ~ 6，排成 2 ~ 3 轮；花萼圆筒形，淡紫红色，先端 5 裂，裂片披针形，边缘膜质，有细毛；花瓣 5，淡红色、白色或淡紫红色，先端深裂成细线状，基部有长爪；雄蕊 10；子房上位，1 室，花柱 2，细长。蒴果长圆形，与宿萼近等长。种子黑色。

【分布】广西主要分布于贵港、桂林、灌阳、全州、资源。

【采集加工】夏、秋花果期割取全草。除去杂草和泥土，切段或不切段，晒干；春、秋季采挖根，除去茎枝，洗净泥土，晒干。

【药材性状】茎圆柱形，长 30 ~ 60cm；表面淡绿色或黄绿色，略有光泽，无毛。叶对生，多皱缩，黄绿色，展平后叶片长条披针形；叶尖稍反卷，基部短鞘状抱茎。花长 3 ~ 4cm，单生或数朵簇生；具宿萼；萼下有小苞片，先端急尖或渐尖，外表有规则的纵纹；花瓣先端深裂成丝状。茎质硬脆，折断面中空。蒴果长筒形，与宿萼等长。种子细小，多数。无臭，味淡。

【品质评价】均以色青绿、花未开放者为佳。

【化学成分】本品含有大黄素甲醚（physcion）、大黄素（emodin）、3,4- 二羟基苯甲酸甲酯（methyl-3,4-dihydroxy-benzoate）、3-（3′,4′- 二羟基苯基）丙酸甲酯 [methyl-3-（3′, 4′- dihydroxy-phenyl）propionate]、β - 谷甾醇苷（β - sitosterol-3-*O*-glucoside）、大黄素 -8-*O*- 葡萄糖苷（emodin-8-*O*- glucoside）[1]。还含有 6,10,14- 三甲基 -2- 十五酮（6,10,14-trimethyl-2-pen-tadecanone）、植物醇（phytol）、正己醇（hexanol）、醋酸金合欢酯（far- nesyl acetate）等多种挥发性成分 [2]。

【药理作用】

1. 兴奋子宫　瞿麦乙醇提取物对麻醉兔在体子宫及大鼠离体子宫肌条均有兴奋作用，表现在振幅、频率和张力的改变 [3]。瞿麦 10g/kg、15g/kg、30g/kg 对着床期、早期妊娠以及 15g/kg、30g/kg 对中期妊娠均有较显著的致流产、致死胎的作用，且随剂量增加作用增强，部分胚胎坏死吸收 [4]。

2. 抑菌　瞿麦醇提物对大肠杆菌和变形杆菌抑菌效果较强，最小的抑菌浓度（MIC）分别为 6.125% 和 12.15%[5]。

【临床研究】

1. 囊肿　①瞿麦 50g，加水 1000ml，煮沸后文火煎 20min，取汁当茶饮，每日 1 剂。治疗囊肿 60 例，多为卵巢及甲状腺囊肿。结果：全部患者治疗 1 ~ 3 个月后均取得较好疗效，46 例痊愈，

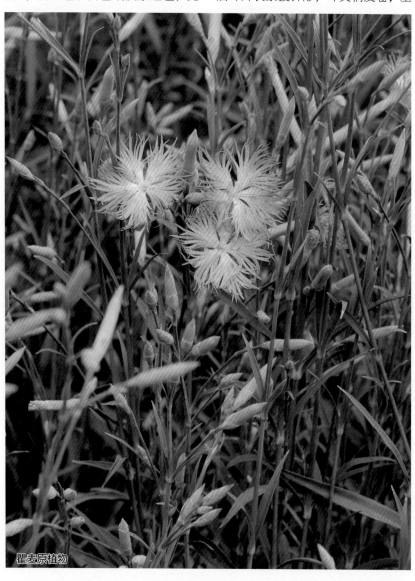

瞿麦原植物

14例B超提示囊肿明显缩小，无任何症状，随访无复发[6]。
②采用自拟活血消囊方治疗单纯性肾囊肿患者 78 例，基本方由瞿麦 25g、桃仁 12g、红花 10g、川芎 12g、桂枝 6g、皂角刺 10g、王不留行 10g、生地 15g、赤芍 10g、炮甲片 10g 组成。肾虚腰酸明显加川断 15g、杜仲 15g；气虚加黄芪 30g、白术 10g；阴虚内热明显用知母 10g、黄柏 10g；脾肾阳虚加用熟附子 12g、吴茱萸 6g，去生地、赤芍；湿热下注加用瞿麦 40g、大黄 8g、滑石 15g；见有血尿加用大蓟、小蓟各 15g，白茅根 30g。结果：本组病例服药 15 ～ 200 剂，临床治愈 19 例，好转 58 例，无效 1 例，总有效率为 98.7%[7]。

2. 盆腔炎性包块　瞿麦 50g，加水 1000ml，文火煎 20min。每日 1 剂，当茶饮，连用 1 ～ 2 个月。结果：治疗 60 例盆腔炎性包块患者，患者均行 B 超复查，服药 1 个月包块消失者 57 例，另 3 例服用 2 个月包块消失，全部患者自觉症状消失，妇科检查无阳性体征[8]。

3. 尿路感染　瞿麦 30g（鲜草加倍），水煎服，每日 2 次。结果：治疗尿路感染患者 56 例（包括尿潴留），除 8 例全身症状严重而加用蒲公英、忍冬藤外，其余 48 例单独使用瞿麦，均获痊愈，疗程最短者 1 天，最长 7 天[9]。

【性味归经】味苦，性寒。归膀胱、肝经。

【功效主治】利尿通淋，活血通经。主治热淋，血淋，石淋，闭经，目赤肿痛，疮痈肿毒。

【用法用量】内服：煎汤，3 ～ 10g。

【使用注意】孕妇慎用。

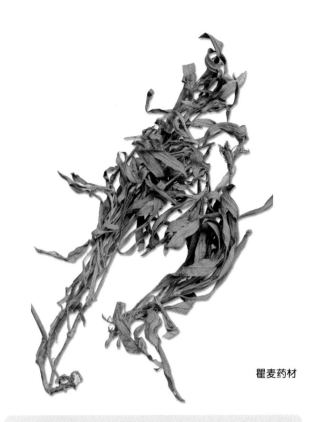

瞿麦药材

5. 血淋　鲜瞿麦 30g，仙鹤草 15g，炒栀子 9g，甘草梢 6g。煎服。（《安徽中草药》）

6. 血瘀经闭　瞿麦、丹参、益母草各 15g，赤芍、香附各 9g，红花 6g。煎服。（《安徽中草药》）

【经验方】

1. 血妄行（九窍皆出，服药不住者）　南天竺草（生瞿麦）拇指大一把（锉），大枣（去核）五枚，生姜一块（如拇指大），灯草如小指大一把，山栀子三十枚（去皮），甘草（炙）半两。上六味锉，入瓷器中，水一大碗，煮至半碗，去滓服。（《圣济总录》南天竺饮）

2. 小便赤涩，或癃闭不通，热淋血淋　瞿麦、萹蓄、车前子、滑石、山栀子仁、甘草（炙）、木通、大黄（面裹煨，去面切焙）各一斤。上为散。每服二钱，水一盏，入灯心，煎至七分，去渣，食后临卧温服。小儿量力少少与之。（《太平惠民和剂局方》八正散）

3. 小便不利者，有水气，其人苦渴　栝楼根二两，茯苓、薯蓣各三两，附子一枚（炮），瞿麦一两。上五味，末之，炼蜜丸梧子大；饮服三丸，日三服，不知，增至七八丸，以小便利，腹中温为知。（《金匮要略》栝楼瞿麦丸）

4. 石淋　瞿麦一两，车前子一两半，葳蕤（玉竹）一两，滑石一两半。上件药，捣粗罗为散。每服四钱，以水一中盏，煎至六分，去滓，每于食前温服。（《太平圣惠方》）

【参考文献】

[1] 汪向海，巢启荣，黄浩，等. 瞿麦化学成分研究. 中草药，2000, 31(4): 248.

[2] 余建清，廖志雄，蔡小强，等. 瞿麦挥发油化学成分的气相色谱 - 质谱分析. 中国医院药学杂志，2008, 28(2): 157.

[3] 郭连芳，翁福海，李锡铭，等. 瞿麦对大鼠离体子宫、兔在体子宫兴奋作用及与前列腺素 E2 的协同作用. 天津医药，1983,(5): 168.

[4] 李兴广，高学敏. 瞿麦水煎液对小鼠妊娠影响的实验研究. 北京中医药大学学报，2000, 23(6): 40.

[5] 杨红文，胡彩艳，汤雯君，等. 瞿麦、地榆、没药和紫花地丁的体外抑菌实验研究. 宜春学院学报，2010, 32(12): 89.

[6] 裴桂兰，黄海琴，孙启光. 瞿麦茶治疗囊肿. 中国民间疗法，2006, 14(12): 61.

[7] 卞小芳，薛红良. 单纯性肾囊肿中医治疗的探讨（附 78 例报告）. 哈尔滨医药，2004, 24(6): 49.

[8] 马秀，张淑荣. 瞿麦煎治疗盆腔炎性包块 60 例. 山西中医，2002, 18(增刊): 73.

[9] 宜兴县扶风公社潘高大队卫生室. 瞿麦治疗尿路感染. 江苏医药，1977,(8): 33.

Lian yu guan zhong

镰羽贯众

【别名】巴兰贯众、小羽贯众。

Cyrtomii Balansaes Rhizoma
[英] Balansae Cyrtomium Rhizome

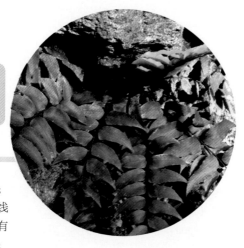

【来源】为鳞毛蕨科植物镰羽贯众 *Cyrtomium balansae*（Christ）C.Chr. 的根茎。

【植物形态】草本。根茎直立，密被披针形棕色鳞片。叶簇生，叶柄基部禾秆色，腹面有浅纵沟，有狭卵形及披针形棕色鳞片，鳞片边缘有小齿，上部秃净；叶片披针形或宽披针形，长 16～42cm，宽 6～15cm，先端渐尖，基部略狭，一回羽状；羽片 12～18 对，互生，略斜向上，柄极短，镰状披针形，先端渐尖或近尾状，基部偏斜、上侧截形并有尖的耳状凸、下侧楔形，边缘有前倾的钝齿或罕为尖齿；具羽状脉，小脉联结成 2 行网眼，腹面不明显，背面微凸起；叶为纸质，腹面光滑，背面疏生披针形棕色小鳞片或秃净；叶轴腹面有浅纵沟，疏生披针形及线形卷曲的棕色鳞片，羽柄着生处常有鳞片。孢子囊位于中脉两侧各成 2 行；囊群盖圆形，盾状，边缘全缘。

【分布】广西主要分布于武鸣、马山、上林、融水、灵川、兴安、龙胜、容县、贺州、昭平、金秀、龙州。

【采集加工】全年可采。洗净，切片，晒干。

【药材性状】根茎类圆柱形，粗短，密被披针形棕色鳞片。质硬，不易折断。气微，味淡。

【品质评价】以身干、粗大、无杂质、色黄棕者为佳。

【性味归经】味苦，性寒。归肺、脾经。

【功效主治】疏风散热，消积杀虫。主治风热表证，小儿疳积，虫积腹痛。

【用法用量】内服：煎汤，15～30g。

【使用注意】孕妇慎用。

【经验方】

1. 流感 镰羽贯众 15g，大青叶 15g。煎服。（《中国药用孢子植物》）

2. 驱虫 镰羽贯众 30g，使君子 9g。煎服。（《中国药用孢子植物》）

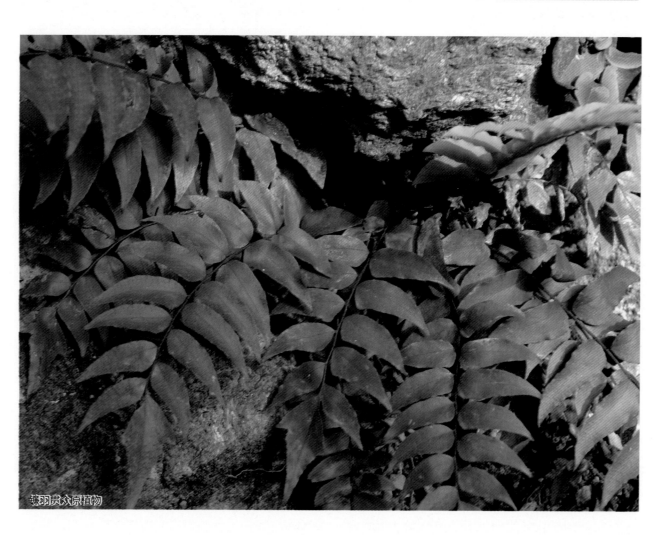

镰羽贯众原植物

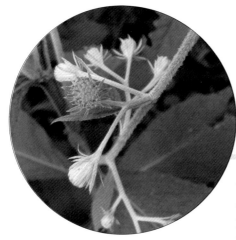

Fu fang ai na xiang

馥芳艾纳香

Blumeae Aromaticae Herba
[英] Aromatica Blumea Herb

【别名】艾纳香、香艾、山风。

【来源】为菊科植物馥芳艾纳香 *Blumea aromatica* DC. 的全草。

【植物形态】粗壮草本或亚灌木状。茎木质，有分枝，具粗沟纹，被黏绒毛或上部花序轴被开展的密柔毛，杂有腺毛。叶腋常有束生糙毛，节间长约5cm，在下部较短；下部叶近无柄，倒卵形、倒披针形或椭圆形，长20～22cm，宽6～8cm，先端短尖，基部渐狭，边缘有不规则粗细相间的锯齿，在两粗齿间有3～5个细齿，上面被疏糙毛，下面被糙伏毛，脉上的毛较密，杂有多数腺体，侧脉10～16对；中部叶倒卵状长圆形或长椭圆形，基部渐狭，下延，有时多少抱茎；上部叶较小，披针形或卵状披针形。头状花序多数，花序柄被柔毛，杂有卷腺毛，腋生和顶生，排成具叶柄的大圆锥花序；总苞圆柱形或近钟形；总苞片5～6层，绿色，外层长圆状披针形，背面被短柔毛和腺体，中层和内层线形，背面被疏毛；花托蜂窝状，流苏形；花黄色，雌花多数，花冠先端2～3齿裂，裂片有腺点；两性花花冠管状，向上渐宽，有腺体。瘦果圆柱形，有12条棱，被柔毛，冠毛棕红色至淡褐色，糙毛状。

【分布】广西主要分布于上林、兴安、蒙山、平南、那坡、金秀、龙州。

【采集加工】秋季采收。鲜用或切段晒干。

【药材性状】本品长60～100cm，茎分枝，密被灰黄色黏绒毛和腺毛，质较轻脆，易折断，断面圆形，皮部菲薄，髓部白色，占茎的大部分。老茎基部木质化，黑褐色，坚硬。单叶互生，完整叶片倒卵形或椭圆状倒披针形，长8～20cm，宽3～6cm，先端渐尖，基部下延，有时有裂片，边缘有细锯齿，上面被疏糙毛，下面被黄褐色绒毛，在叶脉处较明显。头状花序顶生或腋生疏圆锥状，总苞半球状或近钟形，总苞片5～6层，矩圆状披针形。花托蜂窝状。揉搓后有清香气，味辛、微苦。

【品质评价】以干燥、条粗、色绿、无杂质者为佳。

【化学成分】本品含有1-羟基-2-甲基-4-甲氧基蒽醌（1-hydroxy-2-methyl-4-methoxy anthraquinone）、3,7,3′,4′-O-四甲基槲皮素（3,7,3′, 4′-O-tetramethyl quercetin）、7,3′,4′-O-三甲基木犀草素（7,3′, 4′-O-thrimethyl luteolin）、咖啡酸乙酯（ethyl caffeate）、3,7-O-二甲基槲皮素（3,7-O-dinethyl quercetin）、

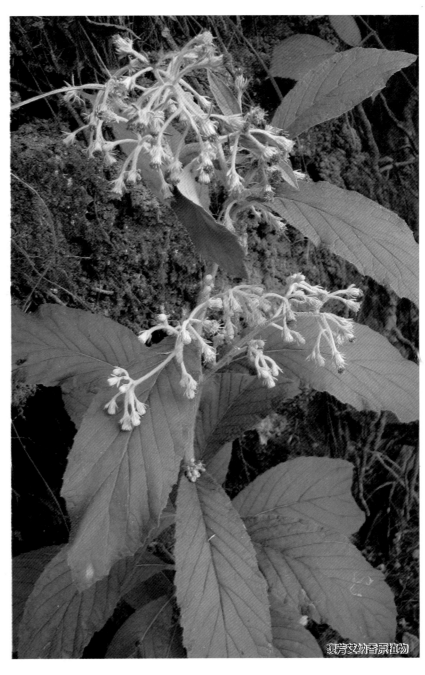

馥芳艾纳香原植物

高圣草酚（homoeriodictyol）、3′,4′-O- 二甲基槲皮素（3′,4′-O-dinethyl quercetin）、槲皮素（quercetin）、金圣草素（chrysoeriol）、木犀草素（luteolin）、香草酸（vanillic acid）、胡萝卜苷（daucosterol）[1]、β - 谷甾醇（β -sitosterol）、豆甾醇（stigmasterol）、咖啡酸（caffeic acid）、没食子酸（gallic acid）[2]。

【性味归经】味辛、微苦，性温。归肝、脾经。

【功效主治】祛风止痒，活血消肿。主治风湿痹痛，湿疹，皮肤瘙痒，外伤出血等。

【用法用量】内服：9 ~ 15g，浸酒或水煎冲酒服。外用：适量，水煎熏洗患处；或鲜品适量捣烂外敷。

【使用注意】孕妇慎用。

【经验方】

1. 风湿性关节炎　艾纳香、蓖麻叶、石菖蒲。煮水洗。（《精编本草纲目图文本》）

2. 跌打损伤，疮疖痈肿，皮肤瘙痒　鲜艾纳香叶捣烂外敷或煎水洗患处。（《精编本草纲目图文本》）

【参考文献】

[1] 蓝鸣生，罗超，谭昌恒，等 . 壮药山风的化学成分研究 . 中草药，2012, 43(9): 1708.

[2] 蒋才武，梁爽，黄健军 . 壮药艾纳香的化学成分研究 . 广西师范大学学报，2012, 30(3): 214.

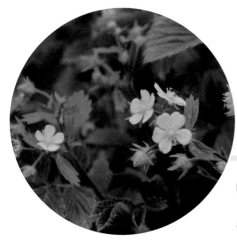

Fan bai cao

翻白草

Potentillae Discoloris Herba
[英] Descolor Cinquefoil Herb

【别名】鸡腿根、天藕、翻白委陵菜、叶下白、鸡爪参、白头翁、茯苓草。

【来源】为蔷薇科植物翻白草 *Potentilla discolor* Bunge. 的带根全草。

【植物形态】多年生草本。根粗壮，下部常肥厚呈纺锤状。花茎直立，上升或铺散，密被白色绒毛。基生叶有小叶2～4对，对生或互生；叶柄密被白色绵毛，有时并有长柔毛，小叶无柄；托叶膜质，褐色，外面密被白色长柔毛；小叶片长圆形或长圆状披针形，先端圆钝，稀急尖，下面暗绿色，密被白色或灰白色绵毛；茎生叶1～2，有掌状小叶3～5，托叶草质，卵形或宽卵形，边缘常有缺刻状牙齿，下面密被白色绵毛。花两性；聚伞花序，外被绵毛；萼片三角状卵形，副萼片披针形，比萼片短，外被白色绵毛；花瓣黄色，倒卵形，先端微凹或圆钝，比萼片长；花柱近顶生。瘦果近肾形，光滑。

【分布】广西主要分布于柳州、桂林、临桂。

【采集加工】夏、秋季采收。全草连块根挖出，去泥土，洗净，晒干或鲜用。

【药材性状】块根呈纺锤形或圆柱形，少数瘦长，有不规则扭曲的纵槽纹，长3～8cm；表面黄棕色或暗红棕色，栓皮较平坦；质硬而脆，断面黄白色。基生叶丛生，单数羽状复叶皱缩而卷曲，小叶3～9，矩圆形或狭长椭圆形，顶端小叶片较大，上表面暗绿色，下表面密生白色绒毛，边缘有粗锯齿。气微，味甘，微涩。

【品质评价】以根肥大、叶灰绿色者为佳。

【化学成分】本品含有富马酸（fumaric acid）、没食子酸（gallic acid）、槲皮素（quercetin）、原儿茶酸（protocatechuic acid）、柚皮素（naringenin）、山柰素（kaempferol）、间苯二酸（*m*-phthalic acid）[1]、熊果酸（ursolic acid）[2]、龙芽草素（agrimoniin）、gemin A、赤芍素（pedunculagin）、木麻黄素（casuarictin）、大花新哨呐草素（tellimagrandin Ⅱ）[3]、β-谷甾醇（β-rhamno）、硬脂酸（octad-ecanoic acid）、木犀草素（luteolin）、芹菜素（apigenin）、布卢姆醇A（blumenol A）[4]、乌苏酸（ursolic acid）、2α,3β-二羟基-乌苏-12-烯-28-酸（2α,3β-dihydroxy-urs-12-en-28-acid）、刺梨酸（euscaphic acid）、委陵菜酸（tormentic acid）、胡萝卜苷（daucosterol）[5]、坡模酸（pomolic acid）、3-O-乙酰坡模醇（3-O-acetyl-pomolic acid）、齐墩果酸（oleanolic acid）、2α-羟基白桦脂酸（2α-hydroxyl betulinic acid）、槲皮素-3-O-β-D-葡萄糖（quercetin-3-O-β-D-glucoside）、山柰酚-3-O-β-D-葡萄糖（kaempferol-3-O-β-D-glucoside）[6]、鼠李糖（rhamnose）、甘露醇（mannitol）、半乳糖（galactolipin）、木糖（xylopyranose）[7]、槲皮素-3-O-β-D-葡萄糖苷（quercetin-3-O-β-D-glucoside）、槲皮素-3-O-α-D-阿拉伯糖苷（quercetin-3-O-α-D-arabinopyranside）、芦丁（rutin）、槲皮素-3-O-β-D-葡萄糖醛酸苷（quercetin-3-O-β-D-glucuronide）、山柰酚-3-O-β-D-葡萄糖醛酸苷（kaempferol-3-O-β-

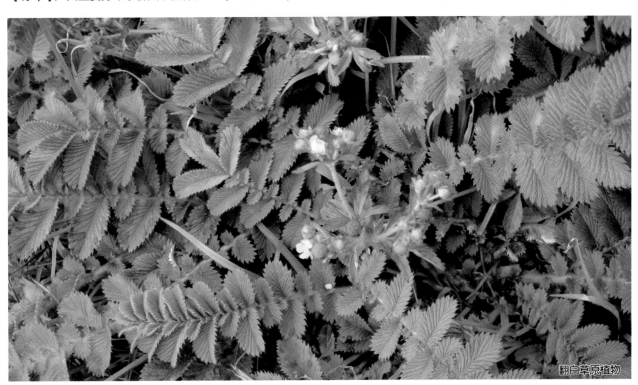

翻白草原植物

D-glucuronide）、槲皮素 -3-O-β-D- 半乳糖 -7-O-β-D- 葡萄糖苷（quercetin-3-O-β-D-galactoside-7-O-β-D-glucoside）[8]、山柰酚 -7-O-α-L- 鼠李糖苷（kaempfrol-7-O-α-L-rhamnoside）、槲皮素 -7-O-α-L- 鼠李糖苷（quercetin-7-O-α-L-rhamnoside）、2α,3α- 二羟基 -12- 烯 -28- 齐墩果酸（2α,3α-dyhydroxylean-12-en-28-acid）、苏木酚（brevifolin）、鞣花酸 -3,3′- 二甲醚吡喃葡萄糖苷（ellagic acid -3,3′-dimethylether-4-O-β-D-glucopyranoside）、鞣花酸 -3- 甲醚 -4′-O-α- 吡喃鼠李糖苷（ellagic acid-3-methylether-4′-O-α-rhamnopyranoside）、2α- 羟基白桦酸（2α-hydroxy-betulinic acid）[9]、咖啡酸（caffeic acid）、γ- 亚麻酸（γ-linolenic acid）、二十四烷酸（tetracosanoic acid）、没食子酸乙酯（ethyl gallate）[10]、山柰酚 -3-O-α-L- 阿拉伯呋喃糖苷（kaempferol-3-O-α-L-arabinofuranoside）、槲皮素 -3-O-α-L- 阿拉伯呋喃糖苷（quercetin-3-O-α-L-arabinofuranoside）、山柰酚 -3-O-β-D-（6-O-cis-p- 香豆酰基）- 吡喃葡萄糖苷 [kaempferol-3-O-β-D-（6-O-cis-p-coumaroyl）-glucopyranoside]、山柰酚 -3-O-β-D-（6-O-trans-p- 香豆酰基）- 吡喃葡萄糖苷 [kaempferol-3-O-β-D-（6-O-trans-p-coumaroyl）-glucopyranoside][11]、8- 甲氧基草质素 -3-O-β-D- 槐糖苷（8-methoxy grassquality-3-O-β-D-sophoro-side）、异鼠李素 -3-O-β-D- 葡萄糖醛酸苷（iso-rhamnetin-3-O-β-D-glucuronide）、槲皮素 -7-O-β-D- 葡萄糖苷（quercetin-7-O-β-D-glucoside）、短叶苏木酚酸（brevifolin carboxylic acid）[12]、异鼠李素（iso-rhamnetin）、山柰酚 -3-O-β-D- 半乳糖苷（kaempferol-3-O-β-D-galactoside）、山柰酚 -3-O-α-L- 阿拉伯糖苷（kaempferol-3-O-α-L-arabinoside）、山柰酚 -3-O-α-L- 鼠李糖（1→2）[α-L- 鼠李糖（1→6）]-β-D- 半乳糖苷（mauritianin）[13]、3-O-β-D- 葡萄糖 -（1→2）-β-D- 木糖 -19α- 羟基 - 乌苏 -12- 烯 -28- 酸 [glucopyranosyl-（1→2）-β-D-xylopyranosyl-19α-hydroxy-urs-12-en-28-acid]、3β,19α- 二羟基 - 乌苏 -12- 烯 -24,28- 二酸（3β,19α-trihydroxy-urs-12-en-24,28-acid）[14]、3,3′,4- 三甲基鞣花酸 -4′-O-β-D- 葡萄糖苷（3,3′,4-trimethylellagic acid-4′-O-β-D-glucoside）、3,3′- 二甲基鞣花酸（3,3′-dimethylellagic acid）、山柰酚 -3-O-β-D-6-O-（对羟基桂皮酰基）- 吡喃葡萄糖苷 [kaempferol-3-O-β-D-6-O-（p-hydroxycinnamoyl）-glucopyranoside][15]、山柰酚 -3-O-β-D- 吡喃葡萄糖醛酸正丁酯 -（2→1）-β-D- 吡喃木糖苷 [kaempferol-3-O-β-D-glucopyranside butyl ester-（2→1）-β-D-xylopyranoside][16]。

【药理作用】

1. 降血糖　翻白草总黄酮对四氧嘧啶诱导糖尿病模型大鼠和小鼠有降血糖作用，能明显降低糖尿病大鼠的空腹血糖值和血清中胰岛素水平，改善糖耐量，提高胰岛素敏感指数，减轻胰岛素抵抗性，提高机体超氧化物歧化酶（SOD）活力，降低血清中丙二醛含量，并对胰岛细胞起到保护修复作用[17-19]。翻白草黄酮可对抗四氧嘧啶所致 β 细胞损害，促使 β 细胞修复和再生，翻白草具有纠正糖尿病大鼠的氧化与抗氧化系统失衡、清除自由基的能力[20]。翻白草对正常大鼠空腹血糖无明显降低作用，但对葡萄糖所致高血糖大鼠的血糖水平有降低作用，能改善大鼠对葡萄糖的耐受能力，降低四氧嘧啶造成的糖尿病大鼠的空腹血糖水平[21]。

2. 抗病毒和抑菌　以金黄色葡萄糖球菌、普通变形杆菌、铜绿假单胞菌、大肠埃希菌、八叠球菌、粪肠球菌为供试菌种，翻白草对供试的 6 种细菌均存在不同程度的抑菌效果[22]。对从翻白草中分离得到的 7 种化合物进行了抗菌实验发现，7 种化合物对福氏和志贺痢疾杆菌均有不同程度的抑制作用，其中没食子酸和槲皮素的抑菌活性最强，而没食子酸和原儿茶酸还呈现出明显的协同作用[23]。

3. 其他　翻白草水提液能更好地促进离体肝细胞对葡萄糖的吸收和利用[24]。翻白草乙醇提取物可能通过抑制人肝癌细胞 HepG2 的增殖及诱导其凋亡而产生抗肿瘤作用[25]。

4. 毒性反应　翻白草急性毒性实验表明，小鼠口服翻白草最大耐受量为 400g/kg，相当于临床日用量的 960 倍[26]。

【临床研究】

1. 2 型糖尿病　①治疗组 36 例，服用复方翻白草合剂（翻白草 30g，玉米须 20g，制成 1：3 的合剂 60g），50ml/ 次，3 次 / 天，同时适量运动，严格控制饮食；对照组 29 例，口服盐酸二甲双胍片治疗。30 天为 1 个疗程，2 个疗程后评定疗效。结果治疗组总有效率为 94.4%，对照组总有效率为 75.9%，两组比较差异有统计学意义（P<0.05）[27]。②两组患者均适量运动，严格控制饮食。对照组口服盐酸二甲双胍片治疗。治疗组在此基础上同时给予翻白草 30g/ 天，代茶饮。30 天为 1 个疗程，2 个疗程后评定疗效。结果：治疗组总有效率为 94.0%，对照组为 77.5%，治疗组总体疗效明显优于对照组（P<0.05），治疗组与对照组有血糖比较显著差异（P<0.05）[28]。③将翻白草洗净后放保温瓶里，开水约 1500ml 冲泡，浸泡 0.5h 后分 3 次服用。此品必须放保温瓶中，放陶瓷壶中疗效不如保温瓶。剂量以空腹血糖和餐后 2h 血糖水平而定。空腹血糖在 7mmol/L 以下、餐后 2h 血糖 12mmol/L 以下者，30g/d；空腹血糖 7 ~ 10mmol/L、餐后 2h 血糖 12 ~ 16mmol/L，70g/d；空腹血糖 >10mmol/L、餐后 2h 血糖 >16mmol/L，100g/d，30 天为 1 个疗程。治疗 2 型糖尿病数 10 例，疗效满意[29]。④晒干翻白草全草 50g，加水 500 ~ 600ml，文火煮沸 5 ~ 10min 后，分次饮服，每日 1 剂，半年为 1 个疗程。结果：18 例 2 型糖尿病全部病例接受翻白草煎剂 1 个疗程。疗程结束后复查，血糖正常，尿糖消失，肝肾功能正常，血常规正常，心电图检查无心肌损害。疗程结束后停药，随访 0.5 ~ 2.5 年无复发。一般 3 ~ 4 天尿糖减少，1 周消失，半个月血糖正常[30]。

2. 细菌性痢疾　自制的 50% 翻白草注射液（取洗净翻白草 500g，加蒸馏水适量，煎煮 3 次，分别为 1h、45min、30min。收集 3 次滤液，浓缩至糖浆状。加 3 倍乙醇，摇匀、静置 24h，布氏漏斗过滤，回收乙醇。余药液再加乙醇 3 倍，同上法静置、过滤、回收乙醇。再将余液徐徐加入吐温 80.2%，苯甲醇 1%，加蒸馏水至 1000ml，先用布氏漏斗反复抽滤至澄清，再用 3 号细菌漏斗反复抽滤 2 ~ 3 次，分装安瓿，灭菌，即为 50% 翻白草注射液）治疗细菌性痢疾，成人每次 2 ~ 4ml，每日 2 次，肌内注射，儿童酌减。结果：

治疗 68 例，治愈 59 例，好转 9 例，有效率达 100%，治愈率达 86.8%[31]。

3. 乳腺炎　36 例患者均为青年妇女，均口服复方翻白草煎剂（翻白草、蒲公英、马齿苋、老鹳草、车前子、萹蓄各 30g，瞿麦、白芷、柴胡、牛膝各 12g，香附、香薷、板蓝根各 9g），每日 1 剂，水煎服，并局部外敷黄柏泥（将黄柏研为细末，加适量水调成泥状外敷于病变局部，敷药的面积应大于炎症区域 3cm），每日换药 3 次。结果：全部患者经 3～5 天治疗均获愈，体温恢复正常，乳房局部红肿、疼痛、充血、肿块、触痛均消失[32]。

【性味归经】味甘、苦，性凉。归肺、脾、胃经。

【功效主治】清热解毒，凉血止血。主治肺热咳喘，泻痢，疟疾，咯血，便血，崩漏，痈肿疮毒，疮癣结核。

【用法用量】内服：煎汤，10～15g；或浸酒服。外用：适量，煎水熏洗或鲜品捣敷。

【使用注意】阳虚有寒、脾胃虚寒者慎用。

【参考文献】

[1] 刘艳南，苏世文，朱廷儒. 翻白草抗菌活性成分的研究. 沈阳药学院学报，1983,(18): 17.

[2] 刘燕南. 翻白草化学成分的研究. 中草药，1984, 15(7): 149.

[3] 冯卫生，郑晓珂，吉田隆志，等. 翻白草根中可水解丹宁的研究. 天然产物研究与开发利用，1996, 8(3): 26.

[4] 王琦. 翻白草、荔枝核降血糖作用和翻白草的化学成分研究. 昆明：昆明医学院，2004.

[5] 薛培凤，尹婷，梁鸿，等. 翻白草化学成分研究. 中国药学杂志，2005, 40(14): 1053.

[6] 刘普，李军波，李立英，等. 翻白草化学成分的研究. 时珍国医国药，2009, 20(1): 122.

[7] 李胜华，伍贤进. 翻白草多糖的提取和鉴定. 食品科技，2009, 34(1): 177.

[8] Wang Qi, Xu De-Ran, Shi Xin-Hong, et al. Flavones from Potentilla Bunge. Chinese Journal of Natural Medicines, 2009, 7(5): 361.

[9] 张莉，杨杰，陈筱清，等. 翻白草的化学成分. 植物资源与环境学报，2010, 19(2): 94.

[10] 毕博，牛春林，包京姗，等. 翻白草化学成分研究. 吉林农业大学学报，2010, 32(4): 425.

[11] 杨友亮. 药用植物翻白草生物活性成研究. 洛阳：河南科技大学，2012.

[12] 安海洋，刘顺，单淇. 翻白草的化学成分研究. 中草药，2011, 42(7): 1285.

[13] 洪凌，何贵锋，高妮，等. 翻白草黄酮类化学成分研究. 中国实验方剂学杂志，2013, 19(18): 117.

[14] 李玉云，肖草茂，姚闽，等. 翻白草三萜类化学成分研究. 中草药，2013, 36(7): 1100.

[15] 肖草茂，李玉云，胡蓉，等. 翻白草中酚酸类化学成分的研究. 华西药学杂志，2013, 28(10): 10.

[16] 谈景福，杨杰，裴正龙，等. 翻白草中一个新的黄酮苷类成分. 中国新药杂志，2013, 22(4): 469.

[17] 孙海峰，常虹，杨婷，等. 翻白草总黄酮降血糖作用的药效学研究. 中医药信息，2010, 27(3): 20.

[18] 韩永明，张业辉，熊迎春，等. 中药翻白草对糖尿病大鼠血糖的影响. 湖北中医学院学报，2002, 4(1): 23.

[19] 孟令云，朱黎霞，郑海洪，等. 翻白草对高血糖动物模型的作用研究. 中国药理学通报，2004, 20(5): 588.

[20] 邹志坚，王晓敏，冯劲松，等. 翻白草黄酮对糖尿病大鼠抗氧化的作用. 江西中医学院学报，2007, 19(3): 64.

[21] 潘春芬，孙海燕，苗传玉. 翻白草对大鼠的降血糖作用. 中华医学研究杂志，2004, 4(7): 589.

[22] 伍贤进，毛倩，刘胜贵，等. 翻白草提取物的抑菌作用研究. 辽宁中医杂志，2007, 34(9): 1295.

[23] 李杨，高贺，谷晓策，等. 翻白草化学成分及药理活性研究进展. 时珍国医国药，2011, 22(3): 612.

[24] 张红芝，何计国，陈金兰，等. 翻白草水提液对离体肝细胞糖代谢影响的研究. 食品科学，2005, 26(4): 229.

[25] Jin Q, Nan JX, Lian LH. Antitumor activity of leaves from potentilla discolor on human hepatocellular carcinoma cell line hepG-2. Chin J Nat Med, 2011,9(1): 61.

[26] 朱黎霞，杜慧，才秀颖，等. 翻白草的急性毒性实验. 中医药学报，2003, 31(5): 35.

[27] 张磊，王红星，陈艳，等.36 例 2 型糖尿病复方翻白草合剂治疗疗效观察. 中国现代药物应用，2007, 1(1): 50.

[28] 马瑛，温少珍. 翻白草治疗 2 型糖尿病 50 例疗效观察. 中草药，2002, 33(7): 71.

[29] 刘仲慧，阎树河，徐敏，等. 翻白草治疗 2 型糖尿病. 新中医，2003, 35(1): 30.

[30] 刘为民，徐艳. 翻白草治疗 18 例 2 型糖尿病临床分析. 中国社区医师（医学专业），2011, 13(30): 168.

[31] 运城地区卫生防疫站，垣曲县卫生防疫站. 翻白草注射液治疗菌痢 68 例. 山西医药杂志，1977,(3): 16.

[32] 徐佩，周长峰，陈世伟. 翻白草及黄柏治疗乳腺炎 36 例. 中国民间疗法，2003, 11(4): 39.

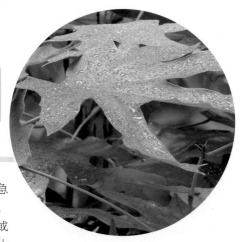

翻白叶树

Pterospermi Heterophylli Radix seu Folium
[英] Heterophylly Pterospermum Root

【别名】半枫荷、异叶翅子木、米新。

【来源】为梧桐科植物翻白叶树 *Pterospermum heterophyllum* Hance 的根。

【植物形态】乔木。树皮灰色或灰褐色；小枝被黄褐色短柔毛。叶二型，生于幼树或萌蘖枝上的叶盾形，掌状3～5裂，基部截形而略近半圆形，下面密被黄褐色星状短柔毛；生于成长的树上的叶矩圆形至卵状矩圆形，长7～15cm，宽3～10cm，顶端钝、急尖或渐尖，基部钝、截形或斜心形，下面密被黄褐色短柔毛。花单生或2～4朵组成腋生的聚伞花序；小苞片鳞片状；花青白色；萼片5，条形，两面均被柔毛；花瓣5，倒披针形，与萼片等长；雄蕊15，退化雄蕊5，线状，比雄蕊略长；子房卵圆形，5室，被长柔毛，花柱无毛。蒴果木质，矩圆状卵形，被黄褐色绒毛，顶端钝，基部渐狭，果柄粗壮。种子具膜质翅。

【分布】广西主要分布于南宁、桂林、临桂、平乐、恭城、梧州、苍梧、藤县、平南、玉林、博白、陆川、百色、平果、贺州、昭平、都安、龙州。

【采集加工】全年可采。根洗净，切片，晒干。

【药材性状】本品根圆柱形，表面棕色或灰棕色，具较多纵纹，栓皮易脱落，未脱落处可呈起泡状，可见侧根痕。质硬，不易折断。气微，味淡。

【品质评价】根以身干、无杂质、色黄棕者为佳。叶以色黄绿者为佳。

【化学成分】根含蒲公英萜醇（taraxerol）、白桦脂醇（betulin）、白桦脂酸（betulinic acid）、苏门树脂酸（sumaresinolic acid）、2-甲氧基-5-羟基-1,4-萘醌（2-methoxy-5-hydroxyl-1,4-naphthoquinone）、5,7-二羟基-6,8-二甲基色原酮（5,7-dihydroxy-6,8-dimethyl chromone）、α-棕榈精（α-monpalmitin）、棕榈酸（palmitic acid）、β-谷甾醇（β-sitosterol）[1]、金色酰胺醇酯（asperglaucide）、2-甲氧基-4-羟基苯酚-1-O-β-D-呋喃芹菜糖基-（1→6）-O-β-D-葡萄糖苷 [2-methoxy-4-hydroxy phenol-1-O-β-D-apiofuranosyl-（1→6）-O-β-D-glucopyranoside]、5,5′-二甲氧基-9-β-D-木糖基-（-）-异落叶松脂素 [5,5′-dimethoxy-9-β-D-xylopyranosyl-（-）-*iso*-lariciresinol]、（-）-表儿茶素 [（-）-epicatechin]、圣草酚（eriodictyol）、花旗松素（taxifolin）、3β-羟基-12-烯-28-乌苏酸（3β-hydroxy-12-en-28-ursolic acid）、2β,3β-二羟基-12-烯-28-齐墩果酸（2β,3β-dihydroxy-12-en-28-oleanolic acid）、槲皮

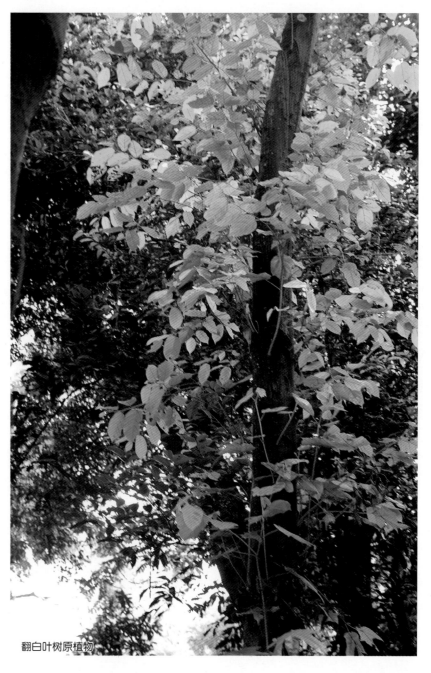

翻白叶树原植物

素（quercetin）、豆甾 -4- 烯 -3- 酮（stigmast-4-en-3-one）[2]。还有莨菪苷（hyoscypicrin）、2,6- 二甲氧基 -4- 羟基 - 苯酚 -1-*O*- β -D- 吡喃葡萄糖苷（2,6-dimethoxy-4-hydroxy-phenol-1-*O*- β -D-glucopyranoside）、3- 甲氧基 -4- 羟基 - 苯酚 -1-*O*- β -D- 吡喃葡萄糖苷（3-methoxy-4-hydroxyl-phenol-1-*O*- β -D-glucopyranoside）、4- 羟基 -2- 甲氧基 - 苯酚 -1-*O*-β -D- 吡喃葡萄糖苷（4-hydroxyl-2-methoxy-phenol-1-*O*-β -D-glucopyranoside）、甲基熊果苷（methylarbutin）、（+）- 南烛木树脂酚 -3 α -*O*- β -D- 吡喃葡萄糖苷 [（+）-lyoniresinol-3 α -*O*- β -D-glucopyranoside]、（-）- 南烛木树脂酚 -3 α -*O*- β -D- 吡喃葡萄糖苷 [（-）-lyoniresinol-3 α -*O*-β -D-glucopyranoside]、（-）- 南烛木树脂酚 -2 α -*O*- β -D- 吡喃葡萄糖苷 [（-）-lyoniresinol-2 α -*O*- β -D-glucopyranoside]、（-）- 异落叶松树脂酚 -6-*O*- β -D- 吡喃葡萄糖苷 [（-）-*iso*-lariciresinol-6-*O*- β -D-glucopyranoside]、（-）-8,8′- 二甲氧基 - 开环异落叶松树脂酚 -1-*O*- β -D- 吡喃葡萄糖苷 [（-）-8,8′-dimethoxy-seco-*iso*-lariciresinol-1-*O*- β -D-glucopyranoside]、（+）-3-oxo- α -ionyl-*O*- β -D-glucopyranoside、长寿花糖苷（roseoside）[3] 等化学成分。

【**性味归经**】味辛、甘，性微温。归肝、肾经。

【**功效主治**】祛风除湿，活血通络。主治风湿痹痛，手足麻木，腰肌劳损，脚气，跌打损伤。

【**用法用量**】内服：煎汤，9 ~ 15g；或浸酒。

【**使用注意**】孕妇慎服。

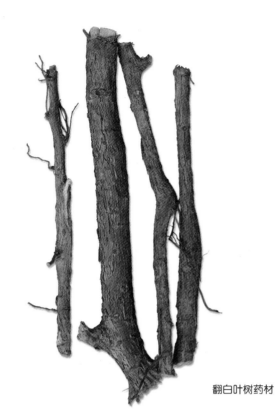
翻白叶树药材

【经验方】

1. 风湿关节痛　①半枫荷根、枫荷梨根各 30g。炖猪骨或猪瘦肉同服。②半枫荷茎 500g，切片浸酒 2500ml，10 天后服，每日服 3 次，每次 15 ~ 30ml，并搽患部至皮肤发红为度。并治风湿性腰腿痛。（《全国中草药汇编》）

2. 风湿骨痛，手足麻痹，产后风瘫，跌打肿痛　用根 15 ~ 30g。水煎服或浸酒服。（《广西本草选编》）

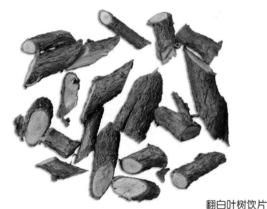
翻白叶树饮片

附：翻白叶树叶

味甘、淡，性微温。归肝经。功效：活血止血。主治：外伤出血。外用：适量，鲜品捣敷；或焙干研末撒。

【参考文献】

[1] 石妍，李帅，李红玉，等 . 翻白叶树根化学成分的研究 . 中国中药杂志，2008, 33(16): 1994.

[2] 韦柳斌，陈金嫚，叶文才，等 . 翻白叶树根化学成分研究 . 中国中药杂志，2012, 37(13): 1981.

[3] 王蒙蒙，李帅，罗光明，等 . 翻白叶树根的化学成分研究 . 中草药，2012, 43(9): 1699.

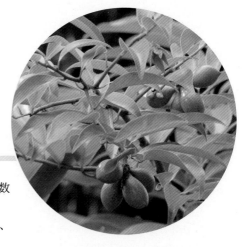

Ying zhao hua

鹰爪花

Artabotris Hexapet ali Caulis
[英] Hexapet aloid Artabotrys Stem

【别名】莺爪、鹰爪、鹰爪兰、五爪兰。

【来源】为番荔枝科植物鹰爪花 *Artabotrys hexapetalus*（L.f.）Bhandari 的茎。

【植物形态】攀缘灌木。无毛或近无毛。叶纸质，长圆形或阔披针形，长 6 ~ 16cm，顶端渐尖或急尖，基部楔形，叶面无毛，叶背沿中脉上被疏柔毛或无毛。花 1 ~ 2 朵，淡绿色或淡黄色，芳香；萼片绿色，卵形，两面被稀疏柔毛；花瓣长圆状披针形，外面基部密被柔毛，其余近无毛或稍被稀疏柔毛，近基部收缩；雄蕊长圆形，药隔三角形，无毛；心皮长圆形，柱头线状长椭圆形。果卵圆状，顶端尖，数个群集于果托上。

【分布】广西主要分布于南宁、梧州、藤县、灵山、靖西、大新、龙州。

【采集加工】全年均可采收。切段，晒干。

【药材性状】茎圆柱形，表面灰褐色，具细纹，总花梗呈木质钩刺状。质硬，不易折断，断面纤维性，木部黄白色。气微，味淡。

【品质评价】以身干、粗大、无杂质、色黄棕者为佳。

【化学成分】本品根含鹰爪丙素（yingzhaosu C）、鹰爪丁素（yingzhaosu D）[1]。

茎及茎皮中含有鹅掌楸碱（liriodenine）、芒籽定（atherospermidihe）、鹰爪花碱（artacinatine）。

种子含木脂素类成分（lignanoids）异洋商陆素 A（*iso*-americanin A）、异洋商陆醇 A（*iso*-americaninol A）、洋商陆素 B（americanin B）、鹰爪木脂醇（artabotrycinol）、（*R*）-鹰爪三醇[（*R*）-artabotriol]。还含有棕榈酸（palmitic acid）、β-谷甾醇（β-sitosterol）、胡萝卜苷（daucosterol）[2]。

叶含鹰爪苷 A（arapet aloside A）即 [quercetin-3-*O*-α-L-rhamnopyranosyl（1 → 2）-α-L-arabinofuranoside]、鹰爪苷 B（arapet aloside B）即 [kaempferol-3-*O*-α-L-rhamnopyransyl（1 → 2）-α-L-arabinofuranoside]、黄杉素（taxifolin）、木犀草素-7-*O*-葡萄糖苷（glucoluteolin）、芹菜素-7-*O*-芹糖（1 → 2）葡萄糖苷 [apigenin-7-*O*-apiosyl（1 → 2）glucoside][3-5]、琥珀酸（succinic acid）、富马酸（fumaric acid）[5]、megastigmane glucoside[6]。

【药理作用】

1. 抗疟　鹰爪花中性提取物对间日疟有治疗作用[7]。鹰爪花甲素对鼠疟有抑制作用[8,9]。

2. 对子宫平滑肌影响　鹰爪花主要成分芒籽定对大鼠子宫平滑肌在有钙存在条件下由催产素引起的节律性收缩以及由氯化钾引起的收缩有松弛作用；在无钙条件下，芒籽定也可使催产素或钒酸盐引起的大鼠子宫平滑肌收缩松弛[10]。

【性味归经】味苦，性寒。归肝经。

【功效主治】截疟。主治疟疾。

【用法用量】内服：煎汤，10 ~ 20g，疟发前 2h 服。

【使用注意】脾胃虚弱者慎用。

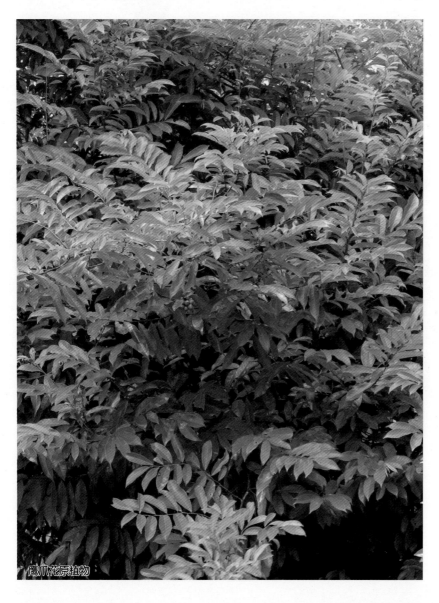

鹰爪花原植物

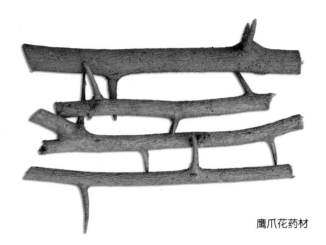

鹰爪花药材

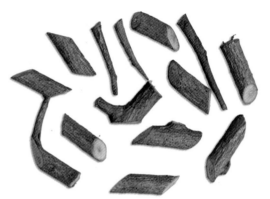

鹰爪花饮片

附：鹰爪花果实

味辛、微苦，性微寒。归肝经。功效：清热解毒，散结。主治：瘰疬。外用：适量，捣烂或研末，黄酒调敷。

【参考文献】

[1]Zhang L, Zhou WS, Xu XX.A new sesquiterpene peroxide(yingzhaosu C) and sesquiterpenol(yingzhaosu D) from Artabotrys unciatus(L.)Meer.J Chem Soc, Chem Commun, 1988,(8): 523.

[2] 余竞光，李彤梅，孙兰，等.鹰爪种子化学成分的研究.药学学报，2001, 16(4): 281.

[3]Li T, Li WK, Yu JG, et al.Flavonoids from Artabotrys hexapet alus.Hytochemistry, 1997, 45(4): 831.

[4]Li TMi, Yu JG.rtubotryside A and B, Two New Flavonol Glycosides from the Leaves of Artabotrys hexapet alus(Annonaceae).Chinese Chem Lett, 1997, 8(1): 43.

[5] 李彤梅，余竞光.鹰爪花化学成分研究.药学学报，1998, 33(8): 591.

[6]Somanawat J, Talangsri N, Deepolngam S, et al.Flavonoid and megastigmane glycosides from Artabotrys hexapet alus leaves.Biochem Syst and Ecol, 2012, 44: 124.

[7] 张均田.药学通报,1979,14(8):354.

[8] 徐起初.药学通报,1982,17(9):544.

[9] 徐起初.中草药,1983,14(2):93.

[10]Cortes D, Torrero MY, Pilar D'Ocon M, et al.Norstephalagine and atherospermidine: two smooth muscle relaxant aporphines from Artabotrys maingayi.J Nat Prod,1990,53(2):503.

Huo xiang
藿香

Agastaches Herba
[英] Wrinkled Gianthyssop Herb

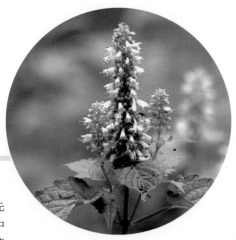

【别名】土藿香、青茎薄荷、排香草、大叶薄荷、绿荷荷、川藿香、苏藿香。

【来源】为唇形科植物藿香 Agastache rugosa（Fisch. et Mey.）O. Kuntze 的地上部分。

【植物形态】草本。茎四棱形，略带红色。叶对生，叶片椭圆状卵形或卵形，长 2 ~ 8cm，宽 1 ~ 5cm，先端锐尖或短渐尖，基部圆形，边缘具不整齐的钝锯齿。花序聚成顶生的总状花序；苞片大，条形或披针形；萼 5 裂，裂片三角形，具纵脉及腺点；花冠唇形，紫色或白色，上唇四方形或卵形，先端微凹，下唇 3 裂，两侧裂片短，中间裂片扇形，边缘有波状细齿；雄蕊 4，二强，伸出花冠管外；子房 4 深裂，花柱着生于子房底部中央，伸出花外，柱头 2 裂。小坚果倒卵状三棱形。

【分布】广西主要分布于桂平、天等、马山、凌云、隆林、罗城、融水。

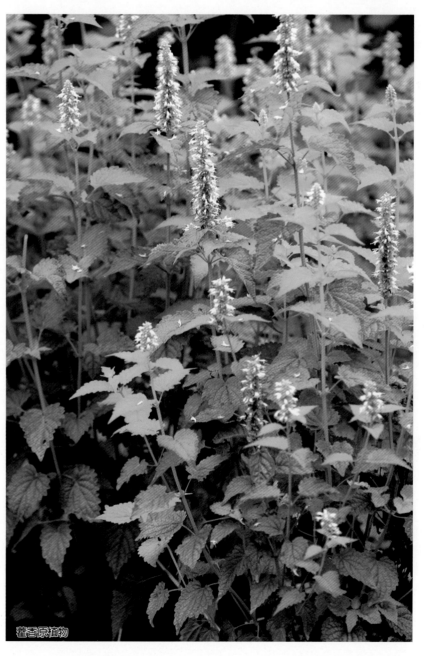

藿香原植物

【采集加工】6 ~ 7 月，当花序抽出而未开花时，择晴天齐地割取全草，薄摊晒至日落后，收回堆叠过夜，次日再晒。第 2 次在 10 月收割，迅速晾干、晒干或烤干。

【药材性状】茎方柱形，多分枝，四角有棱脊，四面平坦或凹入成宽沟状；表面暗绿色，有纵皱纹；节明显，常有叶柄脱落的疤痕；老茎坚硬、质脆，易折断，断面白色，髓部中空。叶对生；叶片深绿色，多皱缩或破碎，完整者展平后呈卵形，长 2 ~ 8cm，宽 1 ~ 5cm，先端尖或短渐尖，基部圆形，边缘有钝锯齿。茎顶端有时有穗状轮伞花序，呈土棕色。气芳香，味淡而微。

【品质评价】以身干、叶多、无杂质、色黄绿者为佳。

【化学成分】本品含挥发油（volatile oils）、黄酮类（flavonoids）等化学成分。挥发油的成分主要有甲基胡椒酚（methyl chavicol），并含有茴香脑（anethole）、茴香醛（anisaldehyde）、柠檬烯（limonene）、对甲氧基桂皮醛（p-methoxy cinnamaldehyde）、α - 和 β - 蒎烯（pinene）、3- 辛酮（3-octanone）、1- 辛烯 -3- 醇（1-octen-3-ol）、芳樟醇（linalool）、1- 石竹烯（1-caryophyllene）、β - 榄香烯（β -elemene）、β - 葎草烯（β -humulene）、α - 依兰烯（α -ylangene）、β - 金合欢烯（β -farnesene）、γ - 荜澄茄烯（γ -cadinene）、菖蒲烯（calamenene）、顺式 - β，γ - 己醛（cis-β，γ -hexenal）、d- 柠檬烯（d-limonene）、石竹烯（caryophyllene）、十六酸（hexadecanoic acid）、亚油酸（linoleic acid）、十氢 -7- 甲基 -3- 甲烯基 -4-（1- 甲基乙基）-1H- 环戊基[1-3] 环丙基[1-2] 苯 {octahydro-7-methyl-3-methylene-4-（1-methylethyl）-1H-cyclopenta[1-3] cyclopropa[1-2] benzene}

等[1-5]、胡椒酚甲醚（methyl chavicol）、D-柠檬烯（D-limonene）、丁香烯（caryophyllene）、丁香酚甲醚（eugenol methyl ether）、β-衣兰油烯（β-muurolene）[6]。

黄酮类主要成分有刺槐素（acacetin）、椴树素（tilianin）、蒙花苷（linarin）、藿香苷（agastachoside）、异藿香苷（iso-agastachoside）、藿香精（agastachin）[1-4]。

本品还含马斯里酸（maslinic acid）即山楂酸（crategolic acid）、齐墩果酸（oleanolic acid）、3-O-乙酰基齐墩果醛（3-O-acetyl-oleanolic aldehyde）、胡萝卜苷（daucosterol）、β-谷甾醇（β-sitosterol）、去氢藿香酚（dehydroagastol）、1-亚甲基-2,4α-二甲基-6,8-二羟基-5-甲氧基-7-（1,1-二甲基羟甲基）-1,2,3,4,9,10,10a-七氢-9-菲酮［1-methylene-2,4α-dimethyl-6,8-dihydroxy-5-methoxy-7-（1,1-dimethyl hydroxymethyl）-1,2,3,4,9,10,10a-heptahydro-9-phenanthrone］[1-4]。

【药理作用】

1. 解热、镇痛、抗炎 藿香挥发油可抑制角叉菜胶和蛋清致大鼠足肿胀程度；提高小鼠痛阈值，延长疼痛潜伏时间，减少小鼠扭体反应次数；可降低2,4-二硝基苯酚致热大鼠体温[7]；对中性粒细胞环腺苷酸磷酸二酯酶（cAMP-PDE）活性有抑制作用[8]。

2. 抗病原微生物 藿香煎剂、藿香乙醚浸出液及醇浸出液对许兰毛癣菌等多种致病性真菌有抑制作用。水提物对已成熟的白色念珠菌生物膜有抑制作用，从而降低白色念珠菌细胞的黏附能力[9]。藿香对念珠菌（白色念珠菌、光滑念珠菌、近平滑念珠菌、热带念珠菌、克柔念珠菌）、白地真菌、皮肤癣菌有抑制作用[10-12]。藿香水煎剂对钩端螺旋体有抑制或杀灭作用[13]。藿香中黄酮类物质具有抗病毒作用[14]。对禽流感病毒（AIV）有明显的抑制作用[15]。从藿香根部分离得到的二萜类化合物agastanol和藿香醌（agastaquinone）对HIV-1 PR有抑制作用，半数抑制量（IC$_{50}$）分别为360μmol/L、87μmol/L[16]。

3. 其他 藿香水提液和挥发油均可降低腹泻型肠易激综合征（D-IBS）模型鼠血浆结肠组织胃动素（MOT）含量，结肠黏膜组织胃肠激素（SS）含量，尤以挥发油作用显著[17]。水提物通过直接作用于胃肠黏膜而抑制锌异常所致的肠道损害，对血清锌浓度无影响[18]。全草甲醇提取物对依托泊苷诱导的U937细胞株凋亡有抑制作用[19]。

【临床研究】

1. 寻常疣 每日用鲜藿香叶2~3片，擦揉患处3~5min。结果：23例患者的疣分别于11~26天消失或脱落，局部皮肤如常。随访10年无1例复发。治疗中除个别患者感觉局部轻度疼痛外，均无不良反应[20]。

2. 慢性鼻窦炎 藿香叶8份、苍耳子5份、猪胆汁9份、蜂蜜适量。先将藿香叶研成粉末，将苍耳子分煎数次，取浓汁，将猪胆汁煎煮浓缩；将粉、汁混合，加入适量的蜂蜜做成蜜丸，如绿豆大小。成人每日2次，每次15g，小儿酌减，饭后温开水吞服，5周为1个疗程。结果：共治疗54例，痊愈者17例（31.48%），有效者26例（48.15%），总有效率为79.6%；无效者11例（20.37%）[21]。

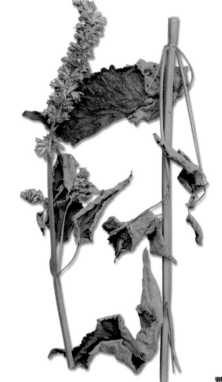

藿香药材

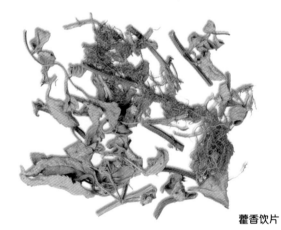

藿香饮片

3. 胃脘痛 藿香10g水煎代茶饮，每日服2次。7日为1个疗程。慢性病者可长期服用，治疗期间禁食辛辣等刺激性食物。结果：30例中痊愈20例，显效6例，好转2例，无效2例，总有效率为93.3%[22]。

4. 真菌性阴道炎 藿香、土茯苓、蛇床子、贯众各30g，上药加水1000ml，煎沸后取药置便盆或痰盂内，等温度适宜时先熏后洗，每日1~2次，连续7日为1个疗程，一般2个疗程即可。治疗时间以在月经干净后较为适宜。结果：本组68例经1~2个疗程治疗后，28例痊愈，34例有效，6例无效，总有效率达91.2%[23]。

【性味归经】味辛，性微温。归肺、脾、胃经。

【功效主治】祛暑解表，化湿和胃。主治夏令感冒，寒热头痛，胸脘痞闷，呕吐泄泻，妊娠呕吐，鼻渊，手足癣。

【用法用量】内服：煎汤，6~10g；或入丸、散。外用：适量，煎水洗；或研末搽。

【使用注意】不宜久煎。阴虚火旺者禁用。

【经验方】

1. 夏日感冒，寒热头痛，胸膈满闷，不思饮食　藿香 15g，佩兰 9g，滑石 15g，竹叶 9g，甘草 6g。水煎服。（《甘肃中草药手册》）

2. 夏季受暑，头昏，胸闷，恶心，口中发黏，胃口不开　藿香、佩兰各 9g，砂仁、木香各 4.5g，神曲 6g。水煎服。（《安徽中草药》）

3. 预防伤暑　藿香、佩兰各等份。煎水饮用。（《吉林中草药》）

4. 胃腹冷痛　藿香 6g，肉桂 6g。共研细末，每次 3g，白酒为饮，每日服 2 次。（《吉林中草药》）

【参考文献】

[1] Zakharova OI, Zakharov AM, Glyzin VI. Flavonoids of Agastache rugosa. Khim Prir Soedin, 1979,(5): 642.

[2] Itodaw H, Suto K, Takeya K. Structures of isoagastachoside and agastachin, new glucosylflavones isolated from Agastache rugosa. Chem Pharm Bull, 1981, 29(6): 1777.

[3] 邹忠梅，丛浦珠. 藿香根的化学研究. 药学学报，1991, 26(12): 906.

[4] Han DS. Triterpenes from the root of Agastache rugosa. Saengyak Hakhoechi, 1987, 18(1): 50.

[5] 杨得坡，王发松，苏镜娱，等. 藿香茎、叶和花挥发油成分分析. 中草药，2003, 23(3): 149.

[6] 王建刚. 藿香挥发性成分的 GC-MS 分析. 食品科学，2010, 31(8): 223.

[7] 解宇环，沈映君，纪广亮，等. 香附、藿香挥发油抗炎、镇痛、解热作用的实验研究. 四川生理科学杂志，2005, 27(3): 137.

[8] 姜代勋，陈武，许剑琴. 防治 SARS 的中药及复方对中性粒细胞 cAMP- 磷酸二酯酶活性的影响. 中国兽医杂志，2006, 42(12): 38.

[9] 汪长中，程惠娟，徐胜利，等. 中药水提物对白色念珠菌生物膜抑制作用的研究. 中国微生态学杂志，2009, 21(11): 65.

[10] 刘涛峰，郑玉荣，刘小平，等. 10 种中药水煎剂对念珠菌的体外抑菌作用. 安徽中医学院学报，2012, 31(4): 72.

[11] Blaszczyk T, Krzyzanowska J, Lamer-Zarawska E. Screening for antimycotic properties of 56 traditional Chinese drugs. Phytother Res, 2000, 14(3): 210.

[12] 邱莹，于腾. 20 种中药及其复方抗真菌实验研究. 济宁医学院学报，2007, 30(3): 237.

[13] 徐州医学院. 新医学资料，1971,(1): 27.

[14] 孔祥麟. 从藿香中提取抗病毒成分. 日本医学介绍，1983,(5): 34.

[15] 路振香，时维静，钱卫东. 20 份中草药提取液抗禽流感病毒作用的实验研究. 中国中医药科技，2006, 13(2): 97.

[16] Lin YM, Anderson H, Flavin MT, et al. In vitro anti-HIV activity of biflavonoids isolated from Rhus succedanea and Garcinia multiflora. J Nat Prod, 1997, 60(9): 884.

[17] 吕妍，李丹，唐方. 藿香单品对腹泻型肠易激综合征大鼠胃肠激素的影响. 中医杂志，2010, 51(增刊 1): 237.

[18] 王柯慧. 藿香水提物对锌异常小鼠肠黏膜的作用. 国外医学·中医中药分册，1996, 18(2): 40.

[19] 蒋受军. 藿香中新木脂素 agastinol 和 agastenol 的分离及抗细胞凋亡作用. 国外医药·植物药分册，2003, 18(1): 21.

[20] 杨蕴陶. 鲜藿香叶治疗寻常疣 23 例. 中国农村医学，1997,(9): 3.

[21] 沈国芬，刘公汉. 古方奇授藿香丸治疗慢性鼻窦炎 54 例临床观察. 全国基层中医临床应用学术会论文集，成都：全国基层中医临床应用学术会，1996.

[22] 刘宝华，朱绪文，薛善明，等. 藿香饮治疗胃脘痛 30 例. 中国民间疗法，2000, 22(7): 45.

[23] 王星三. 藿香煎治疗霉菌性阴道炎 118 例. 浙江中医杂志，1997,(7): 307.

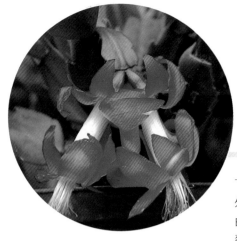

Xie zhao hua

蟹爪花

Zygocacti Trucati Caulis
[英] Trucatus Zygocatus Stem

【别名】蟹爪、螃蟹兰、蟹足霸王鞭。

【来源】为仙人掌科植物蟹爪兰 *Schlumbergera truncata*（Haw.）Moran 的茎。

【植物形态】草本。常呈灌木状，多分枝。老茎木质化，稍圆柱状，幼枝及分枝扁平；茎节短，长圆形或倒卵形，鲜绿色，先端截形，两侧各有 2～4 个粗而多少内弯的锯齿，两面具肥厚的中肋。无叶。花生于嫩茎节的顶端，玫瑰红色，两侧对称；花萼 1 轮，基部连合成短管状，先端有齿；花瓣数层，下部长管状，愈向内管愈长，上部分离，外折或背曲；雄蕊多数，2 轮，向上弯曲；花柱长于雄蕊，深红色，柱头 6～9 裂；子房梨形或广卵圆形。浆果红色。

【分布】广西全区均有栽培。

【采集加工】全年均可采收。洗净，鲜用。

【药材性状】茎稍圆柱形，表面绿色，有粗而内弯的锯齿，两面具中肋。花瓣数层，花玫瑰红色。雄蕊多数，2 轮。浆果红色。气微，味苦。

【品质评价】以茎粗壮、肉厚者为佳。

【化学成分】本品花瓣中含有少量新甜菜苷（neobetanin）[1]。

【性味归经】味苦，性寒。归肺经。

【功效主治】解毒消肿。主治疮疡肿毒，痄腮。

【用法用量】内服：煎汤，5～10g。外用：适量，捣敷。

【使用注意】阴证疮疡不宜用。

【参考文献】

[1]Alard D, Wray V, Grotjahn L, et al. Neobetanin: isolation and identification from Beta vulgaris. Phytochemistry, 1985, 24(10): 2383.

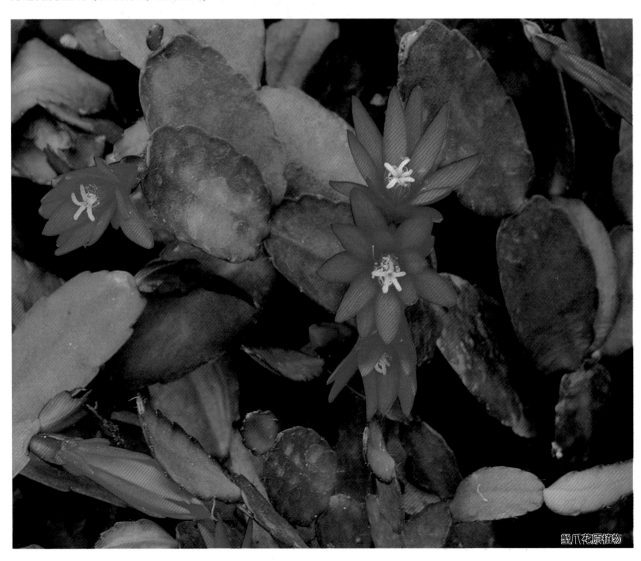

蟹爪花原植物

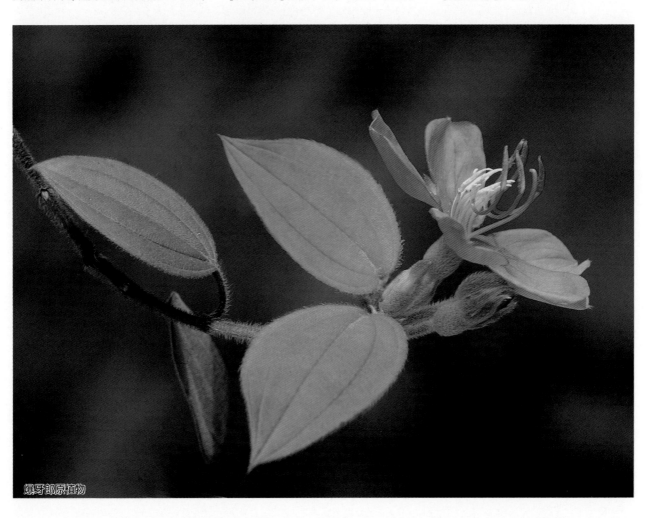

Bao ya lang

爆牙郎

Melastomae Normalis Herba
[英] Normale Melastoma Herb

【别名】黑口莲、野牡丹、猪姑稔、鸡头肉、麻叶花、洋松子、野牡丹、炸腰花、白暴牙郎、老虎杆。

【来源】为野牡丹科植物展毛野牡丹 *Melastoma normale* D.Don 的全草。

【植物形态】灌木。茎钝四棱形或近圆柱形，分枝多，密被平展的长粗毛及短柔毛，毛常为褐紫色。叶片坚纸质，卵形至椭圆形或椭圆状披针形，顶端渐尖，基部圆形或近心形，长 4～10.5cm，宽 1.4～5cm，全缘，5 基出脉，叶面密被糙伏毛，基出脉下凹，背面密被糙伏毛及密短柔毛；叶柄密被糙伏毛。伞房花序生于分枝顶端，基部具叶状总苞片 2；苞片披针形至钻形，密被糙伏毛；花瓣紫红色，倒卵形，顶端圆形，仅具缘毛；雄蕊长者药隔基部伸长，末端 2 裂，常弯曲，短者药隔不伸长，花药基部两侧各具 1 小瘤，子房半下位，密被糙伏毛，顶端具 1 圈密刚毛。蒴果坛状球形，顶端平截，宿存萼与果贴生，密被鳞片状糙伏毛。

【分布】广西主要分布于桂南、桂西。

【采集加工】夏、秋季采收。除去杂质，洗净，切段，晒干。

【药材性状】茎近圆柱形，密被平展的长粗毛及短柔毛。叶稍皱缩，坚纸质，展平呈卵形至椭圆形或椭圆状披针形，顶端渐尖，基部圆形或近心形，长 4～10cm，宽 1～4cm，全缘，叶面密被糙伏毛，叶柄长 5～10mm，密被糙伏毛。气微，味淡。

【品质评价】以干燥、色黄绿、无杂质者为佳。

【性味归经】味苦、涩，性凉。归脾、肝、大肠经。

【功效主治】行气利湿，化瘀止血，解毒。主治脘腹胀痛，肠炎，痢疾，肝炎，淋浊，咯血，吐血，衄血，便血，月经过多，痛经，带下，疝气痛，血栓闭塞性脉管炎，疮疡溃烂，带状疱疹，跌打肿痛。

【用法用量】内服：煎汤，9～15g；或浸酒。外用：适量，捣敷、绞汁涂或研末敷。

【使用注意】孕妇慎用。

爆牙郎原植物

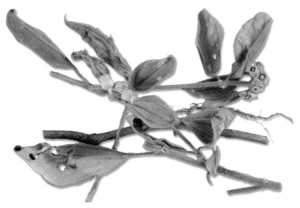

爆牙郎药材

【经验方】

1. 蜂窝疮　白爆牙郎叶、闹羊花叶各 30g。共烧存性研，茶油调涂患处。(《广西民间常用草药手册》)

2. 枪打伤　白爆牙郎叶、米仔藤叶(铁包金)、钱线蕨叶、假辣椒叶(萝芙木叶)各适量，共捣烂，用三花酒浸湿后敷患处。(《广西民间常用草药手册》)

3. 刀枪伤，外伤出血　野牡丹嫩尖适量，捣烂兑红糖敷伤口，或用根叶研末敷患处。(《云南中草药》)

4. 血栓性闭塞性脉管炎　老虎杆根、算盘子根各 30g。煎水洗患部。(《万县中草药》)

5. 跌打损伤　①老虎杆根 30g。熬水、泡酒或炖肉服。(《重庆常用草药手册》)②野牡丹根皮 15g，独活 9g，红花 6g，红伸筋草 12g。泡酒服。(《西昌中草药》)

6. 消化不良，肠炎腹泻，痢疾，肝炎　野牡丹 15 ~ 30g。煎服。(《云南中草药》)

7. 腹胀痛，腹泻　野牡丹根皮 15g，青藤香、红寒药各 9g。水煎服。(《西昌中草药》)

8. 湿热腹痛吐泻　白爆牙郎叶晒干研末蒸熟；白爆牙郎果枝叶(烧存性)研末。将两种药末各分半和匀，装瓶密封备用。成人每日服 3 次，第一次服 3 ~ 4.5g，以后每隔 3h 服 1 次，每次服 1.5g。小孩每日服 3 次，第一次服 1.5 ~ 2.1g，以后每隔 3h 服一次，每次服 0.6 ~ 0.9g。(《广西民间常用草药手册》)

9. 痢疾　白爆牙郎根、地桃花根各 30g，车前草 15g。水煎服。红痢加红糖少许冲服；白痢加白糖少许冲服。(《广西民间常用草药手册》)

10. 细菌性痢疾　老虎杆 15g，大青叶 30g，火炭母、石榴果皮各 15g。水煎服。(《万县中草药》)

11. 泌尿系感染　老虎杆根、菝葜各 15g，金樱子根 30g，海金沙、马蹄草各 9g。均用鲜品，水煎服。(《万县中草药》)

12. 淋浊，白带　白爆牙郎根 30g，白背叶 30g，地桃花根 21g，磨盘根 30g。同猪小肚煲服。(《广西民间常用草药手册》)

13. 阴虚盗汗　野牡丹 12g，浮小麦、岩白菜各 15g。煎水服。(《西昌中草药》)

14. 小肠疝气　白爆牙郎根 90g，小肠风 9g。同公鸡 1 只炖服。(《广西民间常用草药手册》)

15. 钩虫病　老虎杆根、大茅香各 30g，三白草根、钓鱼竿、活麻根各 15g。水煎服。(《万县中草药》)

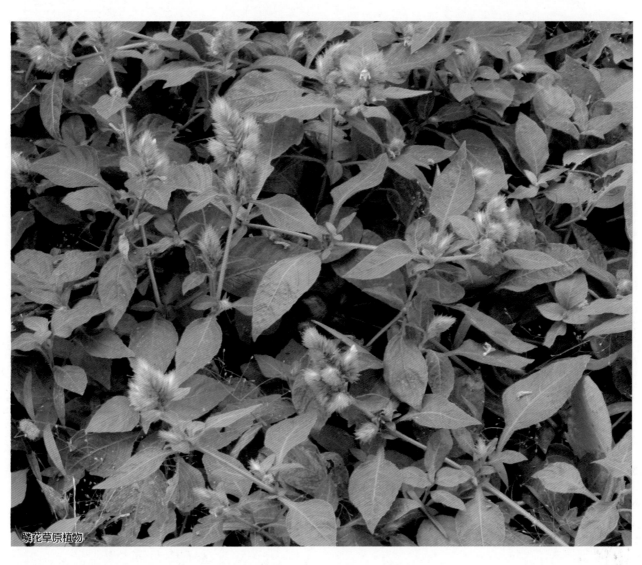

Lin hua cao

鳞花草

Lepidagathis Incurvae Herba
[英] Common Lepidagathis Herb

【别名】蛇疮草、鳞衣草、红四季草、野凉粉草。

【来源】为爵床科植物鳞花草 *Lepidagathis incurva* Buch.-Ham.ex D.Don 的全草。

【植物形态】草本。茎直立或下部伏地，方形，多分枝，节稍膨大。叶对生；叶片卵形至长圆状披针形，长4~8cm，宽1~3.5cm，先端短尖，基部楔形或近圆形，全缘，呈波浪状，两面均有针状结晶的小线条。花小，为顶生或腋生稠密穗状花序，圆柱形，花常偏于花序的一侧，被柔毛；苞片叶状，狭披针形，先端锐尖，具1脉；萼5深裂，最外裂片较大，线状披针形，具睫毛；花冠白色管状，上部膨胀，冠檐二唇形，上唇微裂，下唇3裂；

雄蕊4，2长2短，花药2室，斜叠生。蒴果，有种子4颗。

【分布】广西主要分布于岑溪、北流、玉林、上思、那坡、田林。

【采集加工】秋季采收。洗净泥沙，晒干。

【药材性状】茎圆柱形，略具四棱，有分枝，长短不一，具短毛。叶对生皱缩，褐绿色，完整叶片卵状椭圆形，长2.5~10cm，先端尖，基部楔形，下延至柄成狭翅状；全缘或边缘略呈波状；两面具毛茸，有时可见针状结晶的小线条。气微，味微苦。

【品质评价】以色褐绿、叶多者为佳。

【性味归经】味甘、微苦，性寒。归肺、心、肝经。

【功效主治】清热解毒，消肿止痛。主治感冒发热，肺热咳嗽，疮疡肿毒，口唇糜烂，目赤肿痛，皮肤湿疹，跌打损伤，毒蛇咬伤。

【用法用量】内服：煎汤，9~15g。外用：适量，煎汤洗或鲜品捣敷。

【使用注意】风寒感冒不宜用。

鳞花草原植物

【经验方】

1.皮肤湿疹　鳞花草适量，白矾少许，浓煎外洗患处。（《常用中草药鉴别与应用彩色图谱》）

2.伤口感染　鳞花草叶、野葡萄叶、绿豆各适量，共捣烂，敷患处。（《常用中草药鉴别与应用彩色图谱》）

3.毒蛇咬伤　鳞花草适量，捣烂，敷伤口周围。（《常用中草药鉴别与应用彩色图谱》）

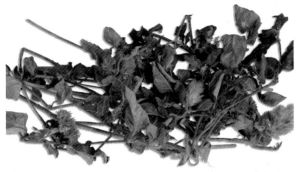

鳞花草药材

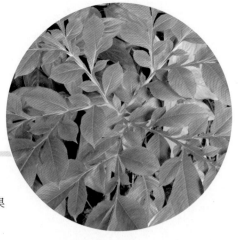

魔芋

Mo yu

Amorphophalli Rivieri Rhizoma
[英] Rivieri Amorphophallus Tuber

【别名】蒟蒻、蒻头、蛇棒棍、白蒟蒻、鬼芋、鬼头。

【来源】为天南星科植物魔芋 Amorphophallus rivieri Durien 的块茎。

【植物形态】草本。块茎扁球形，直径 7.5 ~ 25cm。先花后叶，叶 1 枚，具 3 小叶，小叶二歧分叉，裂片再羽状深裂，小裂片椭圆形至卵状矩圆形，长 2 ~ 8cm，基部楔形，一侧下延至羽轴成狭翅。叶柄青绿色，有暗紫色带白色斑纹。花葶长 50 ~ 70cm，佛焰苞卵形，外面绿色而有紫斑，里面黑紫色，肉穗花序几乎 2 倍长于佛焰苞，上部具雄花，下部具雌花，附属体圆柱形，花柱与子房等长，柱头微 3 裂。浆果球形，成熟时黄绿色。

【分布】广西主要分布于隆林、全州、昭平。

【采集加工】10 ~ 11 月采收。挖起块茎，鲜用或洗净，切片，晒干。

【药材性状】块茎呈扁球形，先端下陷，长 4 ~ 8cm，直径 5 ~ 15cm。表面暗红褐色，有细小圆点及根痕，具粗皱纹。质坚硬，断面较平，灰白色，粉性，有多数细小维管束小点。微有麻舌感。

【化学成分】本品含葡甘露聚糖（glucomannan）[1]、阿魏酸（ferulic acid）、桂皮酸（cinnamic acid）[2]、甲基棕榈酸（methyl palmitic acid）、二十一碳烯（heneicosene）、β - 谷甾醇（β - sitosterol）[3]、3,4- 二羟基甲醛葡萄糖苷（3,4-dihydroxybenzaldehyde-D-glucoside）[4]。

【药理作用】

1. 降血糖 魔芋葡甘露聚糖（KGM）能降低四氧嘧啶致糖尿病小鼠血糖水平，使小鼠的进食量、饮水量和尿量接近正常小鼠，糖尿病"三多"症状得到改善[5-8]。魔芋精粉（RKM）对四氧嘧啶致糖尿病大鼠有降血糖作用，其机制是通过降低血清一氧化氮（NO）水平和诱导型一氧化氮合酶（iNOS）表达，增强机体抗氧化作用和改善糖代谢环境而产生作用，并且还能减轻四氧嘧啶对胰岛细胞的损伤，改善受损细胞功能，缓解糖尿病症状[9-12]。魔芋多糖胶囊能降低四氧嘧啶致糖尿病大鼠的空腹血糖，但对正常大鼠血糖无明显影响[13]。魔芋葡甘聚糖（GMN）预防给药可降低链佐星（STZ）致糖尿病大鼠血糖，其降糖作用与增强超氧化物歧化酶（SOD）活性、减少过氧化脂质（LPO）含量、清除体内自由基和减少 β 细胞损伤有关[14]。魔芋葡甘露寡糖铬络合物（KOSCr）能提高四氧嘧啶致糖尿病小鼠的葡萄糖耐量水平，对糖尿病小鼠血糖具有调节作用[15]。魔芋低聚糖能降低灌服高浓度葡萄糖小鼠的血糖含量，且还能提高机体抗氧化能力[16]。

2. 免疫调节 RKM 有促进小鼠免疫功能作用，增高胸腺指数和脾指数，促进巨噬细胞合成、释放白细胞介素 -1（IL-1）和肿瘤坏死因子 -α（TNF-α）[17]。

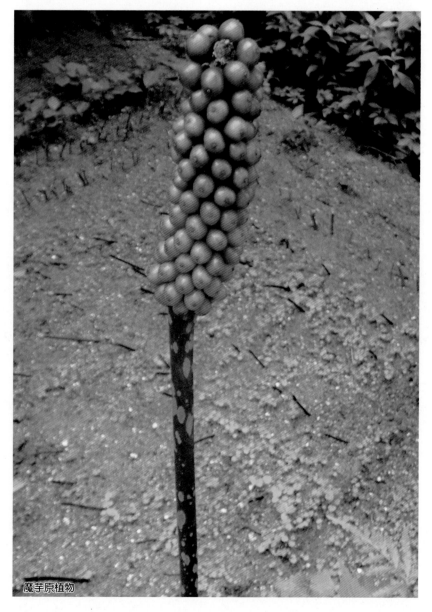

魔芋原植物

魔芋甘露低聚糖可以增强 ICR 小鼠的细胞免疫功能和单核 - 巨噬细胞吞噬功能 [18]。氧化魔芋葡甘露聚糖（OKGM）有促进小鼠免疫功能作用，其机制与增强小鼠自然杀伤细胞（NK）活性、提高小鼠巨噬细胞吞噬鸡红细胞能力、升高溶血空斑计数和小鼠血清溶血素水平有关 [19]。KGM 及其降解物能对抗三硝基苯磺酸钠（TNBS）致实验性结肠炎大鼠的胸腺萎缩，抑制脾脏增大，促进小鼠脾脏细胞增生和正常及免疫低下动物免疫器官发育 [20]；可增强正常小鼠腹腔巨噬细胞吞噬鸡红细胞百分率，活化小鼠 B 细胞和 T 细胞，对 T 细胞（Th1/Th2）比例有正向调控作用；增强荷瘤小鼠 T 淋巴细胞增殖能力，进而降低小鼠瘤体重量 [8,21-24]。KGM 及其降解物对溃疡性结肠炎大鼠 IFN-γ/IL-4 比值失衡有调节作用，可增加小鼠血清 NO、白细胞介素 -4（IL-4）、白细胞介素 -6（IL-6）、干扰素 -γ（IFN-γ）、TNF-α 表达 [17,18,25-27]。

3. 对肠道功能的影响　肠道细菌以双歧杆菌为指示菌的厌氧菌占优势，魔芋纤维可缩短肠内细菌代谢产物以及致癌的脱氧胆酸、石胆酸、突变异源物质等与肠黏膜接触时间，加速其排出体外，起到肠道"清道夫"作用 [28-30]。降解魔芋多糖（DAKP）对 TNBS 诱导大鼠结肠炎有治疗作用，促进受损黏膜细胞修复，这与降低结肠指数、结肠炎大鼠肠黏膜的髓过氧化物酶（MPO）和 TNF-α 水平以及缓解黏膜水肿并缩小结肠溃疡面积有关 [31]。魔芋多糖（KP）可抑制小鼠肠道吸收功能，其机制与其吸水膨胀充盈消化道从而影响胃肠道对营养物质吸收，并提高胃肠组织胃动素（MOT）水平、降低小肠黏膜 Na^+-K^+-ATP 酶活性和生长抑素（SS）含量有关 [32, 33]。魔芋甘露聚糖（KOS）是一种外源性益生元，在体内有自然增殖双歧杆菌、抑制病源菌生长、润肠通便、保护肠黏膜等功能，能维护大负荷训练大鼠机体肠道菌群处于稳定的正常状态，预防内源性感染 [34]。KOS 对运动应激大鼠肠黏膜的损伤有保护作用，其机制与降低血浆内毒素、肠黏膜通透性、细菌移位率和提高肠黏膜厚度、腺隐窝深度、绒毛宽度、肠液免疫球蛋白（IgA）和分泌型免疫球蛋白（SIgA）含量有关 [35]。

4. 延缓衰老、抗氧化　魔芋可延缓大鼠脑神经胶质细胞、心肌细胞和大、中静脉内膜内皮细胞的老化过程，预防动脉粥样硬化 [36]。魔芋提取物能增强受辐射小鼠血清 SOD、肝脏谷胱甘肽过氧化物酶（GSH-Px）和睾丸琥珀酸脱氢酶（SDH）、乳酸脱氢酶（LDH）活力，降低血清及肝脏中丙二醛（MDA）含量，对受辐射小鼠有抗氧化作用 [37,38]。KP 有拮抗 D- 半乳糖、长期疲劳及电刺激致小鼠衰老的作用，其机制与升高 GSH-Px、SOD、过氧化氢酶（CAT）活力，降低血清胆固醇（CH）、过氧化脂质（LPO）含量，降低心肌、脑组织中脂褐素含量和单胺氧化酶 B（MAO-B）活力有关 [39]。改性魔芋多糖与未改性魔芋多糖都能提高 SOD 含量，降低 MDA 含量，改性后的魔芋多糖抗氧化能力优于未改性的 [40]。KGM 能清除低氧 / 复氧损伤小鼠体内活性氧自由基（ROS）和 MDA，提高 SOD 和 CAT 活性，但对酸性磷酸酶（ACP）无明显影响，说明 KGM 具有抗氧化作用 [41]。魔芋葡甘低聚糖对超氧阴离子自由基（•O^{2-}）和羟自由基（•OH）有清除作用，保护 DNA 免受自由基损伤，并降低

肝脏中 MDA 水平，提高肝脏和血浆中 SOD、GSH-Px 活性 [42, 43]，同时降低了 LPO 水平 [16]。

5. 保肝　魔芋在降低血清和肝组织中胆固醇水平同时，减轻肝细胞变异，降低肝灶性坏死发生率 [44]。KGM 干预给药对小鼠实验性肝损伤有保护作用，能降低四氯化碳（CCl_4）所致小鼠血清中异常增高的谷丙转氨酶（ALT）、谷草转氨酶（AST），升高 CCl_4 所致小鼠血清中异常降低的血清白蛋白与血球球蛋白比值（A/G），使肝损伤小鼠肝匀浆异常降低的 SOD 含量上升，异常增高的 MDA 含量下降 [45]。硫酸化魔芋葡甘低聚糖（HOGS）对 HepG2 细胞株 HBsAg、HBeAg 和 HBV-DNA 的产生均有抑制作用，尤其对 HBsAg，通过破坏 HBsAg 结构、阻碍乙型肝炎病毒（HBV）颗粒组装，而抑制 HBV 颗粒产生实现 [46]。

6. 抗肿瘤　魔芋能抑制大肠黏膜锰超氧化物歧化酶（MnSOD）、铜锌超氧化物歧化酶（CuZnSOD）活性和降低 LPO 含量而抑制小鼠自发性肝肿瘤和大鼠二甲肼（DMH）诱发结肠癌；减少粪中性类固醇（尤其是粪胆固醇）排出量，抵消其作为结肠癌发生的致癌剂或协同致癌剂的影响，从而对结肠癌的发生起到预防作用 [47-52]。KGM 通过降低高脂肪饮食大鼠粪便中 β- 葡萄糖醛酸苷酶、黏蛋白酶活性和石胆酸（二次胆汁酸）浓度，而减少高脂肪诱导结肠癌发生 [53]。魔芋能抑制小鼠艾氏腹水瘤（EAC）肿瘤生长和延长荷瘤小鼠生存期，对动物白细胞无影响，但能提高淋巴细胞转化率 [54]；能减少用静脉注射甲基硝基亚硝基胍（MNNG）后患肺肿瘤或肺癌的小鼠数，降低发瘤率和发癌率；能改变肺腺瘤、腺癌的病理类型构成比，可抑制腺癌发生和减少腺癌恶变百分率。长期饲喂能使恶性肿瘤减少、良性肿瘤相对增加，使肺癌瘤样增生灶和异型增生灶数目减少 [55,56]。对小鼠移植 S180 肉瘤、ESC 癌、Heps 肝癌、U14 宫颈癌也有抑瘤作用，而且能提高动物免疫能力，使巨噬细胞吞噬功能和 T 淋巴细胞转化率增加 [57]。HOGS 对 CVB3 细胞无明显毒性作用，半数中毒浓度 TC_{50} 为 0.1677mg/ml [58]。当羧甲基魔芋葡甘露聚糖（CMKGM）浓度为 0.5mg/ml 时，对 L929 细胞无毒性；但当其浓度大于 1mg/ml 时，具有轻微细胞毒性，细胞毒性为 1 级 [59]。

7. 对脂质代谢影响　魔芋具有逆转脂肪肝的作用，能降低大鼠血清总胆固醇（TC）、低密度脂蛋白胆固醇（LDL-C）和极低密度脂蛋白胆固醇（VLDL-C），同时使 LDL-C 与 TC 比值、LDL-C 与高密度脂蛋白胆固醇（HDL-C）比值下降，其降血脂作用不是减少膳食摄入量，而是本身有降血脂效果 [60-63]。魔芋、KOS 和 KGM 喂养能明显降低大鼠血清 TC 和甘油三酯（TG），其中 KGM 能降低全血高切黏度（η bh）及低切黏度（η bl）、血浆黏度（η p），升高 HDL-C 并在消化道内与胆固醇结合，从而降低胆固醇；KGM 在结肠内被微生物发酵分解，产生丙酸等短链脂肪酸，这些短链脂肪酸被人体吸收，从而具有较好调节脂代谢作用 [64-69]。KOS 可以阻碍小肠上部空肠部对胆固醇的吸收和小肠上部回肠部对胆汁酸的再吸收，抑制大鼠血清肝胆固醇的上升 [70]。魔芋低聚糖可降低高脂血症小鼠血清 TC、TG 水平和血脂、血尿素氮（BUN）水平，升高血清 HDL-C 及其与 TC 的比

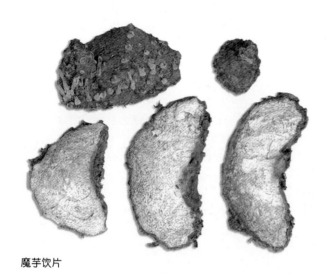

魔芋饮片

值，从而对高脂血症及动脉硬化有作用[71,72]。魔芋发酵液能降低实验性小鼠血清中 TG 和 TC 水平，使 HDL-C 水平和 HDL-C/TC 比率升高，具有防治高脂血症的作用[73]。

8.抗肥胖症 魔芋能减少大鼠脂肪组织、细胞重量和脂肪堆积，抑制体重增长，起到减肥作用，一旦达到有效剂量，再加大剂量亦不能更快减肥[74]。KMG 和 KOS 能使小鼠和肥胖大鼠体重下降，摄食量减少，体内脂肪减少，肝脏 TG 含量降低，其机制与 KMG 降低单糖吸收，降低脂肪酸的合成能力，增加大肠水分，润肠通便，加快废物排出，使小肠绒毛膜形态正常化，使亢进的吸收功能恢复正常有关[10,75]。KP 能降低小鼠体重、体脂和餐后血糖和血清胆固醇水平，增加粪便排出量，其机制主要与其吸水膨胀充盈消化道和对肠道吸收功能有抑制作用相关[32,33]。

9.抗血栓 低聚魔芋葡甘聚糖醛酸丙酯硫酸酯钠盐有抗凝血和抗血栓作用，能延长小鼠凝血时间，延长兔凝血活酶时间（PT）和降低纤维蛋白原（Fg）含量[76]。GMN 可降低高脂血症兔的 TG、TC、全血高切黏度（ηbh）及低切黏度（ηbl）、血浆黏度（ηp），缩短红细胞电泳时间（EPT），升高红细胞压积（HCT），说明其通过改善红细胞表面电荷等机制降低血液黏滞性[69]。

10.抗病毒 魔芋低聚糖硫酸酯（S-Apkos）能抑制单纯疱疹病毒 2 型（HSV-2）致 Vero 细胞病变，而在 500μg/ml 及以上浓度条件下能完全抑制 HSV-2 在 Vero 细胞单层中形成病毒空斑[77]。HOGS 有直接抗柯萨奇病毒 B3（CVB3）作用并且对细胞有较好的保护，这是由于其能封闭细胞表面 CVB3 受体，从而阻止病毒吸附、穿入细胞而增强细胞抵抗病毒能力[78]。

11.通便 魔芋能增加平均每日粪湿重和粪便含水量，缩短肠道转运时间和平均一次排便时间[29]。魔芋低聚甘露糖在对小鼠体重无影响情况下，提高便秘小鼠的小肠推进率，缩短首次排便时间，增加 6h 内排便粒数，拮抗复方地芬诺酯抑制肠推进和便秘作用[79]。RKM 可增加二甲肼致结肠癌大鼠排粪量[60]。

12.对心血管的影响 魔芋能降低高脂饲料诱导的大鼠血清

TG、TC、VLDL-C、LDL-C 的升高，同时升高 HDL-C 以及血浆 NO 值，从而具有保护血管内皮细胞和防治心脑血管疾病作用[80]。GMN 可以提高动脉粥样硬化（AS）家兔模型血清中 NO 和 SOD 活性，降低 MDA 和血浆内皮素（ET）含量，具有抗氧化、保护内皮功能和调节 NO/ET 平衡作用[81]。

13.抑菌 魔芋葡甘聚糖水解物（GMH）对痤疮丙酸杆菌生长有抑制作用[82]。魔芋葡甘聚糖衍生物对大肠杆菌、金黄色葡萄球菌和白色念珠菌有杀菌效应[81]。

14.抗炎 KGM 有抑制湿疹小鼠皮肤损害，包括角化过度、皮肤肥大细胞增多症和嗜酸性粒细胞增多，抑制抓挠行为、缓激肽表达和皮肤炎症免疫反应在湿疹小鼠的发展[83]。

15.其他 KGM 可降低链霉素造成糖尿病大鼠的肾小球滤过率（GFR）和肾血浆流量（RPF）异常，纠正糖尿病肾脏异常的血液动力学[84]。魔芋精粉对老龄雌鼠除了有老年性生理性失骨作用外，不会加重大鼠钙吸收障碍和骨质疏松的进展[85]。

16.毒性反应 ①急性毒性试验：一日内灌服白魔芋精粉 10.8g/kg，连续观察 7 日，小鼠活动和饮食均正常，未见动物死亡或出现毒性反应；低聚魔芋葡甘糖醛酸丙酯硫酸酯钠盐 LD₅₀ 为 8.81g/kg，95% 可信限为 8.22～9.44g/kg[76]。②长期毒性试验：白魔芋精粉 25mg/（kg·d）、250mg/（kg·d）、500mg/（kg·d）灌服 3 个月未见小鼠死亡，实验过程中各组动物外观体征、行为活动和粪便性状等均未见异常，体重有明显增加，未出现毒性反应[86]。

【临床研究】

1.单纯性肥胖 口服魔芋片（由四川省天府开发公司生产），每次 2.4g，每日 3 次连续服 2 个月，其中 15 例连续用 3 个月。在治疗中未服其他减肥药、降脂药、降糖药，每日活动量与治疗前相同。结果：35 例患者经治疗 2～3 个月，体重由（74.55±9.33）kg 降至（71.25±9.27）kg，皮下脂肪厚度由（3.32±0.54）cm 下降至（3.01±0.45）cm；部分患者服药前胆固醇、甘油三酯偏高，服药后都正常[87]。

2.慢性肾功能衰竭 将 38 例患者根据慢性肾功能衰竭评定标准进行临床分组，肾功能代偿期 12 例，氮质血症期 11 例，肾功能衰竭期（尿毒症前期）8 例，尿毒症期 7 例。各组患者每次口服魔芋精粉 3～6g，每日 3 次，连用 4 周为 1 个疗程。结果：治疗后各组 BUN、Scr 水平均下降，以肾功能失代偿期、氮质血症期组下降显著（P<0.05）；收缩压（SBP）和舒张压（DBP）均下降，以 SBP 下降极为显著（P<0.01）；高密度脂蛋白（HDL）升高显著（P<0.05）；红细胞压积、全血黏度、全血低切黏度、纤维蛋白原（Fi）下降均显著（P<0.05）。结果说明魔芋对老年慢性肾功能衰竭患者具有降低血黏度及改善肾功能的作用[88]。

【性味归经】味辛、苦，性寒；有毒。归肺、肝、心经。

【功效主治】化瘀消积，解毒散结，活血止痛。主治咳嗽，积滞，疟疾，瘰疬，跌打损伤，痈肿，疔疮，丹毒，烫火伤，蛇咬伤。

【用法用量】内服：煎汤，9～15g（需要久煎 2h 以上）。外用：适量，捣敷；或磨醋涂。

【使用注意】本品有毒，不宜生服。内服不宜过量。

【经验方】

1.流行性腮腺炎　魔芋1块。用醋磨浓汁涂患处，日涂4～5次。(《中草药学》)

2.丹毒　魔芋适量。捣烂，拌入嫩豆腐外敷。(《中草药学》)

3.烫火伤　魔芋根适量。晒干研磨，麻油调搽。(《江西中草药》)

【参考文献】

[1] 贾禹成，陈素文，莫卫平，等.白魔芋和花魔芋葡甘露聚糖研究.生物化学杂志，1988，4(5)：407.

[2] 王映芬，赵玉英，张如意，等.魔芋中阿魏酸与桂皮酸的HPLC测定法.北京医科大学学报，1994，26(4)：317.

[3] Suzuki M. 3, 4-Dihydroxybenzaldehyde-D-glucoside, the irritant substance of Konnyaku. J Food Sci, 1980, 45(4): 1075.

[4] 崔熙，章杰兵，李亮，等.魔芋属三种药用植物中的氨基酸成分分析.中国中药杂志，1989，14(2)：743.

[5] 刘红.魔芋葡甘露聚糖对四氧嘧啶致糖尿病小鼠高血糖的防治作用.中国药理学通报，2002，1(1)：54.

[6] 刘红.魔芋葡甘聚糖对肥胖及糖尿病小鼠的治疗作用.营养学报，2002，24(4)：437.

[7] 刘红，魏文科，王平，等.魔芋葡甘聚糖对糖尿病大鼠脂质过氧化物和抗氧自由基酶类活性的影响.湖北民族学院学报，2001，18(4)：1.

[8] 李春美，王元元，何玮，等.不同分子链段的魔芋葡甘露聚糖对实验性糖尿病小鼠血糖含量的影响.中药材，2004，27(2)：110.

[9] 茅彩萍，顾振纶.魔芋精粉的降血糖作用.中国现代应用药学杂志，1992，16(6)：14.

[10] Liu H.Therapeutic effect of Konjac gloucomanan on experimental obesity and diabetic mice .Acta Nutr Sin, 2002, 24(4): 437.

[11] 舒琴.魔芋精粉对高血糖大鼠影响的实验研究.湖北中医药大学学报，2012，14(4)：13.

[12] 茅彩萍，徐乃玉，顾振纶，等.魔芋精粉对四氧嘧啶糖尿病大鼠的降糖作用.中国现代应用药学杂志，2001，18(3)：185.

[13] 丁伟平，杨金奎.魔芋多糖胶囊对糖尿病模型动物降血糖作用的实验研究.江苏预防医学，1996，(1)：16.

[14] 向明，张晓煜，伍三兰，等.魔芋葡甘聚糖对链脲霉素致大鼠糖尿病的防治作用.中国医院药学杂志，2005，25(3)：223.

[15] 陈秀敏，傅德贤，欧阳藩，等.魔芋葡甘露寡糖铬(Ⅲ)络合物的制备及其对小鼠血糖的影响.中国现代应用药学杂志，2003，24(1)：1.

[16] 杨艳燕，李小明，李顺意，等.魔芋低聚糖对小鼠血糖含量和抗氧化能力的影响.中草药，2001，2(10)：165.

[17] 王玲，王国燕，邓学瑞，等.魔芋精粉对免疫器官和细胞因子水平的影响.云南大学学报，1998，20(2)：139.

[18] 李小宁.魔芋甘露低聚糖口服液对雌性ICR小鼠免疫功能的调节作用.江苏预防医学，1998，(4)：3.

[19] 赵勤，邬应龙.氧化魔芋葡甘露聚糖对小鼠免疫功能影响的研究.营养学报，2011，33(5)：492.

[20] 王慧，刘莉，杨铁虹，等.降解魔芋多糖对三硝基苯磺酸诱导实验性结肠炎的治疗作用.第四军医大学学报，2009，30(17)：1564.

[21] Oomizu S, Onishi N, Suzuki H, et al. Oral administration of pulverized Konjac glucomannan prevents the increase of plasma immunoglobulin E and immunoglobulin G levels induced by the injection of syngeneic keratinocyte extracts in BALB/c mice. Clin Exp A. Lergy, 2006, 36(1): 102.

[22] Wang H, Liu L, Yang T H, et al. Effect of degraded amorphophallus konjac polysaccharides on experimental colitis induced by trinitrobenzene-sulfonic acid in rats. J Fourth Mil Med Univ, 2009, 30(17): 1564.

[23] Mizutani T, Mitsuoka T. Effect of Konjac mannan on spontaneous liver tumorigenesis and fecal flora in C3H/He male mice. Cancer Lett, 1982, 17(1): 27.

[24] Suzuki H, Oomizu S, Yanase Y, et al. Hydrolyzed Konjac glucomannan suppresses IgE production in mice B cells. Int Arch Al lergy Immunol, 2010, 152(2): 122.

[25] Suzuki Y, Kassai M, Hirose T, et al.Modulation of immunoresponse in BALB/c mice by oral administration of Fag e 1-glucomannanconjugate. Agric Food Chem, 2009, 57(20): 9787-9892.

[26] 吕正光.植物多糖免疫调节的希望靶点：甘露糖受体.第四军医大学，2006：50.

[27] 李映丽，吴万兴，鲍德虎，等.魔芋甘露聚糖免疫作用的研究.陕西林业科技，1999，24(17)：568.

[28] 侯蕴华，张立实，张茂玉，等.魔芋精粉在二甲肼诱发大鼠结肠癌中对肠道菌群、中性类固醇、短链脂肪酸的影响.现代预防医学，1995，22(1)：43.

[29] 崔熙，蒋晓聪，李松林，等.白魔芋精粉通便作用的研究.中药材，1996，19(12)：627.

[30] 张茂玉，黄承钰，彭怒生，等.魔芋食品对便秘者肠道功能的影响.营养学报，1990，12(2)：185.

[31] 王慧，刘莉，杨铁虹，等.降解魔芋多糖对三硝基苯磺酸诱导实验性结肠炎的治疗作用.第四军医大学学报，2009，30(17)：1654.

[32] 林建维，钟进义.魔芋多糖对小鼠肠道吸收功能的抑制作用与机制.营养学报，2009，31(2)：164.

[33] 姜靖，钟进义，林建维，等.魔芋多糖对小鼠胃肠组织胃动素与生长抑素的影响.营养学报，2009，31(5)：475.

[34] 史艳莉，余辉，张敏，等.魔芋甘露聚糖对大负荷训练大鼠肠道微生态的影响.湖北大学学报，2007，29(2)：192.

[35] 史艳莉，费曦艳，余辉，等.魔芋甘露聚糖对运动应激大鼠肠黏膜屏障的保护作用.中国运动医学杂志，2007，26(5)：580.

[36] 彭恕生，张茂玉，张银柱，等.魔芋精粉对大鼠脑、肝、心血管细胞老化的影响.营养学报，1994，16(3)：250.

[37] 刘红.魔芋葡甘露聚糖对紧张应激导致老年前期大鼠自由基损伤防治作用的实验研究.郧阳医学院学报，2002，21(3)：154.

[38] 吕影，黄训端，夏晨，等.魔芋提取物对受辐射小鼠抗氧化及生精能力的影响.环境与健康杂志，2008，25(2)：164.

[39] 古元冬，史建勋，胡率逸，等.魔芋多糖的抗衰老作用.中草药，1999，30(2)：137.

[40] 黄祖良，赵进，覃维雪，等.魔芋多糖的改性及对小鼠抗氧化能力的影响.营养保健，2006，27(4)：137.

[41] 谭志鑫，李玉山.魔芋葡甘聚糖与氯胺酮对低氧/复氧小鼠的保护作用研究.中国病理生理杂志，2006，22(5)：892.

[42] 陈建红，周海燕，曾分有.魔芋葡甘低聚糖对小鼠抗氧化酶活性的影响.氨基酸和生物资源，2006，28(1)：40.

[43] 陈建红，周海燕，吴永尧，等.魔芋甘露低聚糖抗氧化性初步研究.天然产物研究与开发，2006，18：713.

[44] 张银柱，郑志仁，杨超英，等.魔芋精粉降低大鼠血清和肝组织胆固醇水平及其抗脂肪肝作用的观察.华西医科大学学报，1988，19(3)：324.

[45] 林慧敏，庞杰，邓尚贵，等.魔芋葡甘聚糖对CCl₄所致小鼠肝损伤的保护作用.浙江海洋学院学报，2009，28(4)：465.

[46] 江海燕，黄皓，干信，等.硫酸化魔芋葡甘低聚糖的抗乙肝病毒作用.中国生化药物杂志，2007，28(1)：23.

[47] 李国熊，李英.植酸和魔芋干预二甲肼诱发ICR小鼠大肠癌的初步研究.实用肿瘤杂志，1991，6(3)：165.

[48] 李国熊，许敬尧，李英，等.魔芋葡甘聚糖对DMH诱发小鼠大肠癌的影响.中华消化杂志，2000，20(1)：59.

[49] Mizutani T.Effect of konyjc mannan on 1,2-dimethydrazine induced intrstinal eareinogensis in Fischer 344 rats.Camcer,1983,19(l):1.

[50] 张茂玉, 侯蕴华, 张立实, 等. 魔芋精粉抗肠道肿瘤和免疫作用的研究. 华西医科大学学报, 1997, 28(3): 324.

[51] 侯蕴华, 张立实, 王朝俊, 等. 魔芋精粉对二甲肼诱发大鼠结肠癌的影响. 卫生研究, 1995, 24: 35.

[52] 蒋与刚, 张茂玉, 侯蕴华, 等. 魔芋精粉在二甲肼诱发大鼠肠癌中对粪中性类固醇排出的影响. 解放军预防医学杂志, 1995, 13(1): 27.

[53] Wu WT, Chen HL. Effects of konjac glucomannan on putative risk factors for colon carcinogenesis in rats fed a high-fat diet. J Agric Food Chem, 2011, 59(3): 989.

[54] 何亚娟, 李久香, 原俊, 等. 魔芋对艾氏腹水瘤 (EAC) 抑制作用的研究. 肿瘤防治研究, 2000, 27(3): 198.

[55] 罗德元, 李玉琼, 邓士林, 等. 魔芋精粉对 MNNG 诱发小鼠肺癌的预防作用. 华西医科大学学报, 1991, 22(3): 287.

[56] 罗德元, 李玉琼. 魔芋精粉对 MNNG 诱发小鼠肺癌的抑癌效果. 中华肿瘤杂志, 1992, 14(l): 45.

[57] 古卓良, 凌树森. 白魔芋精粉对荷瘤小鼠的抑瘤和免疫增强作用. 营养学报, 1998, 20(3): 343.

[58] 刘枣, 干信. 魔芋葡甘低聚糖硫酸酯抗柯萨奇病毒 B_3 药理作用. 湖北工业大学学报, 2007, 22(5): 57.

[59] 吴海燕, 陈颖. 羧甲基魔芋葡甘露聚糖对 L929 细胞体外毒性的研究. 营养卫生, 2008, 29(7): 417.

[60] 侯蕴华. 魔芋多糖对大鼠脂质及四种无机元素的影响. 营养学报. 1988, 10(3): 245.

[61] 张茂玉. 魔芋食品对人体脂质代谢影响的研究. 营养学报, 1959, 11(2): 25.

[62] 高丽芳, 曹丽歌, 陈振良, 等. 魔芋及几丁质对血糖、血脂影响的实验研究. 毒理学杂志, 2005, 19(3): 219.

[63] 刘伟, 陈云侠. 魔芋提取物对动物试验型高血脂的作用. 现代中医药, 2003,(5): 76.

[64] 周韫珍. 魔芋对实验性高血脂大鼠脂质水平的影响. 同济医科大学学报, 1989,(5): 33.

[65] 冲增哲著. 魔芋甘露聚糖对胆固醇及中性脂肪代谢的影响. 陕西林业科技, 1999,(5): 73.

[66] Anders Arvill, Lemmart Bodin. Effect of Short-term Ingestion of Konjac Glucomannan on Serum Cholesterol in Healthy Men. Am J Clin Nutr, 1995, 61: 585.

[67] Shuhachi Kiriyama, Yuriko Ichihara, Akiko Enishi, et al. Effect of Purification and Cellulase Treatment on the Hypocholest Erolemic Activity of Crude Konjac Mannan. J Nutr, 1972, 102: 1689.

[68] 李泽, 蒋家雄, 左丽, 等. 魔芋精粉降脂作用的观察研究. 昆明医学院学报, 1991, 12(1): 15.

[69] 刘红. 魔芋葡甘聚糖对实验性高脂血症血液流变学的影响. 湖北中医学院学报, 2002, 4(2): 22.

[70] 冲增哲著. 魔芋甘露聚糖对胆汁酸代谢的影响. 陕西林业科技, 1999,(12): 80.

[71] 杨艳燕, 高尚, 王慧平, 等. 魔芋低聚糖对小鼠实验性高脂血症防治作用的研究. 湖北大学学报, 1999, 21(4): 387.

[72] 陈黎, 杨艳燕, 闫达中, 等. 魔芋低聚糖降脂作用的初步研究. 中国生化药物杂志, 2002, 23(4): 181.

[73] 哈建利, 白梦清, 夏涛, 等. 魔芋发酵液对实验性高脂血症小鼠血脂的影响. 咸宁学院学报, 2012, 26(1): 8.

[74] 孙格遵, 皇甫梅生, 王晓, 等. 魔芋精粉减肥的实验研究. 营养学报, 1991, 13(2): 161.

[75] 袁秉祥, 李映丽, 苏艳芳, 等. 魔芋甘露聚糖对营养性肥胖大鼠的作用. 西北药学杂志, 1998, 13(4): 160.

[76] 张迎庆, 干信, 曾凡波, 等. 低聚魔芋甘露糖醛酸丙酯硫酸酯钠盐抗凝血和抗血栓作用研究. 中国生化药物杂志, 2001, 22(5): 221.

[77] 杨敏, 蒙义文. 魔芋低聚糖硫酸酯的制备及抗病毒活性研究. 天然产物研究与开发, 2001, 12(7): 18.

[78] 谭杨, 吕晓华. 魔芋低聚甘露糖通便功能研究. 现代预防医学, 2007, 34(19): 3653.

[79] 黄丹, 石元刚. 山楂、魔芋及其复合物对高脂血症大鼠脂质代谢及血浆 NO 水平的影响. 第三军医大学学报, 2005, 27(13): 1361.

[80] 刘红. 魔芋葡甘聚糖对动脉粥样硬化家兔血清一氧化氮、血浆内皮素和脂质过氧化物的影响. 中国临床药理学与治疗学, 2002, 7(6): 534.

[81] Al-Ghazzewi FH, Tester RF. Effect of konjac glucomannan hydrolysates and probiotics on the growth of the skin bacterium Propionibacterium acnes in vitro. Int J Cosmet Sci, 2010, 32(2): 139.

[82] Lei WX, Xu X, Lin F, et al. Synthesis, characterization and antimicrobial activity of konjac glucomannan derivative with quaternary ammonium salts. Guang Pu Xue Yu Guang Pu Fen Xi, 2008, 28(5): 1030.

[83] Onishi N, Kawamoto S, Suzuki H, et al. Dietary pulverized konjac glucomannan suppresses scratching behavior and skin inflammatory immune responses in NC/Nga mice. Int Arch Allergy Immunol, 2007, 144(2): 95.

[84] 刘红. 魔芋葡甘聚糖对糖尿病大鼠肾脏血液动力学的影响. 湖北民族学院学报, 2002, 19(1): 30.

[85] 张银柱, 杨超英, 张茂玉, 等. 魔芋精粉对老龄雌鼠骨质疏松的影响. 华西医科大学学报, 1994, 25(3): 341.

[86] 崔熙, 古卓良. 白魔芋精粉的毒性实验. 卫生研究, 1997,(27): 130.

[87] 阳道品, 梁荩忠, 余叶蓉. 魔芋片治疗单纯性肥胖的疗效观察. 华西医讯, 1989, 4(4): 401.

[88] 程世平, 刘加林, 袁静. 魔芋对老年慢性肾功能衰竭患者血液流变性及肾功能影响的临床观察. 中国微循环, 2005, 9(4): 282.

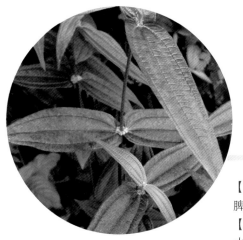

Nuo mi tuan

糯米团

Gonostegiae Hirtae Herba
[英] Hirsute Gonostegia Herb

【别名】蔓苎麻、糯米藤、雾水葛、大雾水葛。

【性味归经】味甘、微苦，性凉。归肝、脾、肾经。

【功效主治】清热解毒，健脾消食，利水消肿，散瘀止血。主治乳痈，疔疮肿毒，痢疾，消化不良，食积腹痛，疳积，带下，水肿，小便不利，痛经，跌打损伤，咯血，吐血，外伤出血。

【用法用量】内服：煎汤，10～30g，鲜品加倍。外用：适量，捣敷。

【使用注意】孕妇慎用。

【来源】为荨麻科植物糯米团 *Gonostegia hirta*（BL.）Miq. 的全草。

【植物形态】草本。茎褐绿色或浅黄色，纤细，披散或匍匐于地面，通常分枝，被短柔毛。单叶对生，纸质，披针形或狭卵形，长3～8cm，宽1～2cm，顶端渐尖，基部浅心形，全缘，上面密生小瘤状突起，基生脉3，无柄或具短柄。花簇生于叶腋，淡绿色，雌雄同株；雄花具细柄，花被片5，雄蕊5；雌花近无柄，花被管状，柱头丝形。瘦果卵形。

【分布】广西全区均有分布。

【采集加工】全年均可采收。鲜用或晒干。

【药材性状】本品茎柔弱，披散，近圆柱状，直径约1mm，表面棕黄色或绿褐色，具纵沟，稍扭曲；断面白色。单叶对生，褐绿色，皱缩，展平后叶片呈倒卵形或椭圆形，长1.5～3cm，宽0.5～1.5cm，全缘，叶正面密生小瘤状突起，基生脉3条在叶背面凸出。气微，味淡。

【品质评价】以身干、叶多、无杂质、色黄绿者为佳。

【化学成分】本品含有鞣质（tannins）、有机酸（organic acids）、黄酮类（flavonoids）、酚类（phenols）、香豆素（coumarins）或内酯类（lactones）、强心苷类（cardiac glycosides）等化学成分[1]，含β-谷甾醇（β-sitosterol）、β-胡萝卜苷（β-daucosterol）、蔗糖（sucrose）、表木栓醇（epifriedelanol）、木栓酮（friedelin）、木栓烷（friedlane）、齐墩果酸（oleanolic acid）、坡模酸（pomolic acid）、常春藤苷元（hederagenin）[2]。

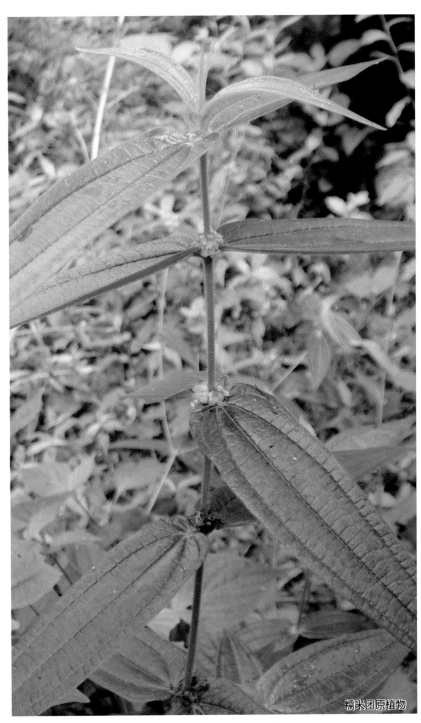

糯米团原植物

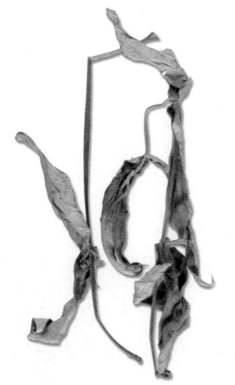

糯米团药材

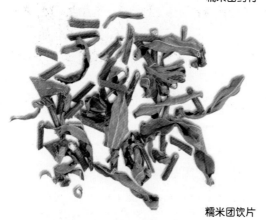

糯米团饮片

【经验方】

1. 乳痈，疔疖　蔓苎麻根（鲜）适量，捣烂，醋调外敷，每日换1次；乳痈外加热敷。（《江西草药》）

2. 下肢慢性溃疡　雾水葛、三角泡、桉树叶各适量。捣烂敷患处。（《广西中草药》）

3. 血管神经性水肿　糯米团鲜根，加食盐捣烂外敷局部，4～6h换药1次。（《单方验方调查资料选编》）

4. 毒蛇咬伤　蔓苎麻根、杠板归各适量，水煎外洗；另用蔓苎麻根（鲜）适量，捣烂外敷。（《江西草药》）

5. 跌打损伤　鲜糯米团、鲜半夏根据伤口面积按3：1取量。捣烂敷伤处，干则更换。（《安徽中草药》）

6. 咯血　糯米团30～60g，鲜橄榄12粒，猪瘦肉适量。水炖服。（《福建药物志》）

7. 急性黄疸型肝炎　鲜糯米团、糯稻根各60g。煎服。（《安徽中草药》）

8. 湿热带下　鲜蔓苎麻全草30～60g。水煎服。（《福建中草药》）

9. 白带　蔓苎麻根（鲜）30～60g，猪瘦肉125g。酒水各半同炖，服汤食肉，每日1剂。（《江西草药》）

10. 脾胃虚弱，形体消瘦，食欲不振　糯米藤根，研细末。每用15～30g，蒸猪瘦肉适量服。（《四川中药志》1982年）

11. 小儿疳积　糯米藤干根研粉，每用3～9g，布包，用鸡肝1个或猪肝60g，加水蒸熟。去渣，喝汤，2岁以上小儿连肝一起吃。（《陕西中草药》）

【参考文献】

[1] 周燕园，梁臣艳，李耀华，等．糯米团化学成分研究．广西中医学院学报，2010, 13(1): 52.

[2] 韩贺东，胡海清，林燕，等．贵州糯米藤化学成分研究．中国实验方剂学杂志，2014, 20(2): 82.

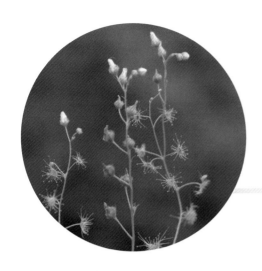

Lu shui cao

露水草

Droserae Glabratae Herba
[英] Lunate Peltate Sundew Herb

【别名】茅膏菜、捕虫草、黄金丝、滴水不干、落地珍珠、地下明珠、眼泪草、盾叶茅膏菜、光萼茅膏菜。

【来源】为茅膏菜科植物光萼茅膏菜 *Drosera peltata* Smith var.*glabrata* Y.Z. Ruan 的全草。

【植物形态】多年生草本。直立或有时呈攀缘状，有紫红色汁液。鳞茎状球茎紫色。基生叶密集成近一轮或最上几片着生于节间伸长的茎上；退化基生叶线状钻形，长约 2mm；不退化基生叶圆形或扁圆形，花时枯凋；茎生叶互生，盾状，半月形或半圆形，长 2 ~ 3mm；边缘或叶上面有多数头状腺毛，分泌黏液，形成露珠状。螺状聚伞花序生于枝顶和茎顶；苞片楔形或倒披针形，具花 3 ~ 22 朵；花萼 5 ~ 7，萼背无毛，稀基部具短腺毛；花瓣 5，楔形，白色，长于萼片并具有色纵纹；雄蕊 5；雌蕊单一，子房上位，1 室，花柱 2 ~ 4，稀 5。蒴果 2 ~ 4 室背开裂。种子细小，椭圆形，种皮脉纹加厚成蜂房格状。

【分布】广西主要分布于武鸣、马山、上林、融水、桂林、临桂、兴安、龙胜、梧州、罗城、金秀。

【采集加工】5 ~ 6 月采收。鲜用或晒干。

【药材性状】全草纤细，长 5 ~ 25cm。块茎球形，表面灰黑色，粗糙，先端可见凹点状茎痕；质轻，断面粉性，黄色至棕黄色，可见排列不规则的维管束小点。茎圆形，直径 0.5 ~ 1mm，表面棕黑色，具纵棱，多中空。叶片半月形，边缘有多数棕色的丝毛状物；叶柄细长。茎顶常具花或小蒴果。气微，味甘。

【品质评价】以干燥、条粗、色绿、无杂质者为佳。

【化学成分】本品含肌松素（plumbagin）[1]、兰雪醌（5-hydroxy-2-methyl-1,4-naphthoquinone）、茅膏菜醌（3,5-dihydroxy-2-methyl-l1,4-naphthoquinone）、羟基茅膏菜醌（3,5,8-trihydroxy-2-methyl-1,4-naphthoquinone）[2]、泊尔酮 A（peltatone A）[3]、对 - 羟基苯甲酸（*p*-hydroxybenzoic acid）、原儿茶酸（protocatechuic acid）、没食子酸（gallic acid）、β - 谷甾醇（β -sitosterol）[4]、槲皮素（quercetin）、异槲皮素（*iso*-quercetin）、棉花皮素（gossypetin）、槲皮素 -3-*O*-（6″-*O*- 没食子酸）- β -D- 葡萄糖苷 [quercetin-3-*O*-（6″-*O*-galloyl）- β -D-glucoside] [5]、豆甾醇（stigmasterol）[6]、异柿萘醇酮 -4-*O*- 葡萄糖苷（*iso*-shinaolone-4-*O*-glucoside）、异柿萘醇酮（*iso*-shinaolone）、表柿萘醇酮（*epi*-*iso*-shinanolone）、茅膏醌 -5-*O*- 葡萄糖苷（droserone-5-*O*-glucoside）、山柰

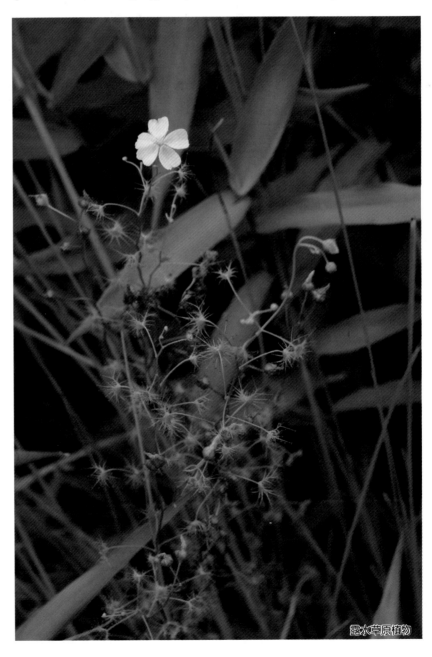

露水草原植物

酚（kaempferol）、棉花皮素 -8-O- 葡萄糖苷（gossypetin-8-O-glucoside）、3,3'- 二甲氧基鞣花酸（3,3'-dimethoxy ellagic acid）、鞣花酸（ellagic acid）[7]。

【性味归经】味苦、辛，性平。归肺、胃经。

【功能主治】清热止咳，行气止痛。主治百日咳，头痛，腹痛。

【用法用量】内服：煎汤，9 ~ 15g；或研末，1.5 ~ 3g。

【使用注意】气虚者慎用。

【经验方】

1. 百日咳　露水草15g，大蒜3瓣，桔梗6g。煨水服。(《贵州草药》)

2. 急性腹痛　露水草根9g。生嚼吃或煨水服。(《贵州草药》)

【参考文献】

[1] 梁渭钧, 张文生. 茅膏菜中肌松素的提取与含量测定. 药学通报, 1980, 15(8): 339.

[2] 谢家敏, 赵树年. 珍珠草的萘醌类成分的研究. 云南大学学报, 1985, 7(3): 314.

[3] 胡晓斌, 杨培全, 刘卫建. 茅膏菜中的一种新茚满酮成分. 云南植物研究, 1991, 13(3): 340.

[4] 刘卫建, 胡晓斌, 杨培全. 西藏产茅膏菜化学成分的研究. 华西药学杂志, 1992, 7(4): 201.

[5] 胡晓斌, 杨培全, 刘卫建, 等. 西藏产茅膏菜黄酮类成分的研究（Ⅰ）. 中草药, 1994, 25(1): 49.

[6] 汪秋安, 苏镜娱, 曾陇梅. 西藏产茅膏菜化学成分研究. 中国中药杂志, 1998, 23(11): 683.

[7] 李琳, 黄靖, 徐翔华, 等. 茅膏菜化学成分的研究. 中国中药杂志, 2012, 37(2): 222.

原植物拉丁名索引

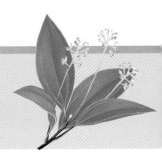